AF500412

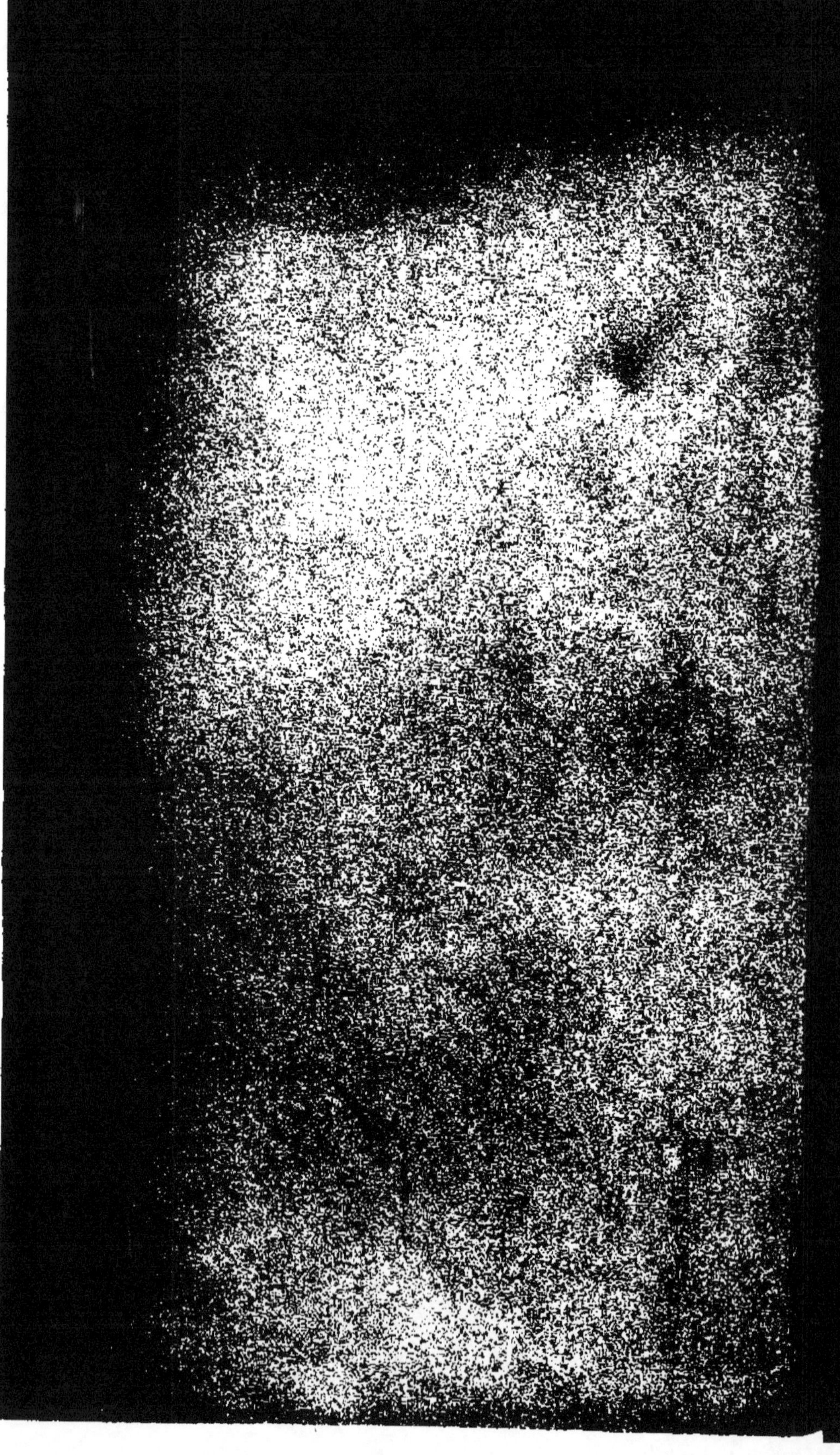

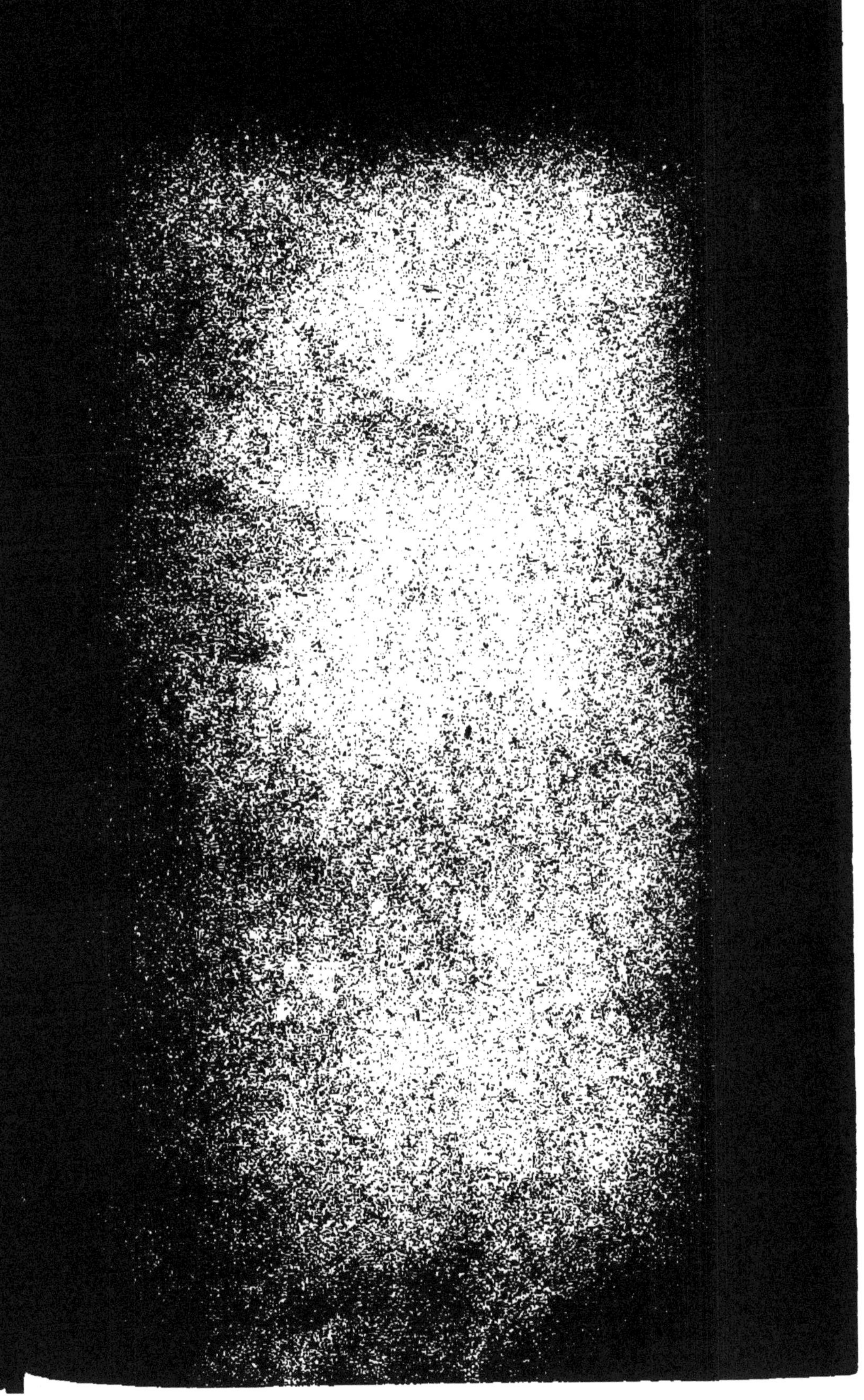

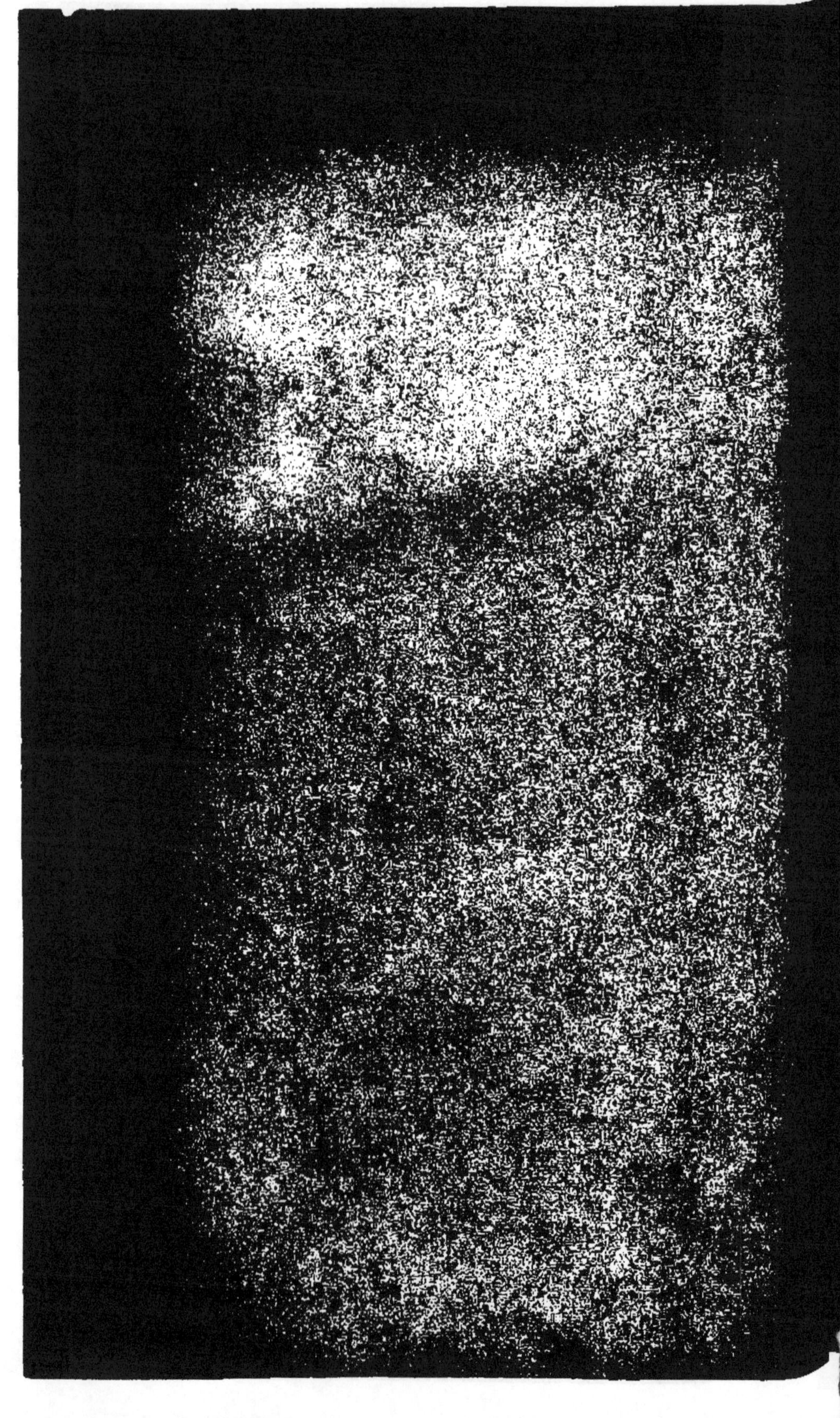

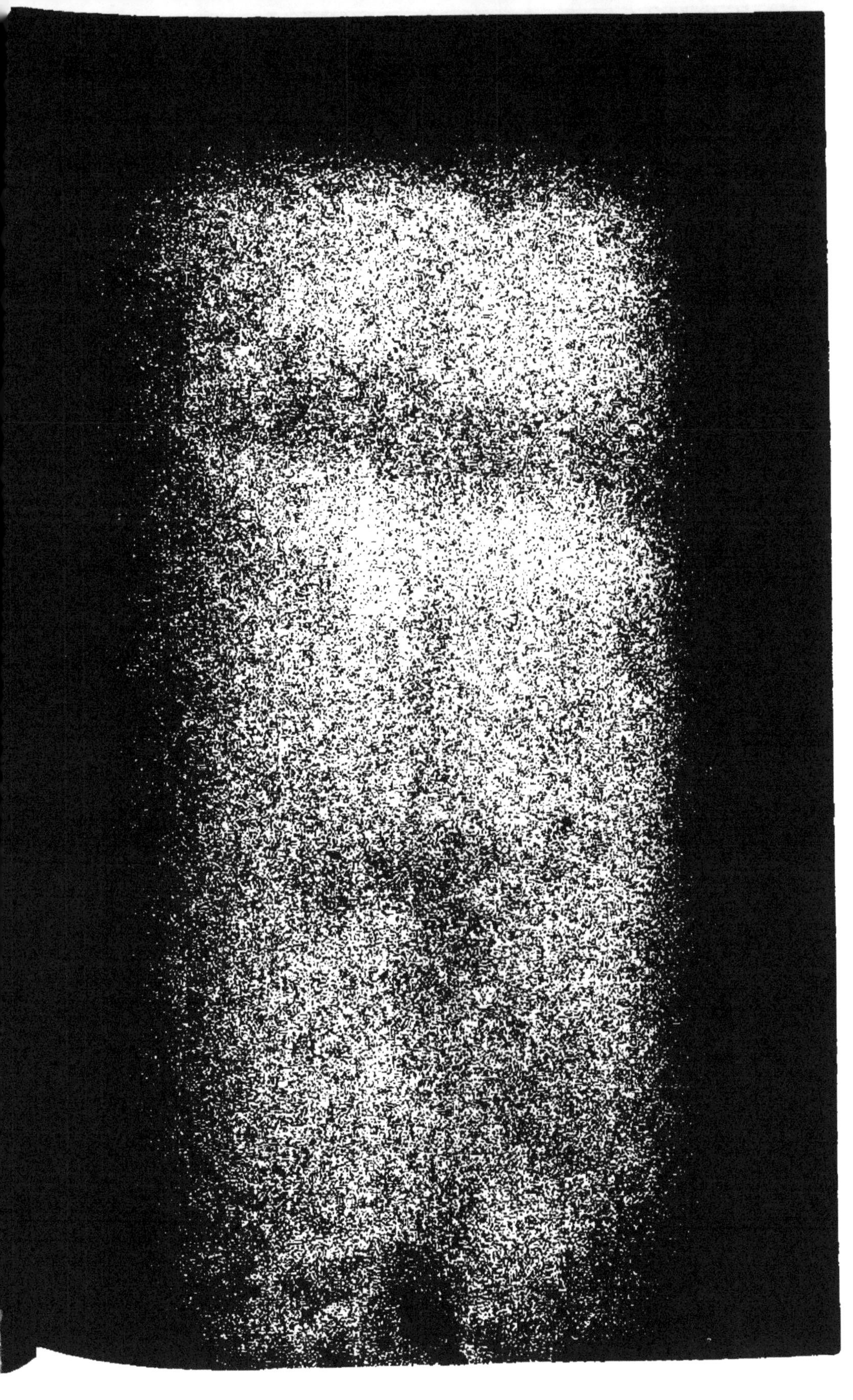

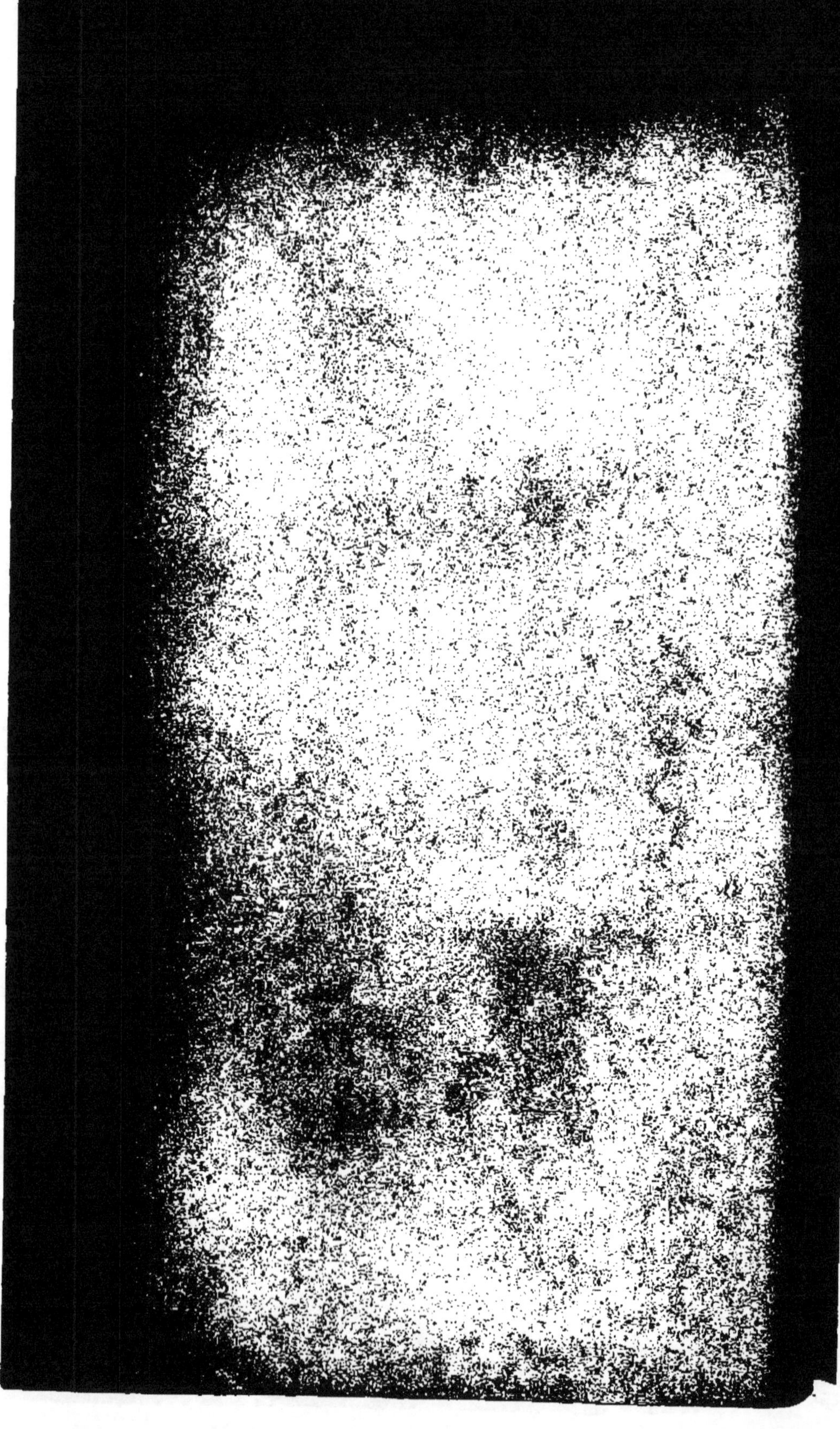

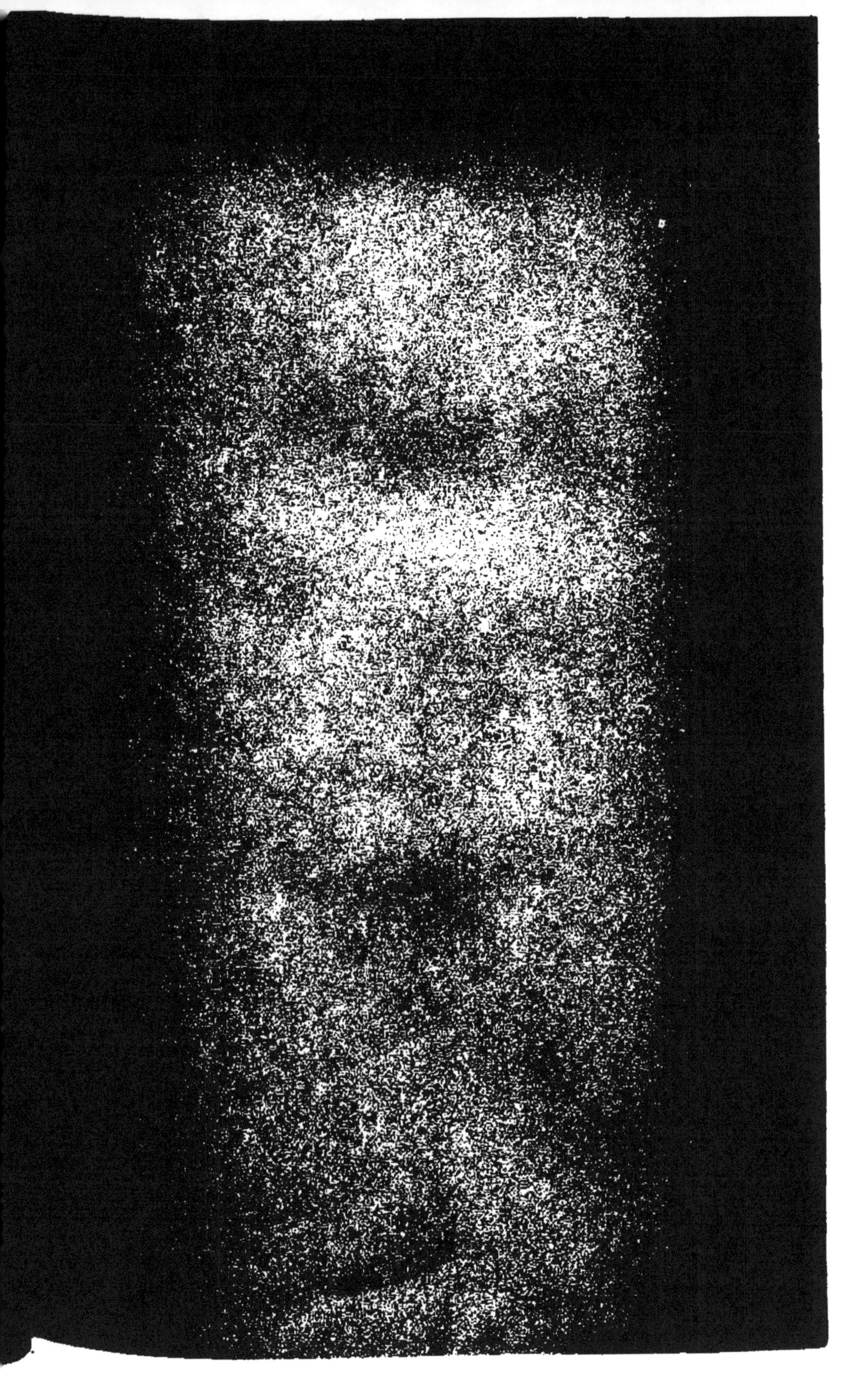

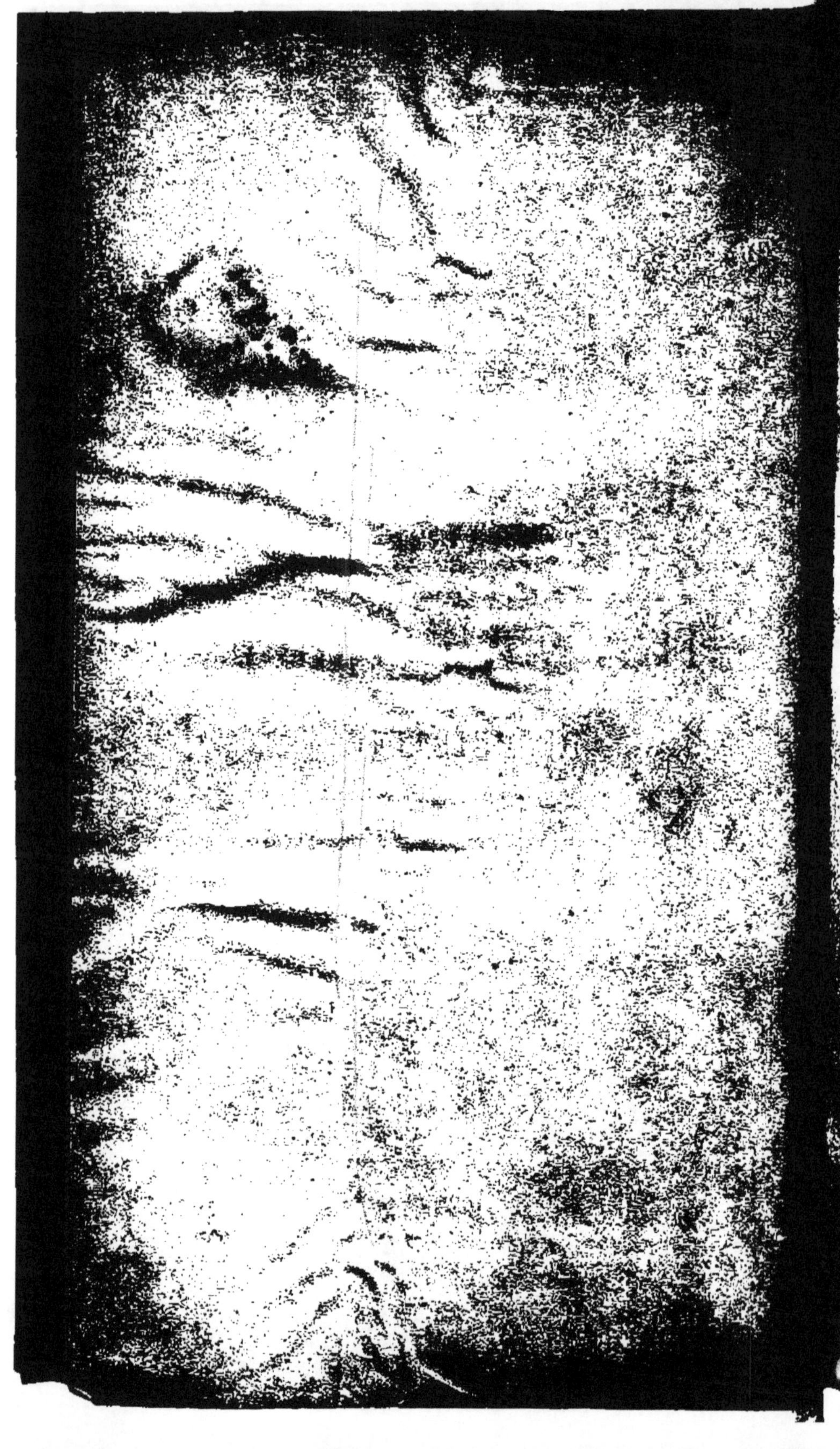

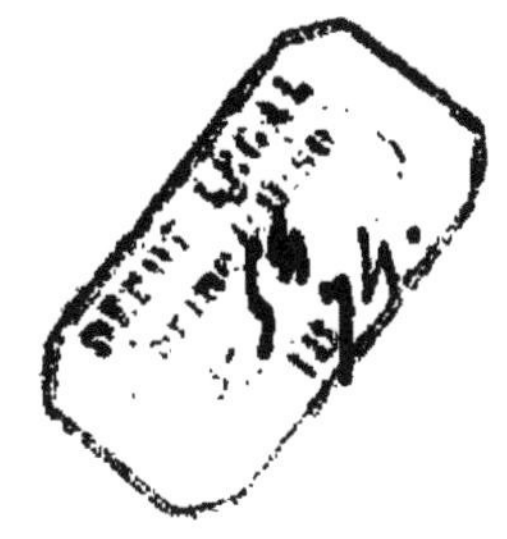

TRAITÉ
D'ANATOMIE
DESCRIPTIVE

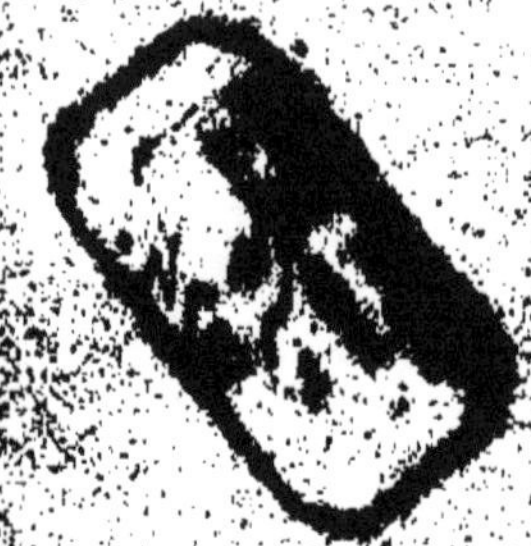

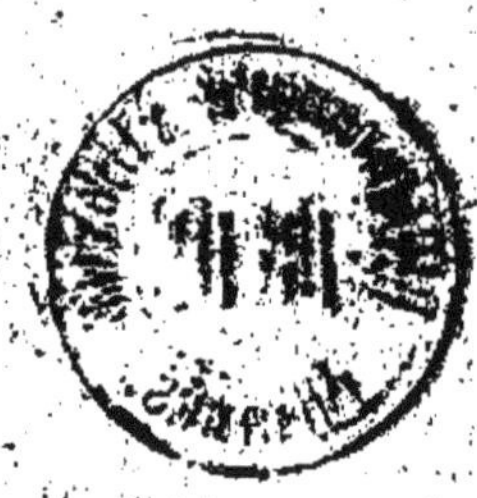

TRAITÉ
D'ANATOMIE
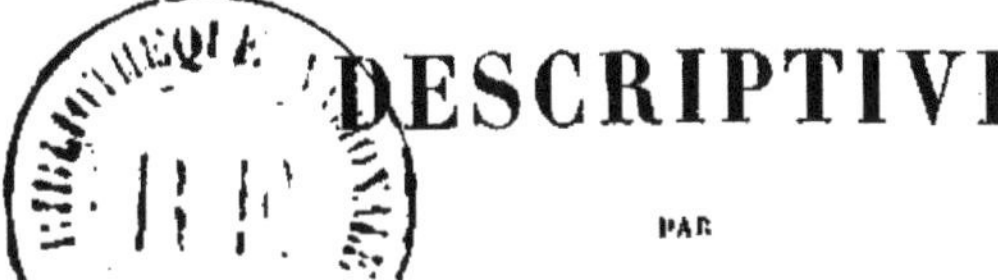
DESCRIPTIVE

PAR

J. CRUVEILHIER

PROFESSEUR HONORAIRE DE LA FACULTÉ DE MÉDECINE DE PARIS, ETC.

CINQUIÈME ÉDITION

revue, corrigée et augmentée

AVEC LA COLLABORATION DE MM. LES DOCTEURS

MARC SÉE

CHEF DES TRAVAUX ANATOMIQUES ET PROFESSEUR AGRÉGÉ A LA FACULTÉ DE MÉDECINE DE PARIS
CHIRURGIEN DES HOPITAUX

ET CRUVEILHIER FILS

Professeur agrégé à la Faculté de médecine de Paris, chirurgien des Hôpitaux.

TOME DEUXIÈME

SPLANCHNOLOGIE, ORGANES DES SENS

PARIS

P. ASSELIN, SUCCESSEUR DE BÉCHET JEUNE ET LABÉ

LIBRAIRE DE LA FACULTÉ DE MÉDECINE

Place de l'École-de-Médecine

1874

ANATOMIE DESCRIPTIVE

IV. — SPLANCHNOLOGIE

CHAPITRE PREMIER

CONSIDÉRATIONS GÉNÉRALES

I. *Définition, délimitation*. — La *splanchnologie* (de σπλάγχνον, *viscère*) (1) est cette partie de l'anatomie qui a pour objet l'étude des viscères. Sous le nom de *viscères*, on désignait autrefois les organes très-complexes qui sont contenus dans les trois grandes cavités du corps, la cavité crânienne, la cavité pectorale et la cavité abdominale. Définition.

Cette définition entraînait logiquement deux conséquences également regrettables : d'une part, elle portait à distraire de la splanchnologie des organes situés en dehors des cavités viscérales, mais unis par les connexions les plus intimes avec ceux qui y sont renfermés; d'autre part, elle rattachait à la splanchnologie, et l'encéphale, dont l'étude ne peut être séparée de celle du système nerveux, et le cœur, qui doit être décrit avec les vaisseaux.

Si l'on tient compte de cette double difficulté, on ne sera pas éloigné de modifier légèrement l'acception du mot *viscère*, en l'appliquant exclusivement aux organes qui composent l'*appareil de la digestion*, celui *de la respiration* et l'*appareil génito-urinaire*, que ces organes soient ou non situés dans l'une des trois grandes cavités viscérales.

II. *Connexions des viscères*. — Les organes qu'étudie la splanchnologie ainsi comprise, sont tous des instruments de la vie nutritive ou des fonctions plastiques. Mais quelques auteurs y font rentrer également les organes des sens, dont plusieurs, tels que la peau, la langue, servent à la fois aux fonctions de nutrition et aux fonctions de relation. Placés ainsi sur la limite entre le domaine de la splanchnologie et celui de la névrologie, les organes des sens pourraient être rattachés indifféremment à l'une ou à l'autre de ces deux branches de l'anatomie descriptive. Nous les étudierons immédiatement après les organes de la reproduction. Connexions des viscères.

Indépendamment d[e] leurs connexions physiologiques, les organes dont l'étude

(1) Le mot *viscère* vient probablement de *vescor*, je me nourris, parce qu'un grand nombre des viscères servent à la nutrition.

Développement des organes splanchniques.

fait l'objet de la splanchnologie, sont unis entre eux par un rapport importa celui du *développement.* On peut dire, d'une manière générale, qu'ils dériv en grande partie du feuillet interne de la vésicule blastodermique. Sphéri dans l'origine, cette vésicule tarde pas à se diviser, par suite la formation d'une sorte d'étr glement au niveau de sa port moyenne, en deux parties tinctes, dont l'une représente *canal intestinal*, et dont l'au constitue la *vésicule ombilicale.* cavités de ces deux organes co muniquent ensemble, dans premiers temps, par une large ouverture; mais peu à peu cette ouverture rétrécit, en même temps que ses parois s'allongent en un pédicule très-min qui porte le nom de *conduit omphalo-mésentérique.*

Fig. 1. Fig. 2.

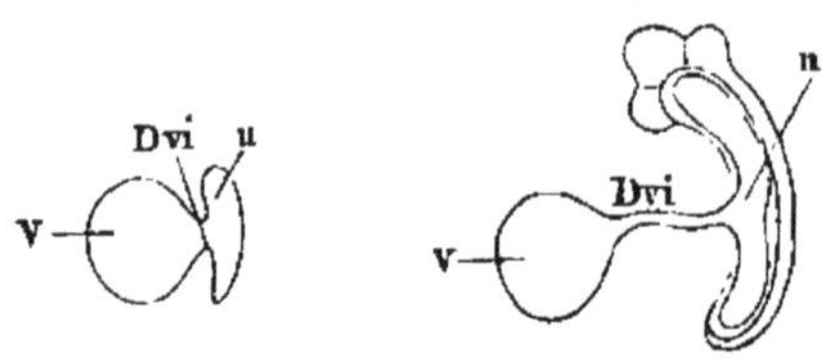

Sections médianes de l'embryon (*).

Vésicule ombilicale et canal intestinal.

Conduit omphalo-mésentérique. **Cavité buccale.** **Cavité anale.**

La cavité intestinale, limitée par le feuillet interne du blastoderme, ne p sente d'abord d'autre ouverture que celle qui conduit dans le canal ompha mésentérique; mais bientôt elle se perfore à ses deux extrémités et entre communication avec deux dépressions en cul-de-sac formées par le tégum externe et qui deviendront, l'une, la *cavité buccale*, l'autre, la *cavité anale.*

Foie. **Appareil pulmonaire.** **Pancréas.** **Thyroïde.**

C'est le canal intestinal qui donne naissance à la plupart des organes qu'e brasse la splanchnologie : de sa paroi antérieure naît, en premier lieu, le *f* qui se montre d'abord sous la forme d'une excroissance creuse de cette par un peu plus haut, cette même paroi fournit un autre bourgeon, origine de t l'*appareil pulmonaire.* Sur la paroi postérieure se développe le *pancréas*, tan que la *glande thyroïde* paraît être une excroissance du pharynx.

Rate.

La *rate*, enfin, se présente primitivement sous l'apparence d'une accumulati de cellules dans le voisinage de l'estomac.

Appareil génito-urinaire.

Quant aux *organes génito-urinaires*, ils peuvent eux-mêmes être considér jusqu'à un certain point, comme une dépendance du canal intestinal, da lequel ils s'ouvrent, jusqu'à une époque déterminée du développement, po former un canal commun appelé *cloaque.*

III. *Muqueuses.* — A l'exception de la rate, du thymus, de la thyroïde et capsules surrénales, qui forment un groupe à part, sous le nom de *glandes v culaires sanguines*, tous les organes splanchniques doivent être considérés com constitués par une portion essentielle ou fondamentale, et par des portions s ajoutées. La portion fondamentale n'est autre chose que la membrane qui c conscrit les cavités dont ils sont creusés et qui porte le nom de *muqueuse;* portion surajoutée, en général développée aux dépens de la muqueuse, ce s les éléments très-divers qui entourent cette muqueuse.

Muqueuses.

Les *membranes muqueuses*, dont la texture et les propriétés varient considé blement dans les différents organes, présentent toutes ce caractère général communiquer avec l'extérieur, de se continuer, par conséquent, avec la peau niveau des orifices naturels, la fente palpébrale, l'orifice nasal, l'orifice buc l'anus, l'entrée des organes génito-urinaires et les orifices des conduits de glande mammaire. Elles sont constituées uniformément par deux couches ou

(*) *v*, vitellus. — *u*, ombilic. — *Dvi*, conduit omphalo-mésentérique.

niques, une couche superficielle ou *épithéliale* et une couche profonde ou *choriale*.

Épithélium.

1° La *couche épithéliale*, ou l'*épithélium* des muqueuses, composée de cellules très-variées de forme et de volume, est la continuation de l'épiderme cutané. Elle se distingue, d'une manière générale, de ce dernier par sa moindre épaisseur, par l'aspect de ses cellules superficielles, plus grosses que celles de l'épiderme et conservant toujours leur noyau, et enfin par cette circonstance que les cellules présentent moins de différences dans leurs diverses couches, quand elles sont stratifiées, et ne constituent point deux couches distinctes, une couche muqueuse et une couche cornée, comme dans l'épiderme. Les cellules des muqueuses sont toujours en voie d'élimination. Les portions éliminées constituent le *mucus*.

Épithélium simple, vibratile, pavimenteux.

Les cellules épithéliales sont tantôt arrondies, ou polygonales par pression réciproque, tantôt coniques ou cylindriques; leur face libre peut être lisse ou garnie de prolongements particuliers, appelés *cils vibratiles*. Quand les cellules sont disposées sur un plan unique, elles forment un *épithélium simple;* cet épithélium est dit *pavimenteux*, quand il est composé de cellules polygonales : tel est celui qu'on rencontre dans beaucoup de vésicules glandulaires; un épithélium simple formé de cellules cylindriques, implantées perpendiculairement à la surface de la muqueuse, se rencontre dans l'intestin, depuis le cardia jusqu'à l'anus, et dans les canaux excréteurs des glandes qui s'ouvrent dans l'intestin ; des cellules cylindriques ou coniques garnies de cils vibratiles sur leur face libre s'observent dans les dernières ramifications des bronches, dans les trompes de Fallope, etc.

Épithélium stratifié.

L'épithélium est dit *stratifié*, quand les cellules y sont disposées sur plusieurs plans. Dans ces cas, la forme varie généralement dans les diverses couches : ainsi, dans la cavité buccale, dans la portion inférieure du pharynx, dans l'œsophage, les cellules profondes sont cylindriques ou arrondies, tandis que les superficielles sont polygonales et plus ou moins aplaties; dans le larynx, la trachée, les grosses bronches, elles sont arrondies profondément et cylindriques ou coniques avec cils vibratiles à la superficie.

Chorion.

2° La *couche externe* ou *choriale* des muqueuses répond au derme de la peau : c'est une membrane fibreuse, plus ou moins épaisse, qui est formée principalement de tissu conjonctif, et qui reçoit, en général, un grand nombre de vaisseaux et de nerfs. Au tissu conjonctif des muqueuses se trouve mêlé du tissu élastique, plus ou moins abondant suivant les organes dont ces muqueuses font partie. Extrêmement rare ou même manquant complétement dans les muqueuses qui se confondent, en quelque sorte, avec le périoste des os voisins et qui partagent la fixité de ce dernier, le tissu élastique devient fort abondant dans les muqueuses qui sont sujettes à de fréquents déplacements ou à des distensions répétées.

Tissu élastique.

Lorsque le derme muqueux présente une certaine épaisseur, les fibres de tissu conjonctif qui le composent essentiellement ne sont généralement distinctes que dans ses couches les plus profondes. Au voisinage de l'épithélium, elles deviennent de plus en plus vagues, et immédiatement au-dessous de ce dernier, on ne trouve quelquefois qu'une couche amorphe, dans laquelle les fibres viennent se fondre, pour ainsi dire, et qu'on a décrite à part sous le nom de *membrane propre* ou *basement-membrane*. Cette dernière est loin d'être constante ; on ne la rencontre jamais dans le tube digestif, mais elle manque rarement dans la trachée; son épaisseur est toujours peu considérable.

Membrane propre.

Profondément, la couche choriale des muqueuses se continue, sans limi distincte, avec le *tissu cellulaire sous-muqueux*, renfermant les *glandes* dit *muqueuses*, telles que les glandes de Brunner du duodénum, ainsi que l troncs des vaisseaux et nerfs qui se répandent dans le chorion ; mais da la muqueuse du canal intestinal, elle en est séparée par une *couche de fibr*

Couche musculeuse. *musculaires* lisses, disposées en faisceaux longitudinaux. C'est dans l'œsophage dans le rectum que, suivant Henle, cette couche atteint sa plus grande épaisseu

La *couche musculeuse des muqueuses* a des connexions intimes avec les gland que renferment ces membranes, et elle envoie souvent des prolongements ent les faisceaux conjonctifs dont elles se composent, et jusque dans les villosités.

Le chorion muqueux est surtout épais quand il contient des glandes nom breuses, comme cela arrive pour l'estomac, par exemple, où les glandes forme la muqueuse presque tout entière. Il reçoit de nombreux vaisseaux et nerf dont les troncs, avant de s'y ramifier, cheminent dans le tissu cellulaire sou muqueux.

IV. *Villosités, papilles, glandes.* — On trouve à la surface des muqueuses 1° des prolongements diversement configurés, qui font saillie dans la cavité mu queuse et qui portent le nom de *villosités* ou de *papilles ;* 2° des dépressions o des orifices conduisant dans la cavité d'organes spéciaux, annexés aux muqueus et que l'on appelle des *glandes*.

Villosités. Les *villosités* sont des prolongements de la muqueuse qui président à l'absor tion de certains principes, et que, pour ce motif, on ne rencontre que dans l'i testin grêle, et exceptionnellement dans une petite étendue de la muqueu stomacale, au voisinage du pylore; elles se distinguent des papilles par leu connexions avec les vaisseaux lymphatiques, qui envoient un rameau dans le partie centrale.

Papilles. Les *papilles* sont des prolongements vasculaires et nerveux qui se rencontre principalement au voisinage des orifices naturels, là où les muqueuses se co tinuent avec la peau; mais on en trouve aussi profondément, dans certain régions. A l'exception des papilles de la langue, qui ont des caractères spécia les papilles des muqueuses ont une grande analogie de structure et de conf mation avec les papilles cutanées; un épithélium pavimenteux les recouvre co plétement et les dérobe à la vue, en passant sur elles sans présenter aucu élevure à leur niveau.

Glandes. Les *glandes* sont des organes qui ont pour fonction d'élaborer dans leur cavi aux dépens du sang, certains principes, qui sont ensuite versés à la surface de peau ou des muqueuses. A un point de vue général, toutes les glandes peuve être considérées comme des dépressions simples ou multiples des téguments. a cru trouver la forme la plus élémentaire de ces dépressions glandulaires da de petites fossettes qu'on rencontre à la surface de beaucoup de muqueuse mais il est douteux que ces fossettes jouissent de propriétés différentes de cel du reste de la muqueuse, et que les produits que l'on y rencontre soient un sultat de leur propre activité.

Glandes en cæcum. 1° Les organes les plus simples ayant évidemment un caractère glandula affectent la forme de dépressions en doigt de gant ou de *cæcum :* telles sont glandes en tube de l'estomac, les glandes de Lieberkühn de l'intestin. La l gueur de ces culs-de-sac est mesurée, en général, par l'épaisseur de la muque qui les loge et qu'ils constituent quelquefois en grande partie. Toutes ces glan sont tapissées par un épithélium cylindrique.

Le tube glandulaire fermé à l'une de ses extrémités, au lieu d'être rectiligne, peut s'allonger considérablement et devenir flexueux, comme cela se voit pour quelques glandes utérines, ou même s'enrouler sur lui-même, se pelotonner en forme de *glomérule*, comme cela s'observe dans les glandes sudoripares et cérumineuses.

Glandes conglomérées.

Les glandes en tube les plus simples ont des parois lisses, un calibre uniforme sur toute leur longueur et un revêtement interne formé par de courtes cellules cylindriques. Mais souvent ces parois présentent des séries de renflements séparés par des rétrécissements et logeant des cellules arrondies.

Parfois, la longueur du tube glandulaire dépassant l'épaisseur de la muqueuse, la glande devient onduleuse ou contournée en spirale, comme les glandes utérines. Il n'est pas rare de voir l'extrémité terminale du cul-de-sac se diviser en deux ou plusieurs tubes secondaires, qui alors semblent s'ouvrir à la surface de la muqueuse par un canal commun. Ces subdivisions peuvent offrir l'aspect moniliforme que nous avons signalé précédemment, et même contenir, à la place de l'épithélium cylindrique des glandes en tube, un épithélium pavimenteux spécial, ou des cellules glandulaires qui en font une transition aux glandes munies d'un conduit excréteur : telles sont les glandes de l'estomac dites *glandes à pepsine*. Quelquefois cette partie commune aux divisions glandulaires est extrêmement courte ou même réduite à un simple orifice : c'est ce qui se voit pour beaucoup de glandes sébacées. Les divisions glandulaires, dans ces dernières, ne conservent point la forme cylindrique : elles sont renflées à leur partie moyenne, ce qui leur donne l'aspect d'une outre.

Les formes élémentaires que nous venons d'esquisser, passent par des transitions multiples aux formes complexes qu'il nous reste à mentionner : ce sont, d'une part, les *glandes réticulées*; d'autre part, les *glandes en grappe* ou *glandes acineuses*.

2° Les *glandes réticulées* sont composées de canaux cylindriques qui se ramifient et s'anastomosent entre eux pour former un réseau, et qui aboutissent à un *canal excréteur* commun : elles comprennent, chez l'homme, le testicule, le rein et le foie. Des différences considérables, qui seront exposées plus tard, séparent entre elles ces glandes.

Glandes réticulées.

3° Les *glandes en grappe* ou *glandes acineuses*, les plus répandues dans l'organisme, présentent toutes une grande analogie de structure. Elles se composent d'un nombre plus ou moins considérable de *lobules primitifs*, constitués par une petite poche dont la paroi offre une multitude de dépressions en cul-de-sac hémisphériques, plus ou moins allongées et communiquant avec la cavité commune par un orifice plus ou moins large : ce sont ces dépressions que l'on désigne généralement sous le nom de *vésicules glandulaires*. Leur volume et leur forme varient dans les diverses glandes en grappe; il en est de même du nombre des vésicules qui entrent dans la composition d'un lobule primitif, d'où résultent des différences énormes dans le volume des lobules primitifs des glandes.

Glandes en grappe.

Lobules.

Vésicules glandulaires.

Le nombre des lobules primitifs qui constituent chaque glande n'est pas moins variable ; il est telles glandes en grappe qui ne comprennent que deux ou trois lobules et qui ont des dimensions microscopiques, tandis que d'autres, la glande mammaire, par exemple, renferment des millions de lobules et mesurent plusieurs centimètres de diamètre.

Les lobules primitifs sont reliés entre eux au moyen d'un petit canal excréteur, dans lequel leurs cavités viennent s'ouvrir; une mince couche de tissu conjonctif leur forme une enveloppe commune, qui les sépare du reste de la glande, en les réunissant en un lobule secondaire. De chaque lobule secondaire part un canal excréteur qui, en s'unissant à des canaux de même ordre, forme un canal plus considérable, représentant les voies excrétoires d'un des segments de la glande, ordinairement faciles à isoler, connus autrefois sous le nom d'*acini*.

Fig. 3.

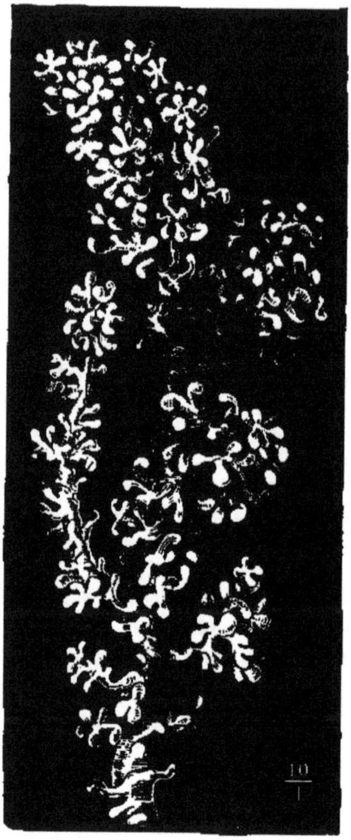

10/1

Glandes du canal hépatique, injectées par ce dernier.

Canaux excréteurs.

Dans les glandes en grappe, la partie sécrétante et la partie excrétante sont distinctes et présentent une structure différente. Les canaux excréteurs présentent ordinairement, au-dessous de l'épithélium, qui est le plus souvent cylindrique, une membrane composée de fibres de tissu conjonctif et de tissu élastique, disposées longitudinalement ou diversement entrecroisées. Les fibres élastiques, généralement peu nombreuses, prennent un grand développement dans quelques canaux excréteurs, tels que le canal de Sténon, le canal de Wharton, où elles forment un réseau très-serré. Ces deux couches se rencontrent dans tous les canaux excréteurs, quelle que soit leur finesse. Le tissu musculaire se voit rarement dans les canaux excréteurs; on en trouve cependant en grande abondance dans le canal déférent, où il forme une double couche longitudinale et circulaire; il en existe également dans l'urèthre, la vésicule biliaire.

Structure des vésicules glandulaires.

Dans les vésicules glandulaires, l'épithélium cylindrique fait place ordinairement à un simple épithélium pavimenteux, et la membrane de tissu conjonctif et élastique est remplacée par une membrane amorphe, qu'on désigne sous le nom de *membrane propre*.

La disposition générale des canaux excréteurs d'une glande en grappe est celle des ramifications d'un arbre; quelquefois, cependant, elle est différente. Ainsi, dans le pancréas, on voit un canal qui occupe l'axe de la glande et qui reçoit de tous côtés des branches ramifiées : c'est ce qu'on a désigné sous le nom de *glande en épi*.

Vaisseaux.

C'est dans le tissu cellulaire qui isole les lobules secondaires et tertiaires, que cheminent et se ramifient les vaisseaux de la glande, formant autour des lobules primitifs et des vésicules glandulaires un réseau capillaire à mailles plus ou moins serrées. Des fibres musculaires lisses se rencontrent autour des vésicules glandulaires des organes génitaux de l'homme.

Relativement au *contenu des vésicules glandulaires*, Henle distingue en première Contenu des vésicules.

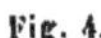

Fig. 4.

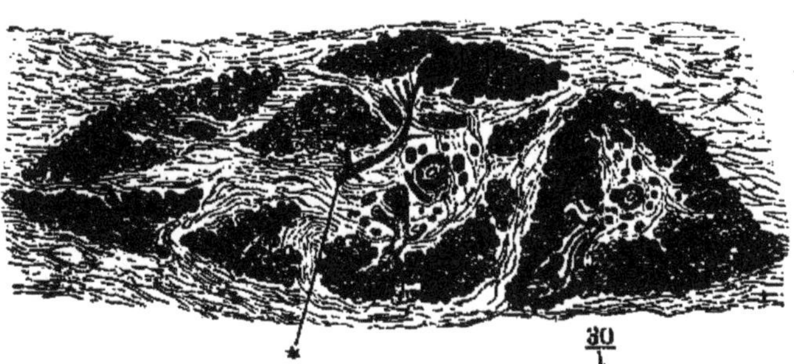

Coupe fine d'une parotide de mouton, desséchée après avoir macéré dans l'acide acétique (*).

ligne les glandes en grappe qui sécrètent une substance renfermant de la graisse (mamelle, glandes de Meibomius et glandes pileuses); cette graisse s'y trouve en gouttelettes microscopiques de diverses grosseurs, soit dans les cellules qui tapissent les vésicules, soit entre ces cellules.

Les vésicules de quelques glandes en grappe ont un épithélium cylindrique,

Fig. 5.

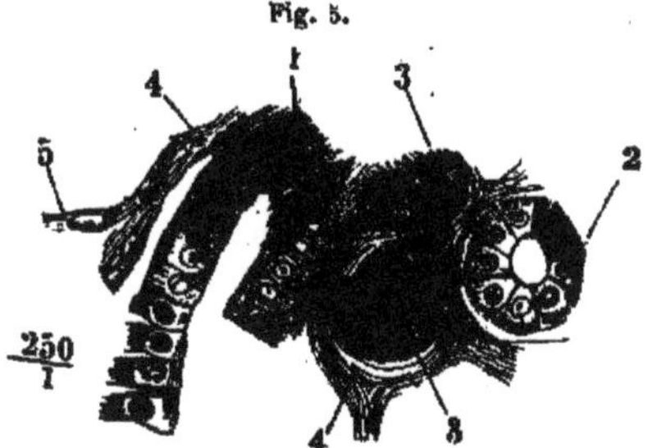

Coupe très-fine d'une glande sous-maxillaire conservée dans le chromate de potasse (**).

Fig. 6.

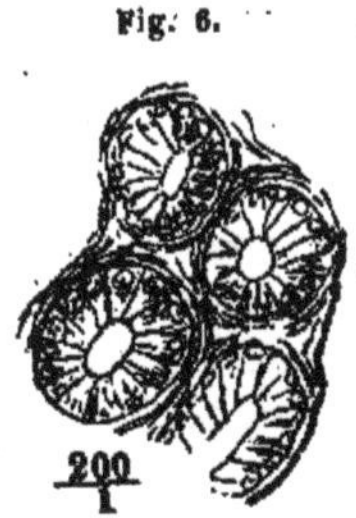

Coupe fine d'une glande en grappe du duodénum.

analogue à celui des glandes en tube, et qui ne s'en distingue que parce que les cellules dont il se compose sont plus courtes, s'élargissent vers leur base, et portent un noyau près de cette dernière (glandes lacrymales, glandes de la conjonctive, du duodénum, des organes respiratoires. Dans les glandes de cette catégorie les vésicules ont, en général, de grandes dimensions et l'épithélium laisse au centre un espace vide assez considérable. D'autres glandes en grappe, et elles constituent la grande majorité de cet ordre de glandes, ont leurs vésicules ter-

(*) Petit rameau vasculaire.

(**) 1, section longitudinale. — 2, section transversale d'un rameau terminal du conduit excréteur. — 3, 3, vésicules glandulaires. — 4, 4, paroi du canal excréteur, formée de tissu conjonctif avec des noyaux ovalaires. — 5, vaisseau capillaire.

minales tapissées de cellules polygonales, grenues ou transparentes, à noyau ce
tral ou excentrique (*fig.* 7). En se détruisant, ces cellules produisent une substan
transparente et filante appelée *mucine*. D'autres, enfin, présentent des vésicules complétement *remplies* d'une substance finement granulée, divisées en petites masses distinctes dont chacune contient un noyau,

Fig. 7.

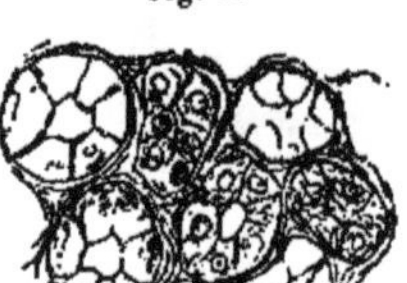

Coupe fine de la glande sous-maxillaire.

Fig. 8.

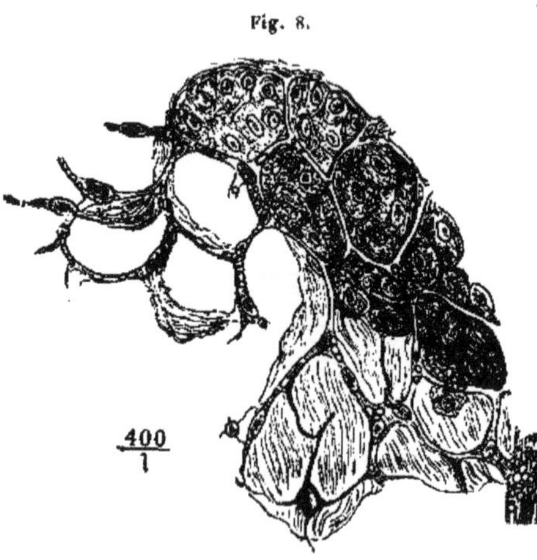

Coupe fine d'une parotide de mouton conservée dans le chromate de potasse (*).

mais qui ne paraissent pas contenues dans une membrane d'enveloppe : tel est la parotide (*fig.* 8).

Glandes sans canal excréteur.

4° A côté des glandes véritables, il faut ranger un certain nombre d'organ qui se rapprochent des glandes proprement dites par une foule de caractère mais s'en distinguent par cette particularité qu'ils sont dépourvus de can excréteur. Ici se placent en première ligne les *ovaires*, auxquels les trompes d Fallope constituent un véritable canal excréteur, séparé, il est vrai, du cor glandulaire, mais contractant avec lui des relations intimes au moment de l'excr tion du produit sécrété. Cette particularité n'est pas tellement surprenante qu'el doive empêcher de considérer l'ovaire comme une glande, attendu qu'on v quelquefois la glande et le conduit excréteur se former isolément et ne se soud que par les progrès du développement; on conçoit dès lors que ce développeme puisse s'arrêter avant que la soudure ait lieu.

Ovaire.

Mais l'ovaire présente un autre caractère qui le différencie des glandes or naires, c'est sa composition. En effet, les éléments sécréteurs y sont des vésicul parfaitement closes de toutes parts, mais qui crèvent, lorsqu'elles sont arriv à la maturité, pour verser leur produit dans la trompe.

Follicules clos.

5° Si l'ovaire, malgré les particularités qu'il présente, est manifestement u glande, la nature glandulaire est moins évidente dans certaines productio privées de toute espèce de canal excréteur, qui ont avec l'ovaire cette analo qu'elles se composent de vésicules closes : tels sont les corps globuleux con sous le nom de *follicules clos*, qu'on rencontre à la base de la langue, dans amygdales, l'intestin grêle, où ils constituent les plaques de Peyer, et dans

(*) Dans les cloisons qui séparent les vésicules glandulaires, se montrent des vaisseaux capill encore remplis en partie de corpuscules sanguins, et reconnaissables à leurs noyaux ovalaires caract tiques.

gros intestin, où ils sont isolés; ce sont des amas de corpuscules analogues à ceux de la lymphe, déposés dans les mailles de fibres conjonctives entre-croisées, sans véritable enveloppe bien nette; les mêmes corpuscules se rencontrent également disséminés dans le voisinage de ces amas. Ces derniers ont leur siége dans le tissu cellulaire sous-muqueux; mais lorsqu'ils ont un certain volume, ils envahissent la muqueuse elle-même, ou la soulèvent en saillies arrondies (glandes de Peyer). D'autres follicules clos sont logés dans l'épaisseur de la paroi de certaines dépressions de la muqueuse, comme cela a lieu dans les amygdales et les follicules de la base de la langue.

L'observation de ce qui a lieu pour l'ovaire, et l'idée que l'on se formait de la nature glandulaire des follicules clos, avaient fait admettre que ces derniers, arrivés à un certain degré de développement, crevaient pour verser leur contenu à la surface de la muqueuse, ou dans la cavité dont ils tapissaient extérieurement

Fig. 9.

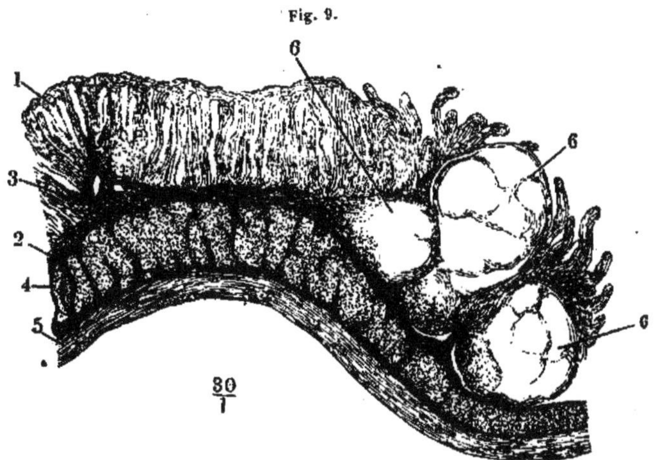

Section longitudinale de la paroi intestinale du lapin, au bord d'une glande agminée (*).

la paroi. Mais, en dehors de l'état pathologique, on n'a jamais pu constater aucun fait annonçant cette rupture, soit imminente, soit opérée. Tout au plus serait-il permis, dans l'état actuel de nos connaissances, d'admettre que les matériaux accumulés dans l'intérieur des follicules clos traversent par endosmose la paroi de ces derniers à une certaine période de leur existence, sans que pour cela une rupture soit nécessaire : c'est ce qui expliquerait les différences considérables que l'on observe relativement au volume, à l'abondance et à la distribution de ces follicules.

Il est enfin un certain nombre d'organes que l'on a longtemps rangés dans la catégorie des glandes, bien qu'ils soient privés de canal excréteur et que l'on fût resté dans une ignorance presque complète de leur fonction. Les données de la physiologie moderne, jointes aux connexions de ces organes avec l'appareil vasculaire sanguin, les ont fait réunir dans un groupe spécial, sous le nom de *glandes* **Glandes vasculaires sanguines.**

(*) 1, muqueuse avec ses glandes en cæcum. — 2, couche musculeuse de la muqueuse et tunique celluleuse. — 3, portion flasque de cette dernière. — 4, couche de fibres circulaires de la tunique musculeuse. — 5, couche de fibres longitudinales. — 6, 6, 6, follicules clos.

vasculaires sanguines. Ce groupe comprend la rate, le thymus, la thyroïde et capsules surrénales.

La description des organes comprend leur conformation extérieure et leur formation intérieure ou leur structure. Quelques mots sur leur mode de d loppement et sur leurs fonctions terminent habituellement cette descriptio

---

CHAPITRE II

APPAREIL DE LA DIGESTION

SECTION I. — CONSIDÉRATIONS GÉNÉRALES.

Idée générale du canal digestif.

Pour réparer les pertes incessantes qui résultent, dans l'organisme, de l'exe cice des fonctions, les animaux prennent dans le monde extérieur certaines sul stances, dites *alimentaires*, qu'ils introduisent dans leur propre corps et au quelles ils font subir les transformations nécessaires pour les rendre absorb bles, assimilables. Ils sont pourvus, dans ce but, d'instruments particuliers, plu ou moins compliqués suivant les espèces, et dont l'ensemble constitue l'*appar digestif*.

Dans les êtres placés au bas de l'échelle animale, chez certains *radiaires*, tou l'appareil digestif se réduit à une simple poche, ou plutôt l'animal tout entie n'est autre chose qu'un sac alimentaire, communiquant avec l'extérieur par un ouverture unique, qui sert alternativement à l'entrée des aliments et à la sorti des matières fécales. Au niveau de cette ouverture, la muqueuse digestive s continue avec le tégument externe, dont elle partage si bien la structure qu suivant les belles observations de Tremblay, on peut retourner un polype comm un doigt de gant, de manière que ce qui représentait précédemment la mu queuse digestive devienne le tégument externe, et réciproquement, sans qu pour cela les aliments introduits dans la cavité de l'animal cessent d'être digér Mais à mesure que l'on s'élève dans la série animale, cette simplicité de form disparaît, pour faire place à des dispositions de plus en plus compliquées. A lieu d'une simple poche, on voit d'abord la cavité digestive prendre la form d'un tube ouvert aux deux bouts, l'un des orifices servant à l'introduction de aliments, l'autre, à l'expulsion des résidus de la digestion ; puis, ce tube se divis en plusieurs segments jouissant de propriétés particulières et remplissant de usages distincts, et à ces différences dans les fonctions correspondent des diffé rences de structure. Des organes nouveaux, les glandes, destinées à élaborer de sucs particuliers, viennent se grouper successivement autour de la cavité dige tive et y versent leurs produits, en même temps que des instruments *mastic teurs* se placent à l'entrée du tube digestif, pour diviser mécaniquement les ma tières alimentaires et rendre plus facile leur imbibition par les liquides vers par les glandes.

Appareil digestif chez les mammifères.

Chez les *vertébrés*, et chez les *mammifères* en particulier, l'appareil de la di gestion représente un long tube, étendu de la bouche à l'anus, formant de circonvolutions plus ou moins nombreuses dans quelques-unes de ses parti présentant sur son trajet des renflements, dans lesquels les aliments séjournent pour y subir des modifications spéciales, et recevant les produits sécrétés par de nombreuses glandes dont les cavités communiquent avec la sienne.

Chez l'homme.

1° *Énumération des parties.* — Si nous examinons les diverses parties qui constituent l'appareil digestif chez l'homme, nous trouvons d'abord une cavité de réception des aliments, la *cavité buccale*, ouverte à l'extérieur par la *fente buccale*. Les parois de cette cavité, susceptibles de s'écarter les unes des autres, sont garnies, en avant, d'une série d'organes extrêmement durs, les *dents*, destinés à diviser et à triturer les aliments. Dans cette même cavité se voit un organe charnu, la *langue*, dont l'une des fonctions est d'apprécier les qualités sapides des aliments; des glandes nombreuses, les *glandes salivaires*, y versent le produit de leur sécrétion. En arrière, cette cavité communique, à travers une sorte de rétrécissement connu sous le nom d'*isthme du gosier*, avec une sorte d'entonnoir musculaire, le *pharynx*, qui vient saisir les aliments broyés et insalivés, pour les pousser dans un long canal cylindrique, à parois puissamment contractiles, qui porte le nom d'*œsophage*. Ce dernier les conduit dans une vaste poche, l'*estomac*, où ils s'imbibent d'une humeur particulière, sécrétée par des glandules innombrables logées dans l'épaisseur de sa paroi. Sous l'influence du *suc gastrique*, les aliments albuminoïdes subissent une transformation chimique qui les rend absorbables et assimilables, puis, quand cette transformation est arrivée à un certain degré, la masse alimentaire traverse un anneau musculaire, le *pylore*, dont la contraction l'avait retenue jusque-là dans l'estomac. Elle s'engage alors dans un long canal cylindrique, l'*intestin*, dont les nombreuses circonvolutions remplissent une grande partie de la cavité abdominale, et qui se termine à l'*anus*. La première portion de ce canal, en forme de fer à cheval, est fixée contre la colonne vertébrale, et a été appelée *duodénum*, en raison de sa longueur, qu'on a estimée à douze travers de doigt; elle reçoit les canaux excréteurs de deux glandes considérables, dont l'une, occupant l'hypochondre droit, est le *foie*, et l'autre, placée transversalement au-devant de la colonne lombaire, est le *pancréas*. Au-dessous du duodénum, l'intestin conserve à peu près le même calibre jusqu'à une sorte de diaphragme percé d'une ouverture elliptique qui sépare nettement cette portion de l'intestin de celle qui est placée plus bas. La portion du tube digestif qui se trouve entre le pylore et la valvule iléo-cæcale, porte le nom d'*intestin grêle* : on l'a divisée arbitrairement en *duodénum, jéjunum* et *iléon*. C'est dans l'intestin grêle que se complète la digestion; c'est là aussi que se fait l'absorption des principes nutritifs. La partie du tube alimentaire qui est au delà de la valvule, constitue le *gros intestin*. Les matières qui ont échappé à l'absorption, celles qui sont réfractaires aux sucs digestifs, ainsi que la portion des produits sécrétés qui doit être expulsée au dehors, s'y transforment graduellement en matières fécales. On distingue dans le gros intestin une portion renflée, située au-dessous du niveau de la valvule : c'est le *cæcum*, lequel est muni d'un diverticule en cul-de-sac appelé *appendice cæcal* ou *vermiforme*; puis vient le *côlon*, espèce d'arc de cercle encadrant en quelque sorte la masse des circonvolutions de l'intestin grêle; à ce dernier fait suite un canal plus rectiligne, le *rectum*, qui s'ouvre au dehors par l'*anus*.

Situation générale du canal digestif.

2° *Situation générale, direction.* — Le canal digestif est situé au-devant de la colonne vertébrale, qu'il suit rigoureusement dans sa portion rectiligne, dont il s'éloigne dans sa portion sinueuse, pour y rester toutefois attaché à l'aide de liens membraneux. Il commence à la partie inférieure de la face, par l'ouver-

Fig. 10.

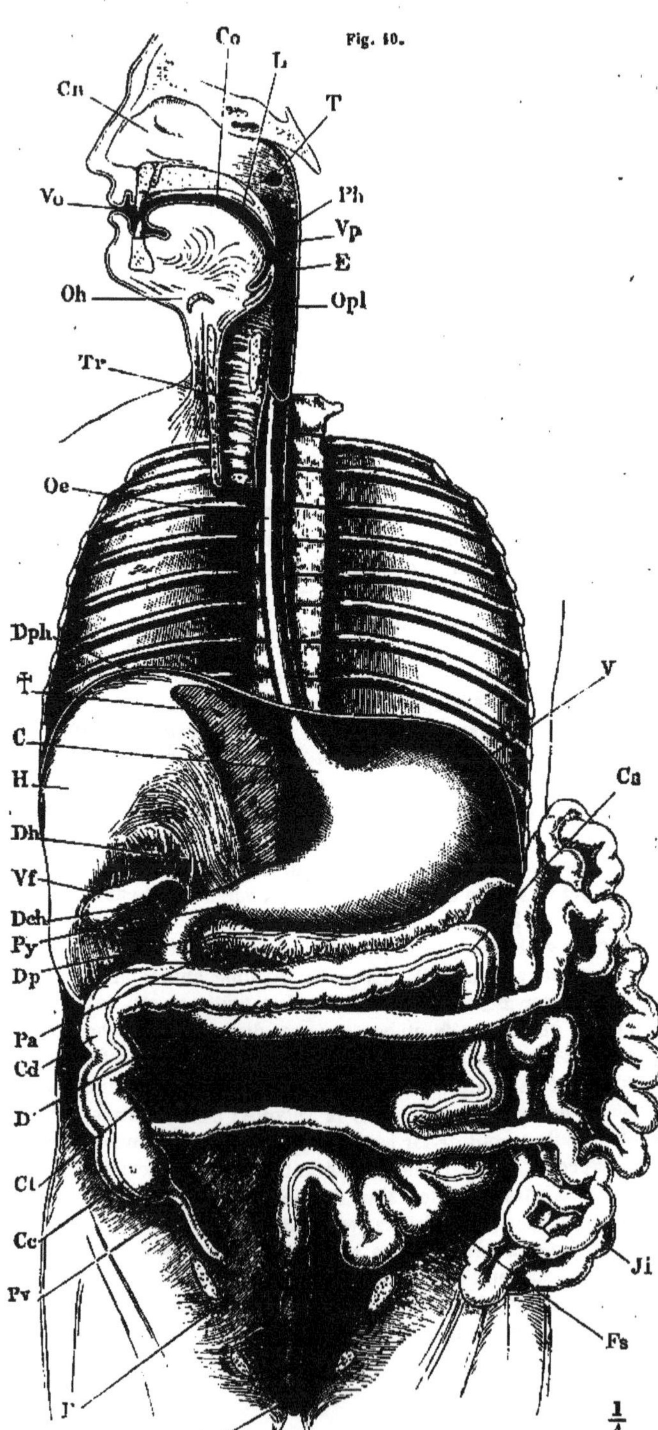

Ensemble de l'appareil digestif (*).

(*) La tête et le cou, tournés à droite, ont été divisés d'avant en arrière, le tronc, transversalement. Une section antéro-postérieure (†) a séparé le lobe gauche du foie. L'intestin grêle est détaché du mésentère et retiré de la cavité abdominale. — *Opl*, orifice pharyngé du larynx. — E, épiglotte. — *Vp*, voile du palais. — *Ph*, pharynx. — T, orifice de la trompe d'Eustache. — L, langue. — *Co*, cavité buccale. — *Cn*, fosse nasale. — *Vo*, vestibule buccal. — *Oh*, os hyoïde. — *Tr*, trachée. — *Oe*, œsophage. — *Dph*, diaphragme. — C, cardia. — H, foie. — *Dh*, canal hépatique. — *Vf*, vésicule biliaire. — *Dch*, canal cholédoque. — *Py*, pylore. — *Dp*, canal pancréatique. — *Cd*, côlon droit. — D, duodénum. — *Ct*, côlon trans-

ture buccale, traverse le cou et le thorax, pénètre dans la cavité abdominale, qui lui est presque exclusivement destinée et dont les dimensions et le mécanisme sont en rapport avec les fonctions du canal alimentaire; il vient se terminer enfin au détroit inférieur du bassin, au-devant du coccyx, par l'ouverture anale. Sa partie supérieure est en rapport immédiat avec les organes de la respiration; sa partie inférieure est en rapport direct avec les organes génito-urinaires.

Droit dans sa partie supérieure ou sus-diaphragmatique, qui n'est qu'un lieu de passage, le canal alimentaire se recourbe un grand nombre de fois sur lui-même dans sa portion sous-diaphragmatique, pour redevenir rectiligne avant sa terminaison. Direction.

3° *Forme générale, dimensions.* — L'appareil digestif représente un canal continu, cylindroïde dans la plus grande partie de son étendue, mais offrant sur son trajet des régions dont la forme s'éloigne considérablement de la forme cylindrique. Forme générale.

La *longueur* totale du canal digestif, chez l'adulte, a été évaluée à environ 10 mètres (5 à 6 fois la longueur du corps), dont les deux tiers à peu près reviennent à l'intestin grêle. Son *calibre* n'est pas le même dans tous les points de sa longueur : il présente ici des renflements, là des rétrécissements, qui établissent une ligne de démarcation bien tranchée entre ses différentes parties. La partie qui offre la plus grande capacité est, sans contredit, celle qui a reçu le nom d'estomac; les parties les plus étroites sont la portion cervicale de l'œsophage, l'orifice pylorique de l'estomac et l'orifice iléo-cæcal. Il est important de remarquer que les dimensions transversales du canal digestif balancent, jusqu'à un certain point, la dimension dans le sens de sa longueur. Ainsi, un canal intestinal très-volumineux est généralement plus court. Cette remarque est d'ailleurs justifiée par ce fait d'anatomie comparée qui établit que, chez le cheval, qui est herbivore, le canal intestinal est moins long, mais d'un calibre beaucoup plus considérable que chez les ruminants, également herbivores. Ses dimensions générales. Ses renflements et ses rétrécissements alternatifs. Il existe un rapport inverse entre les dimensions en longueur et le calibre.

4° *Texture.* — Le canal digestif est généralement constitué par quatre membranes ou tuniques : Texture.

a. La plus extérieure est la *tunique séreuse* ou *péritonéale*, le *péritoine*, nommée aussi *tunique commune*, parce qu'elle est commune à la plupart des organes contenus dans la cavité abdominale. Elle ne manque que pour la partie supérieure et pour la partie inférieure du canal digestif. Tunique séreuse.

Cette membrane péritonéale, qu'on pourrait appeler *accessoire*, est souvent incomplète et ne recouvre les organes que dans une partie de leur circonférence ; elle fait même entièrement défaut à toute la partie sus-diaphragmatique du canal digestif. En même temps qu'elle constitue l'enveloppe extérieure de ce canal, la membrane péritonéale l'isole au milieu des parties environnantes, en favorise le glissement, et forme des liens qui en assujettissent les diverses parties d'une manière plus ou moins fixe dans la place qu'elles occupent.

Les membranes séreuses, dont le péritoine fait partie, ont été considérées comme des sacs sans ouverture qui, d'une part, tapissent les parois des cavités auxquelles ils sont destinés, et, d'autre part, se réfléchissent sur les organes qui y sont contenus, sans les renfermer dans leur propre cavité. Bichat les a comparées à des ballons, ou mieux à des bonnets de nuit doubles, libres et lisses par leur face interne, toujours humide de sérosité et contiguë à elle-même, adhérents par leur face externe. Nous nous sommes expliqués au sujet de cette opinion à propos des membranes synoviales. (V. t. I, p. 282.) Idée générale des membranes séreuses.

Caractères généraux des membranes séreuses.

Les membranes séreuses sont remarquables par leur excessive ténuité, leur transparence, par leur texture entièrement celluleuse et par leur ré tance, qui leur permet de faire l'office de membrane protectrice et de lien, même temps que, par la sérosité qu'elles exhalent, elles deviennent un mo d'isolement et de glissement. A leur surface, elles sont recouvertes d'une couc de cellules épithéliales pavimenteuses.

Tunique musculeuse.

b. Au-dessous de la tunique séreuse est la *tunique musculeuse*, que constitu deux couches de fibres : l'une superficielle, composée de fibres longitudinal l'autre profonde, formée de fibres circulaires. Ces fibres sont jaunâtres, lis comme celles de la plupart des couches musculaires destinées aux organes la vie nutritive, à l'exception de la portion cervicale du tube digestif (phar et commencement de l'œsophage), où les fibres musculaires sont striées.

Tunique celluleuse.

c. La *tunique celluleuse*, intermédiaire entre la musculeuse et la muqueu et dans laquelle se ramifient les vaisseaux qui se distribuent à cette derniè présente parfois une densité qui la rapproche du tissu fibreux; c'est donc à qu'elle a été généralement confondue avec le tissu cellulaire qui unit les verses tuniques entre elles.

Membrane muqueuse. Villosités.

d. La *membrane muqueuse* est la partie la plus essentielle du tube alimentai elle est garnie sur une grande partie de sa surface de *villosités* qui lui donn un aspect velouté, et elle est extrêmement riche en glandes de diverses espèc Cette membrane n'est pas moins riche en vaisseaux sanguins, et se fait rem quer par le réseau lymphatique qui la recouvre.

Derme muqueux.

Le *derme muqueux* y présente une épaisseur et une consistance variabl dense et résistant dans la cavité buccale, il est, au contraire, mou, spongieu dans l'estomac, l'intestin grêle, etc. Nous aurons soin d'indiquer ces différenc à l'occasion de la texture de chaque partie de l'appareil.

Épithélium.

L'*épithélium* qui recouvre la muqueuse digestive, est pavimenteux et strati dans la portion supérieure du tube digestif, jusqu'au cardia, où il se termi par un bord dentelé; il n'y a d'exception que pour la portion du pharynx q est commune aux voies digestives et respiratoires : cette portion porte un ép thélium vibratile. L'épithélium est cylindrique dans l'estomac et dans toute portion du canal alimentaire qui s'étend de l'estomac à l'anus.

Glandes.

Les *glandes* annexées au tube digestif sont extrêmement nombreuses. L unes sont situées dans l'épaisseur des parois du canal : ce sont les glandes tube, tellement multipliées en certains points qu'elles semblent constituer pr que à elles seules ces parois; d'autres soulèvent simplement la membrane m queuse, telles que les follicules clos de l'intestin grêle; d'autres, enfin, so accumulées sous la muqueuse, sans former de relief à sa surface : telles sont l glandes en grappe qui entourent la bouche et le duodénum.

Vaisseaux.

La richesse *vasculaire* de la membrane interne du tube alimentaire est faci à démontrer par des injections fines pratiquées dans les artères, ou mie encore dans les veines. Quant au *réseau lymphatique*, on l'obtient en piquant hasard la membrane muqueuse aussi superficiellement que possible. Rien n' gale la ténuité de ce réseau, que parcourent dans toutes les directions les pet globules de mercure, de manière à former bientôt une lamelle aréolaire arge tée. C'est surtout chez le cheval qu'on injecte avec la plus grande facilité réseau lymphatique de la muqueuse intestinale; mais, pour réussir d'une m nière plus complète, il convient de piquer successivement avec le tube la me brane muqueuse elle-même et le péritoine; on voit alors s'injecter : 1° le rése lymphatique de la muqueuse, qui représente une lamelle argentée; 2° le réseau lymphatique sous-péritonéal; 3° les vaisseaux lymphatiques du mésentère, qui partent à la fois des deux réseaux lymphatiques précédents. Jamais on ne voit le mercure passer des lymphatiques dans les veines ou les artères, et d'autre part, lorsque le tube a piqué un peu trop profondément, on injecte le réseau capillaire sanguin, et par suite les vaisseaux veineux, mais nullement le réseau lymphatique superficiel; preuve bien évidente que ce réseau est indépendant des vaisseaux artériels et veineux.

Le réseau lymphatique muqueux est indépendant du réseau capillaire sanguin.

Nous avons dit déjà que de ce réseau partent des troncules qui traversent le derme pour aller former un autre réseau, sous-dermique, d'où naissent des vaisseaux qui vont se réunir, après s'être fait jour entre les fibres de la tunique musculaire, avec les vaisseaux sous-séreux.

Vaisseaux et nerfs.

e. *Vaisseaux et nerfs.* Des branches artérielles très-multipliées, venues des troncs ambiants; des veines nombreuses, qui, pour toute la portion sous-diaphragmatique du canal digestif, vont se rendre dans la veine porte; des vaisseaux absorbants, dits lymphatiques ou chylifères; des nerfs, qui proviennent presque tous du système ganglionnaire, à l'exception des rameaux des nerfs pneumo-gastrique et glosso-pharyngien (1) : tels sont les éléments qui entrent dans la composition du tube digestif.

Au canal digestif sont annexés : 1° les *glandes salivaires*, appendices de la cavité buccale; 2° le *foie* et le *pancréas*, appendices du duodénum; 3° enfin la *rate*, dont les fonctions, même après les recherches modernes, sont encore fort mal connues.

SECTION II. — DES DIVERSES PARTIES DE L'APPAREIL DIGESTIF.

§ 1. — DE LA BOUCHE ET DE SES DÉPENDANCES.

Situation.

La *bouche* (2) est une cavité aplatie de haut en bas, à grand diamètre antéro-postérieur, située à l'entrée des voies digestives; elle occupe la partie inférieure de la face et se trouve placée entre les deux mâchoires, au-dessous des fosses nasales, entre les joues, derrière les lèvres, au-devant du pharynx. La bouche constitue un appareil très-compliqué, dans lequel s'opèrent la mastication, la gustation, l'insalivation, le commencement de la déglutition et l'articulation des sons.

Dimensions.

Les *dimensions* de la cavité buccale sont plus considérables que celles du canal alimentaire qui lui fait suite; d'où résulte la possibilité d'introduire des corps trop volumineux pour franchir les portions étroites de ce canal (3).

(1) Outre les nerfs pneumo-gastrique et glosso-pharyngien, le canal digestif est abondamment pourvu de nerfs encéphalo-médullaires dans sa première portion, cavité de réception, la bouche, et à son extrémité inférieure, la partie inférieure du rectum, à laquelle se rendent des nerfs du plexus sacré.

(2) Le langage anatomique s'éloigne ici du langage ordinaire, qui donne le nom de bouche, non à la cavité buccale, mais à son orifice antérieur.

(3) En général, il existe entre les diverses parties du canal alimentaire une proportion telle que la portion supérieure ne peut admettre des corps trop volumineux eu égard à la capacité du reste de ce canal. Si la cavité buccale fait exception à cet égard, cela tient à ce que, pendant leur séjour dans cette cavité, les aliments sont encore sous l'empire de la volonté.

Différences dans les dimensions.

Du reste, cette capacité présente des différences considérables, depuis l'é d'occlusion complète, où les mâchoires rapprochées ne laissent entre e qu'un espace assez restreint, où, cependant, la langue peut se mouvoir lib ment, jusqu'à cet état d'ouverture extrême, où la cavité buccale représente u pyramide quadrangulaire, dont la base est en avant et le sommet en arriè L'augmentation de capacité de la bouche peut encore avoir lieu suivant le d mètre transversal, par la facile distension des joues, et suivant le diamètre a téro-postérieur, par le mouvement des lèvres en avant.

Le diamètre antéro-postérieur, mesuré sur la ligne médiane, est en moyen de 9 centimètres; le diamètre transversal, pris entre les dernières molair est de 8 centimètres; le diamètre vertical, de 7 centimètres.

Direction ou axe de la bouche.

La *direction* de la bouche, ou son axe, est horizontale, disposition qui est rapport avec la destination de l'homme à l'attitude bipède. Chez l'homme, l'a serait vertical dans l'attitude quadrupède. Chez les animaux, dans l'attitude qu drupède qui leur est naturelle, l'axe de la bouche est oblique par rapport à l'h rizon.

Forme.

Parois de la bouche.

Par sa *forme*, la bouche représente une boîte ovalaire, parfaitement symétriq dont la grosse extrémité est en avant. On lui considère une *paroi supérieure*, voûte palatine, concave d'avant en arrière, ainsi que dans le sens transversal; u *paroi inférieure*, convexe, moulée en quelque sorte sur la paroi supérieure et f mée en grande partie par la langue ; une *paroi postérieure*, formée par le voile palais; une *paroi antérieure*, constituée, sur un premier plan, par les lèvres, s un second plan, par les arcades alvéolaires et dentaires ; deux *parois latéra*

Ses deux ouvertures.

formées par ces mêmes arcades et par les joues ; *deux ouvertures*, une *antérieu* c'est l'ouverture de la bouche, une *postérieure*, qui établit une communicati entre la cavité buccale et le pharynx, et qui, à raison de son étroitesse, a re le nom d'*isthme du gosier*. Nous étudierons successivement ces diverses parti à l'exception des os maxillaires, déjà décrits. Les *glandes salivaires*, qui vers leurs produits dans la cavité buccale, seront décrites comme annexes de ce cavité.

I. — DES LÈVRES.

Les *lèvres*, qui contribuent à former la paroi antérieure de la bouche, s deux replis musculo-membraneux, épais, mobiles, extensibles et contracti qui circonscrivent l'ouverture antérieure de cette cavité.

La direction des lèvres est verticale chez l'homme.

A. *Conformation extérieure.* — Distinguées en *supérieure* et en *inférieure*, les lèv ont une *direction* générale verticale, comme les arcades alvéolaires et dentai sur lesquelles elles sont appliquées. Cette direction est propre à l'espèce h maine, et plus particulièrement à la race caucasique ; des lèvres déjetées avant, comme chez les animaux, et non placées sur le même plan vertical, d nent à la physionomie un caractère peu distingué. Leur hauteur est mesu par celle des arcades alvéolaires et dentaires. La lèvre supérieure est plus ha que l'inférieure.

Face antérieure de la lèvre supérieure.

Les deux lèvres présentent à considérer une face antérieure ou cutanée, u face postérieure ou muqueuse, un bord adhérent, un bord libre et deux co missures.

Sillon sous-nasal.

La *face cutanée de la lèvre supérieure* présente, sur la ligne médiane, une nure verticale, *sillon sous-nasal*, qui naît de la sous-cloison du nez et se mine, en bas, à un tubercule plus ou moins proéminent, suivant les individus (1). Cette rainure, très-variable, plus ou moins prononcée, quelquefois triangulaire, à base dirigée en bas, a été considérée à tort comme le vestige d'une division de la lèvre, qui est naturelle à plusieurs mammifères. Le vice de conformation connu sous le nom de bec-de-lièvre occupe toujours l'un des bords de la rainure, quand il est simple, et les deux bords, quand il est double. De chaque côté de ce sillon, la lèvre supérieure est convexe, couverte d'un léger duvet chez la femme et chez l'homme impubère, et, à l'époque de la puberté chez l'homme, de poils longs et roides qui se dirigent obliquement en dehors.

Fig. 11.

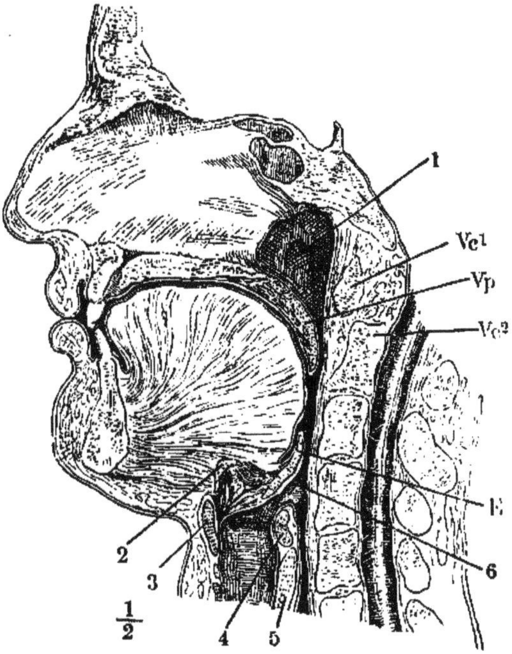

Section antéro-postérieure de la tête, passant à gauche de la cloison des fosses nasales (*).

La face cutanée de la *lèvre inférieure* regarde un peu en bas, et se couvre de poils seulement à sa partie moyenne, qui n'offre pas de dépression médiane. *Face cutanée de la lèvre inférieure.*

La *face muqueuse* des lèvres est lisse, humide et en rapport avec les arcades alvéolaires et dentaires; elle est libre dans toute son étendue, excepté sur la ligne médiane, où se voit un petit repli muqueux, appelé *frein* ou *filet* de la lèvre, plus prononcé pour la lèvre supérieure que pour la lèvre inférieure. L'indépendance complète des lèvres, par rapport aux os maxillaires, rend compte de l'extrême mobilité de ces voiles membraneux. *Face muqueuse. Frein ou filet de la lèvre. Défaut d'adhérence des lèvres aux os maxillaires.*

Par leur *bord adhérent*, les lèvres se continuent avec les parties voisines. Leur limite, à la face postérieure, est marquée par la réflexion de la muqueuse, qui, de la lèvre, se porte sur la mâchoire, en sorte qu'il existe entre les lèvres et les os maxillaires un sillon profond et fort remarquable, et qu'on peut considérer *Limite des lèvres en arrière.*

(*) Vc1, Vc2, première et deuxième vertèbre cervicale. — Vp, voile du palais. — M, épiglotte. — 1, orifice de la trompe d'Eustache. — 2, os hyoïde. — 3, cartilage thyroïde. — 4, cartilage aryténoïde. — 5, cartilage cricoïde. — 6, pharynx.

(1) L'étude des muscles de la face nous a appris (t. I, p. 620) que cette rainure tient à la disposition des muscles releveurs de la lèvre supérieure, les fibres de ces muscles s'arrêtant brusquement au niveau des bords de la rainure, dont le fond est exclusivement occupé par l'orbiculaire des lèvres. Les variétés de profondeur et de forme de cette rainure s'expliquent parfaitement par les variétés de disposition des muscles releveurs.

Vestibule de la bouche. Limites des lèvres en avant. Sillon mento-labial.

l'intervalle qui sépare les lèvres des dents et des os maxillaires, comme une ca*vité buccale antérieure*, ou un *vestibule* de la bouche. En avant, la lèvre supérieu est limitée par la base du nez, et de chaque côté, par le sillon naso-buccal, q la sépare des joues. Le bord adhérent de la lèvre inférieure est marqué, sur l ligne médiane, par une dépression transversale qui la sépare du menton, sillo *mento-labial*, dépression remarquable par les poils perpendiculaires qui en nai sent, chez l'homme, à l'époque de la puberté ; de chaque côté, elle est distinc des joues par la saillie du bord interne du muscle triangulaire des lèvres (1).

On voit que la limite entre les lèvres et les joues est purement artificielle, e que les deux lèvres, prises collectivement, représentent une ellipse dont le gran diamètre est transversal.

Rides du bord libre des lèvres.

Le *bord libre des lèvres* est arrondi, recouvert par un tégument mince et ros qui tient le milieu entre le tissu cutané et le tissu muqueux, coupé par des rid verticales, qui résultent de la contraction du muscle orbiculaire. Ce bord libr qui est comme renversé en dehors, surtout à la lèvre inférieure, présente, e avant, une ligne de démarcation bien tranchée entre la peau et la muqueuse. I décrit une double ligne ondulée, qui a fixé l'attention des peintres bien plu encore que celle des anatomistes, et que le chirurgien doit chercher à imite dans certaines opérations chirurgicales. Pour la lèvre supérieure, une sailli médiane légère, très-prononcée et en forme de mamelon chez quelques indivi dus ; de chaque côté, une légère dépression. Pour la lèvre inférieure, une dé pression médiane légère, et quelquefois deux saillies latérales, tels sont le traits les plus remarquables de ces bords libres, qui sont contigus l'un à l'autr dans leur rapprochement, et ferment complétement l'ouverture de la bouche

Ligne ondulée de ce bord. Description succincte de ce bord.

Inégalité d'épaisseur du bord libre des lèvres. Distinction importante relative à cette épaisseur.

Du reste, le bord libre des lèvres est la partie la plus épaisse de ces voile mobiles, et l'épaisseur de ces bords va en diminuant de leur partie moyenne leurs extrémités. Cette épaisseur varie d'ailleurs beaucoup, suivant les sujets en général, on regarde des lèvres épaisses comme le cachet de l'affection scrofu leuse. Mais, dans l'appréciation de cette épaisseur, il faut bien distinguer la par qui est due à la prédominance de la couche musculaire, de celle qui dépend d la prédominance de la peau et du tissu cellulaire. Dans la race éthiopienne, l volume des lèvres tient exclusivement aux muscles.

Pour terminer ce qui a trait au bord libre des lèvres, disons qu'il existe sur c bord des follicules sébacés, très-apparents chez certains sujets ; ces follicule beaucoup plus prononcés à la lèvre supérieure qu'à la lèvre inférieure, occupen surtout les portions de ce bord libre qui sont en contact l'une avec l'autre dan le rapprochement ordinaire des lèvres.

Commissures ou angles des lèvres. Ouverture antérieure de la bouche.

Les extrémités des bords libres des lèvres sont minces, et constituent par leu réunion les *angles* ou *commissures* des lèvres. Ainsi unis l'un à l'autre, ces bord circonscrivent l'*ouverture antérieure de la bouche*. Quand les lèvres se touchent c'est une simple fente transversale, dont les dimensions sont très-variables, c qui a fait distinguer les bouches en *moyennes*, *grandes* et *petites*. Ces différence n'impliquent nullement des différences correspondantes dans la capacité de l cavité buccale proprement dite. Quand les mâchoires, et avec elles les lèvre s'écartent l'une de l'autre, l'orifice buccal s'agrandit dans le sens vertical. A

(1) La dépression mento-labiale est due, 1° au muscle orbiculaire des lèvres, dont le bor inférieur répond à cette dépression ; 2° au ligament jaune de la houppe du menton, qui fix au niveau de ce point la lèvre inférieure à l'os de la mâchoire.

Sa dilatabilité.

reste, les dimensions de cet orifice et sa forme peuvent se modifier à l'infini sous l'influence des muscles qui entrent dans la composition des lèvres. L'ouverture antérieure de la bouche, d'autre part, est éminemment dilatable, se prête à l'introduction de corps très-volumineux, et rend facile l'exploration de tous les recoins de la cavité buccale.

Texture des lèvres.

B. *Texture des lèvres.* Deux couches tégumentaires, dont l'une cutanée et l'autre muqueuse ; une couche musculeuse ; une couche glanduleuse ; des vaisseaux, des nerfs et du tissu cellulaire : telles sont les parties constituantes des lèvres.

Couche cutanée.

a. La *couche cutanée* est remarquable par sa densité, par son épaisseur, par le volume de ses follicules pileux, logés en partie au-dessous d'elle, par l'intimité de son adhérence avec la couche musculeuse, si bien qu'il est impossible de la disséquer sans empiéter soit sur elle, soit sur les fibres charnues. L'adhérence intime de la peau aux couches subjacentes est due à cette circonstance qu'un grand nombre de fibres musculaires s'insèrent à ces téguments par de courtes fibres aponévrotiques (1). On peut considérer la couche cutanée comme constituant la charpente de la lèvre. Sa sensibilité est exquise, et chez plusieurs animaux elle jouit d'un tact si délié, que le moindre mouvement imprimé à l'extrémité des longs poils dont elle est pourvue avertit ces animaux de la présence des objets.

Sa résistance et sa sensibilité.

L'épaisseur de la couche cutanée va en diminuant à mesure qu'on approche du bord libre des lèvres.

Fig. 12.

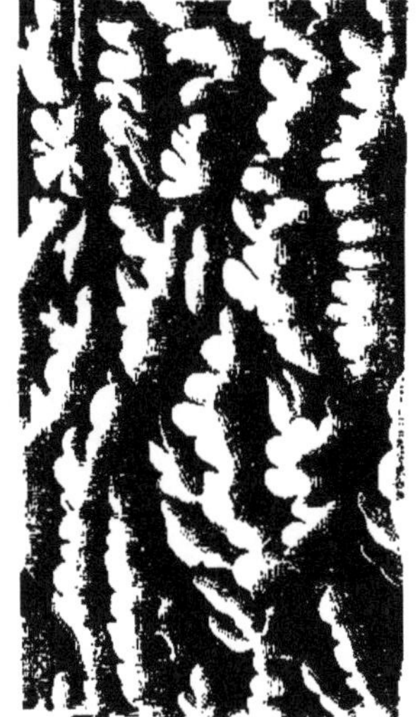

Revêtement épithélial de la muqueuse labiale, détaché par la macération et vu par sa face profonde (*).

Couche muqueuse.

b. La *couche muqueuse*, mince et transparente, revêt également le bord libre des lèvres, en sorte que, par une exception rare en anatomie, une partie de cette muqueuse est en contact habituel avec l'air extérieur. Son adhérence n'est intime qu'au niveau du bord libre. Son chorion porte des *papilles* simples, de forme conique, en général vasculaires et logées dans des dépressions de la face adhérente de l'épithélium pavimenteux et stratifié. Ces papilles reposent sur des crêtes verticales anastomosées entre elles (*fig.* 12).

Couche glanduleuse.

c. La *couche glanduleuse*, située entre la muqueuse, qu'elle soulève inégalement, et le sphincter buccal, s'amincit vers la ligne médiane et manque complétement au niveau des commissures. Elle est constituée par de petites glandes sphéroïdales, de volume inégal, juxtaposées, bien distinctes les unes des autres,

(*) Les parties déprimées ou foncées répondent aux crêtes de la muqueuse qui supportent les papilles.

(1) Cette adhérence explique pourquoi, dans les plaies des lèvres, il suffit d'agir sur la peau à l'aide de bandelettes agglutinatives bien collantes pour entraîner toute l'épaisseur de la lèvre.

qui, examinées à la loupe, représentent de petites glandes salivaires ; chacun de ces glandes est pourvue d'un conduit excréteur, lequel vient s'ouvrir à la fac

Fig. 13.

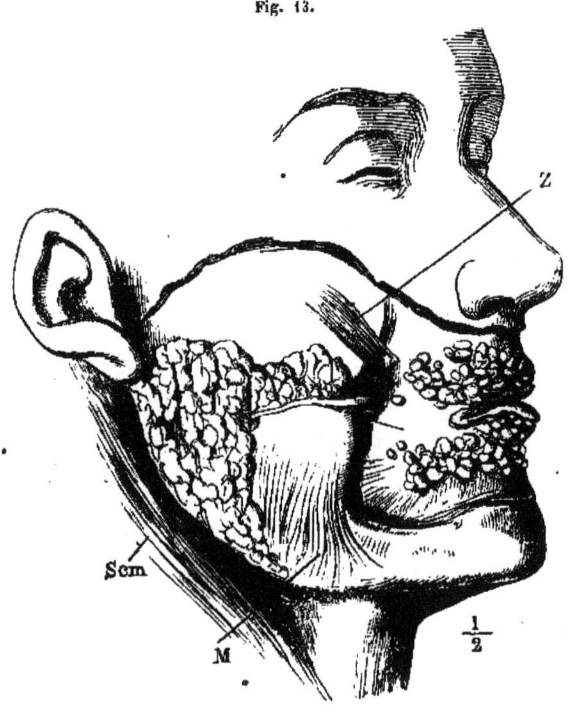

Tête vue de profil, glandes buccales et labiales, parotide en place (*).

postérieure de la muqueuse, par un orifice bien distinct. Ce sont des *glan salivaires labiales*.

Couche musculeuse

d. La *couche musculeuse*, la plus épaisse, est essentiellement constituée p un muscle intrinsèque, l'orbiculaire des lèvres, auquel viennent aboutir plupart des muscles de la face, savoir : 1° pour la lèvre supérieure, les releveu superficiels, les releveurs profonds et les petits zygomatiques, qui forment couche la plus superficielle, et qui sont remarquables par leur couleur pâ par la disposition non fasciculée de leurs fibres, par leur densité et par le adhérence intime à la peau ; 2° pour la lèvre inférieure, les muscles carrés, q représentent là les releveurs de la lèvre supérieure par leur situation supe cielle, leur adhérence à la peau, leur disposition non fasciculée et la pâleur leurs fibres ; 3° pour les deux lèvres, le buccinateur, que nous avons considé comme constituant par sa bifurcation le muscle orbiculaire ; 4° pour l commissures, le grand zygomatique, le triangulaire, le canin et le risorius Santorini ; en tout quinze muscles, y compris l'orbiculaire des lèvres, sa

(*) On a enlevé la peau des joues et des lèvres, le peaucier du cou, le buccinateur et le sphincter b cal. — Z, grand zygomatique coupé près de son origine.— M, masséter. — *Scm*, sterno-cléido-mastoï

compter le petit zygomatique et le risorius, qui ne sont pas constants. L'orbiculaire est situé profondément, en contact avec la muqueuse ; les muscles qui rayonnent à sa périphérie sont en rapport avec la peau, sur laquelle ils s'insèrent. Les différences que présente le bord libre des lèvres, chez les divers individus, tiennent à l'épaisseur plus ou moins considérable de la zone de l'orbiculaire qui répond à ce bord.

On voit que rien de fibreux n'entre dans la composition des lèvres, lesquelles peuvent être considérées comme des replis membraneux remplis par des fibres charnues ; cette disposition leur permet une extension considérable, que le chirurgien utilise pour pratiquer des opérations dans la cavité buccale et dans le pharynx. Aucun tissu fibreux n'entre dans la structure des lèvres.

e. Il est peu de parties aussi abondamment pourvues que les lèvres de vaisseaux et de nerfs. Les *artères* des lèvres viennent surtout de deux sources, la faciale et la maxillaire interne. La faciale fournit les *coronaires*, artères principales des lèvres, qui traversent la couche musculeuse, cheminent dans l'épaisseur de la couche glanduleuse, au voisinage du bord libre, et s'anastomosent entre elles sur la ligne médiane, en fournissant de nombreux rameaux aux glandes et à la muqueuse labiale. La maxillaire interne fournit quelques branches accessoires, les artères *buccales*, *sous-orbitaires*, *alvéolaires*, pour la lèvre supérieure, et *mentonnières*, pour la lèvre inférieure. L'artère sous-mentale, branche de la faciale, et l'artère transversale de la face, branche de la temporale, y envoient aussi quelques rameaux. Artères.

Les *veines* des lèvres naissent surtout de la muqueuse et de la couche glanduleuse ; elles forment, près du bord libre, un petit plexus sous-muqueux, traversent la couche musculeuse, cheminent sous la peau, en communiquant les unes avec les autres, et aboutissent aux veines faciales. Suivant M. Sappey, celles de la lèvre inférieure descendent, pour la plupart, sous la peau du menton, en s'anastomosant entre elles, et vont se terminer dans les veines sous-mentales. Veines.

Les *vaisseaux lymphatiques*, faciles à injecter sur le bord libre et sur la face profonde des lèvres, vont s'ouvrir dans les ganglions lymphatiques de la base de la mâchoire (1). Vaisseaux lymphatiques.

Les *nerfs* des lèvres viennent de deux sources bien distinctes : 1° de la cinquième paire, exclusivement destinée à la membrane muqueuse, à la peau et à la couche glanduleuse ; 2° de la septième paire, exclusivement destinée à la couche musculeuse. Nerfs.

Le *tissu cellulaire* contenu dans l'épaisseur des lèvres est extrêmement rare. On ne le rencontre à l'état libre qu'entre les glandules qui séparent la muqueuse de la couche musculaire. Il peut s'infiltrer d'une grande quantité de sérosité ; tandis que chez les individus pourvus du plus fort embonpoint, il ne se pénètre jamais que d'une très-petite quantité de graisse. Tissu cellulaire.

Développement. — Le développement de la face se fait par la progression lente vers le centre buccal de trois bourgeons : un médian (bourgeon naso-incisif), portant la cloison des fosses nasales ; deux latéraux (mandibules supérieures), portant les deux saillies palatines ou moitiés encore incomplètes de la voûte palatine. Du quinzième au quarante-cinquième jour de la vie intra-utérine, le Développement.

(1) D'où l'engorgement des ganglions lymphatiques sous-maxillaires dans les maladies des lèvres.

fœtus humain offre ainsi normalement le plus haut degré du bec-de-lièvre, gueule de loup.

Longue des lèvres chez l'enfant nouveau-né et chez le vieillard.

La longueur des lèvres chez l'enfant nouveau-né, longueur qui est si éminemment favorable à la succion, tient à l'absence des dents. C'est à la même cau jointe à l'absence des bords alvéolaires, qu'est due la longueur des lèvres ch le vieillard.

'sages.

Usages. — Les lèvres, paroi antérieure de la bouche, forment au-devant des a cades alvéolaires et dentaires une espèce de chaussée qui retient la salive. Le importance comme obstacle à l'émission continue de la salive est telle que, da le cas où elles sont détruites, cet écoulement peut devenir une cause d'épuis ment et de mort (1). Elles servent à la préhension des liquides, à la succion, l'action de siffler, au jeu des instruments à vent, à l'articulation des sons. Ell jouent un très-grand rôle dans l'expression des passions, que nous avons vues partager, pour ainsi dire, les muscles de la face : la fierté, le dédain, la joie, l douleur, la colère, toutes les nuances dont les passions sont susceptibles, se pe gnent d'une manière frappante sur le pourtour des lèvres. La bouche est pl particulièrement le siége des grimaces, qui ne sont autre chose que l'expressio des passions ridiculement exagérées.

II. — DES JOUES.

Limites.

Les *joues* constituent les parois latérales de la bouche et les parties latéral de la face. Leurs limites, du côté de la cavité buccale, sont déterminées par l réflexion de la muqueuse sur les os maxillaires ; extérieurement, leurs limite beaucoup moins tranchées, sont établies, en dedans, par le *sillon naso-labial*, qu les sépare des lèvres ; en dehors, par le bord postérieur de la mâchoire inf rieure ; en haut, par la base de l'orbite ; en bas, par la base de la mâchoire inf rieure. Les joues comprennent donc trois régions bien distinctes : la région m laire, la région massétérine et la région buccale proprement dite.

Elles comprennent trois régions.

Forme quadrilatère. Face externe. Face interne. Orifice du canal de Sténon.

Leur forme quadrilatère permet de leur considérer : 1° une *face externe* o cutanée, qui présente, en haut, la saillie de la pommette, *éminence malaire*, plu bas, une surface convexe et lisse, souvent colorée chez les personnes jeunes q ont de l'embonpoint, concave et ridée chez les personnes amaigries ; 2° une *fa interne* ou muqueuse, libre, qui répond aux arcades alvéolaires et dentaires. Cett face interne de la joue est remarquable par l'orifice du canal de Sténon, qui s voit au niveau de l'intervalle entre la première et la deuxième grosse molair supérieure.

Texture.

Texture. — Une charpente, constituée par l'os de la pommette et de la bra che de la mâchoire inférieure ; une couche cutanée, doublée par une grand quantité de tissu adipeux ; une couche muqueuse ; une couche glanduleuse ; un couche musculeuse ; une couche aponévrotique ; des vaisseaux et des nerfs ; u canal excréteur : telles sont les parties constituantes des joues proprement dite Un mot sur ces diverses couches.

Couche cutanée.

La *peau*, remarquable par sa finesse et sa vascularité au niveau et au-desso

(1) Cet usage des lèvres se rapporte surtout à la lèvre inférieure, et, chose bien rema quable, presque jamais la division congéniale des lèvres ne se rencontre à la lèvre inférieur Une autre particularité, encore inexplicable, c'est que les boutons cancéreux des lèvre qui sont si fréquents, ne se remarquent que très-rarement à la lèvre supérieure, presqu toujours à la lèvre inférieure.

de la pommette, ainsi que par la facilité avec laquelle elle s'injecte ou se décolore sous l'influence des affections morales, se couvre de barbe en bas et en arrière, chez l'homme, à l'époque de la puberté.

Couche muqueuse.

La *membrane muqueuse*, continuation de celle des lèvres, présente des caractères analogues; elle est lisse, adhérente à la couche musculeuse, et porte de nombreuses papilles très-grosses, comparables à celles de la paume de la main.

Couche glanduleuse.

La *couche glanduleuse* est formée par un petit nombre de glandules isolées, *glandules salivaires buccales*, tout à fait semblables aux glandules labiales, mais moins nombreuses, et soulevant comme elles la muqueuse, sur laquelle elles s'ouvrent par des orifices distincts. Parmi ces glandules, il en est deux qui ont mérité un nom particulier, à raison de leur volume et de la situation spéciale qu'elles affectent : en effet, au lieu d'être subjacentes à la muqueuse comme les précédentes, elles sont situées entre le buccinateur et le masséter; on les appelle *glandes molaires*. Leurs orifices excréteurs s'ouvrent au niveau de la dernière dent molaire.

Glandes molaires.

Couche musculeuse.

La *couche musculeuse* est constituée, à la région massétérine, par le masséter et par une portion du peaucier; à la région malaire, par l'orbiculaire des paupières; à la région buccale proprement dite, par le buccinateur, par le grand et le petit zygomatique.

Couche aponévrotique.

La *couche aponévrotique* est formée par l'aponévrose propre du buccinateur et celle du masséter.

Couche adipeuse.

La *couche adipeuse*, relativement peu considérable à la région malaire et massétérine, est extrêmement épaisse à la région buccale proprement dite. Bichat a même signalé, dans l'épaisseur de la joue, une *boule graisseuse* qui s'enfonce entre le buccinateur et le masséter, boule graisseuse très-développée chez l'enfant, mais dont on retrouve des vestiges même chez les individus les plus émaciés et les plus avancés en âge; en sorte qu'on peut considérer cette boule graisseuse comme entrant dans le plan de l'organisation, à la manière du tissu adipeux de l'orbite. Plusieurs petits muscles, le grand et le petit zygomatique, le risorius et la moitié inférieure de l'orbiculaire des paupières, sont plongés dans l'épaisseur de la couche adipeuse.

Boule graisseuse de la joue.

Artères.

Les *artères* de la joue viennent, d'une part, de la *faciale* et de la *transversale de la face*, branche de la temporale ; d'autre part, de la *maxillaire interne*; les rameaux émanés de la maxillaire interne appartiennent aux artères sous-orbitaire, dentaire inférieure, buccale, massétérine et alvéolaire.

Veines.

Les *veines* de la joue se jettent dans la veine faciale et dans un plexus considérable situé dans la fosse zygomatique. Leur trajet, qui diffère notablement de celui des artères correspondantes, ne présente point les flexuosités qu'on observe sur ces dernières.

Vaisseaux lymphatiques.

Les *vaisseaux lymphatiques*, divisés en ceux de la membrane muqueuse et en ceux de la peau, vont se rendre aux ganglions parotidiens et sous-maxillaires.

Nerfs.

Les *nerfs* de la joue, comme ceux des lèvres, viennent de deux sources : 1° du facial ; ce sont les rameaux buccaux et le rameau malaire, exclusivement destinés à la couche musculeuse, dans le masséter; 2° de la cinquième paire : c'est le nerf massétérin, branche musculeuse destinée au masséter, les nerfs buccal, sous-orbitaire et mentonnier, exclusivement destinés à la peau, à la membrane muqueuse et aux glandules, dans l'épaisseur desquelles on les voit pénétrer et se perdre.

La joue est traversée par le canal de Sténon.

La joue est traversée par le *canal de Sténon*, qui se porte horizontalement d'arrière en avant, dans l'épaisseur du tissu adipeux sous-cutané, au-dessous de l'os malaire.

Développement.

Développement. — L'absence des dents, la présence d'une grande quantité de graisse et surtout le développement considérable de la boule graisseuse, la brièveté de l'os maxillaire supérieur, lequel est dépourvu de sinus à cet âge de la vie, l'angle obtus de la mâchoire inférieure, donnent à la joue de l'enfant l'aspect qui la caractérise. La chute des dents et l'usure des bords alvéolaires qui diminuent l'espace intermaxillaire, donnent aux joues amaigries du vieillard une hauteur proportionnelle trop considérable, et par conséquent une flaccidité qui est un des traits principaux de sa physionomie. A la puberté, les joues de l'homme se couvrent de poils dans une portion de leur surface.

Usages.

Usages. Les joues forment les parois latérales de la bouche, parois actives, qui s'appliquent fortement contre les bords alvéolaires et les dents, chassent entre les dents les aliments qui s'introduisent entre les joues et les bords alvéolaires, et par conséquent servent : 1° à la mastication, 2° à la succion (1) ; 3° à l'articulation des sons ; 4° au jeu des instruments à vent ; 5° quant à l'expression des passions, elles y concourent plutôt par le coloris de la région malaire que par leurs mouvements proprement dits.

Vestibule de la cavité buccale.

Les joues et les lèvres constituent la paroi antérieure et externe d'une cavité buccale supplémentaire, dont les bords alvéolaires et les dents formeraient la paroi postérieure et interne. Cette cavité, espèce de vestibule de la cavité buccale proprement dite, est susceptible d'une grande dilatation et communique avec cette dernière, dans l'occlusion de la bouche, par deux ouvertures situées entre les dernières molaires et le bord antérieur de la branche de la mâchoire inférieure ; elle peut être considérée comme une sorte de réservoir, dans lequel les aliments sont déposés, pour être successivement soumis à l'action des organes masticateurs ; elle peut également être envisagée, par rapport aux voies aériennes, comme une poche dans laquelle l'air peut être retenu. Cette cavité buccale vestibulaire est pourvue de glandes salivaires labiales et buccales, et il n'est pas sans intérêt de remarquer que les glandes salivaires les plus volumineuses, les glandes parotides, y versent les produits de leur sécrétion, tandis que c'est dans la cavité buccale proprement dite que s'ouvrent les glandes sous-maxillaires et sublinguales.

III. — VOUTE PALATINE ET GENCIVES.

Le palais est une voûte parabolique.

La *voûte palatine*, ou le *palais*, forme avec le voile du palais la paroi supérieure de la cavité buccale. C'est une sorte de voûte parabolique, que limitent, en avant et de chaque côté, les arcades dentaires, et qui se continue, en arrière, avec le voile du palais, sans ligne de démarcation bien tranchée.

Raphé.

On y remarque, sur la ligne médiane, un *raphé* antéro-postérieur, remarquablement saillant, en forme de crête, chez quelques individus (2), à l'extrémité antérieure duquel est un *tubercule*, qui répond à l'orifice inférieur du canal pa-

Tubercule palatin.

(1) Ces divers usages des joues sont démontrés par l'analyse des phénomènes qui ont lieu dans les cas fréquents de paralysie du nerf facial.

(2) J'ai vu plusieurs fois cette crête osseuse médiane, très-développée, en imposer pour une exostose syphilitique, si bien qu'un traitement mercuriel avait été prescrit. On a considéré à tort la prétendue *exostose médio-palatine* comme un symptôme fréquent de la syphilis.

latin antérieur : ce tubercule a été signalé à tort par les physiologistes comme doué d'une sensibilité particulière. De chaque côté et antérieurement, se voient des rugosités en forme de crêtes transversales, variables suivant les individus, et qui sont le vestige des rugosités bien plus développées, et même des concrétions calcaires qui hérissent la voûte palatine de certains animaux. En arrière, la voûte palatine est parfaitement lisse.

Crêtes de la voûte palatine.

Texture. — Une charpente osseuse, une membrane fibro-muqueuse, une couche glanduleuse, des vaisseaux et des nerfs : telles sont les parties constituantes de la voûte palatine.

Texture.

La *charpente* est formée par la voûte palatine osseuse, déjà décrite (*voyez* Ostéologie), voûte beaucoup plus épaisse en avant qu'en arrière, soutenue à sa partie moyenne par l'espèce de colonne formée par le vomer et la lame perpendiculaire de l'ethmoïde, soutenue en arrière et de chaque côté par la portion verticale des os palatins et par les apophyses ptérygoïdes. Nous avons insisté sur les aspérités que présente cette voûte osseuse, aspérités qui répondent à celles que détermine l'existence des glandules. L'adhérence de la membrane fibro-muqueuse aux os n'est intime qu'au niveau des sutures ; dans leur intervalle, cette membrane peut se détacher assez facilement, disposition qui est précieuse dans certaines opérations chirurgicales.

Charpente de la voûte palatine.

La *muqueuse palatine et gingivale* est une membrane remarquable, 1° par sa couleur blanchâtre; 2° par l'épaisseur de son épithélium, surtout antérieurement ; 3° par l'épaisseur et la densité de son chorion, qui le cède à peine à celui de la peau et qui n'est formé que par du tissu conjonctif, sans trace de tissu élastique ; 4° par son adhérence avec les os,

Muqueuse palatine et gingivale. Ses caractères.

Fig. 14.

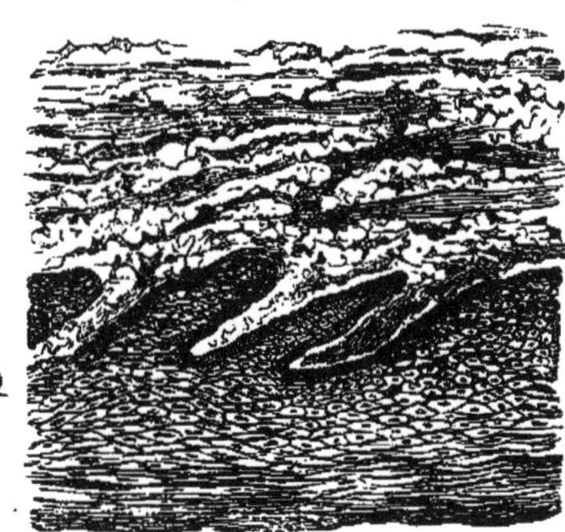

200/1

Coupe verticale de la muqueuse de la voûte palatine.

Fig. 15.

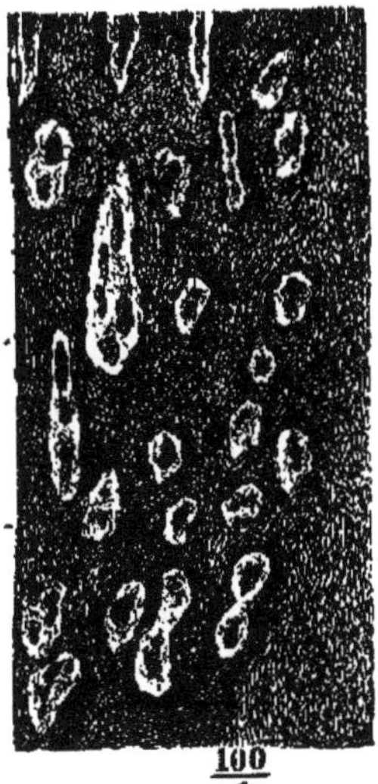

100/1

Coupe de la muqueuse palatine faite parallèlement à sa surface.

auxquels le chorion envoie des prolongements fibreux très-prononcés; cette adhérence est surtout intime au niveau des sutures qui parcourent la voûte palatine; 5° par le grand nombre de pertuis, visibles à l'œil nu, dont elle est criblée, surtout en arrière ; 6° par ses papilles coniques, qui s'avancent obliquement dans l'épithélium; ces papilles disparaissent en arrière. Du reste, cette grande épaisseur de la membrane palatine n'est remarquable qu'à la partie antérieure de la voûte, et surtout derrière les dents incisives.

Couche glanduleuse. Son épaisseur.

La *couche glanduleuse* n'est point uniformément développée : sur la ligne médiane, la muqueuse palatine se confond avec le périoste des os du palais ; mais de chaque côté, elle est séparée de la voûte osseuse par une couche glanduleuse extrêmement épaisse, formée par des glandules quelquefois disposées en séries régulières, dans les gouttières antéro-postérieures que présente cette voûte. Ces glandules *salivaires palatines*, tout à fait semblables aux glandes labiales et buccales, déjà décrites, sont beaucoup plus multipliées en arrière qu'en avant, et s'ouvrent sur la membrane par une multitude d'orifices visibles à l'œil nu. Souvent il existe deux orifices ou pertuis beaucoup plus prononcés, qui sont placés l'un à droite, l'autre à gauche de l'extrémité postérieure du raphé médian. Ces orifices appartiennent tantôt à la voûte palatine, tantôt au voile du palais.

Glandules salivaires palatines. Pertuis de la voûte palatine.

Gencives.

A la description de la muqueuse palatine se rattache celle de ce tissu particulier qui constitue les *gencives* (οὖλον). On appelle ainsi la portion de la muqueuse buccale qui entoure les dents. Les gencives se distinguent du reste de la muqueuse par leur adhérence intime au périoste, par leur épaisseur, et surtout par une densité presque cartilagineuse, qu'elles doivent aux faisceaux fibreux serrés qu'elles renferment, densité qui leur permet de résister au choc des corps durs soumis à la mastication. Sous ce dernier rapport et sous celui de leur défaut de sensibilité, les gencives ont beaucoup d'analogie avec la portion de membrane palatine qui les avoisine. Voici, du reste, leur disposition : continues, en arrière, sans ligne de démarcation, avec la membrane fibro-muqueuse qui revêt la voûte palatine, elles commencent, en avant, à 2 millimètres environ de la base de l'alvéole, où leurs limites sont établies par un relief comme festonné. Parvenues au bord libre ou base de l'alvéole, les gencives continuent leur trajet, dans l'espace de 2 millimètres environ, au delà de l'alvéole, jusqu'au collet de la dent (1). Là, elles se réfléchissent sur elles-mêmes ; le lieu de cette réflexion est un bord libre, semi-lunaire, image du bord dentelé et comme festonné que présentent les bases des alvéoles. Les dentelures répondent aux intervalles des dents, entre lesquelles la portion de gencive qui a revêtu la face antérieure de l'alvéole, se continue avec celle qui a revêtu la face postérieure. La portion réfléchie de la gencive répond, sans y adhérer, à la racine de la dent, dans toute la portion de cette racine qui déborde l'alvéole, puis s'enfonce dans la cavité alvéolaire, pour former le *périoste alvéolo-dentaire*, qui constitue un puissant moyen d'union entre la racine de la dent et l'alvéole.

Leurs caractères. Leurs limites. Trajet des gencives. Leur réflexion. Disposition festonnée de leur bord libre. Portion réfléchie de la gencive. Périoste alvéolo-dentaire.

Follicules des gencives. Couleur des gencives.

Ce tissu gingival varie beaucoup, pour la coloration et pour la densité, suivant les individus (2). On y voit une multitude de dépressions arrondies, semblables aux pores de la peau et que l'on distingue même à l'œil nu en se plaçant sous un certain jour ; ces dépressions ne se rapportent nullement à de prétendues glandules spéciales, chargées, disait-on, de la sécrétion du tartre ; on ne trouve, en effet, aucune trace de glandes dans l'épaisseur des gencives. Mais leur surface est garnie de nombreuses *papilles* allongées, dont les pointes s'avancent très-près de la sur-

(1) Il importe de rappeler que la racine de la dent déborde de 2 millimètres environ la base de l'alvéole.

(2) Un trait caractéristique réside dans l'action spéciale qu'exercent sur lui le scorbut et le mercure, sous l'influence desquels il se ramollit, devient fongueux, saignant, et fournit une quantité énorme de tartre.

face de l'épithélium pavimenteux stratifié qui les recouvre. Les cellules de cet épithélium, cylindriques à la surface du derme muqueux, s'aplatissent de plus en plus vers la surface (*fig.* 16).

Leur défaut de sensibilité.

Presque insensible quand on le divise par un instrument tranchant, le tissu gingival paraît susceptible de déterminer, sous l'influence de la pression exercée par les dents, lors de leur éruption, les accidents les plus graves.

Artères.

Vaisseaux et nerfs de la voûte palatine et des gencives. — Les *artères* viennent, les unes, de la maxillaire interne : ce sont les rameaux palatins postérieurs, alvéolaires, sous-orbitaire et mentonniers; les autres, de la faciale, savoir : de l'artère coronaire supérieure pour les gencives supérieures, de la sous-mentale et de la sublinguale pour les gencives inférieures. Les *veines* portent les mêmes noms et aboutissent à la veine faciale. Les *vaisseaux lymphatiques*, suivant M. Sappey, forment, sur toute la surface de la voûte palatine, un réseau de radicules anastomosées, d'où partent des vaisseaux qui se dirigent vers l'amygdale et se terminent dans les ganglions situés sur les côtés de la membrane thyro-hyoïdienne. Les *nerfs* viennent tous de la cinquième paire : ce sont les rameaux palatins et dentaires supérieur et inférieur. Le nerf naso-palatin envoie ses rameaux au petit tubercule médian de la voûte palatine. Il est peu de parties où l'on trouve aussi peu de tissu cellulaire.

Veines.

Vaisseaux lymphatiques.

Nerfs.

Développement.

Développement. — Suivant les auteurs modernes les plus recommandables, la voûte palatine se développe par deux points latéraux, qui se réunissent sur la ligne médiane; en sorte que le vice de conformation connu sous le nom de bec-de-lièvre avec division de la voûte palatine et du voile du palais n'est qu'un arrêt de développement. Or, la division peut être simple ou double antérieurement. Dans ce dernier cas, les deux divisions séparent du reste de l'os la portion du maxillaire supérieur qui soutient les incisives.

Fig. 16.

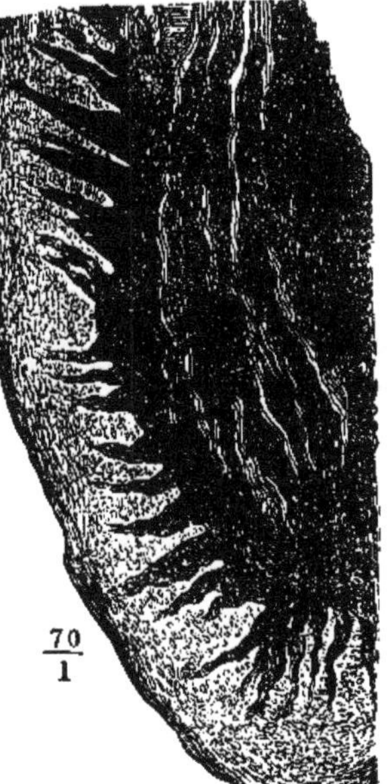

Gencive, coupe verticale.

Usages :
De la voûte palatine.

Usages des gencives et de la voûte palatine. — La voûte palatine sépare la cavité buccale des fosses nasales. Elle sert de point d'appui à la langue dans la gustation, dans la mastication, dans la déglutition et dans l'articulation des sons.

Les gencives ferment complétement l'alvéole et servent d'organes immédiats de la mastication avant l'éruption des dents ; après la chute des dents, elles deviennent calleuses, et remplacent ces instruments de la mastication.

Des gencives.

Les gencives concourent singulièrement à maintenir solidement les dents dans leurs alvéoles : d'où l'ébranlement des dents dans le scorbut et dans les cas de stomatite mercurielle. On peut considérer les follicules dentaires comme une dépendance des gencives, qui, dans cette manière de voir, contiendraient ces follicules ou germes dentaires dans leur épaisseur.

IV. — VOILE DU PALAIS ET ISTHME DU GOSIER.

Préparation. — On peut voir la face inférieure du voile du palais en abaissant forteme[nt] la mâchoire inférieure, ou mieux en sciant l'os maxillaire inférieur sur la ligne média[ne] et en écartant les deux moitiés. Pour en voir la face supérieure, il faut, après avoir fa[it] la coupe du pharynx, diviser verticalement la paroi postérieure de cette cavité. La prépa-ration des diverses couches du voile du palais et celle de ses muscles extrinsèques e[t] intrinsèques ressortent de la description qui va suivre.

A. — Conformation extérieure.

Définition. Le *voile du palais* est une valvule musculo-membraneuse, qui prolonge en arrière la voûte palatine, et qu'on pourrait appeler, pour cette raison, *voûte pala-*
Situation. *tine membraneuse*. C'est une cloison mobile (*septum staphylin*, Chauss.), destinée à séparer la cavité buccale, tantôt de l'arrière-cavité des fosses nasales et tantôt du pharynx.

Direction. Sa *direction* est curviligne : horizontal dans sa partie supérieure, il se re-courbe pour se porter presque directement en bas. Pendant la déglutition, le
Changements que ce voile subit dans sa direction. voile du palais devient horizontal au moment du passage du bol alimentaire, pour redevenir oblique et curviligne immédiatement après ce passage et s'oppo-

Fig. 17.

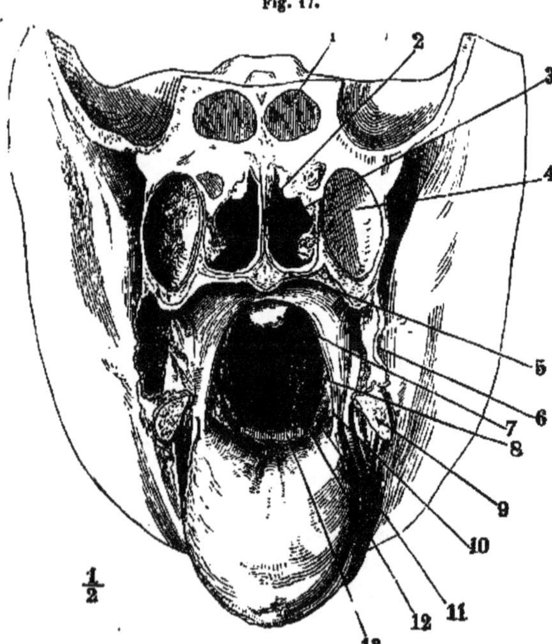

Vue de la cavité buccale, lorsque par une section verticale et transversale passant dans la région de la dernière molaire, on a enlevé la face. La langue est abaissée (*).

(*) 1, sinus sphénoïdal. — 2, cloison des fosses nasales. — 3, fosses nasales. — 4, sinus maxillaire. — 5, voûte palatine. — 6, section de la muqueuse buccale. — 7, luette. — 8, pilier postérieur du voile du palais. — 9, section de l'os maxillaire inférieur. — 10, pilier antérieur. — 11, replis pharyngo-épiglottiques. — 12, paroi postérieure du pharynx. — 13, épiglotte.

ser à la rétrogradation des aliments (1). Ces changements de direction portent sur la portion oblique, et non sur la portion horizontale du voile du palais.

Figure. Symétrie. Face inférieure ou buccale. Raphé médian.

Aplati, quadrilatère, parfaitement symétrique, le voile du palais présente à considérer 1° une *face inférieure* ou *buccale*, concave, qui continue, sans ligne de démarcation, la voûte palatine. Cette face se voit très-bien lorsque la bouche est ouverte ; aussi est-elle facilement accessible aux instruments. Elle présente, sur la ligne médiane, un raphé blanc, qui fait suite au raphé médian de la voûte palatine, et qui est dû à un petit cordon fibreux sous-jacent à la muqueuse. Chez quelques sujets, on voit, de chaque côté de la ligne médiane, à la jonction du voile du palais avec la voûte palatine, un pertuis très-prononcé, qui ressemble à l'orifice d'un conduit excréteur assez considérable. Cet orifice, dont j'ai parlé à l'occasion de la voûte palatine, est le confluent des conduits excréteurs d'un grand nombre de glandules.

Fig. 18.

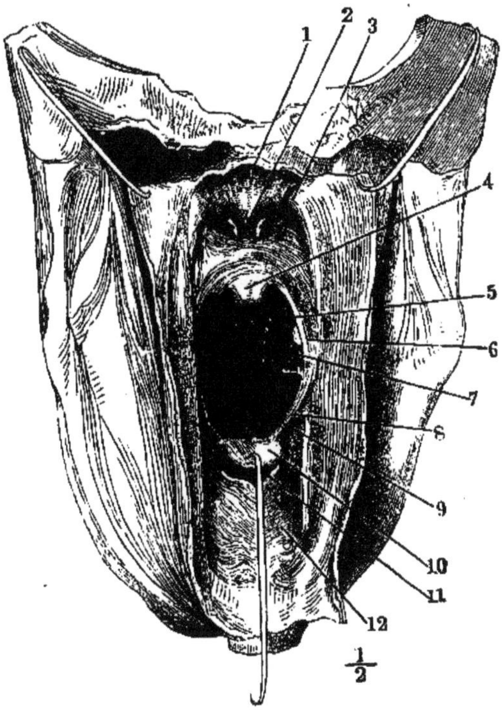

Face superieure du voile du palais (*).

Face supérieure ou nasale. Saillie médiane.

2° Une *face supérieure* ou *nasale*, convexe, qui prolonge le plancher des fosses nasales, et qui, par son inclinaison, dirige les mucosités dans la cavité pharyngienne. Cette face présente une saillie médiane, qui est due, en haut, aux muscles palato-staphylins, en bas, à un amas de glandules.

Pourquoi on a cru à l'absence congéniale du voile du palais.

C'est sur la ligne médiane qu'a lieu la division congéniale du voile du palais, et cette division a pour résultat la rétraction des deux moitiés de ce voile, qui s'effacent complétement en restant appliquées contre les piliers correspondants, si bien qu'on a pu croire à son absence chez certains sujets.

(*) La paroi postérieure du pharynx a été fendue sur la ligne médiane, et les deux lèvres de la division écartées. — 1, paroi supérieure des fosses nasales. — 2, cloison des fosses nasales. — 3, orifice de la trompe d'Eustache. — 4, luette. — 5, pilier antérieur du voile du palais. — 6, pilier postérieur. — 7, voûte palatine. — 8, replis pharyngo-épiglottiques. — 9, dos de la langue. — 10, épiglotte, maintenue abaissée par un crochet. — 11, ouverture supérieure du larynx. — 12, paroi antérieure du pharynx, recouvrant le larynx.

(1) Dans un assez grand nombre de cas pathologiques, on a vu ce voile renversé en haut et adhérent à l'orifice postérieur des fosses nasales.

Bords latéraux du voile du palais.

3° *Deux bords latéraux*, qui limitent de chaque côté le voile du palais et l séparent de la joue. Cette limite est établie par un rebord saillant, étendu d l'extrémité postérieure du bord alvéolaire supérieur à l'extrémité postérieure d bord alvéolaire inférieur. Cette saillie, qui répond au bord antérieur du musc ptérygoïdien interne, est constituée en grande partie par une série de glandule qui forment, derrière la dernière grosse molaire inférieure, une aggloméralio considérable, à la manière d'une petite glande.

Son bord supérieur.

4° Un *bord supérieur*, épais, solidement fixé au bord postérieur de la voû palatine.

Son bord inférieur.

Luette.

5° Un *bord inférieur*, libre, extrêmement mince, concave, circonscrivai l'isthme du gosier ; ce bord offre, sur la ligne médiane, une espèce d'appendic connu sous le nom de *luette* (uvula), appendice conoïde, très-variable pour l volume et pour la longueur, manquant quelquefois, susceptible d'un allongé ment considérable, et atteignant alors la base de la langue, et non l'orifice supé rieur du larynx (1). Il n'est pas fort rare de voir la luette bifide.

Des piliers.

De la luette partent, de chaque côté, deux espèces de colonnes ou arcades, qu l'on appelle les *piliers du voile du palais*, et que l'on distingue en *antérieurs* et e *postérieurs*.

Piliers antérieurs.

Les *piliers antérieurs* partent, de chaque côté, de la base de la luette, se porter en dehors, puis verticalement en bas, en décrivant une courbe dont la conca vité regarde en dedans et en bas, et viennent se terminer sur les côtés de l langue, au niveau de l'extrémité antérieure du V que décrivent les papilles cali ciformes de cet organe.

Piliers postérieurs.

Les *piliers postérieurs* naissent du sommet de la luette, se recourbent immédia tement en décrivant une arcade à diamètre plus petit que celle que représenten les piliers antérieurs, et se dirigent obliquement en bas, en arrière et en dehor pour se terminer sur les côtés du pharynx. Ce sont ces piliers qui constituent l bord libre du voile du palais. Ils débordent de beaucoup, en dedans, les piliei antérieurs en sorte que, sur un individu vivant dont on abaisse la base de l langue, on peut apercevoir en même temps les deux ordres de piliers, à l manière de deux rideaux situés sur deux plans différents. Chacun de ces pilie représente un triangle dont la base est en bas et le sommet en haut.

Ils débordent en dedans les piliers antérieurs.

Excavation amygdalienne. Sa forme. Ses rapports.

Il résulte de la direction du pilier antérieur et du pilier postérieur que ce deux piliers, rapprochés en haut, sont séparés en bas par un intervalle considé rable. Cet intervalle, rempli en partie par l'amygdale, mérite le nom d'*excava tion amygdalienne*. Pour en avoir une bonne idée, il faut l'étudier sur une coup verticale antéro-postérieure de la tête. On voit alors une espèce de ventricule étroit et peu profond en haut, très-large et très-profond en bas, surtout chez le sujets dont les amygdales sont peu développées. La base de cette excavation répond d'avant en arrière, à la base de la langue, à l'épiglotte, au larynx et aux parois la térales du pharynx ; le fond de l'excavation amygdalienne répond à l'angle de l mâchoire inférieure et à la partie latérale de la région sus-hyoïdienne, où ell n'est séparée de la peau que par une couche peu épaisse de parties molles. Fixe en haut, les dimensions de l'excavation amygdalienne sont très-variables en bas

Variabilité de ses dimensions inférieurement.

(1) Appelé en consultation auprès d'un malade attaqué de laryngite chronique, je fu étrangement surpris d'entendre dire par un consultant que cette maladie était le résulta de l'irritation que produisait la luette sur l'orifice supérieur du larynx. La luette répond toujours à quelques millimètres au-devant de l'épiglotte.

suivant le volume de l'amygdale et suivant que la langue est contenue dans la cavité buccale ou portée en avant.

Isthme du gosier.

Isthme du gosier. — On appelle *isthme du gosier* l'orifice postérieur de la cavité buccale. C'est une espèce de détroit, qui sépare la cavité buccale de la cavité pharyngienne, et qu'interceptent, en bas, la base de la langue, sur les côtés, les piliers antérieurs du voile du palais, lesquels convergent, en haut, vers la luette.

Sa dilatabilité est moindre que celle de l'orifice buccal.

Cet orifice peut être oblitéré par l'action musculaire.

Cet orifice postérieur de la bouche, très-dilatable, l'est cependant moins que l'orifice antérieur de la même cavité. Il est susceptible d'un rétrécissement qui peut aller jusqu'à l'occlusion, non-seulement par l'effet d'une inflammation des amygdales et des piliers, mais encore, à l'état physiologique, au commencement du deuxième temps de la déglutition, par la contraction des muscles qui entrent dans la composition du voile du palais et de ses piliers antérieurs, dont les bords internes peuvent arriver au contact. C'est ce qu'on peut voir en examinant le jeu de l'isthme du gosier chez un individu qui se prête à cet examen. Ces différences dans les dimensions de l'isthme sont relatives, non-seulement à la déglutition, mais encore à la production de la voix modulée et articulée.

Fig. 19.

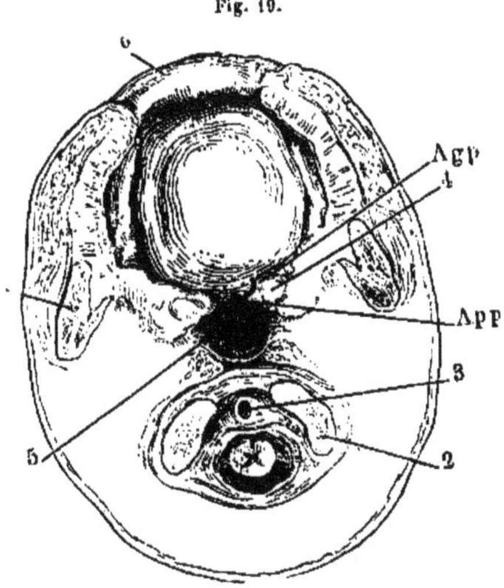

Section horizontale d'une tête de fœtus, passant par la commissure des lèvres ; segment inférieur (*).

B. — Structure du voile du palais.

Parties constituantes du voile du palais.

Le voile du palais présente à considérer 1° une charpente aponévrotique ; 2° des *muscles* qui le meuvent, et qui en constituent la partie essentielle ; 3° des glandules, qui forment une couche épaisse ; 4° des vaisseaux, des nerfs, du tissu cellulaire ; 5° un tégument muqueux.

1° Portion aponévrotique.

Elle est en grande partie constituée par des fibres propres.

La *portion aponévrotique*, ou mieux l'*aponévrose palatine* est extrêmement dense et continue en arrière la voûte palatine; généralement considérée comme l'épanouissement du tendon réfléchi du péristaphylin externe, elle est en grande partie constituée par des fibres propres, lesquelles font suite au tissu fibreux qui prolonge, en arrière, la cloison et le bord externe de l'orifice postérieur des fosses nasales, ainsi que la portion fibreuse de la trompe d'Eustache.

(*) *Agp*, section du pilier antérieur. — *App*, section du pilier postérieur. — 1, section de la branche du maxillaire inférieur. — 2, condyle de l'occipital. — 3, apophyse odontoïde. — 4, sommet de l'amygdale. — 5, épiglotte. — 6, lèvre inférieure.

Lamelle fibreuse.

Indépendamment de cette membrane aponévrotique, il existe encore u *lamelle fibreuse*, subjacente à la précédente, qui fait suite au tissu fibreux d voûte palatine ; en sorte qu'on pourrait considérer la charpente de la mo supérieure du voile du palais comme formée par deux lames fibreuses, une su rieure, une inférieure, entre lesquelles serait placée la couche glanduleuse.

Bandelette fibreuse du raphé médian.

Enfin une bandelette fibreuse, étendue de l'épine nasale à la luette, occup raphé médian de la face inférieure du voile du palais, et fait relief sous la me brane muqueuse. Cette petite bandelette envoie entre les glandules un prol gement qui sépare la moitié droite de la moitié gauche du voile.

2° Muscles du voile du palais.

Préparation. — Pour préparer les muscles du voile du palais, il suffit d'enlever la m queuse et les glandes subjacentes, d'étudier la disposition des muscles dans l'épaisseur voile, et de suivre les faisceaux musculaires ascendants et descendants qui en émer ou qui s'y rendent.

Les muscles du voile du palais sont au nombre de dix, cinq de chaque cô Ces cinq paires de muscles sont : les *palato-staphylins*, qui occupent la ligne m diane de la face supérieure du voile, sous la muqueuse ; les *péristaphy internes* et les *péristaphylins externes*, qui sont situés le long des bords de l'o fice postérieur des fosses nasales et s'irradient dans le voile du palais, et les *mu cles des piliers*, ou les *glosso-staphylins* et les *pharyngo-staphylins*. On a décrit s le nom d'*occipito-staphylins* deux faisceaux musculaires qui constituent la port la plus élevée des constricteurs supérieurs du pharynx et qui prennent insert sur l'aponévrose terminale du péristaphylin externe, en dedans du crochet l'apophyse ptérygoïde.

a. — Palato-staphylins.

Il y a deux palato-staphylins.

Les *palato-staphylins* (*Pls*) sont deux très-petites bandelettes charnues, cylin ques, juxtaposées, situées de chaque côté de la ligne médiane, et étendues de l pine nasale postérieure, ou plutôt de l'aponévrose qui lui fait suite, à la base la luette. Recouverts par la muqueuse nasale, qu'ils soulèvent, ils recouvr le muscle péristaphylin interne. Les deux palato-staphylins, à raison de le juxtaposition, paraissent, au premier abord, ne former qu'un seul mus arrondi : d'où les noms d'*azygos uvulæ*, *columellæ musculus teres*, qui lui ont donnés.

Attaches. Rapports.

Action.

Action. — Releveur de la luette.

b. — Péristaphylin interne.

Préparation. — Enlever la muqueuse qui recouvre une saillie verticale qu'on remarq long du bord externe de l'orifice postérieur des fosses nasales, derrière la trompe d'E tache ; enlever la muqueuse qui revêt la face supérieure du voile du palais.

Situation.

Le *péristaphylin interne* (*pétro-salpingo-staphylin*, Winslow ; *pétro-staph* Chauss., *Pts*) est situé, par sa portion verticale, sur le côté de l'orifice postérieur fosses nasales, et par sa portion horizontale, dans l'épaisseur du voile du pa

Figure.

Assez épais, étroit, arrondi en haut, il est épanoui et triangulaire dans le vo

Insertions.

Il *s'insère* par de courtes fibres aponévrotiques : 1° à la face inférieure du roc près de son sommet ; 2° à la portion voisine du cartilage de la trompe d'Eusta

Direction.

De là, ses fibres se portent obliquement de haut en bas et de dehors en ded en contournant le côté externe de cette trompe. Arrivé au niveau du bord externe du voile du palais, ce muscle devient horizontal, et ses fibres fasciculées vont en divergeant, de telle sorte qu'elles occupent toute l'étendue du diamètre antéro-postérieur du voile. Les fibres les plus antérieures vont s'implanter par de

Fig. 20.

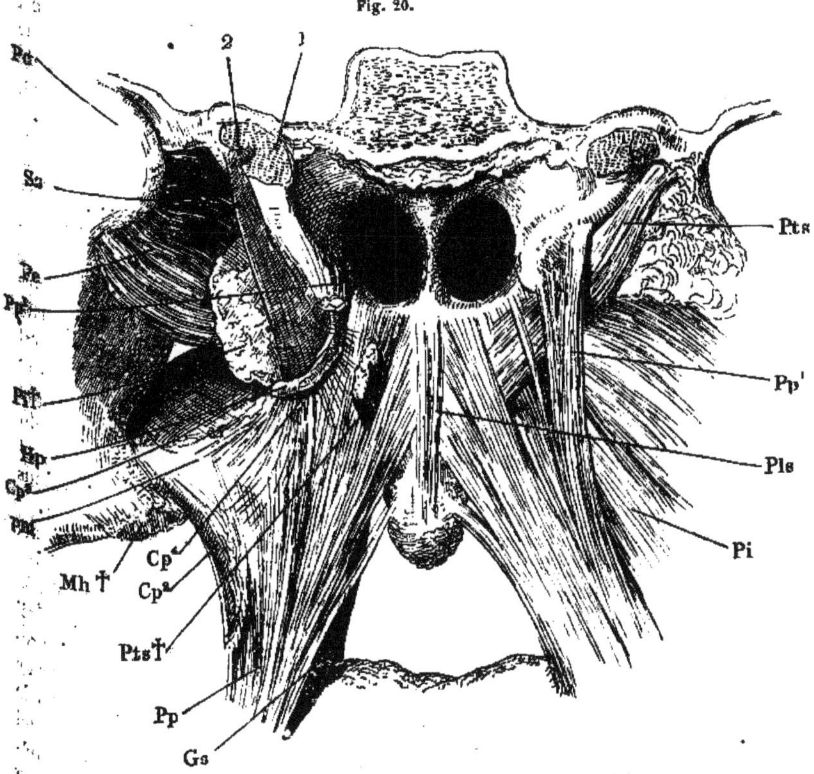

Muscles du voile du palais, vus par la face postérieure (*).

courtes fibres tendineuses au bord postérieur de la membrane aponévrotique. Les autres fibres musculaires se terminent également par des fibres aponévrotiques, mais très-courtes, qui se confondent sur la ligne médiane avec celles du côté opposé, immédiatement au-dessous du palato-staphylin (*fig.* 20).

Terminaison des fibres.

Rapports. Recouvert par la muqueuse du pharynx et par celle qui revêt la face supérieure du voile du palais, le péristaphylin interne répond en dehors, dans sa partie verticale, aux muscles péristaphylin externe et constricteur supérieur du pharynx, et en bas, dans sa partie horizontale, au pharyngo-staphylin. Il

Rapports.

(*) Section verticale et transversale de la base du crâne, passant derrière les orifices des trompes d'Eustache. — 1, cartilage de la trompe. — 2, sa cavité. — *Pc*, condyle de la mâchoire inférieure, dont la branche gauche a été sciée et écartée latéralement. — *Ss*, muscle péristaphylin externe. — *Pe*, ptérygoïdien externe. — *Pp*, pharyngo-staphylin. — *Pi*†, ptérygoïdien interne, coupé à son origine. — *Hp*, crochet de l'aile interne de l'apophyse ptérygoïde. — *Cp*², *Cp*³, *Cp*⁴, portions du constricteur supérieur, coupées près de leur origine. — *pm*, ligament ptérygo-maxillaire. — *Mh*†, mylo-hyoïdien, coupé à son origine. — *Pts*, péristaphylin interne; celui du côté gauche (*Pts*†) a été enlevé. — *Gs*, glosso-staphylin. — *Pls*, palato-staphylin.

forme donc la couche musculaire la plus supérieure du voile du palais, exceptant toutefois le palato-staphylin, qui le recouvre.

Action. *Action.*— C'est le muscle élévateur du voile du palais (*elevator palati mollis*, A Sœmm.) : la longueur de ses fibres, sa direction, sa forme, rendent très-propre à remplir usage. Il est à remarquer que partie aponévrotique du voile palais participe à peine au mouvement d'élévation de ce voile.

Fig. 21.

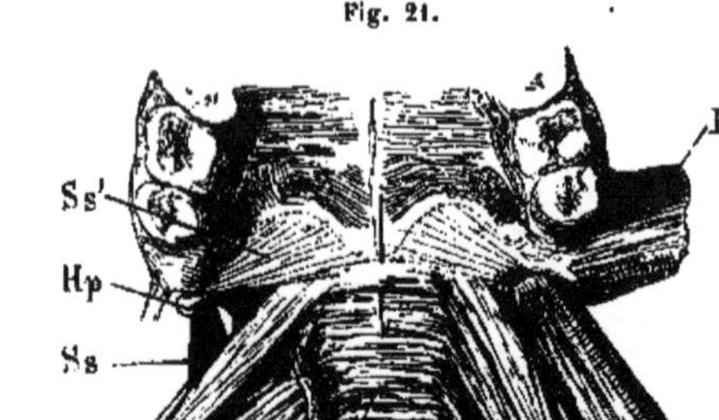

Portion postérieure de la voûte palatine et voile du palais vus par la face inférieure, après ablation de la muqueuse (*).

c. — Péristaphylin externe.

Situation. Grêle, aplati, réfléchi (*circumflexus palati*, Alb., Sœmm., *sphéno-staphylin*, Winslow, *Ss*), aponévrotique dans une bonne partie de son étendue, ce muscle est situé, par sa portion verticale, le long de l'aile interne de l'apophyse ptérygoïde, en dedans du muscle ptérygoïdien interne, et par sa portion horizontale, dans l'épaisseur du voile du palais.

Insertions. *Insertions.*— Ses insertions fixes ont lieu : 1° à la fossette dite scaphoïdienne qui surmonte l'aile interne de l'apophyse ptérygoïde ; 2° à la partie voisine de la grande aile du sphénoïde ; 3° un peu sur la portion fibreuse de la trompe d'Eustache. Direction verticale. De là, ce muscle, qui constitue un faisceau mince, aplati d'un côté à l'autre, se porte verticalement en bas ; arrivé au voisinage du crochet de l'aile interne de l'apophyse ptérygoïde, il dégénère en une aponévrose resplendissante, qui se plisse sur elle-même, Sa réflexion à angle droit. se réfléchit à angle droit sous le crochet, contre lequel elle est maintenue par un petit ligament, et sur lequel elle glisse à l'aide d'une petite synoviale. Terminaison. Devenue horizontale, cette aponévrose s'épanouit en se portant en dedans, pour s'identifier avec la membrane aponévrotique du voile du palais (*Ss'*, *ptérygo* ou *spheno-salpingo-staphylin*, Winslow ; *ptérygo-staphylin*, Chaussier).

Rapports. *Rapports.*— Dans sa portion verticale, il répond, en dehors, au ptérygoïdien interne, en dedans, au péristaphylin interne, dont il est séparé par le constricteur supérieur du pharynx et par l'aile interne de l'apophyse ptérygoïde.

Dans sa portion horizontale ou aponévrotique, il est antérieur au péristaphylin interne, et offre les mêmes rapports que la portion aponévrotique du voile.

Action. *Action.* — Il est tenseur de la portion aponévrotique (*tenseur du voile du palais*) mais n'imprime d'ailleurs aucun mouvement à ce voile. Lorsqu'il prend son point fixe en bas, il peut dilater la trompe d'Eustache, suivant la remarque de Haller ; c'est ce qui a lieu à chaque mouvement de déglutition.

(*) *Hp*, crochet de l'apophyse ptérygoïde. — *Ss*, péristaphylin externe. — *Pts*, péristaphylin interne. *Pls*, palato-staphylin. — *Gs*, glosso-staphylin. — *Pp*, pharyngo-staphylin. — Ces deux derniers muscles ont été coupés à droite du point où ils s'entre-croisent avec le péristaphylin interne. — B, buccinateur.

d. — Pharyngo-staphylin ou palato-pharyngien.

Situation. Figure.

Ce muscle (P*p*, *fig.* 22) est étroit et fasciculé à sa partie moyenne, qui occupe le pilier postérieur, large et membraneux à ses extrémités, dont l'une est dans l'épaisseur du voile du palais, et l'autre dans l'épaisseur du pharynx.

Insertions. Direction des fibres charnues. Épanouissement du muscle dans le voile du palais.

Insertions.— Dans l'épaisseur du voile du palais, il forme une membrane musculeuse qui occupe toute l'étendue du diamètre antéro-postérieur de ce voile, et vient se réunir en arc sur la ligne médiane, avec le muscle du côté opposé (*fig.* 20). Les fibres de cette membrane se concentrent en quittant le voile du palais, et reçoivent deux faisceaux accessoires provenant, l'un, de l'aponévrose qui continue en arrière la voûte palatine, l'autre, du bord inférieur du cartilage de la trompe d'Eustache (P*p*¹, *fig.* 20) et du tendon du péristaphylin externe. De la réunion de ces divers faisceaux résulte un muscle arrondi, qui occupe l'épaisseur du pilier postérieur et qui se termine inférieurement de la manière suivante : 1° les unes gagnent la ligne médiane postérieure du pharynx, où elles s'entre-croisent avec celles qui proviennent du muscle du côté opposé ; 2° d'autres se perdent dans la membrane fibreuse du pharynx, en s'insérant à un faisceau élastique qui part de la corne inférieure du cartilage thyroïde (*fig.* 22, *) ; 3° enfin le plus grand nombre s'insère à la base de la corne supérieure du cartilage thyroïde, ainsi qu'à toute la longueur de son bord postérieur (*fig.* 22, P*p* ¹).

Fig. 22.

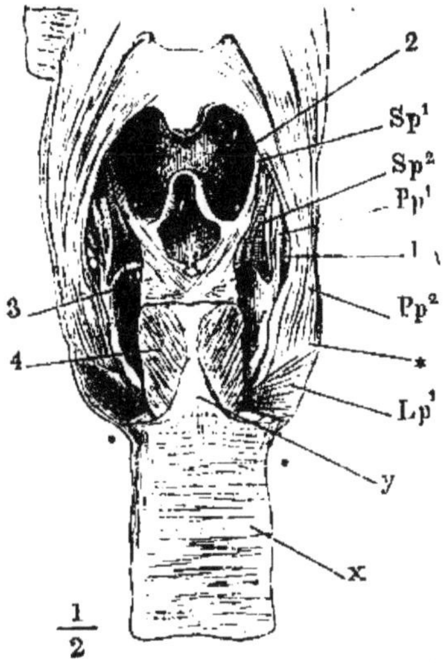

Pharynx et œsophage ouverts par la face postérieure ; on a enlevé la muqueuse (*).

Rapports.

Rapports. — Dans le voile du palais, le pharyngo-staphylin forme la couche musculeuse la plus inférieure, et n'est séparé, en bas, de la muqueuse, que par la couche glanduleuse ; en haut, il répond à la couche musculeuse qui résulte de l'épanouissement du péristaphylin interne. Dans l'épaisseur du pilier postérieur, il est en rapport avec la muqueuse, qui le revêt en tous sens, excepté en dehors. Dans le pharynx, il forme la couche musculeuse la plus profonde, couche intermédiaire aux constricteurs et à la membrane muqueuse.

Action.

Action. — Les muscles pharyngo-staphylins sont abaisseurs du voile du palais. Sous l'influence de leur contraction, qui s'opère pendant le deuxième temps de la déglutition, les piliers postérieurs se rejoignent sur la ligne médiane ; le voile du palais forme alors, dans le canal pharyngien, une cloison oblique de haut en bas et d'avant en arrière, qui le divise en deux portions sans communication entre elles, l'une supérieure ou nasale, l'autre inférieure ou œsophagienne, cloison qui s'oppose au passage du bol alimentaire dans les arrière-narines. Quand ce

(*) 1, sommet de la corne supérieure du cartilage thyroïde. — 2, épiglotte. — 3, muscle aryténoïdien. — 4, muscle crico-aryténoïdien postérieur. — Sp, stylo-pharyngien. — Pp, pharyngo-staphylin. — Lp1, constricteur inférieur. — *x*, fibres circulaires de l'œsophage. — *y*, fibres longitudinales.

muscle prend son point fixe en haut, il élève la paroi postérieure du pharynx; est un des agents les plus importants de la déglutition.

c. — Glosso-staphylin.

Situation. Figure.

Petite languette charnue (Gs, *fig.* 21), située dans l'épaisseur du pilier an rieur du voile du palais, étroite à sa partie moyenne, élargie à ses extrémit Son extrémité inférieure, épanouie sur les côtés de la langue, se continue av le muscle stylo-glosse. Son extrémité supérieure, également épanouie dans l' paisseur du voile du palais, confond ses fibres avec celles du pharyngo-staphyl Sa partie moyenne, très-grêle, forme le pilier antérieur et se dessine à travers muqueuse très-ténue qui le revêt.

Action.

Action. — Abaisseur du voile du palais, élévateur des bords de la base de la la gue et constricteur de l'isthme du gosier. Les deux muscles glosso-staphyli en se contractant, se touchent sur la ligne médiane, oblitèrent l'isthme du g sier et empêchent l'aliment de rétrograder du pharynx vers la bouche.

3° Couche glanduleuse du voile du palais.

Couche glanduleuse. Glandules du voile du palais. Elles sont extrêmement multipliées.

Il existe, au-dessous de la muqueuse qui revêt la face supérieure du voile palais, quelques *glandules* disséminées, plus nombreuses sur les parties latéra qu'à la partie moyenne. Mais ces glandules ne sont rien à côté de celles qui cupent la face inférieure du voile; ces dernières forment une couche glan leuse extrêmement épaisse, surtout au niveau de la portion aponévrotique de voile, et font suite à celles qui revêtent la voûte du palais. Cette couche glan leuse se prolonge dans l'épaisseur de la luette, dont elle détermine le volum en partie la forme. Les glandules du voile ressemblent exactement aux glandı salivaires déjà décrites aux lèvres, aux joues et à la voûte palatine.

4° Couche muqueuse.

Couche muqueuse.

L'une et l'autre face du voile du palais sont revêtues par une membrane r queuse, qui constitue comme le tégument de ce voile. Ces deux feuillets ı queux sont remarquables en ce que chacun d'eux présente les caractères d cavité à laquelle ils appartiennent. Ainsi, le feuillet muqueux inférieur conse les caractères de la muqueuse buccale; le feuillet muqueux supérieur, caractères de la muqueuse nasale. Ils se continuent l'un avec l'autre au veau du bord libre du voile du palais; le repli muqueux qui constitue ce b libre, dépasse, en arrière, les autres éléments que nous avons vus entrer d la constitution du voile du palais; si bien que, dans l'espace de 1 à 2 ı limètres, les deux feuillets muqueux sont adossés. La même disposition se ı contre pour la luette, dont le sommet, quelquefois la moitié inférieure, constitué par un repli muqueux, dans l'épaisseur duquel se voit un t celluleux lâche, très-susceptible d'infiltration. C'est l'infiltration séreuse ou guine de la luette qui détermine cette augmentation de longueur connue le nom de *luette tombée*.

Feuillet muqueux buccal. Feuillet muqueux nasal.

Infiltration de la luette.

5° Vaisseaux et nerfs.

Artères.

Très-multipliées eu égard à la petitesse de l'organe, les *artères* viennent de palatine supérieure, branche de la maxillaire interne, de la palatine inférieure branche de la faciale, et de la pharyngienne inférieure. Les *veines* doivent être distinguées en celles de la face supérieure du voile du palais, qui vont se rendre au plexus de la fosse zygomatique, avec les veines postérieures de la pituitaire, et en celles de la face inférieure, beaucoup plus nombreuses, qui se jettent dans la jugulaire interne ou dans une de ses branches d'origine. Les *vaisseaux lymphatiques*, également disposés sur deux plans, se rendent aux ganglions lymphatiques qui occupent l'angle de la mâchoire. — Veines. — Lymphatiques.

Les *nerfs* du voile du palais sont les uns sensitifs, les autres moteurs ; les premiers émanent du ganglion de Meckel, par les rameaux palatins.

Les nerfs moteurs sont plus difficiles à déterminer. Le corps charnu du péristaphylin externe reçoit son nerf de la racine motrice du trijumeau. Le facial donne à la base de la langue un rameau qui fournit au glosso-staphylin. Suivant Longet, le péristaphylin interne et le palato-staphylin seraient également innervés par le facial, par l'intermédiaire du grand nerf pétreux superficiel, qui, parti de ce nerf, traverserait simplement le ganglion sphéno-palatin, pour se rendre au voile du palais. Enfin, suivant quelques auteurs, des filets du spinal et même du glosso-pharyngien se porteraient au pharyngo-staphylin.

C. — Développement.

Il n'est plus possible aujourd'hui de mettre en doute la formation du voile du palais par deux moitiés latérales, qui se réunissent plus tard sur la ligne médiane ; mode de formation qui explique les cas de bifidité et de la luette et de ce voile. Cette bifidité coïncide tantôt avec la bifidité de la voûte palatine et de la lèvre, et tantôt en est indépendante. — Développement.

D. — Usages.

Le voile du palais est une soupape contractile, qui remplit des usages très-importants, relatifs à la déglutition, à la succion, à l'articulation des sons et à la modulation de la voix. Il jouit de deux mouvements : l'élévation et l'abaissement. L'élévation porte sur la portion musculeuse, et nullement sur la portion aponévrotique ; elle ne peut jamais être assez considérable pour que le voile soit renversé de bas en haut. L'abaissement peut être porté jusqu'à l'occlusion de l'isthme du gosier par le rapprochement du voile du palais des piliers antérieurs et de la base de la langue. La contraction des pharyngo-staphylins, muscles curvilignes, peut être portée jusqu'au contact des piliers postérieurs, et par conséquent jusqu'à l'occlusion de la portion buccale du pharynx. La luette jouit de mouvements indépendants de ceux du voile du palais. Par la tension de son aponévrose, le voile du palais résiste à la fois et à l'élévation et à l'abaissement. — Usages. — Occlusion de l'isthme : Dans le sens vertical ; Dans le sens transversal.

V. — AMYGDALES OU TONSILLES.

On donne le nom d'*amygdales* (ἀμυγδαλή, amande) ou de *tonsilles* à une masse glanduleuse qui occupe, de chaque côté, l'intervalle des piliers du voile du palais. Leur forme est celle d'un ovoïde aplati de dehors en dedans, leur direction, oblique en bas et en arrière. Leur volume est celui d'une amande, mais il est sujet à une foule de variétés congéniales ou accidentelles. Chez certains sujets, elles existent à peine ; chez d'autres, elles remplissent l'excavation amygda- — Situation. — Forme. — Volume.

lienne tout entière, et proéminent plus ou moins dans l'isthme du gosier, point de gêner la dégl tion et même la respirati

L'amygdale est multi lorsque les follicules qu composent se sont ré en plusieurs petites agg mérations distinctes.

Face interne.

Sa *face interne*, libre, visible chez un indi dont on abaisse la base la langue ; elle est cri

Trous dont elle est criblée.

de trous ou fentes sem bles à ceux de l'envelo ligneuse de l'amande. trous, plus ou moins n breux, plus ou moins co dérables, en ont quelq fois imposé pour des u rations syphilitiques. conduisent à de petites lules anfractueuses, d lesquelles s'amasse et q quefois se concrète le cus, qui est alors re sous la forme de grume durs et fétides.

Rapports de la face externe.

Sa *face externe* est re verte immédiatement l'aponévrose pharyngi ne (1), et les faisceaux m culaires décrits sous le n d'amygdalo-glosse, mé tement par le constric supérieur du pharynx. répond à peu près à l'a de la mâchoire inférie Une compression exe derrière cet angle l'atteint directement, et provoque de la douleur dans les

Fig. 23.

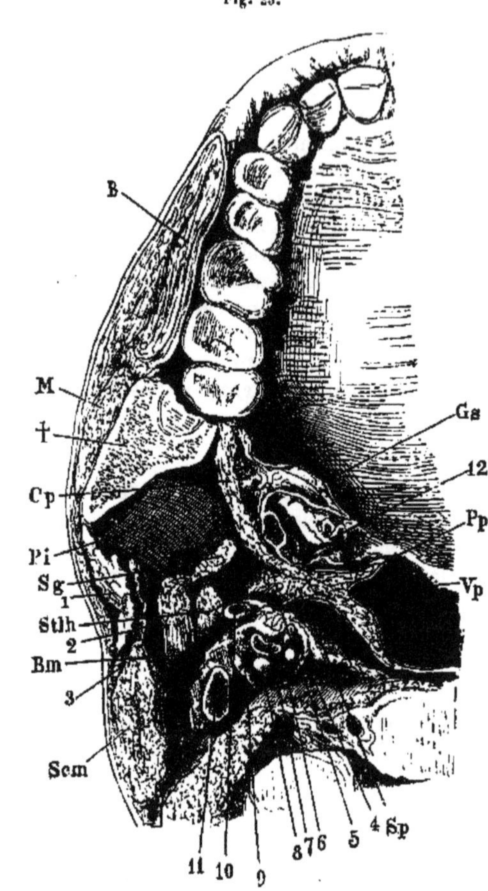

Section horizontale de la tête, au niveau des commissures des lèvres, coupant transversalement les piliers du voile du palais et les amygdales (*).

(*) B, buccinateur. — M, masséter. — †, section de la mâchoire inférieure. — *Cp*, constricteur rieur. — *Pi*, ptérygoïdien interne. — *Sg*, stylo-glosse. — *Stlh*, stylo-hyoïdien. — *Bm*, ventre post du digastrique. — *Scm*, sterno-cléido-mastoïdien. — *Sp*, stylo-pharyngien. — *Vp*, voile du pala *Pp*, pharyngo-staphylin. — *Gs*, glosso-staphylin (tous ces muscles sont divisés en travers). — 1, par — 2, aponévrose qui sépare la parotide des parties profondes. — 3, nerf auriculaire. — 4, rameau ryngien du pneumo-gastrique. — 5, nerf glosso-pharyngien. — 6, grand sympathique. — 7, artère tide interne. — 8, tronc du pneumo-gastrique. — 9, nerf grand hypoglosse. — 10, artère pharyng inférieure. — 11, veine jugulaire interne. — 12, amygdale.

(1) Cette aponévrose explique pourquoi le développement de l'amygdale se fai dedans, et pourquoi il est sans exemple qu'un abcès de l'amygdale se soit ouv l'extérieur.

d'inflammation de l'amygdale. Un rapport important est celui qu'elle affecte avec la carotide interne ; mais ce rapport est très-éloigné, excepté dans les cas, assez fréquents, où cette artère décrit une courbe à convexité interne qui confine à l'amygdale. Ses rapports avec l'artère carotide interne.

En avant, l'amygdale répond au pilier antérieur du voile du palais et, par conséquent, au muscle glosso-staphylin ; en arrière, au pilier postérieur et, par conséquent, au muscle pharyngo-staphylin. Elle déborde, en dedans, le pilier antérieur, mais elle est débordée par le pilier postérieur, excepté dans les cas de maladie. Rapports : en avant, en arrière.

Fig. 24.

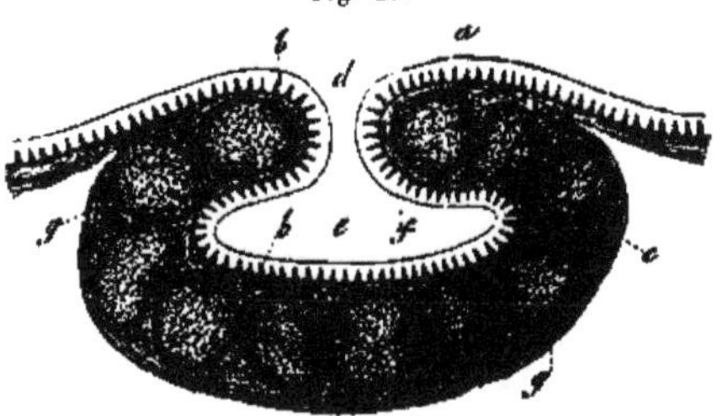

Follicule de la racine de la langue humaine (*). — *D'après Koelliker.*

Texture. Les amygdales sont constituées par l'agglomération d'un certain nombre de follicules composés, qui font suite aux follicules de la base de la langue et qui sont réunis par une enveloppe commune. Chacun de ces follicules présente une cavité tapissée par un prolongement de la muqueuse buccale, recouvert d'un épithélium et garni de papilles, et une membrane fibreuse extérieure, qui la sépare des follicules voisins. Entre la muqueuse du follicule et cette fibreuse, sont disposées des *capsules glandulaires* ou *follicules clos*, de forme arrondie ou ovalaire, de couleur blanchâtre, analogues aux follicules clos des glandes de Peyer ou des glandes solitaires de l'intestin. Ces capsules, qui ont $0^{mm},2$ à $0^{mm},5$ de diamètre, suivant Kœlliker, sont très-serrées les unes contre les autres, et forment une couche continue ; elles se composent d'une enveloppe fibreuse, assez résistante, et d'un contenu liquide grisâtre, dans lequel on distingue des cellules et des noyaux sans caractère particulier. Texture. Follicules de l'amygdale.

Fig. 25.

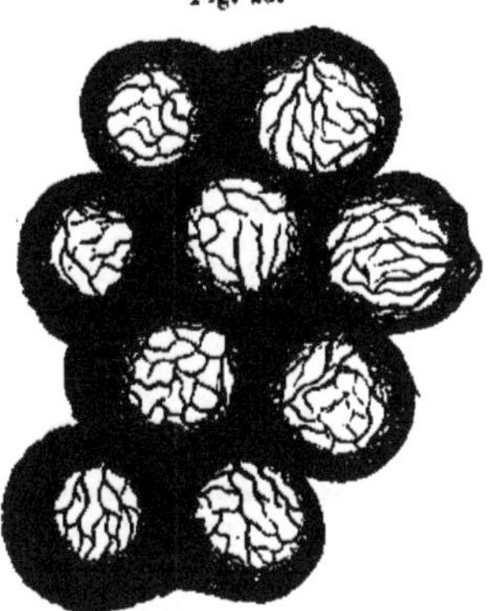

Vaisseaux de quelques capsules closes de l'amygdale de l'homme, vus de l'intérieur d'un follicule. — Grossissement de 60 diamètres. — D'après Kœlliker.

La membrane muqueuse revêt la surface interne de l'amygdale, et pénètre par les trous dans les capsules qu'elle tapisse.

Les *artères* de l'amygdale sont volumineuses, eu égard à la petitesse de l'organe. Elles viennent de la pharyngienne inférieure, de la linguale et des palatines supérieure et inférieure. Elles se ramifient dans l'enveloppe fibreuse des follicules, forment autour des capsules des réseaux serrés, et envoient des anses simples ou multiples dans les papilles. Les *veines* forment autour de l'amygdale un *plexus tonsillaire*, dépendance du plexus pharyngien. Les *vaisseaux lymphatiques* vont se rendre dans les ganglions qui occupent l'angle de la mâchoire ; d'où Vaisseaux. Artères. Veines. Vaisseaux lymphatiques.

(*) *a*, épithélium qui tapisse le follicule. — *b*, papilles. — *c*, surface intérieure du follicule et enveloppe de tissu conjonctif. — *e*, cavité du follicule. — *f*, épithélium du follicule. — *g*, capsule close dans l'épaisseur de la paroi du follicule. — Grossissement de 30 diamètres.

l'inflammation ou l'engorgement de ces ganglions consécutivement à l'infla[mma]tion ou à l'engorgement de l'amygdale (1).

Nerfs. Les *nerfs* lingual et glosso-pharyngien forment, en dehors des tonsilles, [un] plexus ou plutôt un pinceau très-remarquable, qui leur envoie quelques [ra]meaux.

VI. — DE LA LANGUE.

Situation. La *langue*, organe principal du goût et de l'articulation des sons, est *située* da[ns] la cavité buccale, et, par conséquent, à l'entrée des voies digestives; derrière [les] lèvres, organes de la préhension chez beaucoup d'animaux, et derrière les den[ts], organes de la mastication ; au-dessous de l'organe de l'odorat, qui, chez les a[ni]maux, reconnait les a[li]ments avant qu'ils soie[nt] introduits dans la bo[u]che, et chez l'hom[me] perçoit le fumet de c[er]taines substances.

Fig. 26.

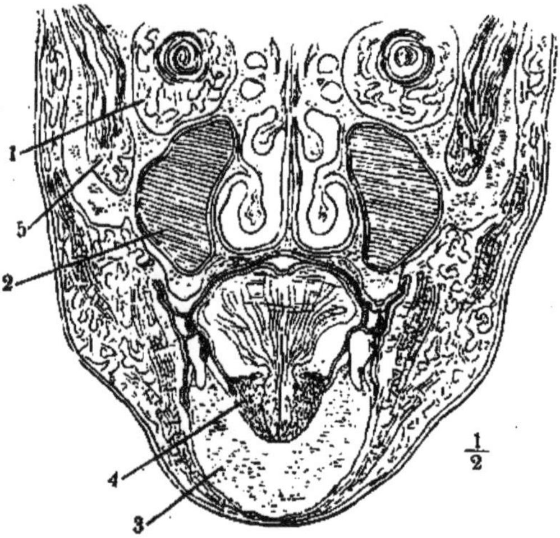

Section verticale et transversale de la tête, passant par la deuxième molaire (*)

Moyens de fixité. Organe musculeux [li]bre et mobile en [haut,] en avant et sur les côt[és,] la langue est mainten[ue] dans sa situation : 1° p[ar] des ligaments, qui [la] fixent à l'os hyoïde; 2° p[ar] des muscles, qui la fix[ent] activement à ce même [os,] aux apophyses styloïdes [et] à la mâchoire inférieu[re]. Il paraît donc anatomiqu[e]ment impossible que d[es] individus se soient don[né] la mort en avalant le[ur] langue, comme le rapp[or]tent certains historiens. Je ne saurais croire non plus, malgré l'autorité [de] J.-L. Petit, que la section du filet ait pu être suivie de la déglutition de la lang[ue] chez les enfants.

A. — Conformation extérieure.

Volume. Le *volume* de la langue, variable chez les différents sujets, mais toujours pr[o]portionnel à la courbe que décrit la mâchoire inférieure, n'est pas assez c[onsi]dérable pour remplir complétement la cavité buccale dans le rapproch[ement] des mâchoires. Dans l'état d'occlusion de la bouche, la langue touche la v[oûte] palatine sur les parties latérales; mais sur la ligne médiane, il existe une ri[gole] antéro-postérieure, généralement assez large (*fig.* 26). Il n'est pas bien c[...]

(*) 1, orbite. — 2, sinus maxillaire. — 3, mâchoire inférieure. — 4, glande sublinguale. — 5, [t]emporal.

(1) Je n'ai jamais vu d'amygdalite sans un engorgement plus ou moins doulour[eux du] ganglion lymphatique qui est situé immédiatement au-dessous de l'angle de la m[âchoire] inférieure.

qu'une langue plus volumineuse que de coutume détermine certains vices de prononciation ; toujours est-il que le volume naturel de la langue n'est pas indispensable pour l'articulation des sons, car des paroles ont pu être prononcées après l'extirpation d'une bonne portion de cet organe soit en longueur, soit en largeur.

Direction. Horizontale dans sa partie antérieure, la langue forme un plan incliné en arrière, pour se courber brusquement sur elle-même, de haut en bas et d'arrière en avant, devenir verticale, et atteindre l'os hyoïde, qui en constitue en quelque sorte la base. Cette direction, qui s'applique à la langue contenue dans la cavité buccale, présente quelque changement lorsque la langue est hors de la bouche ; elle est alors horizontale, l'hyoïde étant soulevé.

Fig. 27.

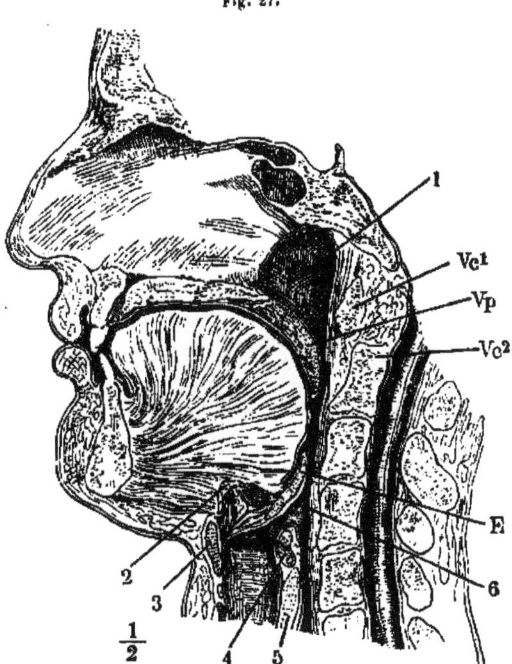

Section antéro-postérieure de la tête, passant à gauche de la cloison des fosses nasales (*).

Figure. Examinée avant toute préparation anatomique, la langue a la forme d'un ovale dont la grosse extrémité serait en arrière. Cette forme est déterminée et, pour ainsi dire, mesurée par la courbe parabolique de la mâchoire inférieure, qui la circonscrit. Détachée des parties voisines, la langue représente une ellipse dont le grand diamètre serait antéro-postérieur. Du reste, parfaitement symétrique, aplatie de haut en bas, étroite et mince en avant, la langue va s'épaississant et s'élargissant d'avant en arrière jusqu'au niveau de l'épiglotte, puis s'amincissant à mesure qu'elle approche de l'os hyoïde.

La langue présente à considérer une face supérieure, une face inférieure, deux bords, une base et un sommet.

Face dorsale. La *face supérieure* ou *dorsale de la langue*, libre dans toute son étendue, répond à la voûte palatine et au voile du palais. Divisée en deux moitiés latérales par un sillon médian, que les maladies respectent souvent, cette face supérieure est parsemée d'une multitude innombrable d'éminences qui la rendent très-inégale, et qu'il importe de distinguer tout d'abord en deux classes : 1° celles qui

Sillon médian.

Des éminences perforées ou follicules de la base de la langue.

(*) Vc¹, Vc², première et deuxième vertèbre cervicale. — Vp, voile du palais. — E, épiglotte. — 1, orifice de la trompe d'Eustache. — 2, os hyoïde. — 3. cartilage thyroïde. — 4, cartilage aryténoïde. — 5, cartilage cricoïde. — 6, pharynx.

sont perforées, ce sont des grains glanduleux ; 2° celles qui sont pleines et perforées, ce sont les *papilles* (*papilla*, mamelon).

Les éminences perforées sont des follicules.

Les *éminences perforées* ou *follicules de la base de la langue*, improprement -sées autrefois parmi les papilles, s'en distinguent 1° par les ouvertures cir-culaires, parfaitement visibles à l'œ nu, qu'elles présentent ; 2° par leu situation (elles occupent toute la ba de la langue, jusqu'au-devant de l'épi glotte) ; 3° par leur forme arrondie e nullement pédiculée ; 4° par la dispo sition de la muqueuse à leur niveau cette membrane ne faisant point corp avec ces éminences, mais glissant su elles, sans y adhérer ; 5° par la disse tion, qui démontre de la manière plus manifeste la nature glandule de ces éminences, dont on peut ex mer du mucus.

Fig. 28.

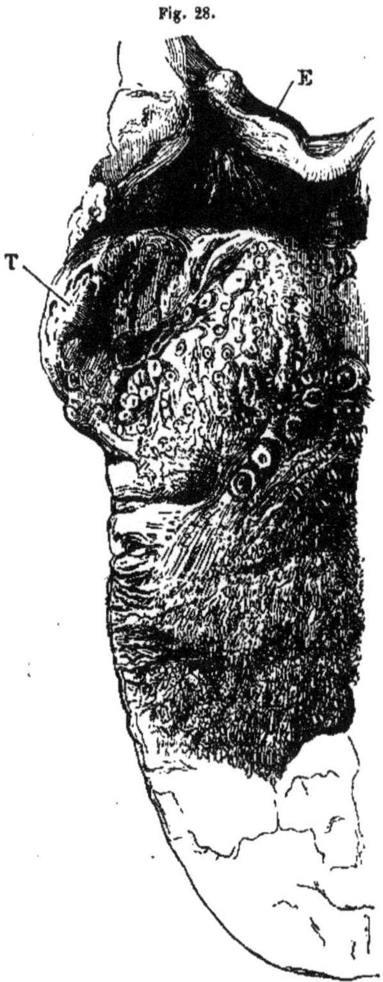

Moitié droite de la face dorsale de la langue (*).

Du reste, ces glandules lingu qui se présentent sous la forme d'un cercle rouge-bleuâtre, avec une ou verture centrale arrondie, sont des follicules semblables à ceux qui cons tituent, par leur réunion, les amyg dales ; elles forment une saillie en V très-prononcée chez quelques sujets et limitée en avant par le V des pa pilles à calice. — Au-dessous de ces follicules, on trouve une couche as sez épaisse de *glandes muqueuses* ou glandes en grappe, dont le canal ex créteur s'ouvre, suivant T.-H. We confirmé par Kœlliker, dans la ca des follicules (1).

Glandes muqueuses.

Toutes les autres éminences de la langue sont des papilles ; nous les di viserons en trois espèces, les gro les *moyennes* et les *petites*.

Papilles grosses ou papilles à calice.

1° Les *grosses papilles* sont les pa *pilles à calice*. Elles sont disposées su vant deux lignes obliques réunies la ligne médiane, au niveau du foramen cæcum, et formant un V ouvert en av

(*) Les papilles filiformes y sont très-développées. — T, tonsille. — E, épiglotte.

(1) Il résulterait des recherches de A. Bœttcher (*Virch. Arch.*, t. XVIII, p. 190) que les glandes folliculeuses de la base de la langue sont des productions pathologiques résultant d'une tuméfaction de la substance glandulaire conglobée qui entoure les embouchures des canaux excréteurs des glandes muqueuses. En effet, ces glandes font défaut chez le nou veau-né, et aussi chez un petit nombre d'adultes.

Le nombre de ces papilles varie de seize à vingt; quelques-unes sont hors de rang. Haller les a vues former deux rangées de chaque côté. Leur volume est également variable, mais plus considérable que celui de toutes les autres papilles. Chaque papille constitue un cône tronqué, libre par sa base, qui regarde en haut, adhérent par son sommet, qui regarde en bas (*papillæ truncatæ*, Haller; *papilles boutonnées* ou *à tête*, Boyer). Ces papilles sont entourées d'une espèce de calice ou de bourrelet circulaire : d'où le nom de *papillæ circumvallatæ*, *papilles caliciformes* (Cuvier). Ce calice n'est lui-même autre chose qu'une papille circulairement disposée (1).

Trou borgne.

A l'angle de réunion des deux branches du V, se voit un *trou borgne*, qui manque souvent, et que l'on connaît généralement sous le nom de *foramen cæcum de Morgagni*. Ce foramen cæcum, auquel plusieurs anatomistes du dernier siècle ont fait aboutir de prétendus conduits salivaires, qu'on a démontré plus tard n'être que des veines, ce foramen, dis-je, que les modernes considèrent généralement comme un cul-de-sac destiné à recevoir le produit de plusieurs follicules, ne me paraît être autre chose que la cavité d'un calice dont la papille serait peu développée. Lorsque la papille est plus développée ou le calice moins profond, on dit que le trou borgne manque.

Petites papilles :

2° Les *petites papilles* sont les plus nombreuses et occupent toute la partie de la face dorsale de la langue qui est au-devant du V des papilles à calice; elles donnent à la langue une apparence veloutée. Elles présentent un grand nombre de variétés. Elles sont plus ou moins longues, suivant les individus, et deviennent d'autant plus courtes qu'on les examine plus près du V lingual, où quelquefois la langue paraît lisse. Il en est de *coniques*, de *filiformes*, d'*arundinées* ou terminées en arundes. Mais les papilles coniques ou filiformes dominent manifestement; elles seules occupent la partie antérieure et la pointe de la langue; les papilles moyennes ou *fongiformes* sont disséminées dans leurs intervalles. Leur direction n'est pas verticale, mais bien oblique d'arrière en avant et de haut en bas; en sorte qu'un frottement léger, exercé sur la langue d'arrière en avant, les redresse et permet d'apprécier leur forme et leur longueur véritables. Au reste, cette disposition oblique est bien plus manifeste encore chez les animaux que chez l'homme.

Coniques ; Filiformes.

Leur direction est oblique d'avant en arrière.

Fig. 29.

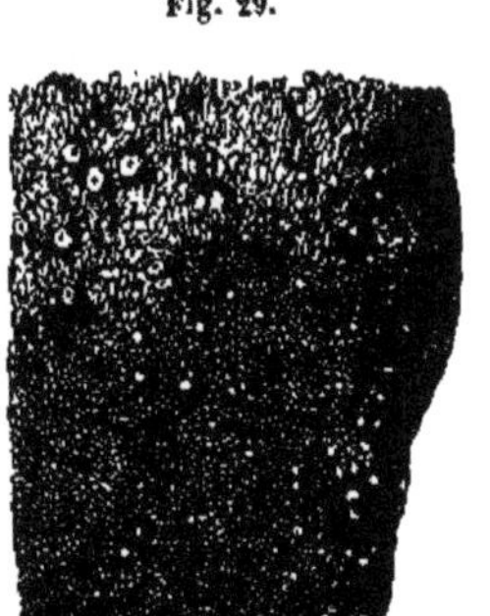

Moitié gauche de la pointe de la langue, avec papilles fongiformes très-marquées.

Aspect fendillé de la langue.

Les petites papilles sont quelquefois rangées suivant des lignes régulières ou irrégulières, ce qui donne à la langue un aspect fendillé. En avant du V des

(1) Le défaut d'une nomenclature uniforme dans les papilles jette la plus grande obscurité dans les descriptions. Boyer appelle *papilles lenticulaires* les glandules linguales, *papilles boutonnées* ou *à tête*, les papilles caliciformes, *papilles coniques*, les papilles généralement connues sous ce nom. Gavard, *papilles muqueuses*, les glandules ; *papilles fongiformes*, les papilles caliciformes. H. Cloquet paraît avoir confondu les glandules et les papilles caliciformes sous le nom de *papilles lenticulaires*; les *papilles fongiformes* sont, suivant lui, irrégulièrement disséminées près des bords et à la pointe de la langue. La dénomination de papilles coniques a seule la même acception dans tous les auteurs.

papilles caliciformes, où elles présentent la moindre longueur, elles sont dispos suivant des lignes obliques parallèles aux branches de ce V.

3° Les *papilles moyennes* ou *fongiformes* présentent une extrémité renflée, d volume d'une petite tête d'épingle, supportée par un pédicule étroit, et se mo trent isolément entre les papilles liformes, particulièrement sur pointe et sur les bords de la langu Leur surface est mamelonnée comme framboisée, ce qui tient au papilles secondaires qu'elles suppo tent.

Fig. 30.

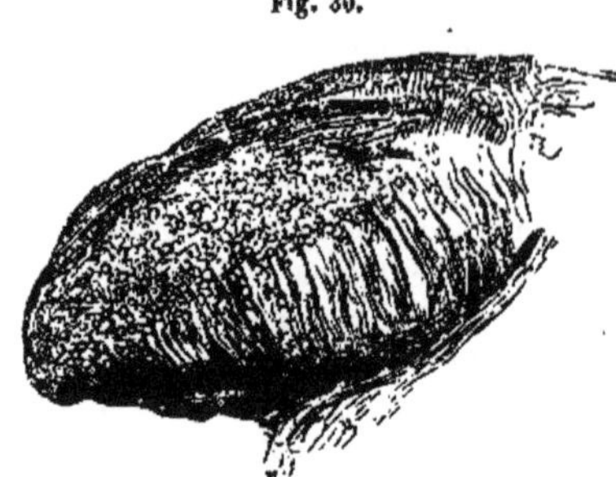

Langue vue de profil, avec papilles fongiformes distinctes.

Du reste, la forme et la dispositio des papilles linguales présente beaucoup de variétés.

Enduits de la langue. Les divers aspects que peut offr la langue tiennent 1° au degré d développement et d'injection de papilles; 2° à l'état de l'épithéliu stratifié qui la recouvre, et dont le diverses couches sont tantôt serrées et transparentes, tantôt gonflées et bla ches; 3° à l'abondance plus ou moins grande des cryptogames filiformes qui s développent si souvent sur la langue.

Face inférieure de la langue. La *face inférieure de la langue* n'est libre que dans son tiers antérieur; c'est pa les deux tiers postérieurs de cette face qu'arrivent à la langue les muscles qu la fixent aux parties voisines. Nous ne devons parler ici que de la partie libr On y remarque 1° un sillon médian, plus prononcé que celui de la face dorsal 2° à la partie postérieure de ce sillon, un repli muqueux, qu'on appelle le *fre* ou le *filet* (*frenulum*); ce repli se prolonge quelquefois jusqu'à la pointe de l

Filet de la langue. langue et gêne alors les mouvements de cet organe, soit pour la succion, soit po l'articulation des sons, d'où la petite opération connue sous le nom d'*opérati du filet;* 3° de chaque côté de ce sillon, les veines ranines, sur lesquelles les an ciens pratiquaient la phlébotomie, et la saillie antéro-postérieure des muscl linguaux; 4° sur cette saillie, des franges muqueuses, comme déchiquetées, l melliformes, de la longueur de 2 à 4 millimètres; elles sont disposé suivant une ligne le long des veines ranines. On peut les voir sur soi-même, e se plaçant devant une glace et recourbant la pointe de la langue vers la voû palatine. Plusieurs anatomistes les ont considérées comme les débris de l'adhé rence qui fixe la langue au plancher de la bouche dans les premiers temps de l vie intra-utérine.

Bords. Les *bords*, épais en arrière, deviennent plus minces à mesure qu'on appr che du sommet de la langue. Les papilles se prolongent sur la moitié supérieur de ces bords d'une manière régulière, et constituent des séries de lignes vert cales et parallèles.

Base. La *base* réelle de la langue se fixe à l'os hyoïde; la base apparente, qui se voi à la partie la plus postérieure de la face dorsale de l'organe, présente tro *replis glosso-épiglottiques*, dont le médian est beaucoup plus considérable que le latéraux.

Replis glosso-épiglottiques.

Sommet. Le *sommet* de la langue répond immédiatement à la face postérieure des inci sives. Le sillon médian des deux faces se prolonge sur lui.

B. — Texture de la langue.

La langue étant à la fois l'organe principal d'un sens spécial, celui du goût, et un organe de locomotion, nous avons à examiner sa texture à ce double point de vue. Nous étudierons : 1° sa membrane tégumentaire ou la *muqueuse linguale*; 2° les muscles de la langue, auxquels se rattachent la membrane hyo-glossienne et le septum médian de la langue; 3° les glandes; 4° les vaisseaux, les nerfs et enfin le tissu cellulaire qui entrent dans sa composition. Double point de vue sous lequel cette structure doit être envisagée.

1° Muqueuse linguale.

La muqueuse linguale est la continuation de la muqueuse de la bouche. Mince et peu adhérente dans toute la portion non papillaire, c'est-à-dire sur la face inférieure de la langue et sur la portion de sa face supérieure qui est en arrière du V des papilles caliciformes, elle devient très-dense et très-adhérente dans toute la portion de cette face qui est couverte de papilles, ainsi que sur les bords. Adhérence de la partie papillaire de la muqueuse.

Je considère le *derme de la muqueuse linguale* comme faisant partie de la charpente linguale, à raison de sa densité, qui est telle que le scalpel ne l'entame qu'avec difficulté. Le derme lingual est, d'ailleurs, l'aboutissant d'un très-grand nombre de fibres musculaires. Derme de la muqueuse linguale.

La muqueuse qui recouvre les portions non gustatives de la langue, ne présente rien de particulier; son chorion, composé de faisceaux de tissu conjonctif entremêlés de tissu élastique, est soutenu, au niveau de la base de la langue, par un tissu sous-muqueux dense et serré, dans lequel sont logés de nombreux organes glandulaires. Moins adhérent sur la face inférieure de l'organe, ce chorion supporte partout de petites papilles simples, recouvertes par un épithélium pavimenteux stratifié, qui, suivant Kœlliker, a 0mm,1 d'épaisseur à la base de la langue, et 0mm,13 à 0mm,2 à la face inférieure de la pointe. Portions non gustatives.

Dans la *région gustative de la langue*, c'est-à-dire dans toute cette portion de la face supérieure qui est en avant du V, ainsi qu'à la pointe et sur les bords de la langue, la muqueuse linguale est dense, épaisse et intimement unie aux muscles par une couche très-serrée de tissu fibreux dans laquelle se terminent un grand nombre de fibres musculaires. Les faisceaux de tissu conjonctif qui composent le chorion de cette région, assez distincts encore dans les couches profondes, où ils sont entremêlés de nombreux éléments élastiques, ainsi que de cellules adipeuses, se confondent, vers la superficie, en une couche presque amorphe, dont les papilles sont une dépendance, et qui est recouverte par l'épithélium. Région gustative.

Les *papilles filiformes* sont des prolongements cylindriques du chorion muqueux qui se divisent en un certain nombre de branches sensiblement égales, terminées par une extrémité mousse. Ces prolongements sont formés par du tissu conjonctif renfermant de nombreuses fibrilles élastiques ondulées, qui pénètrent même dans les papilles secondaires. Ils sont revêtus d'une couche assez épaisse d'épithélium, composée de cellules aplaties, quadrangulaires, se recouvrant comme des tuiles, et formant une gaine spéciale à chaque papille secondaire (*fig.* 33). Papilles filiformes.

Ces cellules présentent des prolongements tantôt courts et en forme de pointes ou d'épines (*fig.* 34, *b, c*), tantôt allongés et terminés en massue (*fig.* 34, tantôt enfin capillaires et représentant, dans leur ensemble, un pinceau

Fig. 31.

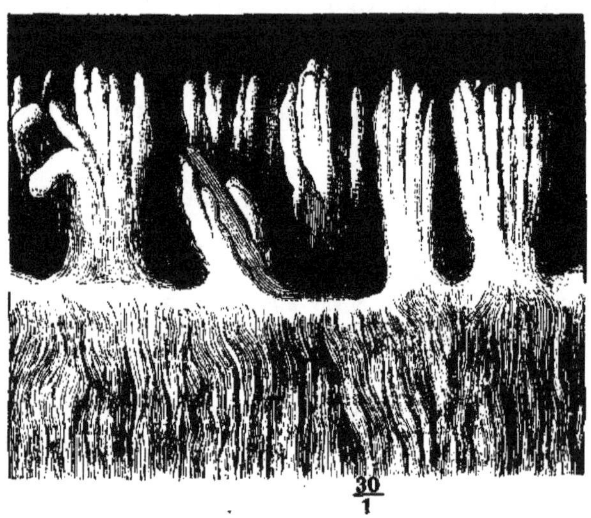

Papilles filiformes simples du dos de la langue.

poils (*fig.* 35). L'épithélium qui présente cette dernière disposition se comp d'une couche muqueuse et d'une couche cornée distinctes; la première se

Fig. 32.

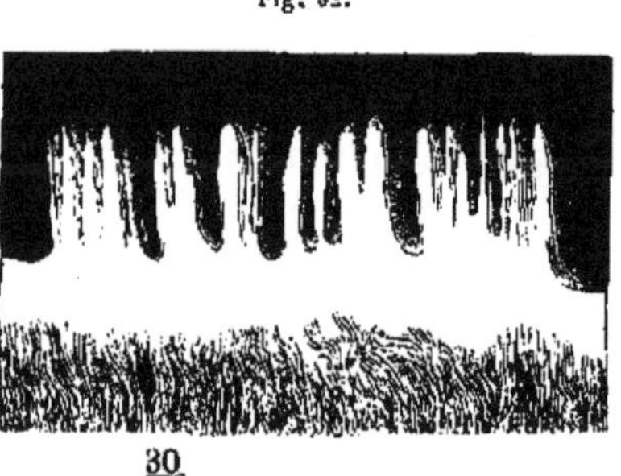

Papilles filiformes d'une langue qui, à l'œil nu, paraissait presque complétement lisse.

Fig. 33.

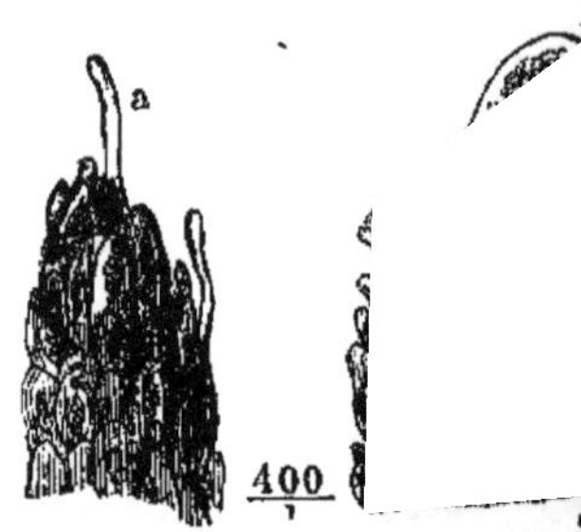

Papilles secondaires des papilles fil mes représentées fig. 31 (*).

encore à la base des papilles secondaires (*fig.* 36), tandis que la dernière seule dans les prolongements capillaires. Ceux-ci sont formés égaleme lamelles imbriquées (*fig.* 38), et doublent pour le moins la hauteur de pille. Les prolongements capilliformes les plus considérables se rencontre

(*) *a*, prolongement d'une cellule épithéliale. — *b*, sommet d'une papille secondaire dont l'épi été enlevé.

jours au milieu de la face dorsale de la langue, d'où ils vont en diminuant d'étendue vers les bords et vers la pointe.

Au voisinage du V lingual, les papilles filiformes existent à peine, et l'on ne

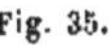

Fig. 34.

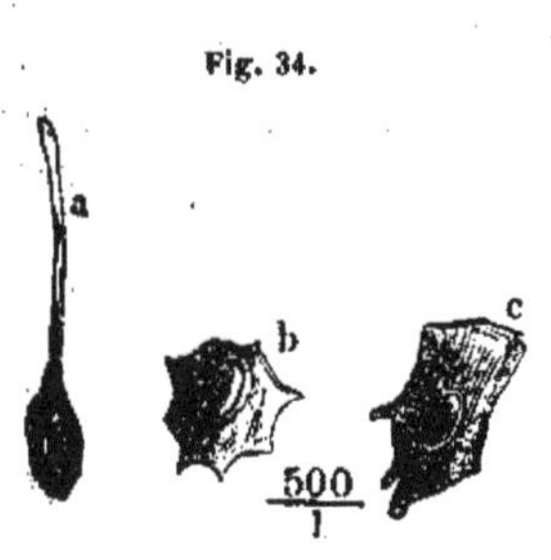

Cellules épithéliales des papilles filiformes simples de la langue (*).

Fig. 35.

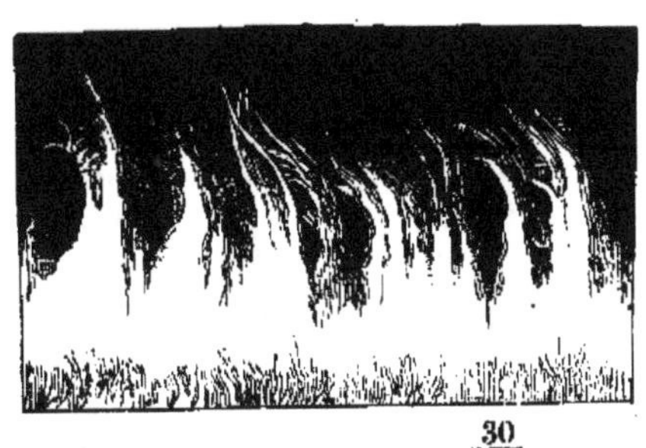

Papilles filiformes de la langue avec prolongements capillaires.

rencontre que des replis foliacés parallèles aux branches de ce V, et dentelés sur leur bord libre.

Les *papilles fongiformes* (*fig.* 37) sont constituées par un prolongement du cho- Papilles fongiformes.

Fig. 36.

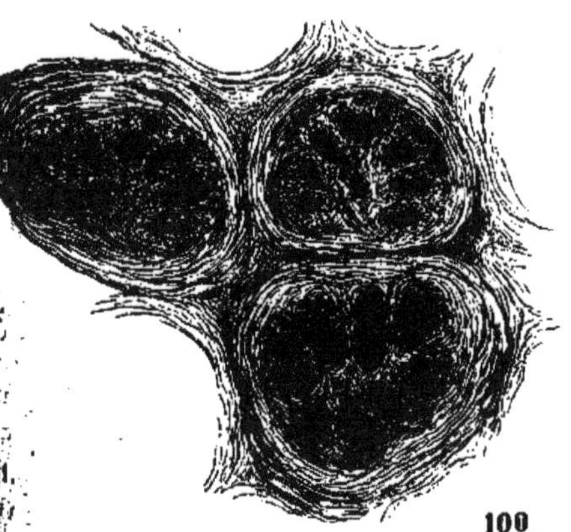

Coupe transversale de trois papilles filiformes à prolongements capillaires, passant immédiatement au-dessus du point où ces papilles se divisent en papilles secondaires.

Fig. 37.

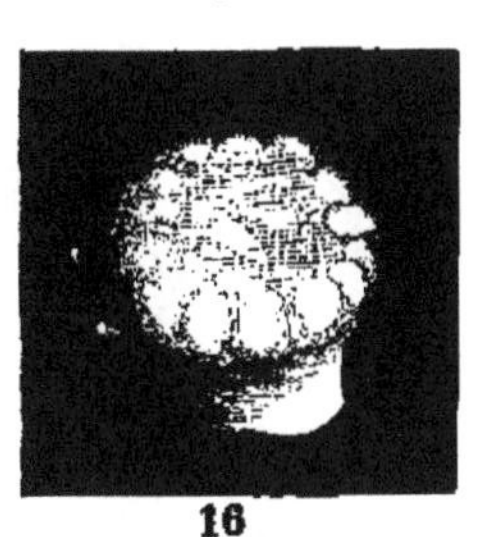

Papille fongiforme.

rion muqueux en forme de cône de pin ou de massue, supporté en général par un pédicule assez mince, et garni, à sa surface, de papilles secondaires. L'épithélium qui les recouvre, est composé de deux couches : la couche muqueuse forme un étui autour de chaque papille secondaire, et comble les dépressions

(*) *a*, cellule avec prolongement terminé en massue. — *b*, *c*, cellules avec prolongements courts, en forme d'épine.

qui les séparent ; la couche cornée enveloppe uniformément toute la fongiforme, de manière à effacer toute trace de papille secondaire à sa su Les cellules qui la composent, sont analogu celles du reste de la muqueuse buccale.

Fig. 38.

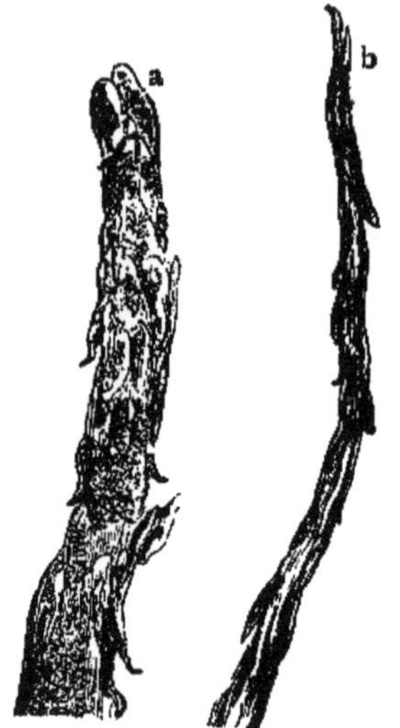

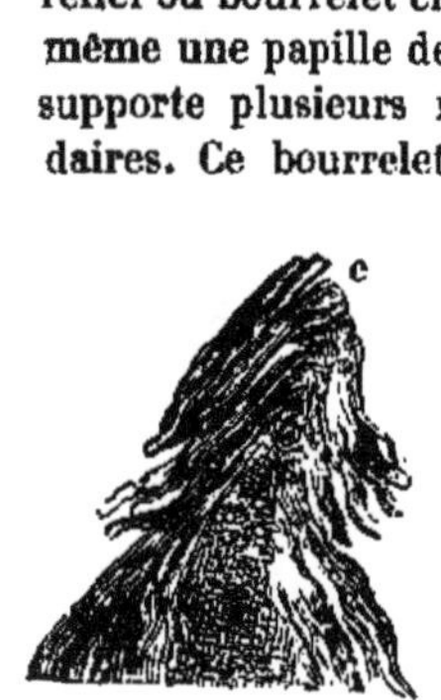

Prolongements variés des papilles filiformes de la langue

Papilles caliciformes.

Les *papilles caliciformes* (*fig.* 40) ont la m structure que les précédentes : ce sont, à dire, des papilles fongiformes, entourées relief ou bourrelet circulaire qui représente même une papille de forme particulière, et supporte plusieurs rangées de papilles se daires. Ce bourrelet est plus ou moins dé loppé ; il peut prése de grandes différenc hauteur sur les di points de sa circo rence, ou même faire faut sur une partie cette dernière. De mê la papille centrale, o nairement plus basse le bourrelet qui l'e toure, ce qui donne à surface une forme c cave, peut être proé nente et donner à l'ensemble une forme convexe. D'autres fois, elle man complétement : c'est ce qui a lieu néralement pour le *trou borgne*, q dans quelques cas, est rempli to ment par une papille fongiforme, qui alors ne diffère en rien des papil caliciformes ordinaires.

Fig. 39.

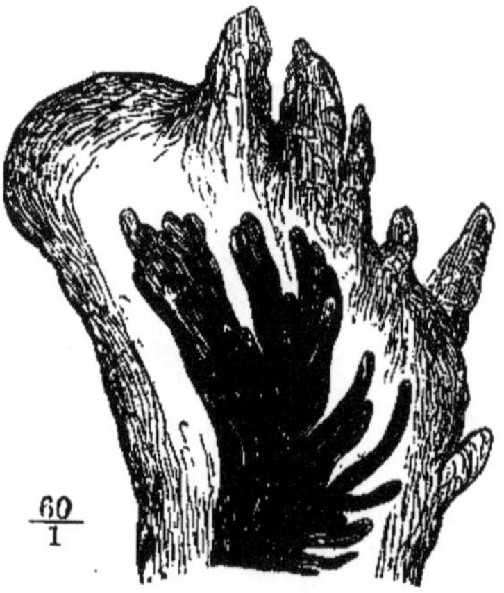

60
1

Papille de la portion postérieure du dos de la langue (*).

Papilles simples.

Il existe, enfin, sur la langue *papilles simples*, analogues à celle gencives, et qui ne font aucun re la surface de l'organe, étant ens tout entières dans l'épithéliur certaines langues, ces dernières sont les seules qui se rencontre la pointe, qui paraît alors complé lisse, ou ne présente que de peti pressions d'espace en espace.

Les papilles de la langue sont t des papilles vasculaires ; suivant volume, elles reçoivent une ou sieurs artérioles, d'où part une vasculaire pour chacune des papilles secondaires (*fig.* 44). Elles reçoivent ég

(*) Elle est garnie, d'un côté, de courts prolongements capillaires, et a été rendue transparent moyen d'une solution étendue de potasse. La portion claire répond au revêtement épithélial, la p centrale foncée, au chorion de la papille.

ment des nerfs, que l'on voit très-bien pénétrer dans la papille par sa base, mais dont le mode de terminaison n'a pas encore pu être déterminé d'une ma-

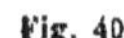

Fig. 40.

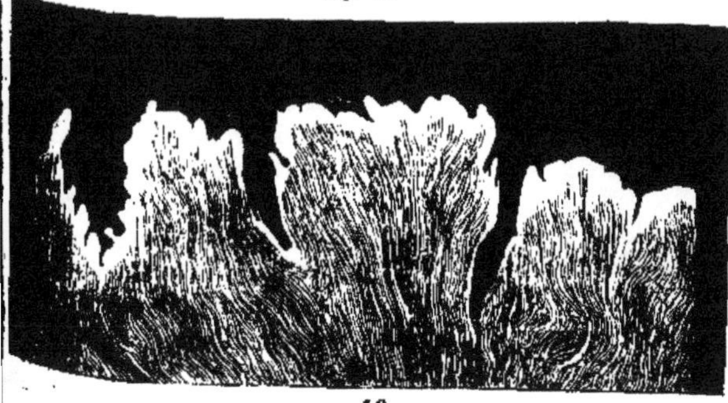

$\frac{16}{1}$

Section verticale d'une papille caliciforme.

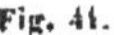

Fig. 41.

Pointe de la langue, à surface lisse, comme ponctuée.

nière précise. Tandis que quelques anatomistes, Kœlliker entre autres, croient y avoir observé des anses terminales, d'autres veulent que les fibres nerveuses s'y continuent avec des filaments pâles qui ne seraient que des tubes nerveux privés de moelle.

2° Muscles de la langue.

La langue peut être considérée comme un repli très-étendu de la muqueuse buccale, dont les deux feuillets sont séparés par une masse musculaire considérable. Cette masse musculaire est fixée à une sorte de charpente formée par : *a*) l'os hyoïde ; *b*) une lame fibreuse médiane.

Fig. 42.

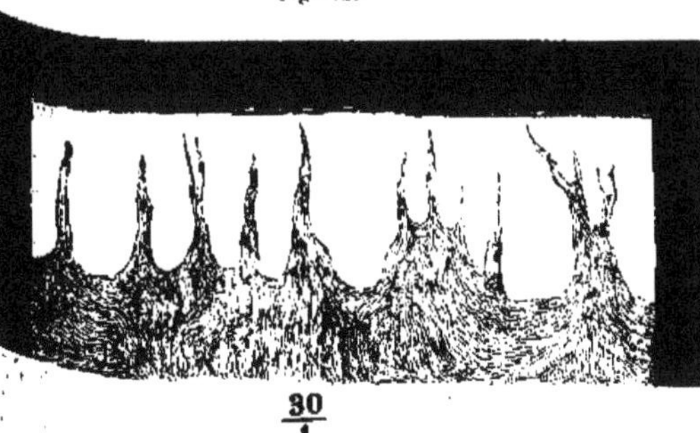

$\frac{30}{1}$

Section verticale de la pointe de la langue représentée fig. 41 (*).

Fig. 43.

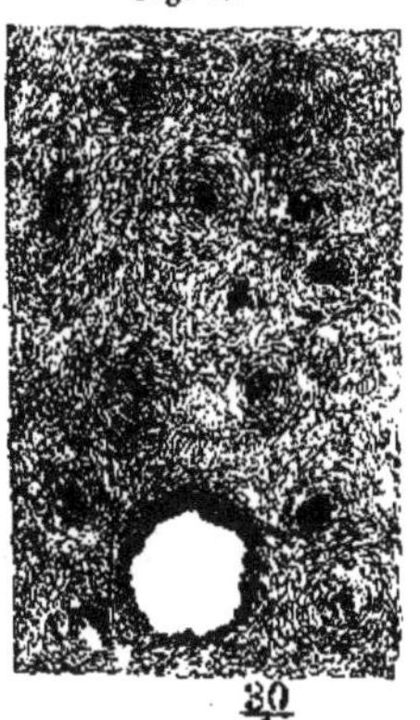

$\frac{30}{1}$

Section horizontale de la même langue (**).

a) L'os hyoïde, déjà décrit, est véritablement l'os de la langue : d'où le nom d'os lingual, qui lui a été donné par quelques anatomistes. Chez l'homme, il ne

L'os hyoïde est l'os de la langue.

(*) L'épithélium passe directement au-dessus des papilles fines, en général simples, dont elle est garnie.

(**) Les taches foncées marquent la coupe des papilles ; la grosse tache blanche indique une dépression de la muqueuse.

se prolonge pas dans l'épaisseur de la langue par une apophyse, comme chez les animaux; mais il lui est uni par une membrane fibreuse, *membrane hyo-glossienne*, qui naît de la lèvre postérieure du corps de cet os; comme, d'une autre part, l'hyoïde est lié au cartilage thyroïde par des ligaments, il en résulte que tous ses mouvements sont communiqués à la fois et à la langue et au larynx, entre lesquels il est placé.

Membrane hyo-glossienne.

Fig. 44.

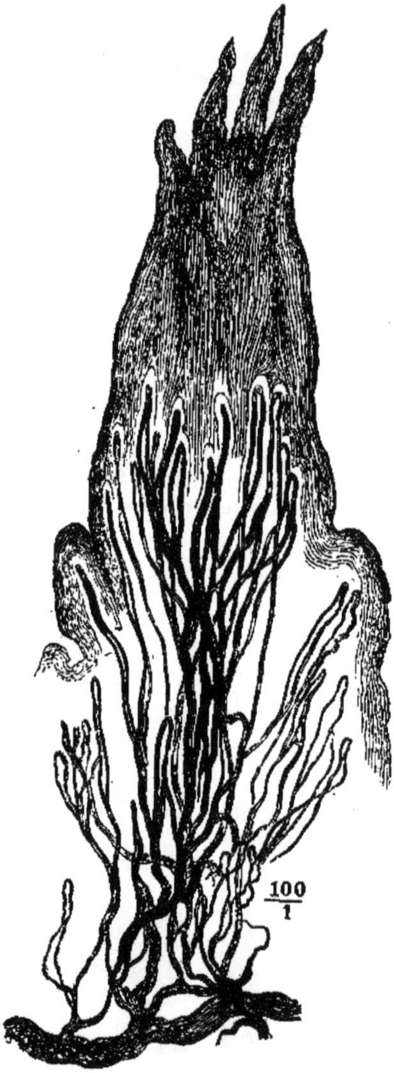

Papille linguale filiforme dont les vaisseaux sont injectés.

100/1

Lame fibreuse médiane

b) Du milieu de cette membrane fibreuse part une *lame fibreuse médiane*, *septum lingual*, découverte par Blandin. Cette lame, qui est falciforme, de couleur blanchâtre, très-dense, est bien distincte du cartilage décrit par Baur chez le chien et chez le loup (1); elle est située sur la ligne médiane, verticalement dirigée, et donne attache, par ses deux faces latérales, à des fibres musculaires. Son bord supérieur atteint, en s'amincissant, la partie moyenne de la région dorsale de la langue; son bord inférieur se voit entre les génio-glosses, et est tantôt libre et tantôt recouvert par quelques fibres musculaires qui s'entre-croisent au-dessous de lui. Épais en arrière, il s'amincit en avant, où ses fibres laissent entre elles des intervalles, à la manière de la cloison des corps caverneux. Le *septum lingual*, appelé à tort *lame cartilagineuse médiane*, est constitué uniquement par du tissu fibreux.

Sa texture.

c) La *masse musculaire* de la langue était considérée par les anciens comme formant un seul muscle dont ils ne cherchaient pas à démêler la texture. Columbus vit, le premier, cet organe composé de deux muscles juxtaposés. Si l'on étudie le tissu de la langue à l'aide de coupes faites dans

(1) Le cartilage décrit par Baur est un cordon fibreux subjacent à la muqueuse qui occupe la ligne médiane de la face inférieure de la langue. Il s'étend de la pointe de la langue, où il est très-prononcé, jusqu'à la base, où il se termine par un raphé cel-

sens, on voit qu'elle est formée de fibres musculaires entre-croisées, et l'on serait tenté de dire, avec les anciens, que son tissu est inextricable. Parmi les diverses coupes de la langue, je crois devoir appeler l'attention sur les sections verticales faites perpendiculairement à son axe, c'est-à-dire dans le sens transversal. Ces coupes présentent, au centre, un tissu musculaire pâle, où l'on distingue des fibres verticales et des fibres transversales, lesquelles forment des plans successifs. A ces fibres musculaires est interposée une graisse molle, *tissu adipeux lingual*, qui est d'autant plus abondante qu'on approche davantage de la base, et qui diminue vers la pointe de la langue, où cette graisse [illegible]e entièrement. Autour de cette partie [illegible]le de la langue, qu'on peut très-bien appeler, avec Baur, *noyau lingual*, se voit, [illegible]ant, une couche [illegible]aire antéro-postérieure traversée par [illegible] verticales, sur les côtés, une couche plus épaisse, en bas, une couche bien plus épaisse encore de fibres rouges. [illegible]x dernières couches appartiennent aux muscles extrinsèques.

Muscles intrinsèques. Étude de ces muscles par une coupe verticale faite transversalement.

Tissu adipeux lingual.

Noyau lingual.

Fig. 45.

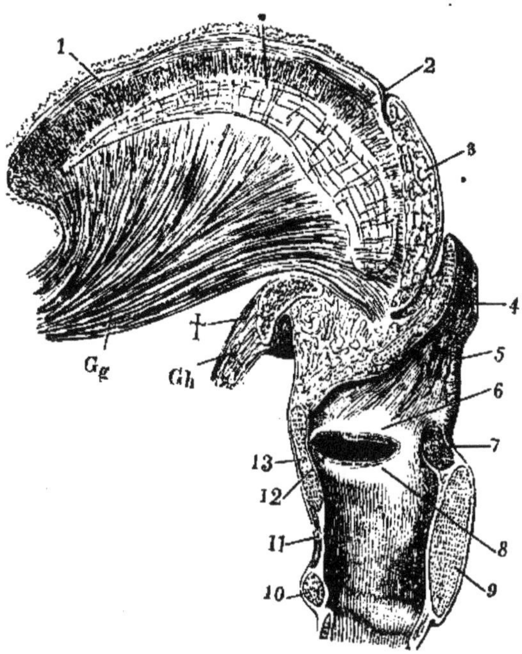

Coupe médiane antéro-postérieure de la langue et du larynx (*).

Les coupes *transversales* démontrent donc dans la langue la présence de fibres verticales et de fibres transverses. Les *coupes verticales antéro-postérieures* démontrent parfaitement l'existence de fibres dirigées suivant la longueur de la langue, ou de fibres antéro-postérieures. Ces coupes font encore parfaitement [illegible]r l'existence des fibres verticales, déjà démontrées par les coupes pré[illegible].

Coupes verticales antéro-postérieures.

Ainsi, à l'aide de simples coupes, on démontre l'existence dans la langue : [illegible]bres longitudinales, dirigées de la base au sommet ; 2° de fibres verticales, [illegible] de la face dorsale à la face inférieure ; 3° de fibres transversales, dirigées [illegible] l'un à l'autre bord de la langue.

D'autres préparations anatomiques confirment ce premier aperçu. Bien que

Étude de la langue par diverses préparations anatomiques.

(*) [illegible]tion de l'os hyoïde. — *, septum lingual. — 1, lingual supérieur. — 2, foramen cæcum. — 3, cou[illegible] du dos de la langue. — 4, épiglotte. — 5, repli ary-épiglottique. — 6, repli thyro-aryténoïdien supérieur. — 7, section du muscle aryténoïdien inférieur. — 8, repli thyro-aryténoïdien [illegible]. — 9, 10, sections du cartilage cricoïde. — 11, ligament crico-thyroïdien. — 12, ventricule du [illegible]. — 13, section du cartilage thyroïde. — Gh, muscle génio-hyoïdien. — Gg, génio-glosse.

Malpighi (1) eût, dans un mémoire plein d'intérêt, décrit avec la plus gr exactitude et figuré la disposition des trois ordres de fibres dans la langu veau ; bien que Sténon eût constaté leur existence dans la langue de l'ho et que Bidloo eût renchéri encore ses prédécesseurs ; bien que Mass conseillé, pour faciliter cette étud soumettre la langue à l'ébullition ou commencement de putréfaction, ce dant la plupart des anatomistes mod négligeaient, avec Haller, ce point d tomie de texture, lorsque Baur, Ger Blandin ont appelé presque en m temps l'attention sur ce sujet. Or, ce que l'étude de la langue du bœu celle du mouton et de celle de l'hom soumises à la coction, m'a démontré

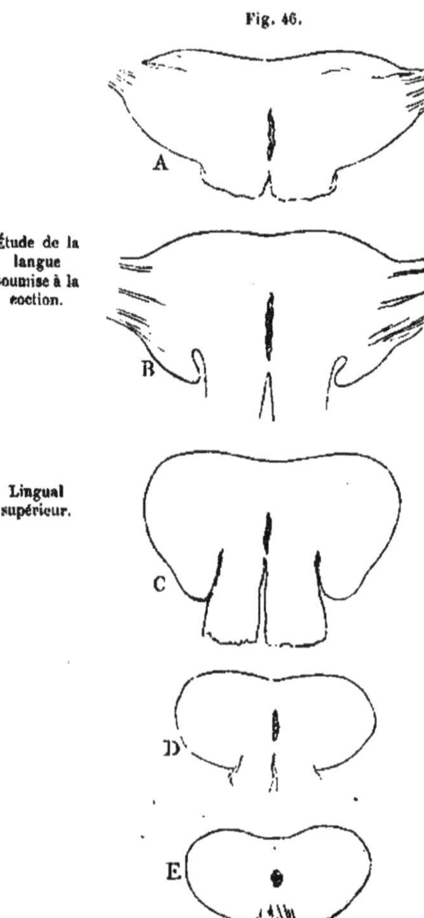

Sections transversales de la langue (*).

Étude de la langue soumise à la coction.

Lingual supérieur.

1° Sous la membrane papillaire, j'ai déjà signalé l'extrême densité, es couche de fibres musculaires dir d'avant en arrière. Ces fibres, décrite Malpighi, constituent ce qu'on a ap *muscle lingual superficiel* ou *supér* elles forment une couche plus épais avant, où elles sont ramassées su petit espace et d'une couleur ro qu'en arrière, où elles sont dissém et pâles. La partie moyenne du lin supérieur se détache de la face rieure de l'épiglotte; ses parties lat naissent, par deux faisceaux de f des petites cornes de l'os hyoïde (*ch glosse* de quelques auteurs), séparé dinairement de l'hyo-glosse par l'a linguale, se dirigent en haut et en gagnent le dos de la langue, et s'é au-dessous de la muqueuse, sur la leurs fibres s'insèrent successiveme muscle occupe presque toute la fa périeure de la langue, jusqu'à la p Chez le bœuf, ses fibres travers substance glanduliforme jaunâtre qui occupe la base de la langue.

Lingual inférieur.

2° Sur la face inférieure de la langue, entre les muscles génio-glosse e glosse, on voit un faisceau longitudinal antéro-postérieur, étendu de la ba

(*) Ces sections ont été faites à égales distances, depuis la racine A, jusque vers la pointe E, po trer la forme du septum lingual.

(1) Il n'est pas indifférent de rappeler ici que c'est par la langue que Malpighi com cette série de recherches sur la structure des organes qui doit faire regarder cet miste comme le créateur de l'anatomie de texture.

pointe de la langue. C'est cet épais faisceau qui a été décrit pour la première fois par Douglas sous le nom de *muscle lingual*. On pourrait l'appeler *lingual inférieur*. Ce muscle n'est distinct qu'à sa partie moyenne; en arrière, il se perd dans la base de la langue, et, suivant Kœlliker, il se divise en faisceaux aplatis qui se terminent sur les glandes de la base de la langue. Quelques faisceaux naissent indistinctement de l'os hyoïde. Le lingual inférieur se dirige d'arrière en avant, s'entre-croise avec les fibres charnues transversales du stylo-glosse et du génio-glosse, et se termine dans la muqueuse de la

Fig. 47.

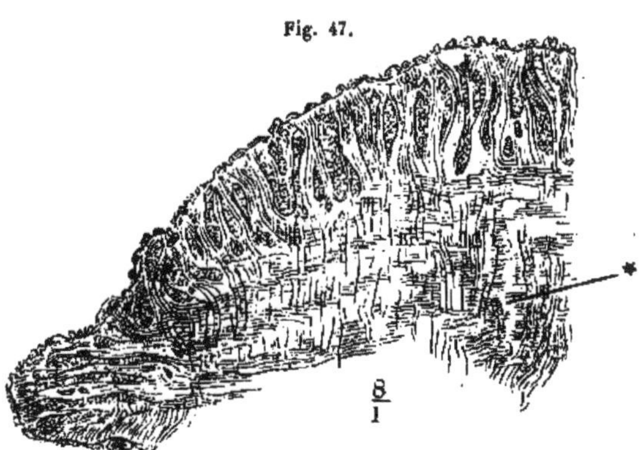

Section transversale d'une langue de fœtus, passant immédiatement en arrière de l'insertion du filet (*).

Fig. 48.

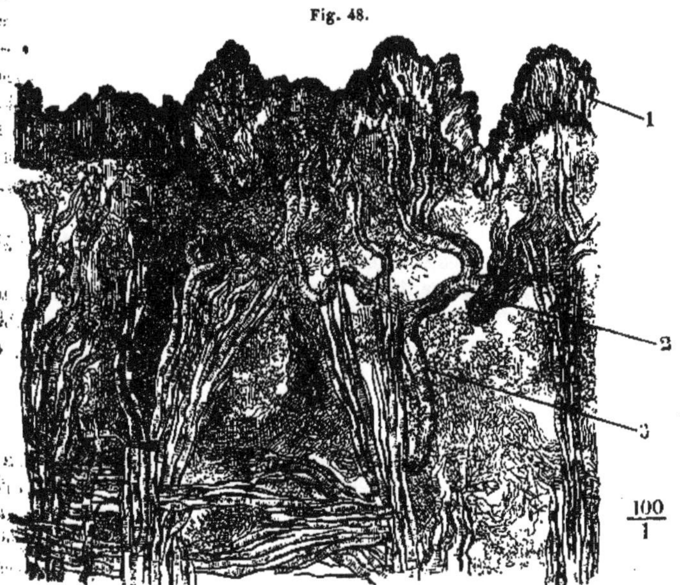

Coupe verticale d'une langue cuite (**).

pointe de la langue, en s'unissant aux fibres antéro-postérieures du stylo-glosse (fig. 51). Le faisceau lingual raccourcit la langue et abaisse sa pointe.

(*) Septum lingual.

(**) Faisceaux musculaires primitifs horizontaux et verticaux, dont quelques-uns se bifurquent. — 1, épithélium. — 2, faisceau nerveux. — 3, petit rameau artériel.

Couches latérales : 1° Obliques ; 2° Longitudinales.

3° Latéralement, on trouve deux couches de fibres obliques, très-ténues, sées en sautoir. La couche superficielle est formée de fibres dirigées d'arri avant et de haut en bas ; la couche profonde, de fibres obliques dirigées d'a en avant et de bas en haut. Ces deux couches ne sont visibles que du côté base. Elles sont plus faciles à démontrer chez le bœuf que chez l'homme. ralement encore, on trouve des fibres antéro-postérieures qui se continuen le stylo-glosse et avec le glosso-staphylin.

4° Enfin, la dissection du noyau lingual d'une langue bouillie permet d de la manière la plus manifeste les fibres verticales et transversales qu avons déjà vues dans les diverses coupes de la langue.

Fibres verticales et transversales du noyau lingual.

Les *fibres verticales* vont en convergeant un peu de haut en bas, et s'éte de la muqueuse supérieure vers la muqueuse inférieure de la langue ; ell ment des faisceaux qui se subdivisent au voisinage de la face dorsale de l gue, et atteignent la base des papilles. Dans la portion non papillaire de l gue, elles se terminent dans le tissu conjonctif serré qui est situé au-dess la couche glandulaire.

Les *fibres transversales* forment des lames verticales, qui naissent des deu du *septum lingual*, pour se diriger en dehors et un peu en haut et se ter dans la muqueuse des bords de la langue. Ces fibres sont continuées, en a par celles qui proviennent du muscle glosso-staphylin. Derrières celles-ci, se trouvent des faisceaux qui se perdent latéralement sur la face exte l'amygdale, ou plutôt sur cette portion de l'aponévrose pharyngienne qui a à cette glande. Ces faisceaux, décrits par M. Broca sous le nom d'*amygdalo-* forment, de même que les glosso-staphylins, des anses recourbées, dont l cavité regarde en haut et en dedans, dont la portion linguale est sous-j au lingual supérieur et dont la portion verticale est située en dehors de l' dale. Cette dernière portion est recouverte, en dehors, par le faisceau du tricteur supérieur qui se porte à la langue et qui porte le nom de muscl *ryngo-glosse*.

Amygdalo-glosse.

Dans l'épaisseur du noyau lingual, on trouve, près de la base, une g molle, liquide, interposée aux fibres charnues.

A ces muscles, appartenant à la langue dans la totalité ou la presque t de leur étendue, viennent s'en joindre d'autres dont une portion notab située en dehors de cet organe : ce sont les stylo-glosses, les hyo-glosses génio-glosses.

a. Stylo-glosse (*Sg*).

Figure. Situation. Attache styloïdienne. Direction.

Petit muscle grêle, cylindroïde en haut, mince, triangulaire et divisé en faisceaux en bas. Il naît de l'apophyse styloïde, par des fibres aponévro qui embrassent la moitié inférieure de cette apophyse ; quelques-unes vie encore de l'aponévrose stylo-maxillaire (*Sm*, *fig*. 49). Aux fibres aponévro succèdent les fibres charnues, réunies en un faisceau arrondi, qui se porte en dedans et en avant. Parvenu au bord de la langue, au niveau du pilie rieur du voile du palais, ce faisceau s'aplatit, s'épanouit, devient triangul se divise en deux portions : l'une externe, qui longe le bord correspondan langue, et se porte de la base à la pointe ; de son bord inférieur se dét quelques faisceaux qui se continuent avec le lingual inférieur (Sg^4) ; l interne, qui passe entre les deux portions de l'hyo-glosse, devient trans et va se confondre avec les fibres transversales de la langue.

Division du muscle en deux portions. Insertion linguale.

Rapports. — En dehors, il répond à la glande parotide, au muscle ptérygoïdien interne (*Pi*), à la glande sublinguale, au nerf lingual et à la muqueuse de la lan- Rapports.

Fig. 49.

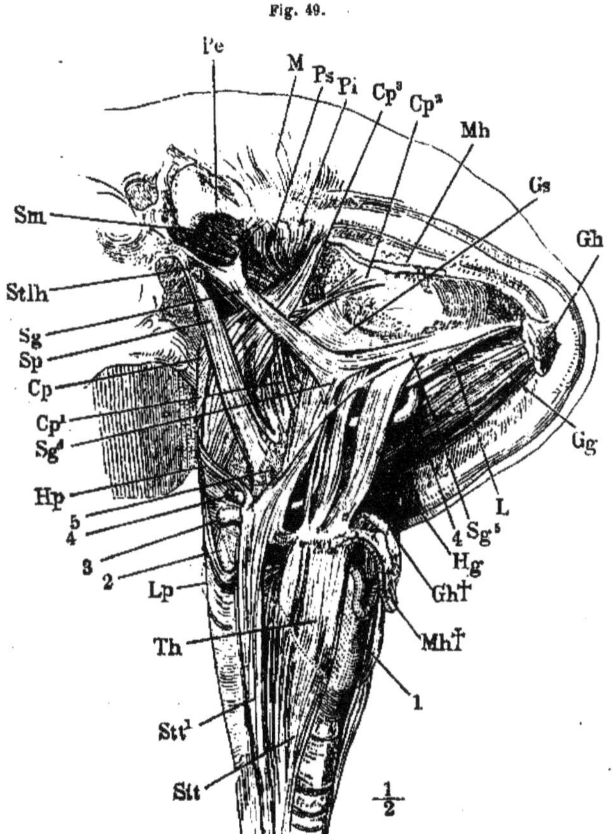

Muscles des régions sus-hyoïdienne et sous-hyoïdienne (*).

gue. En dedans, il a des rapports avec le ligament stylo-hyoïdien, l'amygdale, le constricteur supérieur du pharynx et le muscle hyo-glosse.

Action. — Le stylo-glosse porte le bord correspondant de la langue, et par conséquent la langue tout entière, en haut et de son côté. Lorsque les deux stylo-glosses agissent concurremment, la langue est élargie et portée en haut et en arrière. Il concourt donc au mouvement de rétrocession de la langue. Action.

(*) On a enlevé les muscles superficiels du cou; il ne reste que les insertions maxillaires du mylo-hyoïdien (*Mh*) et du génio-hyoïdien (*Gh*) et leurs insertions hyoïdiennes (*Mh*†, *Gh*†). — 1, angle supérieur du cartilage thyroïde. — 2, corne supérieure de ce cartilage. — 3, sommet de la grande corne de l'os hyoïde. — 4, artère linguale. — 5, petite corne de l'os hyoïde. — *Pe*, ptérygoïdien externe. — *M*, masséter. — *Ps*, péristaphylin interne. — *Pi*, ptérygoïdien interne. — *Cp*, constricteur supérieur du pharynx. — *Gs*, glosso-staphylin. — *Gg*, génio-glosse. — *L*, lingual. — *Sg*, stylo-glosse. — *Hg*, hyo-glosse — *Stt*, sterno-thyroïdien, dont quelques faisceaux (*Stt*¹) naissent directement de l'os hyoïde. — *Th*, thyro-hyoïdien. — *Lp*, constricteur inférieur du pharynx. — *Hp*, constricteur moyen. — *Sp*, stylo-pharyngien. — *Stlh*, stylo-hyoïdien, coupé à son origine. — *Sm*, ligament stylo-maxillaire.

b. Hyo-glosse (*Hg*, *fig.* 49 et 50).

Attaches au corps et aux grandes cornes de l'os hyoïde. Attache linguale.

Mince, quadrilatère, ce muscle, situé à la partie latérale et inférieure de langue, s'insère à l'os hyoïde par deux origines bien distinctes : 1° l'une au co de l'os, dans la partie qui avoisine la grande corne (*basio-glosse*) ; 2° l'autre à grande corne, dans toute la longueur de son bord antérieur, y compris le som (*cérato-glosse*). De cette double origine, les fibres charnues se portent parallè ment en haut et en avant et constituent un muscle quadrilatère, qui va s'éla gissant un peu, pour pénétrer dans l'épaisseur de la langue, entre le stylo-glo et le lingual (*fig.* 51). On suit manifestement la continuité de la partie antérieu de ce muscle avec les faisceaux verticaux de la langue. Les portions latérales postérieures, arrivées au bord de la langue, deviennent parallèles à la face do sale de cet organe, puis s'épanouissent en éventail et se dirigent en avant et dedans, d'autant plus rapprochées de la direction transversale qu'elles sont pl postérieures.

Direction variable suivant la position de la langue.

La *direction* de ce muscle n'est pas la même dans toutes les positions de langue ; vertical lorsque l'organe est contenu dans la cavité buccale, il devie oblique d'arrière en avant lorsque la langue est portée en avant.

Sa division en deux portions distinctes : Le basio-glosse ; Le cérato-glosse.

L'hyo-glosse est presque toujours divisé en deux portions qui correspondent sa double origine, et qui sont séparées, en bas, par une ligne celluleuse, haut, par le faisceau inférieur du stylo-glosse. Albinus admettait, sous le nom *chondro-glosse* (*Cg*, *fig.* 50), une troisième portion, constituée par quelques fibr musculaires qui naissent de la petite corne. Haller, qui fait de cette derniè portion un muscle particulier, dit qu'il l'a toujours trouvée.

Rapports.

Rapports. — En dehors, il répond au stylo-glosse, au mylo-hyoïdien, au dig trique, à la glande sublinguale, aux nerfs grand hypoglosse et lingual.

En dedans, il répond à l'artère linguale, qui passe quelquefois entre l deux portions de ce muscle ; il répond encore au génio-glosse et au constricte moyen.

Action.

Action. — Il déprime le bord correspondant de la langue et le rapproche de l'o hyoïde. Lorsque la langue a été portée en avant, hors de la bouche, il concou à la reporter en arrière. Lorsque les deux muscles se contractent, la langue e déprimée et resserrée dans son diamètre transversal.

c. Génio-glosse (*Gg*).

C'est le plus considérable des muscles de la langue ; il est épais, triangul et comme rayonné (*fig.* 51).

Attaches géniennes. Irradiations des fibres.

Ses fibres naissent des tubercules géniens supérieurs, par une sorte de b tendineuse, à laquelle succèdent immédiatement les fibres charnues. De ce po comme d'un centre, les fibres charnues vont en s'irradiant d'avant en arriè dans diverses directions.

Attaches : 1° Hyoïdiennes ;

a. Les plus inférieures atteignent l'os hyoïde, soit directement, soit par l' termédiaire d'une membrane fibreuse. Ces fibres constituent les *génio-hyoï supérieurs* de Ferrein.

2° Pharyngiennes ;

b. Les faisceaux moyens viennent se terminer, en s'épanouissant, sur les cô du pharynx, remplissent tout l'intervalle qui sépare l'os hyoïde du muscle sty glosse, et recouvrent immédiatement la portion correspondante du pharynx.

ôt de l'excavation amygdalienne. Ces fibres, qui existent bien manifestement e les avais notées avant d'avoir connaissance qu'elles eussent été indiquées), uent les *génio-pharyngiens* de Winslow. Chez les animaux, et quelquefois

Fig. 50.

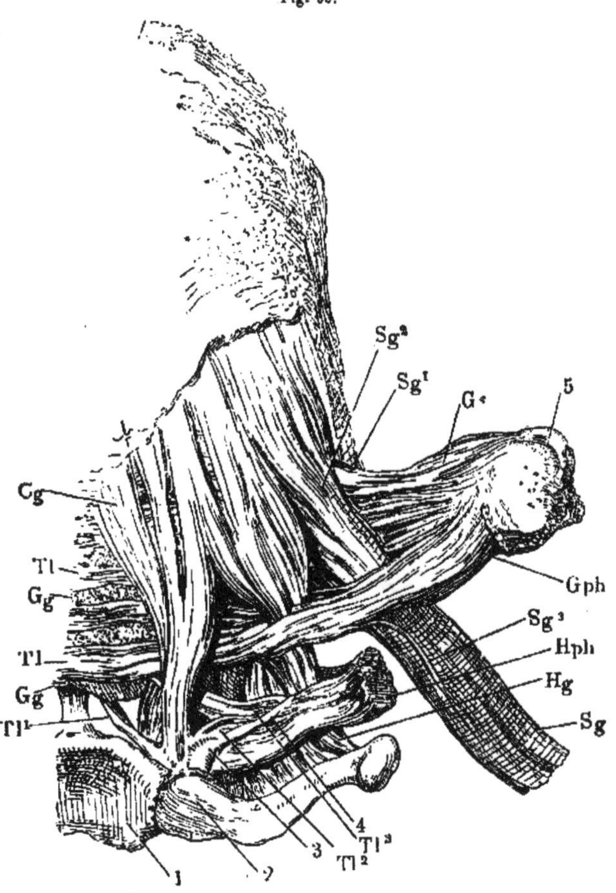

Os hyoïde et langue vus par la face dorsale (*).

i chez l'homme, quelques faisceaux vont s'insérer à la base de l'épiglotte *le glosso-épiglottique*).

faisceaux du génio-glosse qui sont antérieurs aux deux précédents, sont ..ité destinés à la langue et occupent toute la longueur de cet organe. Ces 3° Linguales.
..eaux se divisent en lames transversales, placées les unes derrière les autres séparées par les faisceaux transverses de la langue. Les lames antérieures, sont les plus courtes, parvenues à la face inférieure de la langue, s'inflé-

..s de l'os hyoïde. — 2, grande corne. — 3, petite corne, se continuant avec, 4, ligament .. — 5, amygdale. — *Sg*, stylo-glosse. — *Gs*, glosso-staphylin. — *Cp*, fibres du constric-..rieur qui vont à la langue. — *Hph*, constricteur moyen. — *Hg*, hyo-glosse. — *Tl*, transverse .. langue. — *Gg*, génio-glosse. — *Cg*, cérato-glosse.

chissent d'arrière en avant, traversent les faisceaux du lingual supérieur, po
se terminer vers la pointe de l'organe. Toutes les autres fibres se portent dire
tement en haut, puis se renversent un peu en dehors, pour se terminer so

Fig. 51.

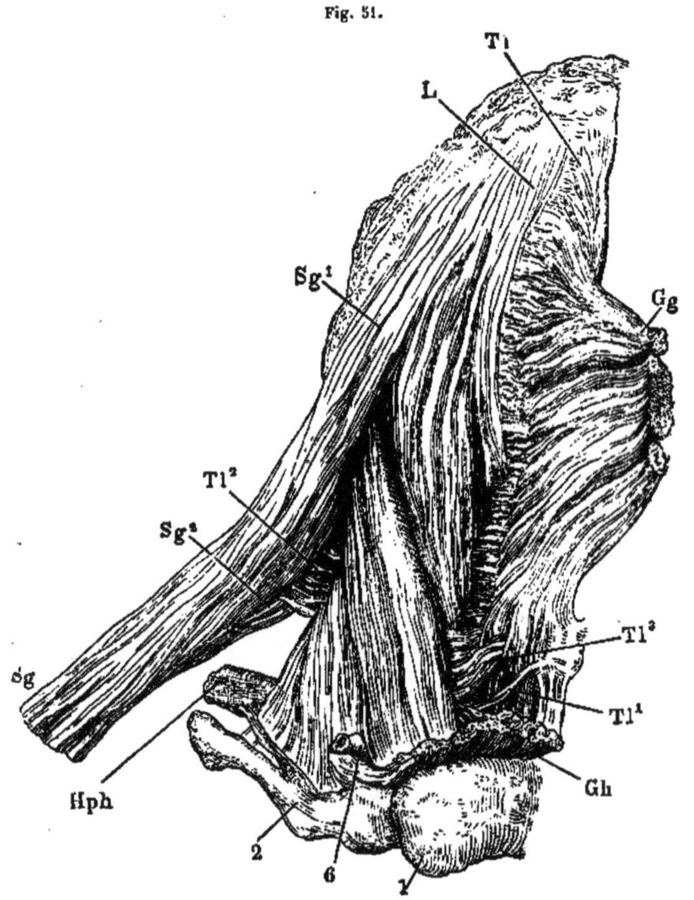

Os hyoïde et langue vus par la face inférieure (*).

dans la membrane papillaire, sur les côtés de la ligne médiane, soit sur le glandes de la base de la langue.

Rapports. *Rapports.* — *En dedans*, il répond à son congénère, dont il est séparé par tissu cellulaire assez souvent adipeux. Ces deux muscles, parfaitement distin et séparables jusqu'à leur pénétration dans l'épaisseur de la langue, cessent l'être après cette pénétration. *En dehors*, il répond à la glande sublinguale, muscles mylo-hyoïdien, hyo-glosse, stylo-glosse et lingual inférieur. Le

(*) Le muscle génio-glosse (Gg) a été détaché de ses insertions maxillaires, le génio-hyoïdien (Gh) de ses insertions hyoïdiennes. — 1, corps de l'os hyoïde. — 2, grande corne. — 6, artère linguale, pénétrant dans la langue en passant entre les faisceaux de l'hyo-glosse. — *Tl*, transverse de la langue. — *Hph*, constricteur moyen. — *Sg*, stylo-glosse. — L, lingual.

grand hypoglosse le traverse entre sa portion génio-pharyngienne et sa portion linguale. Le *bord inférieur* du génio-glosse répond au génio-hyoïdien, dont il est séparé par une couche celluleuse très-déliée. Son *bord supérieur* est subjacent à la muqueuse buccale, qu'il soulève de chaque côté du filet.

Action.

Action. — Par ses fibres hyoïdiennes, il élève l'os hyoïde et le porte en avant; par ses fibres pharyngiennes, il porte en avant le pharynx, dont il comprime les côtés; par ses fibres linguales postérieures, non moins que par ses fibres hyoïdiennes, il porte la base de la langue, et par conséquent la langue tout entière, en avant. C'est à ce muscle qu'est due la faculté que nous avons de porter la langue hors de la bouche. Par ses fibres antérieures ou réfléchies, la langue, préalablement sortie de la bouche, est ramenée dans cette cavité; enfin, par ses fibres linguales moyennes, la face supérieure de la langue est creusée en gouttière. Quand un seul muscle se contracte, la langue peut être projetée du côté opposé.

Le même muscle porte la langue hors de la bouche et l'y fait rentrer.

Fleischmann (1) a décrit au-dessous de la langue deux *bourses séreuses*, situées derrière le frein de cet organe et en rapport, d'une part, avec la muqueuse qui les recouvre, d'autre part, avec le tissu musculaire dont il vient d'être question; ces bourses séreuses, dont les parois sont extrêmement ténues et qui sont destinées, comme dans les autres points du corps, à faciliter les glissements, sont l'une à droite et l'autre à gauche; plus volumineuses chez l'adulte et le vieillard que chez l'enfant, elles sont quelquefois subdivisées par des cloisons celluleuses incomplètes. L'accumulation de sérosité dans leur intérieur constitue une variété de la grenouillette.

3° Glandes linguales.

Glandes linguales.

Des glandes nombreuses entrent dans la composition de la langue; on peut les distinguer en : *a.* celles de la face dorsale de la langue; *b.* celles de la face inférieure et des bords de la langue.

Glandes folliculeuses.

a. Les glandes de la face dorsale de la langue sont situées à la partie postérieure de cette face, en arrière du V des papilles caliciformes; elles sont de deux espèces, des *glandes folliculeuses* et des *glandes muqueuses* ou *en grappe*. Les premières se montrent sous la forme d'éminences arrondies, aplaties, du volume d'une lentille, situées immédiatement au-dessous de la muqueuse, et constituent une couche presque continue, depuis les papilles caliciformes jusqu'à l'épiglotte, et d'une amygdale à l'autre. Leur partie centrale présente une ouverture circulaire ou en fente, qui conduit dans une cavité infundibuliforme, remplie ordinairement d'une substance analogue à du mucus. Les parois de cette cavité sont très-épaisses, et parfaitement semblables, quant à leur structure, à celles des follicules qui composent les amygdales.

Il résulterait des recherches de Böttcher (*Virchow's Arch.* t. XVIII, p. 190) que les glandes folliculeuses de la base de la langue n'existent point chez le nouveau-né et résultent simplement d'une tuméfaction pathologique de la substance lymphoïde qui entoure les embouchures des canaux excréteurs des glandes acineuses.

Glandes muqueuses.

Les *glandes en grappe* de la base de la langue sont situées au-dessous des précédentes, souvent entre les fibres musculaires; elles forment une couche très-épaisse dans toute la portion non papillaire de la langue, mais s'étendent aussi

(1) *De novis sub linguâ bursis.* Nuremberg, 1841.

un peu en avant des papilles caliciformes; leur diamètre varie entre 1 et 5 millimètres; elles ressemblent parfaitement aux glandules labiales et buccales. Leur conduit excréteur est assez long, et s'ouvre à la surface de la muqueuse, quelquefois, suivant E. H. Weber, dans la cavité des glandes folliculeuses.

b. Les bords de la langue sont longés par des glandules qui font suite à la glande sublinguale et qui sont situées à la face externe ou sous le bord infé[rieur] du muscle stylo-glosse; leurs conduits excréteurs s'ouv[rent] sur le bord de la langue, quelquefois sur la paroi i[nfé]rieure de la bouche.

Fig. 52.

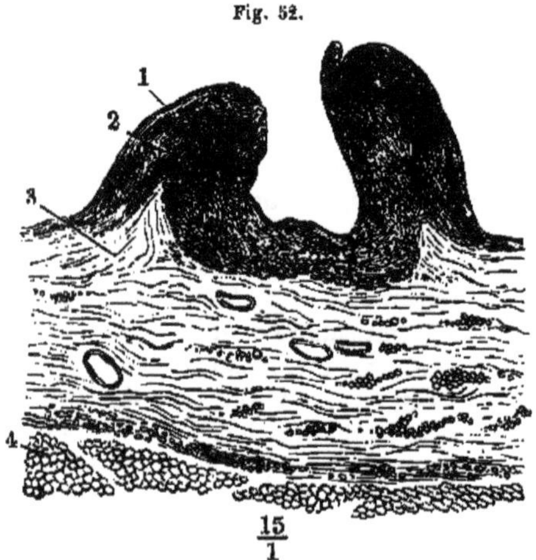

Section verticale de la muqueuse de la face dorsale de la langue, passant à travers un follicule de cette face (*).

Glande de Blandin.

Au-dessous des fibres transversales de la langue, [au-]dessus du faisceau des m[us]cles lingual et stylo-glo[sse] réunis, se trouvent, da[ns] l'épaisseur de la langue, i[m]médiatement derrière le file[t,] deux glandes (*fig.* 53, [2]), l'un[e à] droite, l'autre gauche, dé[crites] pour la première foi[s] par Blandin en 1834. Nühn, qui ignorait sans doute le travail de l'anatomiste français, les a signalées plus tard (1845), dans une monographie *sur une glande non encore d[é]crite* (1). Elles ont la forme d'une petite amande et sont plus écartées l'une [de] l'autre vers leur extrémité postérieure que vers l'antérieure. Leurs condu[its] excréteurs, en nombre variable, s'ouvrent sur les franges de la face inférieure de la langue.

4° Vaisseaux, nerfs et tissu cellulaire.

Artères. Les *artères* de la langue sont les linguales, si volumineuses eu égard à la [pe]titesse de l'organe, les palatines et les pharyngiennes inférieures.

Veines. Les *veines* sont de deux ordres, comme aux membres et pour la même [rai]son : les unes, superficielles, qui marchent indépendamment des artères ; les autres, profondes, qui suivent la direction de cet ordre de vaisseaux.

Vaisseaux lymphatiques. Les *vaisseaux lymphatiques* vont se rendre aux ganglions profonds de la ré[gion] sus-hyoïdienne.

Nerfs. Les *nerfs* sont extrêmement volumineux ; ils viennent de plusieurs sources.

(*) 1, épithélium. — 2, substance glandulaire formant la paroi du follicule. — 3, muqueuse, montrant la coupe des vaisseaux et plusieurs groupes de granulations graisseuses. — 4, section transversale de la couche musculaire.

(1) Nühn n'a trouvé ces glandes que chez l'homme et l'orang-outang. Comme elles manquent dans le reste du règne animal, il suppose que leur sécrétion est destinée à faciliter les mouvements de la langue et que leur existence est liée à la faculté qu'a l'homme de traduire sa pensée par la parole.

Ce sont : 1° le grand hypoglosse ; 2° le nerf lingual, branche de la cinquième paire ; 3° le glosso-pharyngien ; 4° un rameau très-remarquable du nerf laryngé supérieur ; 5° la corde du tympan, branche du facial (1) ; 6° les filets du grand

Fig. 53.

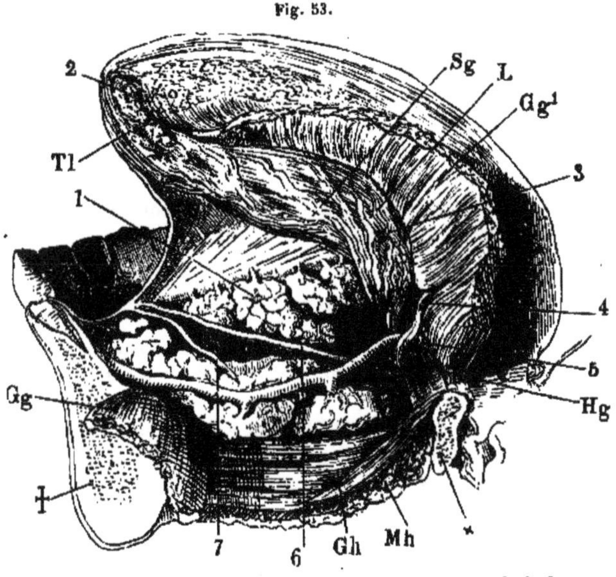

Section médiane du maxillaire inférieur et face inférieure de la langue (*).

sympathique qui accompagnent l'artère linguale. Nous verrons plus tard que le grand hypoglosse est exclusivement destiné aux muscles de la langue ; que le nerf lingual, le glosso-pharyngien et le rameau du laryngé supérieur sont exclusivement destinés à la membrane, si riche en papilles, qui revêt la face supérieure de la langue ; que le nerf lingual appartient à toute la portion de la membrane papillaire qui est au-devant du V lingual, et les deux autres à toute la portion de la muqueuse qui est en arrière du V lingual. La terminaison et les usages de la corde du tympan sont encore controversés.

(*) Le muscle génio-glosse a été divisé à sa partie moyenne et renversé (*Gg*, *Gg'*) ; la langue ayant ensuite été écartée du maxillaire, il a été possible de découvrir largement l'espace situé entre cet os et la muqueuse du plancher buccal. — †, section du maxillaire inférieur. — *, section de l'os hyoïde. — *Tl*, section des fibres transversales de la langue. — *Gh*, génio-hyoïdien. — *Mh*, mylo-hyoïdien, divisé transversalement. — *Hg*, hyo-glosse. — L, lingual inférieur. — *Sg*, stylo-glosse. — 1, glande sublinguale. — 2, glande de Blandin. — 3, nerf lingual. — 4, nerf hypo-glosse. — 5, artère sublinguale. — 6, canal de Wharton. — 7, canal de Rivinus.

(1) J'ai vu récemment, sur un sujet, une branche considérable du facial qui se rendait à la langue. Cette branche naissait du facial à sa sortie de l'orifice stylo-mastoïdien, croisait obliquement la partie antérieure de l'apophyse styloïde, à laquelle elle était accolée, se portait au-devant du muscle stylo-pharyngien, en dehors de l'amygdale, parallèlement au glosso-pharyngien, qui était en arrière, communiquait par plusieurs arcades avec ce dernier nerf et, arrivée à la base de la langue, se divisait en deux rameaux : l'un, qui longeait le bord de la langue, l'autre, qui s'anastomosait en anse avec le glosso-pharyngien. De ces deux rameaux partaient des filets qui se distribuaient à la couche musculaire sub-jacente à la membrane papillaire. La même disposition n'avait pas lieu de l'autre côté.

Tissu cellulaire.

Le *tissu cellulaire* de la langue est en partie séreux, en partie graisseux; le séreux occupe surtout la partie antérieure, le graisseux la partie postérieure.

C. — Développement.

La langue naît, vers la septième semaine de la vie fœtale, des bourgeons maxillaires inférieurs réunis sur la ligne médiane, sous l'aspect d'un tubercule simple, qui, en grandissant, prend la forme de la langue. A neuf semaines, elle est grosse, ronde, et fait saillie au dehors. Plus tard, la langue croît relativement moins vite que les parties environnantes, de sorte qu'elle rentre dans la cavité buccale. Dès le quatrième mois, selon Bischoff, les papilles sont déjà distinctes.

Le développement précoce de la langue est en rapport avec ses usages; agent essentiel de la succion, elle doit entrer en exercice immédiatement après la naissance.

D. — Fonctions de la langue.

La langue est un organe de locomotion.

Les fonctions de la langue sont de deux ordres bien distincts : les unes dépendent des mouvements qu'elle exécute, les autres de la sensibilité dont est douée la muqueuse linguale.

Les mouvements de la langue sont relatifs à la préhension des aliments, à la succion, à la mastication, à la gustation, à la déglutition, à l'articulation des sons et au jeu des instruments à vent. Ces mouvements peuvent être divisés en *mouvements de totalité* et *mouvements partiels*.

Mouvements de totalité.

Dans les mouvements de totalité, la langue subit des déplacements dont on aura une idée exacte par l'action isolée ou combinée de ses muscles extrinsèques. Ainsi, la langue est portée hors de la bouche, retirée dans la cavité buccale, inclinée à droite ou à gauche, dirigée en haut, en bas, et dans toutes les positions intermédiaires.

Mouvements intrinsèques. Les mouvements relatifs à l'articulation des sons sont les plus multipliés.

Dans ses mouvements partiels, la langue modifie sa forme de mille manières différentes : elle se rétrécit par ses fibres transversales, se raccourcit d'avant en arrière par ses fibres antéro-postérieures, se raccourcit verticalement, se creuse en gouttière par ses fibres perpendiculaires, porte sa pointe en haut par ses fibres longitudinales inférieures.

De tous ces usages, celui qui exige les mouvements les plus variés, les plus précis et les plus rapides, c'est celui qui est relatif à l'articulation des sons, dont la langue est l'agent essentiel. Par cet usage, qui n'est nullement le résultat d'une conformation spéciale, la langue s'associe à l'intelligence, dont elle devient un des principaux instruments. Elle est l'organe d'expression le plus habituel de la pensée.

VII. — DES GLANDES SALIVAIRES.

Idée générale des glandes salivaires.

Indépendamment des glandules labiales, buccales et palatines, qui tapissent la cavité de la bouche, et des glandes linguales, il existe autour de cette cavité un appareil glanduleux particulier, qui constitue une sorte de chaîne ou de collier, symétriquement étendu le long des branches et du corps de la mâchoire inférieure. Cette chaîne (1) présente des interruptions, pour constituer six masses

(1) La continuité de cette chaîne glanduleuse, admise par quelques anatomistes, n'est qu'apparente ; la glande sous-maxillaire est toujours séparée de la parotide par une cloison fibreuse.

glanduleuses, trois de chaque côté, lesquelles, eu égard à leur situation, ont reçu les noms de glandes *parotides*, glandes *sous-maxillaires* et glandes *sublinguales*.

1. — GLANDE PAROTIDE.

Ainsi nommée à cause de sa situation au-dessous et en avant du conduit auditif externe, la *glande parotide* (παρά, auprès de ; οὖς, ὠτός, oreille) remplit une Situation.

Fig. 54.

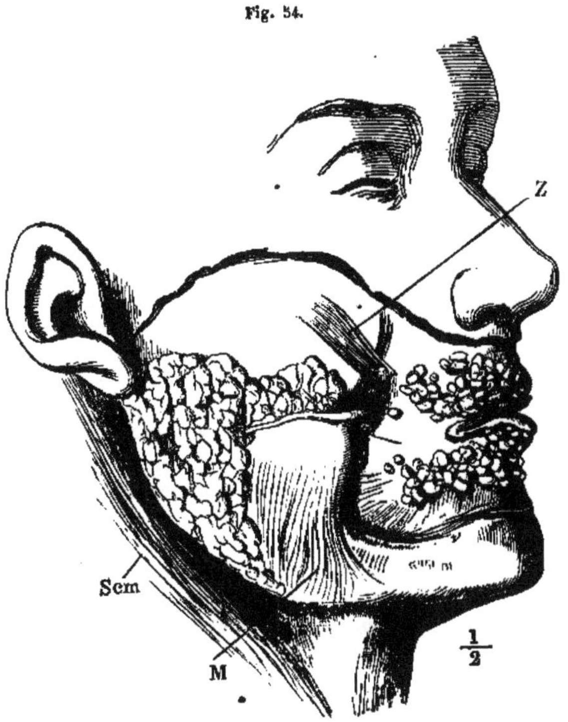

Glandes buccales et labiales ; parotide (*).

excavation (*excavation parotidienne*) bornée, en avant, par le bord postérieur de la branche de la mâchoire, en arrière, par le conduit auditif externe et par l'apophyse mastoïde, en haut, par l'arcade zygomatique, en bas, par l'angle de la mâchoire inférieure, en dedans, par l'apophyse styloïde et par les muscles qui en partent. Cette glande a donné son nom à la région qu'elle occupe (1).

(*) La tête est vue de profil. On a enlevé la peau des joues et des lèvres, le peaucier du cou, le buccinateur et le sphincter buccal. — Z, muscle zygomatique coupé près de son origine. — M, masséter. — Sem, sterno-cléido-mastoïdien.

(1) Quelquefois la parotide fait sous la peau une saillie considérable et semble placée tout entière en dehors de l'excavation parotidienne ; elle se présente alors sous l'aspect d'une tumeur molle, offrant au toucher une disposition granuleuse, tumeur qui soulève la peau au-devant, au-dessous et en arrière du conduit auditif. Un malade, dont les deux

Volume. La parotide surpasse en *volume* les autres glandes salivaires; elle l'empo[rte] même à elle seule sur toutes les autres glandes salivaires réunies.

Poids. Son *poids*, très-variable, suivant les sujets, est en moyenne d'envi[ron] 30 grammes.

Forme. Sa *forme* est irrégulière et déterminée, à la manière d'une cire molle, par ce[lle] des parties environnantes, sur les anfractuosités desquelles la glande sem[ble] moulée. Large dans sa portion superficie[lle,] elle se rétrécit brusquement au moment o[ù] elle s'enfonce derrière la branche de la m[â]choire. Pour avoir une bonne idée du volu[me] et de la forme de la parotide, il faut la [re]tirer tout entière de l'espèce de moule a[n]fractueux dans lequel elle est logée. On [l'a] comparée à une pyramide dont la base ser[ait] en dehors et le sommet en dedans.

Fig. 55.

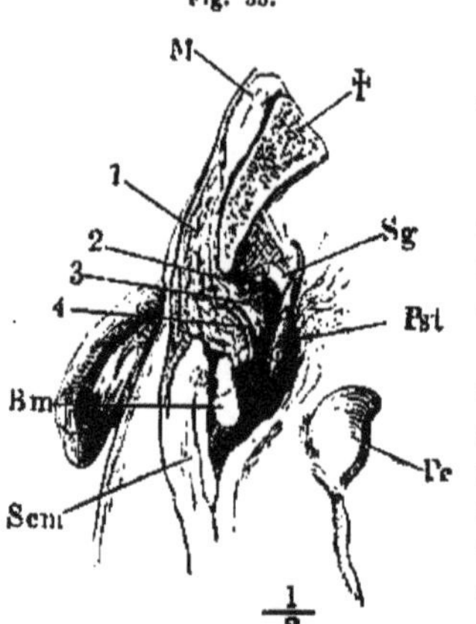

Section horizontale du crâne, passant immédiatement au-dessous de l'oreille (*).

Rapports : De sa face externe ou cutanée ; *Rapports.* — Par sa *face externe* ou base, [q]u['elle] est large, oblongue dans le sens vertical, irr[é]gulièrement quadrilatère et comme découp[ée] dans sa circonférence, elle répond à la pea[u] dont elle est séparée par l'aponévrose pa[ro]tidienne et par le risorius de Santorini, lo[rs]qu'il existe (1).

De sa face antérieure ou maxillaire ; Sa *face antérieure* est comme creusée e[n] gouttière, pour embrasser le bord postérie[ur] de la branche de l'os maxillaire. Une bou[rse] séreuse rudimentaire, ou un tissu cellulai[re] membraneux qui en tient la place, favorise le glissement de l'os sur ce[tte] glande. Cette face répond, en outre, au muscle ptérygoïdien interne, au ligame[nt] stylo-maxillaire, au masséter, sur la face externe duquel la parotide se prolon[ge] plus ou moins, suivant les sujets, et dont elle est séparée, en avant, par le[s] rameaux du nerf facial, par un tissu cellulaire lâche, et par l'artère transve[rse] de la face (2). L'artère auriculaire postérieure traverse la partie inférieure [de] cette glande.

(*) Pc, condyle de l'occipital. — Pst, apophyse styloïde. — †, section de la branche de la mâchoire. — Scm, sterno-cléido-mastoïdien. — Bm, ventre postérieur du digastrique. — M, masséter. — Sg, stylo-glo[sse]. — 1, section de la parotide. — 2, section de la veine faciale postérieure. — 3, section de la caro[tide] externe. — 4, nerf facial.

moitiés de la mâchoire inférieure étaient réunies à angle très-aigu, présentait cette [di]sition au plus haut degré ; au premier abord, on aurait pu croire à une tumeur [ou] à un engorgement glanduleux.

(1) Chez une femme qui m'a servi à la préparation de la parotide, le risorius nai[ssait] de la ligne courbe demi-circulaire supérieure de l'occipital par deux faisceaux distincts, [qui] se portaient de haut en bas et d'arrière en avant, se réunissaient au niveau du so[mmet] de l'apophyse mastoïde, se dirigeaient ensuite, en se réfléchissant, d'arrière en av[ant et de] bas en haut, et s'épanouissaient sur la parotide. Quelques-unes de ces fibres se p[ortaient] à la commissure des lèvres; le plus grand nombre se perdaient dans l'aponévrose pa[ro]tidienne.

(2) Je signalerai ici les adhérences intimes qui existent entre la parotide et la portion [du] muscle masséter qu'elle recouvre. Ces adhérences ont lieu par un grand nombre de la[n]guettes fibreuses, qui, partant des portions tendineuses du muscle, se perdent dans

De sa face postérieure ou mastoïdienne ;

Par sa *face postérieure*, elle répond à la portion cartilagineuse du conduit auditif externe, sur la convexité duquel elle se moule et auquel elle adhère par un tissu cellulaire très-dense ; plus bas, elle répond à l'apophyse mastoïde, aux muscles sterno-cléido-mastoïdien et digastrique, et médiatement à l'apophyse transverse de l'atlas.

Cette face est extrêmement irrégulière ; elle adhère aux parties voisines par un tissu cellulaire dense, qui en rend la dissection très-difficile lorsqu'on veut enlever la glande en totalité.

En dedans ;

En *dedans*, la parotide est réduite à un bord, qui répond à l'apophyse styloïde, aux muscles et aux ligaments qui en naissent. Elle envoie un prolongement considérable dans l'espace qui sépare cette apophyse styloïde et les muscles styliens du ptérygoïdien interne ; mais le rapport le plus important de ce bord est celui qu'il affecte avec l'artère carotide externe, à laquelle il fournit un demi-canal, et quelquefois un canal complet.

En haut ;

En haut, la parotide répond à l'arcade zygomatique et à l'articulation temporo-maxillaire.

En bas.

Son *extrémité inférieure* mesure l'intervalle qui sépare l'angle de la mâchoire du sterno-mastoïdien ; elle avoisine la glande sous-maxillaire, dont elle est séparée par une cloison fibreuse.

Rapports profonds ou intrinsèques. Avec des artères ; Des veines ; Des nerfs. Des ganglions lymphatiques.

Indépendamment des rapports que nous venons d'indiquer, la parotide affecte un autre ordre de rapports, qu'on pourrait appeler *profonds* ou *intrinsèques*, avec les vaisseaux et les nerfs qui la traversent à diverses profondeurs. Ainsi, 1° l'artère carotide externe traverse presque toujours la glande au voisinage de son côté interne ; 2° l'artère temporale, la transversale de la face, les artères auriculaires antérieures, qui naissent dans l'épaisseur de cette glande, l'artère auriculaire postérieure, la traversent encore dans divers sens. On voit, en outre, dans l'épaisseur de la parotide, 3° la veine temporale, la branche de communication entre la veine jugulaire externe et la veine jugulaire interne ; 4° le tronc du nerf facial, d'abord placé derrière cette glande, et qui s'enfonce immédiatement dans son épaisseur, pour se diviser en deux branches, lesquelles s'éparpillent ensuite et la traversent en tous sens ; 5° le filet temporal superficiel du nerf maxillaire inférieur ; 6° le nerf auriculaire, branche du plexus cervical, traverse encore cette glande, mais superficiellement (1). Les rameaux nerveux fournis par le nerf auriculaire antérieur, branche ascendante du plexus cervical, traversent la glande parotide pour venir se distribuer à la peau de la joue ; 7° la glande parotide, par une exception fort remarquable, contient toujours dans son épaisseur, mais généralement à peu de profondeur, des *ganglions lymphatiques* qui reçoivent les vaisseaux lymphatiques des téguments environnants et qui se distinguent aisément du tissu de la glande par leur couleur rouge. Quelques-uns de ces ganglions se trouvent sur le trajet de la carotide externe.

tissu cellulaire, quelquefois fibreux, qui recouvre la face profonde de cette glande. Les mêmes adhérences ont lieu entre la parotide et les fibres tendineuses du muscle ptérygoïdien interne.

(1) Ces rapports nous prouvent l'impossibilité presque absolue 1° de l'extirpation de la parotide par l'instrument tranchant ; 2° de la compression de cette glande, suivant la méthode indiquée par Desault, pour la guérison des fistules salivaires. La compression, qui est excessivement douloureuse, à raison des nerfs nombreux qui traversent la parotide, ne pourrait porter que sur la partie superficielle de cette glande.

On conçoit que le développement morbide de ces ganglions ait dû souvent imposer pour une maladie de la glande elle-même.

Membrane fibreuse. Des lobules. Des grains glanduleux. Étude microscopique du grain glanduleux.

Structure. Une membrane fibreuse très-dense et très-résistante, surtout en enveloppe la parotide et envoie dans son épaisseur des prolongements de en plus ténus qui la divisent en lobes et lobules de divers ordres, et ceux-ci grains glanduleux. Ces grains sont les *acini* de Malpighi ; ce sont autant de cules creuses, sur lesquelles se ramifient les vaisseaux, et d'où émanent les dicules des conduits excréteurs. Les parois de ces vésicules sont constituées une membrane propre, tapissée intérieurement de cellules à noyau particu res, *cellules salivaires* de Pflüger, qui sont munies chacune d'une sorte d' dice en forme de pédicule. Il n'y a point, à proprement parler, de cavité (fi

Artères. Les *artères* parotidiennes sont très-nombreuses : les unes émanent directe de la carotide externe ; les autres proviennent de ses branches, et plus p lièrement de la temporale superficielle, de la transversale de la face et des culaires antérieure et postérieure.

Veines. Les *veines* portent le même nom et suivent la même direction que les artè Il existe un plexus veineux parotidien.

Vaisseaux lymphatiques. Les *vaisseaux lymphatiques* propres à la glande parotide sont peu connus. anatomistes qui ont fait une étude spéciale du système lymphatique n'ont jusqu'à ce jour, nous donner aucun renseignement à cet égard, et c'est la thologie seulement qui nous a permis de présumer que les lymphatiques de parotide aboutissent aux ganglions situés au-devant du conduit auditif à l'an de la mâchoire et dans l'épaisseur de la glande.

Nerfs. Quant aux *nerfs parotidiens*, plusieurs rameaux du nerf auriculaire antérie branche du plexus cervical, paraissent se perdre dans l'épaisseur de la glan parotide. C'est à tort qu'on a dit qu'il en était de même pour certains rame du nerf facial. Il résulte des dissections les plus répétées que ces rameaux font que la traverser.

Conduit parotidien. Origine. Direction. Trajet. Courbure. Point précis de son orifice buccal.

Conduit parotidien. De chaque grain glanduleux part un petit conduit excréte ou *tube salivaire* (Pflüger), constitué par une tunique conjonctive et élastiq revêtue intérieurement d'une couche de cellules cylindriques. Ce conduit réunit presque immédiatement, à angle très-aigu, avec les conduits excréte des granulations voisines ; de la réunion successive de tous ces conduits résul un canal unique, qui, né des portions inférieures de la parotide, émerge du bo antérieur de la circonférence de la glande, au niveau de la partie moyenne ce bord ; c'est le *conduit parotidien*, appelé aussi *canal de Sténon*, bien qu'il été décrit par Casserius. Ce conduit se porte horizontalement d'arrière en ava à un centimètre environ au-dessous de l'arcade zygomatique, sur le massé qu'il coupe perpendiculairement et à la portion tendineuse duquel il d'une manière intime. Parvenu au bord antérieur du masséter, il change direction, se recourbe au-devant d'une masse graisseuse qui répond à ce bor s'enfonce perpendiculairement dans l'épaisseur des graisses de la joue, trave le buccinateur dans la même direction, et glisse obliquement, dans l'espace plusieurs millimètres, entre ce muscle et la muqueuse, qu'il perce enfin da l'intervalle qui sépare la première de la deuxième grosse molaire, à peu p au niveau de la partie moyenne de la couronne de ces dents.

Analogie entre l'orifice buccal du canal de Sténon et l'orifice vésical de l'uretère.

Il suit de là que le canal de Sténon s'ouvre dans la cavité buccale exacteme de la même manière que les uretères s'ouvrent dans la vessie : il se glisse obli quement et parcourt un certain trajet sous la muqueuse. La longueur de est facile à déterminer; il suffit de perforer la joue dans le point où le va traverser le buccinateur, et de mesurer l'intervalle qui sépare cette tion de l'orifice buccal du conduit. Cet intervalle est de 4 à 6 millimètres. l'orifice buccal en lui-même, il est oblique, comme l'orifice vésical de ; en sorte que rien n'est plus facile que de faire pénétrer un stylet délié ce buccal. Chez quelques sujets, j'ai vu le conduit de Sténon s'ouvrir crête horizontale, semblable à celle de l'orifice du conduit de Wharton.

Glandes parotidiennes accessoires.

canal de Sténon est souvent accompagné par une *glande accessoire* (1) qui uée entre l'arcade zygomatique et ce canal, auquel elle adhère intimement le point où son canal excréteur vient s'ouvrir le canal de Sténon. J'ai rencontré deux petites es accessoires situées, l'une, à la partie moyenne, , à la partie antérieure du masséter, au-dessus nal. Enfin, au moment où le canal de Sténon e le buccinateur, il est entouré de glandules nt suite aux glandules dites glandes molaires, nt les unes paraissent s'ouvrir dans ce conduit, que les autres s'ouvrent directement dans la he.

Glandules buccales.

Fig. 56.

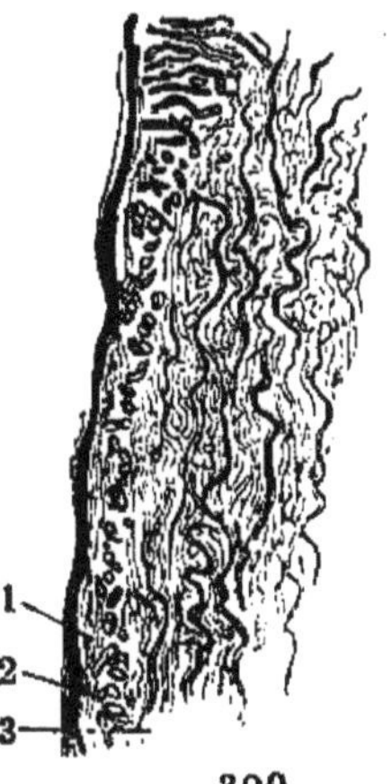

$\frac{300}{1}$. *Coupe longitudinale de la portion interne du canal de Sténon, moins l'épithélium* (*).

Longueur du canal de Sténon.

s être flexueux, le canal de Sténon, isolé des es environnantes, est beaucoup plus long qu'il ne lerait au premier abord.

Ses rapports.

us-cutané, superficiel au niveau du masséter, le de Sténon est séparé de la peau par une grande eur de graisse, et en outre, au-devant du mas- par le muscle grand zygomatique. Une branche dérable du nerf facial et quelques artérioles pro- t de la transversale de la face longent ce canal.

Son épaisseur n'est pas aussi grande qu'elle paraît l'être.

se fait généralement une idée exagérée de l'é- eur du conduit de Sténon; il n'est réellement épais qu'on le dit qu'à sa partie antérieure, où oit une expansion de l'aponévrose buccinatrice. rassé de la couche cellulo-adipeuse qui l'entoure, il n'a guère plus d'é- eur que la plupart des autres conduits, les uretères par exemple. On se fait ment une fausse idée de son inextensibilité. Ce qui est vrai, c'est que le e de ce canal n'est pas en rapport avec le volume de la glande.

Il n'est pas inextensible.

Texture.

x tuniques constituent ce canal : 1° une tunique externe, composée de tissu ctif dont les faisceaux deviennent de moins en moins gros à mesure qu'on e vers la profondeur; ces faisceaux sont généralement dirigés dans le sens dinal; de nombreuses fibres élastiques fines leur sont mélangées, et près embrane interne, ces fibres se transforment en un réseau élastique très- Il n'existe pas de tissu musculaire dans la paroi du canal de Sténon; tunique interne, émanation de la muqueuse buccale, et constituée par embrane amorphe très-fine, recouverte d'un épithélium cylindrique; les ux artériels et veineux de ce conduit sont très-développés.

(*) embrane propre. — 2, section des fibres élastiques annulaires. — 3, faisceaux longitudinaux onjonctif et fibres élastiques longitudinales.

e glande était très-volumineuse, d'après Desault, chez un individu dont la paro- spondante était atrophiée.

2° Glande sous-maxillaire.

Situation. La glande sous-maxillaire est située dans la région sus-hyoïdienne, et en p derrière le corps de la mâchoire inférieure ; elle est circonscrite par la co du tendon digastrique, qu'elle déborde presque toujours inférieurement.

Volume. **Figure.** Beaucoup moins volumineuse que la parotide, mais plus volumineuse qu glande sublinguale, oblongue d'arrière en avant, ellipsoïde, irrégulière, elle divisée en deux, et quelquefois en trois lobes, par des scissures profondes.

Rapports : **En dehors et en bas.** Ses *rapports* sont les suivants : par sa *face externe et inférieure*, elle répon une fossette de l'os maxillaire (fossette de la glande sous-maxillaire), dans quelle elle est entièrement logée lorsque la mâchoire inférieure est abais Lorsqu'au contraire la tête est renversée en arrière, la glande apparaît pre en entier dans la région sus-hyoïdienne, et répond au peaucier ; elle est sép de ce muscle par l'aponévrose cervicale, à laquelle elle est unie par un cellulaire tellement lâche, qu'on dirait d'une synoviale. Par cette face, la gla

Fig. 57.

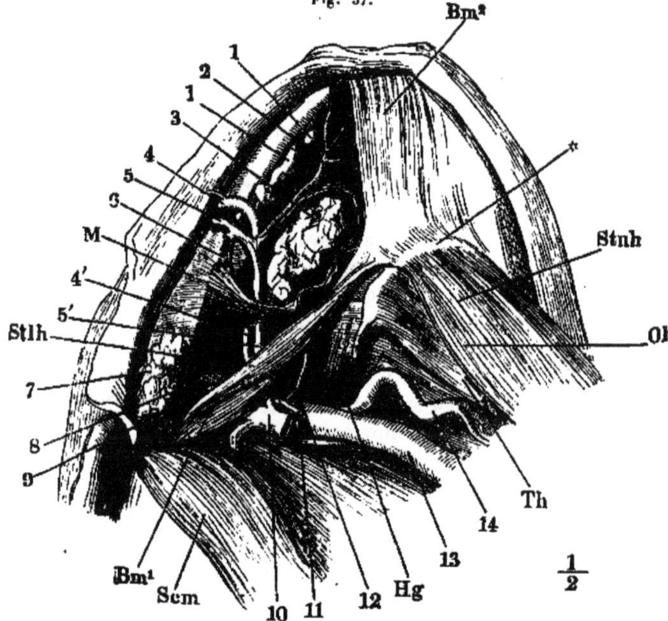

Région sus-hyoïdienne et sous-hyoïdienne (*).

sous-maxillaire répond encore au muscle ptérygoïdien interne et aux gangl lymphatiques nombreux qui longent la base de la mâchoire.

(*) On a enlevé la peau et le peaucier, et divisé l'aponévrose sus-hyoïdienne (6), pour montrer la g sous-maxillaire (3) en place. — †, coupe de l'os hyoïde. — M, masséter. — *Stlh*, stylo-hyoïdie *Bm*¹, ventre postérieur du digastrique. — *Scm*, sterno-cléido-mastoïdien. — *Hg*, hyoglosse. — *Th*, hyoïdien. — *Oh*, omo-hyoïdien. — *Stnh*, sterno-hyoïdien. — 1, 1, ganglions lymphatiques. — 2, seaux sous-mentaux. — 4, artère faciale. — 5, veine faciale antérieure. — (4', 5', les mêmes vais avant leur passage à travers l'aponévrose sus-hyoïdienne). — 7, parotide, extrémité inférieure. — 8, carotide externe. — 9, veine faciale postérieure. — 10, veine jugulaire interne. — 11, branche ar du sterno-mastoïdien, coupée près de son origine. — 12, nerf hypoglosse. — 13, artère carotide tive. — 14, artère thyroïdienne supérieure.

Par sa *face externe et supérieure*, elle répond, en bas, au tendon du digastrique et au muscle stylo-hyoïdien ; en haut et en arrière, au muscle hyo-glosse, sur la face externe duquel se voient le nerf grand hypoglosse et plusieurs veines qui l'accompagnent ; en haut et en avant, au muscle mylo-hyoïdien. **En dedans et en haut.**

Presque toujours la glande sous-maxillaire présente, au-dessus du muscle mylo-hyoïdien, un prolongement dont le volume et la forme varient. Quelquefois les grains glanduleux qui le constituent, sont situés linéairement, de manière à simuler le canal de Wharton, ou mieux un second canal qui marcherait parallèlement à ce canal et au-dessus de lui. Le plus souvent ce prolongement est considérable, irrégulier, et constitue en quelque sorte une seconde glande sous-maxillaire. **Prolongement supérieur de la glande.**

Le rapport le plus important de la glande sous-maxillaire est celui qu'elle affecte avec l'artère faciale, laquelle est reçue dans un sillon profond creusé sur l'extrémité postérieure de cette glande et sur la partie voisine de sa face externe. Quelquefois ce sillon, prolongé en avant, divise la glande en deux lobes inégaux. On ne saurait méconnaître une grande analogie entre la disposition de l'artère faciale, par rapport à la glande sous-maxillaire, et celle de l'artère carotide externe, par rapport à la glande parotide. **Rapport de la glande avec l'artère faciale**

Structure. La même que celle de la glande parotide, si ce n'est que l'épithélium qui tapisse les vésicules glandulaires est plus distinct et circonscrit une **Structure.**

Fig. 58.

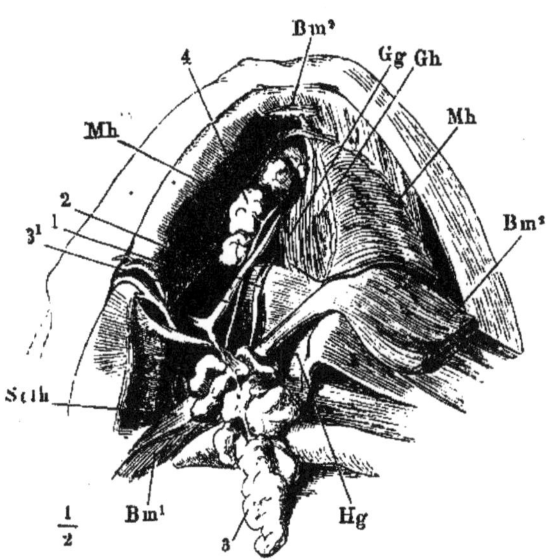

Même préparation que fig. 57 (*).

cavité mieux marquée. La membrane fibreuse d'enveloppe de la glande sous-maxillaire est facile à démontrer, la glande pouvant être retirée sans difficulté

(*) La glande sous-maxillaire (3) a été retirée de son enveloppe, étalée et abaissée ; le ventre antérieur du digastrique (Bm^2) et le mylo-hyoïdien (*Mh*) ont été détachés du maxillaire inférieur et renversés. — *Sh*, stylo-hyoïdien. — *Gg*, génio-glosse. — *Gh*, génio-hyoïdien. — *Hg*, hyo-glosse. — 1, nerf lingual et ganglion sous-maxillaire. — 2, artère linguale. — 3^1, canal de Wharton. — 4, glande sublinguale.

de cette enveloppe, à laquelle elle n'adhère que par un tissu cellulaire très-

Artères. Les *vaisseaux artériels* sont nombreux et viennent des artères faciale e

Veines. mentale. Les *veines* leur correspondent. Les *lymphatiques* de la glande so

Vaisseaux lymphatiques. connus. Ceux qui aboutissent aux ganglions sous-maxillaires, proviennent, vant M. Sappey, des téguments des régions voisines et non de la glande elle

Nerfs. Les *nerfs* viennent du lingual et du rameau myloïdien du nerf dentaire. Je remarquer que la plupart des filets nerveux qui émanent du renflement veux ganglionnaire appelé *ganglion sous-maxillaire*, sont destinés à cette g

Canal de Wharton. Le *conduit excréteur* de la glande sous-maxillaire est appelé *canal de W* bien qu'il ait été antérieurement découvert par van Horne. Né de la successive de tous les petits conduits qui proviennent des grains glandule conduit de Wharton sort par la branche supérieure de bifurcation de l'ex antérieure de la glande, conséquemment au-dessus du mylo-hyoïdien, dirige obliquement de bas en haut et de dehors en dedans, parallèlement nerfs grand hypoglosse et lingual. D'abord placé entre les muscles hyoïdien et hyo-glosse, il se glisse entre le génio-glosse et la glande sublingu à la face interne de laquelle il est accolé, mais dont il ne reçoit aucun conduits excréteurs.

Trajet du canal de Wharton. Parvenu sur le côté du frein de la langue, le canal de Wharton, qui sous-muqueux dans toute la portion de sa longueur où il répond à la gl sublinguale, change de direction, se porte d'arrière en avant, pour venir s' vrir, par un pertuis extrêmement étroit, sur le sommet d'une sorte de pap saillante et mobile qu'on observe derrière les dents incisives, de chaque c du frein de la langue, saillie déterminée par quelques glandules muqueuses se trouvent à ce niveau.

Son orifice buccal. Cet orifice, qu'on voit à peine à l'œil nu, a pu, mal son exiguïté, admettre une soie de sanglier dans un cas particulier présenté Société anatomique par Robert. Bordeu a exprimé parfaitement l'aspect de orifice par le terme d'*ostiolum umbilicale*.

Caractères particuliers au canal de Wharton. Le canal de Wharton est remarquable : 1° par le peu d'épaisseur de ses

Fig. 59.

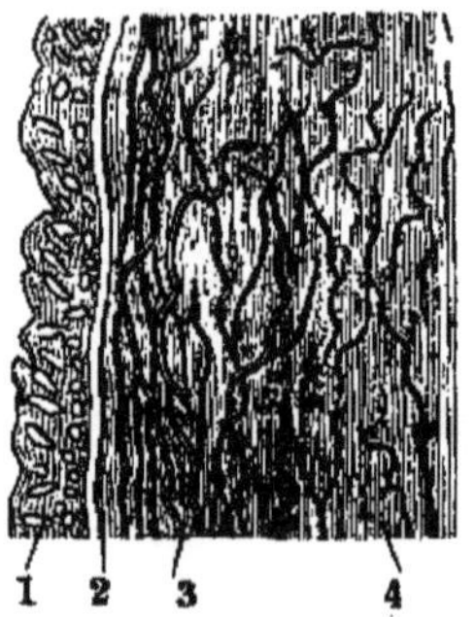

1 2 3 4

300/1

Coupe longitudinale du canal de Wharton (*).

Fig. 60.

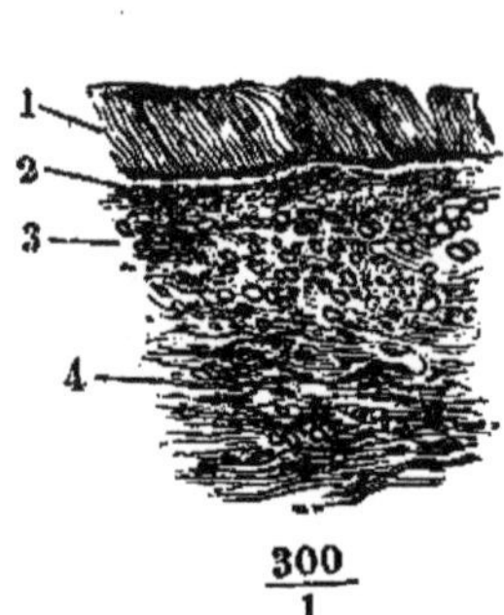

Coupe transversale du même can

rois : aussi est-il affaissé comme une veine ; 2° par son calibre, qui est plus

(*) 1, épithélium cylindrique, devenu confus par la dessiccation. — 2, membrane propre. — 3, interne de fibres élastiques longitudinales. — 4, membrane de tissu conjonctif.

…ble que celui du canal de Sténon; 3° par l'extensibilité de ses parois, en …que ce canal acquiert un volume énorme dans certaines formes de la gre-…ette ; 4° par sa situation au voisinage de la muqueuse de la bouche, …ion qui explique pourquoi ce canal dilaté proémine dans la cavité buccale. Texture. …composé d'une tunique externe, formée de tissu conjonctif avec de nom-…ses fibres élastiques, d'une mince couche de *fibres musculaires* lisses dirigées …tudinalement, et d'une tunique élastique interne supportant une couche …llules cylindriques.

3° Glande sublinguale.

…ande sublinguale*, qu'on pourrait considérer comme une agglomération de …es analogues aux glandules labiales ou palatines, est située dans la fos-…dite sublinguale de l'os maxillaire inférieur, sur le côté de la symphyse du …on ; elle est beaucoup moins volumineuse que la précédente, avec laquelle …continue quelquefois. Sa forme oblongue est celle d'une olive aplatie …côté à l'autre. C'est une agglomération de glandules. Forme olivaire.

…*rapports* sont les suivants : subjacente à la muqueuse, que son *bord supé-*…soulève en forme de crête antéro-postérieure sur les côtés du frein, elle Rapports de ses bords;

Fig. 61.

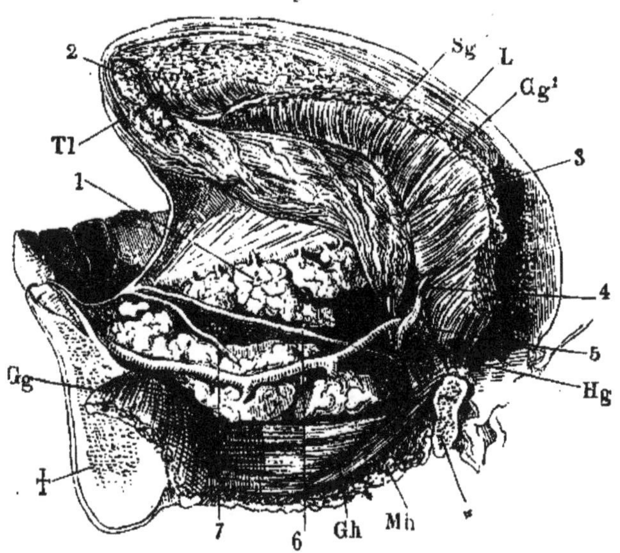

Glande sub-linguale (*).

…e par son *bord inférieur* sur le muscle mylo-hyoïdien. Sa *face externe* répond …à la muqueuse, en partie à la fossette dite sublinguale ; sa *face interne* De sa face externe De sa face interne;

(*) …maxillaire inférieur a été scié sur la ligne médiane et le muscle génio-glosse divisé à sa partie …et renversé (*Gg*, *Gg'*). La langue ayant ensuite été écartée du maxillaire, il a été possible de …largement l'espace situé entre cet os et la muqueuse du plancher buccal. — †, section du …inférieur. — *, section de l'os hyoïde. — *Tl*, section des fibres transversales de la langue. — …yoïdien. — *Mh*, mylo-hyoïdien, divisé transversalement. — *Hg*, hyo-glosse. — L, lingual in-… — *Sg*, styloglosse. — 1, glande sublinguale. — 2, glande de Blandin. — 3, nerf lingual. — …f hypoglosse. — 5, artère sublinguale. — 6, canal de Wharton. — 7, canal de Bartholin.

répond en partie à la muqueuse et en partie au muscle génio-glosse ; elle séparée de ce muscle par le nerf lingual, par le canal de Wharton, que n avons dit adhérer fortement à cette glande, et par la veine ranine. Son ex-

De ses extrémités.

mité antérieure touche celle de la glande du côté opposé. Son *extrémité postéri* et son *bord inférieur* sont embrassés par le nerf lingual, qui leur envoi nombreux filets. De son extrémité postérieure part un petit prolonge glanduleux qui longe les bords de la langue.

Structure.

La glande sublinguale se compose d'un certain nombre de glandules isol ayant chacune son conduit excréteur particulier. Le nombre et le volum ces glandules sont fort variables ; souvent elles sont disposées en deux rang l'une inférieure et l'autre supérieure. Leur structure est identiqueme même que celle des autres glandes salivaires. Les *artères* de la glande guale viennent de la sous-mentale et de la sublinguale. Les *veines* se je dans la veine ranine. Les *nerfs* sont nombreux et viennent du lingual.

Conduits de Rivinus.

Les *conduits excréteurs* de la glande sublinguale, nommés aussi *cond Rivinus*, du nom de l'auteur qui les a découverts, sont au nombre de se huit (de 15 à 20, en moyenne, suivant M. Tillaux), et indépendants les u autres. Ces conduits s'ouvrent le long de la crête sublinguale ; leurs sont rendus sensibles par un liquide coloré versé dans la cavité buccale. Su plusieurs anatomistes, contredits par les recherches de M. Tillaux, quel conduits, provenant des glandes postérieures et inférieures, s'ouvrent da canal de Wharton. Quelquefois les canalicules excréteurs de la partie rieure de la glande sublinguale s'unissent en un canal commun, de 2 à mètres de longueur, qui chemine sur la face interne de la glande, se di haut et en avant, et s'ouvre près de l'embouchure du canal de Wharton (*fig.* 6

Canal de Bartholin.

Ce canal porte le nom de *canal de Bartholin*.

4° Caractères généraux des glandes salivaires.

Les glandes salivaires présentent les caractères généraux suivants :

Caractères déduits de la situation.

1° Situées autour de la mâchoire inférieure, dont elles longent et le corp les branches, depuis le condyle jusqu'à la symphyse, les glandes salivaires en rapport, d'une part, avec cet os, d'une autre part, avec des muscles n breux ; en sorte qu'elles sont soumises à une compression considérable dan mouvements de la mâchoire inférieure.

Des rapports.

2° Elles ont des rapports directs avec des artères volumineuses, qui leur priment des battements : la parotide avec la carotide externe, la glande s maxillaire avec la faciale, la glande sublinguale avec l'artère du filet.

Du nombre des vaisseaux.

3° Elles reçoivent leurs vaisseaux par un grand nombre de points, et ces seaux sont extrêmement multipliés.

Des nerfs.

4° Beaucoup de nerfs encéphalo-médullaires les pénètrent ; plusieurs ne que les traverser, un certain nombre s'y perdent. Le grand sympathique voie également des ramifications qui pénètrent dans les glandes avec les ar de ces organes. Les nerfs des glandes salivaires portent sur leur trajet des glions plus ou moins volumineux, et pénètrent jusque dans l'intérieur des lo où leurs extrémités ramifiées se continuent avec les cellules salivaires (

De la structure.

5° Sous le rapport de la structure, les glandes salivaires sont acineuses, c le pancréas et les glandes lacrymales ; elles n'ont point de forme rigour mais s'adaptent à celle des parties voisines.

De l'orifice de leurs conduits excréteurs.

Leurs conduits excréteurs versent dans la bouche le liquide qu'elles sécrètent, à savoir, les glandes parotides, entre les joues et les dents, dans le vestibule de la bouche ; les glandes maxillaires et sublinguales, derrière les incisives inférieures, sur les côtés de la pointe de la langue. Ce partage des moyens d'insalivation entre les deux cavités en lesquelles la bouche est divisée, mérite de fixer l'attention des physiologistes. Sous le rapport du produit sécrété, il existe une différence non moins importante, et que M. Cl. Bernard a le premier signalée, entre la salive parotidienne et celle des autres glandes salivaires. La première, lorsqu'elle est pure, est dépourvue de toute viscosité, fluide et limpide comme de l'eau au moment où elle est sécrétée ; l'acide acétique n'y produit aucun trouble, non plus que dans les vésicules glandulaires de la parotide. Le liquide sécrété par les autres glandes de la bouche est visqueux, et se rapproche beaucoup du mucus : en effet, les cellules qui tapissent les vésicules des glandes sous-maxillaires et sublinguales, contiennent constamment, suivant Donders, du mucus avec des granulations graisseuses et pigmentaires, et ce contenu devient trouble sous l'influence de l'acide acétique.

VIII. — DESCRIPTION GÉNÉRALE DE LA MUQUEUSE BUCCALE.

Continuité de la muqueuse buccale avec la peau.

Sa réflexion.

Sa continuité avec les gencives.

La muqueuse buccale, qui se continue avec la peau au niveau du bord libre des lèvres, revêt la face postérieure de ces replis, d'où elle se réfléchit sur les maxillaires, en formant en haut et en bas un cul-de-sac ou rigole, et sur la ligne médiane un petit repli appelé *frein* ou *filet* des lèvres. Arrivée à 3 ou 4 millimètres du bord des alvéoles, elle change de caractère pour constituer la *membrane gingivale*, membrane fibreuse, dense, très-vasculaire, qui, se réfléchissant sur elle-même, pénètre dans l'alvéole et se continue avec la membrane appelée périoste alvéolo-dentaire.

Réflexion sur la langue ;

En bas, la muqueuse se porte du bord alvéolaire sur la paroi inférieure de la bouche, et de cette paroi sur la face inférieure de la langue. Au niveau de cette réflexion, elle forme, sur la ligne médiane, un repli appelé *frein* ou *filet*. De la face inférieure de la langue, la muqueuse se porte sur les bords, puis sur la face supérieure de cet organe, et présente sur cette face supérieure les modifications de structure que nous avons indiquées. Après avoir tapissé la base de la langue, elle se réfléchit sur l'épiglotte et forme trois replis glosso-épiglottiques, pour se continuer, d'une part, avec la muqueuse qui tapisse le larynx, d'autre part, avec la muqueuse pharyngienne.

De la langue sur l'épiglotte.

Muqueuse palatine.

En haut, la muqueuse se porte du bord alvéolaire supérieur à la voûte palatine, et passe sur les trous palatins antérieurs et postérieurs, qu'elle bouche sans y pénétrer. De la voûte palatine, elle se prolonge sur la face inférieure du voile du palais et se continue, au niveau du bord libre de ce voile, avec la muqueuse qui en revêt la face supérieure, et par conséquent avec la muqueuse nasale. Sur les côtés, elle forme deux replis considérables pour les piliers du voile du palais, tapisse l'excavation amygdalienne, revêt l'amygdale, et se continue avec la muqueuse de la base de la langue et avec la muqueuse du pharynx.

Muqueuse des joues.

Sur les côtés de la cavité buccale, la muqueuse se réfléchit de l'un et de l'autre bord alvéolaire sur la face interne des joues et forme, par sa réflexion, une rigole supérieure et une rigole inférieure. Elle est soulevée, au niveau du bord antérieur de la branche de la mâchoire, derrière les dernières molaires, par une glande salivaire qui établit la limite entre les joues et les piliers du voil palais. En dehors de cette saillie, la muqueuse buccale forme un cul-de-s

Prolongement de la muqueuse dans les conduits salivaires.

La muqueuse buccale se prolonge, en se modifiant, dans les nombreux duits qui viennent s'ouvrir à la surface interne de la bouche. Ainsi, il e deux prolongements considérables au plancher de la bouche pour les canau Wharton, et plusieurs petits prolongements pour les nombreux conduit glandes linguales et sublinguales. Deux autres se voient à la face intern joues, pour les canaux de Sténon. Enfin, le raisonnement indique que la queuse buccale doit pénétrer par les milliers d'ouvertures dont est crib cavité de la bouche. Mais, dans tous ces prolongements, cette membran modifiée et d'une ténuité prodigieuse. Les nombreuses ouvertures don criblée la surface de l'amygdale, sont formées par cette même muqueuse se prolonge dans les cavités dont cette glande est creusée.

Caractères de la muqueuse buccale dans les divers points de son étendue.

Quoique continue, la muqueuse buccale n'a pas les mêmes caractères les divers points de son étendue. Comparez, sous le rapport de la densité, d paisseur, de l'adhérence avec les tissus subjacents, les gencives et la muqu palatine avec la muqueuse des lèvres ou des joues; la muqueuse qui revêt la inférieure, avec celle qui revêt la face supérieure de la langue ; la muqu du bord libre du voile du palais à celle des piliers ou de l'excavation am lienne.

Présence de l'épithélium.

Les deux caractères principaux de la muqueuse buccale sont les suiv 1° la présence d'un épithélium stratifié, qu'on démontre de la manière la manifeste par la macération, par l'action de l'eau bouillante ou par un C'est à cet épithélium, si épais au niveau des gencives, à la voûte palatine langue, sur laquelle il forme autant d'étuis cornés qu'il y a de papilles ; dis-je, à cet épithélium, non moins qu'à la présence du liquide dont la l est incessamment humectée, qu'on doit la possibilité d'appliquer ou plu promener sans ustion un fer chaud à la surface de la langue.

Multiplicité des glandules buccales.

2° Un second caractère consiste dans la multiplicité des glandules s centes à la muqueuse, glandules qui sont tellement confluentes dans que parties, qu'on les voit former une couche continue.

Elle est en général supportée par du tissu fibreux.

A ces deux caractères, on pourrait en joindre un troisième, qui est pr quelques portions de la muqueuse buccale : c'est d'être, en général, sou par un tissu fibreux très-dense, avec lequel elle fait corps, pour ainsi dire fibreux qui est bien distinct du périoste, et qui doit faire classer certain gions de la membrane buccale parmi les membranes *fibro-muqueuses*.

IX. — DES DENTS.

Définition.

Les *dents*, instruments immédiats de la mastication, sont de petits or extrêmement durs, qui bordent l'une et l'autre mâchoire, dans l'épaisseu quelles elles sont implantées. Leur structure offre beaucoup d'analogie celle des os; mais leur mode de développement est bien différent de ce ces organes.

A. — Nombre, situation des dents.

Nombre des dents. Vingt temporaires.

Le *nombre des dents*, chez les jeunes sujets, la première dentition termin de 20, 10 à chaque mâchoire. Ces dents tombent généralement. Chez l'a

32 dents, 16 à chaque mâchoire. L'homme a donc, dans le cours de sa *quante-deux dents*, 20 temporaires et 32 permanentes.

Trente-deux permanentes.

ariétés dans le nombre des dents sont ou des variétés par défaut, ou des par excès. Les *variétés par défaut* consistent 1° dans l'absence absolue ts, ainsi que Fox et Sabatier en ont cité des exemples; 2° dans l'absence and nombre de dents, comme chez un sujet qui ne présentait à chaque re que les quatre incisives. Ces variétés par défaut s'observent surtout à des molaires postérieures; souvent aussi l'absence de ces dernières n'est arente et dépend de ce qu'elles sont recélées par leurs alvéoles au delà ps vers lequel elles paraissent ordinairement. Du reste, il n'est aucune ont l'absence, soit isolément, soit conjointement avec d'autres, n'ait été aefois observée, suivant la remarque de Fox.

Variétés par défaut.

variétés par excès consistent dans l'existence de *dents surnuméraires*, ou *sur-* dépendant le plus souvent de ce qu'une ou plusieurs dents temporaires estées en place.

Variétés par excès. Dents surnuméraires.

dents surnuméraires peuvent exister dans des alvéoles distincts, ou bien confondues avec d'autres dents. Ce dernier cas présente deux variétés : ou a dent surnuméraire semble prendre naissance sur une dent principale, ent mère ou prolifère (*dentes proliferæ*, Bartholin), ou bien plusieurs dents sent réunies en un seul corps.

dents sont rangées suivant deux courbes paraboliques, semblables à celles cades alvéolaires qui leur servent de support ; ces rangées constituent les *es dentaires*. Elles sont maintenues dans ces arcades, non par articulation, bien par l'implantation de leurs racines dans les alvéoles, qui sont exacte-moulés sur elles; cette disposition, à l'époque où les dents étaient regardées me des os, avait fait admettre pour elles un mot particulier d'articulation, *mphose* (γόμφος, clou).

Arcades dentaires. Les dents sont implantées, mais non articulées.

s dents sont mécaniquement retenues dans leurs alvéoles. On doit toute-egarder comme moyens ion les *gencives* et le ste *alvéolo-dentaire*. On éciera toute l'importe de ce dernier moyen ion, si on se rappelle anlement des dents chez corbutiques, et la faci-avec laquelle les dents tachent des mâchoires quelette.

Elles sont maintenues : 1° Mécaniquement ; 2° Par les gencives et le périoste alvéolo-dentaire.

Fig. 62.

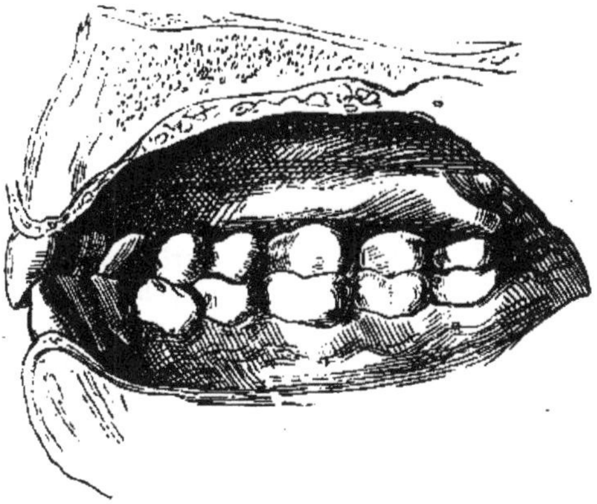

Arcades dentaires vues par la face interne; moitié droite.

aque arcade dentaire ente une courbe régu-et non interrompue, le disposition qui est culière à l'espèce hu-e. Chez les animaux, en les dents ayant une eur inégale, les arcades dentaires offrent un rebord irrégulier; en outre, eu d'être toutes contiguës et sans interruption, les dents laissent entre au moins en quelques points, des intervalles assez prononcés.

Régularité et continuité de l'arcade dentaire chez l'homme.

Ses faces et ses bords.

Chaque arcade dentaire présente une *face antérieure*, convexe ; une *face* [...]*rieure*, concave ; un *bord adhérent* ou alvéolaire, régulièrement festonné ; u[...] *libre*, mince et tranchant à sa partie moyenne, épais et tuberculeux sur les [...] où il offre deux lèvres, l'une externe, l'autre interne. La lèvre externe est [...] tranchante sur les dents supérieures ; la lèvre interne, au contraire, s[...] dents inférieures. Le bord libre est tellement disposé que toutes les den[...] de niveau.

Mode de rencontre des deux arcades dentaires ; chevauchement antéro-postérieur.

Chevauchement latéral d'où résulte l'engrènement.

Comme l'arcade dentaire supérieure forme une courbe plus étendue qu[...] cade dentaire inférieure, il en résulte que les deux arcades se rencontrent [...] manière des lames d'une paire de ciseaux. Mais le mode suivant lequel ell[...] correspondent, n'est pas le même à la région moyenne, qu'occupent les d[...] incisives, et dans les régions latérales, qu'occupent les dents molaires. Les i[...] sives supérieures glissent au-devant des incisives inférieures ; les tubercules [...] ternes des molaires supérieures glissent en dehors des tubercules externes [...] molaires inférieures, de telle sorte que ces derniers correspondent à la [...] qui sépare, dans les molaires supérieures, la rangée des tubercules exte[...] la rangée des tubercules internes.

Les dents de la mâchoire supérieure sont, à l'exception des grosses mola[...] plus volumineuses, en général, que celles de la mâchoire inférieure : aussi [...] je remarquer qu'aucune dent ne correspond exactement, et corps pour [...] la dent qui porte le même nom qu'elle à l'autre mâchoire. Il y a toujo[...] chevauchement plus ou moins grand : d'où résulte, non pas un simple c[...] mais un véritable engrènement.

Fig. 63.

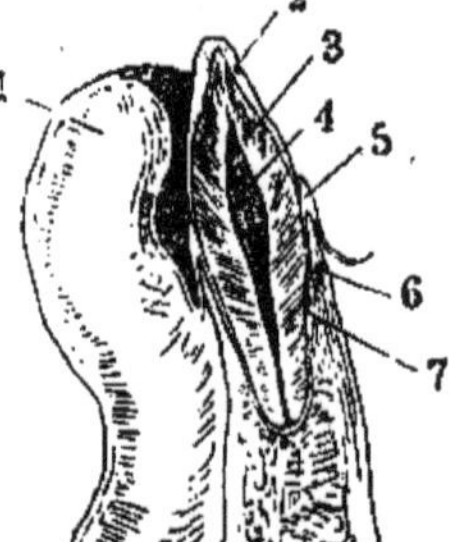

Section antéro-postérieure de la machoire inférieure, à travers une dent incisive (*).

B. — Conformation extérieure des dent[...]

Les dents, considérées au point de vue de [...] forme ou configuration, présentent des *caract[...] généraux*, qui les différencient de tous les au[...] organes de l'économie, et des *caractères par[...]* qui les différencient les unes des autres.

1° Caractères généraux des dents.

Parties constituantes de la dent.

Couronne.

Racine.

Collet.

Toute dent se compose de deux parties bie[...] tinctes : 1° d'une partie libre, qui déborde l'al[...] c'est la *couronne* ou le *corps* de la dent ; 2° [...] partie implantée dans l'alvéole : c'est la *racin[...]* appelle *collet* de la dent l'espèce d'étranglem[...] qu'on observe au point de réunion de la couro[...] avec la racine.

Le pourtour de la base de l'alvéole ne rép[...] point exactement au collet de la dent, mais bien [...] racine, à une certaine distance du collet ; l'espace qui sépare le collet d[...] dent du rebord alvéolaire, est occupé par la gencive.

Axe vertical propre à l'espèce humaine.

L'*axe* des dents est vertical ; cette direction est exclusivement propre à l[...] pèce humaine. L'obliquité des dents en avant imprime à la physionomie[...]

(*) 1, lèvre inférieure. — 2, émail. — 3, ivoire. — 4, bulbe dentaire. — 5, gencive. — 6, paroi os[...] de l'alvéole. — 7, périoste alvéolo-dentaire.

tère désagréable, et suppose presque toujours une diminution de l'angle Toutes les dents sont légèrement inclinées, de manière à offrir une espèce vergence vers le centre de la courbe alvéolaire.

Longueur à peu près uniforme.

ongueur des dents, et ceci ne s'applique qu'à la couronne, est à peu près ne. Il est facile de concevoir l'utilité de cette disposition, d'où il résulte dents ne se débordent point les unes les autres. Des dents de longueur te déterminent une imperfection notable dans la mastication. Aussi, fractures du maxillaire inférieur, l'art a-t-il spécialement pour objet de l'inconvénient qui résulte de l'irrégularité du rebord dentaire, inconvénient qui s'observe quand la consolidation s'est effectuée dans une position des fragments.

Intervalles triangulaires qui séparent les dents.

dents sont séparées les unes des autres par des intervalles triangulaires peu considérables; elles sont même presque toutes contiguës les unes aux Quand les intervalles sont très-marqués, il en résulte un défaut de précision dans la mastication.

Configuration générale des dents.

La *configuration générale* des dents est celle d'un cône un peu allongé, aplati en différents sens, cône dont la base, constituée par la couronne, est tournée vers le rebord libre de l'arcade dentaire, et dont le sommet, formé par la racine simple ou multiple, présente une ouverture conduisant dans la cavité de la dent. La forme conique des racines et l'exactitude avec laquelle l'alvéole se moule sur elles, ont ce double résultat que l'effort de la mastication se dissémine sur tous les points de l'alvéole, et que la pression ne se fait jamais sentir à l'extrémité qui reçoit les vaisseaux et les nerfs.

Avantages de la forme conique des racines.

Fig. 64.

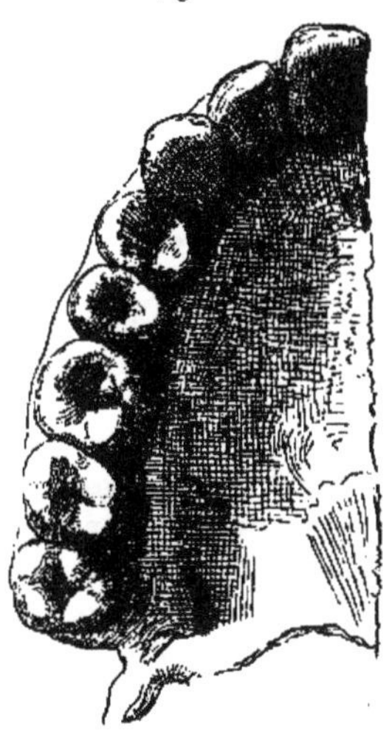

Arcade dentaire supérieure, vue par la surface triturante.

Diverses espèces de dents, fondées sur la forme de la couronne.

En raison des différences de forme que présentent les dents, on les distingue en *incisives*, *canines* et *molaires*. Celles-ci ont été subdivisées en *grosses* et *petites molaires*.

Les *incisives* ont une couronne de la forme d'un coin, dont le tranchant serait taillé en bec de flûte; elles servent à couper les aliments.

Les *canines* ont une couronne conoïde, à sommet libre, aigu; elles servent à déchirer : d'où le nom de *laniaires*. On les appelle encore, avec Hunter, *cuspidées*, à cause de leur sommet en pointe.

Les *molaires* ont une couronne cuboïde, dont la surface triturante est munie de tubercules ou pointes destinées à broyer, à la manière d'une meule. Hunter les a appelées *multicuspidées*. Les petites molaires, pourvues de deux tubercules seulement, sont désignées sous le nom de *bicuspidées*.

L'homme seul, dans la série animale, présente les trois espèces de dents à un degré à peu près égal de développement.

2° Caractères particuliers des dents.

a. *Dents incisives.*

Incisives, au nombre de huit. Situation.

Les *dents incisives* sont au nombre de 8, dont 4 à chaque mâchoire. Elles occupent la partie moyenne des arcades dentaires, et par conséquent l'extrémité antérieure du levier interpuissant que représente chaque moitié de la m... Au point de vue de la force, leur position est défavorable ; aussi ne serv... qu'à diviser les corps peu résistants.

Cette classe de dents est à son maximum de développement chez les ron... tels que le lapin, le castor, etc.

Caractères généraux : De la couronne.

1° *Caractères généraux.* La *couronne* des incisives est cunéiforme, et présent... face antérieure convexe, une face postérieure concave, deux faces laté... triangulaires, une base épaisse, continue avec la racine, un bord libre m... tranchant, un peu plus large que la base de la couronne, et taillé oblique... chez les sujets avancés en âge, aux dépens de la face postérieure, pou... dents incisives supérieures, et aux dépens de la face antérieure, pour les i... sives inférieures. Cette coupe oblique du bord libre est une conséquenc... frottement qu'exercent les unes contre les autres les incisives des deux... choires, qui se croisent à la manière de lames de ciseaux. Un caractère qu... sentent les dents... cisives avant qu'... soient usées par le... tement, c'est l'... tence, sur leur... tranchant, de troi... tites dentelures.

Fig. 65.

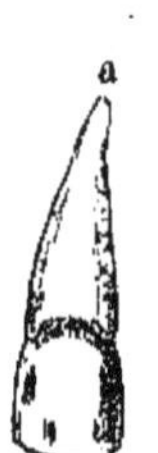

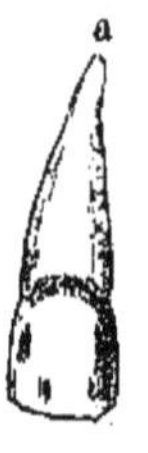

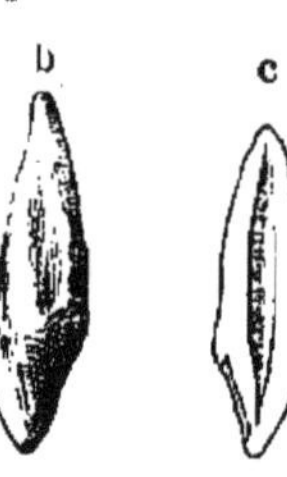

Incisive moyenne supérieure (*).

Fig. 66.

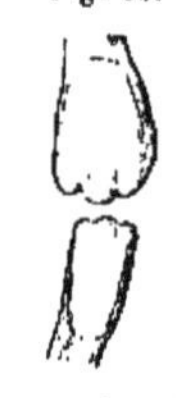

Couronne des incisives moyennes supérieure et inférieure, peu de temps après leur éruption.

De la racine.

La *racine* a la... me d'un cône a... d'un côté à l'a... son bord antérie... plus épais que bord postérieur. Elle présente souvent, de chaque côté, un petit sillon ve... auquel correspond une saillie de la paroi alvéolaire ; quelquefois son somm... bifide.

La racine est séparée de la couronne par deux lignes courbes, l'u... térieure, l'autre postérieure, à concavité dirigée vers le bord tranch... qui viennent se réunir à angle sur les côtés de la dent ; ces lignes marqu... limite de l'émail.

Caractères différentiels.

2° *Caractères différentiels.* Les incisives *supérieures* se distinguent par le... lume considérable, double de celui des incisives inférieures.

Les incisives *moyennes* supérieures se distinguent des incisives *latérales* ... rieures par leur prédominance de volume, qui est fort remarquable. A la... choire inférieure, au contraire, ce sont les incisives latérales qui l'empor... sur les moyennes pour le volume ; mais la différence est peu considérable.

b. *Dents canines, laniaires ou unicuspidées.*

Au nombre de quatre. Situation.

Au nombre de 4, dont 2 à chaque mâchoire, elles sont situées en deh... incisives, de chaque côté, et se trouvent, par conséquent, moins éloigné... point d'appui que les incisives ; aussi servent-elles à vaincre de plus grande... sistances. Ce genre de dents existe à son maximum de développement che... carnassiers : la défense du sanglier, celle de l'éléphant, sont des dents c...

(*) *a*, face antérieure. — *b*, face latérale. — *c*, section médiane antéro-postérieure.

tères généraux. Ce sont les plus longues de toutes les dents, aussi bien uronne que pour la racine : aussi débordent-elles un peu les incisiition qui est sensible surtout à la mâchoire supérieure. Les plus longues de toutes.

uronne, épaisse, n'est pas régulièrement conoïde ; elle se renfle un tir du collet, pour se terminer par une pointe échancrée sur les côtés et évidée à la face posté- a face antérieure de la couronne est convexe, sa érieure concave. Leur couronne.

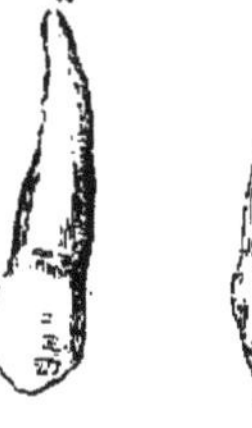
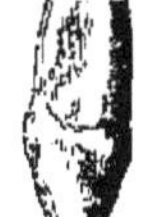

Fig. 67.

a b

Dent canine (*).

ine des canines est beaucoup plus longue et plus neuse que celle des autres dents : aussi les alvéoles sont destinés, forment-ils en avant un relief énoncé. Cette racine est aplatie latéralement; elle e un sillon vertical dans le sens de sa longueur. Leur racine.

ractères différentiels. Les canines supérieures se ent des inférieures par leur longueur et leur qui sont beaucoup plus considérables. Caractères différentiels. Prédominance de volume des canines supérieures

es des canines supérieures répondent à l'apo-montante du maxillaire supérieur, et se prolongent jusqu'à la base de pophyse, chez certains sujets. La longueur de ces racines explique la difé l'avulsion des canines supérieures et les accidents dont cette opération uelquefois suivie. Il existe dans les cabinets de la Faculté plusieurs sur lesquelles on voit les canines développées dans l'épaisseur de l'apoontante, et renversées de manière à présenter la couronne tournée en la racine en bas.

c. *Dents molaires ou multicuspidées.*

re de 20, 10 à chaque mâchoire, elles occupent les cinq derniers chaque moitié d'arcade alvéolaire, et se trouvent, par conséquent, rochées du point d'appui que toutes les autres dents : aussi sont-elles tageusement disposées pour exercer une pression puissante sur les e nous voulons écraser entre les dents. C'est à cette disposition que se s le mouvement instinctif par lequel nous plaçons entre les molaires les ui offrent une grande résistance à vaincre pour leur écrasement. Les ures présentent les dents molaires à leur maximum de développement. Nombre. Situation.

ctères généraux qui appartiennent à toutes les molaires, sont les sui- Leurs caractères généraux.

ndue considérable de leur surface triturante, qui surpasse de beaucoup incisives et des canines ;

ce de coupe en biseau, les deux faces, l'antérieure et la postérieure, èles, au lieu de se rapprocher pour former un bord tranchant ou x ; ce caractère est évidemment lié au précédent ;

ités de la surface triturante, qui présente des éminences et des dé-

ne arrondie et même cubique de la couronne ;

veté de la couronne dans le sens vertical ;

ltiplicité des racines.

(*) a, face antérieure. — b, face latérale.

Deux classes de molaires.

Les molaires sont divisées, d'après leur volume et d'après le nombre des bercules dont est armée leur surface triturante, en *petites molaires* ou *bicusp* et en *grosses molaires* ou *multicuspidées*.

Il est à remarquer que dans la première dentition, toutes les molaires, exception, sont multicuspidées.

Au nombre de huit.

a. *Petites molaires ou molaires bicuspidées.* Au nombre de 8, 4 à chaque choire, dont deux à droite et deux à gauche. On les distingue par les de *première* et *seconde* petite molaire, en procédant d'avant en arrière.

Situation.

Elles sont *situées* entre les canines et les grosses molaires ; les petites mo supérieures correspondent à la fosse canine.

Couronne irrégulièrement cylindrique.

Caractères généraux. La *couronne* des petites molaires est irrégulièreme lindrique, aplatie d'avant en arrière, ayar grand diamètre dirigé dans le sens transver face antérieure et la face postérieure, qui rép aux deux dents adjacentes, sont planes. La f terne et la face externe sont convexes ; la fa ou triturante est armée de deux tuberc pointes, séparés l'un de l'autre par une rai dont l'externe est le plus considérable.

Fig. 68.

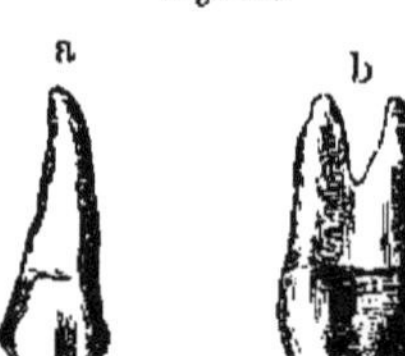

Dent molaire antérieure (*).

Eu égard à leur couronne, les petites mol bicuspidées ont été comparées à deux petites ca réunies.

Racine en général unique.

Leur *racine* est, en général, unique et sillonnée profondément, dans le de sa longueur, sur les faces antérieure et postérieure de la dent. Quelqu elle est double ou bifide, mais jamais la séparation n'est aussi profonde dans les grosses molaires.

Caractères différentiels. Les bicuspidées inférieures se distinguent des rieures par leur volume, qui est moindre, par un déjettement léger de couronne en dedans, et par l'usure du tubercule externe.

Caractères individuels.

Dans les bicuspidées supérieures, les deux tubercules sont séparés par rainure profonde ; dans les inférieures, la rainure est moins profonde, tubercules sont quelquefois réunis par une saillie.

La seconde bicuspidée supérieure a également deux racines, ce qui la dist des autres.

La première bicuspidée inférieure, un peu plus petite que la seconde, n le plus souvent, à sa surface triturante, qu'un seul tubercule, l'externe ; ce lui donne quelque ressemblance avec une canine.

Au nombre de douze.

β. *Grosses molaires ou dents multicuspidées.* Elles sont au nombre de 12 chaque mâchoire, dont trois d'un côté et trois de l'autre. On les désign procédant d'avant en arrière, par les noms numériques de *première*, *deux* *troisième*. La dernière porte encore le nom de *dent de sagesse*, à cause de apparition tardive.

Elles occupent la portion la plus reculée du rebord alvéolaire.

Couronne cuboïde.

Quatre ou cinq tubercules.

Caractères généraux. Leur *couronne* est assez régulièrement cuboïde. Les par lesquelles ces dents se correspondent sont planes ; la face externe et la interne sont arrondies. La surface triturante est armée, en général, de q tubercules (*dents quadricuspidées*), que sépare un sillon crucial, remplacé

(*) *a*, face antérieure. — *b*, face latérale.

par de petites fossettes. Sur certaines dents, on observe un cinquième ule, d'autres n'en ont que trois. Presque toujours, les tubercules sont et taillés à facettes.

le rapport de la couronne, les grosses molaires représentent deux petites réunies.

ne est toujours multiple. Elle est le plus souvent double ou triple, cas, l'une des racines offre un tudinal; quelquefois elle est qua- ou quintuple. Les racines, variables la longueur et pour la direction, sont divergentes, et tantôt parallèles; quel- après s'être écartées les unes des elles se rapprochent et se recourbent het, de manière à embrasser une por- s ou moins considérable de l'os maxil- s dernières dents sont dites *barrées*; laion ne peut se faire sans celle de la portion de l'os maxillaire qu'elles nt. Racine multiple. Différences dans le nombre et la direction. Dents barrées.

Fig. 69.

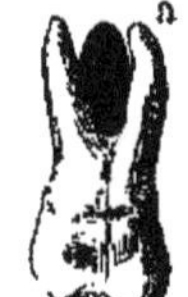

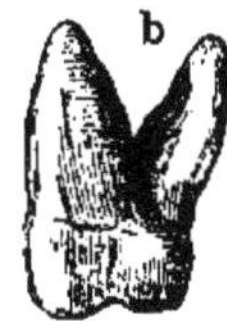

Cinquième molaire (*).

e, chaque racine des multicuspidées ressemble exactement, sauf le i est moindre, aux racines uniques des dents précédemment décrites.

s *différentiels.* 1° *Des molaires supérieures comparées aux inférieures.* ent à ce qu'on observe pour les autres dents, étudiées comparative- e et à l'autre mâchoire, la couronne des grosses molaires inférieures u plus volumineuse que celle des molaires supérieures correspon- Prédominance du volume des inférieures.

t un peu déjetée en dedans, tandis que celle des grosses molaires su- s est tout à fait verticale. Déjettement en dedans de leur couronne.

rosses molaires inférieures n'ont que deux racines, l'une antérieure, postérieure. Ces racines sont très-fortes, larges, aplaties d'avant en assez profondément sillonnées suivant leur longueur, bifurquées à leur . Les grosses molaires supérieures ont au moins trois racines, une in- et deux externes. Il est donc très-facile de différencier les grosses molaires ieures des grosses molaires inférieures. Différences dans le nombre des racines.

res individuels des grosses molaires. La *première* grosse molaire se dis- es deux autres par son volume, qui est généralement plus considérable. Caractères individuels.

grosse molaire, ou dent de sagesse, se distingue de la première et deuxième par son volume, qui est sensiblement moindre; par sa couronne, présente que trois tubercules, dont deux externes et un interne; par sa ur, moins considérable; par ses racines, lesquelles sont, dans certains s ou moins complétement réunies en une seule. Cependant, lors même racines de la troisième grosse molaire sont réunies, on y retrouve tou- vestige des caractères propres aux molaires de la série à laquelle elle nt; c'est-à-dire, pour la molaire supérieure, le vestige de trois racines, ne et deux externes, et pour la molaire inférieure, le vestige de deux ne antérieure et une postérieure. De la troisième grosse molaire. Fréquence de la réunion de ses racines.

dent ne présente d'ailleurs plus de variétés que la dent de sagesse, vent reste ensevelie dans l'épaisseur des os maxillaires.

(*) face antérieure. — *b*, face latérale.

C. — Texture des dents.

Cavité dentaire.

Les dents sont creusées d'une *cavité* dont la forme reproduit à peu près de la dent. Cette cavité, élargie dans la couronne, se prolonge, en se rétréciss dans l'axe de la racine, et vient s'ouvrir au sommet du cône simple ou mult que représente cette racine, par un pertuis plus ou moins considérable.

Ses dimensions en raison inverse de l'âge.

La cavité dentaire offre des dimensions qui sont en raison inverse de l' c'est-à-dire d'autant plus considérables que l'âge est moins avancé; elle même par s'oblitérer complétement. Elle contient une substance molle, constitue le *bulbe dentaire*.

La dent se compose de deux parties.

. La dent se compose donc de deux parties, l'une extérieure, dure ou corti privée de vaisseaux et de nerfs : c'est la *portion dure*, ou la *dent proprement* l'autre intérieure, molle, vasculaire et nerveuse : c'est la *portion molle* o *bulbe dentaire*.

Bulbe dentaire.

1° *Bulbe dentaire*. Le bulbe dentaire, contenu dans la cavité dentaire co dans un moule, présente à peu près la forme d dent à laquelle il appartient. Il se détache du péri qui tapisse le fond de l'alvéole, pénètre dans la ca dentaire par l'ouverture visible au sommet d racine, parcourt le petit canal dont cette racin creusée, et vient s'épanouir dans la cavité d couronne, qu'il remplit complétement et à la interne de laquelle il adhère intimement. Ce bu

Fig. 70.

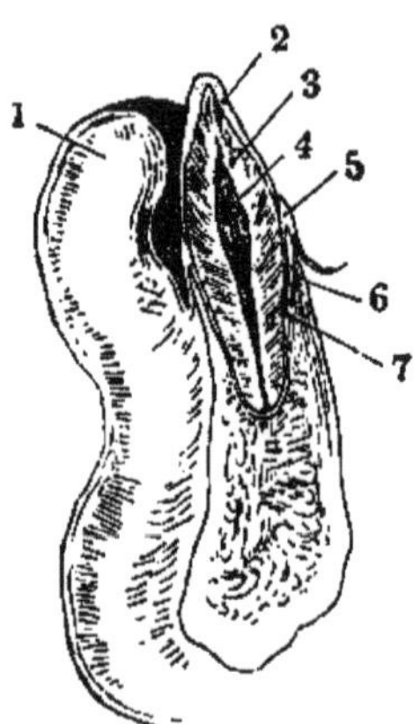

Section antéro-postérieure de la mâchoire inférieure, passant à travers une dent incisive (*).

Le bulbe est une papille.

que des analogies dont on appréciera la justesse l'étude du développement des dents, doivent considérer comme une *grosse papille*, est une stance molle, rougeâtre, riche en vaisseaux e nerfs.

Sa texture.

La masse principale de cette substanc composée de fibres longitudinales, extrêmem fines, entre lesquelles sont disséminés de nomb noyaux sphériques ou allongés. A la surface du bu se trouvent plusieurs couches de cellules à no dont les plus superficielles, cylindriques ou en c sont disposées perpendiculairement à cette sur tandis que les plus profondes sont arrondies confondent insensiblement avec la substanc bulbe.

Artères.

Les *artères* qui sont destinées au bulbe dentaire proviennent toutes de la m laire interne ; elles donnent lieu à un réseau capillaire à mailles assez la

Nerfs.

occupant et la superficie et l'épaisseur de l'organe. Les *nerfs* dépende branches maxillaires supérieure et inférieure de la cinquième paire ; ils se posent de tubes assez fins, très-nombreux, réunis en faisceaux et formant la couronne des plexus serrés, qui se perdent vers la périphérie, et dont le table mode de terminaison n'est pas encore parfaitement connu.

Le bulbe dentaire est doué d'une sensibilité exquise ; c'est à lui qu'il rapporter et les douleurs dentaires, et tout ce qui a été dit sur la sensibil sur la vitalité des dents.

(*) 1, lèvre inférieure. — 2, émail. — 3, ivoire. — 4, bulbe dentaire. — 5, gencive. — 6, paroi de l'alvéole. — 7, périoste alvéolo-dentaire.

Dent proprement dite.

Portion dure ou corticale. La portion dure ou corticale, ou la *dent proprement* ...est composée de trois substances : l'*ivoire*, qui forme la masse principale de ...t ; l'*émail*, couche mince qui recouvre la couronne, et le *cément*, qui enve... la racine.

Ivoire.

L'*ivoire*, appelé aussi *dentine*, est une substance d'un blanc jaunâtre, trans...e, dont la dureté est supérieure à celle de l'os. Il forme la paroi de la cavité ...ire, ou la dent proprement dite, et ne se trouve recouvert que par une ...e mince d'émail au niveau de la couronne, par une couche mince de cé... au niveau de la racine.

...voire se compose essentiellement d'une *substance fondamentale*, de nature ...lière, parcourue de nombreux canalicules, appelés *canalicules dentaires*.

Substance fondamentale.

...*substance fondamentale de l'ivoire* est homogène dans toutes ses parties, et ...ferme ni cellules ni fibres. L'apparence fibreuse qu'elle présente sur des ...hes traitées par un acide, et la facilité avec laquelle elle se divise dans un ... déterminé, tiennent simplement à l'existence et au trajet des canalicules ...la parcourent.

Canalicules dentaires.

...*canalicules dentaires* sont des conduits très-étroits qui cheminent dans l'é...ur de l'ivoire. Leur diamètre varie entre 0mm,0015 et 0mm,002, suivant ...ker, et peut atteindre jusqu'à 0mm,005 dans la racine. Leur *direction*, d'une ...e générale, est perpendiculaire à la surface de la dent ; ils commencent ...essous de l'émail et du cément, et s'ouvrent dans la cavité dentaire. Mais ...*jet* n'est point rectiligne ; les canalicules dentaires présentent de nom...es inflexions, plus ou moins marquées. En outre, ils se bifurquent fréquem... surtout au voisinage de la cavité dentaire, sans diminuer notablement de ...e, et émettent de nombreuses branches latérales, ordinairement plus fines, ... ramifient à leur tour et, communiquant les unes avec les autres, établis... des anastomoses très-multipliées entre tous les canalicules de la dent. Ar... au-dessous de l'ivoire, ramifications et branches de bifurcation, devenues ...ement fines, tantôt se réunissent entre elles sous forme d'anses, et tantôt ...ent dans la substance de l'émail ou du cément.

...canalicules dentaires, qui cheminent parallèlement entre eux, sont fort ...reux et séparés les uns des autres par une couche d'ivoire quelquefois ex...ment mince. La lumière de ces vaisseaux est immédiatement entourée par ...e. Leur *contenu* est une substance transparente, sur la nature de laquelle ... possédons encore peu de notions. Sur les dents desséchées, cette substance ...mplacée en grande partie par de l'air, ce qui donne aux canalicules, vus ...ansparence, une teinte foncée.

Contenu.

Composition chimique de l'ivoire.

...*omposition chimique* de l'ivoire diffère peu de celle des os. On trouve dans ... substance une matière organique, dite *cartilage dentaire*, que l'on obtient ...tant une dent par l'acide chlorhydrique, et qui se transforme en gélatine ... coction. Par la calcination, la substance organique de la dent est détruite, ...ne reste que les principes inorganiques, composés principalement, comme ... des os, de phosphate et de carbonate de chaux. On trouvera plus loin les ...tats fournis à Bibra par les analyses chimiques de l'ivoire.

Émail.

...*émail*, avons-nous dit, ne forme qu'une couche mince à la surface de la cou... C'est au niveau de la surface triturante de la dent que son épaisseur est le ...onsidérable ; l'émail va s'amincissant à mesure qu'on avance vers la racine, ... au collet, où il se termine brusquement. C'est même le relief de la ligne ...e indiquant la limite de l'émail, qui détermine le rétrécissement appelé *collet*.

Caractères physiques.

L'émail est une substance translucide, d'un blanc bleuâtre, beaucou dure que l'ivoire, et remarquable surtout par la résistance qu'elle oppo agents chimiques. Cette résistance est due principalement à la portion la p perficielle de l'émail, décrite, depuis Nasmyth, sous le nom de *cuticule de l'* c'est une pellicule très-mince, très-adhérente à l'émail, séparable seul au moyen de l'acide chlorhydrique, et constituée par une membrane am imprégnée de sels calcaires. L'eau bouillante et les acides ne lui font ép aucune altération; la potasse et la soude caustiques la gonflent seulement u

Cuticule de l'émail.

Émail proprement dit.

Quant à l'*émail proprement dit*, il se compose de *fibres* ou de *prismes* à c six pans, implantés perpendiculairement à la surface de l'ivoire. Leur sans être rectiligne, est cependant moins flexueux que celui des canalicu l'ivoire. Leur longueur est, en général, telle qu'une même fibre travers l'épaisseur de l'émail; il y a cependant des exceptions. Leur surface pr souvent un aspect strié qui leur donne une certaine analogie avec les musculaires. Les fibres de l'émail sont juxtaposées et intimement adhé entre elles, sans substance intermédiaire; elles se séparent les unes des sous l'influence de l'acide chlorhydrique. Elles sont disposées par couche centriques, dans chacune desquelles les fibres sont parallèles entre ell s'entre-croisent à angle aigu avec celles des couches voisines. Au *point d chimique*, l'émail se distingue surtout de l'ivoire par la faible proportion de stance organique qu'il renferme, ainsi qu'il résulte du tableau ci-dessous.

Composition chimique.

Cément.

c. Le *cément* enveloppe la racine comme l'émail recouvre la couronne. Il s depuis le sommet de la racine, où il présente sa plus grande épaisseur, jus collet de la dent; quelquefois même il recouvre une petite portion de l'é Sa face externe, inégale et rugueuse, est en rapport avec le périoste alvéolo taire; sa face profonde adhère intimement à l'ivoire, si bien que la limite les deux substances est souvent difficile à saisir.

Structure.

La structure du cément est à peu près celle du tissu osseux. Comme ce il est formé d'une *substance fondamentale*, homogène ou granuleuse, dans laq sont disséminés des corpuscules osseux. Mais on n'y rencontre qu'exceptio lement des canalicules vasculaires et des vaisseaux. Au *point de vue chimiqu* trouve la même analogie entre le cément et la substance osseuse.

Composition chimique des dents.

COMPOSITION CHIMIQUE DES DENTS, D'APRÈS BIBRA.

	MOLAIRE d'une FEMME DE 25 ANS.		MOLAIRE d'un ADULTE.		CÉMENT du BŒUF.
	Ivoire.	Émail.	Ivoire.	Émail.	
Phosphate de chaux et traces de fluorure de calcium...	67,54	81,63	66,72	89,82	58,73
Carbonate de chaux.......	7,97	8,88	3,36	4,37	7,22
Phosphate de magnésie....	2,49	2,55	1,08	1,34	0,99
Sels solubles...............	1,00	0,97	0,83	0,88	0,82
Cartilage............. ..	20,42	5,97	27,61	3,39	31,31
Graisse..................	0,58	des traces.	0,40	0,20	0,93
	100,00	100,00	100,00	100,00	100,00
Substances organiques.....	21,00	5,97	28,01	3,59	32,24
Substances inorganiques...	79,00	94,03	71,99	96,41	67,76

...tout ce qui précède, il résulte que les dents de l'homme sont *simples*, c'est-... constituées par un noyau d'ivoire recouvert d'une couche d'émail. Les ... *composées* ne se voient que chez les herbivores, où la mastication consiste ... broiement très-considérable : on ne les observe que dans les molaires. Ce ... caractérise une dent composée, c'est la division de la couronne en un nombre ... ou moins considérable de couronnes plus petites, dont chacune est consti-... par un noyau d'ivoire revêtu par une couche d'émail. Toutes ces couronnes ... réunies en une seule par le *cément*.

Les dents de l'homme sont simples.

Des dents composées.

D. — Développement des dents ou odontogénie (1).

...étude du développement des dents est un des points les plus intéressants de ... histoire ; elle embrasse 1° la description des phénomènes qui marquent le ... développement des follicules dentaires ; 2° celle du développement des dents ; ... histoire de l'éruption des dents de la première dentition et celle des dents de ... seconde dentition ; 4° l'étude de l'accroissement et celle de la chute des dents.

1° Développement des follicules dentaires.

...premiers follicules dentaires se montrent, dans la mâchoire inférieure, ... au 60e jour, dans la mâchoire supérieure, vers le 56e jour après la con-... ception. A cette époque, le maxillaire inférieur, en grande partie ossifié, pré-... un corps dont le bord supérieur est creusé d'une gouttière, au fond de ... elle rampent, dans un léger sillon, les vaisseaux et nerfs dentaires ; ce sillon ... plus tard le canal dentaire. La gouttière du bord alvéolaire, simple ... bord, se divise plus tard en petites loges ou alvéoles par des épaississements ... qui, en se développant, forment des cloisons complètes. Un travail ana-... a lieu pour le maxillaire supérieur et donne naissance à la gouttière den-... et au canal sous-orbitaire.

Développement des follicules dentaires.

... muqueuse buccale, formée d'un tissu à texture serrée et recouverte d'un ... épithélium pavimenteux, ferme la gouttière et donne un aspect lisse et brillant ... bord libre ou dentaire des mâchoires, qui est épais et cylindroïde. Profondé-... ment, la muqueuse se continue avec une couche épaisse d'un tissu mou, d'as-... gélatineux, rougeâtre, qui remplit la gouttière alvéolaire et se trouve en ... contact immédiat avec la substance osseuse. Dans ce tissu, composé de fibres de ... conjonctif entre-croisées et séparées par de la substance amorphe, naissent ... follicules dentaires. Dans chaque follicule se montrent successivement le ... puis la paroi du follicule et enfin l'organe de l'émail. Le follicule de la ... première molaire et celui de l'incisive moyenne apparaissent à peu près en même ... ; vient ensuite celui de l'incisive latérale, puis celui de la deuxième mo-... et enfin celui de la canine. Les follicules de la première dentition sont com-... vers le 75e jour pour la mâchoire inférieure, le 80e jour pour la mâchoire ... supérieure. Derrière ce dernier follicule, se montre, au 85e jour pour la mâchoire ... inférieure, du 90e au 95e jour pour la mâchoire supérieure, un nouveau folli-... qui est celui de la première grosse molaire permanente. Quant aux folli-... des dents de remplacement, les uns ne se produisent qu'un peu avant la ... et parfois un peu après, les autres plus ou moins longtemps après.

Ordre d'apparition des follicules.

(1) ...es détails relatifs au développement des follicules dentaires sont extraits en partie ... ent Mémoire publié sur ce sujet par MM. Robin et Magitot, et inséré dans le *Jour-* ... *ologie*, t. III, 1860.

Développement du bulbe.

Le *bulbe* ou *organe de l'ivoire* se reconnait, à son début, à une petite m
nique, tranchant par son opacité sur les tissus ambiants. Cette opacité
d'une accumulation, en ce point, de noyaux fibro-plastiques ovoïdes, de
à 0mm,008 de longueur, placés au sein d'une substance amorphe, ho
transparente, qui les dépasse à la périphérie et simule une membrane
décrite à part sous le nom de *membrane préformative*. Le bulbe grossi
ment, et prend la forme de la couronne de la dent future; sa face tour
la muqueuse se couvre, pour les molaires, de mamelons au sommet
apparaît l'ivoire, sous la forme de petites lamelles intimement adhér
bulbe. La première couche d'ivoire se complète par la réunion des lam
recouvrent les mamelons. A partir de ce moment, le bulbe subit un ret
gressif, à mesure que l'ivoire s'épaissit autour de lui et l'enferme dans un
qui se rétrécit graduellement et devient la cavité dentaire; mais il s'all
raison du développement de la racine, et lorsque celle-ci est multiple, com
les molaires, le bulbe subit une division en rapport avec le nombre de ces de

Paroi du follicule dentaire.

Bientôt on voit se dessiner autour du bulbe une bande grisâtre foncé
ment de la paroi folliculaire. Celle-ci circonscrit une cavité primitivement
du côté de la muqueuse, mais qui ne tarde pas à se fermer d'une maniè
plète, par suite du développement de la paroi du follicule au-dessus du bu
point où s'est opérée la réunion des bords de l'ouverture, se détache u
de pédicule formé de fibres et de vaisseaux et qui unit le follicule à la mu

La paroi du follicule est résistante, composée de fibres de tissu conjo
reçoit plusieurs artérioles, qui s'y ramifient en un réseau capillaire à
allongées.

Organe de l'émail.

A la face interne de la paroi du follicule, entre celle-ci et le bulbe, s
loppe l'*organe de l'émail*; il se présente d'abord sous l'apparence d'un
brane claire, transparente, emboîtant exactement toute la portion saill
bulbe, dont la sépare bientôt une ligne pâle et blanche constituée par la
des cellules de l'émail. Cette membrane se compose de cellules étoilées
liées et anastomosées, et d'une matière amorphe interposée à ces cellule
gane de l'émail est dépourvu de vaisseaux et de nerfs.

La forme du follicule développé rappelle assez bien celle de la couronn
dent future, dont toutes les parties viennent, en quelque sorte, se moule
surface du bulbe. A cette époque, quand on a détaché la muqueuse qui
vre la gouttière dentaire, et surtout quand on a enlevé, en outre, une des
de cette gouttière, les follicules se présentent sous la forme d'une série
tits corps globuleux ou ovoïdes, gélatiniformes, tranchant par leur demi
parence sur le tissu conjonctif rougeâtre qui remplit la gouttière. En g
sant, ces follicules prennent la forme qu'aura la future couronne.

2° Développement des dents.

Développement de la dent.

Le premier phénomène du développement de la dent proprement dite c
dans l'apparition de cellules d'ivoire au sommet des mamelons du bulb
lules dont l'accumulation produit une petite lamelle d'ivoire. Cette app
a lieu, suivant les auteurs cités plus haut, du 80e au 85e jour, et d'abor
le follicule de l'incisive moyenne inférieure. Les cellules de la dentine na
dans l'épaisseur de la couche amorphe que nous avons vue recouvr
noyaux à la surface du bulbe. Ces cellules sont cylindriques ou prismat

pâles; leur contenu est granuleux et présente un noyau foncé, ovoïde ou ...ique, très-volumineux, occupant le voisinage du bulbe, où la cellule est ...pée carrément, tandis que l'extrémité périphérique de cette dernière est ef... en pointe et se termine par un filament allongé, très-ténu, pâle, flexible, ...ent bifide. Ces cellules, suivant beaucoup d'auteurs, forment, en se modi... les canalicules de l'ivoire, tandis que, suivant MM. Robin et Magitot, ces ...iers seraient simplement les espaces laissés entre les cellules, dont la sou... constituerait l'ivoire.

Époque de la formation de la partie dure de la dent.

Lames ou écailles dentaires.

Points de formation dentaire.

C'est vers le milieu de la grossesse que commence la formation de la portion ... de la dent, par la production de l'ivoire à la surface du bulbe. On y voit ...petites lames ou écailles très-fines, souples et élastiques d'abord, puis de ...en plus consistantes, en nombre égal à celui des saillies que présente le ...e dentaire. Ces lames ou écailles constituent comme autant de points de ...ation dentaire, qu'on a comparés aux points d'ossification des os. Ainsi les ... incisives et canines ne présentent qu'une seule écaille; les bicuspidées, ...x; les multicuspidées, autant de points qu'elles ont de tubercules. Ces petites ...illes embrassent si intimement le bulbe dont elles forment l'étui, qu'il faut quelque effort de traction pour l'en détacher; et toutefois leur face interne est ...lisse, de même que leur surface externe. Il est à remarquer que, dans tous ... points recouverts par de petites écailles, le germe offre une rougeur beau... plus vive. Les écailles sont visibles à la mâchoire inférieure avant qu'on ...trouve à la supérieure.

Ordre d'apparition des lames ou écailles dentaires.

Voici, du reste, dans quel ordre s'effectue leur apparition : les incisives ...yennes se montrent de 4 à 5 mois, d'abord à la mâchoire inférieure; elles ... bientôt suivies 1° des incisives latérales; 2° de la première molaire, ou ...aire antérieure, qui apparaît de 5 à 6 mois; 3° à très-peu de distance l'une ...autre, de la canine et de la deuxième molaire. Les écailles de toutes les ... de la première dentition ont apparu à 7 mois, suivant Meckel, à 8 mois, ...ant Blake.

Formation successive des cornets éburnés.

Par le progrès du développement, les écailles s'étendent; peu à peu elles ...nissent les unes aux autres et constituent un *cornet éburné* ou *chapeau*, qui s'ac... en emprisonnant le bulbe, et s'étend graduellement jusqu'au pourtour du ...icule vasculaire et nerveux, dans le point où ce pédicule pénètre l'alvéole.
L'émail commence à se montrer au sommet du chapeau de dentine à l'époque ...e dernier a une épaisseur d'un millimètre environ ; il est toujours moins ...du que l'ivoire. Les prismes dont il se compose, naissent à la surface de l'i...e, entre celui-ci et l'organe adamantin, garni à sa face profonde d'une couche ... cellules cylindriques; ces prismes, d'abord courts, s'allongent par les progrès ... développement, de manière à s'étendre à travers toute l'épaisseur de l'émail. Les prismes s'isolent avec la plus grande facilité dans l'émail récemment formé; en effet, l'émail est, dans le commencement de sa formation, tellement mou, que chez le fœtus à terme on le sépare très-facilement de la matière éburnée. ...ant à la *cuticule de l'émail*, il paraît très-probable qu'elle n'est que la mem...ne préformative restée intacte, et même un peu épaissie pendant le dévelop...ent de la dent.

Follicule de la dent de remplacement.

Lorsque la paroi du follicule dentaire se ferme au-dessus du bulbe, elle laisse, ...dessus de chaque cavité ou *sac dentaire*, une cavité plus petite, rudiment du ...icule de la dent de remplacement. Dès le cinquième mois, on trouve un petit ...lbe dentaire dans cette dernière cavité, qui peu à peu se place à la face postérieure de la dent de lait. Ces sacs de réserve sont unis à la gencive ou au pér alvéolo-dentaire par un cordon, auquel on a donné le nom de *gubernaculum d*

Développement des dents permanentes.

Les *dents permanentes* se développent exactement comme les dents de Elles commencent à s'ossifier un peu avant la naissance. Les premières gr molaires se développent d'abord, puis les dents incisives, puis les canines petites molaires, et enfin les deuxièmes grosses molaires.

De tout ce qui vient d'être dit sur les phénomènes de la formation des provisoires avant leur éruption, on peut déduire les conséquences suivant

La pulpe dentaire précède la portion dure. L'ivoire précède l'émail.

1° Des deux parties constituantes de la dent, savoir, la portion cortic portion dure, et le bulbe ou portion molle, c'est celui-ci qui se dévelop premier, et des deux éléments principaux de la portion dure, l'ivoire et l'é c'est l'ivoire qui se forme le premier. 2° C'est par la couronne que débute la mation de la substance corticale de la dent; les racines ne se forment qu'e cond lieu. 3° Le bulbe, se trouvant emprisonné au milieu des produits soli qu'il a fournis et qui rétrécissent progressivement sa cavité, diminue grad ment de volume.

3° Éruption des dents.

État des alvéoles et des dents avant la naissance.

Première dentition. A l'époque de la naissance, toutes les dents sont en contenues dans leurs alvéoles. On doit considérer comme exceptionnels le dans lesquels on a vu des enfants naître avec une dent ou deux. Si, à époque, on enlève la paroi antérieure des alvéoles, on voit que les dents déjà très-développées, mais qu'elles le sont inégalement; aucune d'elles, to fois, n'a encore atteint le fond de l'alvéole. Mais après la naissance, et époques qui seront indiquées plus tard, le sommet de la racine ayant attei fond de l'alvéole, et l'accroissement de la dent ne pouvant plus se faire d côté, cet accroissement s'effectue du côté de la gencive, laquelle est compri s'enflamme et se perfore, sans que, du reste, cette perforation soit le rés exclusif de la distension produite par la dent; car la muqueuse gingiva très-peu distendue quand elle s'ouvre, tandis que dans d'autres cas, où membrane est beaucoup plus distendue, soit par des polypes, soit par d'a tumeurs, elle ne se déchire nullement.

Phénomènes de l'éruption. La perforation de la gencive est la suite de l'inflammation par compression, et non de la distension.

La gencive se moule sur la portion de couronne qui paraît.

La dent sort peu à peu; la gencive se moule successivement sur les di portions de la couronne, et enfin sur le collet.

La division de la gencive est une opération laborieuse, qui cependant ne expliquer complétement l'apparition des accidents graves dont s'accom parfois l'époque orageuse de la première dentition.

L'éruption des dents est successive.

L'éruption des dents n'a point lieu simultanément; elle est suc l'ordre dans lequel se fait cette éruption, est assujetti à des lois qui n tent que peu d'exceptions.

Lois qui président à cette éruption.

1° Les dents de la même espèce apparaissent par paires, l'une à droit à gauche.

2° Les dents de la mâchoire inférieure précèdent dans leur appariti de la mâchoire supérieure.

3° Les incisives moyennes précèdent les incisives latérales, celles-ci mières molaires, après lesquelles viennent les canines, puis les deuxièm laires.

Époque de l'éruption.

L'éruption des dents de la première dentition commence vers le 6° mois la naissance, et se termine à la fin de la 3° année ou au commencement de

Ordre d'apparition des dents.

...au 10e mois, apparaissent les incisives moyennes inférieures, et bientôt les incisives moyennes supérieures ;

...au 16e mois, les incisives latérales inférieures, puis les incisives laté... supérieures ;

...15e au 24e, les premières molaires inférieures, puis les supérieures ; du ...30e, les canines inférieures, puis les supérieures.

...s certains cas, l'éruption des canines et celle des premières, molaires sont ...tanées ; quelquefois même l'éruption des canines précède.

...28e au 40e mois, apparaissent les secondes grosses molaires, qui complètent ...gt dents de la première dentition.

Vingt dents de remplacement. Douze dents nouvelles. Situation des germes dentaires de la seconde dentition.

...nde *dentition*. La seconde dentition consiste dans l'éruption des dents ...appelle *permanentes*, pour les distinguer des dents temporaires. Le nombre ...ents permanentes est de 32, savoir : 20 de remplacement et 12 nouvelles. ...follicules ou germes des dents de la seconde dentition correspondent à la ...des dents déjà formées, dont ils sont séparés par des cloisons ; ils sont ...les rapports suivants avec les follicules des dents provisoires : 1° les folli... des dents nouvelles que présente la seconde dentition, c'est-à-dire des ...dernières molaires, sont sur la même courbe que les dents de lait, mais né...rement situés aux extrémités latérales de ces courbes. 2° Les follicules ...ents de remplacement sont, au contraire, placés précisément derrière les ...de lait correspondantes.

Communication des alvéoles des dents de remplacement avec les alvéoles des dents temporaires.

...follicules sont contenus d'abord dans les mêmes alvéoles que les dents ...poraires ; ce n'est qu'après un certain espace de temps qu'ils en sont peu à ...séparés par la formation d'une cloison qui, du fond de l'alvéole, s'élève ...son orifice. Néanmoins, longtemps encore après la formation de cette cloi... les alvéoles temporaires et les alvéoles permanents communiquent par une ...rture assez large, à travers laquelle passe le cordon qui unit les deux dents. ...sure que les follicules des dents permanentes deviennent plus vasculaires, ...des dents provisoires perdent leur vascularité et s'atrophient.

Compression des dents temporaires par les dents permanentes. Chute des dents de lait. Mécanisme de leur chute.

...nt que le développement de la dent permanente peut s'effectuer vers le ...de l'alvéole, les dents temporaires ne sont nullement ébranlées ; mais ...une époque où l'accroissement de la dent se faisant du côté du bord ...olaire, les alvéoles de la première dentition sont comprimés, puis détruits ...le point correspondant à la couronne des dents permanentes. Dès lors les ...oles de la première dentition appartiennent à la seconde. Comprimées ...la couronne des dents permanentes, les racines des dents de lait s'usent, se ...isent de bas en haut et sont résorbées ; les dents de remplacement, prenant ...ace de ces racines, se trouvent en conséquence immédiatement au-dessous ...la couronne des dents de lait, lesquelles deviennent vacillantes et se déta... par le plus léger effort, n'étant plus retenues que par l'espèce de bour... formé par la gencive autour du collet de la dent.

La compression de la dent de remplacement en est la cause.

...chute des dents de lait n'a pas toujours lieu par le mécanisme que je viens ...iquer, c'est-à-dire par la destruction préalable de leur racine. Quelquefois, ...effet, la dent permanente ne pénètre nullement dans l'alvéole de la dent de ...correspondante ; mais cet alvéole s'affaisse peu à peu, par le développement ...ours croissant de l'alvéole permanent voisin. Dans ce cas, les dents de lait ...vent tomber sans destruction de leurs racines, qui, presque constamment ...sont grêles et comme atrophiées.

...outefois, une compression, soit sur les parois de l'alvéole temporaire, soit sur les racines de la dent de lait, paraît indispensable pour leur expulsion. Lors effet la dent de remplacement se dévie et, par conséquent, n'exerce su compression sur la dent de lait correspondante, celle-ci persiste, et con une *surdent* ou *dent surnuméraire*.

On ne peut donc méconnaître l'influence de cette compression sur la c

Fig. 71.

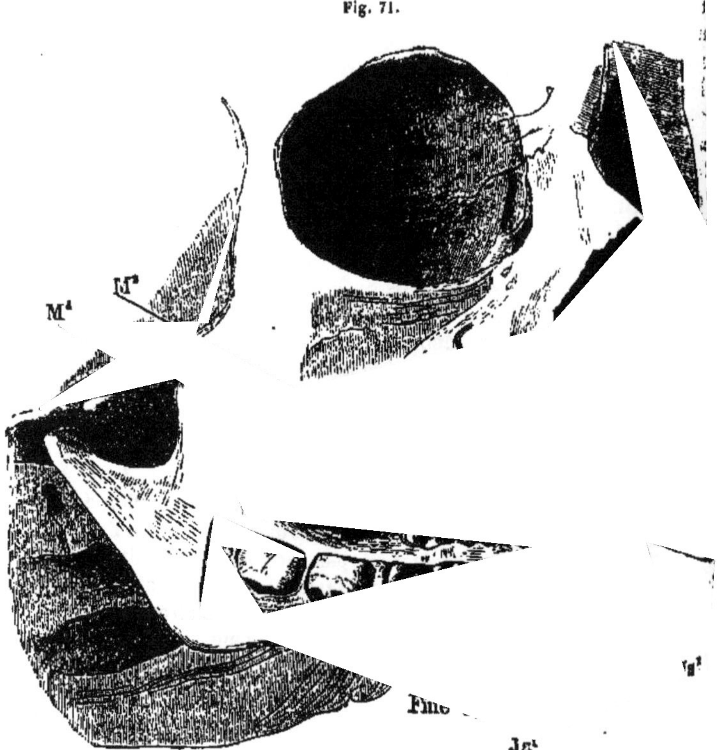

Dents d'un enfant de sept ans (*).

des dents de lait. Mais les anatomistes ne sont pas d'accord sur la cause diate de la destruction des alvéoles temporaires et des racines des dent sont contenues.

Manière d'agir de la compression. Quelle est la manière d'agir de la compression? Détermine-t-elle la ch dents de lait d'une manière purement mécanique, ou bien l'amène-t-el rectement, par la destruction des vaisseaux et des nerfs dentaires? Le p rôle paraît revenir à cette dernière cause.

(*) Les dents de lait sont complètes : la troisième molaire permanente de la mâchoire supér train de percer. On a mis à nu les racines des dents de lait et les couronnes des dents de rem en enlevant la lame antérieure des deux maxillaires. D'après une préparation du docteur Tei J1, J1, incisives de lait médianes du côté gauche. — Js1, à la mâchoire supérieure, incisive médi nente du côté gauche.— Js1, Js1, à la mâchoire inférieure, incisives médianes permanentes droite — Cs, Cs, canine permanente. — M3, M4, troisième et quatrième molaires permanentes de la supérieure. — Fme, trou mentonnier.

Absorption moléculaire exercée sur la dent de lait.

destruction des racines des dents de lait s'effectue sans laisser le moindre . Il y a donc un travail d'absorption, qui est certainement activé par la ion. Les dents de la première dentition s'ébranlent et tombent dans e de temps compris entre la sixième et la huitième année. Leur chute e s'effectue dans l'ordre même de leur apparition.

Iter dentis. Gubernaculum dentis.

é a parlé le premier de l'existence d'un cordon qui, partant du follicule dent permanente, vient se continuer avec la gencive à travers un petit al osseux creusé derrière les alvéoles des dents de la première dentition. On que le petit canal osseux et le cordon placé dans son intérieur étaient és à diriger la dent durant le phénomène de son éruption. De là le nom iter *dentis* donné au petit canal, et celui de *gubernaculum dentis* donné au cordon, qui a été comparé par Serres au *gubernaculum testis*. Ce cordon, qui m'a plein et nullement canaliculé, est très-prononcé pour les incisives, filiforme pour les molaires. Du reste, l'influence de l'iter dentis et du gubernaculum sur le trajet des dents permanentes, durant leur éruption, n'est pas un parfaitement démontré.

Premières grosses molaires ou dents de sept ans.

Quant à leur *ordre d'éruption*, les premières des dents permanentes qui apparaissent, sont les premières grosses molaires; elles précèdent de beaucoup les autres dents permanentes. Elles font suite aux dents de la première dentition, avec lesquelles elles coexistent pendant quelque temps; aussi sont-elles mal à propos classées parmi les dents de la première dentition dans plusieurs traités d'anatomie. Ces premières grosses molaires sont connues sous le nom vulgaire de *dents de sept ans*.

Ordre d'apparition des dents de remplacement.

L'éruption des dents de remplacement se fait dans le même ordre que celle des dents de lait; elle a lieu pour chaque paire aux époques suivantes :

Incisives moyennes inférieures, de 6 à 8 ans;

Incisives moyennes supérieures, de 7 à 9 ans;

Incisives latérales, de 8 à 10 ans;

Premières petites molaires, de 9 à 11 ans;

Canines, de 10 à 12 ans;

Secondes petites molaires, de 11 à 13 ans;

Deuxièmes grosses molaires, de 12 à 14 ans;

Enfin, troisièmes grosses molaires ou dents de sagesse, à une époque plus reculée, de 18 à 30 ans.

Irrégularité dans l'époque de l'éruption de la troisième grosse molaire.

Du reste, la plus grande irrégularité se fait remarquer dans l'éruption de cette dernière molaire, qui manque souvent, qui, d'autres fois, reste toute la vie comme ensevelie partiellement ou en totalité dans l'épaisseur de la mâchoire.

Les vingt dents de remplacement n'occupent pas plus de place que les vingt dents de lait.

Les incisives et les canines de remplacement sont plus larges que les incisives et les canines de lait. Une disposition inverse s'observe pour les deux premières molaires de remplacement ou petites molaires. Y a-t-il une compensation telle que les vingt dents de la première dentition occupent un espace précisément égal à celui qu'occupent les vingt dents correspondantes de la seconde dentition? Cette question, posée par Hunter et résolue par lui affirmativement, n'est pas purement spéculative; elle intéresse singulièrement la question pratique de l'avulsion des dents de lait. On peut confirmer la vérité de l'assertion de Hunter en mesurant avec un fil l'espace occupé par les vingt dents temporaires, comparativement à l'espace occupé par les vingt dents correspondantes de la seconde dentition. Cette expérience a été faite par M. Delabarre sur le même individu, à l'époque des deux dentitions.

4° Accroissement des dents.

Limites de l'accroissement des dents humaines. L'émail s'use sans se reproduire.

Les dents de l'homme ne sont pas, comme celles de certains animaux, rongeurs en particulier, susceptibles d'un accroissement illimité. L'émail couronne s'use sans jamais se reproduire. Tous les faits invoqués à l'app l'opinion qui admet cette reproduction, sont ou mal observés ou su d'être interprétés différemment.

Formation non interrompue de l'ivoire.

Il se passe néanmoins dans l'intérieur de la dent des changements dig remarque. Les canalicules de l'ivoire et du cément, les corpuscules de dernière substance, les interstices entre les prismes de l'émail sont rem pendant la vie, d'un liquide exsudé des vaisseaux du bulbe dentaire périoste alvéolo-dentaire, liquide dont le renouvellement plus ou moins est en rapport avec le degré d'activité des phénomènes nutritifs de la den nouvelles couches d'ivoire viennent incessamment tapisser intérieuremen couches anciennes : la cavité de la dent se rétrécit et finit par s'oblitérer dents des vieillards ne présentent ni bulbe ni cavité dentaire.

5° Chute des dents.

La chute des dents, chez le vieillard, peut être un effet de l'oblitération leur cavité et de la destruction du bulbe dentaire, qui leur fournit leurs cipaux matériaux nutritifs. Dès lors la dent constitue un véritable corps étr dont l'alvéole tend à se débarrasser.

Aucune loi ne préside à l'ordre de la chute des dents.

Du reste, aucune loi ne préside à la chute des dents chez le vieillard, p sous le rapport de l'époque à laquelle cette chute a lieu, que sous le rapp l'ordre suivant lequel elle s'effectue.

E. — Caractères différentiels des dents de la première et de l seconde dentition.

Différences sous le rapport : De la couleur ; Du volume.

Les dents de la première dentition se distinguent de celles de la secon les caractères suivants :

1° Leur couleur, au lieu d'être d'un blanc d'ivoire ou d'un jaune cl d'un blanc bleuâtre ou azuré.

2° Les incisives et les canines de lait se distinguent toujours des incisives et canines permanentes par un volume moindre et par la brièveté de leurs r

Différences entre les molaires de lait et les molaires qui les remplacent.

3° Les deux molaires de lait diffèrent par leur forme des deux petites mol permanentes qui doivent les remplacer. Elles se rapprochent davantag grosses molaires, dont elles se distinguent par la moindre hauteur de leu ronne et par le nombre des tubercules dont cette couronne est armée : *quinticuspidée*, et offre trois tubercules en dehors et deux en dedans.

Pourquoi deux dentitions.

Au point de vue de l'existence de deux dentitions, on peut se dema quel est le but de cette évolution des dents en deux reprises. Sans entre dans la discussion des causes finales, on ne saurait méconnaître que les d de la première dentition, conformées en vue des mâchoires de l'enfant, n raient pu être en rapport avec les mâchoires plus volumineuses de l'adulte

Usages des dents.

Usages. 1° Les dents sont les agents immédiats de la mastication : les inci coupent, les canines déchirent, les molaires broient. La position de ces dive dents semble calculée d'après la résistance qu'elles ont à surmonter.

Les dents forment une espèce de chaussée, qui prévient l'effusion continue salive au dehors.

Les dents servent à la parole, en fournissant à la langue un point d'appui l'articulation de certaines consonnes que les grammairiens ont appelées es.

dents fournissent des caractères importants pour les classifications iques. On conçoit, en effet, qu'étant dans un rapport nécessaire avec le d'alimentation des animaux, lequel exerce sur toute leur organisation nfluence si puissante, la forme des dents est, jusqu'à un certain point, un ractères par lesquels s'exprime ou se résume cette organisation. tefois, il faut être en garde contre les conséquences évidemment abusives uelques philosophes se sont plu à déduire de la disposition du système re de l'homme dans ses rapports avec une alimentation exclusivement le ou exclusivement végétale. Il faut surtout se rappeler que l'industrie ine et les diverses préparations auxquelles elle soumet les substances ntaires, doivent entrer comme données indispensables dans la solution de ure de problèmes.

§ 2. — DU PHARYNX.

ration. La même que celle qui a été indiquée pour l'étude des muscles de la ré- rvicale antérieure et qui consiste à enlever, par un trait de scie vertical, dirigé rsalement, toute la portion de la tête située au-devant du plan antérieur de la co- rvicale.

pharynx (1) (φάρυγξ, arrière-bouche), longtemps confondu avec l'œsophage le nom commun de *gula, œsophagus*, est un demi-canal musculeux et raneux, parfaitement symétrique, situé sur la ligne médiane; c'est une de vestibule, commun aux voies digestives et aux voies respiratoires, entre la cavité buccale et la cavité nasale, d'une part, l'œsophage et le x, de l'autre. — Définition.

ondément situé au-devant de la colonne vertébrale, le pharynx s'étend l'apophyse basilaire de l'occipital jusqu'à la cinquième ou sixième re cervicale. Il répond, par conséquent, à la région parotidienne et à la sus-hyoïdienne. — Situation.

pharynx présente des *dimensions* sur lesquelles je crois devoir appeler tion. — Dimensions.

considérable que celle de la bouche, la capacité du pharynx l'est beau- plus que celle de l'œsophage, qui ressemble, par rapport au pharynx, à la rétrécie d'un entonnoir. Il résulte de là que des corps étrangers qui ont verser la bouche et le pharynx, peuvent s'arrêter dans l'œsophage. — Capacité plus grande que celle de l'œsophage.

ngueur totale du pharynx, mesurée sur sa face postérieure, est de 15 cen- es environ; mais elle peut être poussée jusqu'à 17 centimètres par suite tension, ou réduite à 10 centimètres par l'effet du plus grand raccour- ent possible, et ce raccourcissement est limité par le contact de la base de ue et du voile du palais, devenu horizontal; d'où il résulte que le pharynx — Longueur. Le pharynx peut présenter dans sa longueur une différence de 7 centimètres.

(1) mot pharynx n'avait pas d'acception bien déterminée chez les anciens, et dési- tantôt le pharynx proprement dit, tantôt le larynx.

peut présenter dans sa longueur une différence de 7 centimètres e

Or, le pharynx parcourt ces limites extrêmes dans la déglutition, modulations de la voix, pour laquelle il fait l'office d'un tuyau de clari de flûte. Sous ce rapport, on peut diviser le pharynx en trois portions, tion nasale, une portion buccale ou gutturale et une portion laryngie portion nasale a une longueur d'environ 4 centimètres, la portion bu 7 centimètres, et la portion laryngée, de 4 centimètres. Quand le ph contracte, ses dimensions longitudinales diminuent, particulièrement portion buccale, ce qui produit le soulèvement du larynx et de l'os h cette diminution est de 4 à 5 centimètres.

Le raccourcissement porte exclusivement sur la portion buccale.

Conséquence de ces différences de longueur.

Dimensions en largeur :

Cette différence dans la longueur du pharynx a, sur l'étendue de l' diatonique de la vo maine, la même infl que les différences d gueur dans les tuya instruments à vent cent sur les sons pro par ces instruments.

Fig. 72.

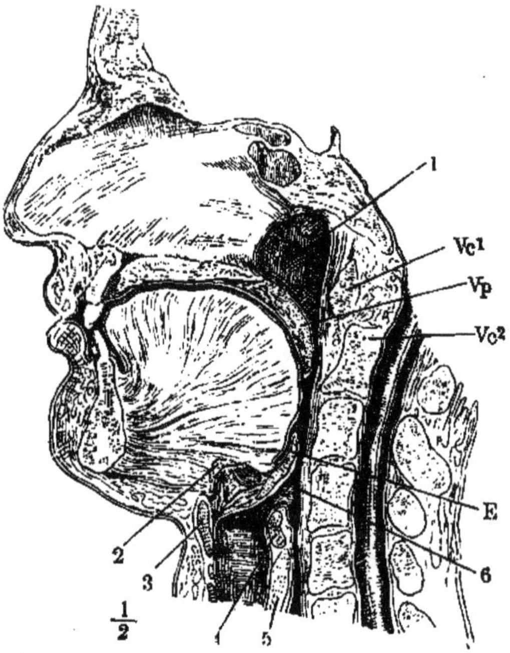

Section antéro postérieure de la tête, passant à gauche de la cloison des fosses nasales (*).

Dans la portion nasale ;

Le *diamètre tr* de la portion supér ou nasale du ph mesuré en arrière dessous de l'apop silaire, est de 4 tres et demi à 5 cent tres. Plus bas il se r d'un demi-centimètr

Dans la portion buccale ;

Dans la portion cale, ce diamètre t versal est de 3 cen tres au niveau des a dales, de 5 cen au-dessous de ce des, et peut être né, par la contractio muscles constric diamètre de la pa périeure, c'est 4 centimètres et de

Dans la portion laryngée.

Dans la portion laryngée, le diamètre transversal est mesuré successiv 1° par l'intervalle qui sépare les sommets des grandes cornes de l'os (35 à 40 millimètres); 2° par l'intervalle qui sépare les cornes supéri cartilage thyroïde (mêmes dimensions); 3° par l'intervalle qui sépare les co inférieures de ce même cartilage (22 à 25 millimètres). Le rétrécisseme cette portion laryngée peut être porté jusqu'à l'effacement complet de la ca

Le rétrécissement porte sur les portions buccale et laryngée.

Ainsi le rétrécissement du pharynx porte sur la portion buccale et sur la

(*) Vc1, Vc2, première et deuxième vertèbre cervicale. — Vp, voile du palais. — E, épiglotte. — 1, de la trompe d'Eustache. — 2, os hyoïde. — 3, cartilage thyroïde. — 4, cartilage aryténoïde. — 5, lage cricoïde. — 6, pharynx.

tion laryngée : ce rétrécissement a lieu dans la déglutition, pour chasser le bol alimentaire, qui se trouve ainsi comprimé (1).

Ce rétrécissement de la portion buccale doit encore avoir lieu dans la modulation des sons ; de même que le raccourcissement du pharynx, il exerce sur l'échelle diatonique de la voix la même influence que le rétrécissement des tuyaux de flûte ou de clarinette sur les sons produits par ces instruments.

Dimensions suivant le diamètre antéro-postérieur.

Les *dimensions antéro-postérieures* du pharynx ne sont pas sujettes aux mêmes variations que les dimensions transversales et verticales, vu la présence de la colonne vertébrale. L'ampliation du pharynx d'avant en arrière a lieu dans ce temps précis de la déglutition où le larynx et l'os hyoïde sont portés en avant et en haut. Son rétrécissement a lieu dans cet autre temps où le larynx et l'os hyoïde sont portés en haut et en arrière. Le diamètre antéro-postérieur du pharynx est mesuré par celui de l'apophyse basilaire de l'occipital.

A. — Conformation extérieure.

Le pharynx ne forme pas une cavité complète, à parois distinctes et isolées, mais bien un demi-canal ou les deux tiers d'un canal, que complètent, en avant, divers organes étrangers à la composition du pharynx.

Tension habituelle du pharynx.

Le pharynx est dans un état de tension et de béance habituelles, depuis sa voûte jusqu'au larynx : en aucune circonstance, on ne rencontre ses parois reployées sur elles-mêmes, disposition importante, qui est en rapport avec le passage continuel de l'air dans les portions nasale et buccale du pharynx. Il doit cette tension à l'apophyse basilaire et aux points fixes qui servent d'attache à ses bords, ainsi qu'à la structure aponévrotique de sa partie supérieure. Au niveau de la portion inférieure du larynx, la tension n'existe plus, et la cavité du pharynx est effacée, excepté au moment de la déglutition, par l'affaissement de la paroi postérieure.

On considère au pharynx, comme à tout organe creux, une surface extérieure et une surface intérieure.

Rapports : 1° En arrière ;

Surface extérieure. Elle répond, *en arrière*, par une face plane, aux six premières vertèbres cervicales, dont elle est séparée par les muscles longs du cou, grands et petits droits antérieurs de la tête, et par l'aponévrose prévertébrale. Cette surface est recouverte de veines anastomosées entre elles, et glisse, à l'aide d'un tissu cellulaire très-lâche, sur l'aponévrose qui revêt les muscles de cette région. Lorsque cette laxité du tissu cellulaire a disparu, par suite d'un travail inflammatoire, les mouvements nécessaires pour la déglutition ne peuvent plus s'accomplir : il y a dysphagie. Les rapports du pharynx avec la colonne vertébrale expliquent pourquoi les abcès résultant d'une carie des vertèbres cervicales se sont ouverts quelquefois dans le pharynx.

2° Sur les côtés.

Sur les côtés, le pharynx est séparé du muscle ptérygoïdien interne par un espace triangulaire, large en bas, étroit en haut, que remplissent, entourés d'un tissu cellulaire séreux fort lâche, l'artère carotide interne, la veine jugulaire interne, les nerfs pneumo-gastrique, glosso-pharyngien, grand hypoglosse, accessoire de Willis et grand sympathique ; les parties latérales du pharynx répondent immédiatement à la glande parotide et aux muscles styliens (*fig.* 74).

(1) Il est à remarquer, relativement à la portion laryngienne du pharynx, qu'au niveau du larynx, le pharynx forme une cavité complète, dont la paroi antérieure est constituée par la face postérieure du larynx.

Plus bas, le pharynx répond à un grand nombre de ganglions lymphatiq l'artère carotide externe et aux nombreuses branches qui en émanent.

Surface intérieure.

B. *Surface intérieure.* Pour l'étudier, il faut diviser verticalement et ligne médiane la paroi postérieure du pharynx (1) : on voit alors que ce

Région antérieure du pharynx.

gane n'existe qu'en arrière et sur les côtés, et qu'il présente, en avant, un nombre d'ouvertures, dont il est du plus grand intérêt de connaître la dis tion. Ces ouvertures sont, de haut en bas :

Orifices postérieurs des fosses nasales.

1° Les deux orifices postérieurs des fosses nasales, orifices quadrilatè grand diamètre cal, et séparés l'u l'autre par le térieur de la En plongeant l dans les fosses na on voit, près de ce fices, l'extrémité p rieure des corne des méats.

Fig. 73.

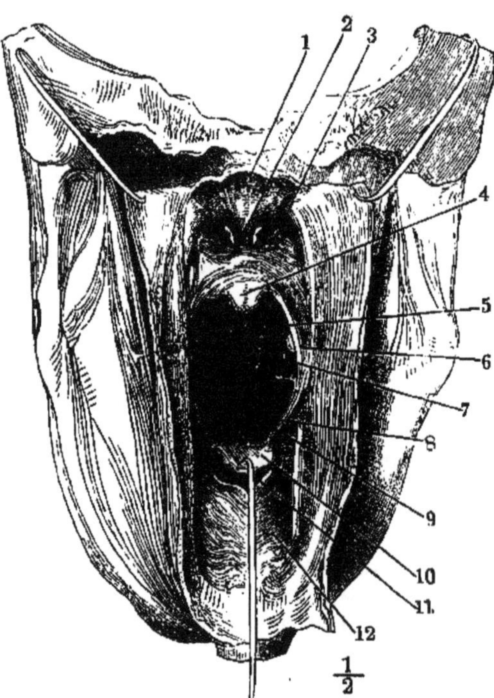

Pharynx vu par sa face postérieure (*).

Face supérieure du voile du palais.

2° La face supér du voile du palai mant un plan i curviligne, qui c les mucosités dans l'arrière-

Isthme du gosier.

3° L'isthme du de forme dem laire, divisé en cades par la lu piliers antérieu piliers postérie voile du palais; vation amygda qui sépare le pili térieur du pilier rieur; la saillie amygdales.

Orifice du larynx.

4° L'orifice supé du larynx, de ovalaire, dont le pl obliquement dirigé de bas en haut et d'arrière en avant. L'épiglotte, h lement relevée, recouvre cet orifice en s'abaissant à la manière d'une dans l'acte de la déglutition. En avant de l'épiglotte, se voit la base de la la

(*) La paroi postérieure du pharynx a été fendue sur la ligne médiane, et les deux lèvres de écartées. — 1, paroi supérieure des fosses nasales. — 2, cloison des fosses nasales. — 3, trompe d'Eustache. — 4, luette. — 5, pilier antérieur du voile du palais. — 6, son pilier p 7, voûte palatine. — 8, repli pharyngo-épiglottique. — 9, dos de la langue. — 10, épiglotte, abaissée par un crochet. — 11, ouverture supérieure du larynx. — 12, paroi antérieure du p recouvrant le larynx.

(1) Ce n'est qu'après avoir étudié les muscles du pharynx qu'on peut pratiquer la cation vertile nécessaire pour l'étude de la surface interne de ce conduit.

la face postérieure du larynx, ses deux gouttières latérales et triangu- larges en haut, étroites en bas, qu'on a considérées comme servant spé- ent à la déglutition des liquides, lesquels passeraient ainsi sur les côtés verture du larynx. Face postérieure du larynx.

de plus curieux, rien de plus important que l'étude de tous ces objets, s révèle en un instant le mécanisme si compliqué de l'arrière-bouche ; s explique comment l'air passe des fosses nasales et de la cavité buc- s le pharynx, et de là dans le larynx, où il est attiré par la raréfaction re dans le thorax, sans entrer jamais dans l'œsophage ; comment les nasales, le sang, peuvent pénétrer des fosses nasales dans la bouche, phage ; comment des instruments peuvent être introduits des fosses de la cavité buccale dans l'œsophage et le larynx, ou bien ramenés nasales dans la bouche ; comment le bol alimentaire et les liquides dans l'œsophage, sans s'engager dans les voies aériennes, et com- 'y insinuent quelquefois. Conséquences de cette disposition de l'arrière-bouche.

i postérieure du pharynx, plus large au niveau de la région buccale ssus et au-dessous, peut être aperçue en partie, au niveau de l'isthme , chez un individu qui se prête à cet examen. Cette paroi, de couleur e présente aucun plissement; on y remarque seulement la saillie, ment variable, de quelques glandules qui soulèvent la membrane se. Paroi postérieure du pharynx.

rois latérales du pharynx présentent l'orifice évasé des trompes d'Eus- g. 72), que précède une gouttière dirigée de haut en bas et de dehors ns. Cet orifice répond précisément au niveau de l'extrémité postérieure et inférieur, rapport très-important à connaître, puisqu'il peut diriger cathétérisme, si usité de nos jours, de la trompe d'Eustache. Parois latérales.

ûte du pharynx répond à l'apophyse basilaire. Il n'est pas impossible de dre avec le doigt, introduit dans la cavité buccale et fortement dirigé de haut. Voûte.

ne ligne de démarcation bien rigoureuse, soit à l'intérieur, soit à l'exté- ne sépare le pharynx de l'œsophage. Leurs limites, toutes rationnelles, ablies 1° par un rétrécissement brusque ; 2° par un changement de cou- ans la membrane interne ; 3° enfin, par le changement de direction et de r des fibres charnues, rouges au pharynx, décolorées à l'œsophage. Limites du pharynx et de l'œsophage.

B. — Texture du pharynx.

x est constitué de dehors en dedans : 1° par une couche musculeuse; couche aponévrotique ; 3° par une membrane muqueuse, qui tapisse . Des vaisseaux et des nerfs se distribuent dans ses parois.

1. — APONÉVROSE DU PHARYNX.

uche aponévrotique constitue la charpente du pharynx ; elle est située au- s des muscles, entre eux et la muqueuse, à laquelle elle adhère par un llulaire assez serré ; elle se compose de l'aponévrose céphalo-pharyn- et de l'aponévrose pétro-pharyngienne.

névrose céphalo-pharyngienne, ou aponévrose postérieure du pharynx, naît ce inférieure de l'apophyse basilaire, de la trompe d'Eustache et de la voisine du rocher ; elle se continue avec le périoste très-épais qui revêt Aponévrose céphalo-pharyngienne.

l'apophyse basilaire, se prolonge verticalement en bas, en diminu paisseur, et se perd après un trajet de 4 à 5 centimètres. C'est sur cet brane que se terminent les muscles constricteurs du pharynx, qui l vrent en arrière, excepté dans une petite étendue au voisinage de l'a basilaire.

Aponévrose pétro-pharyngienne.

L'*aponévrose pétro-pharyngienne*, ou aponévrose latérale du pharynx l'apophyse pétrée, en dedans de l'orifice inférieur du canal carotidien faisceau aponévrotique très-épais, continu à angle droit (1) avec l'ap céphalo-pharyngienne. Cette aponévrose descend le long de la partie la pharynx, et s'épanouit en faisceaux qui vont s'insérer dans la fosse pt entre le ptérygoïdien interne et le péristaphylin externe, qu'ils séparen névrose pétro-pharyngienne envoie un prolongement à l'extrémité la p culée du bord alvéolaire inférieur, et dans l'intervalle qui sépare ce prol ment du reste de l'aponévrose, elle donne attache au muscle buccinateu aponévrose recouvre immédiatement l'amygdale, à laquelle elle est in unie. Elle se prolonge, en bas, jusqu'au bord supérieur de l'os hyoïd former la charpente de la partie latérale et inférieure du pharynx.

II. — MUSCLES DU PHARYNX.

Les muscles du pharynx ont été divisés en intrinsèques ou constricteurs extrinsèques ou élévateurs.

a. — Muscles intrinsèques.

Les muscles intrinsèques forment trois couches imbriquées.

Les muscles *intrinsèques* présentent une forme membraneuse et sont di par couches successives, comme imbriquées.

Prodigieusement multipliés par Santorini, à raison du grand nombre de attaches, ces muscles ont été réduits à trois paires superposées par Albin les a désignés sous le nom de *constricteurs*, en les distinguant en inférieur, et supérieur; on pourrait les appeler aussi constricteurs *superficiel*, mo *profond*.

1° Constricteur inférieur ou superficiel (*laryngo-pharyngien*, Lp).

Forme. Situation.

Muscle membraneux, trapézoïde, le plus superficiel et le plus épais des cles du pharynx, situé à la partie inférieure de cette cavité membraneuse

Insertions.

Il s'insère, *d'une part*, au cartilage cricoïde et au cartilage thyroïde; *part*, au raphé fibro-celluleux qui occupe la ligne médiane du pharynx *pharyngien* et *thyro-pharyngien* de Valsalva, Winslow et Santorini). On peu peler *crico-thyro-pharyngien*.

Insertions cricoïdiennes;

Ses *insertions cricoïdiennes* (Lp1, *fig.* 75) ont lieu sur la partie latérale du lage cricoïde, dans un espace triangulaire borné, en avant, par le muscle thyroïdien, qui lui envoie souvent quelques fibres, et en arrière, par le crico-aryténoïdien postérieur.

Thyroïdiennes.

Ses *insertions thyroïdiennes*, beaucoup plus étendues, ont lieu à la ligne

(1) C'est sur l'angle que forment ces deux aponévroses qu'est accolé le gangl vical supérieur du grand sympathique.

...face externe du cartilage thyroïde (Lp2), aux deux tubercules qui termi-... cette ligne, à toute la surface qui est en arrière de la ligne oblique, au ...upérieur, au bord postérieur et aux petites cornes du même cartilage. — ...les fibres naissent du ten... muscle sterno-thyroïdien (fig. 74).

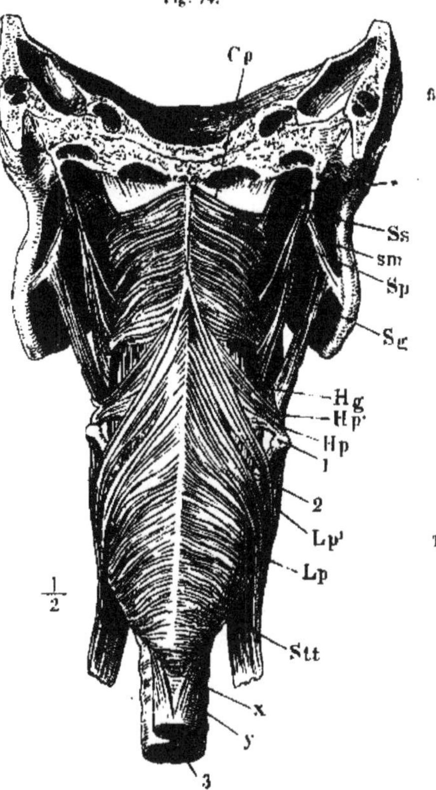

Pharynx vu par sa face postérieure (*).

Direction des fibres charnues.

...de cette double insertion, ...aux digitations bien dis-..., les fibres charnues se ...toutes en dedans, mais ...ant diverses directions : ...érieures, qui sont les plus ...horizontalement et même ...cendant ; les supérieures, ...t, plus obliquement de ...haut qu'elles sont plus ... Toutes viennent se ter-... sur la ligne médiane, par ...d épanoui, beaucoup plus ...que le bord externe, et ...xtrémité supérieure s'é-...rement au-dessus de la ...moyenne du pharynx. La ...n transversale et la briè-... fibres inférieures de ce ...teur ont fait donner le ...muscle œsophagien (Wins-...ntorini). Si l'on étudie ...ention la ligne médiane ...ux chez un sujet vigou-...t constitué, on verra ...isposition est commune ... constricteurs) que le ...ur inférieur droit ne ...ne pas, à proprement ...r la ligne médiane, mais s'entre-croise d'arrière en avant et d'un côté ...avec le constricteur inférieur gauche, pour aller se continuer avec le ...r moyen et le constricteur supérieur du côté opposé.

Terminaison.

Rapports.

... Revêtu par une membrane celluleuse dense, qui environne tout le ...t qu'on peut comparer à la gaîne propre des muscles, le constricteur ...ffecte, en arrière, les mêmes rapports que le pharynx. Il est recouvert, ...par le muscle sterno-thyroïdien et par le corps thyroïde.

Superficiels.

...re la partie inférieure du constricteur moyen, les muscles stylo-pha-

(*) ...de la mâchoire inférieure a été enlevé, ce qui a permis de porter les deux branches en ...ommet de la grande corne de l'os hyoïde. — 2, sommet de la corne supérieure du cartilage ...trachée, coupée à la même hauteur que l'œsophage. — *Cp*, muscle constricteur supé-...ceau du péristaphylin interne qui rejoint le pharynx. — *Ss*, péristaphylin externe. — ...ylo-maxillaire. — *Sp*, stylo-pharyngien. — *Sg*, stylo-glosse. — *Hg*, hyo-glosse. — *Hp*, con-... — *Lp*, constricteur inférieur. — *Stt*, sterno-thyroïdien. — *x*, fibres longitudinales de ... *y*, fibres circulaires.

Profonds. ryngien, pharyngo-staphylin, et dans une assez grande étendue, sa fa
fonde est en rapport avec la muqueuse du pharynx.

Rapports : Du bord inférieur avec le nerf récurrent ; Du bord supérieur avec le nerf laryngé supérieur.

Le *bord inférieur* de ce muscle est horizontal et très-court ; au voisi
l'insertion cricoïdienne du
le nerf récurrent s'engage
bord, pour pénétrer dans le
Son *bord supérieur*, beauc
long, et obliquement dirigé
et en dedans, se distingue
tres constricteurs 1° par u
assez prononcée ; 2° par
laryngé supérieur, qui
sous ce bord.

Fig. 78.

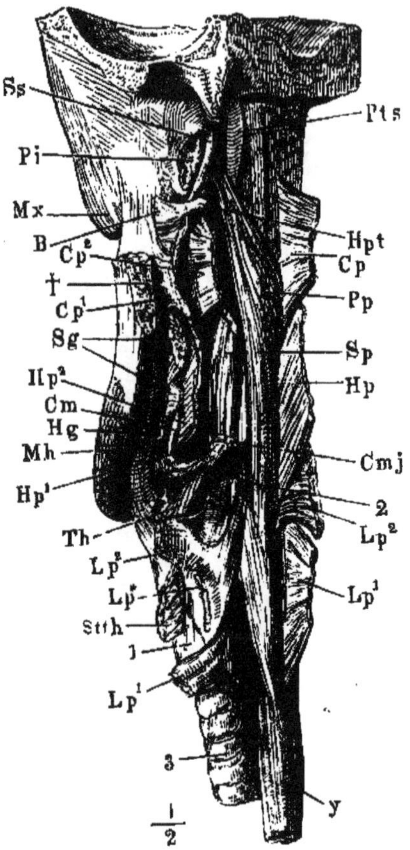

Insertions des muscles du pharynx (*).

Winslow dit avoir vu
fibres de ce muscle prove
glande thyroïde ; Morg
premier anneau de la tra

Action. *Action.* Constricteur p
ple du pharynx par ses fi
rieures, constricteur, ab
extenseur de la paroi p
du pharynx par ses fib
rieures, il peut élever le
le portant en arrière.

2° Constricteur moyen (*h*
gien, Hp).

Situation. Forme. Muscle membraneux, t
triangulaire, situé à
moyenne du pharynx, s
antérieur au précéden
Insertions. sère, *d'une part*, à l'o
d'autre part, au raphé
pharynx.

Insertions hyoïdiennes. Ses insertions à l'os
lieu 1° à la grande corn
dans toute la longueur
supérieure, au-dessous du muscle hyo-glosse, dont il est séparé p
linguale ; les fibres qui naissent du sommet de la grande corne,
breuses et s'implantent par des fibres aponévrotiques ; 2° à la petit

(*) Pharynx vu par la face postérieure et un peu par le côté gauche. La branche de la
enlevée. — †, section de cette branche. — Les constricteurs du pharynx ont été sectionné
insertions antérieures et renversés, pour permettre de voir les muscles profonds, longitudina
— 1, cartilage thyroïde, face latérale. — 2, sa corne supérieure. — 3, trachée. — *Ss*, pérista
— *Pi*, ptérygoïdien interne, coupé à son origine. — *Mx*, os maxillaire supérieur. — B, bucc
constricteur supérieur. — *Sg*, stylo-glosse, coupé au point où il pénètre dans la langue. — H
moyen. — *Cm*, petite corne de l'os hyoïde. — *Hg*, hyo-glosse. — *Mh*, hylo-hyoïdien.
hyoïdien. — *Lp*, constricteur inférieur. — *Stth*, sterno-thyroïdien, coupé à son insertion e
Cmj, grande corne de l'os hyoïde. — *Sp*, stylo-pharyngien, portion inférieure (la supérieur
— *Pp*, pharyngo-staphylin. — *Hpt*, crochet de l'apophyse ptérygoïde. — *Pts*, péristaphyli

...de et à la portion voisine du ligament stylo-hyoïdien. Il reçoit également ... fibres provenant, les unes, du tendon moyen du digastrique, les ...de la langue (Hp', *fig.* 74), soit du muscle transverse, soit du muscle ...esse.

...de ces diverses insertions, qui constituent l'angle externe tronqué du ...les fibres charnues se portent, en divergeant, de dehors en dedans : ...ieures de haut en bas, les moyennes transversalement, les supérieures ...n haut; celles-ci, beaucoup plus obliques et plus nombreuses que les ...s, se terminent par une extrémité pointue, qui n'atteint jamais l'apo...ilaire. La décussation latérale et antéro-postérieure des fibres de ce ...r la ligne médiane n'est pas moins prononcée que celle du constric...ur ou superficiel. Direction des fibres. Leur divergence. Leur terminaison.

Sa *surface externe*, en grande partie superficielle, répond, par l'in...de la gaîne celluleuse du pharynx, aux muscles de la région pré... Elle est recouverte, dans le reste de son étendue, par le constricteur ...t par le muscle hyo-glosse. Rapports.

...tricteur moyen recouvre la muqueuse du pharynx, les muscles cons...upérieur ou profond, stylo-pharyngien et pharyngo-staphylin.

...ord supérieur se distingue du constricteur supérieur ou profond, et par ...saillie qu'il forme en arrière de ce muscle, et par le muscle stylo...gien, qui le soulève pour pénétrer dans le pharynx. Limites supérieures de ce muscle.

...n. Constricteur du pharynx, il peut élever l'os hyoïde en le portant en Action.

3° Constricteur supérieur (*céphalo-pharyngien*, Cp).

...musculeux quadrilatère, occupant la partie supérieure du pharynx, s'in...*une part*, à l'apophyse ptérygoïde, à la ligne myloïdienne et à la base de ...*l'autre part*, au raphé médian du pharynx (*ptérygo-pharyngien*, *buc...ien*, *mylo-pharyngien* et *glosso-pharyngien*, de Santorini). Situation. Figure. Insertions.

...ns ont lieu, 1° par des fibres aponévrotiques, au tiers inférieur du ...eur de l'aile interne ptérygoïdienne, et au crochet qui la termine ...ques fibres viennent de la portion voisine de l'os du palais et du ten... du péristaphylin externe : ce sont ces faisceaux qui ont été décrits ...muscle à part, sous le nom d'*occipito-staphylin* ; 3° d'autres fibres nais...ponévrose buccinato-pharyngienne, qui s'étend de l'apophyse ptéry...xtrémité postérieure de l'arcade alvéolaire inférieure (1); 4° à l'extré...érieure de la ligne myloïdienne (Cp2); 5° les fibres qu'on dit naître de ... la langue (Cp1, *fig.* 49, p. 53), ne sont autre chose que les fibres du ...sse que Winslow a désignées sous le nom de *génio-pharyngien*. Ce sont ...les fibres, difficiles à démontrer, que Valsalva et Santorini ont considé...me formant un muscle particulier sous le titre de *glosso-pharyngien*. Insertions fixes très-multipliées.

...diverses insertions, les fibres charnues se recourbent d'avant en ar...portent transversalement de dehors en dedans; les supérieures forment ...d'arcade à concavité supérieure, et s'insèrent sur l'aponévrose cé...ienne, à une espèce de raphé médian qu'on y observe. Ce sont Direction. Les fibres supérieures constituent le muscle céphalo-pharyngien

...te aponévrose donnant en même temps insertion au muscle buccinateur, on con... la contraction de ce muscle ne doit pas être tout à fait étrangère à celle du ces faisceaux supérieurs qui constituent le muscle *céphalo-pharyngi*... ques auteurs. On dirait qu'il y a continuité d'un côté à l'autre, san... termédiaire. Ce muscle constitue un plan très-mince, dont les fai... plus pâles et moins distincts que ceux des autres constricteurs.

Rapports

Rapports. Recouverte en partie par le muscle précédent, la *face*...

Fig. 76.

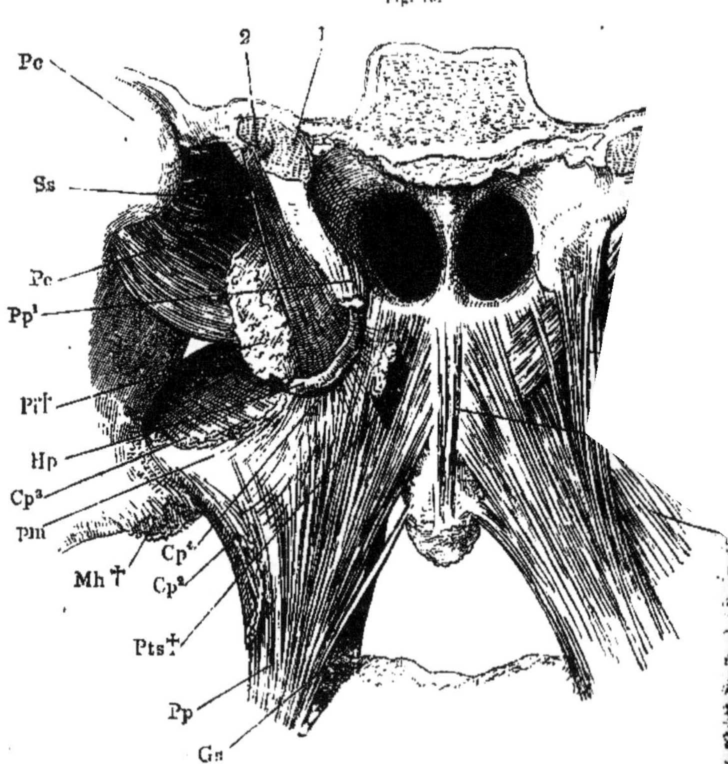

Muscles du voile du palais, vus par la face postérieure (*).

muscle affecte, en arrière et latéralement, les mêmes rapports que le... Le constricteur supérieur forme le côté interne de l'espace triangul... décrit, *espace maxillo-pharyngien*, dont la branche de la mâchoire in... doublée par le ptérygoïdien interne, forme le côté externe, et que ren... l'artère carotide interne, la veine jugulaire interne, les nerfs pneumo-g... hypoglosse et spinal.

Il limite en dedans l'espace maxillo-pharyngien.

Sa *face interne* est en rapport avec la muqueuse pharyngienne, avec l...

(*) Section verticale et transversale de la base du crâne, passant derrière les orifices des tr... tache. — 1, cartilage de la trompe. — 2, sa cavité. — Pc, condyle de la mâchoire inféri... branche gauche a été sciée et écartée latéralement. — Ss, muscle péristaphylin externe. — Pe... externe. — Pp, pharyngo-staphylin. — Pi†, ptérygoïdien interne, coupé à son origine. — Hp... l'aile interne de l'apophyse ptérygoïde. — Cp², Cp³, Cp⁴, portions du constricteur supérieur, ... de leur origine. — *pm*, ligament ptérygo-maxillaire. — Mh†, mylo-hyoïdien, coupé à son ... P*ts*, péristaphylin interne ; celui du côté gauche (P*ts*†) a été enlevé. — G*s*, glosso-staphylin. — ... staphylin.

phylin interne, que le constricteur supérieur sépare de l'externe, et avec le pharyngo-staphylin.

supérieur est distant d'un centimètre environ de la base du crâne, et itervalle, l'aponévrose pharyngienne n'est point recouverte par des culaires.

Constricteur. Action.

ues. Il suit de ce qui précède : 1° que les constricteurs du pharynx for- s plans musculeux superposés, ou mieux, imbriqués. L'imbrication ou ment a lieu de telle manière que le relief, peu considérable, il est vrai, des constricteurs a lieu en dehors et non en dedans, disposition qui a quelque rapport avec la direction dans laquelle se fait la progression imentaire (1); 2° que la partie la plus épaisse de la couche musculaire par les constricteurs répond à la portion buccale, car là se voient super- constricteur inférieur et le constricteur moyen ; que la partie la plus épond à la portion nasale, et se trouve formée par le constricteur supé- 3° que les insertions pharyngiennes des constricteurs ont lieu sur une igne, la ligne médiane, tandis que les insertions latérales de ces muscles, ultipliées, sont, de bas en haut : 1° le cartilage cricoïde, 2° le cartilage de, 3° les grandes et petites cornes de l'os hyoïde, 4° la base de la langue, igne myloïdienne, 6° l'aponévrose buccinato-pharyngienne, 7° l'apophyse oïde. Remarques générales sur les muscles constricteurs.

b. — Muscles extrinsèques.

muscles extrinsèques du pharynx sont généralement au nombre de deux : o-pharyngien et le staphylo-pharyngien. Ce dernier a déjà été décrit à tion du voile du palais. Il n'est pas rare de voir plusieurs muscles surnu- ires. Muscles extrinsèques.

1° Stylo-pharyngien (Sp).

muscle, arrondi supérieurement, large et mince inférieurement, *s'insère*, es fibres aponévrotiques et charnues, en dedans de la base de l'apophyse de, ou plutôt à l'apophyse vaginale qui la soutient (*fig.* 74). De là, il se porte dans et en bas, s'aplatit dans le même sens, s'élargit, pour pénétrer dans seur de la paroi pharyngienne, entre le constricteur moyen et le cons- r supérieur, et se termine en partie sur l'aponévrose pharyngienne. De res épanouies, les supérieures sont ascendantes, les moyennes, transver- es inférieures, descendantes. Celles-ci vont se terminer, les plus anté- au bord de l'épiglotte (Sp[1], *fig.* 20, p. 37), les autres, au bord postérieur age thyroïde (Sp[2]). Les fibres musculaires du stylo-pharyngien, unies à staphylo-pharyngien, constituent la quatrième couche musculeuse du Insertion stylienne. Direction des fibres charnues.

- *Hors du pharynx*, le stylo-pharyngien répond, en dehors, au muscle , à l'artère carotide externe et à la glande parotide ; en dedans, à otide et à la veine jugulaire internes. Son rapport le plus intéressant Rapports : Hors du pharynx ;

tous les aqueducs ou tuyaux de conduite, la pièce inférieure emboîte la supé- disposition contraire favoriserait l'engorgement de ces tuyaux.

est celui qu'il affecte avec le nerf glosso-pharyngien, qui longe son côté ex Souvent le stylo-pharyngien est traversé par des branches de ce nerf.

Dans l'épaisseur du pharynx.

Dans l'épaisseur du pharynx, recouvert par le constricteur moyen, il re le constricteur supérieur, le staphylo-pharyngien et la membrane muqu

Action. Élévateur du larynx et du pharynx.

2° Muscles surnuméraires du pharynx.

Muscles surnuméraires : Pétro-pharyngien.

Je noterai, parmi les muscles extrinsèques surnuméraires du pharyn faisceau indiqué par Albinus, et que j'ai rencontré plusieurs fois; il l'apophyse pétrée du temporal et se porte dans l'épaisseur du pharynx *pétro-pharyngien* de quelques auteurs.

Occipito-pharyngien.

2° Un autre faisceau, très-fort, né de l'apophyse basilaire, au-devant occipital, se portant en bas et en dedans et s'entre-croisant sur la ligne avec celui du côté opposé ; on peut l'appeler *occipito-pharyngien*.

Ptérygo-pharyngien extrinsèque.

3° Un petit muscle que j'ai vu s'insérer, par des fibres aponévrotiq prononcées, au sommet du crochet de l'aile interne ptérygoïdienne, se très-obliquement en dedans et en bas, pour s'épanouir dans l'épaisseur d rynx ; on peut l'appeler *ptérygo-pharyngien extrinsèque*.

Sphéno-pharyngien. Salpingo-pharyngien.

4° Enfin, Riolan a décrit un *sphéno-pharyngien*, naissant de l'épine du sphé Santorini et Winslow, un *salpingo-pharyngien*, naissant de la portion car neuse de la trompe d'Eustache et de la portion osseuse voisine, et venant se r dans le pharynx, en se confondant avec le staphylo-pharyngien.

Remarques générales sur l'action des muscles du pharynx.

Tels sont les muscles du pharynx. On voit que ces muscles sont tous teurs ; tous sont en même temps élévateurs, à cause de la direction fibres, qui sont plus élevées en dedans, sur la ligne médiane, qu'en de stylo-pharyngien seul peut être considéré comme dilatateur. La dilata confiée surtout aux muscles de l'os hyoïde, à l'aide desquels le larynx e en haut et en avant ; aussi peut-on, avec Haller, les considérer comme partie des muscles extrinsèques.

III. — MEMBRANE MUQUEUSE.

Membrane muqueuse.

Le demi-canal musculeux formé par le pharynx est tapissé par une brane muqueuse, qui se continue, d'une part, avec la muqueuse bu et nasale, d'autre part, avec la muqueuse laryngienne et la muq œsophagienne.

Ses modifications dans les divers points de sa longueur. Portion basilaire. Portion nasale. Prolongement qu'envoie la muqueuse dans la trompe d'Eustache.

Cette membrane, de couleur rosée, présente quelques modifications divers points de sa longueur. Supérieurement, au niveau de l'apophyse ba elle est épaisse et comme fongueuse, intimement unie au périoste, dont e peut être séparée; dans cette région, elle est extrêmement sujette aux p fibreux. Elle présente, à quelques égards, les caractères de la membrane taire au voisinage de l'orifice postérieur des fosses nasales et de la trompe tache. Là, elle entoure le pavillon de cette trompe à la manière d'un bou et envoie un prolongement très-remarquable dans l'intérieur de ce prolongement qui va en s'amincissant graduellement et se continue a membrane interne de la caisse du tympan. Cette continuité de la muq pharyngienne avec la muqueuse de la trompe explique les rapports qui ex entre ces deux membranes, et la surdité qu'entraîne l'obstruction de la tr suite fréquente des angines et des coryzas chroniques.

Portion buccale.

Dans sa portion buccale, elle ressemble exactement à la muqueuse qui revêt la face inférieure du voile du palais; elle est pâle, plissée et extrêmement mo- dans la portion qui revêt la face postérieure du larynx.

Son peu d'adhérence aux muscles subjacents.

La muqueuse pharyngienne n'adhère aux plans musculaires subjacents qu'à l'aide d'un tissu cellulaire lâche, qui n'est jamais graisseux, jamais infiltré de sérosité. Elle adhère bien moins encore à la face postérieure du larynx.

Glandules pharyngiennes.

La muqueuse pharyngienne est soulevée par un grand nombre de petites glandes muqueuses ou en grappe, occupant principalement la partie supérieure de la paroi postérieure du pharynx, où elles forment une couche continue. Elles deviennent plus rares à mesure qu'on descend vers l'œsophage. Nous les diviserons en agglomérées et en isolées.

Fig. 77.

Pts
6
Ss
Hpt
1
+
2
3
4
5
7
Hg
Mh
Hp
Cmj
Sh
Th
Lp

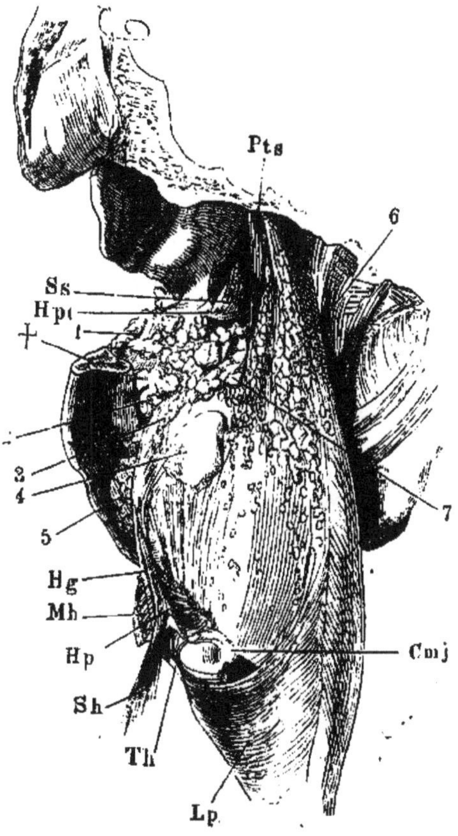

Base du crâne et pharynx, vus par la face postérieure (*).

Glandules agglomérées et isolées.

Les glandules agglomérées entourent constamment le pourtour de la trompe d'Eustache. Elles s'ouvrent sur la muqueuse, tantôt par des orifices isolés, tantôt par des orifices communs. On rencontre quelquefois ces glandules disposées linéairement, quelquefois même plusieurs rangées de glandules parallèles. On croit que le muscle salpingo-pharyngien de Santorini, de Winslow n'est autre chose qu'une série de glandules unies entre elles par du tissu fibreux. Les glandules isolées sont disséminées dans toute l'étendue du pharynx, mais beaucoup moins nombreuses au niveau de l'ouverture postérieure des fosses nasales.

Follicules clos.

Suivant Kœlliker, on rencontre, en outre, dans le pharynx, des *follicules clos*,

(*) ...droit du crâne est abaissé, et la paroi postérieure du pharynx a été portée à droite, de ma... apparente la paroi gauche du pharynx et de la bouche. On a enlevé les muscles buccinateur ... supérieur, et séparé par un trait de scie horizontal + la branche de la mâchoire.—*Pts*, pé... ...erne.—*Ss*, péristaphylin interne.—*Hpt*, crochet de l'apophyse ptérygoïde.—*Hg*, hyo-glosse. ...yoïdien, détaché de la mâchoire inférieure. — *Hp*, constricteur moyen coupé à son origine ...yoïdien. — *Th*, thyro-hyoïdien. — *Lp*, constricteur inférieur. — *Cmj*, sommet de la grande ... hyoïde. — 1, glandules buccales. — 2, glandes molaires. — 3, glandes linguales. — ... vue par sa face externe. — 5, glande sublinguale. — 6, glandules pharyngiennes. — 7, glan... ...nes.

analogues à ceux de la base de la langue et des amygdales; cet anat. a observés au niveau de la base du crâne, où ils forment une couche é d'un orifice tubaire à l'autre, autour de cet orifice et sur les parois laté du pharynx, jusqu'au niveau de l'épiglotte.

Papilles. La muqueuse pharyngienne ne présente que des *papilles* fort peu dévelo et dans ses portions inférieures seulement celles que recouvre un épit pavimenteux stratifié ; *son chorion* est extrêmement riche en fibres él particulièrement dans ses couches profondes. Dans le cul-de-sac sup

Épithélium. pharynx, jusqu'au niveau du pilier postérieur du voile du palais, l' qui le recouvre est vibratile, comme celui qu'on voit dans les fosses dans le larynx et la trachée ; tandis que la partie inférieure de la muq tapissée d'un épithélium pavimenteux, analogue à celui de la mu buccale.

IV. — VAISSEAUX ET NERFS.

Artères. Le pharynx reçoit, de chaque côté, une *artère* principale, la pharyng inférieure, branche de la carotide externe La pharyngienne supérieure, bra de la maxillaire interne, avec quelques ramuscules provenant de l'a palatine et de la thyroïdienne supérieure, complète le système artérie l'organe.

Veines. Les *veines* forment, autour du pharynx, un plexus très-considérable, *veineux phraryngien*, qui va s'aboucher dans les veines jugulaires intern thyroïdiennes supérieures.

Lymphatiques. Les *lymphatiques* constituent sur la muqueuse un réseau serré, qui se tinue directement, suivant Teichmann, avec celui des fosses nasales, bouche, de la trachée et de l'œsophage, et d'où partent, de chaque côté, plus rameaux qui se portent, soit au ganglion qui repose sur la partie la plus é du constricteur supérieur, soit aux ganglions situés au-devant de la bifurc de la carotide primitive (Sappey).

Nerfs. Ils viennent de deux sources. Les *nerfs* du pharynx, qui sont très-multipliés, viennent de deux sou 1° de l'axe cérébro-spinal ; ce sont : le *rameau pharyngien* du pneumo-gastri dans lequel est entrée une portion de la division interne du spinal et qui p se distribuer plus spécialement dans la couche musculeuse ; des rameaux du *glosso-pharyngien*, qui paraissent plus particulièrement destinés à la muque ces nerfs, avant de se rendre à leur destination respective, forment, sur les de la portion buccale du pharynx, un plexus dit *pharyngien*; enfin quel filets provenant du laryngé supérieur et du récurrent se terminent da constricteur inférieur; 2° du grand sympathique : ainsi, plusieurs grosses ches grisâtres et molles, détachées du côté interne du ganglion cervical rieur, viennent se rendre au pharynx. Les divisions nerveuses princi destinées à la muqueuse cheminent dans le tissu sous-muqueux, et leurs fications forment un réseau profond et un réseau superficiel. Sur ce der Remak a observé de petits ganglions microscopiques.

Usages. *Usages du pharynx*. Le pharynx est un des organes principaux de la déglu Il sert, en outre, de passage à l'air dans la respiration, et de tuyau vocal les modulations de la voix. L'importance du pharynx sous ce dernier rap l'influence qu'exercent ses divers degrés de raccourcissement et de constr sur l'échelle diatonique, ne sauraient trop fixer l'attention des physiologiste

§ 3. — DE L'ŒSOPHAGE.

phage (de οἴσω, je porte ; φάγω, je mange : *porte-manger*) est un conduit ...membraneux, destiné à conduire les aliments du pharynx dans l'estomac. Définition.

...occupe la portion inférieure de la région cervicale, toute la longueur de la ...on thoracique, et traverse le diaphragme, pour s'ouvrir dans l'estomac. Situation.

...*limite* supérieure est tracée par le bord inférieur du muscle constricteur in...eur. Sa *limite inférieure* est moins nette extérieurement et ne se reconnaît qu'à ...ilatation infundibuliforme qui marque le commencement de l'estomac. Inté...rement, un rebord dentelé, au niveau duquel l'épithélium change brusque...t de nature, constitue une limite plus précise entre l'œsophage et l'estomac. Limites.

...rection. Situé sur la ligne médiane, appuyé contre la colonne vertébrale, à ...près rectiligne, car il n'est qu'un lieu de passage, l'œsophage subit quel... légères inflexions : médian à son origine, il s'incline un peu à gauche au ...un peu à droite dans la partie supérieure du thorax, pour se replacer ...e sur la ligne médiane, puis s'incliner à gauche à la partie inférieure de ...avité, et traverser le diaphragme. Direction.

...irection rectiligne de l'œsophage permet l'introduction de sondes droites ... dans l'estomac. L'inflexion qu'il subit en pénétrant dans le thorax, ...e pourquoi les sondes œsophagiennes s'arrêtent quelquefois au niveau ...emière côte.

... L'œsophage est cylindroïde, et diffère du reste du canal alimentaire en ...qu'il est vide d'air et contracté sur lui-même, de façon que sa cavité se trouve ...plétement effacée. Un peu aplati et comme affaissé à sa partie supérieure, ...résente toujours inférieurement l'aspect d'un cylindre plein, d'un cordon ...résistant, disposition qu'il offre dans toute son étendue chez certains ani... le cheval, par exemple. Forme.

...sions. La *longueur* de l'œsophage est mesurée par l'intervalle qui sépare ...x de l'estomac, c'est-à-dire par l'intervalle qui sépare la cinquième ver... cervicale de la dixième dorsale ; cette longueur est de 25 à 28 centimètres. Longueur.

Quant à son *calibre*, l'œsophage est la partie la plus rétrécie du canal alimen...re, et en rapport avec les diamètres du pylore et de la valvule iléo-cæcale. Ce ...libre n'est pas uniforme dans tous les points de son étendue. La portion la plus ...oite est certainement la portion cervicale : aussi est-ce presque toujours au cou ...s'arrêtent les corps étrangers trop volumineux pour traverser les voies alimen...res. La portion la plus large de l'œsophage est, sans contredit, son extrémité ...érieure. Distendu artificiellement, l'œsophage a un diamètre de 20 à 28 mil. (1). Son calibre n'est pas uniforme.

(1) L'œsophage est susceptible d'une certaine dilatation, ainsi que l'attestent les corps ...ngers volumineux qu'on a vus quelquefois s'engager assez loin dans ce conduit (Mém. ...évin, Acad. roy. de chirurgie), et même arriver jusque dans l'estomac. Mais son exten...ilité est assez limitée ; la douleur causée par le passage d'un bol alimentaire trop vo...mineux et l'arrêt des corps étrangers dans l'œsophage en sont la preuve. Cependant, ... quelques cas de compression extérieure ou de rétrécissement considérable d'un point ...l'œsophage, ce conduit se dilate beaucoup au-dessus de l'obstacle, et forme une espèce ...mpoule, analogue au jabot des gallinacés. Dans un cas, j'ai trouvé à l'œsophage une ...èce de poche ou de diverticule assez considérable, formée par la muqueuse qui faisait ...nie à travers les fibres musculaires écartées, et représentant au premier abord une ...té de jabot. On cite un exemple d'accidents très-graves de suffocation occasionnés par ...présence des matières alimentaires dans une cavité de cette espèce.

Comme tous les organes creux, l'œsophage nous présente à étudier une s face extérieure et une surface intérieure.

Surface extérieure.

I. *Surface extérieure.* Dans le trajet fort étendu qu'il parcourt, l'œsophage a rapports nombreux, et qui sont presque tous d'une grande importance. N les étudierons au cou, au thorax, à l'abdomen.

Portion cervicale. Rapports : 1° En avant.

A. *Dans sa portion cervicale*, l'œsophage répond :

1° *En avant*, à la portion membraneuse de la trachée, qu'il déborde un pe

Fig. 78.

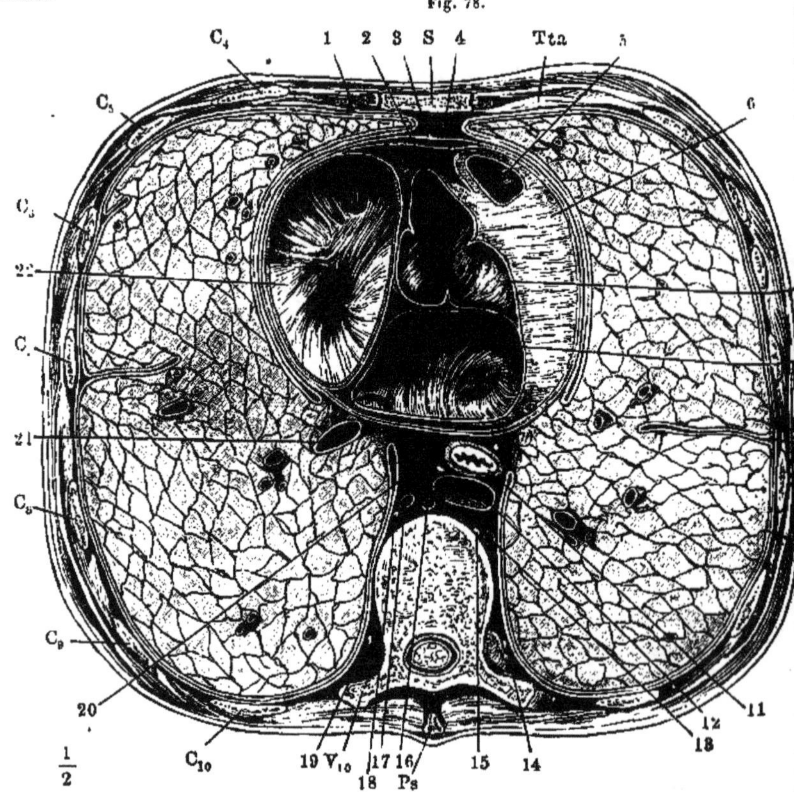

Section horizontale de la poitrine, au niveau de l'union du cartilage de la quatri côte avec le sternum (*).

gauche. Le tissu cellulaire qui l'unit à ce canal, est d'autant plus dense qu l'examine plus supérieurement. Dans toute la portion qui déborde la trach

(*) S, sternum. — *Tta*, triangulaire du sternum. — C_4 à C_{10}, section de la 4e à la 10e côte. — V_{10}, se de la 10e vertèbre dorsale. — Ps_9, apophyse épineuse de la 9e vertèbre dorsale. — 1, vaisseaux maires internes. — 2, feuillet viscéral, et 3, feuillet pariétal du péricarde. — 4, médiastin antérieur 5, origine de l'aorte. — 6, paroi du ventricule gauche. — 7, racine du poumon. — 8, oreillette g et orifices des veines pulmonaires. — 9, plèvre costale. — 10, plèvre pulmonaire. — 11, œsophage ac pagné des nerfs pneumo-gastriques. — 12, aorte thoracique. — 13, veine semi-azygos. — 14, grand sy thique gauche. — 15, nerf splanchnique gauche. — 16, canal thoracique. — 17, veine azygos. — 18, splanchnique droit. — 19, grand sympathique droit. — 20, médiastin postérieur. — 21, veine pulmo coupée obliquement. — 22, oreillette droite, avec l'embouchure de la veine cave supérieure.

Il répond au muscle sterno-thyroïdien gauche, au corps thyroïde, au nerf récurrent gauche, aux vaisseaux thyroïdiens inférieurs, qui le coupent perpendiculairement.

Les rapports de l'œsophage avec la trachée expliquent comment un corps étranger engagé dans l'œsophage peut, en comprimant la trachée, gêner et même intercepter le passage de l'air dans les voies aériennes. La déviation de l'œsophage à gauche explique pourquoi c'est de ce côté qu'il convient de pratiquer l'opération de l'œsophagotomie. Conséquences de ces rapports;

En arrière, il répond à la colonne cervicale, à laquelle il est uni par un tissu cellulaire lâche, et sur laquelle il peut exécuter les mouvements nécessaires à l'accomplissement de ses fonctions. 2° En arrière;

Sur les côtés, il répond au corps thyroïde, aux artères carotides primitives, aux veines jugulaires internes; mais ces rapports sont un peu différents à droite et à gauche, par suite de la déviation de l'œsophage. Ainsi, l'œsophage a des 3° Rapports sur les côtés.

Fig. 79.

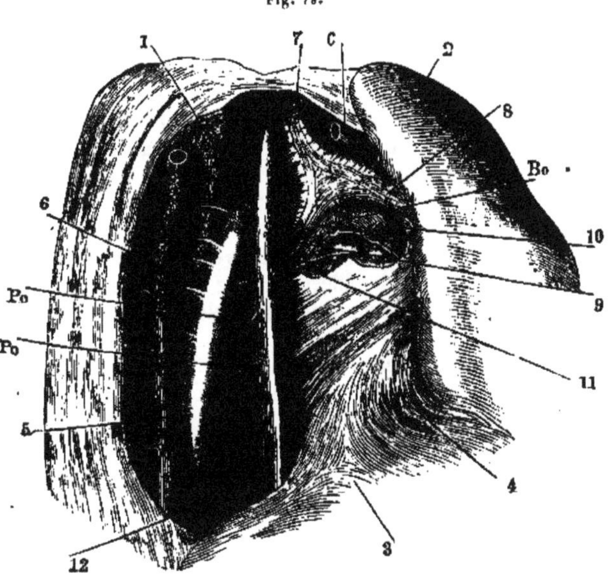

Cavité thoracique d'un nouveau-né, ouverte par le côté droit (*).

rapports plus immédiats avec l'artère carotide primitive gauche qu'avec la carotide primitive droite. Le nerf récurrent gauche se trouve en avant de l'œsophage, le droit un peu en arrière.

Dans sa portion thoracique, placée dans l'épaisseur du médiastin postérieur, l'œsophage répond : Portion thoracique.

Rapports : En avant; En arrière;

En avant et de haut en bas, à la trachée, puis à sa bifurcation et un peu à

(*) Le poumon droit (2) a été renversé en avant. — 1, colonne vertébrale. — 3, diaphragme. — 4, péricarde. — 5, aorte thoracique. — 6, veine azygos, divisée dans le point où elle se recourbe au-dessus de la bronche droite. Le segment antérieur a suivi le poumon. — 7, trachée. — 8, bronche droite. — 9, bronche gauche. — 10, ganglions bronchiques. — 11, artère bronchique. — 12, œsophage. — Bo, muscle broncho-œsophagien. — Po, muscle pleuro-œsophagien.

la bronche gauche, qui le coupe obliquement, et à laquelle il peut transm la compression qui résulte de la présence d'un corps étranger, ainsi qu'Hal en a rapporté un exemple; il répond, enfin, à la crosse de l'aorte, à la et à la face postérieure du cœur, dont il est séparé par le péricarde. Un f musculaire aplati, qui se détache de la portion membraneuse de la bro gauche, descend vers l'œsophage et se perd dans les fibres longitudinale conduit, un peu au-dessous de la bifurcation de la trachée (*muscle œsophagien*, de Hyrtl). Le même auteur a rencontré et décrit sous le nom *muscle pleuro-œsophagien* d'autres faisceaux musculaires, qui naissent de la la gauche du médiastin postérieur, et passent au-devant de l'aorte, pour gagne bord gauche de l'œsophage et se mêler aux fibres circulaires.

Muscle broncho-œsophagien.

Muscle pleuro-œsophagien.

En arrière.

2° *En arrière*, il répond à la colonne vertébrale, sur laquelle il n'est pas immédiatement appliqué qu'au cou, dont il ne suit nullement la courbure d sale, et dont il est séparé par un espace rempli de tissu cellulaire, par des g glions lymphatiques, par la veine azygos et par le canal thoracique, leq placé en bas à droite de ce conduit, lui devient postérieur à la partie supéri du thorax, pour se porter ensuite à sa gauche.

En bas, au moment où il est dévié à gauche, pour gagner l'orifice du phragme, l'œsophage répond, en arrière, à l'artère aorte.

Sur les côtés.

3° *Sur les côtés*, il soulève la lame correspondante du médiastin et rép médiatement au poumon; il proémine beaucoup plus à droite qu'à gauche

A gauche.

A gauche, il répond en outre, dans toute sa longueur, à l'aorte thoracique, est située sur un plan un peu postérieur. En haut, il affecte des rapports im diats avec la crosse de l'aorte, au moment où elle se porte d'avant en arriè de droite à gauche pour gagner le côté gauche de la colonne vertébrale. C'est tout dans ce point qu'on voit les anévrysmes de l'aorte s'ouvrir dans l'œsoph

Dans toute cette région, l'œsophage est enveloppé par un tissu cellulair reux, extrêmement lâche et très-abondant; il est environné par un grand bre de ganglions lymphatiques, qu'on a appelés improprement glandes œso giennes. Ces ganglions, engorgés, compriment quelquefois l'œsophage au de rendre la déglutition impossible.

Rapports avec les nerfs pneumo-gastriques.

Enfin, l'œsophage est longé, de chaque côté, par les deux nerfs pne gastriques, lesquels se placent inférieurement, le gauche, en avant, le dro arrière de ce conduit, et communiquent entre eux, dans toute leur longueu des anses ou arcades, par lesquelles on a voulu expliquer la douleur causé la distension de l'œsophage pendant la déglutition d'un corps trop volumi

Portion abdominale. Rapports.

C. *Dans sa portion abdominale*, dont la longueur est variable, suivant les s l'œsophage est en rapport avec l'ouverture œsophagienne du diaphr auquel il est très-solidement adhérent. A ce niveau on voit constamment, que l'a fait connaître M. Rouget (*Gaz médic.*, 1851), des fibres musculai détacher du bord interne des deux piliers, se porter sur l'œsophage, a elles sont intimement accolées, et s'y terminer, ou décrire sur sa face rieure des anses qui s'entre-croisent avec celles du côté opposé. Ces musculaires, grêles, peu nombreuses et un peu plus pâles que celles d phragme, sont un rudiment, suivant M. Rouget, du sphincter œsophag développé chez les rongeurs.

Au-dessous du diaphragme, l'œsophage est enveloppé par le péritoin toute sa circonférence. A droite et en avant, il est embrassé par l'ext gauche du foie, en arrière, par le lobe de Spigel.

...quelques sujets, la portion abdominale de l'œsophage présente 2 cen... d'étendue ; mais cette disposition m'a paru la conséquence d'un abais... de l'estomac.

...face interne. Elle est remarquable 1° par sa couleur blanche, qui con...vec la couleur rosée de l'estomac et celle de la partie supérieure du ...; 2° par le froncement de ses parois, dont les divers points se touchent; ...s plis longitudinaux, qui sont en rapport avec le besoin d'une dilata...ntanée, l'œsophage n'étant qu'un lieu de passage. Surface interne.

...ture. L'œsophage, dont les parois ont environ 3 millimètres d'épais...essentiellement constitué par deux membranes cylindriques, dont l'une ...ne ou muqueuse, et l'autre, externe ou musculeuse; une couche ...u fibro-celluleuse est interposée à ces deux tuniques. A la muqueuse ...xées des glandules ; enfin des vaisseaux et des nerfs se distribuent ...aisseur des tuniques. Texture.

...mbrane musculeuse est beaucoup plus épaisse que la tunique muscu... autres parties du canal alimentaire. Elle a 1mm,5 à 2 millimètres d'épais...enne et s'amincit un peu de haut en bas. Il fallait, en effet, que le bol ...ire fût rapidement et énergi... porté du pharynx dans l'esto... Membrane musculeuse.

...leur, rouge immédiatement au... du pharynx, est d'un blanc rosé ...t le reste de sa longueur, mais ...lle que dans la partie du canal ...ire qui lui fait suite. Cette cou... d'un rouge vif chez les herbi... Couleur de la membrane musculeuse.

...embrane musculeuse présente ...ns de fibres bien distincts : l'un, ...r, est formé de fibres longitudi...gulièrement disposées tout autour ...phage; l'autre, intérieur, est ... de fibres circulaires, où l'on ...vainement la disposition en spi...mise par quelques anatomistes ...animaux et chez l'homme. Ses deux plans de fibres.

Fig. 80.

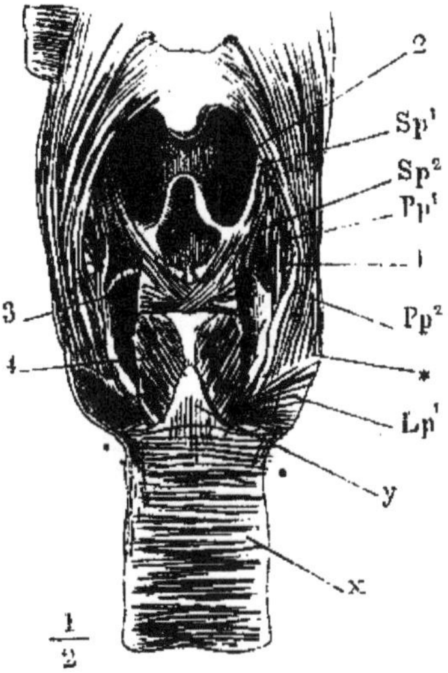

Pharynx et œsophage ouverts par la face postérieure (*).

...bres longitudinales naissent 1° par ...embrane élastique triangulaire, ...a face postérieure du cartilage ... sur la ligne médiane, entre les ...uscles crico-aryténoïdiens postérieurs; ce sont les plus nombreuses. Fibres longitudinales.

(*) ...enlevé la muqueuse. — 1, sommet de la corne supérieure du cartilage thyroïde. — 2, épiglotte. ...scle aryténoïdien. — 4, muscle circo-aryténoïdien postérieur. — Sp, stylo-pharyngien. — ...ngo-staphylin. — Lp, constricteur inférieur. — x, fibres circulaires de l'œsophage. — y, fibres ...ales.

...membrane musculeuse est susceptible d'hypertrophie, comme on l'observe chez ...vidus qui ont un rétrécissement de la partie inférieure de l'œsophage. Je l'ai vue ..., dans ces cas, de 10 à 12 millimètres d'épaisseur. Chez les herbivores, dont l'œso...travaille en quelque sorte incessamment, chez le cheval, chez les ruminants, la tu...musculeuse est encore bien plus développée que chez l'homme. Son épaisseur.

immédiatement après leur origine, elles divergent en éventail, pour ce toute la surface de l'œsophage; 2° des parties latérales du cartilage cri par quelques faisceaux pâles et minces qui se portent en arrière et en l'œsophage. Cette couche longitudinale reçoit, plus bas, de nouveaux fais du muscle broncho-œsophagien (Hyrtl). Les fibres longitudinales de l'œso se continuent bien manifestement avec les fibres musculaires superfici l'estomac, sur lequel elles s'irradient.

Fibres circulaires.

Premier anneau musculaire de l'œsophage.

Les fibres annulaires de l'œsophage forment une couche bien moins é que les fibres longitudinales. Le premier anneau musculaire semble na cartilage cricoïde; on l'a désigné sous le nom de muscle *crico-œsophagi* cherche vainement le sphincter admis par quelques anatomistes auto l'extrémité inférieure de l'œsophage; mais la couche des fibres circulai un peu plus épaisse au-dessus du cardia.

Fibres striées.

Fibres lisses.

Dans la portion cervicale de l'œsophage, la tunique musculeuse ne p que des fibres striées ou de la vie animale; plus bas, des fibres lisses ou vie organique se mêlent graduellement aux précédentes, auxquelles elle sont par se substituer complétement, dans un point qui n'est pas exac déterminé et qui présente probablement des différences individuelles.

Membrane fibreuse.

2° La *membrane fibreuse* de l'œsophage, moins résistante que celle du p est lâchement unie par sa face externe avec la tunique musculeuse, trè rente, au contraire, à la membra queuse, avec laquelle elle glisse. El ferme une assez notable proportion d élastique et loge les ramifications de seaux, ainsi que les glandules œ giennes.

Fig. 81.

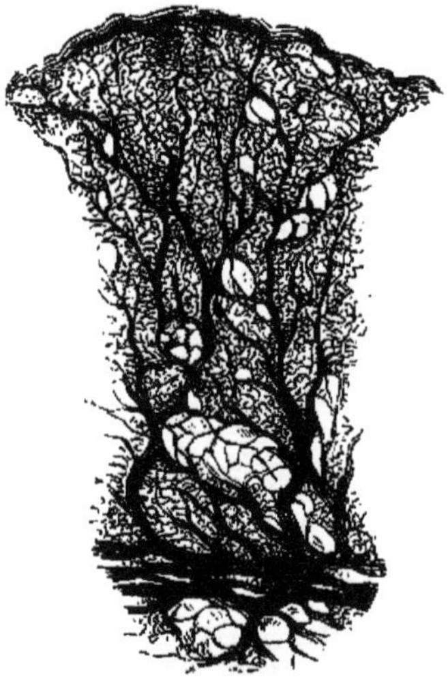

Section horizontale de la couche longitudinale des fibres musculaires de l'œsophage (*)

Membrane muqueuse.

Son épaisseur.

Laxité de son adhérence avec la membrane musculeuse.

3° La *membrane muqueuse* de l'œso d'après la remarque de Bichat, es être, après la buccale, la portion l épaisse de la muqueuse alimentai une exception remarquable, que rencontrerons encore au rectum, membrane, unie à la membrane fib glisse sur la tunique musculeuse p termédiaire d'un tissu cellulaire fort en sorte qu'on peut retirer le cylind queux tout entier de l'espèce de musculeuse dans laquelle il est co On dit même avoir vu la membran culeuse pousser, dans sa contract muqueuse en bas, et l'exprimer en que sorte, à la manière d'un bour travers l'orifice supérieur de l'esto peu près comme la muqueuse du rectum, dans la maladie connue sous de chute du rectum.

Rides œsophagiennes.

Il y a dans l'œsophage, indépendamment des plis longitudinaux, de

(*) Cette section a été pratiquée à la partie inférieure du cou. Des faisceaux horizontaux de t jonctif séparent les faisceaux de fibres musculaires lisses, entre lesquels sont disséminées des fibr isolées ou réunies en groupes.

à celles de la peau, et par conséquent irrégulières, qui me paraissent lasticité des fibres musculaires.

queuse œsophagienne présente un *chorion* formé de tissu conjonctif et élastique; sa surface est garnie de *papilles* coniques, de 3 à 5 décimètres teur, disposées en séries longitudinales irrégulières, et que l'on peut voir nu après la chute de l'épithélium qui les recouvre. A la face profonde érente de la muqueuse, se voit une *couche de fibres-cellules* disposées dans longitudinal. L'*épithélium* de l'œsophage est pavimenteux et stratifié, et ue à celui de la portion inférieure du pharynx. Au voisinage du cardia, termine par un bord très-irrégulière- frangé et festonné, pour être rem- dans l'estomac, par un épithélium rique. Chorion. Papilles. Couche musculeuse. Épiderme œsophagien.

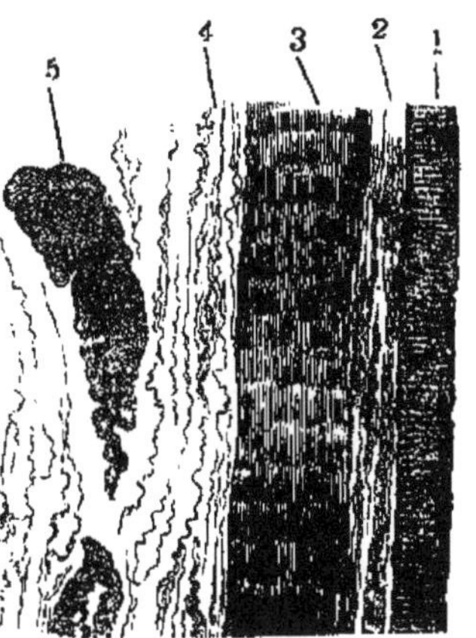

Fig. 82.

Section longitudinale de la muqueuse œsophagienne (*).

queuse est soulevée çà et là par de dules oblongues, déprimées, dis- le long de l'œsophage. Ces glan- crites par Sténon, sont de petites *à grappe*, logées dans le tissu sous- . Elles sont peu nombreuses, sur- long de la paroi postérieure et dans ion moyenne de l'œsophage. Leur excréteur traverse obliquement la use, à la surface de laquelle il s'ouvre orifice un peu rétréci. Ces glandules défaut dans le voisinage immédiat du Glandules œsophagiennes.

aux et nerfs. Les *artères œsopha-* nt nombreuses et émanent de plu- sources. On peut les distinguer en les, qui viennent de l'artère thyroïdienne inférieure; en *thoraciques*, qui 1° directement de l'aorte, 2° des artères bronchiques, 3° des intercos- 4° quelquefois de la mammaire interne; en *abdominales*, qui provien- l'artère coronaire stomachique et de l'artère diaphragmatique inférieure. Artères.

veines qui naissent de la muqueuse œsophagienne, forment sous cette ane un réseau à mailles allongées, puis traversent la tunique musculeuse ndent dans les thyroïdiennes inférieures, la veine cave supérieure, les mammaires internes, les bronchiques, les diaphragmatiques et les es stomachiques. Veines.

isseaux lymphatiques cheminent soit dans la muqueuse, soit au-dessous vont se rendre aux ganglions médiastinaux postérieurs et à quelques- eux qui occupent les parties profondes et inférieures du cou. Vaisseaux lymphatiques.

fs, très-nombreux, proviennent des pneumo-gastriques, qui enlacent e dans une série d'anses successives. A ces nerfs viennent se joindre branches provenant des ganglions thoraciques. Sur le trajet des ra- i cheminent dans l'épaisseur des parois de l'œsophage, on rencontre ent des cellules ganglionnaires isolées ou réunies en groupes. Nerfs.

L'œsophage a pour fonction de porter rapidement les aliments du

ium. — 2, muqueuse proprement dite. — 3, couche musculeuse de la muqueuse. — 4, mem- e. — 5, glande en grappe.

pharynx dans l'estomac. Il y concourt, 1° par ses fibres longitudinales, raccourcissent, 2° par ses fibres annulaires. Celles-ci se contractent su vement de haut en bas dans la déglutition, et de bas en haut dans le vo ment et la régurgitation.

§ 4. — DE L'ESTOMAC.

Définition.

L'*estomac* (*ventriculus, stomachus*, γαστήρ) est un des principaux organes digestion. C'est cette portion du canal alimentaire qui est intermédiaire à phage et à l'intestin, ample dilatation dans laquelle les aliments s'amas sont convertis en chyme.

Situation.

Situation. L'estomac est situé à la réunion du dixième supérieur et de dixièmes inférieurs du canal alimentaire. Il occupe la portion supérieure cavité abdominale, remplit presque entièrement l'hypochondre gauch s'avance dans l'épigastre jusqu'aux limites de l'hypochondre droit. Il de plus ou moins dans la région ombilicale, selon qu'il est plus ou moins dis par les aliments.

Ses moyens de fixité.

Il est maintenu dans sa situation : 1° par l'œsophage, uni lui-même au phragme ; 2° par le duodénum, que le péritoine fixe à la paroi postérieu l'abdomen ; 3° par un double feuillet du péritoine qui le fixe au foie, solid attaché au diaphragme. Il est en outre soutenu par la masse des circonvol intestinales. Aussi l'estomac est-il moins sujet aux déplacements que le grand nombre des viscères abdominaux. On peut même dire, d'une ma générale, que la plupart des changements de rapports de cet organe sont cutifs aux déplacements et aux changements de volume des organes av quels il a des connexions. Je ne parle pas des cas de transposition compl viscères, ou de ces cas de vice de conformation du diaphragme, dans le on a vu l'estomac occuper la cavité thoracique.

Direction.

Direction. Le grand axe de l'estomac est transversal et horizontal av légère obliquité de haut en bas, de gauche à droite et d'arrière en On a voulu expliquer par cette direction le décubitus sur le côté droit qu prenons le plus habituellement pendant le repos, et le sommeil pénible, gestion laborieuse qui accompagnent le décubitus sur le côté gauche.

Changements de direction.

Les changements de direction de l'estomac sont, d'ailleurs, dus aux causes que les changements de situation de cet organe. Ainsi, les traction cées par l'intestin grêle ou par l'épiploon herniés, l'augmentation du v du foie, de la rate, et l'usage de corsets trop serrés (1) doivent nécessai influer sur la direction de ce viscère. Il est assez fréquent de trouver des es qui présentent une direction verticale.

L'estomac est unique chez l'homme, comme d'ailleurs chez le plus nombre des animaux. Les prétendus estomacs doubles ou triples observé l'espèce humaine étaient simplement des estomacs rétrécis circulairement, ou deux points de leur étendue (2) : ce qui caractérise un double estom

(1) On ne saurait trop insister sur l'influence qu'exerce l'usage des corsets trop sur la situation et même sur la forme des viscères qui occupent la base du thora les changements de situation et de direction de l'estomac sont-ils plus fréquents femmes que chez les hommes. Sœmmerring avait observé, sans en indiquer la ca l'estomac est plus arrondi chez l'homme et plus oblong chez la femme.

(2) On pourrait dire, à la rigueur, que les ruminants n'ont qu'un seul estomac

... point un rétrécissement congénial ou accidentel, mais bien une différence ...cture. Au reste, rien de plus fréquent que les estomacs *biloculaires;* mais ...disposition (en forme de gourde de pèlerin), que l'on observe souvent sur ...animaux vivants, au moment de la digestion, et qui est quelquefois extrême... prononcée sur des estomac vides, disparaît, au moins en grande partie, ...que cet organe est fortement distendu par l'insufflation.

Estomacs biloculaires.

...*sions*. L'estomac est la partie la plus volumineuse du canal alimentaire, ... dans toute la série animale, si bien que, dans beaucoup d'espèces, chez ...quelles la ligne de démarcation entre l'estomac et les autres parties du tube ...tif n'est pas aussi tranchée que chez l'homme, on reconnaît l'existence de ...mac à la présence d'un renflement.

Dimensions.

...*volume*, examiné dans la série animale, est considérable chez les herbi-... beaucoup moindre chez les carnivores. L'estomac de l'homme tient le mi... entre ces extrêmes, disposition qui atteste sa destination à l'une et à l'autre ...ce d'alimentation. Du reste, l'estomac de l'homme présente d'innombrables ...tés, depuis cet état de rétrécissement extrême dans lequel il ne surpasse ...en volume le duodénum, qui lui fait suite, jusqu'à cet état de dilatation ...ue dans lequel il remplit un tiers, la moitié, ou même la presque totalité ...capacité abdominale. Ces différences de volume tiennent moins à une ...ce originelle qu'à une structure éminemment dilatable et élastique, qui ... à cet organe de se prêter à l'introduction d'une très-grande quantité ...ts, et de revenir plus ou moins complétement sur lui-même, dans l'état ...s. Ainsi l'estomac est bien plus volumineux chez les individus qui ont ...e habitude de ne faire qu'un seul repas, très-copieux, en vingt-quatre ... que chez ceux qui en font plusieurs, mais peu copieux; il devient ... dans certains cas de rétrécissement du pylore. L'abstinence longtemps ...e détermine un rétrécissement tel qu'on a prétendu qu'il en résultait un ...t douloureux des parois l'une contre l'autre, d'où naissait le sentiment ...a; mais cette théorie, toute mécanique, n'est plus admise de nos jours. ... grand nombre de cholériques, l'estomac était réduit à des dimensions ...dépassaient guère celles de l'intestin grêle. Chez une femme qui succomba ...is après l'ingestion volontaire d'une petite quantité d'acide sulfurique, ...mac, racorni, n'avait pas plus de volume qu'une vésicule biliaire de moyenne ...cité.

L'estomac de l'homme tient le milieu sous le rapport du volume.

Circonstances qui influent sur les différences de capacité de l'estomac.

...*rme*. L'estomac a la *forme* d'un cône aplati, recourbé sur lui-même d'avant en ... et de bas en haut, et dont la base serait arrondie, disposition qui l'a fait ...r à une cornemuse. Les diverses coupes faites perpendiculairement à ...représentent des cercles successivement décroissants, depuis l'insertion ...ne jusqu'au pylore. On lui considère une surface extérieure et une ...térieure.

Forme.

I. — SURFACE EXTÉRIEURE DE L'ESTOMAC.

...forme de l'estomac permet de lui considérer une face antérieure, une face

Surface extérieure.

...que les trois premiers, la panse, le bonnet et le feuillet, ne sont autre chose que ...ements de l'œsophage, dans lesquels les aliments subissent une élaboration prépa... même observation est applicable aux oiseaux, dont le jabot et le gésier ne ... des organes de chymification, mais bien, le premier, un organe d'insali... et le second, un organe de trituration.

postérieure, un bord convexe, appelé *grande courbure*, un bord concave, *petite courbure*, une grosse tubérosité, une extrémité œsophagienne et une extrémité pylorique.

Rapports de la face antérieure

La *face antérieure* (*face supérieure* de quelques anatomistes), regarde en avant

Fig. 83.

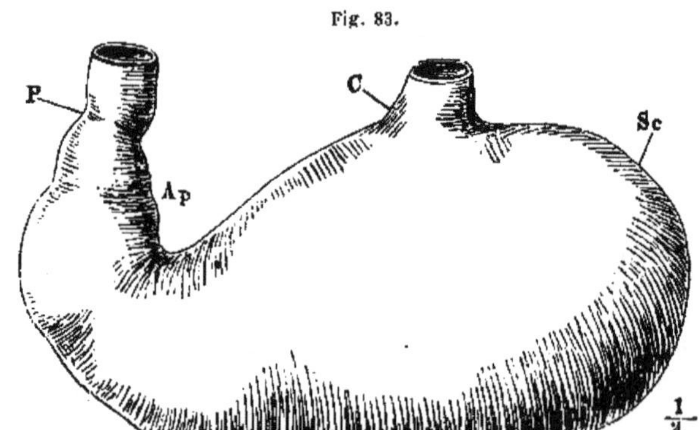

Estomac distendu ; face antérieure (*).

et un peu en haut. L'abdomen étant ouvert, l'insufflation rend cette face complétement supérieure, sur le cadavre. Il ne doit pas en être de même, sur le vivant ou sur le cadavre, avant l'incision des parois abdominales; l'estomac distendu, se porte alors dans le sens qui lui offre le moins de résistance, c'est-à-dire en avant et en bas, et son redressement ne saurait être complet.

Cette face est en rapport : 1° avec le diaphragme, qui la sépare du cœur; 2° avec le foie, qui se prolonge plus ou moins sur elle (1); 3° avec les six dernières côtes gauches, dont elle est séparée par le diaphragme ; 4° avec la paroi abdominale antérieure, au niveau de l'épigastre, qui doit son nom à ce rapport. Il n'est pas rare de voir le grand épiploon renversé de bas en haut, entre l'estomac et le foie. Dans l'état de distension, les rapports de l'estomac avec l'épigastre, ou mieux avec les parois abdominales, sont bien plus étendus, soit dans le sens vertical, soit dans le sens transversal.

L'estomac ne répond pas à cette partie qu'on désigne sous le nom de creux de l'estomac.

Tous ces rapports sont de la plus haute importance ; ils sont constants, à l'exception des rapports avec l'épigastre. Il est rare, en effet, que l'estomac réponde précisément à l'enfoncement sous-sternal ou xiphoïdien, qu'on a appelé tour à tour *creux de l'estomac*, *fossette du cœur*, *scrobicule du cœur*, et qui n'appartient pas plus au cœur qu'à l'estomac. Presque toujours, en palpant le creux de l'estomac, c'est le foie que l'on explore ; l'estomac est plus bas, et répond le plus souvent à la région située au-dessous de l'appendice.

La *face postérieure* (*face inférieure* de quelques anatomistes) regarde en

(*) C, cardia. — Sc, grand cul-de-sac. — Ap, petit cul-de-sac. — P, pylore.

(1) Les rapports de la face antérieure de l'estomac avec le foie sont t[illegible] quant à leur étendue. Quelquefois même cette face antérieure répond à la vé[illegible] liaire ; ainsi, j'ai vu un cas dans lequel la vésicule biliaire, adhérente à la face an[illegible] de l'estomac, et par conséquent à gauche du pylore, s'ouvrait dans l'estomac pa[illegible] fice qui versait dans ce viscère et la bile et des calculs biliaires.

...rière, et se voit dans l'arrière-cavité des épiploons, dont elle forme la paroi ...ure. Elle répond : 1° au mésocolon transverse, qui lui sert comme de ...er et qui la sépare des circonvolutions intestinales ; 2° en partie, à la troi... portion du duodénum, que quelques anatomistes anciens avaient appelée ...ller de l'estomac, *ventriculi pulvinar* ; 3° au pancréas. La troisième portion ...duodénum, le pancréas, l'aorte et les piliers du diaphragme séparent cette ...postérieure de la colonne vertébrale, sur laquelle elle est obliquement cou... Ces rapports se modifient d'ailleurs suivant l'état de vacuité ou de pléni... de l'estomac.

Rapports de la face postérieure.

...grande courbure* (*bord inférieur, bord antérieur* de quelques anatomistes) est ...exe, dirigée presque directement en bas dans l'état de vacuité, presque ...ement en avant dans l'état de plénitude ; elle donne attache aux deux ...ets antérieurs du grand épiploon. Elle est en rapport avec la paroi abdo... antérieure et les cartilages des dernières côtes, et longée par l'arc du ...on, au-dessus duquel elle s'avance lorsque l'estomac est considérablement dis... ; d'où le nom de *bord colique*, qui lui a été donné par Chaussier. Dans l'état ...distension, ses rapports avec la paroi abdominale deviennent également ...coup plus considérables ; mais j'ai peine à croire qu'on puisse alors, chez ...individus maigres, sentir avec le doigt les battements des artères gastro-...ïques, ainsi qu'on l'a avancé.

Rapports de la grande courbure.

...*petite courbure* (*bord supérieur, bord postérieur* de quelques anatomistes), ...e, mesure l'intervalle qui sépare le cardia du pylore, et donne attache ...tit épiploon ou épiploon gastro-hépatique ; elle regarde en haut dans ...de vacuité, en haut et en arrière dans l'état de plénitude, et embrasse alors ...nne vertébrale, dont elle est séparée par l'aorte et par les piliers du dia...me ; elle embrasse également le petit lobe du foie ou lobule de Spigel, le ...c cœliaque et le plexus solaire.

Rapports de la petite courbure.

...*grosse tubérosité de l'estomac* (*fond, grand cul-de-sac* de l'estomac) comprend ...la portion de l'organe qui est à gauche du cardia ; c'est une sorte de demi-... appliquée sur la base du cône représenté par l'estomac ; elle constitue ...tie la plus élevée et la plus volumineuse de cet organe. Elle manque ...te entièrement chez les carnivores ; elle est très-volumineuse, au con... chez les herbivores ; l'homme tient le milieu. Il existe, d'ailleurs, beau...de variétés chez les différents individus, sous le rapport du volume de cette ...tubérosité. J'ai vu des estomacs humains dont la grosse tubérosité ne ...ait pas en volume celle des carnassiers.

Grosse tubérosité de l'estomac.

...grosse tubérosité est située dans l'hypochondre gauche ; elle répond, par ...mmet, à la rate, à laquelle elle est fixée par un repli du péritoine appelé ...t *gastro-splénique* et par les vaisseaux courts ; dans l'état de distension de ...mac, la rate est comme accolée à cette grosse tubérosité, sur laquelle elle ...ule (1). La grosse tubérosité répond, par sa partie antérieure et supérieure, ...moitié gauche du diaphragme, qui s'applique exactement sur elle, et qui la

Ses rapports.

(1) La grosse tubérosité est tellement liée à la rate qu'elle suit nécessairement cette der... dans ses déplacements. Ainsi, j'ai vu, dans un cas, la rate, trois ou quatre fois ...lumineuse que de coutume, occupant la région ombilicale ; elle avait attiré dans ...même région la grosse tubérosité de l'estomac ; l'extrémité gauche de l'arc du colon ...rtie supérieure du colon descendant avaient pris la place de la grosse tubérosité. ...ade se plaignait depuis longtemps de mauvaises digestions, qu'on avait attribuées ...*gastrite chronique*.

sépare, en haut, du poumon gauche, en avant, des six dernières côtes; s'élève plus ou moins, suivant que l'estomac est dans un état de distension ou moins considérable. On conçoit, d'après cela, la gêne de la respiration suit l'ingestion d'une grande quantité d'aliments. Enfin, la grosse extrémité pond, en arrière, au pancréas, au rein et à la capsule surrénale gauches; en au côlon transverse.

Extrémité œsophagienne.

L'*extrémité œsophagienne*, désignée sous le nom impropre de *cardia* occupe l'extrémité gauche de la petite courbure, et se trouve à droite de la tubérosité, au niveau ou un peu au-dessous de l'ouverture œsophagienne diaphragme. L'œsophage se continue avec l'estomac sous un angle vari suivant que ce dernier viscère est plus ou moins distendu; le cardia est brassé, en avant, par l'extrémité gauche du foie, qui l'entoure quelquefois demi-cercle; en arrière, par le lobe de Spigel: un cercle vasculaire et ne le circonscrit. Il n'est dessiné à l'extérieur que par la différence de ca et la différence de direction. Le péritoine se réfléchit directement du phragme sur lui, en formant une espèce de repli qui a été appelé gastro phragmatique (*ligamentum phrenico-gastricum*, Sœmmerring).

Extrémité pylorique.

L'*extrémité pylorique* (*pylore*, *portier*; de deux mots grecs, πύλη, porte, gardien) est l'extrémité droite de l'estomac. Placée au sommet du cône qu présente cet organe, elle offre un rétrécissement ou étranglement circul qui établit parfaitement la limite entre l'estomac et le duodénum. C'e voisinage de ce rétrécissement, à 2 ou 3 centimètres environ, que l'estomac recourbant fortement sur lui-même, forme, du côté de la grande courbure coude très-prononcé, *coude de l'estomac*, et présente une ampoule, laquelle à une excavation intérieure, désignée par Willis sous le nom d'*antre du p* par d'autres sous celui de *petit cul-de-sac*, *petite tubérosité de l'estomac*. Il pas rare de voir une seconde ampoule à côté de la première, et une trois mais plus petite, du côté de la petite courbure, par le fait du coude que l'estomac. Ces ampoules, à peine appréciables chez un grand nombre de avant l'insufflation, deviennent très-distinctes et même, dans quelques très-considérables par la distension. L'extrémité pylorique de l'estomac est gée à droite, en arrière et en haut; quelquefois même elle regarde un gauche, lorsque l'estomac est fortement distendu.

Ampoules qui avoisinent l'extrémité pylorique.

Les rapports de l'extrémité pylorique avec les parois abdominales sont variables, car c'est principalement sur cette extrémité que portent les dép ments de l'estomac. Elle est située à droite de l'épigastre, sur la limite de l'épi et de l'hypochondre droit. Quelquefois elle répond à la vésicule du fiel, colore; dans un certain nombre de cas, l'extrémité pylorique de l'estomac borde à droite cette vésicule, dans l'étendue de 2 à 5 centimètres. Je l'ai occuper le sillon horizontal du foie, dont les bords étaient écartés pour la voir. Rien de plus fréquent que de voir le pylore occuper la région ombili Je l'ai rencontré à l'hypogastre, chez une femme qui avait un squirrh pylore; je l'ai vu dans le flanc droit, dans la fosse iliaque droite. Aussi extrêmement difficile de déterminer le siége d'une lésion organique du p d'après le point des parois abdominales auquel la lésion correspond. Les ra de l'extrémité pylorique de l'estomac avec la paroi abdominale varient leurs, chez le même sujet, suivant les différentes conditions de vacuité plénitude dans lesquelles se trouve cet organe.

Rapports de l'extrémité pylorique : 1° avec les parois abdominales;

2° Avec les viscères abdominaux.

Les rapports du pylore avec les viscères abdominaux sont plus constant

:épond au foie et au petit épiploon; en bas, au grand épiploon; en a paroi abdominale; en arrière, au pancréas. Il n'est pas rare de le rent à la vésicule biliaire.

II. — SURFACE INTÉRIEURE DE L'ESTOMAC.

te les mêmes régions que la surface extérieure; les particularités qu'elle appartiennent à la membrane muqueuse, qui va bientôt nous occuper, n de la structure. On y voit, en outre, les deux orifices de l'estomac. Surface intérieure.

œsophagien (orifice cardiaque, orifice gauche ou supérieur, *ostium* est remarquable 1° par des plis radiés (*ad stellæ similitudinem*, Haller), ent par la distension; 2° par un bord inégalement frangé et un chan: coloration qui établissent les limites entre la muqueuse œsophagienne ueuse gastrique; 3° par sa largeur et sa dilatabilité; 4° par l'absence de valvule et de sphincter. Orifice œsophagien.

duodénal (orifice pylorique, orifice droit ou inférieur; *janitor*, *sphinc- exitûs*) se distingue 1° par un bourrelet intérieur ou *valvule circulaire* n estomac distendu et desséché, représente une espèce de diaphragme *diaphragmatis qualia sunt in tubis telescopicis*, Morgagni); 2° par son qui permet difficilement l'introduction du petit doigt chez un grand : sujets; 3° par son peu de dilatabilité; 4° par la présence d'un anneau e, qu'on peut considérer comme un véritable sphincter. Il ne sera pas : de remarquer que l'orifice pylorique de l'estomac présente, indépen- de toute lésion morbide, beaucoup de variétés au point de vue de ses s, et il est probable que ces différences, congéniales ou acquises, doi- er quelque influence sur les conséquences mécaniques des lésions du Orifice duodénal. Disposition de l'orifice duodénal. Variétés dans les dimensions de l'orifice du duodénum.

t d'anatomie fort important est relatif à la position respective des deux : l'estomac. Sous ce rapport, nous devons noter 1° que l'orifice œso- t l'orifice pylorique sont peu distants l'un de l'autre, eu égard au vo- 'estomac, et que l'intervalle qui les sépare n'augmente pas en raison me; 2° que l'orifice œsophagien regarde directement en haut, l'orifice en arrière et un peu en haut; 3° que les deux orifices ne sont pas sur lan : l'orifice œsophagien appartient, en effet, à un plan plus élevé que 'lorique, et lui est postérieur. Position respective des deux orifices de l'estomac.

III. — STRUCTURE DE L'ESTOMAC.

...on. L'étude de la structure de l'estomac nécessite une distension préalable de ...ne. Deux estomacs destinés à être disséqués, l'un de dehors en dedans, et l'autre ...s en dehors, sont indispensables pour cet objet. On pourra renverser sur lui- ...is insuffler l'un de ces estomacs. Les glandes de l'estomac peuvent être étudiées ...le coupes très-fines enlevées soit sur des pièces fraîches, soit, plus facilement, ...es durcies dans l'acide chromique ou le chromate de potasse. Elles s'isolent avec ... grande facilité sur des muqueuses qu'on a fait bouillir dans l'acide acétique ou ... dans une solution de potasse caustique.

...parois de l'estomac résultent de la superposition de *quatre membranes* ou ...ues, de texture et de propriétés différentes. Ces membranes sont, en procé- de dehors en dedans, 1° une membrane séreuse; 2° une membrane mus- Quatre membranes ou tuniques superposées forment l'estomac.

culeuse; 3° une membrane celluleuse; 4° une membrane muqueuse, rich
pourvue de glandes. Nous aurons à examiner, en outre, les vaisseaux, les
et le tissu cellulaire qui entrent dans la composition de ces parois.

A. — Membrane séreuse ou péritonéale.

Membrane séreuse ou péritonéale. Sa disposition.

Comme la plupart des viscères mobiles de l'abdomen, l'estomac reçoit
ritoine une enveloppe presque complète (*membrane commune des anciens*
brane capsulaire, Chauss.), qui se comporte de la manière suivante : deux f
du péritoine adossés, constituant le *petit épiploon* ou *épiploon gastro-hépatique*
cendent de la scissure transverse du foie et gagnent la petite courbure de
mac; là, ils s'écartent l'un de l'autre, laissant entre eux et cette petite cou
un espace triangulaire, dont la base répond à cette dernière. Le feuillet
rieur revêt la face antérieure, le feuillet postérieur revêt la face postérie
l'estomac. Parvenus à la grande courbure, ces deux feuillets se rapprochent
de l'autre, laissant entre eux et cette grande courbure un espace triang
semblable à celui qui existe le long de la petite courbure, et se réunissent
aller former les feuillets antérieurs du grand épiploon. La même disposit
lieu par rapport à la grosse tubérosité de l'estomac. Un cercle vasculaire o
l'angle de réunion des deux feuillets du péritoine, le long de la grande et
petite courbure.

La grande et la petite courbure sont dépourvues de péritoine.

Il suit de là que le péritoine forme à l'estomac une enveloppe comp
excepté au niveau de la grande et de la petite courbure, où se voit un e
triangulaire dans lequel s'enfonce, en quelque sorte, l'estomac, quand
dilate. Mais dans les grandes distensions de ce viscère, cet espace triang
ne saurait suffire; dans ces cas, les deux feuillets antérieurs du grand épiplo
les deux feuillets du petit épiploon sont écartés et attirés eux-mêmes su
organe. Il est d'ailleurs facile de voir que l'ampliation de l'estomac se fait su
du côté de sa grande courbure.

Adhérence de la tunique séreuse.

L'adhérence de la tunique péritonéale aux tuniques subjacentes, peu
noncée au voisinage de l'une et de l'autre courbure, va en augmentant
sure qu'on s'en éloigne, en sorte qu'elle devient intime à la partie moyenn
deux faces de l'estomac. Le peu d'extensibilité de la tunique péritonéale
cessite la disposition que nous avons indiquée le long des courbures de l'esto

Défaut d'extensibilité de la membrane séreuse.

La tunique péritonéale ne remplit d'ailleurs, relativement à l'estomac
des usages mécaniques. Elle lui donne une partie de sa résistance, en assu
forme et en facilite le glissement.

B. — Membrane musculeuse.

Membrane musculeuse.

La membrane musculeuse de l'estomac a beaucoup exercé la sagacité des
tomistes, depuis Fallope, qui le premier l'a bien décrite, et en faveur d
Morgagni (1) a revendiqué cette découverte contre Willis, qui se l'est attri
Helvétius en a fait le sujet d'un travail *ex professo* (2).

Les fibres musculaires qui composent cette membrane, sont loin de pré
la simplicité de disposition qu'on observe dans les autres portions du tu

(1) Morgagni, *Advers. anat*, III, pag. 6.
(2) Hist. Acad. roy. des Sciences, 1710.

Ce canal s'étant coudé, en quelque sorte, au niveau de l'estomac, les ·longitudinaux et circulaires ont éprouvé une déviation qui a modifié apports avec l'axe de ce viscère.

admettons, avec Haller (1) et le plus grand nombre des anatomistes, de fibres, l'un superficiel ou longitudinal, l'autre moyen ou annu- troisième profond ou parabolique.

Plan superficiel ou longitudinal.

an superficiel fait suite aux fibres longitudinales de l'œsophage, qui, arri- rifice œsophagien, s'épanouissent en rayonnant. Disséminées sur les , sur la grande courbure et sur la grosse tubérosité de l'estomac, ces ont rapprochées, disposées en manière de ruban le long de la petite

Fig. 84.

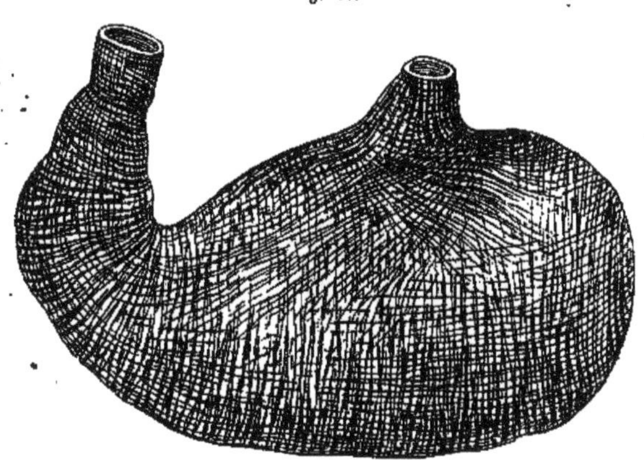

Membrane musculeuse de l'estomac.

qu'elles concourent à maintenir. Cette disposition a mérité aux fibres te courbure le nom de *cravate de Suisse*.

Les fibres longitudinales forment un plan continu vers le pylore.

és longitudinales, réunies en faisceaux un peu écartés les uns des au- forment un plan continu que dans la portion rétrécie de l'estomac, at l'épaisseur augmente surtout au voisinage du pylore. Là, elles sont ustes, fasciculées, et semblent, en partie, s'implanter sur l'anneau pylo- n partie, se continuer avec les fibres longitudinales du duodénum.

Plan moyen.

n *moyen* est composé de fibres qui coupent perpendiculairement l'axe omac et forment des anneaux successifs depuis l'œsophage jusqu'au Rares sur la grosse tubérosité, ces fibres deviennent beaucoup plus mul- au voisinage du pylore, dans toute la portion rétrécie de l'estomac. Au même, elles constituent un anneau épais, saillant en dedans, en forme relet, et que j'ai trouvé constamment plus développé dans la vieillesse cune autre époque de la vie. C'est un véritable *sphincter*, qui s'oppose ment, par sa contraction, au passage des aliments et des gaz de l'estomac uodénum. Il n'est pas rare de voir l'anneau musculeux tout entier, ou la moitié, les deux tiers de cet anneau acquérir une épaisseur de ètres, indépendamment de toute lésion organique (2).

Anneau ou sphincter pylorique.

(1) *Elementa physiol.*, t. VI, lib. XIX, sect. 1, p. 126.

(2) plusieurs individus qui avaient présenté, dans les derniers temps de leur vie,

Il n'y a point de sphincter œsophagien.

Les anciens anatomistes admettaient aussi un anneau œsophagien (*œsophagien*), de tout point semblable à l'anneau pylorique, et auquel naient l'office de fermer l'orifice œsophagien ; mais cet anneau n'existe cune manière.

Fig. 85.

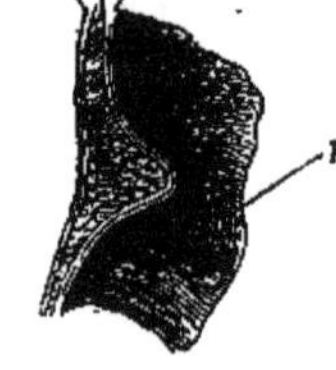

Section de la portion pylorique de l'estomac (*).

Du reste, les divers anneaux des fibres circul l'estomac se coupent un peu obliquement ou à an aigu et s'envoient fréquemment des branches de nication. La disposition en spirale admise par Sant peut pas être démontrée.

Troisième plan ou fibres musculeuses à anses.

Le *plan profond*, que je n'ai pu bien voir que sur macs hypertrophiés, est composé de *fibres à anses* ou *liques*, dont la portion moyenne embrasse la grosse sité, depuis le côté gauche de l'orifice œsophagien la grande courbure, dont la branche antérieure r la face antérieure, et la branche postérieure, à la f térieure de l'estomac.

Disposition de ces fibres à anses.

Les extrémités des faisceaux supérieurs de cette gagnent la petite courbure, celles des faisceaux inférieurs gagnent la courbure, celles des anses moyennes semblent se perdre sur l'une et face, ou plutôt se continuer avec les fibres circulaires. Cette couche para pour but de comprimer la grosse tubérosité, afin de repousser dans le c l'estomac, du côté du pylore, les substances alimentaires qui y sont con

Les fibres musculeuses de l'estomac ne forment un plan continu que vers le pylore.

Il suit de ce qui précède qu'à l'exception du voisinage du pylore, le musculaires de l'estomac ne forment pas une couche continue, et pré une disposition aréolaire ; que dans les mailles interceptées par ces existent des espaces assez considérables, complétement dépourvus de musculaires.

Décoloration des fibres musculaires. Apparence nacrée.

A quelque plan qu'elles appartiennent, les fibres musculaires de l'e sont décolorées, bien plus encore que celles de l'œsophage, et font pa système musculaire de la vie organique. Elles présentent, lorsqu'elle vues à travers la membrane péritonéale, un aspect nacré, qui a pu en i pour des fibres aponévrotiques. D'où l'erreur d'Helvétius, de Winslow e tres anatomistes, qui ont regardé comme les *ligaments du pylore* deux blanches qui parcourent longitudinalement l'une et l'autre face de l'es entre les deux courbures. Ces lignes blanches ne sont autre chose q fibres musculaires longitudinales. D'autres ont admis seulement des in tions tendineuses.

Épaisseur de la tunique musculeuse.

Quant à l'*épaisseur* de la tunique musculeuse, elle n'est pas uniform les divers points de son étendue. Extrêmement ténue sur la grosse tub cette tunique devient beaucoup plus épaisse au voisinage du pylore. El sente d'ailleurs beaucoup de variétés, suivant les individus : peu dév

(*) 1, valvule pylorique. — 2, section de la muqueuse. — 3, section de la couche des fibres ci — 4, section de la couche des fibres longitudinales.

tous les symptômes d'un rétrécissement du pylore, je n'ai trouvé d'autre altération hypertrophie très-remarquable de l'anneau pylorique. J'ose à peine dire que ces trophies de l'anneau pylorique ont été fréquemment prises et m'ont été présent des rétrécissements squirrheux par des personnes peu versées dans la connaiss l'anatomie saine et morbide.

qui ont un estomac volumineux, elle est bien plus prononcée chez les qui ont un estomac étroit. Il est une hypertrophie physiologique et trophie morbide de cette membrane ; dans l'hypertrophie morbide, la musculeuse peut acquérir de 14 à 16 millimètres d'épaisseur.

C. — Membrane celluleuse.

Membrane celluleuse.

ativement admise et rejetée, la *membrane celluleuse* est intermédiaire à brane musculeuse et à la membrane muqueuse ; elle était connue des sous le titre de *membrane nerveuse* et pourrait être désignée simplement nom de tissu cellulaire sous-muqueux.

Elle ne saurait être confondue avec le derme muqueux. Elle est réticulée.

membrane, dont le tissu est très-lâche, adhère assez fortement à la , et se plisse avec elle, tandis qu'elle est unie très-lâchement à la ne musculeuse. Elle est loin de présenter la texture serrée des aponé- des membranes fibreuses d'enveloppe ; elle est formée de tissu con- dont les lamelles ou filaments entre-croisés peuvent être isolés par l'in- ou l'infiltration. C'est dans son épaisseur que se ramifient les vaisseaux, pénétrer dans la muqueuse gastrique. Cette membrane est très-suscep- hypertrophie et, dans certains cas de maladie de la membrane mu- elle peut acquérir une grande épaisseur.

D — Membrane muqueuse.

Membrane muqueuse. Histoire de sa découverte.

oire de cette membrane est curieuse. Longtemps confondue avec le mu- la tapisse, elle était regardée comme du mucus desséché (1). Indiquée lope, qui lui a donné le nom de *tunique veloutée*, elle a été décrite pour ière fois par Willis comme une tunique particulière, sous le titre de *glanduleuse* ; cette découverte a été confirmée par les belles injections ch, qui lui donna le nom d'*épithélium*, sans attacher à cette expression idée que les modernes. Plus tard, on l'a considérée comme une mem- idermique, analogue à l'épiderme de la peau (2), susceptible d'exfolia- de réparation. Cette membrane, à laquelle l'école de Broussais a fait si grand rôle (*tanquam omnium lerna malorum*), est devenue, de nos rtout, l'objet de recherches du plus grand intérêt.

Son altérabilité.

uqueuse stomacale se décompose très-rapidement après la mort. Aussi rarement l'étudier sur les sujets apportés dans nos pavillons de dissec- r en connaître les vrais caractères, il a fallu l'examiner sans retard sur pliciés ou sur des sujets morts subitement en pleine santé. Suivant pérature extérieure, il suffit de 15 à 30 heures pour l'altérer notable- ette altération, qui peut dépendre d'une simple putréfaction, est surtout orsque l'estomac renferme des aliments en partie digérés, le suc gastri- çant alors en même temps son action dissolvante sur les tuniques de lui-même.

Surface adhérente.

face adhérente de la membrane muqueuse de l'estomac est unie à la

n dit positivement (*Anthropol.*, l. II, c. XII, p. 171) que l'estomac, comme d'ail- intestins, est composé de trois membranes : une commune extérieure, une ner- musculeuse, et qu'un mucus très-adhérent, formé par la partie la plus épaisse la tapisse à l'intérieur.

le était encore l'opinion de Haller, *Elem. phys.*, lib. XIX, p. 132.

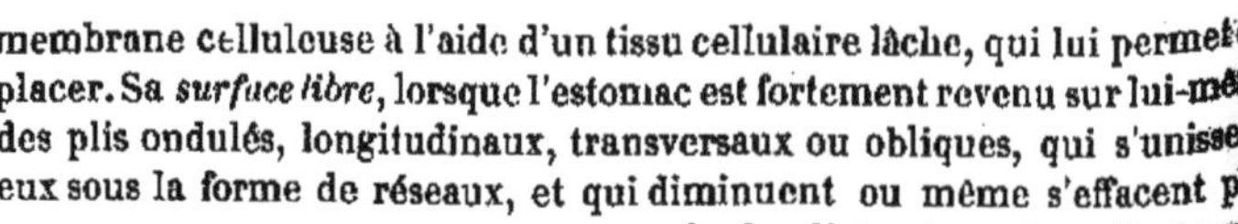

membrane celluleuse à l'aide d'un tissu cellulaire lâche, qui lui permet de placer. Sa *surface libre*, lorsque l'estomac est fortement revenu sur lui-même des plis ondulés, longitudinaux, transversaux ou obliques, qui s'unissent eux sous la forme de réseaux, et qui diminuent ou même s'effacent p

Surface libre.

Plis de la membrane muqueuse.

Ces plis sont surtout longitudinaux.

Fig. 86.

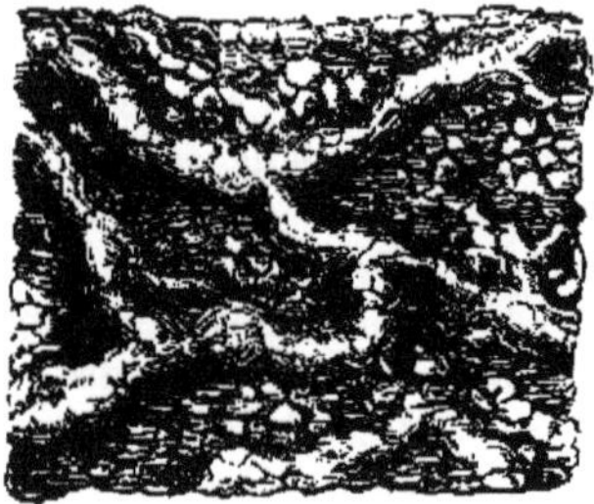

Surface interne de l'estomac revenu sur lui-même (*).

de la distension. Ces plis tem bien distincts des replis perman nous observerons dans d'autre du canal alimentaire, sont su noncés du côté du pylore ; ils quefois extrêmement réguli droits, tantôt flexueux, et m rallèlement de l'orifice cardia rifice pylorique. Le plus or ils sont coupés plus ou moins ment par d'autres plis, flexueux, d ordres, qui donnent à la face int l'estomac un aspect aréolaire. Il cette disposition que la dilatation tomac se fait surtout perpendi ment à son grand axe. Les ressources de la dilatation dans le sens d axe sont beaucoup moins nombreuses,

Ils sont coupés par d'autres plis obliques.

La valvule pylorique n'est qu'un repli muqueux.

Parmi les replis de la membrane muqueuse, le plus important est, s tredit, celui qui porte le nom de *valvule pylorique*, et qui n'est souve simple soulèvement de la muqueuse par le sphincter musculeux. Ce rep laire ne s'oppose pas plus au reflux des aliments du duodénum dans l'e qu'à leur passage de l'estomac dans le duodénum et s'efface complétem la distension. Il appartient autant au duodénum qu'à l'estomac : la m périeure présente les caractères de la muqueuse gastrique, la moiti rieure ceux de la muqueuse duodénale. Les maladies respectent que cette ligne de démarcation.

Sillons de la muqueuse gastrique.

Indépendamment de ces plis, la muqueuse présente une multitude inn ble de très-petits *sillons* flexueux, contournés, qui la divisent en petits ou compartiments mamelonnés, losangiques, polygonaux, circulaires, e irréguliers (1).

Une couche de mucus revêt la membrane muqueuse.

Examinée à l'œil nu, la muqueuse présente une surface molle, spo tomenteuse, veloutée, d'où le nom de *membrane villeuse* ou *veloutée*, sou elle a été souvent désignée. Une couche plus ou moins épaisse de m revêt habituellement, et ne peut en être détachée qu'à l'aide du frottem

(*) La muqueuse est plissée et mamelonnée.

(1) Il est des estomacs qu'on peut appeler *granuleux*, car la membrane muque sente l'aspect d'une couche de granulations ; on dirait au premier abord des g glandes salivaires disséminés à la surface interne de l'estomac ; mais cette dispositio leuse n'est qu'apparente et tient à l'épaisseur de la membrane muqueuse, à la di circulaire ou demi-circulaire de sillons qui donnent aux espèces d'îles ou de pr interceptées par eux l'aspect sphéroïdal. Cet aspect ne s'observe presque jamais da l'étendue de l'estomac ; il est rare de le voir occuper la grosse tubérosité. Je l limité à la grande courbure : le plus souvent il occupe le voisinage du pylore ; qu cette disposition s'observe dans toute la partie de l'estomac située à droite de l'o Les granulations sont à leur maximum de développement dans l'estomac du cuch

le. Pour éviter les inconvénients de ce frottement, qui altère plus ou ssu de la membrane, j'ai coutume d'avoir recours à un filet d'eau, rrasse complétement du mucus, sans produire aucune altération. rque sur laquelle on ne saurait trop insister, c'est la différence d'asésentent la muqueuse de la grosse tubérosité, d'une part, celle de la tomac située à droite de l'œsophage, d'autre part. Quelquefois la est établie par une ligne parfaitement circulaire. La première est plus molle, plus vasculaire, et ne peut être séparée, en général, que ıx. Lorsque l'estomac contient des liquides après la mort, elle se une espèce de pulpe, qui devient noirâtre par l'effet de l'action des iques sur le sang contenu dans les vaisseaux de l'estomac : c'est le *ra-pultacé*, altération cadavérique, qu'on a confondu à tort avec le *ra-gélatiniforme*. La seconde portion de la membrane muqueuse, c'est-qui est située à droite de l'œsophage, est plus épaisse, plus résis-blanche, et peut être séparée des autres membranes dans toute son

Différence d'aspect que présente la muqueuse, à droite et à gauche de l'œsophage.

Caractères de la muqueuse dans la partie œsophagienne de l'estomac.

Caractères de la muqueuse dans la partie pylorique.

logistes de l'école physiologique ayant attaché une grande impor-it de la muqueuse gastrique, il est devenu d'un haut intérêt de dé-caractères de cette muqueuse à l'état sain. Ces caractères sont dé-a coloration de la muqueuse ; 2° de son épaisseur ; 3° de sa consis-

Des caractères physiologiques de la muqueuse gastrique.

Couleur.

le plus difficile à résoudre que cette question : *Quelle est la cou-uqueuse gastrique dans l'état normal?* car l'opinion médicale, sou-un immense talent, d'après laquelle la muqueuse gastrique serait ınt ou consécutivement affectée dans le plus grand nombre des ma-faire récuser pour la solution de cette question les faits recueillis ridus qui ont succombé à des maladies aiguës ou chroniques, et lésions traumatiques d'une certaine durée. On a donc été obligé urs aux morts accidentelles qui ont surpris dans l'état de santé le nt. Or, chez les individus morts accidentellement, chez ceux des par exemple, morts l'estomac vide, on trouve la muqueuse d'un re, avec une légère teinte de jaune et de rose (1). Si l'individu est ıt le travail de la digestion, on trouve la muqueuse turgescente, d'un ble, depuis le rose tendre jusqu'à la coloration rouge la plus vive. davres dont la putréfaction est un peu avancée, une couleur rouge souvent d'un noir bistre, occupe la grosse extrémité de l'estomac et des plis ou rides que longent les vaisseaux ; souvent encore, on s plaques et des marbrures noirâtres. Ces colorations sont le résul-nture ou transsudation cadavérique. Dans le ramollissement pultacé de la membrane muqueuse, ce sont les acides gastriques qui pro-uleur noire. Quand l'estomac contient de la bile, la muqueuse se ne ou en vert (2), et la teinture résiste quelquefois à la macération

Aspects divers de la muqueuse gastrique.

Comment la muqueuse devient noire.

grand nombre d'individus morts de maladies aiguës ou chroniques, on ueuse gastrique dans le même état que chez les individus morts accidentel-*la muqueuse gastrique n'est pas toujours affectée, soit primitivement, soit ment, dans les maladies.*

dit qu'on ne rencontrait jamais de bile dans l'estomac des cadavres ; c'est une

Effet du frottement de la muqueuse injectée.

Couleur ardoisée.

la plus prolongée. Si l'on frotte la muqueuse avec un linge rude, on
pour peu que les vaisseaux contiennent du sang, un pointillé rouge,
souvent pris pour un caractère de l'inflammation. Enfin, chez les vieil
n'est pas rare de voir une couleur gris ardoisé, soit par points, soit par
soit générale; couleur qui atteste incontestablement une irritation an
mais qui est bien certainement étrangère à toute maladie éprouvée dans
niers temps de la vie. Ces différentes colorations de l'estomac ne doiv
être confondues avec les colorations morbides.

L'épaisseur de la muqueuse est variable : 1° Chez les divers individus; 2° Dans les différentes parties de l'estomac.

2° L'*épaisseur* de la muqueuse gastrique est difficile à apprécier d'u
nière rigoureuse. De même que pour la membrane musculeuse, el
chez les divers individus (1). Ce qu'il importe de se rappeler dans la
mination de l'épaisseur de la muqueuse gastrique, c'est la différence q
sentent, sous ce rapport, la portion œsophagienne et la portion pyloriq
première est extrêmement ténue, la seconde a une épaisseur deux à tr
plus considérable.

Différences de consistance.

Les mêmes réflexions s'appliquent à la *consistance* : ainsi, il exist
coup de variétés individuelles à cet égard. La muqueuse de la portio
phagienne se déchire avec la plus grande facilité, tandis que celle
portion pylorique est d'un tissu tellement serré, que le dos et même le
chant du scalpel peuvent être promenés avec assez de force sur elle sans
mer. Pour peu qu'il y ait de liquides ou d'aliments dans l'estomac au m
de la mort, la muqueuse de la portion œsophagienne, macérée, s'en va en
lie; une simple traction exercée sur les parois de l'estomac la fait se fendi
met à nu la tunique celluleuse; la pulpe du doigt, promenée à la surface
muqueuse, la détruit. Faute d'avoir assez réfléchi sur ce sujet, des h
d'un grand mérite ont commis de graves erreurs dans l'appréciation des
morbides. Dans le ramollissement gélatiniforme, la muqueuse gas
comme d'ailleurs les autres tuniques de l'estomac, devient diffluente à l
nière d'une solution de gélatine. Par contre, chez beaucoup de vieilla
chez quelques adultes, j'ai trouvé la muqueuse si épaisse et si résistante,
pouvait la séparer par la dissection dans toute son étendue et l'enlev
d'une pièce. Cet état coïncidait avec une couleur ardoisée, que je co
comme le signe caractéristique d'une irritation chronique de l'estomac a
nement éprouvée.

Muqueuse gastrique vue à la loupe.

Enfoncements alvéolaires.

Si l'on examine à l'aide d'une forte loupe, sous l'eau, exposée à l'act
rayons solaires, la muqueuse gastrique, on voit une surface très-inégale,
lonnée, sillonnée de manière à présenter une disposition assez analog
circonvolutions intestinales. Ces mamelons, beaucoup plus prononcés d
du pylore que du côté de l'œsophage, sont *criblés de trous* ou de petits en
ments semblables aux alvéoles d'une ruche à miel, enfoncements alvéolair
décrits par Home, et qu'il n'admet qu'au grand cul-de-sac, tandis que,
lui, les villosités occupent le reste de l'estomac.

Villosités de la région pylorique.

La surface libre de la muqueuse gastrique ne présente de prolongement
cune sorte, et c'est à tort que des auteurs y ont décrit soit des villosité
des papilles. Il faut cependant faire une exception pour la portion de cett
queuse qui avoisine le pylore. Dans cette région, les ouvertures gland

(1) Dans l'inflammation chronique, cette épaisseur est quelquefois double, et
même quintuple de l'état naturel.

rapprochées les unes des autres, et les ponts de muqueuse qui les
it aplatis et couverts de fines *villosités filiformes* ou *lamelleuses*, dont
est d'environ 0mm,05, suivant Henle; ces villosités sont distri-
rrégulièrement. Quelquefois leur nombre est extrêmement limité,
on les a vues s'étendre à toute la face interne de l'estomac.

structure, la muqueuse stomacale, ainsi que les villosités de la région
it recouverte d'une simple couche d'*épithélium cylindrique*, laquelle, Épithélium.
ite pendant la vie, se détache si rapidement après la mort qu'il est
ncontrer les cellules en place sur le cadavre. Cet épithélium repose sur
uqueux dans lequel il convient de distinguer deux couches : une *couche* Chorion muqueux.
musculeuse, et une *couche superficielle* ou *glanduleuse*. La première, Couche musculeuse.
r sa face externe avec la tunique celluleuse, forme une membrane
nse, extensible, de 0mm,05 à 0mm,1 d'épaisseur, composée de fais-
es musculaires lisses mélangées de tissu conjonctif. Ces fibres, près
nt parallèles au grand axe de l'estomac ; partout ailleurs elles
nt dans différentes directions. La couche musculeuse adhère inti-
couche glanduleuse, et se trouve en contact immédiat avec les culs-
ndes, entre lesquelles elle envoie des prolongements entre-croisés.

landuleuse mérite parfaitement ce nom, parce que les glandules y Couche glanduleuse.
t serrées les unes contre les autres qu'elles en forment la masse
ne sont séparées entre elles que par un peu de substance amorphe,
e cheminent les vais-
ilte de là que cette cou-
e et cassante, et que les
s fragments présentent
broïde.

Fig. 87.

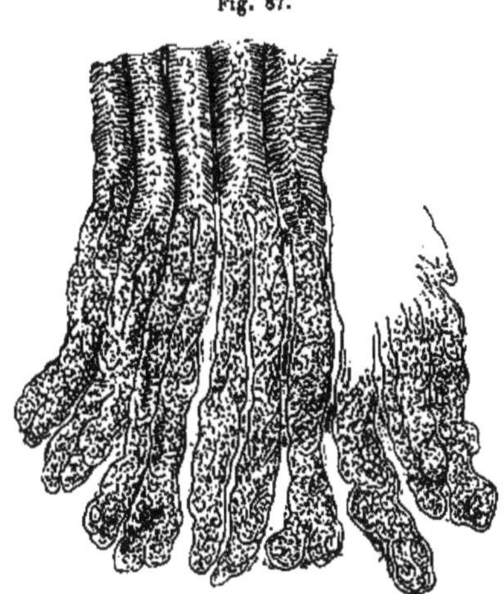

Section fine de la muqueuse gastrique au voisinage du cardia (*).

igure une série de tubes,
celle de leurs extrémités
sur la couche muscu-
vrant à la surface libre
neuse par des orifices plus
le reste du tube, telle-
breux et serrés que leurs
touchent dans presque
ndue de la muqueuse, et
une idée approximative
reil glandulaire de l'esto-
glandes correspondent aux
de Lieberkühn, ou mieux
i, en faveur duquel La-
n a revendiqué la décou-

ndules de l'estomac traversent toute l'épaisseur de la muqueuse, à Disposition des glandules tubuleuses.
on de la couche musculeuse. Leur longueur varie, par conséquent,

(*) ont été isolées à l'aide de la macération dans une solution de potasse à 32 pour 100.

mps oubliées, les glandes de l'estomac n'ont reparu dans la science qu'en
e à laquelle a été publié un travail de Sprott-Boyd dans le *Journal de méde-
chirurgie d'Édimbourg*.

comme cette épaisseur : elle est de $0^{mm},5$ à $1^{mm},5$ suivant les régions. El[...] un diamètre de $0^{mm},05$ à $0^{mm},07$ à leur partie moyenne, et se renflent en[...] à leur extrémité en cul-de-sac. Elle s'ouvrent ordinairement, au nom[...] deux ou trois, au fond d'une dépression commune de la muqueuse, de [...] profondeur, de forme cylindrique, garnie d'un épithélium cylindrique[...] quelques auteurs considèrent comme un canal excréteur commun.

Glandes à pepsine. Ces glandes sont de deux espèces : 1° les unes, dites *glandes à pepsine*, [...] coup les plus nombreuses, présentent une surface irrégulière, bosselée[...]

Fig. 88. Fig. 89

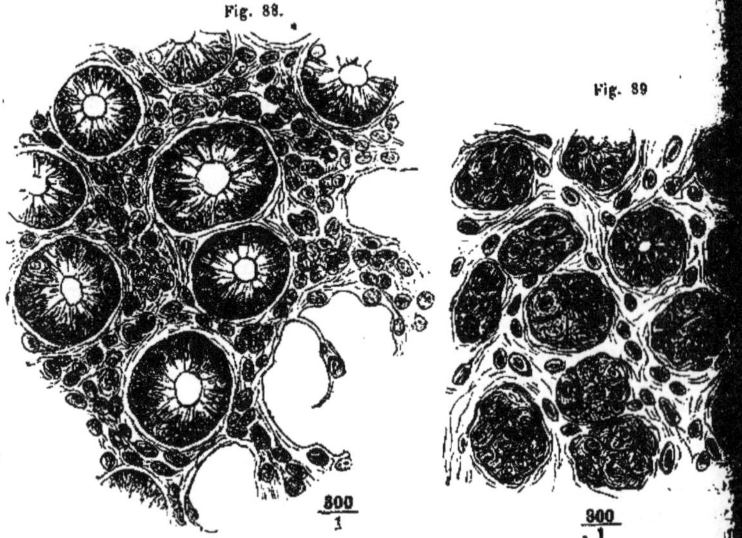

Section horizontale de la muqueuse de la région cardiaque de l'estomac (*).

Même section faite au voisi[...] cul-de-sac terminal des gl[...]

aspect foncé, dû à leur contenu. Celui-ci se compose de *cellules* spéciale[...] dies, de $0^{mm},015$ à $0^{mm},020$ de diamètre moyen, renfermant un noyau sp[...] et de nombreuses granulations moléculaires. Les glandes à pepsine, ré[...] sur toute la surface de la muqueuse, sont ordinairement simples, chez l'h[...] près du cardia et dans la portion droite de l'estomac, on les voit quelqu[...] diviser en deux ou trois canaux secondaires; 2° les autres glandes, [...] *glandes muqueuses*, sont tapissées dans toute leur étendue par un épithé[...] lindrique, analogue à celui de l'estomac, mais à cellules plus courtes. Ces[...] se rencontrent surtout dans deux régions très-restreintes au voisinage du[...] et au niveau du cardia; mais on en trouve aussi parfois en d'autres poin[...] sont parfaitement cylindriques, sans bosselures extérieures, et d'un [...] en général plus considérable que les glandes à pepsine (1).

Leur distribution.

Glandes muqueuses.

(*) La section a été pratiquée près de la surface de la muqueuse, sur une pièce conser[...] chromate de potasse.

(1) Suivant E. Klein (in Stricker, *Lehre von den Geweben*, p. 390), l'épithélium [...] drique, chez le nouveau-né, descend au-dessous du milieu de la longueur de [...] *glandes* de l'estomac, même dans la région du grand cul-de-sac, et chez l'adulte[...] sition entre les deux espèces de glandes a lieu insensiblement.

E. — Vaisseaux et nerfs de l'estomac.

...es *artères* sont très-volumineuses et très-multipliées. Toutes viennent du ...céliaque ; ce sont : 1° l'artère coronaire stomachique ; 2° la pylorique ...stro-épiploïque droite, branches de l'hépatique ; 3° la gastro-épiploïque ...et les vaisseaux courts, branches de la splénique. Volume. Pluralité des artères.

...artères forment, autour de l'estomac, un cercle anastomotique, appliqué ...lui dans l'état ...tension de ce ...et qui en est ...dans l'état de va... ...e ce cercle ar... ...rtent des bran... ...érieures et des ... postérieures, ...placent d'abord ... péritoine et la ...musculeuse, ... un certain ...de divisions et ...moses, traver... ... membranes ...use et cellu... ...divisent et s'a... ...sent encore un ...ombre de fois ... ce que les vaisseaux, devenus capillaires, pénètrent la membrane mu... Cercle artériel anastomotique.

Fig. 90.

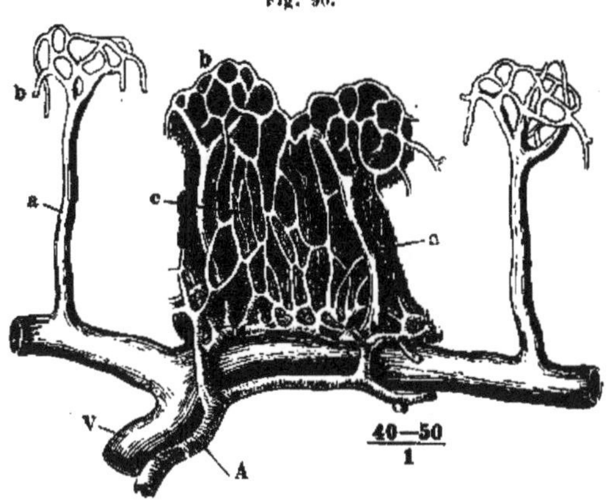

Section verticale de la muqueuse du côlon (*).

...avoir fourni un petit nombre de branches à la couche musculeuse, les ...es s'élèvent perpendiculairement entre les glandules, en s'envoyant des ...de communication latérales, ce qui forme, autour de ces dernières, des ...à mailles rectangulaires. Au niveau des orifices glandulaires, tous ces ...x communiquent entre eux et constituent un réseau superficiel qui ...ces orifices. Tissu cellulaire.

...*veines* naissent de ce réseau superficiel, sous la forme de petites ...qui convergent à la surface de la muqueuse, comme les rayons d'une ...vers un point central d'où part un petit rameau veineux. Tous ces ...passent entre les glandules, et se jettent dans un réseau veineux à larges ...polygonales, situé entre la couche glandulaire et la couche musculeuse ...muqueuse. C'est de ce réseau que partent les branches qui portent le ...nom, suivent la même direction que les artères, et vont concourir à la ...on de la veine porte. La veine satellite de la gastro-épiploïque gauche ...dans la veine splénique, celle de la gastro-épiploïque droite, dans la ...mésaraïque supérieure, celle de la coronaire stomachique, dans le tronc ...veine porte. Quant à la veine pylorique, tantôt elle se jette dans ce même Veines.

(*) ...artère. — V, veine. — *a, a*, branches veineuses descendantes. — *bb*, réseau veineux superficiel. ...réseau capillaire compris dans l'épaisseur de la muqueuse (d'après Ernst).

tronc, près de sa terminaison, et tantôt elle gagne le sillon transverse du pour se ramifier dans cet organe (1).

Vaisseaux lymphatiques.

3° Les *vaisseaux lymphatiques*, très-multipliés, prennent leur origine, dans la couche glanduleuse de la muqueuse et forment, au-dessous de cette couche, un réseau superficiel et, dans le tissu sous-muqueux, un second (Teichmann), d'où partent des troncs qui, après avoir traversé la tunique musculeuse, cheminent sous le péritoine, et s'anastomosent avec les lymphatiques de cette membrane, pour se rendre aux ganglions lymphatiques qui les deux courbures de l'estomac.

Nerfs.

4° Les *nerfs* sont de deux ordres : les uns viennent des pneumo-gastriques, autres viennent du plexus solaire.

Nerfs cérébro-rachidiens.

Les deux nerfs pneumo-gastriques forment un plexus autour de l'orifice phagien et se distribuent, le gauche, à la face antérieure, le droit, à la face térieure de l'estomac. On suit ces nerfs jusque dans la membrane m où ils se perdent. Dans la muqueuse gastrique, ils se dérobent compl la vue.

Nerfs ganglionnaires.

Les rameaux qui émanent du plexus solaire, forment des rése autour des artères de l'estomac, et portent les mêmes noms que ces leur trajet, on trouve de nombreux ganglions, signalés pour la premi Remak et qui sont disséminés soit dans la tunique musculeuse, soit d sous-muqueux.

F. — Développement de l'estomac.

Développement. Chez le fœtus.

L'extrémité inférieure de la portion orale du tube digestif donne naissance à l'estomac, sous la forme d'une dilatation fusiforme, qui s'accroît peu à peu, le reconnaît d'abord que par la légère bosselure qu'il présente. Vertical d premiers temps et uni à la colonne vertébrale par un *mésogastre* partant bord postérieur, il subit bientôt un mouvement de rotation qui tourne gauche en avant et sa face droite en arrière. En même temps sa direction oblique, par la projection à droite de son extrémité inférieure, qui for région pylorique, et la grosse tubérosité commence à se montrer à son b mitivement postérieur. Tandis que l'estomac tend à devenir horizo mésogastre prend la même direction. C'est lui qui, plus tard, formera, en geant, le grand épiploon. La valvule muqueuse qui correspond au pylore, visible à la fin du troisième mois, suivant Meckel ; elle est même peu pr chez le nouveau-né.

Changements chez l'adulte.

Les changements que subit l'estomac chez l'adulte, les variétés qu'il sous le rapport du volume, tiennent moins à des différences congénitales des habitudes diverses. Les différences relatives au sexe dépendent mani des pressions auxquelles l'estomac de la femme est soumis, soit par des soit par l'utérus chargé du produit de la conception. Enfin, je rappeller veloppement de l'anneau musculeux du pylore et de la tunique muscule portion attenante de l'estomac chez les vieillards.

(1) Schmiedel (*Variet. vasorum*, p. 26, n° 19) a vu la veine coronaire stomachique stomoser avec la veine rénale, la veine pylorique communiquer avec la veine une veine courte communiquer avec la veine phrénique.

G. — Usages.

tion du suc gastrique est la fonction principale de l'estomac; par ce principe actif est la *pepsine*, les aliments albuminoïdes sont dissous és en une substance particulière, l'*albuminose* ou *peptone*, suscep- ibsorbée et de servir à la nutrition. La pepsine, isolée des substances pagnent dans le suc gastrique, peut servir à préparer un suc gas- ciel : il suffit pour cela de la dissoudre dans de l'eau aiguisée légè- n acide. C'est l'acide lactique qui, dans le suc naturel, paraît être pepsine, ainsi que l'ont démontré Cl. Bernard et Barresvil. La ène, grisâtre, qu'on appelle *chyme*, n'est autre chose que le mélange s albuminoïdes dissoutes avec celles qui n'ont subi encore qu'une éla- omplète, avec les principes féculents ou gras plus ou moins modifiés , ainsi que les substances réfractaires aux sucs digestifs. Pour que la ion s'opère, il est nécessaire que les aliments séjournent un certain l'estomac : l'élasticité et peut-être la contraction de la tunique mus- l'œsophage et celles de l'anneau pylorique suffisent pour s'opposer à par l'œsophage et à leur passage rapide dans le duodénum. La con- istaltique des fibres musculeuses de l'estomac surmonte la résistance orsque l'élaboration est terminée; elle s'aide de la contraction du et des muscles abdominaux pour l'éructation, la régurgitation et le .t. L'estomac est l'organe de la chymification. Usages de l'estomac.

§ 5. — DES INTESTINS EN GÉNÉRAL.

ot *intestins*, pris dans sa plus grande généralité, a une acception aussi que celui de canal alimentaire; dans un sens plus limité, il comprend canal, replié un grand nombre de fois sur lui-même, qui s'étend du py- anus et qui remplit la plus grande partie de l'abdomen. Définition.

intestins ont été divisés, à raison de leur calibre, en *intestin grêle* et en *gros* Cette distinction, applicable au plus grand nombre des animaux, est anatomiquement chez l'homme 1° par la différence de calibre; 2° par tion bosselée du gros intestin; 3° par la différence de direction; 4° par ce d'une valvule; 5° par l'existence d'un cæcum; 6° par celle d'un vermiculaire; 7° par une différence de texture, qui porte principale- la tunique musculeuse et sur la tunique muqueuse. La physiologie distinction sur des bases non moins positives, car l'intestin grêle est ent l'organe de la chylification et de l'absorption du chyle, le gros gane de la défécation (1). Division des intestins en grêles et en gros.

nces ressortiront de la description que nous allons donner de ces — importantes du canal alimentaire.

(1) distinction de l'intestin en grêle et en gros est applicable à tous les animaux mais aucun animal, à l'exception de l'homme, de l'orang et du phascolome, ne la fois un cæcum et un appendice. Chez quelques animaux, on trouve un ou cæcums; chez d'autres, un ou plusieurs appendices vermiculaires; ailleurs, il le cæcum et d'appendice; mais, dans ce cas, un repli valvulaire et un chan- e dans le calibre de l'intestin établissent la limite. Chez quelques-uns, la différence consiste dans un changement de calibre.

1. — DE L'INTESTIN GRÊLE.

Le duodénum fait partie de l'intestin grêle.

L'intestin grêle comprend toute cette portion du canal intestinal qui est entre l'estomac et le gros intestin. Haller, Bichat et les anatomistes qu suivis, ont voulu distraire de l'intestin grêle la partie supérieure de c appelée *duodénum*, en sorte que, d'après eux, l'intestin grêle ne comm qu'à la fin du duodénum. La première acception me paraît devoir être m vu 1° l'absence d'une démarcation réelle entre le duodénum et le rest testin grêle ; 2° la communauté de structure et d'usages.

Division de l'intestin grêle en trois portions.

On a divisé l'intestin grêle en trois portions : le *duodénum*, le *jéjunum* La distinction établie entre le duodénum et le reste de l'intestin grêle time ; mais celle qui sépare le jéjunum de l'iléon, est tout à fait arbitrair à l'exemple de Haller, Sœmmerring et autres, décrirons-nous simultan jéjunum et l'iléon sous le titre de *jéjuno-iléon*.

A. — **Duodénum.**

Préparation. En ouvrant l'abdomen, on n'aperçoit que la première portion de tin ; la seconde est masquée par le colon ascendant ; la troisième se voit, non d rière-cavité des épiploons, mais au-dessous du mésocolon transverse, dont le inférieur est soulevé par le duodénum et l'enveloppe dans la moitié antérieur circonférence. On met à découvert la deuxième portion du duodénum en renve colon ; on peut découvrir la troisième de deux manières, ou en incisant le feuil rieur du mésocôlon transverse, et c'est le mode de préparation le plus conven en renversant l'estomac en haut, après avoir divisé les deux feuillets du grand qui s'insèrent à sa grande courbure.

Les limites du duodénum sont arbitraires.

Le *duodénum* (δώδεκα δάκτυλος), nom donné par Hérophile (1) à la pr tion de l'intestin grêle, à raison de sa longueur, qu'il a estimée à d de doigt, commence au pylore et finit, sans ligne de démarcation pré che de la deuxième vertèbre lombaire, au moment où il entre dans du mésentère. Sa *limite inférieure* est parfaitement établie par l'artère mésentériques supérieures, qui passent au-devant de lui en le coupa presque droit. On pourrait encore établir comme limite un changem rection tel que l'intestin, de transversal qu'il était à droite des vaissea tériques, se porte brusquement en avant et à gauche. Sa fixité, sa str ses courbures motivent sa description isolée (2).

Situation.

Sa *situation* précise par rapport aux parois abdominales est difficile à ner. Le duodénum n'appartient exclusivement à aucune région de l'a mais il occupe successivement les limites 1° de l'hypochondre droit e pigastre ; 2° du flanc droit et de la région ombilicale ; 3° de l'épigast la région ombilicale. Il est situé d'autant plus profondément qu'on s'élo vantage du pylore : d'où la difficulté de l'exploration du duodénum à tra parois abdominales.

Moyens de fixité.

Il est fixé solidement dans la place qu'il occupe, par le péritoine, par seaux et plexus nerveux mésentériques, qui le brident, et par le pancréa il est uni par des fibres musculaires qui pénètrent entre les acini de la et enfin par le *muscle suspenseur du duodénum* (Treitz) ; ce muscle,

(1) Galen., *Administr. anat*, lib. VI, cap. IX.

(2) Glisson avait établi pour limite inférieure du duodénum l'insertion du canal ch

...aux aplatis de fibres lisses, se détache du bord supérieur de la troisième ...n du duodédum, et se termine par des fibres élastiques dans le tissu con...serré qui entoure le tronc cœliaque et l'artère mésentérique supérieure. ...ité, qui forme un de ses caractères principaux, était indispensable, vu les ...s du duodénum avec le canal cholédoque : on conçoit, en effet, que des ...s au cours de la bile auraient eu lieu incessamment, si le duodénum eût ...la mobilité du reste de l'intestin grêle.

Il n'est point exposé aux déplacements.

...de là que le duodénum ne peut jamais entrer dans la formation des ...S'il se déplace quelquefois, c'est dans sa première portion, dont la fixité ...grande que celle du reste de l'organe, et qui est entraînée par la portion ...de l'estomac, dans les cas de déplacement de ce dernier viscère.

Dimensions.

...eur du duodénum est de 20 à 24 centimètres; son *calibre*, un peu plus ...le que celui de l'intestin grêle qui lui fait suite, a été exagéré lors...onné à cet organe le nom de *second estomac, ventriculus succenturiatus.* ...rencontré des sujets chez lesquels le duodénum, médiocrement dis...ait 13 centimètres de circonférence, tandis que l'intestin grêle qui lui ...te, avait 15 centimètres. On admettait que cet intestin est plus dila... le reste de l'intestin grêle; ce que l'on expliquait par l'absence du ...Le fait et l'explication sont également sans fondement.

Direction. Première courbure.

...ction du duodénum est fort remarquable : à partir du pylore, ce canal ...en haut, à droite et en arrière; parvenu au col de la vésicule biliaire, ...e brusquement de direction, pour devenir vertical et former avec la ...e portion un angle aigu (*première courbure*); puis, après un trajet plus ou ...ng dans le sens vertical, il se porte transversalement de droite à gauche, ...continuer avec l'intestin grêle. Le lieu de ce changement de direction, ...ait à angle droit, et par conséquent d'une manière moins brusque que la ...re, porte le nom de *seconde courbure.*

Seconde courbure.

...t de là que le duodénum est deux fois coudé, ou mieux qu'il décrit une ...demi-circulaire, dont la concavité est dirigée à gauche. Haller compare ...eusement le duodénum à deux parallèles coupées par une sécante per...laire.

Des trois portions du duodénum.

...ouble changement de direction du duodénum a permis de lui considérer *trois* ...s, distinguées par les noms numériques de *première, deuxième* et *troisième*. ...*apports* du duodénum doivent être étudiés dans chacune des trois portions.

Rapports de la première portion.

...*apports de la première portion. En haut,* avec le foie et la vésicule du fiel, au ...laquelle cette portion du duodénum est unie par un repli du péritoine. Il ...as rare de voir la vésicule du fiel et le duodénum unis par des adhérences ...et des calculs biliaires s'ouvrir un passage, à travers ces adhérences, ...duodénum.

...*ant*, avec l'épiploon gastro-colique et les parois abdominales.

...*ière*, avec les vaisseaux hépatiques et l'épiploon gastro-hépatique.

...mière portion du duodénum, qui pourrait être appelée sa *portion hé*... ...centimètres environ de longueur.

Rapports de la deuxième portion.

...*rts de la deuxième portion. En avant,* avec l'extrémité droite de l'arc du ...la coupe perpendiculairement.

Lieu précis de l'ouverture des canaux cholédoque et pancréatiques.

..., avec le bord concave du rein droit, le long duquel il descend plus ...vec la veine cave abdominale et avec le canal cholédoque. Quelque...me portion n'affecte pas de rapports avec le rein, mais bien avec la ...ne vertébrale. C'est la paroi postérieure et interne de la deuxième portion qui est traversée, un peu au-dessous du milieu de sa hauteur, par les choledoque et pancréatique. Les rapports du duodénum en arrière sont diats, c'est-à-dire sans l'intermédiaire du péritoine.

A droite, la deuxième portion répond au côlon ascendant, *à gauche*, créas, qui lui est intimement uni et qui l'embrasse dans une sorte de gouttière.

Cette deuxième portion a 5 ou 8 centimètres de longueur. On pourra peler *portion rénale* du duodénum.

Rapports de la troisième portion.

3° *Rapports de la troisième portion*. La troisième portion, qu'on pourrait *portion pancréatique*, est pour ainsi dire située dans l'épaisseur du bord du mésocôlon transverse ; elle soulève le feuillet inférieur de ce mésocôlon, recouvre dans la moitié ou les deux tiers de sa circonférence, de manière former une enveloppe incomplète. Ainsi, la portion transversale du duo ne se voit pas au-dessus du mésocôlon transverse, mais elle est tout entiè dessous de ce repli.

En bas, elle répond au feuillet inférieur de ce repli.

En haut, elle est longée par le pancréas, qui lui adhère.

En avant, elle répond à l'estomac, dont la sépare le feuillet péritonéal pisse l'arrière-cavité des épiploons ; elle répond, en outre, au mésentère et testin grêle, dans la portion de sa circonférence qui dépasse, en bas, adhérent du mésocôlon transverse.

En arrière, elle répond à la colonne vertébrale, dont la séparent l'a veine cave et les piliers du diaphragme (1).

La surface interne et la texture du duodénum seront étudiées ave de l'intestin grêle en général.

B. — Jéjuno-iléon.

Définition.

L'*intestin grêle proprement dit* ou le *jéjuno-iléon* est cette portion du ca mentaire qui remplit la plus grande partie de l'abdomen, qui occupe les ombilicale, hypogastrique, iliaques et lombaires, et que circonscrit plus ou complétement le gros intestin.

Limites.

Par son *extrémité supérieure*, il se continue sans ligne de démarcation duodénum. L'angle que forme le mésentère avec le mésocôlon, le chan de direction que présente l'intestin grêle immédiatement au-dessous du num, et mieux encore le point où les vaisseaux mésentériques supérieurs l'intestin grêle, établissent la limite supérieure du jéjuno-iléon.

Par son *extrémité inférieure*, il s'ouvre perpendiculairement dans le testin.

La distinction du jéjunum et de l'iléon est surannée.

La distinction surannée de l'intestin grêle proprement dit en *jéjun iléon* doit être reléguée parmi les subtilités anatomiques, car elle ne rep sur des fondements futiles ; et, s'il est vrai de dire que la portion supérie fère à beaucoup d'égards de la portion inférieure de cet intestin, les diffé qu'elles présentent ont lieu graduellement et comme par nuances insensib

(1) Chez un sujet, j'ai trouvé une quatrième portion qui se portait de bas en avait 2 centimètres et demi de longueur ; en sorte que le duodénum présentait sième courbure à cavité dirigée à droite.

(2) La portion supérieure de l'intestin grêle est appelée *jéjunum*, parce qu'on habituellement vide ; la portion inférieure, *iléon*, soit parce qu'on a supposé qu'ell

...slow, en désespoir de cause, avait-il établi une limite de pure conven-... proposant d'appeler jéjunum les deux cinquièmes supérieurs, et iléon ... cinquièmes inférieurs de l'intestin grêle.

Moyens de fixité.

...e partie du canal alimentaire ne présente une aussi grande mobilité que ...-iléon. Fixé d'une manière très-lâche, et comme suspendu à la colonne ...le par un grand repli du péritoine, appelé *mésentère*, repli qui, étant ...e à sa partie moyenne qu'à ses extrémités, donne une inégale mobilité ...rses parties qu'il soutient, le jéjuno-iléon se déplace avec la plus grande

Mobilité extrême de l'intestin grêle.

...la limite circulaire que trace autour de lui le gros intestin, n'est exacte ...érieurement, où le mésocôlon et l'arc du côlon isolent le jéjuno-iléon de ..., du foie, de la rate et du duodénum. Mais en bas, entre le cæcum et l'S ...u côlon, l'intestin grêle plonge dans le bassin, s'étale de chaque côté ... fosses iliaques et dans les régions lombaires, et se porte au-devant des ...lombaires droit et gauche.

Conséquences de cette mobilité.

... excessive mobilité est un des traits les plus caractéristiques et les plus ...ts du jéjuno-iléon, qui flotte, en quelque sorte, dans la cavité abdomi-...issant au moindre choc, au moindre ébranlement. De tous les viscères, ...ui qui entre le plus souvent dans la formation des hernies. Il est suscep-...vagination, c'est-à-dire que la portion supérieure de cet intestin peut ...e, comme dans une gaîne, dans la portion placée immédiatement au-... Lorsqu'un des organes contenus dans l'abdomen augmente de volume, ...-iléon lui cède sa place, et se porte dans le sens qui lui offre le moins de ...e. Il semble partager la mobilité des liquides; il se ramasse, s'éparpille, ... sur les parties environnantes, remplit tous les vides, de manière à élu-...auses de compression; et c'est par cet admirable mécanisme que l'abdo-...ut se prêter, sans inconvénient, à un développement quelquefois prodi-...rmal ou morbide, des organes situés dans sa cavité.

Direction.

...n. Nous avons vu que la portion supérieure ou sus-diaphragmatique du ...estif était rectiligne. L'estomac nous a présenté une légère incurvation; ...num, deux courbures très-prononcées. Le reste de l'intestin grêle va ...ir une disposition bien plus flexueuse encore.

...rection du jéjuno-iléon est la suivante : à partir du duodénum, il se ...bord d'arrière en avant et de droite à gauche, puis se recourbe de gauche ... pour revenir ensuite à gauche, et ainsi de suite, en se repliant un ...mbre de fois sur lui-même et en décrivant une succession d'S. Par-...a partie inférieure, il se porte transversalement de gauche à droite et ...de bas en haut, pour s'ouvrir perpendiculairement dans le gros in-...

Les circonvolutions.

...eplis ou contours nombreux (*gyri*) que le jéjuno-iléon décrit sur lui-...nt été désignés sous le nom de *circonvolutions* (*circumvolvere*); ils se mou-...ns sur les autres, sans se mêler, sans s'entortiller, de manière à former ...e masse, dont l'aspect ressemble tellement à la surface du cerveau qu'on ...le nom de circonvolutions aux éminences sinueuses que présente la ...de ce dernier.

Direction générale de l'ensemble des circonvolutions.

...espèce de confusion où se présentent les nombreuses sinuosités que dé-...

...ipalement les régions iliaques, soit à cause de sa disposition entortillée, qui lui ...urs commune avec le jéjunum (εἰλεῖν, tourner, entortiller).

crit le jéjuno-iléon, il paraît bien difficile de lui assigner une directio[n géné]rale; cependant, si l'on considère que l'intestin grêle commence à gauch[e de la] deuxième vertèbre lombaire et finit à droite dans la fosse iliaque, on verr[a que la] direction générale de l'intestin est celle du bord adhérent du repli mem[braneux] qui le soutient, c'est-à-dire qu'elle est oblique de haut en bas et de ga[uche à] droite. Si maintenant on veut examiner la direction particulière des circ[onvolu]tions, on verra que toutes offrent leur concavité du côté du mésentère[, leur] convexité du côté des parois abdominales, et que chacune d'elles repré[sente un] cercle à peu près complet, ou plus exactement une moitié de huit de chi[ffre.]

Chaque circonvolution représente une moitié de 8 de chiffre.

Cette disposition en demi-huit de chiffre, qui permet à l'intestin de se [replier] sans aller ni en avançant ni en reculant, explique comment un si grand [nombre] de replis intestinaux ont pu se placer entre deux points aussi peu [éloignés] que la partie latérale gauche de la deuxième vertèbre lombaire et [la fosse] iliaque droite, points que sépare tout au plus un intervalle de 10 ou 1[2 centi]mètres.

Dimensions en longueur.

Dimensions. La *longueur* de l'intestin grêle proprement dit a paru [de tout] temps curieuse à déterminer : Meckel dit que cette longueur varie [de ... à] 27 pieds (5 à 8 mètres environ), y compris le duodénum. D'après me[s obser]vations, elle varierait entre 3 et 8 mètres environ chez l'adulte (1). En [général] la longueur de l'intestin grêle est à celle du gros intestin, comme 5 [...]

Variétés de longueur.

La diversité dans les résultats des mensurations s'explique en partie [par les] différences individuelles, en partie par la manière dont on procède. Ai[nsi, sui]vant qu'on isole plus ou moins complétement l'intestin des replis memb[raneux] qui le soutiennent, on obtient des résultats divers. Une cause moins bie[n appré]ciée de différence dans la longueur de l'intestin, c'est l'influence qu['exerce] sur la longueur le calibre du conduit : le calibre et la longueur son[t cons]tamment en raison inverse l'un de l'autre. Pour s'en convaincre, on n['a qu'à] insuffler fortement l'intestin, après l'avoir préalablement mesuré. J'ai été [souvent] frappé de la brièveté de l'intestin grêle dans les cas de hernie avec réten[tion des] matières au-dessus de l'étranglement.

La longueur et le calibre sont en raison inverse l'un de l'autre.

Rapports entre la stature et la longueur de l'intestin grêle.

On a cherché à établir un rapport entre la longueur de l'intestin et la [taille] de l'individu, et l'on a dit que la longueur de l'intestin équivalait à q[uatre ou] cinq fois la hauteur du corps; mais les différences de stature n'ont auc[un rap]port constant avec la longueur du canal alimentaire.

Calibre.

Différences de calibre.

Calibre. L'intestin grêle proprement dit n'a pas le même calibre dans [toute sa] longueur : il est plus large à son origine qu'à sa terminaison. Médio[crement] distendu par l'insufflation, il m'a présenté une circonférence de 1[7 centi]mètres et demi à son origine, de 11 centimètres et demi à sa partie m[oyenne] et de 9 centimètres et demi un peu au-dessus de son embouchure dans [le gros] intestin. Chez ce sujet, il se dilatait pour atteindre 12 centimètres à [son em]bouchure elle-même. Nous trouvons dans l'intestin grêle une dispositio[n infun]dibuliforme, qui, d'ailleurs, est sans influence sur la rapidité du cours [...]

(1) La longueur moyenne de l'intestin grêle, y compris le duodénum, est [...] J'ai fait mesurer plusieurs intestins grêles : chez une femme affectée de [péritonite chro]nique, l'intestin grêle, non compris le duodénum, n'avait que 7 pieds de long[ueur; chez une] autre également affectée de péritonite chronique, 10 pieds, y compris le du[odénum;] chez d'autres, dont le péritoine était dans l'état normal, j'ai trouvé une longue[ur] de 19, de 20, de 22 pieds ; le maximum a été 25.

car il faudrait pour cela que ces matières coulassent à plein canal, ce qui ...ais lieu (1).

...te, le calibre de l'intestin grêle présente beaucoup de variétés. Quand il ...un obstacle au cours des matières, il peut atteindre le calibre du gros in-... Dans certains cas de marasme, quand l'intestin grêle est privé de gaz, il ...rre à tel point que son calibre s'efface complétement.

... *et rapports*. L'intestin grêle a la forme d'un cylindre; sa coupe est à peu ...ulaire. On lui considère: 1° un *bord postérieur*, concave, auquel s'attache ...ntère; ce bord est légèrement plissé sur lui-même, comme il arriverait ...nt cylindre droit auquel on aurait imprimé une forte courbure.

Rapports: Du bord postérieur;

... *bord antérieur*, convexe, libre, qui répond aux parois abdominales; il en ...ré par le grand épiploon, lequel semble destiné à contenir la masse des ...volutions intestinales. Lorsque l'épiploon manque, comme chez le fœtus, ...trouve déplacé, roulé en corde, les rapports de l'intestin grêle avec les ...abdominales sont immédiats.

Du bord antérieur.

...ar leurs *faces latérales*, les circonvolutions de l'intestin grêle correspondent ...aux autres, et s'aplatissent mutuellement, de sorte qu'à l'état normal, il ...entre elles aucun de ces espaces triangulaires qu'on observe après l'ou-... de la cavité abdominale. Ces espaces ne se produisent que dans les cas ...voit s'amasser dans l'abdomen du sang épanché, de la sérosité, du pus ...pseudo-membranes.

Rapports des circonvolutions entre elles.

...stin grêle répond à toutes les régions de l'abdomen, à l'exception de la ...périeure ; encore n'est-il pas rare de voir cet intestin se dégager de des-... épiploon, pour venir se placer entre le foie et les parois abdominales, ou ... porter dans l'hypochondre gauche. Il se précipite en quelque sorte par-... une voie lui est ouverte (2). On voit constamment une quantité plus ou ...onsidérable d'intestin grêle dans l'excavation pelvienne : chez l'homme, ... vessie et le rectum; chez la femme, d'une part, entre la vessie et l'uté-...utre part et surtout, entre l'utérus et le rectum.

Rapports de l'intestin grêle avec les parois abdominales.

... des individus épuisés par les maladies chroniques, et chez lesquels on ...parfaitement la colonne vertébrale à nu sous les parois abdominales, j'ai ...dans le bassin la presque totalité et même quelquefois la totalité de l'in-...grêle, rétréci et presque entièrement vide de gaz. Lorsqu'il n'y a qu'une ...de l'intestin grêle dans l'excavation pelvienne, c'est toujours la partie ...ure.

L'intestin grêle est contenu en partie ou en totalité dans le petit bassin.

... la grossesse, dans les cas de tumeur de l'abdomen, dans l'hydropisie en-... de l'ovaire, l'intestin grêle se porte en haut et sur les côtés, dans les ...ondres, il s'éparpille, remplit les vides, et échappe presque toujours de la ...re la plus admirable aux causes de compression.

...est pas rare de voir sur l'intestin grêle des espèces d'appendices ou diver-... en forme de doigt de gant, qui ont quelquefois de 5 à 8 centimètres de

Appendices ou diverticules de l'intestin grêle.

...is cette disposition infundibuliforme explique pourquoi des calculs biliaires vo-... qui, par suite d'adhésion et de perforation, avaient pénétré de la vésicule dans ...num, ont pu franchir impunément les deux tiers supérieurs du jéjuno-iléon, sans ... traverser le tiers inférieur, où ils ont déterminé tous les symptômes de l'étran-... interne.

...intestin grêle se rencontre dans les hernies diaphragmatiques ; il forme les her-...inéales ; c'est lui qui sort du bassin lorsque la paroi inférieure de cette cavité a ...sée.

longueur, et qu'on a vus entrer dans la formation des hernies. Ces diverti sont, en général, beaucoup plus rapprochés de la portion inférieure que portion supérieure de l'intestin grêle. Toutes les tuniques de l'intestin dans leur composition, ce qui établit une différence essentielle entre ce ticules et les hernies de la membrane muqueuse à travers la membra culeuse, hernies dont j'ai vu un exemple dans le duodénum, et plusieur reste de l'intestin grêle. Chez un sujet soumis à mon observation, l'inte présentait une cinquantaine de tumeurs sphéroïdales, de volume inég situées le long du bord mésentérique de l'intestin, et formées par la la membrane muqueuse à travers la tunique.

La *surface interne de l'intestin grêle* nous occupera à l'occasion de la muqueuse.

C. — Texture de l'intestin grêle.

Préparation. Il faut étudier cette texture : 1° sur une portion d'intestin disten non desséchée ; 2° sur une portion d'intestin desséchée; 3° sur l'intestin retourné tendu. Il importe encore d'étudier la membrane muqueuse sous l'eau, à l'aide d'une loupe, et enfin au microscope. Des injections fines poussées par les veines d'abo par les artères, sont indispensables pour approfondir l'étude de la distribution vas de l'intestin.

De même que l'estomac, l'intestin grêle est constitué par quatre tuniq membranes superposées, qui sont, de dehors en dedans, une *tunique séreu* *tunique musculeuse*, une *tunique celluleuse* et une *tunique muqueuse*.

Tunique séreuse.

a. *Tunique séreuse.* Sa disposition n'est pas la même sur le duodénum le jéjuno-iléon.

Sa disposition sur le duodénum; Sur la première portion;

Sur le duodénum, le péritoine se comporte à l'égard de la première p comme à l'égard de l'estomac, c'est-à-dire qu'il la revêt en entier, exce avant et en arrière, où se voit un espace triangulaire qui est dépourvu de membrane. De même que l'estomac, cette première portion donne attach avant, au grand épiploon, en arrière, au petit épiploon. On a appelé imp ment *ligament hépatique du duodénum* le repli que forme le péritoine en tant du foie sur le duodénum.

Sur la deuxième et sur a troisième portion.

Relativement à la deuxième portion du duodénum, le péritoine ne fa passer au-devant d'elle, sans lui fournir une enveloppe complète; en sort l'intestin répond immédiatement, en arrière, aux parties avec lesquell en rapport, et présente une très-grande fixité.

Quant à la troisième portion, nous avons vu que le feuillet inférieur du côlon transverse lui formait une enveloppe incomplète.

Sa disposition sur l'intestin grêle proprement dit.

Sur le jéjuno-iléon, le péritoine forme une gaîne complète, excepté au concave du canal, où les deux feuillets du péritoine qui constituent le més s'écartent l'un de l'autre pour recouvrir l'intestin; là se voit un espace tr laire celluleux, tout à fait semblable à celui que nous avons remarqué l des courbures de l'estomac, et qui remplit le même usage, c'est-à-dire qu' plée au défaut d'extensibilité du péritoine et permet à l'intestin d'acquéri tement un grand volume. On aurait toutefois une fausse idée de la dilat de l'intestin, si l'on pensait qu'elle a pour limites celles de cet e gulaire, car, dans les grandes dilatations du canal, le mésentère se dédouble pour servir à cette ampliation, ainsi que je m'en suis assu

diamètre antéro-postérieur du mésentère, soit avant, soit après l'in-
de l'intestin grêle.

Ténuité du tissu cellulaire sous-péritonéal.

é, le tissu cellulaire qui unit la tunique péritonéale à la tunique mus-
t extrêmement délié, et son adhérence à cette dernière tunique va en
t à mesure que, du bord concave, on s'approche vers le bord convexe.
a ténuité soit extrême et permette de voir par transparence les fibres
, la tunique péritonéale jouit d'une assez grande force de résistance.

Tunique musculeuse.

ique musculeuse. Elle va en diminuant d'épaisseur à mesure qu'on ap-
de la valvule iléo-cæcale et se compose de deux plans de fibres : l'un
el, l'autre profond.

Fibres longitudinales.

superficiel, qui est le plus mince, est formé de fibres disposées suivant
de l'intestin, ou de *fibres longitudinales*, réparties de la manière la
ière et constituant un plan continu à la surface de l'intestin. Je n'ai
que ces fibres fussent plus multipliées du côté du bord mésentérique
du bord convexe. Cette couche de fibres s'enlève presque toujours
ique péritonéale, à laquelle elle adhère intimement. La couleur
ces fibres, l'aspect resplendissant qu'elles présentent à travers la mem-
tonéale, les avaient fait regarder par quelques auteurs anciens comme
ature tendineuse. Il est difficile, et d'ailleurs sans intérêt, de déter-
ne manière rigoureuse si les mêmes fibres parcourent toute la lon-
l'intestin, ou bien si elles sont interrompues de distance en distance.
t généralement qu'elles sont interrompues et que leurs extrémités
es dans l'intervalle des autres fibres.

Fibres circulaires.

che profonde de fibres musculaires, plus épaisse que la précédente, est
de fibres circulaires, parallèles ou se coupant sous des angles très-aigus.
ces fibres sont lisses et composées de *fibres-cellules* qui ont, en moyenne,
de longueur sur 0^{mm},005 de largeur, avec un *noyau* distinct, contenant
eux *nucléoles*.

Membrane celluleuse.

ique celluleuse. Intermédiaire à la membrane musculeuse et à la mem-
uqueuse, elle présente les mêmes caractères qu'à l'estomac.

Tunique muqueuse ou villeuse.

ique muqueuse ou *villeuse*. Elle présente : 1° une *surface externe*, qui adhère
u séreux assez lâche à la membrane celluleuse, tissu cellulaire suscep-
iltration séreuse, sanguine, purulente : on peut très-bien simuler l'em-
n l'œdème sur le cadavre, en distendant l'intestin retourné, soit avec
it avec de l'eau ; 2° une *surface interne* ou libre remarquable 1° par
tures ou valvules, appelées *valvules conniventes* ; 2° par des *villosités*
oppées ; 3° par des orifices glandulaires nombreux.

1° Valvules conniventes (*valvulæ intestinales*).

ation. Renverser l'intestin grêle, de manière que sa face externe devienne in-
onger l'intestin renversé dans l'eau, ou bien encore se contenter de diviser l'in-
étudier sous l'eau sa surface interne. Étudier aussi l'intestin insufflé et desséché.

Valvules conniventes.

Elles diffèrent des replis de l'œsophage et de l'estomac.

résent nous n'avons vu dans la membrane muqueuse du canal ali-
e des replis destinés à favoriser l'ampliation de ce canal (ex. œso-
ac), replis qui s'effacent complétement par l'effet de la distension
s. Les replis de la muqueuse de l'intestin grêle ont une autre desti-
s'il est incontestable qu'ils servent en quelque chose à l'allongement et
tation de l'intestin, il ne l'est pas moins qu'ils ne s'effacent jamais com-

plétement, à quelque degré que soient portés cet allongement et cette
tion. Ces replis méritent une description particulière. On les appelle
conniventes (*connivere*, fermer à demi), ou *valvules de Kerkringius*, bien que
les eût parfaitement décrites avant cet anatomiste. Elles commencent
duodénum, à 3 ou 5 centimètres du pylore; il n'est pas rare de les voi
dées de quelques plis verticaux. Très-nombreuses et très-développées
duodénum et au commencement du jéjuno-iléon, elles diminuent pe
partir des deux premiers cinquièmes de cet intestin, et sont d'autant
gulières et d'autant moins prononcées qu'on s'approche davantage de
inférieure de l'intestin grêle. Au voisinage de la valvule iléo-cæcale, e
quent quelquefois complétement, dans une étendue de 60 centimèt
mètre. Dans quelques cas rares, j'ai vu cependant ces valvules conniv
tendre jusqu'à la valvule iléo-cæcale; nulle part elles ne sont assez m
pour qu'il y ait une véritable imbrication.

Elles commencent dans le duodénum. Leur diminution graduelle à mesure qu'on approche de la valvule iléo-cæcale.

Ces valvules sont disposées perpendiculairement à l'axe de l'intestin
vent la moitié, les deux tiers, les trois quarts d'un cercle. Il est rare qu'
ment un anneau
Leur largeur est plus
rable à leur partie m
qui a de 5 à 7 mill
qu'à leurs extrémités,
effilées. Pour bien ap
leur forme, leurs dim
et leur disposition res
il faut les plonger dan
ou les étudier sur un
desséché après insuff
généralement parallèle
s'inclinent l'une vers
par leurs extrémités, se
quent, s'envoient des
prolongements, soit vert
soit obliques et s'ana
sent entre elles; quel
on voit de petites v
intermédiaires aux valvules plus considérables. Quelques-unes sont brusqu
interrompues : on dirait, au premier abord, qu'elles ont subi une perte d
stance. Plusieurs sont alternes et semblent disposées en spirale; mais il
rien de constant à cet égard. Leur bord libre regarde tantôt le pylore, tan
valvule iléo-cæcale. Leur direction n'a rien de constant, elles obéissent
pulsion qui leur est communiquée, et leur bord libre se porte indifférem
en haut ou en bas. Examinées sur un intestin desséché, elles représente
bien les diaphragmes de nos instruments d'optique.

Leur direction. Leur forme. Leurs dimensions. Leur disposition.

Fig. 91.

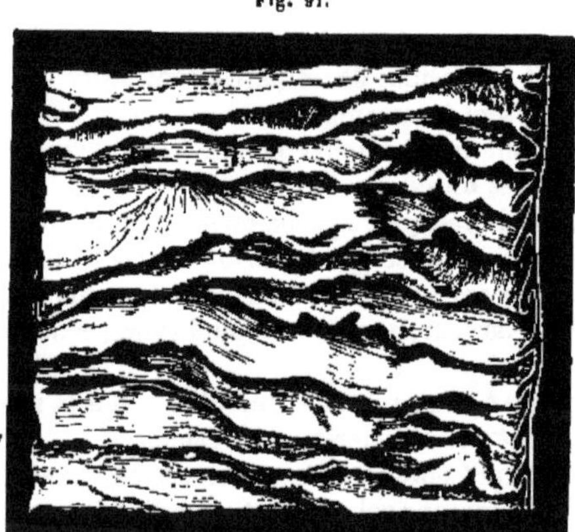

Valvules conniventes de la muqueuse de la portion supérieure de l'intestin grêle.

Direction des valvules conniventes.

Les valvules conniventes sont constituées par un repli de la membra
queuse, dans l'épaisseur duquel on trouve un tissu cellulaire lâche, des va
de divers ordres et des nerfs. L'insufflation, l'œdème naturel ou artificie
tissu cellulaire sous-muqueux, en soulevant la muqueuse, les effacent com
ment. La tunique celluleuse présente un épaississement léger au niveau
base de chaque valvule.

Elles sont constituées par un repli muqueux.

…vules conniventes, malgré leur renversement facile, doivent avoir pour …ralentir un peu le cours des matières en circulation dans le canal in… …sans toutefois leur opposer une résistance notable, qui aurait pu devenir …se d'obstruction et produire des accidents. Leur usage principal est sans …augmenter l'étendue de la surface de l'intestin grêle. Or, elles doublent, …Fabrice, elles triplent, suivant Fallope, elles sextuplent, suivant Kew, …endue ; la dernière évaluation est évidemment exagérée. Sœmmerring a …pinion que la surface de la muqueuse intestinale surpasse en étendue …ce de la peau (1). Sans être particulières à l'espèce humaine, les … conniventes sont bien plus développées chez l'homme que chez les …nimaux.

Elles ralentissent le cours des matières.

Elles multiplient les surfaces absorbantes

…endamment des valvules conniventes, la membrane intestinale présente …irréguliers qui s'effacent par la distension.

Plis irréguliers de la muqueuse intestinale.

2° Villosités.

…ation. 1° Placer dans l'eau, en l'exposant aux rayons solaires, l'intestin ouvert, et … liquide ; un filet d'eau, préalablement reçu sur la muqueuse, la débarassera des … ou plutôt de l'épithélium qui forme quelquefois à chaque villosité une gaine …A. Meckel conseille, pour enlever le mucus, de plonger l'intestin d'abord dans …tion arsenicale, et ensuite dans une eau chargée de gaz hydrogène sulfuré ; mais …continue du jet d'eau est infiniment préférable. 2° On pourra encore rouler sur …e une portion de la muqueuse détachée ; bien enteudu que l'enroulement devra … du côté de la face adhérente. 3° Renverser une anse d'intestin, de façon que la …péritonéale devienne la surface interne. Placer alors dans la cavité de cette anse … un cylindre qui la remplisse, plonger la pièce dans un flacon cylindrique, et …eau pour faire flotter les villosités et les rendre plus apparentes.

…villosités (2) se montrent exclusivement dans l'intestin grêle, depuis le … jusqu'au bord libre de la valvule iléo-cæcale ; nous avons vu cepen…'on les rencontre quelquefois dans la portion pylorique de l'estomac. … a la gloire de les avoir découvertes (3). Étudiées plus tard par Helvétius, … et Lieberkühn, elles l'ont été plus récemment par Albert Meckel et …grand nombre d'anatomistes modernes. Examinée à l'œil nu et à la loupe, …ce interne de l'intestin paraît hérissée d'une foule d'éminences ou de vil…'on dirait d'un gazon bien touffu ou d'une chenille très-velue. Chez quel…nimaux, chez le chien et surtout chez l'ours, les villosités sont si multi…et tellement longues qu'elles représentent en quelque sorte le chevelu …racine.

Aspect des villosités intestinales.

…villosités occupent toute la longueur de l'intestin grêle, hérissent les val…conniventes, aussi bien que les intervalles qui les séparent ; mais, suivant …ions, elles s'y présentent avec des caractères différents.

…nombre des villosités est le plus considérable dans le duodénum, où l'on a … environ 72 villosités par millimètre carré. Ce nombre va en diminuant …ssivement à mesure qu'on approche de l'extrémité inférieure de l'intestin

Nombre.

(1) …rpor. hum. Fabrica, t. VI, p. 295.

(2) …s *villosités* ont été ainsi nommées par Fallope, parce qu'il les comparait aux fila… …ui garnissent le velours.

(3) …Fallopii *Observationes anatomicæ*, 1562.

grêle, où il n'est plus, suivant Henle, que les ½ de celui des villosités du duo

Le nombre total des villosités a été porté par Lieberkühn à 500,000, p

Fig. 92.

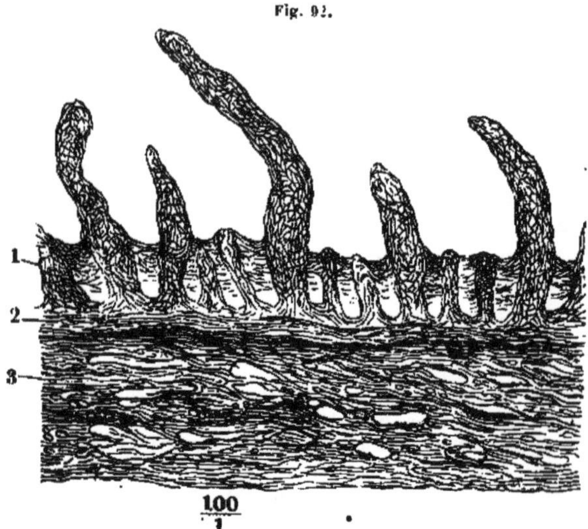

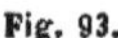

Section verticale de l'intestin grêle traitée par une solution légère de potasse, pu

tres à un million. D'après des estimations plus récentes, il dépasserait 1

Fig. 93.

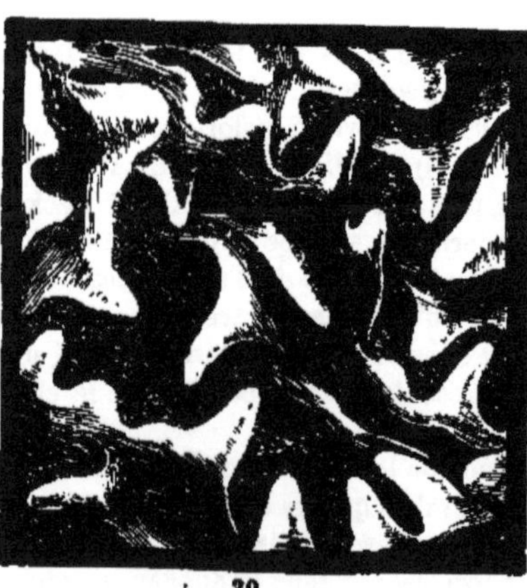

30/1

Surface interne du duodénum ; villosités et orifices glandulaires.

Il m'a paru que, sous du nombre et de la lon villosités, les carnivores taient de beaucoup sur le vores. On signale la loutre l'animal qui présente les vill les plus considérables.

Forme. Variétés de forme.

Leur *forme* varie beaucoup la plupart des animaux q examinés, chien, chat, ves elles sont filiformes. Chez l' elles sont toutes aplaties cées, mais deviennent cy quand elles sont gorgées de ou de lymphe. Au *duodénum* sont larges, en forme de la recourbées sur elles-mêmes hauteur égale à peine la m de la largeur de leur base. l'*intestin grêle proprement di* sont rectilignes, flottante droïdes, conoïdes, terminées en massue, étranglées et quelquefois

(*) 1, tissu conjonctif de la muqueuse proprement dite, villosités et glandes en tube. — 2, culeuse de la muqueuse. — 3, tunique celluleuse.

...tie moyenne. Leur *longueur* varie entre 0mm,5 et 1 millimètre; leur ... entre 0mm,2 et 0mm,4. Entre les villosités qui présentent ces dimen-... n'est pas rare d'en rencontrer quelques-unes qui sont beaucoup plus ... de forme conique ou prismatique, et qui reposent sur une base très-... Au voisinage des ulcérations intestinales, elles sont comme ébarbées, ...sées.

Structure.

...ture. Brunner voyait dans les villosités des tubes membraneux, d'où nais-... chylifères. Leeuwenhoek les rapporte à la fibre musculeuse. Helvétius et ... les appelaient des valvules en petit, idée qui a été reproduite et déve-... par Albert Meckel. Lieberkühn admet à la base de chaque villosité une ... qui s'ouvre par un orifice au sommet de cette villosité. Suivant Mascagni, ...losités seraient composées d'un lacis de vaisseaux sanguins et de petits ...x lymphatiques, lacis que recouvre une membrane extrêmement ...formée de vaisseaux lymphatiques et que remplit une substance spon-... dans laquelle s'ouvrent le chylifère central et les vaisseaux artériels et ... (1).

Ampoule de Lieberkuhn. Opinion de Mascagni sur la structure des villosités.

...villosités intestinales n'ont pu être bien étudiées qu'avec le secours du ...scope. Elles se composent : 1° d'une partie fondamentale, ou *villosité pro-*...*dite*; 2° de vaisseaux, qui se dis-... dans l'intérieur ou à la surface ...villosité; 3° d'une couche de *cel-*...*lules épithéliales*, recouvrant toute la vil-...

Étude à l'aide du microscope.

Fig. 94.

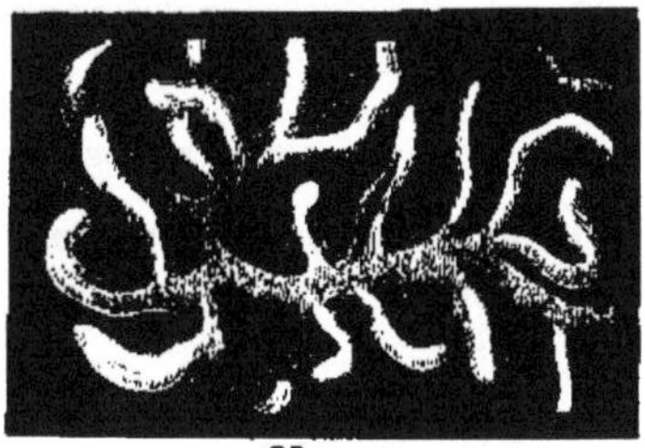

$\frac{20}{1}$

Surface interne de l'intestin grêle; villosités distendues par le chyle.

Partie fondamentale.

...tie *fondamentale* de la villosité ...sée d'une substance conjonctive ...e (*adénoïde*, *His*), c'est-à-dire ...éseau de corpuscules anastomo-...t les mailles sont occupées par ...ules lymphatiques. Les villo-...iformes sont creusées d'un *ca-*...*tral*, qui se termine, vers l'ex-... libre de la villosité, par un ...ac, souvent renflé, et qui, au niveau de la base de cette dernière, ...he avec le réseau lymphatique de la muqueuse intestinale. Les villosités ...s reçoivent tantôt un seul chylifère et tantôt plusieurs, terminés en ...ac, ou peut-être en anse (2). Le chylifère central des villosités mesure ...ement 0mm,03 à 0mm,04 en largeur; ses parois, très-minces, sont formées ...les aplaties, qu'on met en évidence au moyen d'une solution faible de ... d'argent, suivant la méthode de von Recklinghausen.

Chylifère central.

...r du chylifère central, Brücke a découvert des faisceaux très-minces de ...*musculaires lisses*, dont la direction est longitudinale, et qui, suivant Kœl-...se rattachent aux fibres de la couche musculeuse de la muqueuse. C'est à ...res musculaires qu'il faut rapporter les phénomènes de contraction

Muscles lisses des villosités.

(1) ...yant eu occasion de rencontrer un sujet dont les vaisseaux lymphatiques étaient ... de matière tuberculeuse, j'ai pu suivre dans chaque villosité une radicule chy-...rculeuse, qui en parcourait toute la longueur.

(2) ...vant Brücke, le chylifère central des villosités serait un simple espace sans paroi ... Cette opinion est en contradiction avec celle de Kœlliker et de la plupart des ...eurs

observés dans les villosités d'abord par Lacauchie, puis par Gruby et Dele

Vaisseaux sanguins.

Les *vaisseaux sanguins* de la villosité forment dans la couche superficie l'organe un réseau laire à mailles étr dans lequel le sang par une ou plusieu térioles, suivant le vo de l'organe, et qui d naissance à un no correspondant de v les, occupant, en gén la face opposée de la losité. Ces veinules se rendre dans le r veineux sous-muqu

Fig. 95

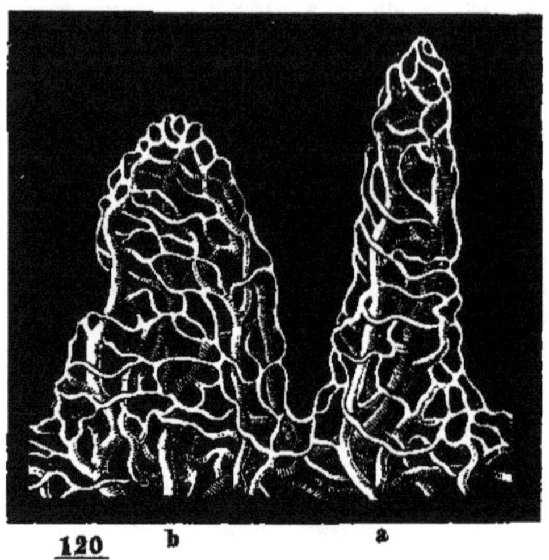

Réseau des vaisseaux sanguins des villosités intestinales.

Épithélium.

Les villosités inte les, de même que le tervalles qui les sépa sont recouvertes par couche de *cellules ép liales cylindriques*, rement rétrécies à extrémité adhérent renfermant un noya siculaire, avec un ou deux nucléoles. L'épithélium de l'intestin grêle se dé

Fig. 96.

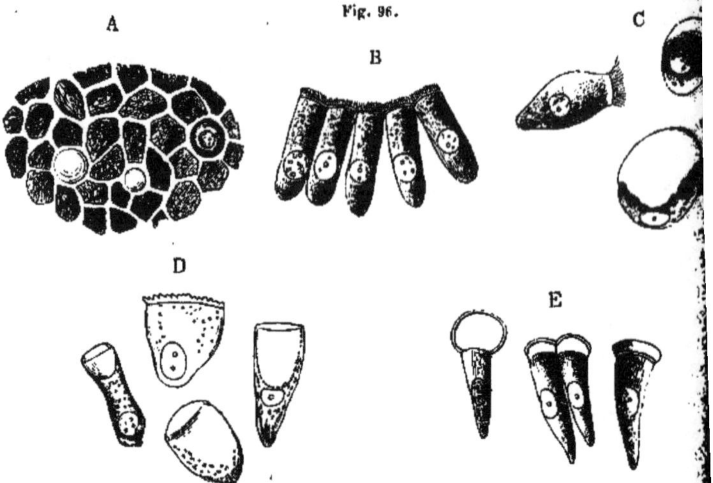

A B C D E

Épithélium de l'intestin grêle (*).

rapidement après la mort, sous la forme de lambeaux, et ne peut être

(*) A à D, chez le lapin. — A, face libre de l'épithélium. — B, cellules épithéliales vues de p C., les mêmes cellules gonflées par l'eau qui y a pénétré. — D, corpuscules clairs, évasés, qu'on entre les cellules épithéliales. — E, cylindres d'épithélium de l'intestin grêle de l'homme.

pièces très-fraiches ; il présente cette particularité remarquable que ou base des cellules dont il se compose, est couverte d'une mem-, qui, vue de profil, apparaît comme un *bourrelet transparent*. Ce se gonfle énormément dans l'eau, est marqué de stries parallèles cellule. Kœlliker regarde ces stries comme traduisant des canali-, qui traversent toute l'épaisseur de la paroi et jouent un rôle s l'absorption de la graisse ; Henle, au contraire, y voit les limites ues aux cils vibratiles.

Bourrelet de la base des cellules.

3° Glandes de l'intestin grêle.

Il est des intestins qui se prêtent difficilement à l'étude des glandes, si it que certaines glandules, soit isolées, soit agminées, n'existent pas. Il qui sont très-favorables à leur observation. On les rend plus apparentes intestin dans de l'eau acidulée. Les glandes tubuleuses s'observent très-les lambeaux de muqueuse qui ont séjourné dans l'acide acétique, ou sur l'on a détachées de pièces durcies dans de l'acide chromique. Il faut étudier par la surface interne de la membrane muqueuse, et par la surface externe, membranes séreuse, musculeuse et celluleuse qui les recouvrent. L'étude odénales exige impérieusement ce dernier mode de préparation.

intestinales sont extrêmement nombreuses; elles doivent être n 1° *glandes tubuleuses;* 2° *glandes vésiculeuses* ou *follicules clos;* *euses* ou *en grappes*.

ubuleuses ou de Lieberkühn. Les glandes tubuleuses sont uniformé-s sur toute la longueur de l'intestin grêle, et se continuent dans le Elles correspondent aux glandes tubuleuses de l'estomac ; de même ères paraissent être destinées à la sécrétion du suc gastrique, de ndules de Lieberkühn sont probablement chargées de la sécrétion al. Disposées côte à côte et parallèles les unes aux autres, ces glan-ement serrées que leurs parois sont presque au contact; elles ne nt dans le tissu cellulaire sous-muqueux et sont contenues tout la muqueuse.

Disposition des glandules de Lieberkühn.

en tube de l'intestin grêle sont les plus petites glandes de cette ongueur est mesurée par l'épaisseur de la muqueuse et varie entre 5 ; leur diamètre est environ le tiers de leur longueur et augmente fond du cul-de-sac. Rarement elles se bifurquent vers leur extré-le-sac. Leurs orifices sont circulaires, très-rapprochés et situés losités, qu'il est nécessaire d'ébarber pour les apercevoir. On en s à huit dans l'intervalle qui sépare deux villosités. Leurs parois es, et se composent d'une *membrane propre*, sans structure, tapis-ment d'un *épithélium cylindrique* ou prismatique, qui ne contient sse.

Leurs dimensions.

Leurs parois.

de Lieberkühn contiennent un liquide transparent, où nagent ulations. La disposition des vaisseaux autour de ces glandules est, ke, la même qu'autour des glandules stomacales.

Leur contenu.

ndes vésiculeuses ou *follicules clos*, désignées à tort par quelques ana-sous le nom de *glandes de Brunner* (1), cet anatomiste n'ayant décrit que

(1) ...*. de gland. duoden.* Heidelberg, 1687-1715.

les glandules du duodénum, se rencontrent dans l'intestin soit isolées, nies en groupes.

Follicules solitaires.

Les *follicules solitaires* sont uniformément répandus sur toute la l'intestin grêle; mais leur nombre est extrêmement variable : tantôt on en rencontre à peine quelques-uns, et tantôt ils sont tellement ser contre les autres que dans certaines maladies, où ces follicules éta proéminents que de coutume, on a pu les prendre pour une éruption co Ils se présentent sous l'aspect de petites granulations, semblables à des mil, arrondies, tantôt saillantes à la surface interne de la muqueus cachées dans le tissu sous-muqueux, sans ouverture distincte. On les ob les valvules conniventes, aussi bien que dans leur intervalle. Placés muqueuse, qu'ils soulèvent plus ou moins et qui est ordinairement villosités à leur niveau, ils ne peuvent être reconnus habituellement transparence. Souvent une dépression, comme ombiliquée, de la m marque leur place.

Leur volume.

Les mêmes différences se rencontrent pour le *volume* de ces glan diamètre varie entre 0mm,4 et 0mm,5; mais il est des sujets dont tous les ont le même diam d'autres chez lesque sentent toutes les var sibles.

Fig. 97.

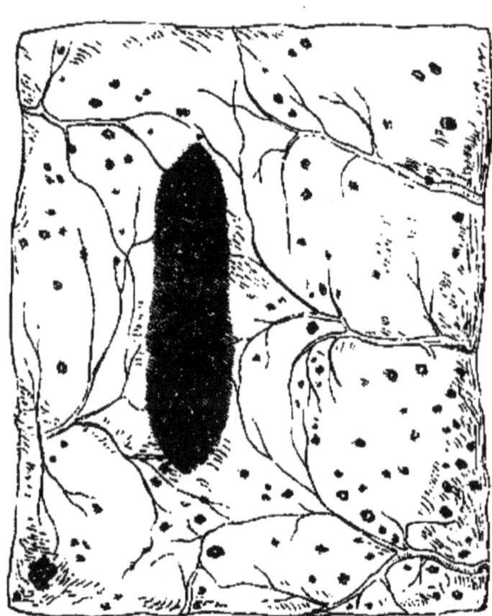

Surface interne de la portion inférieure de l'intestin grêle ; glandes solitaires et agminées.

Follicules agminés, ou glandes de Peyer.

Les *follicules agm* plus généralement co le nom de *glandes* bien que cet anato décrit à la fois et les solitaires et les follicu nés. Pechlin les avait sous le titre de *agmina*. Willis, Gliss ghi, Duverney, We avaient donné des de plus ou moins c mais Peyer (1), jeun sans connaître le t Pechlin, les a décrit représenter, sous le *glandulæ agminatæ*, exactitude qui ne l à désirer.

Leur forme.

Ces glandes agm présentent sous la plaques, généralement elliptiques, dont le grand diamètre est dirigé s longueur de l'intestin, criblées de petites dépressions, qui leur do aspect gaufré, d'où le nom de *plaques gaufrées*, sous lequel je crois

Leur aspect gaufré.

(1) *De glandulis intestinorum*. J. Conradus Peyer, 1667-1673. — Peyer a fait re comme appartenant à l'état normal, des cas de développement morbide des agminés.

ier décrites. Toutes sont *situées* du côté opposé au mésentère, c'est-à-long du bord convexe de l'intestin, quelquefois sur l'une et l'autre face, mais sur le bord mésentérique. On les rencontre principalement vers la intestin grêle; elles deviennent de plus en plus rares à mesure qu'on du duodénum; cependant Peyer lui-même en a rencontré une dans num. Leur *nombre* varie beaucoup : on en compte ordinairement uelquefois à peine la moitié, d'autres fois trente et même davantage. elles manquer entièrement ? La difficulté de les démontrer chez un nombre de sujets les a fait rejeter par quelques auteurs et considérer résultat d'un état pathologique, manière de voir qui est en contra-manifeste avec l'observation.

Leur siége sur le bord convexe de l'intestin.

Leur nombre.

ie, rien de constant, ni dans la situation, ni dans la forme, ni dans les ns des plaques gaufrées. On les voit se présenter sous l'aspect de bandelettes de 5 à 8 centimètres de longueur; quelquefois elles un groupe circulaire ou elliptique parfaitement régulier, d'autres fois es irréguliers. C'est au voisinage de la valvule iléo-cæcale que se ren-les plaques gaufrées les plus considérables. Il n'est pas rare de voir la fin in grêle entourée par une plaque gaufrée annulaire; dans d'autres cas, es cessent à quelques centimètres au-dessus de la valvule iléo-cæcale, emplacées par des follicules simples ou réunis deux à deux, trois à trois.

Variétés dans la forme des plaques.

aques gaufrées sont, en général, contenues dans l'épaisseur de la mu-qui est déprimée légèrement et dépourvue de villosités au niveau de llicule du groupe; dans quelques cas, elles semblent implantées au la tunique celluleuse. On doit les étudier et par la surface externe et rface interne de la muqueuse. Lorsqu'elles sont remplies du liquide sécrètent, et qu'on les examine par transparence, elles représentent très-vésicules de la peau d'une orange. Cette observation est surtout facile chien, dont les follicules agminés m'ont paru proportionnellement plus s que chez l'homme.

Elles sont contenues dans l'épaisseur de la muqueuse.

aques gaufrées sont évidemment des agglomérations de follicules tout à blables aux follicules simples et indépendants les uns des autres (1). -on quelquefois deux ou trois follicules altérés au milieu d'une plaque ent saine d'ailleurs. Du reste, les villosités ne manquent pas au ni-plaques agminées; elles occupent les intervalles qui séparent les dé-Il en est de même des glandes de Lieberkühn. Mais leur nombre est oindre en proportion de l'espace qu'occupent, dans ces plaques, les vil-les glandes solitaires.

Indépendance des follicules des plaques agminées.

es follicules ont la même structure : ils se composent d'une *enveloppe* parfaitement close, épaisse, résistante, formée de tissu conjonctif, et nu grisâtre et mou, renfermant une foule de *cellules* dites *lymphoïdes* sé par un réseau extrêmement ténu (*reticulum*) constitué par des les étoilés anastomosés. En outre, dans ce contenu, se voient de nom-

Structure des follicules clos.

le phoque, dont j'ai eu occasion d'étudier le canal intestinal, il règne, tout le d convexe de l'intestin grêle, un épaississement notable, en forme de bandelette ignes de largeur, épaississement que j'ai reconnu être constitué par des folli-inés. Si on enlève les tuniques péritonéale et musculeuse de l'intestin, les folli-nés apparaissent sous la forme d'une glande, et si on divise l'intestin au niveau llicules, la coupe présente des vacuoles très-distinctes, remplies d'un liquide ayant mucus.

breux vaisseaux sanguins très-fins, qui se continuent avec le réseau rique.

Glandes de Brünner.

3° *Glandes acineuses ou en grappe*. Elles portent généralement l *glandes de Brünner*, et n'existent que dans le duodénum. Cet anatomist déjà fait sur le pancréas des expériences curieuses, dit qu'ayant sou dénum à une coction incomplète, il vit sur sa membrane interne d tions, qu'il a fait figurer, de même que les follicules isolés de la port tin voisine. Il appela cette réunion de glandules *second pancréas*. Or, l'observation apprend à cet égard : il existe dans la moitié supéri deux tiers supérieurs du duodénum, au-dessous de la muqueuse, un glandules aplaties, parfaitement distinctes les unes des autres, bi soient contiguës et comme pressées les unes contre les autres; coucl voit bien qu'après avoir enlevé les tuniques séreuse, musculeuse e de l'intestin et qui offre sa plus grande épaisseur au voisinage du glandes de Brünner ne cessent pas brusquement, mais elles devie et éparses vers la fin du duodénum, en même temps que leur volun de plus en plus. Ces glandules, dont le diamètre varie entre 0mm,2 frent tous les caractères histologiques des glandules buccales et la se composent d'un certain nombre de lobules unis entre eux par tissu conjonctif, lobules donnant naissance à de petits conduits ceux-ci se réunissent en un canal excréteur commun, qui pénètı testin après avoir traversé obliquement la muqueuse.

Elles offrent les caractères des glandules salivaires.

Leur produit de sécrétion.

Elles sécrètent un mucus alcalin, qui, comme l'a démontré Cl. ressemble en rien au suc pancréatique et ne participe nullement d de ce liquide.

4° Vaisseaux et nerfs.

Artères.

Les *artères* de l'intestin grêle proprement dit, très-multipliées, vie de la mésentérique supérieure; celles du duodénum émanent de l ploïque droite, branche de l'hépatique. Les branches de la mésent rieure sont remarquables 1° par les nombreuses anses anastomoti forment avant d'arriver à l'intestin; 2° par leurs flexuosités dans l'é parois; 3° par les plans successifs qu'elles forment entre la tuniqu et la tunique musculeuse, entre la tunique musculeuse et la tuniqu entre celle-ci et la tunique muqueuse. Ce dernier plan offre un compliqué, d'où partent les vaisseaux de la muqueuse. Nous a naître la disposition des vaisseaux des villosités; ceux des gland kühn ressemblent exactement aux vaisseaux des glandes stomacal follicules clos, ils reçoivent un réseau périphérique qui, d'après de nombreux ramuscules très-fins dans leur intérieur.

Veines.

Les *veines* qui naissent de ces divers organes, forment dans la t leuse un réseau assez serré, d'où partent les rameaux qui constit réunion la grande veine mésaraïque, une des branches principale la veine porte. Les veines de l'intestin grêle sont bien plus volumi artères; elles sont rectilignes et non flexueuses comme ces derniè

Vaisseaux lymphatiques.

Les *vaisseaux lymphatiques* de l'intestin sont plus connus sous le *seaux lactés* ou *chylifères*. Ils naissent des villosités par un ramu des plaques de Peyer et des follicules solitaires par des réseaux q llicule, peut-être aussi des autres éléments de la muqueuse. Toutes ces s'anastomosent entre elles dans la tunique celluleuse et y forment un rès-serré, d'où partent de petits troncs qui vont se jeter dans les gan-mbreux situés dans l'épaisseur du mésentère; ceux du duodénum se aux ganglions placés au-dessus du pancréas.

Nerfs.

rfs de l'intestin grêle sont une émanation du plexus solaire; ils forment mésentérique supérieur, appliqué sur l'artère du même nom, et qui se mme ces artères pour en enlacer les branches, jusqu'au niveau des ar-ue ces branches forment entre elles. A partir de ces arcades, les lions nerveuses, abandonnant les artères pour la plupart, cheminent t et en ligne directe vers le bord adhérent de l'intestin, forment entre des fibres musculaires longitudinales et le plan des fibres musculaires es un premier plexus, appelé *plexus d'Auerbach*, puis au-dessous de la se, une second *plexus* dit *de Meissner*, d'où partent les filets destinés à euse. De nombreux ganglions sont distribués sur les filaments qui cons-'un et l'autre plexus.

L'intestin grêle est le siége de la chylification.

Dans l'intestin grêle se complète la *transformation* des matières ali-es en substances assimilables; c'est là aussi que s'opère l'absorption de ances. La transformation des aliments a pour agents essentiels la bile, ancréatique et le suc intestinal. L'*absorption* a lieu dans toute l'étendue stin grêle; elle a pour agents les villosités, pour les substances grasses, vasculaire sanguin, pour les autres éléments absorbables. Les nom-contours que présente l'intestin grêle, les valvules conniventes, et peut-i les villosités, ont pour effet d'augmenter l'étendue des surfaces absor-Les fibres longitudinales, en raccourcissant, et les fibres circulaires, en nt l'intestin, déterminent la progression des matières, qui sont ainsi contact successivement avec tous les points de la muqueuse intestinale.

II. — DU GROS INTESTIN.

Considérations générales.

Définition.

intestin est cette partie du canal alimentaire qui s'étend de la fin de grêle à l'anus.

Étendue et trajet général.

mence dans la fosse iliaque droite, et se porte d'abord de bas en haut, dans l'hypochondre droit. Parvenu au-dessous du foie, il se recourbe ment pour se diriger transversalement de droite à gauche (*courbure ourbure hépatique*). Arrivé dans l'hypochondre gauche, au-dessous de il se courbe de nouveau brusquement, redevient vertical (*courbure gau-bure splénique*), et gagne la fosse iliaque gauche, où il s'infléchit deux lui-même en manière d'S romaine (*S romaine*, S *iliaque*, *courbure ilia-ur* s'enfoncer dans le bassin et se terminer à l'anus.

Situation générale.

de là 1° que le gros intestin décrit dans l'abdomen un cercle presque qui circonscrit la masse des circonvolutions de l'intestin grêle; 2° qu'il les régions iliaques droite et gauche, les régions lombaires droite et le bas des hypochondres et les limites de la région épigastrique et de la ombilicale.

que plus solidement fixé que l'intestin grêle dans la place qu'il occupe, onséquent moins susceptible de déplacement, le gros intestin présente des variétés de longueur et de courbure qui influent beaucoup sur sa sit

Le gros intestin est plus profondément situé que l'intestin grêle dans u tion de son trajet; dans une autre portion, il est pour le moins aussi sup

Divisions. Le long trajet que parcourt le gros intestin, les rapports différents qu sente dans les divers points de son étendue, l'ont fait diviser en *cæcum*, e subdivisé lui-même en plusieurs portions, et en *rectum*.

Dimensions. Longueur. La *longueur* du gros intestin est de 1^{m},30 à 1^{m},70; elle est, par conséq celle de l'intestin grêle comme 1 est à 4. Cette longueur présente d'aill grandes variétés, qui me paraissent tenir moins à une disposition co qu'au degré de distension habituel du canal. On conçoit, en effet, que intestin ne puisse être distendu suivant ses diamètres transverses sans un peu de sa longueur, et que, revenu sur lui-même, il doit présenter u gement proportionnel à la dilatation qu'il avait subie. Aussi m'a-t-il p néralement plus long chez les individus avancés en âge que chez les ad

Diamètres. Le *calibre* du gros intestin, généralement plus considérable que celui testin grêle, peut être exceptionnellement réduit à tel point que le gr tin ressemble à un cylindre plein, de la grosseur du petit doigt. Dans d cas, ce calibre est tellement considérable que le gros intestin remplit grande portion de la capacité abdominale. C'est cette énorme ampliatio

Son calibre n'est pas uniforme. observe surtout dans la tympanite par rétrécissement du rectum. Du calibre du gros intestin n'est pas uniforme dans les divers points de sa lon Voici quelques mesures qui établissent les différences observées dans la férence des diverses portions du gros intestin.

	1er SUJET.	2
Cæcum, médiocrement distendu, immédiatement au-dessus de la valvule iléo-cæcale	30 centim.	24
Colon lombaire droit et moitié droite de *l'arc du colon*	23	18
Arc du colon (moitié gauche) et *colon lombaire gauche*	16	14
S *iliaque*	14	14
Rectum jusqu'à l'ampoule terminale	8,5	8
Ampoule terminale	11	14

Disposition infundibuliforme du gros intestin. Il suit de là que, de même que l'intestin grêle, le gros intestin prése disposition infundibuliforme. A ce point de vue, il représente deux co se touchent par leur sommet : la base du premier répond au cæcum, so met, à l'S iliaque; la base du second répond à l'ampoule du rectum, et so met est adossé au précédent. Cette disposition infundibuliforme ne nou pas avoir sur la circulation des matières fécales plus d'influence que la tion analogue que nous avons trouvée dans l'intestin grêle n'en exerce circulation du chyme.

Il n'existe pas de rapports constants de développement entre les diverses parties du gros intestin. Au reste, il n'existe pas de rapports constants dans les diamètres des portions du gros intestin : ainsi un cæcum et un colon ascendant très-dév peuvent coexister avec un colon descendant d'une capacité peu consi Dans quelques cas, on rencontre dans le gros intestin de vastes ampoules les unes des autres par des rétrécissements tels qu'à leur niveau le ca l'intestin est effacé. Ces étranglements par resserrement des fibres circ bien distincts des rétrécissements par vice organique, ont probableme pendant la vie, et pourraient rendre compte de la maladie connue sous de *coliques venteuses*. Dans certaines inflammations chroniques avec dév

...testin, revenu sur lui-même et privé de gaz, n'est pas aussi volumi- ...l'intestin grêle.

A. — Cæcum.

1° Conformation extérieure.

...é parce qu'il représente une espèce de cul-de-sac, le *cæcum* est la ...portion du gros intestin. La présence du cæcum est une des nombreuses ... qui établissent la ligne de démarcation entre le gros intestin et ...grêle. — Nom. — Ligne de démarcation entre le gros intestin et l'intestin grêle.

...te supérieure, tout à fait arbitraire, est déterminée par un plan hori- ... passerait immédiatement au-dessus de l'insertion de l'intestin grêle ... intestin. — Limites.

...hez l'homme, le cæcum est double dans un certain nombre d'espèces ... manque dans d'autres.

...s la fosse iliaque droite, qu'il remplit presque entièrement, le cæ- ...e des parties les plus fixes du canal intestinal; il doit cette fixité à la ...du péritoine, qui ne fait que passer au-devant de lui, et qui l'applique ...se iliaque. — Situation. — Fixité variable.

...a situation n'est pas également fixe chez tous les sujets : souvent ... tous côtés par le péritoine, il flotte, pour ainsi dire, dans la région ... et sa mobilité est mesurée par la laxité du mésocolon lombaire ...disposition du péritoine n'est même pas nécessaire pour expliquer le ...t considérable que le cæcum subit dans quelques cas : ainsi, il n'est ... le voir plonger dans l'excavation du bassin; il entre quelquefois dans ...tion des hernies et, chose assez singulière, il a été trouvé au moins ...uvent dans les hernies du côté gauche que dans celles du côté droit. — Conséquences.

..., qui est, en général, celle du colon ascendant, n'est pas verticale, ...on peut s'en assurer sur un intestin médiocrement distendu, mais obli- ... en haut et de gauche à droite; si bien qu'il forme, avec le colon, un ... et rentrant à gauche. Je l'ai même vu former un angle droit avec le ...te disposition, jointe à l'obliquité du plan de la fosse iliaque, explique ...le cæcum, lorsque ses moyens de fixité ont été relâchés, tend peut-être ...se déplacer vers l'anneau et l'arcade fémorale du côté droit que vers ... l'arcade fémorale gauches. Chez quelques sujets, le cæcum, avec son ... vermiculaire, est appliqué contre la partie inférieure de l'intestin ...orte qu'il décrit avec la partie voisine du colon un arc de cercle dont ...té embrasse la fin de l'iléon. — Sa direction est quelquefois oblique.

...e du cæcum est généralement plus considérable que celui de la por- ... intestin qui lui fait suite; ce qui tient peut-être moins à une dispo- ...tive qu'à la stagnation des matières fécales, conséquence de la position ...t intestin et de la direction du cours des matières. On peut dire d'une ...érale qu'après l'estomac, le cæcum est la partie la plus volumineuse ...entaire. Il existe beaucoup de variétés individuelles dans la longueur ...apacité de cet intestin, qui est sujet à des rétentions de matières fé- ...ntions douloureuses, qui en ont souvent imposé pour des inflammations. ...développé chez les carnivores, le cæcum est, au contraire, très-consi- ...chez les herbivores. — Volume considérable.

Forme.

Forme. Le cæcum est une sorte d'ampoule arrondie, dont tous les di sont à peu près égaux; il est d'ailleurs bosselé, comme le reste du gros in présente à étudier 1° le commencement des trois brides longitudinales déjà parlé, brides dont l'antérieure est, au niveau du cæcum, deux fois pl que les postérieures; 2° des bosselures, que séparent des enfoncements p horizontalement dirigés, disposition qui lui est commune avec le colon est due à la présence des brides longitudinales; 3° des replis du périto gés de graisse, qu'on appelle appendices graisseux.

Brides longitudinales. Bosselures. Appendices graisseux.

Rapports : 1° En avant. Parois abdominales ;

Rapports. En avant, le cæcum répond aux parois abdominales, à tra quelles il peut être senti lorsqu'il est distendu, soit par des gaz, soit par tières fécales. Quand le cæcum est revenu sur lui-même, il arrive sou l'intestin grêle s'interpose entre lui et les parois de l'abdomen.

2° En arrière, Muscle iliaque ;

En arrière, il est appliqué sur le muscle iliaque, dont le sépare l'ap iliaque. Le tissu cellulaire qui l'unit à cette aponévrose, est extrêmem en sorte qu'il ne s'oppose nullement aux déplacements de l'intestin. Lo péritoine forme une enveloppe complète au cæcum, les rapports de cet avec le muscle iliaque sont nécessairement médiats. Souvent l'append miforme est renversé sur la face postérieure du cæcum.

3° En dedans. Intestin grêle ;

En dedans, le cæcum reçoit l'intestin grêle. L'angle de réunion, *an cæcal,* varie beaucoup : quelquefois l'intestin grêle tombe perpendicul sur le gros intestin; plus souvent l'angle d'incidence est obtus en haut, bas. Parfois l'iléon, au lieu de se porter de bas en haut, se dirige de hau et alors l'angle d'incidence est changé. Une dépression circulaire indiq mite des deux intestins.

4° En bas. Appendice vermiforme.

En bas, l'extrémité libre ou le cul-de-sac du cæcum présente, en à gauche, à quelques millimètres au-dessous de l'angle iléo-cæcal, l'ap vermiforme.

2° Surface interne.

Disposition de la surface interne.

La *surface interne* ou *muqueuse* du cæcum présente une disposition q harmonie avec celle de la surface externe : aux trois dépressions longit extérieures répondent trois saillies; aux bosselures, des cavités ou poc enfoncements parallèles, des replis ou saillies transversales, espèces de incomplètes, très-faciles à voir sur un intestin desséché après insufflatio

Cette surface interne présente en outre, à gauche et un peu en arriè valvule iléo-cæcale; 2° l'orifice de l'appendice vermiforme.

3° Valvule iléo-cæcale.

Valvule iléo-cæcale.

Elle est aussi nommée *valvule de Bauhin,* du nom de l'anatomiste qu attribué la découverte, bien qu'elle eût été décrite avant lui. Pour en bonne idée, il faut l'étudier non-seulement sur une pièce fraîche et so mais encore sur un intestin distendu par l'insufflation et desséché.

Lèvres de la valvule.

Sur une pièce fraîche, elle se présente, 1° du côté du cæcum, sous l'as bourrelet saillant, oblong d'avant en arrière, fendu dans le même se relet membraneux et mobile, que Riolan comparait à tort à la valvul que, et qui présente deux lèvres et deux commissures : les deux lèv l'une est supérieure et l'autre inférieure, sont appliquées l'une contre l'a

[...]u moment du passage des matières. De chacune des commissures, qui sont [...]ntérieure, l'autre postérieure, on voit partir un repli qui va se perdre sur [...]ois opposées du cæcum. Ce sont ces replis, dont le postérieur est beaucoup [...]ng que l'antérieur, que Morgagni a désignés sous le nom de *freins* de la [...]e.

Commissures ou freins de la valvule.

[...]u côté de l'iléon, sous l'aspect d'une cavité infundibuliforme, dirigée de [...] haut et de gauche à droite.

[...]un *intestin desséché*, la valvule iléo-cæcale est représentée par deux [...] de forme parabolique, saillantes du côté du cæcum, où elles constituent [...]ef anguleux. La valve supérieure ou *iléo-colique* est horizontale ; l'inférieure [...]*cæcale* présente un plan incliné de 45° environ. La supérieure est fixée [...] bord adhérent, convexe, au demi-anneau qni unit la moitié supérieure [...]irconférence de l'iléon au colon ; l'inférieure, par son bord adhérent, qui [...]lement convexe, est continue au demi-anneau qui unit la moitié inférieure [...]éon au cæcum. Les bords libres de ces valves sont semi-lunaires et re-[...]tà droite ; réunis à leurs extrémités, ils interceptent à leur partie moyenne [...]verture ou fente en forme de boutonnière, d'autant plus étroite que l'in-

Aspect de la valvule desséchée : 1° Du côté du cæcum.

Boutonnière formée par les bords libres.

Fig. 98.

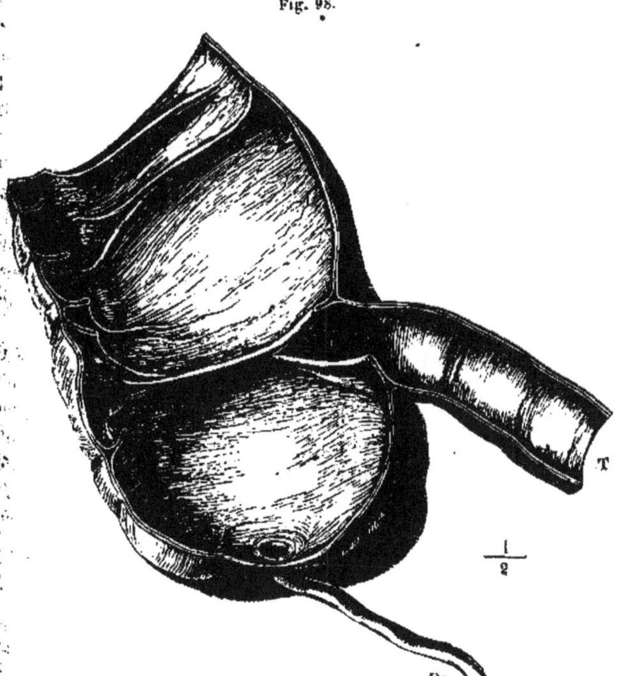

[...]n *transversale de la fin de l'intestin grêle et du commencement du gros intestin* (*).

[...]est plus fortement distendu. Le diamètre de cette boutonnière, dirigée [...] en arrière, est en rapport avec celui de l'intestin grêle. La lèvre qui ap-

[...], intestin grêle. — Pv, appendice vermiculaire.

partient à la valve inférieure est plus échancrée que celle qui appartie[nt] valve supérieure.

2° Aspect du côté de l'iléon.

Vue du côté de l'iléon, la valvule présente une excavation anguleuse, la contre-partie fidèle de la saillie formée dans la cavité du gros intestin. inférieure de la valve supérieure est légèrement concave, la face corresp de la valve inférieure, légèrement convexe.

Mécanisme de la valvule.

Bien différente de l'anneau pylorique, la double valvule iléo-cæcale, pose aucun obstacle au passage des matières de l'intestin grêle dan intestin, ne saurait permettre, dans les cas ordinaires, le retour des m gros intestin dans l'intestin grêle. La valve inférieure ou iléo-cæc relevant, empêche le reflux des matières contenues dans le cæcum; d' la valve supérieure ou iléo-colique, en s'abaissant, met obstacle au reflu tières contenues dans le colon.

Elle permet le retour des gaz et des liquides. Elle s'oppose d'une manière absolue au passage des matières fécales.

Cependant il résulte d'une foule d'expériences que j'ai faites à cet égar l'eau injectée du gros intestin vers la valvule, que l'air insufflé dans la direction triomphent le plus souvent, mais avec plus ou moins de facilit vant les sujets, de la résistance opposée par la valvule. Mais ce reflux d intestin dans l'intestin grêle ne serait possible que pour les gaz et po liquides ; il ne saurait l'être pour les matières qui ont un certain degré d sistance. Le reflux des matières fécales est donc impossible (1).

Voici, du reste, le mécanisme de la résistance que la valvule iléo- apporte au reflux des matières fécales, et de la manière dont elle peut Par l'effet de la distension ordinaire, les deux valves sont refoulées, la rieure de haut en bas, l'inférieure de bas en haut; leurs faces correspon deviennent convexes, et se pressent d'autant plus fortement l'une cont tre que la distension est plus considérable. Chez quelques sujets, la dist portée jusqu'à la déchirure des faisceaux longitudinaux ne triomphe l'obstacle. Chez le plus grand nombre, le bord libre de la valve inférieure de droite à gauche sous la valve supérieure, qui reste immobile ; et les les liquides passent alors du gros intestin dans l'intestin grêle, avec une proportionnée au renversement de la valve inférieure.

Texture de la valvule iléo-cæcale.

La *texture* de la valvule iléo-cæcale a été parfaitement démontrée par Al Si, à son exemple, on enlève, sur un intestin distendu, la membrane néale dans le point précis où l'intestin grêle s'abouche dans le gros intes voit de la manière la plus évidente que l'intestin grêle semble s'y enfon se repliant sur lui-même ; et si, par une traction ménagée et graduell exercée sur cet intestin grêle, on cherche à le dégager du gros intestin, l'intestin grêle sortir, en quelque sorte, du colon et s'allonger de 3 à 4 ce tres. En examinant ensuite ce qui s'est passé du côté du gros intestin, trouve plus de valvule, et on voit l'intestin grêle s'ouvrir par une large

L'intestin grêle semble s'enfoncer dans le gros intestin.

(1) Toutefois, si l'on considère qu'il faut toujours une forte distension du gros pour obtenir le reflux des gaz et des liquides du gros intestin dans l'intestin grêle, la valvule iléo-cæcale, on est autorisé à se demander si ce passage est possible da normal. Certes, ce reflux n'est pas impossible; mais il est bien plus rare qu'on communément, et il ne faut pas prendre à la lettre cette locution usuelle, *vomisse matières fécales*, qu'on trouvait encore, il y a peu d'années, dans toutes les observ hernie étranglée et d'étranglement interne. Je n'ai rencontré qu'une fois des fécales proprement dites dans les matières d'un vomissement.

colon et le cæcum. Il suit de là que la valvule iléo-cæcale est essentielle- constituée par une duplicature de l'intestin grêle.

à sa texture proprement dite, la valvule est formée, 1° centralement fibres musculeuses circulaires de l'iléon, qui se prolongent dans son jusqu'au bord libre ; ces fibres circulaires forment deux couches dis- vra la duplicature; les fibres longitudinales manquent entièrement ; la membrane celluleuse ; 3° par la membrane muqueuse. Cette mem- muqueuse présente une particularité que nous avons déjà eu occasion de remarquer plusieurs fois dans la description du canal digestif : c'est un ment brusque de caractère au niveau du bord libre de la valvule. La use qui recouvre la face de la valvule dirigée du côté du gros intestin, en effet, tous les caractères de la muqueuse du gros intestin; celle qui face dirigée vers l'intestin grêle, a tous les caractères de la muqueuse testin grêle.

Membranes qui constituent la valvule.

Changement brusque de la muqueuse au niveau du bord libre de la valvule.

4° Appendice cæcal ou vermiculaire.

ndice *cæcal*, appelé aussi *appendice vermiculaire*, parce qu'on l'a comparé lombric, naît de la partie postérieure, inférieure et gauche du cæcum, du fond même du cæcum, et se présente sous la forme d'un petit cor- ux, excessivement étroit (*duodecies nascente colo angustior*, dit Haller). Sa varie de 3 à 16 centimètres. Son *calibre*, un peu plus considérable à son jonction avec le cæcum que dans le reste de son trajet, est, en général, coup inférieur à celui du tuyau d'une plume d'oie.

Figure.

Dimensions.

ction est tantôt verticale descendante, tantôt verticale ascendante, sou- neuse; j'ai vu l'appendice contourné en spirale, d'autres fois parallèle et contenu dans l'épaisseur du mésentère, libre seulement à son extré- es quelques sujets, l'appendice vermiculaire présente une disposition uliforme, pour se continuer, en s'élargissant, avec le cæcum, qui est rêmement étroit. Dans ce dernier cas, aucune ligne de démarcation ne sépare le cæcum de l'appendice.

Direction.

tion et ses *rapports* présentent des différences non moins grandes. Ainsi, souvent l'appendice cæcal occupe la fosse iliaque droite, au voisinage du périeur; il est assujetti au cæcum et à la fosse iliaque par un repli aire ou falciforme du péritoine, qui n'occupe que la moitié de sa lon- lui permet une mobilité plus ou moins considérable. Il est encore plus lorsqu'il est enveloppé dans tout son pourtour par le péritoine et dépour- sentère. On conçoit d'après cela comment il peut entrer dans la for- es hernies, comment il a pu former, autour d'une anse d'intestin grêle, au qui est devenu cause d'étranglement. Il arrive souvent qu'il est ren- rrière le colon ascendant, entre cet intestin et le rein : j'ai vu, dans un ette espèce, l'extrémité libre de l'appendice atteindre la face inférieure Enfin, je l'ai vu une fois renversé derrière la fin de l'intestin grêle, une embrassant en avant cet intestin. Au reste, ces différences ne portent sur le point de jonction de l'appendice avec le cæcum, point de jonc- a toujours lieu à gauche, en bas et en arrière du cul-de-sac cæcal, à distance de la valvule iléo-cæcale.

Situation et rapports.

Sa mobilité est invariable.

divise l'appendice vermiculaire suivant son axe, on voit qu'il est une cavité si étroite que ses parois, très-épaisses, restent appliquées

Cavité de l'appendice.

l'une contre l'autre. Dans cette cavité, on trouve un peu de mucosité de petites boules de matières fécales durcies ; on y a rencontré des cerises, des grains de plomb. La surface interne de l'appendice pr toute son étendue, l'aspect gaufré de la fin de l'intestin grêle. Une ou moins considérable, suivant les sujets, mais jamais assez pour o orifice, se voit à son ouverture de communication avec le cæcum. La l'appendice se termine inférieurement en cul-de-sac, comme le cæc dans ce cul-de-sac, extrêmement étroit, que peuvent séjourner les cor gers ; c'est là qu'ils deviennent quelquefois la cause de ces perforatio tanées de l'appendice vermiculaire, dont les exemples sont malheure trop fréquents.

Usages.

On ignore complétement les *usages* de cet appendice, qui n'est, chez l'h que le vestige d'une partie importante chez beaucoup d'animaux. Hall avoir rencontré deux fois l'appendice vermiculaire plein, c'est-à-dir cavité. J'ai également rencontré, chez une femme de soixante-dix ans, un dice vermiculaire de 8 à 10 millimètres de longueur qui était complé oblitéré. Ce défaut de cavité est-il le résultat d'une adhérence morbide congénial ? Dernièrement j'ai rencontré un appendice du volume de long de 5 centimètres et demi ; sa cavité contenait un mucus épaissi et parent ; l'orifice de communication de cette cavité avec celle du cæcum oblitéré.

B. — Colon.

Limites. Direction générale du colon.

Le *colon* (κωλύω, j'arrête) constitue la majeure partie du gros intesti étendu du cæcum au rectum, et nous avons déjà dit qu'aucune ligne de cation précise ne le sépare de ces deux portions du gros intestin. Ve ascendant dans la première portion de son trajet, il devient ensuite tra puis vertical descendant ; enfin il se courbe en S romaine, avant de se co avec le rectum. Ce long circuit, sa direction, ses nombreux rapports au la division du colon en quatre portions : *colon ascendant* ou *lombaire dr transverse* ou *arc du colon*, *colon descendant* ou *lombaire gauche*, *colon* S *iliaque du colon*. Chacune de ces portions mérite une description sép moins sous le point de vue des rapports. Mais indiquons d'abord l générale du colon.

Forme générale.

Bosselures.

Le colon présente, dans toute sa longueur, un aspect bosselé, qui lui quelque ressemblance avec l'appareil chimique consistant en une lon d'aludels. Les bosselures du colon constituent trois séries longitudina séparent trois bandes ou brides musculeuses disposées suivant la long l'intestin. Chacune de ces séries est formée d'une succession de renfleme parés par des rétrécissements ou sillons profonds qui sont dirigés perpe rement à la longueur de l'intestin.

Enfoncements. La section des trois bandes musculeuses permet au colon d'acquérir une longueur de deux à trois fois plus considérable.

Les renflements et les sillons sont déterminés par les trois brides mus longitudinales, lesquelles, n'ayant pas, à beaucoup près, autant de l que l'intestin, l'obligent de se replier d'espace en espace en dedans de lu Il suit de là que la section de ces brides à l'aide du bistouri, ou leur d par une distension considérable du gros intestin, doit amener la tion des bosselures et des plis intermédiaires ; et c'est en effet ce que d l'expérience. On voit alors le gros intestin acquérir une longueur plus considérable qu'avant la section, et former un cylindre régulier, à la de l'intestin grêle. Une preuve incontestable du rapport qui existe entre les du colon et les brides musculeuses longitudinales, c'est la coïnci- l'absence des unes et des autres chez un grand nombre d'animaux.

e, les trois séries de bosselures présentent beaucoup de variétés 1° sui- jets, 2° suivant la région du gros intestin qu'on examine. Le colon et l'S iliaque ne sont pourvus que de deux séries de bosselures et, ent, de deux brides musculaires intermédiaires. Les bosselures dispa- me complétement à la fin de l'S iliaque.

1° Colon ascendant ou lombaire droit.

ascendant ou *lombaire droit* est limité, en bas, par le cæcum, en haut, on transverse, avec lequel il forme un angle droit au niveau de la vé- fiel (1). Limites.

maintenu dans sa position par le péritoine, qui, ne faisant que passer nt de lui chez quelques sujets, et lui formant chez d'autres un repli ou on lombaire, l'assujettit avec plus ou moins de fixité. On peut compren- colons lombaires droit et gauche parmi les parties les plus fixes du canal al. Le colon lombaire est une des parties les plus fixes du canal intestinal.

vant, il répond aux parois abdominales, dont il est séparé par les circon- s de l'intestin grêle, excepté dans les cas où il est fortement distendu. Rapports.

rrière, il répond au muscle carré des lombes et au rein droit. Ce rapport édiat, c'est-à-dire sans l'intermédiaire du péritoine ; un tissu cellulaire ement lâche est le moyen d'union. Conséquences des rapports du rein en arrière.

pport explique 1° l'ouverture spontanée des abcès du rein dans le colon ; ssibilité d'atteindre le colon par la région lombaire, sans intéresser le pé- Cette disposition, qu'on retrouve pour le colon descendant, avait sug- itre l'idée de faire de la région lombaire gauche le lieu d'élection pour ment de l'anus artificiel, dans les cas d'obstacle au cours des matières ans le rectum ou l'S iliaque, opération oubliée, qui a été réhabilitée et avec succès par Amussat, mais que ses inconvénients ont condamnée bandon.

et en dehors, le colon lombaire répond aux circonvolutions de l'in- s. En dedans, il répond, en outre, au muscle psoas et à la deuxième u duodénum.

2° Colon transverse ou arc du colon.

a plus longue portion du colon. Étendu entre le colon lombaire droit et ombaire gauche, de l'hypochondre droit à l'hypochondre gauche, le *-erse* occupe, en général, les limites de la région épigastrique et de la Situation.

Chez une femme très-âgée de la Salpêtrière, qui avait appartenu, dans sa jeunesse, époque où la mode faisait consister la beauté des femmes dans une taille extrême- roite, il n'y avait pas de colon ascendant ; le foie, aplati d'avant en arrière et filé par un corset trop serré, descendait jusque dans la fosse iliaque droite ; le ndant et le colon transverse, confondus, formaient une ceinture au-dessus du supérieur du bassin ; le colon descendant existait comme de coutume.

région ombilicale. Il n'est pas rare de le trouver au niveau de l'ombilic e au niveau de la région hypogastrique.

Direction.

Le colon transverse décrit une courbe dont la convexité est en ava concavité en arrière; d'où le nom d'*arc du colon*.

Son extrémité droite répond à la vésicule du fiel; son extrémité gau pond au-dessous de la rate.

Variétés de longueur. Variétés d'inflexion du colon.

Chez quelques sujets, sa *longueur* est double et même triple de celle présente le plus ordinairement (1) : de là des inflexions variées. Ainsi, quelquefois la partie moyenne de l'arc du colon se porter en bas, dan gion ombilicale ou hypogastrique, et atteindre même le détroit supéri bassin. Dans d'autres cas, le colon transverse descend parallèlement au lombaire, en dedans duquel il est situé, pour remonter ensuite, ou bien des flexuosités plus ou moins considérables (2).

Mésocolon transverse.

L'arc du colon est soutenu par un repli du péritoine très-remarquable sous le nom de *mésocolon transverse*, repli qui forme une cloison horizont l'intestin grêle, qui est au-dessous, et l'estomac, le foie et la rate, qui s dessus. L'étendue de ce repli, un des plus considérables du péritoine, e la grande mobilité du colon transverse, qui, après l'intestin grêle, est d les parties du canal alimentaire celle qui entre le plus fréquemment composition des hernies.

Mobilité extrême de l'arc du colon.

Rapports : En haut ;

Rapports. En haut, l'arc du colon répond : 1° au foie, qui présente ord ment une dépression légère, correspondant à son angle de réunion avec l ascendant; 2° à la vésicule du fiel, d'où la coloration par la bile de l'ex droite de l'arc du colon; j'ai vu deux fois la vésicule du fiel s'ouvrir dan lon (3); 3° à l'estomac, qui s'avance sur lui dans l'état de plénitude, et éloigne dans l'état de vacuité, au point d'en être séparé par un assez gran valle; 4° à l'extrémité inférieure de la rate. Les deux feuillets antéri

(1) Ces différences de longueur ne sont nullement congéniales ; car chez tous le nouveau-nés, le gros intestin m'a paru avoir, à peu de chose près, la même longue sont acquises, et parmi les causes d'allongement, je regarde la constipation comm le principal rôle.

(2) Il serait important de réunir toutes les variétés de longueur et de disposi présente l'arc du colon. J'ai remarqué que ces variétés sont bien plus fréquentes femmes que chez les hommes : le corset, les changements de position que l'état sesse détermine dans le canal intestinal, la constipation, si fréquente chez le femmes; voilà les causes probables de cette différence. Chez la plupart des femme fait usage de corsets serrés, l'arc du colon répond à la région ombilicale; il en ré la région sus-ombilicale est exclusivement occupée par le foie, la rate et l'estom les autres viscères abdominaux sont refoulés en bas; d'où inévitablement la pr tion aux abaissements de l'utérus. — Chez une femme très-forte, l'arc du colon d au-devant de l'intestin grêle, trois courbes successives dont le sommet atteigna troit supérieur, en sorte que l'intestin grêle était complétement recouvert par de volutions du colon. — Chez une vieille femme, l'arc du colon, immédiatement a origine, descendait verticalement en bas, parallèlement au colon ascendant, en duquel il était situé, plongeait dans l'excavation du bassin, dont il atteignait le p remontait ensuite verticalement en haut, pour se continuer avec le colon lombaire dant; l'intestin grêle était refoulé tout entier à gauche, entre le colon lombaire dant et la portion ascendante de l'arc du colon.

(3) Il n'est pas rare de voir la vésicule du fiel intimement unie à la portion co dante de l'arc du colon.

épiploon, qui viennent de la grande courbure de l'estomac, passent, sans rer, sur l'arc du colon. J'ai vu une anse considérable de l'arc du colon ntre le foie et le diaphragme.

, l'arc du colon répond aux circonvolutions de l'intestin grêle. En bas;

ant, il répond aux parois abdominales, à travers lesquelles on peut quelle reconnaître, lorsqu'il est distendu par des gaz ; il est, d'ailleurs, séparé ois abdominales par les deux feuillets antérieurs du grand épiploon. De moyenne de son bord antérieur se détachent les deux feuillets postédu grand épiploon. En avant;

rière, il donne attache au mésocolon transverse. En arrière.

3° Colon descendant ou lombaire gauche.

lon *descendant* ressemble tellement au colon ascendant et par sa situapar ses rapports, que nous ne pouvons que renvoyer à ce que nous avons ce dernier. En quoi ses rapports diffèrent de ceux du colon ascendant.

devons noter cependant 1° sa situation, plus profonde à sa partie supéque celle du colon ; 2° son calibre, qui est moindre.

pports immédiats, en arrière, avec le carré des lombes ont été utilisés établissement d'un anus contre nature, dans le cas d'imperforation du La préférence qu'on lui donne sur le colon ascendant est presque unimotivée par sa situation plus rapprochée de l'anus. On peut ajouter rapports avec le rein gauche sont moins étendus que ceux du colon asavec le rein droit.

4° Portion illiaque ou S iliaque du colon.

tion *iliaque du colon* est située dans la fosse iliaque gauche et se contibas, avec le rectum. Situation.

té *supérieure*, qui le sépare du colon descendant, est uniquement établie tuation et par la présence d'un repli du péritoine appelé mésocoque, ou, si l'on veut, par le changement de direction du gros intestin, le se détacher des parois abdominales, au niveau de la crête de l'os Limites.

té *inférieure*, qui le sépare du rectum, est déterminée par le lieu où testin plonge dans l'excavation du bassin, au niveau de la symphyse que gauche. Mais comme il arrive très-souvent que la branche inférieure la totalité de l'S iliaque est contenue dans l'excavation, on conçoit pareille délimitation ne saurait être rigoureuse. Sa délimitation inférieure est arbitraire.

nue dans sa position par un repli péritonéal très-lâche, appelé *mésocoque*, l'S iliaque partage jusqu'à un certain point la mobilité de l'intestin ussi peut-on rencontrer l'S iliaque dans la plupart des régions de l'abdogis surtout dans la zone sous-ombilicale. On a vu cet intestin occuper la mbilicale, s'étendre même jusqu'au foie par sa première courbure. J'ai dans lequel l'S iliaque, d'une part, l'arc du colon, d'une autre part, t l'ombilic, et les deux courbures se touchant par leur convexité, le stin répondait à toute la région antérieure de l'abdomen; l'S iliaque ait à elle seule les régions ombilicale, hypogastrique et iliaque gauche. que et l'arc du colon sont peut-être, de toutes les parties du canal intes- Mésocolon iliaque.

tinal, les plus sujettes à se déplacer dans la cavité abdominale, celle situation véritable est le plus difficile à déterminer.

Direction. La *direction* est le trait le plus caractéristique de l'S iliaque, qui d'abord de bas en haut, en sens inverse du colon lombaire gauche, cend verticalement, se recourbe une seconde fois, pour se diriger à à gauche, en avant ou en arrière, et se continuer avec le rectum (*cus*) (1).

Variétés ou anomalies de direction. Rien de plus variable, d'ailleurs, que ces flexuosités. J'ai vu des Si li étaient légèrement flexueuses; mais alors la partie supérieure ou lib tum y suppléait, en quelque sorte, par des flexuosités plus ou moins p Il est vrai qu'il serait bien difficile de déterminer si ces flexuosités app au rectum ou à l'S iliaque déplacée. On ne saurait contester le rappor entre cette double courbure de l'S iliaque et la destination du gros remplir les fonctions de réservoir des matières fécales.

Volume. Le *volume* de l'S iliaque présente des différences très-considérab énorme dans un cas d'imperforation de l'anus, chez un enfant qui jours. Chez une vieille femme de la Salpêtrière, morte de rétention d fécales, qu'elle rendait par regorgement, le rectum et l'S iliaque, ér distendus, ressemblaient au gros intestin du cheval; l'S iliaque mon l'épigastre.

Rapports. *Rapports*. *En avant*, l'S iliaque répond aux parois abdominales. (sont médiats dans l'état de vacuité, à cause de l'interposition de q convolutions de l'intestin grêle, immédiats dans l'état de distensi possibilité de sentir, à travers les parois abdominales, les boules f mulées dans l'S iliaque; d'où le précepte de pratiquer un anus co sur l'S iliaque du colon, dans les cas d'imperforation du rectum.

En arrière, l'S iliaque répond à la fosse iliaque gauche, à laque fixée par le mésocolon; d'où la compression et l'exploration faciles d tin. Dans le reste de sa circonférence, l'S iliaque répond aux circo de l'intestin grêle.

(1) Doit-on considérer comme accidentelle ou bien comme congéniale la disp vante, que j'ai rencontrée plusieurs fois ? A partir du colon descendant, l'S iliaq transversalement de gauche à droite, au niveau du détroit supérieur, jusq fosse iliaque droite, au-dessous du cæcum, qu'elle refoulait en haut dans un devant d'elle dans un autre cas ; l'S iliaque décrit ensuite ses deux courbures, t la fosse iliaque droite et tantôt dans le petit bassin. Cette disposition de l'S iliaqu ordinairement un déplacement du rectum, lequel se porte alors du haut en bas et à gauche. Telle est la disposition qu'on rencontre chez le nouveau-né dans la des cas, de sorte qu'on s'est demandé s'il n'était pas convenable, à cet âge de la pr tiquer l'opération de l'anus contre nature d'après la méthode de Callisen dans iliaque droite plutôt que dans la région iliaque gauche.

La disposition suivante est une anomalie bien remarquable : chez un sujet, do lon ascendant et le colon transverse présentaient la disposition normale, j'ai vu lombaire descendant, au lieu de se porter verticalement en bas, se diriger t ment de haut en bas et de gauche à droite, s'engager dans l'épaisseur du bo du mésentère, en passant au-devant de la portion transversale du duodénum suite s'accoler au cæcum, pour s'enfoncer dans le petit bassin. Dans cette appartient autant au péritoine qu'à l'intestin, on peut dire qu'il n'y avait pas que le rectum faisait immédiatement suite au colon lombaire descendant.

5° Surface interne du colon.

Trois saillies parallèles à la longueur.

Trois séries de cellules.

...face interne du colon présente 1° trois saillies longitudinales, qui cor...nt aux trois bandes ou brides observées à la surface extérieure; 2° trois ...cellules intermédiaires, dont la concavité est dans un rapport rigou...e les bosselures de cette ...urface extérieure. Les ...de chaque série sont ...les unes des autres par ...ies ou cloisons incom...qui correspondent aux ...pressions de la surface ...e et qu'on a appelées ...ment des *valvules*. ...n voir la disposition ...les et des cloisons qui ...ent, il faut soumettre à ...ation un gros intestin ...ment distendu. Si les ...t été préalablement ...les cellules et les plis ...aires disparaissent.

Cloisons incomplètes entre les cellules.

Fig. 99.

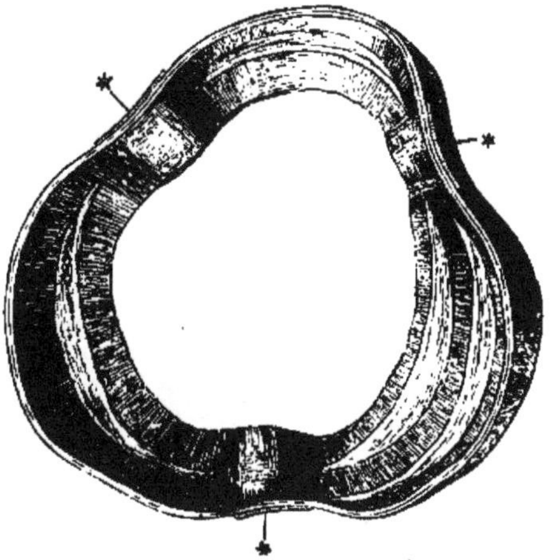

Segment annulaire pris sur un colon insufflé et desséché (*).

...e, la disposition cel...intérieure, de même ...osselures extérieures, ...beaucoup de variétés, ...s sujets, et même dans les divers points de la longueur du colon. ...plus souvent, il n'existe que deux séries de cellules pour le colon ...nt et pour l'S iliaque, parce qu'il n'y a que deux bandes ou brides. ...is même les cellules manquent dans l'S iliaque.

Plis ou rides.

...ce interne du gros intestin présente, en outre, des plis ou rides irré...ent disposés, qui s'effacent complétement par la distension.

C. — Rectum.

...mmé à cause de sa direction, généralement moins flexueuse que celle ...s parties du canal intestinal, le *rectum* est la dernière portion du gros ...et par conséquent du tube digestif.

Limites.

...ence au niveau de la base du sacrum et finit à l'anus.

Le canal alimentaire est adossé au rachis à son origine comme à sa terminaison.

...um est *situé* dans le petit bassin, au-devant de la colonne sacro-coccy...

...donc que le canal alimentaire, après avoir abandonné la colonne ...pour décrire ses nombreuses circonvolutions, revient, à sa terminai...cer au-devant de la partie inférieure de cette colonne, de la même ...u'à son origine il en occupait la partie supérieure.

...um est maintenu dans une position fixe, surtout inférieurement, où il

(*) ...vir à démontrer les cloisons semi-lunaires qui séparent les cellules du colon. — *,*,*, brides

est environné de tous côtés par du tissu cellulaire, et assujetti par l'apo
pelvienne supérieure et par le releveur de l'anus, dont les fibres vien
continuer sans ligne de démarcation avec celles du sphincter; aussi n'es
Fixité. ceptible d'aucun déplacement analogue à ceux qui constituent les herni
ses fonctions d'organe d'expulsion des matières fécales, concentrant sur
tout l'effort des muscles abdominaux, l'exposent à des déplacements d'
ordre, à des nations ou r ments (1).

Fig. 100.

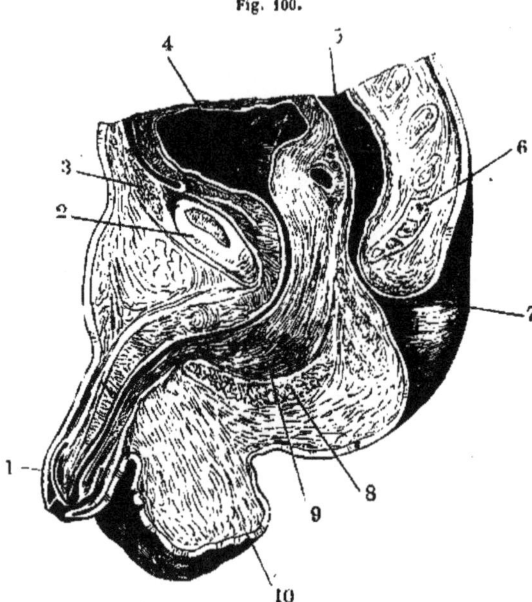

Section antéro-postérieure du bassin d'un nouveau-né (*).

La situati quelque sor riable, de la inférieure du dans une c seuse, à par tensibles, et ports avec vrose pelvi mettent dan ditions tout culières; et t la vessie et placés con dans le bas nent, dans distension, une place d vité abdom rectum, da s'accumule tières fécal

Conséquences.

dilater énormément dans le bassin, sans éprouver le moindre chan position.

Direction. Il suit encore de cette fixité du rectum au sein de la cavité pelvi dans le cas de dénudation de cet intestin par suite de la fonte du tissu ambiant, il reste écarté des parois de cette cavité : d'où le mécanis tules à l'anus; d'où la nécessité de l'incision du rectum pour que les de la division puissent venir au contact des parois du bassin.

Courbures dans le sens antéro-postérieur. *Direction.* La direction du rectum mérite de fixer spécialement comme un fait anatomique d'où découlent des déductions pratiques

(*) 1, prépuce. — 2, symphyse pubienne. — 3, muscles de la paroi abdominale antérie moyennement distendue. — 5, rectum. — 6, coccyx. — 7, anus. — 8, muscle bulbo-caverne de l'urèthre. — 10, cloison du dartos.

(1) La fixité de la partie inférieure du rectum favorise ce genre de déplac même constant que, dans les efforts violents, la partie supérieure du rectum foncer dans l'inférieure et à se rapprocher de l'anus. Ainsi, dans l'exploratio par le doigt, il arrive qu'en conseillant au malade de faire de grands efforts tion, on parvient à reconnaître des altérations du rectum situées bien au-d portée du doigt, et qui auraient complétement échappé sans cette précaution.

direction n'est nullement rectiligne, mais curviligne dans le sens ieur et dans le sens latéral.

dans le sens antéro-postérieur. Le rectum suit d'abord la courbure nne, sur laquelle il se moule : il est donc concave en avant et con- e. Parvenu au sommet du coccyx, il s'infléchit légèrement en ar- terminer à 2 ou 3 centimètres au-devant de cet os. Par cette in- marquable, il s'éloigne de l'urèthre, chez l'homme, et du vagin, e.

dans le sens latéral. Situé, à son origine, sur la partie latérale ase du sacrum, au niveau de la symphyse sacro-iliaque, le rectum as et à droite, jusqu'à ce qu'il ait atteint la ligne médiane du sa- a lieu au niveau de la troisième pièce de cet os. Là, il se dirige vant et de haut en bas, toujours dans le sens du plan médian, en igère courbure avec la partie supérieure. On a dit et répété que la ure du rectum n'occupait pas rigoureusement la ligne médiane, t un peu à droite. Le fait est qu'il n'est pas rare de voir le rectum ite la ligne médiane, au niveau de la partie inférieure du sacrum; nt toujours avant sa terminaison (1). Inclinaison latérale.

à gauche de la partie supérieure du rectum a servi de texte à ications relatives à la fréquence de l'inclinaison de l'utérus à t plus ou moins grande difficulté de l'accouchement, suivant que cipitales sont droites ou gauches.

ndroïde, non bosselé, parce qu'il est dépourvu des bandelettes que nous avons remarquées dans les autres parties du gros intes- offre à sa surface extérieure une couche uniforme de fibres lon- -apparentes, fasciculées, qui lui donnent quelque ressemblance je. Son *calibre*, un peu moins considérable, en haut, que celui de en augmentant à mesure qu'on approche de son extrémité infé- ésente, à 3 centimètres au-dessus de l'orifice anal, une dilatation spèce d'ampoule, susceptible d'acquérir un volume énorme, à ans certains cas de rétention des matières fécales, on a vu le rec- totalité de l'excavation pelvienne. Volume. Ampoule rectale.

En arrière, le rectum répond à la symphyse sacro-iliaque gauche Rapports : 1° En arrière.

ariétés importantes existent dans la courbe que décrit le rectum : ainsi, e voir la partie supérieure de cet intestin s'infléchir en manière d'S ilia- dre la ligne médiane ; et dans ce cas, il n'est pas facile de décider si appartient au rectum ou à l'S iliaque (*). Dans plusieurs des cas de dé- que que j'ai signalés plus haut, le rectum commençait à droite de la base ortait en bas et à gauche. Dans un cas où l'S iliaque était dans sa po- rectum se portait presque transversalement à droite, jusqu'à la sym- e droite, pour se diriger ensuite très-obliquement de droite à gauche. mme de vingt et un ans, mort de fièvre typhoïde, j'ai rencontré la dispo- e colon descendant, parvenu à la région iliaque droite, ne se réfléchis- le coutume, pour constituer l'S iliaque; il plongeait directement dans ssin; là il se réfléchissait de bas en haut, au-devant du sacrum, attei- périeur, se réfléchissait de haut en bas au-devant de la symphyse sa- et se dirigeait obliquement de droite à gauche, pour gagner la ligne m. Anomalies de direction.

nt de l'S iliaque n'entraîne pas toujours celui du rectum.

et à la courbure du sacrum et du coccyx ; il est fixé, supérieurement,
Mésorectum. à l'aide d'un repli du péritoine connu sous le nom de *mésorectum*, et
sacrum et de la symphyse sacro-iliaque par le muscle pyramidal,
sacré et les vaisseaux hypogastriques. Dans toute la portion qui débo
cyx, le rectum répond aux releveurs de l'anus et au sphincter réuni
forment une espèce de gaîne musculaire sur une hauteur de près d
mètres.

2° En avant. 2° *En avant*, le rectum, libre dans sa partie supérieure, est adhérent
partie inférieure. Les rapports varient dans l'un et l'autre sexe. Ils
plus haute importance sous le point de vue chirurgical.

Chez l'homme. *a. Chez l'homme*, il répond, par sa portion supérieure ou libre, à la
térieure de la vessie, dont il est séparé par les circonvolutions de l'inte
excepté dans le cas de rétention d'urine ou de dilatation considérable
Rapports avec la vessie. tum ; par sa portion inférieure ou adhérente, il est en rapport avec le b
la vessie, auquel il répond immédiatement sur la ligne médiane, dan
triangulaire compris entre les vésicules séminales, et dont il est s
chaque côté, par ces mêmes vésicules et par les canaux déférents acco
bord interne. Ses rapports immédiats avec le bas-fond de la vessie son
moins étendus suivant les sujets, et suivant l'état de vacuité ou de plé
la vessie et du rectum. Nous verrons ailleurs que le péritoine forme,
deux organes, un cul-de-sac plus ou moins profond. Chez quelques suje
de-sac péritonéal s'étend jusqu'à la prostate, en sorte que la totalit
fond de la vessie est recouverte par le péritoine.

Rapports avec la prostate. Au-devant du bas-fond de la vessie, le rectum répond encore à la p
laquelle il est assez intimement uni. Or, dans certains cas, la prostat
le rectum de chaque côté ou d'un seul côté ; dans d'autres cas, c'est l
qui déborde, soit d'un côté, soit de l'autre, soit des deux côtés à la
reçoit la glande comme dans une gouttière.

Avec la portion musculeuse de l'urèthre. Le rectum affecte encore des rapports avec la portion musculeuse
thre. Mais, à raison de son inflexion en arrière, il est séparé de cet
musculeuse, qui se porte en bas et en avant, par un espace triangu
la base est en avant et en bas, le sommet en arrière et en haut.

Conséquences pratiques de ces rapports. Comme conséquences pratiques de ces rapports, nous signalerons 1°
que fait la vessie dans le rectum, dans les cas de rétention d'urine ; 2°
bilité d'explorer la vessie à travers le rectum, et d'arriver à la ve
ponction et par la taille recto-vésicales ; 3° le secours que fournit l'in
du doigt dans le rectum pour le cathétérisme de l'urèthre et pour
tion de la prostate ; 4° la nécessité de vider le rectum et d'en provoqu
trait avant de procéder à l'opération de la taille par la méthode la
5° la possibilité d'inciser la portion musculeuse de l'urèthre sans int
rectum.

Rapports chez la femme. *b. Chez la femme*, le rectum, dans sa portion libre, répond, en avant
ment large, à l'ovaire et à la trompe utérine du côté gauche, à l'ut
vagin.

Cul-de-sac du péritoine entre le rectum et le vagin. Le péritoine forme, entre le vagin et le rectum, un cul-de-sac a
celui que nous avons observé entre la vessie et le rectum, chez l'ho
présente les mêmes variétés. Toujours, dans l'état de vacuité de l'ut
rectum, un certain nombre de circonvolutions intestinales sont i
entre le rectum, d'une part, l'utérus et le vagin, de l'autre. Aussi les d

postérieure du vagin sont-elles accompagnées de l'issue des intestins

pas rare de voir le vagin et l'utérus déviés à gauche, pendant que le dévié à droite, et alors celui-ci correspond, dans sa partie libre, large et à l'ovaire droits. Enfin, dans la rétroversion de l'utérus, fréquente, le fond de cet organe répond au rectum, sur lequel il ap-

portion inférieure ou adhérente, le rectum répond, sans intermé- vagin, auquel il adhère moins intimement que le vagin n'adhère à la si la propagation du cancer vaginal au rectum est-elle moins fré- celle du cancer de l'utérus et du vagin à la vessie; aussi le déplace- vagin, qui entraîne toujours celui de la vessie, n'entraîne-t-il que fort déplacement du rectum. Inférieurement, à raison de son inflexion érieure, le rectum s'éloigne du vagin de la même manière qu'il l'urèthre, chez l'homme, et c'est cet espace triangulaire, dont la gée en bas, qui constitue le périnée de la femme. Rapports avec le vagin.

côtés, le rectum répond, dans sa portion libre, aux circonvolutions sa portion adhérente est plongée au milieu d'un tissu cellulaire 3° Rapport du rectum sur les côtés.

Fig. 101.

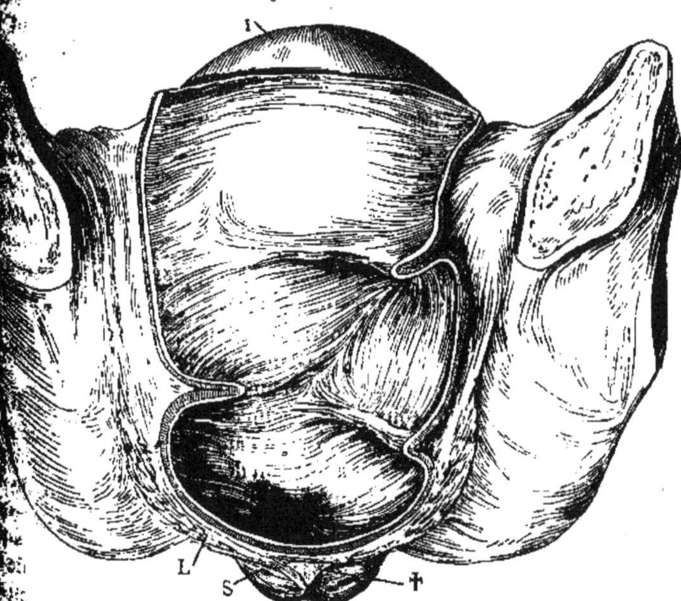

ansversale et verticale du bassin et des intestins; segment antérieur (*).

qui nulle part ne remplit plus manifestement l'usage de combler les ont la diminution par l'amaigrissement ou la destruction par la

(*) postérieure du rectum a été enlevée jusqu'au voisinage de l'anus, de sorte qu'on voit la écir en entonnoir vers l'orifice anal. — 1, vessie urinaire distendue. — †, section du éleveur de l'anus, divisé parallèlement à la direction de ses fibres. — S, section du anus.

suppuration jouent un si grand rôle dans les maladies de l'anus. A sa
férieure, le rectum est embrassé par le releveur de l'anus et par le
réunis.

Surface interne du rectum. Ses plis longitudinaux.

Surface interne du rectum. Elle est remarquable par des plis longi
qui s'effacent par la distension de l'intestin, et qui représentent assez b
longitudinaux de l'œsophage. Ces plis, qu'on a appelés improprement
du rectum, sont coupés par d'autres plis, demi-circulaires, qui s'effac
ment par la distension. Cette surface interne présente d'ailleurs une
correspondante au renflement extérieur qui surmonte l'anus. Quant a
rizontal connu sous le nom de *valvule de Houston*, et qu'on dit existe
du sphincter, je suis porté à penser qu'on a pris pour une valvule u
demi-circulaires que présente l'intestin dans l'état de vacuité, repli
raissent complétement par la distension et qui, en conséquence,
être considérés comme appartenant à la même catégorie que la valvul
ou les valvules conniventes.

D. — Texture du gros intestin.

Nous trouvons dans le gros intestin les mêmes tuniques que da
grêle; mais ces tuniques y présentent des dispositions particulièr
unes sont communes à tout le gros intestin, et dont les autres son
quelques-unes de ses parties.

Tunique péritonéale.

1° *Tunique péritonéale.* Le péritoine ne forme pas, en général, au
une enveloppe aussi complète qu'à l'intestin grêle; en outre, il of
tour du gros intestin, une foule de replis, presque toujours chargé
qu'on appelle *appendices graisseux.* Ces replis, dont le nombre, la
longueur ne sont assujettis à aucune règle, sont quelquefois disp
régulières. Il en est de si longs qu'ils ont pu entrer dans la con
hernies, ou même devenir cause d'étranglement, en formant un an
de l'intestin; il est rare de les voir manquer complétement. Ils di
de la distension de l'intestin et s'allongent lors de son resserremen
gent quelquefois d'une quantité énorme de graisse, dont on peut l
comme les réservoirs. On les observe dans toute la longueur du g
compris la partie libre du rectum. Leurs usages sont peu connus.

Appendices graisseux. Dimensions.

Tunique péritonéale du cæcum.

Le péritoine enveloppe souvent le cæcum en entier; d'autres foi
pas en arrière. Il forme le plus souvent à l'appendice vermiculair
mésentère, et ne fait que passer au-devant des colons lombaires d
dont la partie postérieure se trouve habituellement dépourvue
enveloppe la totalité de l'arc du colon, excepté en arrière, dans u
gulaire qui répond au mésocolon transverse, et en avant, dans u
triangulaire qui répond au grand épiploon. Il se comporte à l'égard
comme à l'égard de l'intestin grêle, c'est-à-dire qu'il l'enveloppe
cepté dans un petit espace triangulaire, au niveau de son mésen
ment au rectum, le péritoine se comporte d'abord comme pour l'S
il ne fait que passer au-devant de cet intestin; la portion inférieu
enfin, complétement dépourvue de péritoine, plonge au milieu d
peux très-abondant.

Tunique péritonéale du colon et du rectum.

Il suit de la disposition du péritoine relativement au gros intestin
est plus favorablement disposé que l'intestin grêle pour acquérir un

... et qu'il est possible de pénétrer dans sa cavité en plusieurs points de ...ur sans léser la membrane séreuse.

Tunique musculeuse.

...ique *musculeuse*. Elle présente, comme celle de l'intestin grêle, deux ...e fibres, les unes longitudinales, les autres circulaires.

Fibres circulaires.

Fibres longitudinales réunies en trois bandes.

...res *circulaires*, qui forment la couche profonde, se comportent comme ...estin grêle; les *fibres longitudinales*, qui constituent la couche superfi... au lieu d'être régulièrement disposées sur tout le pourtour de l'intestin, ...nies en trois bandes ou brides, sur lesquelles nous avons déjà fixé l'at... Ces trois bandes, qui, à travers le péritoine, ont l'aspect nacré des liga... ...ont suite aux fibres longitudinales de l'appendice vermiculaire. L'anté... ...est la plus considérable; elle devient inférieure au niveau de l'arc du ...pour redevenir antérieure sur le colon descendant et sur l'S iliaque, où ...panouit. Des deux bandes ou brides postérieures, qui sont plus étroites,

Fig. 102.

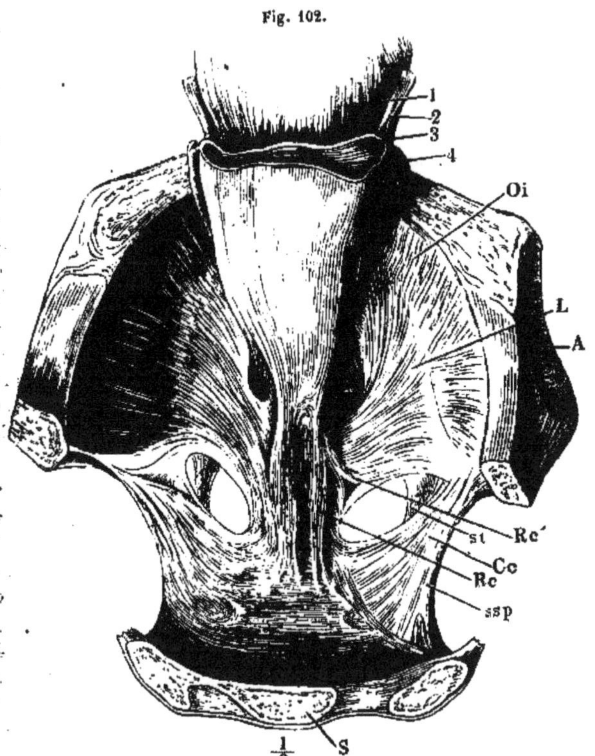

...rizontale du bassin, passant sur le bord inférieur de la troisième vertèbre sacrée (*).

... externe, l'autre interne; elles deviennent supérieures au niveau de

(*) ...éritoine enlevé, la vessie et le rectum affaissés ont été renversés en avant. — 1, vessie. — ... 3, rectum, divisé transversalement. — 4, vésicule séminale. — L, releveur de l'anus. — ...otyloïde. — Oi, obturateur interne, recouvert par son aponévrose. — St, grand ligament sacro-... Cc, muscle coccygien. — Ssp, petit ligament sciatique. — Rc, muscle recto-coccygien. —

l'arc du colon, pour redevenir postérieures au côlon descendant et à l'S il sur lesquels elles se confondent souvent en une seule bande. J'ai déjà dit trois bandes, n'ayant que le tiers ou tout au plus la moitié de la long gros intestin, déterminent le froncement de ce canal et sa disposition e lules séparées par des rétrécissements circulaires.

Au rectum, les fibres longitudinales sont disséminées par faisceaux.

La tunique musculeuse est remarquablement modifiée dans le rectum dans l'S iliaque, les fibres longitudinales se sont disséminées, et à la fin d portion du gros intestin, elles occupent toute la circonférence du canal cette disposition est surtout propre au rectum, dont les fibres muscula gitudinales se présentent sous l'aspect de faisceaux épais, formant une non interrompue tout autour de cet intestin, bien qu'à la partie supéri canal les différences d'épaisseur de la couche longitudinale rappellent les trois bandes du colon.

Terminaison des fibres longitudinales du rectum.

Les fibres longitudinales du rectum se terminent inférieurement, en pa se fixant sur l'aponévrose pelvienne, au pourtour de l'ouverture de cette vrose qui livre passage à l'intestin. En arrière, deux faisceaux aplatis se dét du canal un peu au-dessus de cette ouverture, et vont, en remontant, s' à la face antérieure de la deuxième et de la troisième vertèbre coccygi au petit ligament sacro-sciatique; ces deux faisceaux, de forme triangula confondent quelquefois sur la ligne médiane : ils constituent les muscle *coccygiens* de Treitz ou *rétracteurs de l'anus*. Sur les côtés, les fibres longitu sont fortifiées par les faisceaux les plus internes du releveur de l'anus, dont sont séparées d'abord par une couche de tissu conjonctif, prolongement ponévrose pelvienne. Ces fibres internes du releveur, lisses comme celles d tum, pénètrent obliquement entre les fibres longitudinales et chemine elles soit en remontant, soit en descendant, ou les croisent perpendiculai pour se continuer avec les fibres circulaires. Ces faisceaux musculaires d'o complexe vont s'insérer manifestement à la face profonde du derme, au tour de l'anus, en passant soit entre les faisceaux du sphincter externe, traversent dans toute son épaisseur et qu'ils divisent en zones annulair entre ce muscle et le sphincter interne.

Rétracteurs de l'anus.

Épaisseur considérable de la couche circulaire du rectum. Ce que c'est que le sphincter interne.

La couche musculaire profonde ou annulaire du rectum est beaucou développée que celle du reste du canal alimentaire, l'œsophage exce l'origine du rectum, cependant, elle reste généralement au-dessous d'un limètre d'épaisseur; mais, en bas, elle se fortifie considérablement, re nombreuses fibres du releveur, et, près de l'ouverture anale, se renfle 5 millimètres d'épaisseur. C'est cette portion inférieure de la couche an qu'on a décrite comme un muscle particulier, sous le titre de *sphincter* (*fig.* 105, S). On donne généralement à ce muscle une hauteur de 4 à 5 mètres; mais sa limite supérieure est tout à fait arbitraire; en bas, il mine brusquement au niveau de l'union de la peau avec la muqueu tale. Sa portion inférieure est entourée par le *sphincter externe*, qui, plu entoure circulairement l'orifice anal et qui se continue latéralement av faisceaux externes du releveur.

Sphincter supérieur.

Des faisceaux annulaires plus développés constituent également le *supérieur* ou *sphincter de Nélaton*, qui se trouve à une hauteur de 8 à mètres au-dessus de l'anus, mais dont l'existence et la disposition sont constantes. Entre ces fibres supérieures et le sphincter interne, la nulaire est généralement plus mince, ce qui permet aux matières féc dans cette portion du rectum, qui se dilate et forme l'*ampoule rec-* individus arrivés à un certain âge. De même que l'œsophage, le 'il est vide, est contracté sur lui-même et ses parois sont contiguës.

Ampoule rectale.

e celluleuse du gros intestin ne présente rien de particulier qui la elle de l'intestin grêle.

Tunique celluleuse.

se muqueuse du gros intestin, un peu plus épaisse et plus consis- le de l'intestin grêle, ne porte point de valvules; les saillies ou maires qui séparent les cellules dont il est pourvu, sont formées e toute l'épaisseur de l'intestin. Les plis irréguliers ou rides qui s'y s'effacent complétement par la distension (1).

Absence de valvules.

à la loupe et sous l'eau, avec les mêmes précautions que la mem- ieuse de l'intestin grêle, la surface interne du gros intestin ne pré- de villosités; mais on y retrouve exactement la même apparence queuse de l'estomac, c'est-à-dire ition qui rappelle celle d'une iel, et qui est due à la présence des glandes tubuleuses de Lie-

Aspect alvéolaire de la surface intérieure du gros intestin.

Fig. 103.

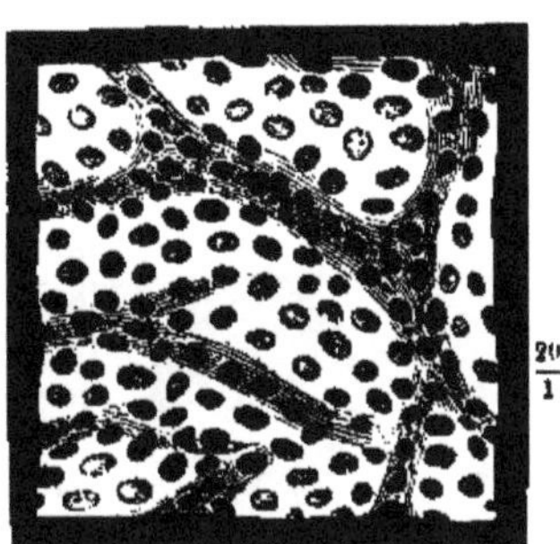

Surface interne de la muqueuse rectale.

e que la muqueuse de l'intestin le du gros intestin se compose *couche épithéliale* et d'une *couche* La *couche épithéliale* est formée unique de *cellules cylindriques*, à celles de l'intestin grêle, mais tant point à leur face libre cet ment et ces stries longitudinales été question précédemment. Mais les offrent de grandes différences et de volume, et il n'est pas rare de voir au-dessous d'elles, par places, les arrondies. Le *chorion muqueux* ne se distingue de celui de l'intestin par le moindre développement de sa *couche musculeuse*, qui ne reprend me épaisseur que dans le rectum.

Texture.

ndes en tube ou glandes de Lieberkühn sont répandues en très-grand dans tout le gros intestin; elles diffèrent de celles de l'intestin grêle dimensions un peu plus considérables, en rapport avec l'épaisseur plus de la muqueuse du gros intestin (longueur : 0mm,35 ; largeur : 0mm,06). Les orifices de ces glandes sont assez considérables dans le rectum vus à la loupe.

Glandes en tube.

(1) n'est pas rare de voir la muqueuse faire hernie à travers la membrane musculeuse, mer de petites cavités à goulot étroit, remplies le plus souvent d'une boulette de écale durcie; on dirait, au premier abord, d'une varice. Cette disposition, très- chez les vieillards, est peut-être le résultat d'une constipation habituelle. èce de hernie de la tunique muqueuse à travers la tunique musculeuse s'ob- eulement dans le rectum, mais encore dans l'S iliaque et dans toute la lon- lon. Je n'en ai jamais rencontré un plus grand nombre que sur le corps du libert. Ces petites hernies de la muqueuse, presque toutes remplies d'une atières fécales durcies, sont régulièrement placées le long des trois bandes de l'intestin. J'ai décrit cette hernie de la tunique muqueuse sous le titre *tuniquaire* (Voy. *Anat. pathol. génér.*, t. I, p. 590 et suiv.).

Follicules clos.

Les *follicules clos* existent également dans le gros intestin, mais à l'état isolé, si ce n'est dans l'appendice cæcal, où ils sont réunis en plaq tiples et même confluentes. Leur nombre est extrêmement variable; de même de leur volume, qui toutefois est un peu supérieur, généra celui des follicules de l'intestin grêle. Les follicules clos du gros intes vent un peu la muqueuse, qui, au niveau de leur partie culminante, est vue de glandes en tube, d'où résulte une dépression ou fossette qu'o quelquefois et tout récemment encore pour une ouverture du follicul

Le gros intestin pourrait être distingué de l'intestin grêle par sa membrane muqueuse.

De ce qui précède, il s'ensuit qu'on peut très-facilement distinguer intestin de l'intestin grêle, d'après le seul caractère de sa membrane mu La limite est le bord libre de la valvule iléo-cæcale : tout ce qui est en d sente les caractères de la muqueuse de l'intestin grêle ; tout ce qui est présente les caractères de la muqueuse du gros intestin. La face coliqu valvule n'a point de villosités ; celle qui regarde l'intestin grêle, en est au contraire, comme la muqueuse qui lui fait suite.

Laxité des adhérences de la muqueuse du rectum.

La muqueuse qui revêt le rectum, est plus lâchement unie à la tuni luleuse que dans le reste du gros intestin. L rectum est contracté, elle forme, à l'intér plis longitudinaux dont la disposition donne tion de l'intestin un aspect étoilé (*fig.* 10 laxité augmente surtout à la partie inférieu tum, d'où la possibilité d'un déplacement de queuse analogue à celui dont nous avons pa casion de l'œsophage, et qu'il faut bien dist renversement du rectum. Je ferai remarqu ment le développement du système veine portion inférieure de cette muqueuse, dévelo qui s'exagère d'une manière considérable, c tains individus, pour constituer des tumeurs hémorrhoïdales.

Fig. 104.

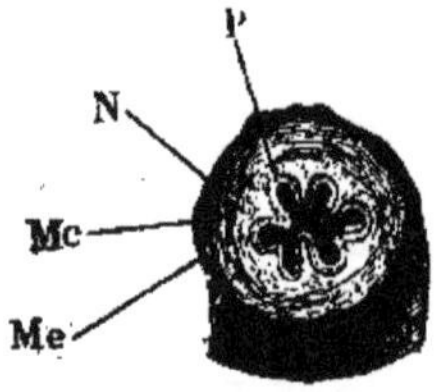

P
N
Mc
Me

Section transversale du rectum contracté (*).

Développement du système capillaire veineux de la muqueuse du rectum.

Au *voisinage de l'anus,* les fibres élastiques se multiplient dans l'ép la muqueuse rectale, en même temps que ses éléments celluleux de plus rares. C'est ainsi que la muqueuse se continue insensiblemen peau. A ce niveau la couche musculeuse de cette membrane, no épaissie, se divise en gros faisceaux longitudinaux isolés, qui soulèvent brane et constituent les *colonnes de Morgagni.* Quant à l'épithélium, nuité avec l'épiderme a lieu de la manière suivante : les cellules observées parfois au-dessous des cellules cylindriques deviennent d plus nombreuses et forment des couches multiples, tandis que les se raccourcissent et finissent par disparaître ; puis les cellules sup s'aplatissent graduellement et prennent les caractères des lamelles de che cornée.

Artères.

5° *Vaisseaux et nerfs.* Les *artères* du gros intestin viennent, pour le l'appendice vermiculaire, le colon ascendant et la moitié droite de colon, des coliques droites, branches de la mésentérique supérieure; reste du colon et le rectum, des coliques gauches, branches de la més inférieure. Les branches terminales de la mésentérique inférieure, sous le nom d'*hémorrhoïdales supérieures,* se distribuent à toute l'éte

(*) N, tunique celluleuse. — Mc, tunique musculeuse, couche annulaire. — Me, couche long

jusqu'à l'anus. Elles constituent donc les artères principales de cette ... du gros intestin. Le rectum reçoit, en outre, sous le nom d'*hémorrhoï-...ne*, une branche de l'hypogastrique, dont le volume, très-variable, ...ours bien inférieur à celui des précédentes, et enfin, sous celui d'*hé-...ales inférieures*, deux ou trois petites branches de l'artère honteuse ... qui se distribuent principalement au sphincter externe et à la peau ...nus.

...ques artérioles sont encore fournies au gros intestin par les artères gas-...ploïque, splénique, capsulaire, spermatique, etc. Toutes ces artères s'ana-...ent entre elles.

...le rapport du nombre et du volume de ses artères, le rectum surpasse ...les autres parties du gros intestin. Aussi les opérations que l'on pratique ...partie inférieure du rectum, peuvent-elles être suivies d'hémorrhagie. ...ibution de ces artères dans l'épaisseur de la muqueuse est la même que ...ntestin grêle. Le rectum est la partie la plus vasculaire du gros intestin.

...*eines*, qui portent le même nom et suivent la même direction que les ... concourent à la formation de la grande et de la petite veine mésaraï-... lesquelles vont se jeter dans la veine porte. Les veines provenant de la ...se forment dans la tunique celluleuse un réseau, qui est extrêmement ...ppé dans la portion inférieure du rectum, où il est désigné sous le nom ...s *hémorrhoïdal*. Les vaisseaux qui composent ce plexus, sont fréquem-... siége de dilatations variqueuses qui sont l'origine des *hémorrhoïdes*. Les ...moses qui ont lieu au pourtour de l'anus, entre les veines hémorrhoïdales ...ures, qui se jettent dans la mésaraïque inférieure, et les hémorrhoï-...inférieures, qui se rendent aux veines honteuses internes, branches des ...hypogastriques, établissent une large communication entre le système de ... porte et celui de la veine cave inférieure. Veines.

...*vaisseaux lymphatiques* du gros intestin, très-nombreux, naissent dans ...eur de la muqueuse, forment un réseau serré dans la tunique celluleuse, ...se jeter dans les ganglions lymphatiques qui longent le bord adhérent ...ntestin. Vaisseaux lymphatiques.

...*erfs* sont une émanation du plexus solaire et constituent des plexus qui ...nt à l'intestin avec les artères. Tous ces nerfs appartiennent au système ...onnaire et donnent naissance, dans le tissu sous-muqueux et entre les ...de la tunique musculeuse, à des plexus analogues aux plexus de Meissner ...erbach, qu'on trouve dans l'intestin grêle. Nerfs.

...ectum seul reçoit à la fois et des nerfs ganglionnaires et des nerfs pro-...t du système cérébro-spinal; ces derniers sont fournis par le plexus hypo-...que et par le plexus sacré. La présence de ces deux ordres de nerfs est ...pport avec les fonctions de l'intestin, qui est en partie soumis à la volonté, ... partie soustrait à son influence. Le rectum reçoit des nerfs ganglionnaires et des nerfs cérébro-rachidiens.

E. — **Anus.**

...mot *anus*, emprunté du latin, désigne l'orifice inférieur du canal alimen-...(*orifice anal*), filière étroite, plus ou moins dilatable, à travers laquelle se ...ent et sont comme exprimées les matières fécales. Anus.

...st *situé* sur la ligne médiane, un peu en arrière de la ligne bisciatique, Situation.

à 2 centimètres au-devant du coccyx, au fond de la cavité qui sépare les cavité plus profonde chez l'homme que chez les femmes.

Axe.

L'*axe* de l'anus est dirigé obliquement de haut en bas et d'avant en Cette obliquité est un peu moindre chez la femme.

Peau de l'anus. Ses follicules sébacés. Ses plis rayonnés.

Le pourtour de cet orifice, habituellement fermé, est revêtu par une mince, abondamment pourvue de follicules sébacés, et garnie de poils l'homme; cette peau s'enfonce dans l'ouverture anale pour se continuer membrane muqueuse, et présente une foule de *plis rayonnés*, qui s'effacent dant la dilatation de cet orifice.

Ligne de continuité entre la peau et la muqueuse de l'anus.

Le lieu où la peau se continue avec la membrane muqueuse est rem ble : il est situé en dedans du rectum, à 9 à 13 millimètres de l'anus prop dit. Une ligne sinueuse, offrant une série d'arcades ou de festons à co supérieure, forme la limite des deux membranes. Quelquefois, au nive ces arcades, répondent de petites poches terminées en cul-de-sac et ouve haut. Des angles de réunion des arcades partent les replis muqueux dé sous le nom de *colonnes du rectum* ou de *Morgagni*, et dans les culs-de-sa gagent souvent de petits corps étrangers, détachés des matières fécales, deviennent la cause de fistules stercorales.

Texture de l'anus. Sa charpente est un muscle volontaire, le sphincter.

Texture de l'anus. Destiné à nous affranchir de l'horrible incommodité traînerait la sortie continuelle et involontaire des matières fécales, l'anus base, et en quelque sorte pour char un muscle volontaire, le *sphincter* muscle constricteur qui a pour nistes, non pas les *releveurs de l'anus*, considère comme formant avec le sph un seul et même muscle, analogue au formé par l'orbiculaire des lèvres et le cinateurs, mais la tunique muscule gros intestin, aidée, au moment de la cation, par le diaphragme et les m abdominaux. Le défaut de sphincte l'écueil de tous les anus dits artifici contre nature. A l'action du sphinc terne s'ajoute celle du *sphincter* muscle involontaire, placé en dedans dessus de lui, et qui résulte d'un épai ment de la couche annulaire de la tu musculeuse du rectum.

Fig. 105.

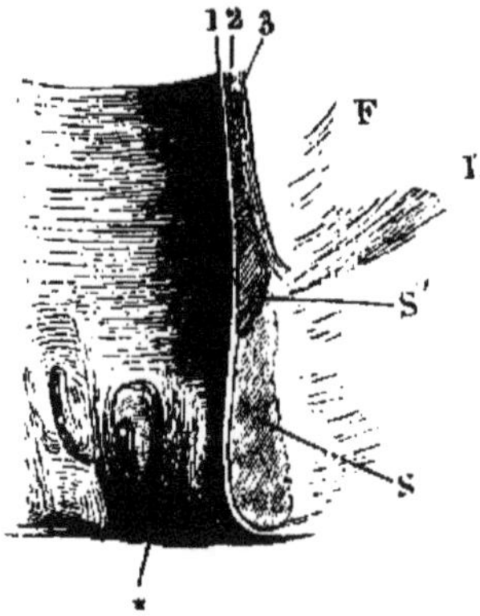

Surface interne de l'extrémité inférieure du rectum et section de sa paroi (*).

La *peau* et la *membrane muqueuse* q vêtent cette charpente contractile remarquables par leur finesse, par l'absence des follicules et glandes trouve dans le rectum, par leur épithélium pavimenteux stratifié et p papilles très-développées; ces caractères doivent les faire considérer com mant une sorte d'intermédiaire entre la peau et les muqueuses.

Artères, plexus veineux et érectile de l'anus.

A cette portion de peau et de muqueuse qui revêt l'anus, se rendent les nières ramifications des artères hémorrhoïdales. Des inférieures, naiss

(*) 1, muqueuse. — 2, tunique musculeuse, couche des fibres annulaires. — 3, fibres longitudi F, aponévrose pelvienne. — L, releveur de l'anus. — S, sphincter externe de l'anus. — S', interne. — *, colonnes du rectum.

multipliées, flexueuses, contournées, plexiformes, qui constituent les plus déclives de la veine porte.

Lymphatiques. — *phatiques* de l'anus naissent, les uns, de la peau, les autres, de la mu-. Les premiers cheminent d'arrière en avant, le long du bord externe de périnéale, pour aboutir aux ganglions inguinaux internes. Les seconds une direction ascendante et se comportent comme les autres lympha- rectum.

Nerfs. — cérébraux et des nerfs ganglionnaires, émanation du centre nerveux rique et du plexus sacré, se distribuent en nombre considérable à cet

rait se placer la description des muscles de l'anus; mais ces muscles intimement liés à ceux des organes génitaux, que j'ai cru devoir ren- description commune de tous ces muscles à l'occasion des organes de la on, sous le titre de *muscles du périnée.*

F. — Usages du gros intestin.

Il convertit en matières fécales le résidu des substances alimentaires. — le gros intestin, les matières versées par l'intestin grêle se dépouillent de substance nutritive qu'elles peuvent contenir; les résidus non digé- substances alimentaires, mêlés à certains produits de sécrétion, prennent les caractères des matières fécales; les matières fécales durcissent et ent dans les cellules du colon.

Il est le siége d'une absorption assez active. — rption est assez active dans le gros intestin pour qu'on ait pu soutenir temps, avec de simples lavements nutritifs, des individus qui étaient possibilité de recevoir des aliments par les voies supérieures.

Fait l'office de réservoir. — intestin fait encore l'office de réservoir : son long trajet, ses courbures, tion facile, ses cellules, si favorables au séjour des fèces, lui permet- contenir une grande quantité de matières; et par lui nous sommes s de l'incommodité de rendre incessamment les matières fécales.

ages de l'appendice vermiforme sont nuls chez l'homme. Il est le ves- intestin très-développé et même multiple chez les herbivores.

Usages du rectum. — tum est le réservoir définitif et *l'un des agents de l'expulsion* des matières lesquelles, par leur présence dans cet intestin, déterminent une sensa- nous avertit du besoin de les rendre. Le sphincter s'oppose, en général, expulsion jusqu'à ce que la volonté ait prononcé. Cette expulsion se fait tion du rectum, aidée de celle du diaphragme et des muscles abdo-

III. — DÉVELOPPEMENT DU CANAL INTESTINAL.

Le canal intestinal provient des deux feuillets internes de la vésicule blastodermique. — nal intestinal tout entier provient du feuillet interne ou muqueux et du moyen ou vasculaire de la vésicule blastodermique. Le premier donne à l'épithélium et aux glandes de l'intestin; le second, à ses tuniques Déjà nous avons vu comment la vésicule blastodermique se divise en ombilicale et canal digestif, communiquant ensemble par le conduit mésentérique. A chacune des extrémités du canal digestif se forme une : l'ouverture supérieure devient la bouche, l'inférieure devient l'anus.

Il est d'abord droit. — nal digestif est d'abord un tube droit, fixé le long du rachis. A mesure portion moyenne se sépare de la vésicule ombilicale, ce canal s'allonge,

s'éloigne de la colonne vertébrale, à laquelle il reste uni par le mésen forme ainsi une première anse, dirigée vers l'ombilic, et qui sort de l'ab par cette ouverture, pour se loger dans le cordon. Ce n'est qu'au commen du troisième mois que le resserrement de l'ombilic et l'occlusion complè cavité abdominale font rentrer dans le ventre cette espèce de hernie na

Estomac.

Une portion de ce canal se renfle en une cavité fusiforme, l'*estomac*, qu d'abord sur la ligne médiane et fixé à la colonne vertébrale par un mé vertical, se place ensuite transversalement, en même temps qu'il subit une torsion qui porte sa face gauche en avant et son bord droit en haut.

Appendice vermiculaire.

Tandis que la première anse intestinale est encore logée dans le cord voit survenir sur sa branche postérieure un renflement, le *cæcum*, d'o bientôt un appendice, l'*appendice vermiculaire;* ce qui établit une sép entre l'intestin grêle et le gros intestin. Le premier s'allonge de plus en forme des circonvolutions de plus en plus nombreuses, tandis que le subit une torsion par suite de laquelle il se porte à droite et en haut, en p en avant de l'intestin grêle : telle est la cause de la disposition si compliq péritoine. On reconnaît alors dans le gros intestin un *colon descendant*, p ment marqué, un *colon transverse*, qui ne va pas au delà de la ligne médi un *colon ascendant*, qui s'étend de ce dernier au cæcum, situé égalem près de la ligne médiane. Ce n'est que du quatrième au cinquième mois cæcum et l'appendice vermiculaire viennent occuper la région iliaque d

Absence de bosselures dans le gros intestin pendant les cinq premiers mois.

Dans les quatre ou cinq premiers mois de la vie intra-utérine, le gros i est dépourvu de bosselures; en sorte que sa surface extérieure est identiq semblable à celle de l'intestin grêle et que la présence de l'appendice pe établir la ligne de démarcation entre le gros intestin et l'intestin grêle. C que vers le cinquième mois, suivant la remarque de Morgagni, qu'appa simultanément et les trois dépressions longitudinales, et les plis ou dép perpendiculaires à l'axe, et les bosselures intermédiaires. Il paraît que c'e le colon transverse que se manifestent d'abord ces caractères.

Apparition des valvules conniventes le septième mois.

Les valvules conniventes de l'intestin grêle n'apparaissent que vers le sep mois de la vie fœtale et sont encore très-peu développées à l'époque de l sance. Il n'est pas sans intérêt de remarquer que le fœtus est, sous ce r dans les mêmes conditions que les animaux qui ne présentent jamais de v

Apparition des villosités dès le troisième mois.

conniventes. Il n'en est pas de même des villosités, que l'on peut reco dès le troisième mois, et que Meckel considère comme le résultat de pl queux, dont la surface serait tailladée. A la même époque, suivant cet a les villosités du gros intestin sont très-manifestes; mais à partir du se mois, leur nombre et leur volume vont en diminuant, tandis que dans l'in grêle les villosités persistent, si même elles n'augmentent.

Apparition et développement de l'épiploon. Absence complète de graisse. Absence des appendices épiploïques.

Le grand épiploon ne commence à paraître que dans le troisième mois, du bord convexe de l'estomac, sous l'aspect d'une petite bordure d'une excessive; il se développe pendant le cours de la vie intra-utérine, en con toujours une extrême ténuité. Jamais, avant la naissance, on ne tro graisse dans son épaisseur; les appendices épiploïques ne se développe près la naissance.

État du canal intestinal à la naissance.

A la naissance, le canal intestinal présente à peu près les caractè offrira par la suite : l'intestin grêle est déjà pourvu de valvules conn rudimentaires, de villosités très-prononcées, de follicules isolés et agmin évidents; le gros intestin, très-développé, est distendu par le méconi plus court qu'il ne le sera par la suite, l'appendice vermiculaire, ...ppé, la valvule iléo-cæcale, comme chez l'adulte. La membrane ...gros intestin est déjà remarquable par ses follicules isolés et son aspect

...gros intestin du fœtus, on trouve, au lieu de fèces, une matière ...queuse, inodore, d'un vert foncé, qui remplit plus ou moins com... ...et intestin : c'est le *méconium*, ainsi nommé du grec μήκων, pavot, ...l'analogie de couleur et de consistance qu'il présente avec le suc de ...s. Sa quantité est d'autant plus considérable que le fœtus est plus voi...que de la naissance. On n'est point d'accord sur l'époque de son ap...en ai trouvé chez des fœtus de quatre mois à quatre mois et demi; ...matière n'occupait pas encore le rectum. Du septième au neuvième ...est accumulée en grande quantité dans cet intestin, dans l'S iliaque, ...ortion va en diminuant à mesure qu'on approche de la valvule iléo... ...n'est pas rare de voir l'appendice vermiforme distendu par le méco... ...testin grêle contient aussi une matière muqueuse; mais elle est ...ndante, moins visqueuse, quelquefois incolore, d'autres fois jaunâtre

Méconium.

On trouve le méconium chez des fœtus de quatre mois. Caractères du méconium de l'intestin grêle.

...gements qui s'opèrent dans le canal intestinal après la naissance, ...ts de calibre, de situation et de longueur, me paraissent dépendre et ...sion plus ou moins grande par les gaz et les matières fécales, et des ...nts qu'il éprouve par suite d'adhérences, d'augmentation de volume ...acements des autres organes. J'ai constaté que, chez les femmes qui ...enfants, les intestins présentaient plus de variété dans leur situation ...s hommes. Au reste, ces différences de position s'observent bien plus ...ns le gros intestin que dans l'intestin grêle.

Du canal intestinal après la naissance.

...ON III. — ANNEXES DE LA PORTION SOUS-DIAPHRAGMATIQUE DU CANAL DIGESTIF.

...itre, nous comprendrons le *foie*, le *pancréas*, organes glanduleux, qui ...produits de leur sécrétion dans le duodénum, et la *rate*, organe dont ...s fonctionnels avec le canal digestif sont beaucoup moins évidents.

§ 1. — DU FOIE.

...t un organe glanduleux, destiné à la sécrétion de la bile et du sucre; ...le trajet du système veineux abdominal, chez l'adulte, et du système ...acentaire, chez le fœtus, il paraît, en outre, avoir des rapports avec ...la fonction de l'hématose.

Définition.

...té de la portion du canal intestinal dans laquelle la bile doit être ...duodénum), le foie occupe l'hypochondre droit, qu'il remplit entière... ...ance dans l'épigastre et jusque dans l'hypochondre gauche. Il est pro... ...s sept ou huit dernières côtes droites, qui le garantissent contre l'ac... ...ps extérieurs, et séparé des organes thoraciques par le diaphragme. ...tenu 1° par les replis du péritoine qui l'attachent au diaphragme, ...l'on considère comme des espèces de ligaments suspenseurs; 2° par ...t les intestins, qui lui forment une sorte de coussinet élastique;

Situation.

Moyens de fixité.

Changements légers de position.

3° par la veine cave inférieure, qui lui adhère intimement, qui est dire creusée dans son épaisseur, et avec laquelle il présente des conne tuation très-intimes. Ces moyens de fixité lui permettent des mouveme lation, et même de légers changements de position, sans déplaceme ment dit. Ainsi, il s'abaisse dans l'inspiration, et déborde un peu le re lagineux des côtes; il s'élève dans l'expiration; il se porte en bas dan verticale, en arrière dans la position horizontale, et se dirige, dans les cubitus, du côté où l'entraîne son centre de gravité. Les tumeurs abdo refoulent en haut, et les épanchements thoraciques en bas (1). Du déplacements proprement dits du foie sont excessivement rares, et (hernie du foie), soit à travers le diaphragme, soit à travers la paroi de l'abdomen, est toujours congéniale (2).

Les déplacements proprement dits du foie sont très-rares.

Volume et pesanteur du foie.

Volume. Le foie est le plus volumineux et le plus pesant de tous les bien plus, à lui seul il l'emporte en poids et en volume sur la m des glandes du corps humain. Il est faux que le foie soit plus volum l'homme que chez tous les autres animaux, ainsi que le disaient les aurait-il dans l'échelle animale un rapport inverse entre le volume du développement des organes de la respiration; en sorte que le foie se coup plus volumineux chez les reptiles et les poissons, qui respirent chez les animaux qui respirent beaucoup, tels que les mammifères et le Cette opinion, soutenue par plusieurs naturalistes, n'est pas dénuée ment.

Poids.

Le foie, dont le *poids* est de 1 kilogramme et demi à 2 kilogrammes, $\frac{1}{14}$ du poids du corps, d'après Bartholin, $\frac{1}{11}$ suivant d'autres (3).

Dimensions.

Ses *dimensions* moyennes sont les suivantes :

Diamètre transversal............	27 à 32	centimètres.
— antéro-postérieur.......	16 à 19	—
— vertical au niveau de sa grosse extrémité......	11 à 14	—

Au reste, rien de plus variable que ces dimensions, qui sont toujo son inverse l'une de l'autre. Il est un grand nombre de foies dont le transversal est le plus petit, et dont le diamètre vertical est le plus g

Différences individuelles.

Il est bien peu d'organes, d'ailleurs, dont le volume et le poids p plus de différences individuelles que le foie. Je me suis assuré que les foie examiné chez les divers individus sont parfois entre eux comme en l'absence de toute lésion morbide. On a pensé, à une certaine époq

Explications physiologiques fondées sur ces déplacements.

(1) On a attribué au foie, qui pèse sur l'estomac dans le décubitus gauche, pénible que détermine, chez un grand nombre d'individus, le décubitus sur c également fait jouer un rôle au tiraillement qu'exercerait le foie sur le diaphr se rendre compte du sentiment de la faim, et du soulagement que détermine, une constriction circulaire exercée sur l'abdomen. Mais tout cela est hypothé général, dans la solution de toutes ces questions, on n'a pas tenu un compte la plénitude exacte de l'abdomen, ni de l'action et de la réaction réciproques et des viscères.

(2) J'ai vu tout le lobe droit du foie dans la cavité thoracique, chez un enfant atteint d'une perte de substance congéniale du diaphragme.

(3) Le foie ne pesait que 750 grammes chez une femme très-grêle, morte dan degré du marasme. Ce foie m'a paru présenter un commencement de cirrhose

Influence attribuée à un foie volumineux sur toute l'économie.

ineux imprime à toute l'économie des modifications telles qu'on a er la source d'un tempérament particulier. Mais est-il bien constant pérament dit bilieux ou le tempérament mélancolique soient carac- un foie volumineux? que l'hypochondrie, en particulier (1), soit le une prédominance relative du foie? La précision anatomique ne s'ac- uère de semblables théories, qui sont le résultat d'idées préconçues es du foie et sur l'influence que la bile exerce sur l'économie, plu- fruit d'une observation bien positive.

Influence exercée sur le foie par l'état de la circulation.

me du foie varie beaucoup suivant l'état de la circulation de cet or- que les vaisseaux du foie, et surtout les divisions de la veine-porte, le tissu de l'organe est affaissé, et sa surface comme ridée. Lorsqu'au les vaisseaux sont injectés, comme cela a lieu pendant la digestion, le ns une sorte de turgescence. J'ai été plusieurs fois surpris de l'aug- de volume que peut donner au foie une injection poussée dans la e avec une certaine force et d'une manière continue.

Différences de volume relatives aux âges.

me du foie, considéré sous le rapport des âges et des maladies, mérite nte notre attention. J'indiquerai l'influence des âges à l'occasion du ment; nous verrons que c'est pendant la vie intra-utérine que le latif du foie est le plus considérable, et qu'il est proportionnellement moindre qu'on examine le foie à une époque plus éloignée de la con- résulte de là que le volume le plus considérable du foie coïncide avec où la bile est sécrétée en moindre quantité; d'où l'on pouvait conclure e le foie a quelque autre destination que celle de *sécréter la bile*. Indé- ent de la fonction glycogénique, découverte par Cl. Bernard et dont grâce à cet éminent physiologiste, est au-dessus de toute contestation, auteurs reconnaissent au foie une influence sur la formation des du sang.

Influence des maladies.

ladies donnent parfois au foie un tel accroissement qu'on a vu cet résenter un poids de 15 à 20 kilogrammes; mais il est rare que, dans volume énorme du foie ne soit pas dû au développement de tissus s. On cite cependant quelques cas d'hypertrophie simple du foie, sans nique, dans lesquels ce volume était prodigieux. En opposition avec phie, nous devons mentionner l'atrophie (2), dans laquelle le foie, atiné, présente le tiers, le quart, le sixième de son volume ordinaire; pesait que 250 grammes environ chez un individu qui nous a offert tance de la veine ombilicale avec dilatation variqueuse des veines ées abdominales.

Poids spécifique.

spécifique du foie est de 1,5.

I. — CONFORMATION EXTÉRIEURE DU FOIE.

Forme.

impair et non symétrique, le foie présente une *forme* irrégulière, qui toute description. Nous le comparerons, avec Glisson, à un segment obliquement coupé suivant sa longueur, épais à son extrémité droite,

rate donne quelquefois au foie le nom d'*hypochondre*, d'où sans doute la déno- *hypochondriaque*.

saurais admettre cette proposition de Sœmmerring : *Quo sanior homo, eo hepar est.*

et qui va progressivement en diminuant à mesure qu'on approche de
mité gauche, terminée en languette. La forme du foie est représ
l'espèce de moule que figure la moitié droite du diaphragme, et que
inférieurement un plan oblique dirigé de bas en haut et de droite à g

Aucun organe ne présente de plus grandes variétés de forme.

Du reste, aucun organe ne se moule plus exactement que le foie sur le
environnantes, et ne subit plus impunément que lui des changements
par le fait, soit de pressions extérieures, soit de pressions exercées par le
viscères; on pourrait même dire que le foie est comme malléable so
fluence d'une pression lentement exercée. C'est principalement sur le
l'usage des corsets fortement serrés exerce son influence. Un étran
circulaire et un épaississement fibreux au niveau de la base du th
testent quelquefois cette compression; le diamètre transversal et le
antéro-postérieur du foie sont diminués; son diamètre vertical est a
l'organe déborde plus ou moins la base du thorax, descend jusque dan
iliaque droite, et même atteint le détroit supérieur, sans présenter aucu
de sa substance. Alors sa face supérieure devient antérieure, et sa face in
postérieure. Il est bien peu de cadavres de femmes qui ne présentent un
mation plus ou moins considérable du foie: c'est donc chez l'homme q
chercher le type de la conformation de cet organe (1).

Malléabilité du foie sous l'action d'une pression lentement exercée.

Le foie s'accommode aux formes des parties voisines.

Aucune conséquence pratique ne saurait donc reposer sur la forme
et je serais tenté de dire, avec Vésale, que le foie n'a pas de forme déte
mais s'accommode à celle des parties voisines.

Division du foie en lobules.

Ce n'est que dans quelques cas exceptionnels qu'on a trouvé le
l'homme divisé en lobules par des scissures profondes, comme chez u
nombre d'animaux. Les erreurs qui ont longtemps régné dans la scie
sujet, même après Vésale, viennent d'un respect aveugle pour les anci
n'ayant pas disséqué de cadavres humains, avaient coutume de confon
leur description la disposition observée chez l'homme avec celle qui ex
les animaux (2).

On considère au foie une face supérieure ou convexe, une face infé
plane, un bord antérieur, un bord postérieur, une base et un sommet.

Face supérieure.

La *face supérieure* (*pars gibba*) ou *convexe* est lisse et contiguë au diap
qui se moule exactement sur elle; sa convexité, peu régulière, est b
plus considérable à droite qu'à gauche, où la surface est presque pla
face est divisée en deux parties inégales par un repli péritonéal fa
appelé *ligament falciforme* ou *ligament suspenseur du foie*, ligament q
avoir pour destination principale de protéger la veine ombilicale, chez
et dans lequel cheminent quelques troncs lymphatiques, chez l'adulte
ment ne saurait être tiraillé dans l'état de plénitude où se trouve habitu
la cavité abdominale (3). Il n'est pas rare de voir, sur la face convexe du

Ligament falciforme.

(1) Sœmmerring, sans en indiquer la raison, dit (*Corpor. hum. fabric.*, t. VI
In sexu masculo magis, minùs in femineo, costis istis tectum latet.

(2) J'ai déposé au Musée de la Faculté un foie divisé par des sillons profonds e
inégaux. Quelques-uns de ces lobules ne tenaient au reste du foie qu'à l'aide d'un
formé par les membranes épaissies du foie et par les vaisseaux et conduits bili

(3) Si le ligament falciforme est vertical et comme tiraillé par le poids du foi
l'abdomen est ouvert, il n'en est pas de même avant la section des parois abd
Le ligament falciforme est alors horizontal : l'une de ses faces regarde le foie,
diaphragme.

…rs scissures dirigées d'arrière en avant. Je me suis assuré que ces …pour l'explication desquelles Glisson et Fernel avaient émis des opi…ulières, sont dues, au moins dans quelques cas, à des replis saillants …agme, qui s'impriment en quelque sorte sur cet organe (1). Le ligament …ur ou falciforme établit supérieurement la ligne de démarcation entre …oit et le *lobe gauche* du foie, distinction purement nominale, que je ne …ai que pour me conformer à l'usage généralement adopté, et qui est … de l'habitude ancienne d'admettre plusieurs lobes dans le foie. La …u foie qui est à gauche du ligament suspenseur, est toujours plus petite …qui se trouve à droite.

La distinction du lobe droit et du lobe gauche est purement nominale.

…convexe du foie est limitée, en arrière, par la réflexion du péritoine, qui …u diaphragme sur le foie. Cette face est séparée par le diaphragme du …côtes et de la base du poumon droit. Ses rapports avec la base du …droit sont très-étendus : la base du poumon et la face convexe du foie …roquement configurées l'une par rapport à l'autre, ainsi qu'on peut …rer en examinant une coupe verticale faite d'avant en arrière sur …latérale droite du tronc. On voit alors que le foie est reçu dans une … profonde que lui présente la base du poumon droit. Ce rapport …comment des abcès ou des kystes du foie ont pu s'ouvrir dans le pou…urquoi le foie peut augmenter de volume du côté du thorax, et refouler …o jusqu'au niveau de la troisième ou même de la deuxième côte ; pour…épanchements de la plèvre peuvent refouler le foie dans l'abdomen ; …les péritonites circonscrites à la région du foie ont pu quelquefois être … des pleurésies de la base de la poitrine, etc. Chez certains sujets, …ez ceux dont le cœur est hypertrophié, le foie présente, au niveau de …érieure de cet organe, une dépression très-prononcée, qui se moule en …rte sur cette face. Quelquefois l'empreinte est tout entière à gauche …nt suspenseur, et par conséquent elle a lieu aux dépens du lobe gau…res fois, elle existe à la fois et sur le lobe droit et sur le lobe gauche. …dépression, très-prononcée chez certaines femmes, c'est celle qui est …e l'usage du corset. Dans un cas de ce genre, le foie était aminci au …la dépression ; des vaisseaux d'un certain calibre rampaient immé…sous les enveloppes du foie, ce qui prouve que les granulations de …avaient été écartées, refoulées.

Rapports :

Avec le poumon.

Conséquences.

Dépression du foie produite par le cœur.

…ports du foie avec les sept ou huit dernières côtes expliquent les em…ue présente si souvent le foie dans la direction des côtes ; ils expli…ore pourquoi des coups violents donnés sur les dernières côtes ont pu …le foie ; pourquoi des instruments piquants, portés dans les espaces …ux du côté droit, ont pu intéresser ce viscère ; pourquoi des abcès du …nt ouverts entre les côtes. Ces rapports, enfin, expliquent pourquoi on …naître les maladies de la face convexe du foie à travers les espaces …ux, par la pression exercée avec le doigt au niveau de ces espaces. J'ai …dé depuis longtemps d'*explorer le foie par commotion* ; j'ai pu recon-

Avec les côtes.

Conséquences.

…rencontré à la Salpêtrière, chez un très-grand nombre de vieilles femmes, la …e et le bord postérieur du foie sillonnés plus ou moins superficiellement par …ions antéro-postérieures parallèles, j'ai voulu en déterminer la cause, et j'ai …que dépression répondait à un pli du diaphragme ; il ne m'a pas été difficile de …dans un corset trop serré la raison anatomique de ce plissement du diaphragme …essions qui en sont la suite.

naître ainsi des phlegmasies ou des irritations aiguës du foie et même
sions et des abcès traumatiques qui avaient échappé à tout autre moyen
ligation. Pour cela, je percute le thorax de haut en bas dans les diver
correspondantes au foie, en recommandant aux malades de me prév
qu'ils éprouveraient un sentiment plus ou moins douloureux.

Avec les parois abdominales.

Les rapports de la face convexe du foie avec les parois abdominales,
chez l'enfant nouveau-né et surtout chez le fœtus, sont le plus souven
scrits, chez l'adulte, à l'épigastre, dans une étendue variable, et au voi
rebord des fausses côtes droites. Dans certaines conformations du foie,
toujours acquises, et dans les maladies qui augmentent le volume de ce
ces rapports deviennent beaucoup plus étendus, et il n'est pas rare de
l'absence de toute lésion organique, le foie atteindre le voisinage de
ombilicale, et même la région iliaque droite. Dans l'attitude vertical
tend à déborder les côtes; aussi est-ce dans l'attitude verticale assise,

Fig. 106.

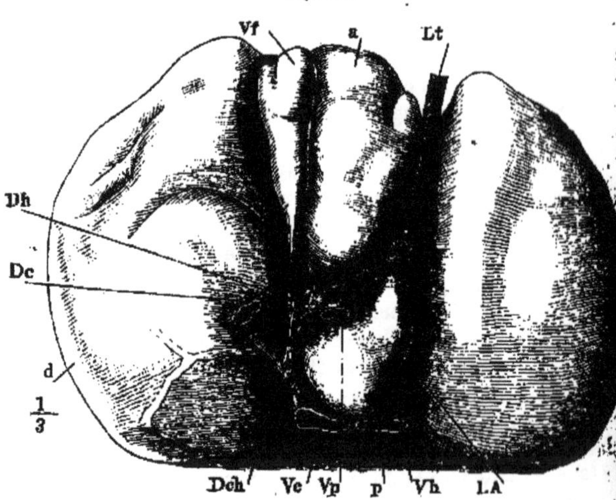

Face inférieure du foie (*).

supérieure du corps étant inclinée en avant et appuyée, qu'il conv
l'exploration de cet organe (1).

(*) *a*, lobe antérieur. — L*t*, ligament rond. — *s*, lobe gauche. — L*v*, ligament veineu
hépatique, coupée au point où elle émerge du foie. — *p*, lobe postérieur. — V*p*, veine-port
entrée dans le foie. — V*c*, veine cave. — D*ch*, canal cholédoque. — *d*, lobe droit. — Dc,
— D*h*, canal hépatique. — V*f*, vésicule biliaire.

(1) Chez une vieille femme, dont le foie déformé, mais sain, débordait les
diagnostiquer par la percussion médiate une anse intestinale placée entre
parois abdominales. Tout dernièrement, j'ai trouvé sur le même sujet une
rable du colon transverse entre le lobe gauche et ces mêmes parois. L'interp
anse du gros intestin entre le foie et les parois abdominales n'est pas une
lorsque le foie déborde les côtes, soit par suite de maladie, soit par suite
ment du foie produit par le corset; elle est plus rare lorsque le foie ne déb
côtes, cas dans lequel l'intestin s'interpose au diaphragme et au foie.

pas rare de voir des adhérences accidentelles établies entre le foie et ...agme, soit par des filaments celluleux, en forme de brides, soit par un ...ulaire plus ou moins serré.

Adhérences accidentelles.

...inférieure ou plane (pars sima) est beaucoup plus compliquée que la pré- ...c'est par elle que pénètrent et que sortent les vaisseaux hépatiques. On ...tre des éminences et des sillons ou scissures, qui ont motivé la division ...en plusieurs lobes ; mais cette division, qui, dans les animaux, paraît des- ...permettre au foie de s'accommoder à la forme des viscères de l'abdomen, ...eut-être a des rapports avec la conformation et la direction du cœur, ...en aucune façon chez l'homme (1). Cette face inférieure regarde en ...n arrière, et quelquefois directement en arrière ; elle présente à consi- ...un *sillon antéro-postérieur* ou *sillon de la veine ombilicale*, nommé aussi ...*ngitudinal*, *sillon horizontal*, qui mesure tout l'intervalle existant entre le ...térieur et le bord postérieur du foie, et qui est divisé perpendiculaire- ...n deux moitiés, l'une antérieure, l'autre postérieure, par le *sillon trans-* ...a moitié antérieure loge la veine ombilicale, chez le fœtus, le cordon ...qui la remplace, chez l'adulte ; la moitié postérieure loge le canal veineux ...et, par conséquent, le cordon fibreux, qui en tient lieu après la naissance.

Face inférieure.

Sillon antéro-postérieur.

...é antérieure du sillon de la veine ombilicale, beaucoup plus profonde ...moitié postérieure, est souvent convertie en canal complet par une espèce ...fermé par un prolongement de la substance du foie. Quand ce pont est ...t, il avoisine toujours le sillon transverse ; souvent il est formé par une ...e fibreuse. Quelque complet qu'il soit, il présente toujours une échan- ...voisinage du bord antérieur du foie.

Moitié antérieure du sillon antéro-postérieur.

...é postérieure du sillon antéro-postérieur, qui s'incline plus ou moins ...ent à gauche du lobe de Spigel, donne attache, comme le sillon trans- ...l'épiploon gastro-hépatique, et va communiquer, en arrière du lobe ..., avec le sillon de la veine-cave inférieure.

Moitié postérieure.

...rtout eu égard au sillon antéro-postérieur que le foie a été divisé en ...ou *grand lobe* et en *lobe gauche*, appelé aussi *lobe moyen* par ceux qui ...t, comme troisième lobe, un *petit lobe*, *lobule* ou *lobe de Spigel*. Nous ...cette même division en deux lobes établie à la face supérieure du foie ...résence du ligament suspenseur. De ces lobes, le droit est beaucoup ...sidérable que le gauche. Le premier occupe l'hypochondre droit, le ...l'épigastre et l'hypochondre gauche. La proportion entre le lobe ...e lobe gauche ne saurait être rigoureusement établie. Le lobe gauche ...uefois réduit à une languette mince, tandis que d'autres fois son volume ...eu près la moitié de celui du lobe droit. Généralement le rapport entre ...est comme 6 est à 1. Au reste, cette proportion importe peu, car, la ...entre le lobe droit et le lobe gauche étant purement fictive, la sub- ...appartient au lobe gauche peut, sans le moindre inconvénient, être ...dans le lobe droit, et réciproquement.

Division du foie en lobes.

Inégalité de volume entre les deux lobes.

...*illon transverse*, *sillon de la veine-porte*, est le véritable *hile* du foie, car ...ce sillon que pénètrent et émergent tous les vaisseaux hépatiques. ...très-large scissure transversale, longue de 30 à 36 millimètres, occu- ...près la partie moyenne de la face inférieure du foie, un peu plus

Sillon transverse.

(1) ...nciens admettaient dans le foie quatre lobes, qu'ils distinguaient par les noms ...de *mensa*, *porta*, *gladius*, *unguis*.

rapprochée du bord postérieur que de l'antérieur, et de l'extrémité gau
de l'extrémité droite. Cette scissure est limitée, à gauche, par le sillon
postérieur, avec lequel elle se confond ; à droite de la vésicule, elle se

Fig. 107.

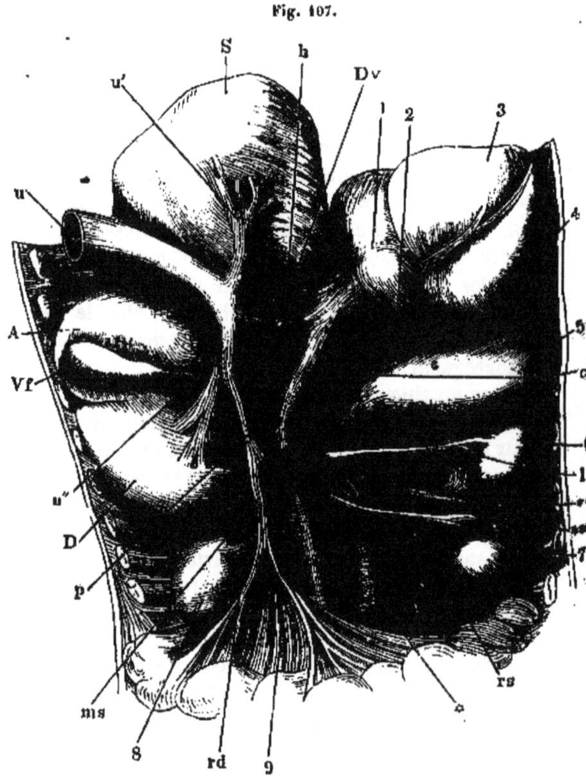

Cavité du tronc d'un nouveau-né, ouverte par la face antérieure (*).

Vaisseaux qui occupent le sillon transverse. obliquement en avant, par une scissure étroite et profonde. Dans le sillon
verse, se voient la veine-porte hépatique ou sinus de la veine-porte, l'art
patique, les branches du canal hépatique, un grand nombre de vaisseau
phatiques et de nerfs, et une assez grande quantité de tissu cellulaire;
scissure part l'épiploon gastro-hépatique. Le sillon transverse est situ
deux éminences que les anciens ont appelées *éminences-portes*.

Éminences-portes. Au sillon antéro-postérieur et au sillon transverse il est facile de rallie
les particularités que présente la face inférieure du foie. Ainsi, *à ga*

(*) Le diaphragme a été enlevé, le foie et le cœur ont été relevés, l'intestin grêle séparé de
porté en bas. — S, A, D, lobe gauche, lobe antérieur et lobe droit du foie. — *Tf*, vésicule
1, oreillette droite du cœur. — 2, oreillette gauche. — 3, ventricule droit. — 4, ventricule
5, estomac. — 6, rate. — 7, 8, reins. — 9, intestin grêle. — *, aorte abdominale. — **, artè
rique supérieure, coupée à son origine. — ***, artère rénale droite. — *u*, tronc de la veine o
u', sa branche gauche. — *u"*, sa branche droite. — *h*, veines sus-hépatiques. — *Dv*, canal
ci, veine-cave inférieure. — *l*, veine splénique. — *rs*, *rd*, veine rénale gauche et veine rénale
ms, veine mésentérique supérieure. — *p*, veine-porte.

Empreintes situées à gauche du sillon antéro-postérieur.

…éro-postérieur, se voit la face inférieure du lobe gauche, légèrement con-… arrière, pour s'appliquer sur le lobe de Spigel, dont elle est séparée …ploon gastro-hépatique ; concave en avant, pour s'adapter à la convexité …mac, sur laquelle elle se prolonge plus ou moins. Ce rapport du foie et …mac est extrêmement important : ainsi, l'estomac distendu refoule le …haut et le renverse de telle manière que la face inférieure de la glande

Fig. 108.

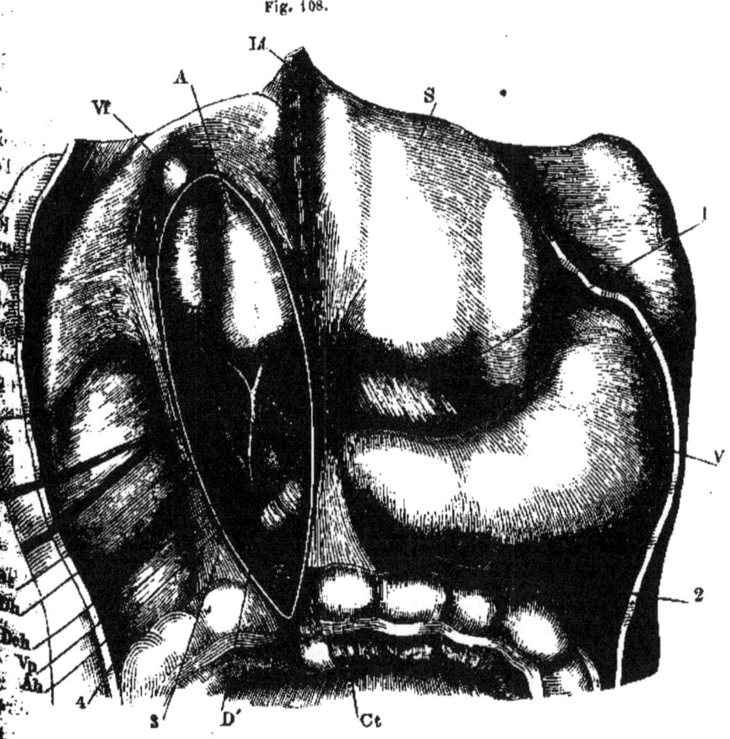

Portion supérieure de la cavité abdominale ouverte d'un enfant (*).

…un peu en avant ; dans l'ulcère chronique de l'estomac, il n'est pas rare … le tissu du foie remplacer l'estomac détruit, et cela dans une grande … Cette face inférieure du lobe gauche du foie affecte souvent des rap-…ec la rate, qu'elle enveloppe quelquefois à la manière d'un casque.

Fossette de la vésicule.

…e *du sillon antéro-postérieur* et au-devant du sillon transverse, se voit la …rieure du lobe droit, qui comprend : 1° la *fossette de la vésicule*, fossette …moins profonde, oblongue, dirigée d'avant en arrière, de bas en haut et

(*) … est relevé. Le repli péritonéal dans lequel se trouvent les canaux excréteurs et les vaisseaux …ment hépatico-duodénal) est tendu et son feuillet antérieur est divisé par une incision verti-… qu'un stylet est engagé par le trou de Winslow sous son feuillet postérieur. — A, lobe anté-… ligament rond, dans son repli péritonéal, le ligament suspenseur. — S, lobe gauche. — … — Ct, colon transverse. — D, duodénum. — Ah, artère hépatique. — Vp, veine-porte. — …cholédoque. — Dh, canal hépatique. — Dc, canal cystique. — D, lobe droit. — Vf, vésicule … 1, épiploon gastro-hépatique. — 2, épiploon gastro-colique. — 3, ligament hépatico-rénal.

de droite à gauche, comme la vésicule, à laquelle elle est destinée. Ce[illegible] ne se prolonge pas toujours jusqu'au bord antérieur du foie.

Éminence-porte antérieure.

2° Entre la fossette de la vésicule et le sillon antéro-postérieur, es[illegible] face quadrilatère, *lobe carré, éminence-porte antérieure, lobule antérieur*. [illegible] nence se termine quelquefois, en arrière, par un mamelon bien dé[illegible] justifie le nom d'éminence qui lui a été donné ; d'autres fois, au cont[illegible] portion du foie est aplatie.

Lobe de Spigel.

3° Derrière le sillon transverse, se voit l'*éminence-porte postérieure*, [illegible] *du foie* ou *lobe de Spigel*, du nom de l'anatomiste qui s'en est attribué [illegible] verte, bien qu'il eût été décrit et même représenté antérieurement p[illegible] Sylvius et Eustachi. Ce lobe, de volume et de forme variables, est situ[illegible] sillon transverse et le bord postérieur du foie, entre le sillon du canal [illegible] qui est à gauche, et le sillon de la veine-cave inférieure, qui est à dr[illegible]

Sa situation.

à droite de l'orifice œsophagien, au niveau de la petite courbure de l'[illegible]

Sa forme.

qui l'embrasse. Sa forme est celle d'une languette aplatie, semi-lunai[illegible] bord inférieur ou libre est convexe et répond au bord supérieur du [illegible] Ce bord libre présente, à sa partie moyenne, une espèce de mamelo[illegible] toure un cercle artériel formé par l'artère coronaire stomachique, l'a[illegible] nique et l'artère hépatique. C'est ce mamelon qui est désigné par [illegible] le titre de *major colliculus in magnæ papillæ similitudinem (éminence trian[illegible]* Winslow). De son extrémité postérieure part une languette située au [illegible] bord postérieur du foie, languette qui convertit en canal, quelquefois [illegible] la gouttière de la veine-cave inférieure. De son extrémité antérieur[illegible]

Prolongements du lobule.

prolongement (*prolongement droit du lobule*) ou une crête saillante, qui [illegible] droite du sillon transverse, se dirige obliquement en avant, et sépare l[illegible] sion rénale de la dépression colique. Ce prolongement, décrit avec [illegible] nutieux par les anatomistes anciens, a été désigné par Haller sous le [illegible]

Gouttière de la veine-porte ventrale.

colliculus caudatus. A sa jonction avec le lobe de Spigel, il est creusé, [illegible] d'une gouttière (*gouttière de la veine-porte ventrale*) assez profonde pour [illegible] veine-porte et l'artère hépatique, tandis qu'en arrière, ce prolonge[illegible] lobe lui-même sont creusés plus profondément pour loger la veine-c[illegible]

Gouttière de la veine-cave inférieure.

rieure (*gouttière de la veine-cave inférieure*).

Quelquefois le bord droit de la gouttière de la veine-porte ventrale [illegible] un mamelon analogue à celui du lobe de Spigel; dans ces cas, on di[illegible] y a deux lobes de Spigel. Au niveau de sa gouttière, la veine-porte [illegible] n'est séparée de la veine-cave que par une languette très-mince.

Variétés de volume du petit lobe.

Le lobe de Spigel présente d'assez grandes variétés, quant à son volu[illegible] ces variétés ne vont jamais jusqu'à permettre de le sentir à travers [illegible] abdominales, à moins de développement morbide de ce lobule. Ce n[illegible] des médecins anatomistes qui ont prétendu reconnaître par le tact l'[illegible] l'*empâtement* du lobe de Spigel.

4° Toujours à droite du sillon antéro-postérieur, la face inférieu[illegible] présente, en arrière, une excavation plus ou moins profonde et plus [illegible]

Empreinte rénale.

étendue, suivant les sujets : c'est l'*empreinte rénale* ; elle correspond au [illegible] lequel elle se moule exactement et auquel le foie est uni d'une ma[illegible] et à la capsule surrénale correspondante, à laquelle il adhère par un [illegible] laire plus serré. Lorsqu'on fait l'ablation du rein, la capsule surré[illegible] adhérente au foie. Ordinairement l'empreinte de la capsule est di[illegible] l'empreinte rénale. On conçoit que l'empreinte rénale doive pr[illegible] suivant que le foie répond au tiers supérieur, à la moitié supérieure, totalité du rein droit. Cette empreinte est toujours dirigée en arrière. devant de l'empreinte rénale, est une dépression légère, quelquefois appréciable, *empreinte colique*, qui répond à l'angle de réunion du colon avec l'arc du colon, à cet arc du colon lui-même, et quelquefois à portion du duodénum.

Empreinte colique.

arrière, se voit la *gouttière de la veine-cave inférieure*, qui empiète un peu face inférieure du foie, en dedans de l'empreinte rénale et capsulaire. enlève cette veine, on voit qu'elle reçoit des rameaux veineux dans étendue de la gouttière.

Gouttière de la veine-cave inférieure.

scissures accidentelles qu'on rencontre parfois à la face inférieure elles sont le vestige des divisions qui existent chez un grand nombre mifères.

résumant les objets nombreux que présente la face inférieure du foie, trouvons le sillon antéro-postérieur, coupé perpendiculairement par le transverse; à gauche du sillon antéro-postérieur, nous rencontrons la rieure du lobe gauche, qui présente l'empreinte du lobe de Spigel, gastrique et quelquefois l'empreinte splénique; à droite et au sillon transverse, se voient la fossette biliaire, l'éminence-porte anté- derrière le sillon transverse, on trouve l'éminence-porte postérieure ou Spigel, son prolongement droit, la gouttière de la veine-porte ven- à droite, l'empreinte rénale et capsulaire, l'empreinte colique et la de la veine-cave inférieure.

Résumé de la description de la face inférieure du foie.

conférence du foie présente, *en avant*, un bord très-mince et comme obliquement dirigé de bas en haut et de droite à gauche, répondant, à la base du thorax (1), et débordant cette base au niveau de l'échan- sternale. Ce bord présente : 1° une échancrure profonde pour la ombilicale; elle est constante; 2° plus à droite, une autre échancrure, plus large que la précédente, mais moins profonde, au niveau du fond sicule du fiel. Cette échancrure n'est souvent qu'indiquée; d'autres fois que entièrement. Chez quelques sujets, il n'existe qu'une très-grande ure commune à la vésicule du fiel et à la veine ombilicale, échancrure sinueux ou coupés par d'autres petites échancrures. Il est presque tou- sible, lorsque les parois abdominales sont relâchées, d'insinuer les entre les côtes et le foie.

Circonférence.
Échancrures : 1° De la veine ombilicale; 2° De la vésicule.

rière, le foie présente un bord très-épais dans toute la portion qui ré- lobe droit, mais qui s'amincit à mesure qu'il approche de l'extrémité Ce bord, qui est court, arrondi, comme curviligne, pour s'accommoder exité de la colonne vertébrale, adhère immédiatement au diaphragme tissu cellulaire assez dense. C'est, en effet, au-dessus et au-dessous de ce le péritoine se réfléchit du diaphragme sur le foie, pour constituer appelle le *ligament coronaire* du foie. L'espace celluleux compris entre

Ligament coronaire du foie.

(1) situation du bord antérieur du foie, à l'égard de la base du thorax, varie suivant udes : il déborde un peu les côtes dans l'attitude verticale; il est entière- é par elles dans l'attitude horizontale. Chez les femmes qui ont usé de corsets se trouve, sans maladie aucune du foie, à plusieurs travers de doigt au-dessous cartilagineux et osseux de la base du thorax, et se reconnaît aisément, même personnes douées d'un peu d'embonpoint, par le tranchant et les échancrures sente.

ces deux lames du péritoine, est peu régulier et plus ou moins consi suivant les sujets. Le bord postérieur est divisé en deux portions par un vertical profond, formant les deux tiers ou les trois quarts d'un can

Sillon de la veine-cave.

lequel est reçue la veine-cave inférieure. Ce sillon, que nous avons piéter plus ou moins sur la face inférieure du foie et qui va se contin le sillon antéro-postérieur, est converti en canal complet, tantôt par une de pont fibreux, tantôt par une languette fournie par l'extrémité pos

Cavité creusée dans le foie pour servir de confluent à toutes les veines hépatiques.

du lobe de Spigel. Pour avoir une bonne idée de la disposition du foie veau du sillon destiné à la veine-cave, il faut diviser cette veine sui longueur : on voit alors, au fond d'une échancrure profonde, une grande qui est le confluent de toutes les veines hépatiques; on reconnait, en ou le sillon antéro-postérieur se continue avec le sillon de la veine-cave, le lobe de Spigel. Vu par derrière, ce lobe se présente sous la forme languette, détachée du reste du foie par les sillons et gouttières qui conscrivent.

A droite, le foie présente une grosse extrémité lisse, arrondie, qui à la concavité du diaphragme. Un repli triangulaire du péritoine, app

Ligament triangulaire droit.

ment triangulaire droit, est étendu de la partie moyenne de cette grosse ex au diaphragme.

A gauche, le foie se termine par une languette angulaire ou obtuse, moins prolongée, qui atteint assez souvent la rate et lui adhère parfois ment; je l'ai vue même plusieurs fois passer au-dessus de la rate, qu' bordait à gauche, en se moulant sur son extrémité supérieure. Cette lan qui tient au diaphragme à l'aide d'un repli triangulaire du péritoine,

Ligament triangulaire gauche.

ligament triangulaire gauche, est légèrement échancrée en arrière, pour l'extrémité inférieure de l'œsophage, qu'elle circonscrit à gauche. Chez j'ai vu cette languette complétement séparée du reste du foie, avec leq ne se continuait que par un pédicule vasculaire de 8 millimètres de lon Cette disposition était peut-être due au tiraillement exercé sur le corps par la rate, à laquelle la languette était unie par des adhérences trè

La coupe du foie présente l'aspect d'un granit à deux espèces de grains.

La *couleur* du foie est d'un rouge-brun plus ou moins foncé, suivant les Sa surface, de même que les diverses coupes auxquelles on le soumet, l'aspect d'un granit à deux grains, l'un brun foncé, l'autre jaunâtre; distinction, que je crois peu fondée, des deux substances du foie. Au ne présente, d'ailleurs, plus de variétés que le foie, sous le point de vu

Variétés de coloration du foie.

coloration. Indépendamment des nuances si diverses qu'il peut offrir échappent à toute description, le foie est quelquefois d'une couleur ja jaune-serin, jaune-chamois (d'où le nom de *cirrhose*, donné à une ma foie), quelquefois d'un vert-olive plus ou moins foncé, d'autres fois d'une ardoisée. Ces différences de couleur, qui n'ont peut-être pas été assez é sont liées à des altérations de texture plus ou moins profondes. La jaune-chamois suppose presque toujours la transformation graisseuse la couleur verdâtre, vert-jaunâtre, vert-olive, tient à l'imprégnation du foie par une bile de même couleur, et suppose une rétention de la couleur rouge-brun tient à l'imprégnation du tissu du foie par le sa verrons dans un instant que la distinction des deux substances du uniquement à des différences de coloration.

Fragilité du foie.

La *consistance* du foie est notablement supérieure à celle des autres mais sa *fragilité* est un des traits les plus importants de son histoire. Co

...le foie ne saurait être comprimé avec quelque force sans déchirure, ...nger des contusions de la région hépatique, d'où les préceptes donnés ...accoucheurs pour garantir de toute compression l'abdomen du fœtus ...les manœuvres d'un accouchement laborieux. La fragilité et le poids ...expliquent pourquoi les commotions et les contusions par contre-coup ...rgane sont la suite d'une chute d'un lieu élevé. Conséquences.

II. — STRUCTURE DU FOIE.

...les beaux travaux de Glisson et de Malpighi, on disait, d'après Érasis-...le foie, comme d'ailleurs tous les organes à structure compliquée, ...renchyme, mot vague qui veut dire *épanchement d'un suc particulier* ...les vaisseaux. Malpighi démontra, contradictoirement à l'assertion de ..., que le foie est une *glande conglomérée*, et étudia les grains glandu-...plus tard Ruysch sembla convertir entièrement en vaisseaux par ses ...jections. Structure du foie. Vague du mot parenchyme.

...présente à considérer : 1° des enveloppes ; 2° un tissu propre.

A. — **Enveloppes du foie.**

...veloppes du foie sont au nombre de deux : l'une est fournie par ...oine, l'autre est une ...*propre*, de nature fi-... Enveloppe péritonéale.

...*itoine* forme au foie ...eloppe presque com-...bord postérieur de cet ...le sillon transverse, la ...de la veine-cave et la ...la vésicule du fiel en ...s dépourvus.

...péritoine qui, en se ...nt du foie sur le dia-..., constitue ces replis ...*gament falciforme*, *liga-...naire* et *ligaments trian-...*dont nous avons parlé.

...son enveloppe périto-...foie a une surface ...jours humide, et glisse ...ement sur les parties ... La membrane périto-...hère intimement à la membrane sous-jacente.

Fig. 109.

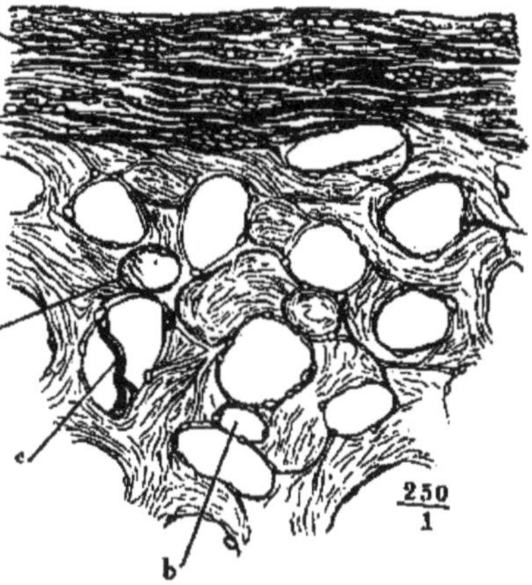

Tranche mince de la substance du foie, dont les cellules ont été détruites au moyen d'une solution étendue de potasse. Réseau capillaire à mailles vides (*).

...*mbrane propre* ou *fibreuse* du foie se voit très-bien dans les régions de ...é qui sont dépourvues du péritoine ; il devient ensuite facile de la ...er dans tout le reste de la surface de cet organe. Elle constitue l'en-... Membrane propre ou fibreuse.

(*) ...se du foie. — *b*, *b*, vaisseaux capillaires divisés transversalement. — *c*, trabécule de tissu ...versant une maille. Ce qu'on prendrait pour des noyaux disséminés le long de la paroi des ..., ce sont les sections transversales de petits faisceaux de tissu conjonctif.

veloppe immédiate du foie; très-adhérente à la tunique péritonéale pa[r sa face] externe, elle adhère, par sa face interne, au tissu du foie à l'aide de [prolonge]*ments celluleux* qui s'interposent aux granulations et forment à chacun[e d'elles] une enveloppe peu distincte, qui envoie même des trabécules dans l'ép[aisseur] des lobules. Mince et demi-transparente, la fibreuse du foie est néanmoin[s très] résistante.

Capsule de Glisson.

Parvenue dans la scissure transverse, cette membrane la tapisse et [se prolonge] autour des divisions de la veine-porte, de l'artère hépatique et des [canaux] biliaires correspondants, [pro]longements qui forment [aux] groupes de vaisseaux des [espèces] de gaînes cylindriques, les[quelles] se divisent et se sub[divisent] comme eux. Ces gaînes [consti]tuent la *capsule de Gliss[on], que* nous devons, par cons[équent,] considérer comme une [dépen]dance de la membrane [propre]. La surface interne de ce[s gaînes] n'est unie aux vaisseaux [que par] un tissu cellulaire sére[ux très] lâche. Leur surface [externe] adhère intimement au [tissu du] foie, à l'aide de prolon[gements] fibreux, qui s'entre-crois[ent dans] toutes sortes de direction[s et for]ment aux granulations p[our ainsi dire] une enveloppe analogue [à celle]

Fig. 110.

250/1 *

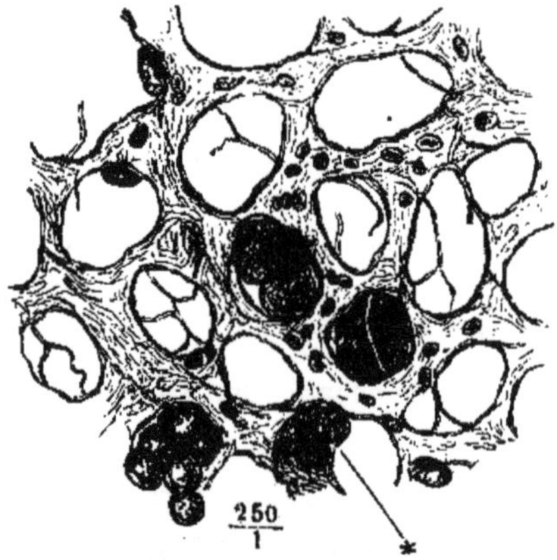

Tranche mince de la substance du foie durcie dans l'acide chromique et nettoyée avec un pinceau (*).

Prolongements fibreux nés de la surface interne de la capsule de Glisson.

que nous avons vue émaner de la membrane propre. Il en résulte qu[e le foie] est traversé dans toutes les directions par des prolongements cellule[ux très] déliés, vaste réseau dans lequel les granulations sont contenues.

Rôle de la membrane propre dans la texture du foie.

La membrane propre est véritablement la *charpente du foie*. Elle fourn[it à cet] organe une enveloppe générale; elle envoie des prolongements canalic[ulés au]tour des ramifications de la veine-porte, de l'artère hépatique et des [conduits] biliaires, prolongements qui se divisent et se subdivisent comme les v[aisseaux,] mais qui, dans l'espèce humaine, se perdent en grande partie avant d'[atteindre] la périphérie des lobules. Ces gaînes n'adhèrent aux divisions de la vei[ne-porte] que par l'intermédiaire d'un tissu cellulaire très-lâche, qui n'empêche [pas ces] vaisseaux de s'affaisser lorsqu'ils ne sont plus distendus par le sang. [Aussi ne] voit-on pas, sur une coupe du foie, les branches de la veine-porte resten[t béantes] comme celles des veines sus-hépatiques.

Structure.

L'enveloppe celluleuse du foie, de même que les prolongements qu['elle en]voie dans l'épaisseur de l'organe, est composée de faisceaux entre-cr[oisés de] tissu conjonctif, et renferme de nombreuses fibres élastiques très-fine[s. On n'y] rencontre aucun élément musculeux.

(*) Çà et là se voient des globules sanguins qui sont restés dans les capillaires, des cell[ules hépati]ques restées dans les mailles du réseau capillaire. — Les mailles vides sont traversées par [des tra]bécules de tissu conjonctif. — Une trabécule de ce genre peut produire l'apparence d'une [membrane en]tourant les cellules.

B. — Tissu propre du foie.

...les du foie. — La première chose qui frappe dans l'étude du foie, considéré au point de vue de sa texture, c'est l'aspect lisse de sa surface extérieure, qui ne présente en aucune manière la disposition lobulée de la plupart des autres organes glanduleux. Cependant, si l'on examine avec attention cette surface, surtout, soit surtout après l'ablation des enveloppes, la disposition granuleuse ... plus ou moins manifestement, suivant les sujets. Elle se voit également ... coupes du foie, et mieux encore sur les surfaces des déchirures du foie. Dans cette dernière circonstance, elle a été considérée par quelques anatomistes comme le résultat même de la lacération. — Disposition granuleuse.

Il est certain que le foie humain, à part certains cas exceptionnels, se prête difficilement à l'étude des ganulations ou lobules, puisque ces lobules, dépourvus d'enveloppe celluleuse, se continuent entre eux sur presque tous les points de leur périphérie. Le foie du porc, dont les lobules, naturellement considérables, sont isolés les uns des autres, est aussi favorable que possible à ce genre de recherches. J'ai coutume de soumettre le foie à des coupes en divers sens et, sur celles des coupes qui présentent des vaisseaux veineux ... suivant leur axe, d'enlever ces ... pour étudier les granulations dans ... faces de demi-canaux qui résultent ... de la section de ces vaisseaux. Alors on ... avec la plus grande facilité les granulations qui se présentent sous la forme de ... corps ovoïdes, ellipsoïdes, ou plutôt ... polyédriques à cinq ou six facettes, configurées de manière à se mouler sur les facettes des grains environnants, sans laisser ... entre eux aucun vide. — Isolement des lobules.

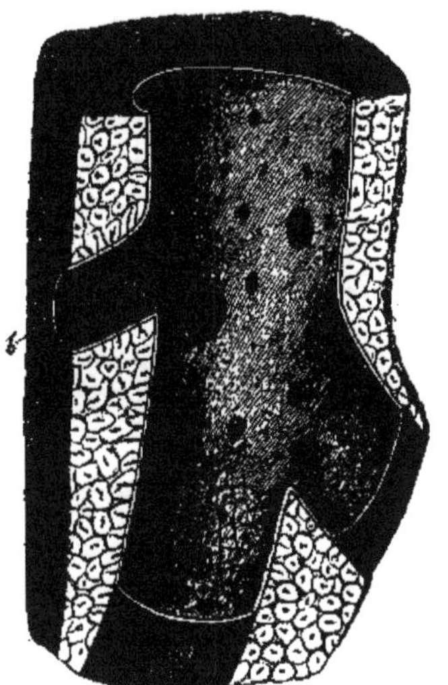

Fig. 111.

Fragment d'un foie de porc avec une veine sus-hépatique ouverte (*).

On voit ainsi, de la manière la plus manifeste : 1° qu'il n'existe qu'un seul ordre de lobules ; 2° que ces lobules ne sont pas ... en lobules secondaires et tertiaires, comme cela a lieu dans les glandes en grappe, mais simplement juxtaposés, en ... conservant leur indépendance ; 3° que ces ... lobules sont disposés autour des ramifications des veines sus-hépatiques, sur lesquelles ils s'implantent à la manière des grains d'une framboise sur leur réceptacle, par un pédicule très-court, qui n'est autre chose qu'un rameau de ces vaisseaux. — Il n'existe qu'un seul ordre de lobules. — Indépendance réciproque des granulations.

Cette disposition, que Kiernan a le premier fait connaître, se rencontre sur ... les veines sus-hépatiques, depuis les plus petites jusqu'à celles d'un calibre moyen, mais n'existe point sur les grosses veines ; de sorte qu'on a pu

(*) ... grossissement. — *a*, grosse veine dans laquelle ne s'ouvrent point encore de veines intralobulaires. — *b*, rameau de cette veine et orifices des veines intralobulaires. — A travers les parois, on voit les bases des lobules. D'après Kiernan.

comparer les veines sus-hépatiques et les lobules du foie à un arbre d rameaux seraient couverts de feuilles polygonales, appliquées les unes les autres et tellement serrées que l'ensemble du feuillage ne forme quelque sorte, qu'une seule masse.

Chez l'homme, les lobules ne reçoivent point, de la capsule de Gliss enveloppe complète; ils ne sont séparés les uns des autres que par une petite quantité de tissu conjonctif, et la distinction n'est établie que branches vasculaires qui cheminent et se ramifient dans ce tissu. Il en que la disposition lobulaire est beaucoup moins apparente, bien qu'elle incontestablement.

Volume des lobules. Forme. Le *volume* de ces lobules est très-variable dans le même organe, et le degré de réplétion des vaisseaux qui les traversent; leur *forme* est rement polyédrique, et dépend surtout de la disposition des vaisseaux entourent. La plupart sont un peu allongés dans le sens de l'axe de nule qui occupe leur partie centrale. Leur diamètre transversal moyen être évalué à un millimètre. Leur diamètre longitudinal varie entre 1 et limètres.

Structure des lobules. Quant à la *structure* des lobules hépatiques, voici ce que l'observation de constater : chaque lobule est composé : 1° de cellules spéciales, dites *hépatiques*, dont l'ensemble constitue la masse principale du lobule et l'élément sécréteur du foie; 2° d'un *réseau de capillaires sanguins*, étendu vers toute la substance du lobule; 3° d'un réseau de *capillaires biliaires* rant les cellules hépatiques.

Cellules hépatiques. Les *cellules hépatiques*, dont nous devons la connaissance à Purkinje Henle, sont de petites vésicules arrondies ou polygonales, dont l'aspect près celui des éléments de l' lium pavimenteux. Leur tre varie entre 0mm,015 et 0 Elles présentent une me d'enveloppe extrêmement que quelques auteurs révoq doute, et un contenu liquid nuleux, visqueux, dont la rappelle celle de la bile, offre les mêmes réactions chi que la matière colorante produit de sécrétion. Des *tions colorées*, dont la natu

Fig. 112.

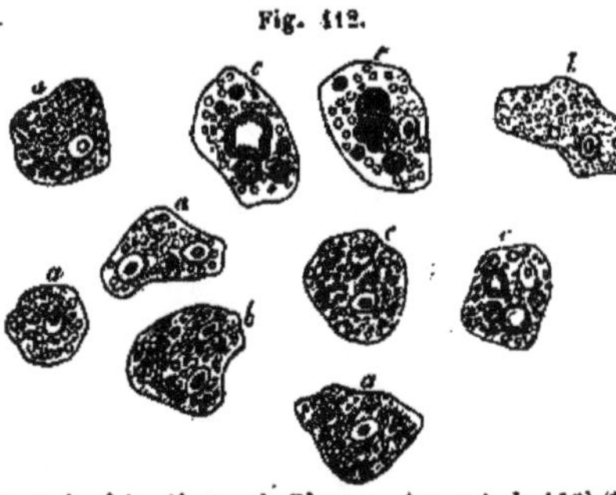

Cellules hépatiques de l'homme (gross[t]. de 400) (*).

pas encore parfaitement établie, et que quelques physiologistes ont co comme n'étant autre chose que la matière *glycogène*, susceptible de se t mer en sucre à l'aide d'un ferment spécial; des corpuscules plus gros, leur foncée quand on les voit par transparence, et de nature *grais* disséminés en quantité variable dans le liquide qui remplit les cellu granulations graisseuses, qui existent dans les foies les plus sains, de extrêmement nombreuses et beaucoup plus volumineuses dans les ont éprouvé un commencement de dégénérescence graisseuse; souvent elles sont réunies en gouttelettes de diverses grosseurs, qui elles-mêmes

(*) *a*, cellules à peu près normales. — *b*, cellules renfermant des granulations colorées. — contenant des gouttelettes graisseuses.

[illegible] confluentes, remplir complétement la cellule, et lui donner les appa- [illegible] d'une cellule adipeuse. Enfin, au milieu de la cellule, on observe un [illegible] arrondi, quelquefois deux, rarement davantage; ce noyau est lui-même [illegible] petite vésicule de 0mm,006 à 0mm,009 de diamètre (Kölliker), qui renferme [illegible] plusieurs *nucléoles*. Dans certains foies, les cellules à deux noyaux sont aussi [illegible] nombreuses ou même plus nombreuses que celles à noyau unique (Henle).

Disposition des cellules hépatiques.

[illegible] cellules hépatiques sont rangées les unes à côté des autres, en séries [illegible] multiples plus ou moins longues, formant des trabécules ou des

Fig. 113.

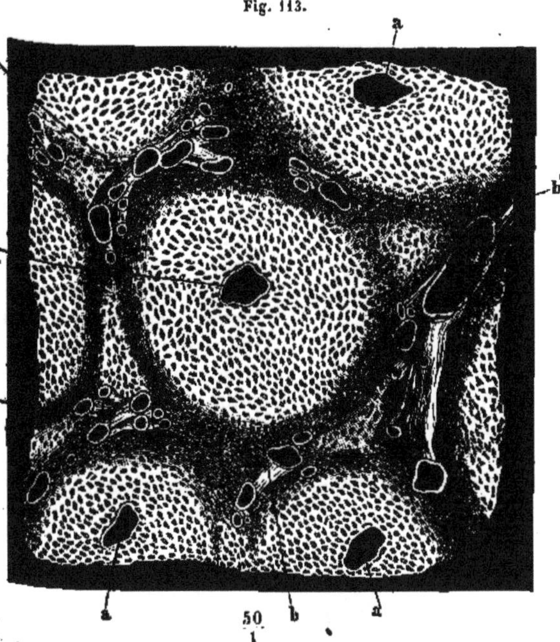

[illegible] du foie perpendiculaire à un rameau terminal des veines sus-hépatiques (*).

[illegible] occupent les mailles du réseau capillaire sanguin. Ces séries ont [illegible] direction rayonnée des capillaires sur une coupe transversale du lobule, [illegible] sur une coupe passant par l'axe de la veine centrale, elles représen- [illegible] que les vaisseaux qui les limitent, les nervures latérales d'une feuille [illegible] veine figurerait la nervure médiane. En réalité, l'ensemble des cel- [illegible] hépatiques d'un lobule forme une masse continue, traversée par les capil- [illegible] sanguins qui s'insinuent entre elles.

Elles sont simplement juxtaposées.

[illegible] cellules hépatiques sont simplement juxtaposées et accolées les unes aux [illegible] aucune substance ne leur est interposée, aucune membrane ne leur sert [illegible] enveloppe commune. Elles n'adhèrent que très-faiblement, chez l'homme, aux [illegible] qui les entourent : aussi s'isolent-elles avec la plus grande facilité, [illegible] en raclant une coupe du foie avec le dos d'un scalpel, on en détache

(*) [illegible] macération dans une solution étendue de potasse a dissous les cellules hépatiques; les mailles [illegible] capillaires sont vides et paraissent foncées à la lumière réfléchie sur un fond noir. — [illegible] transversale des branches des veines hépatiques. — *bb, b'b'*, branches de la veine-porte.

ordinairement des séries de deux ou trois cellules accolées. Le foie diff de toutes les autres glandes, d'une part, en ce que les éléments sécré sont point entourés d'une *membrane propre*, et d'autre part, en ce que ments n'entourent point une cavité dans laquelle s'amasserait le produ et qui serait en communication avec les canaux excréteurs de la gland

Réseau des capillaires sanguins.

Le *réseau des capillaires sanguins* des lobules est fourni par la veine radicule des veines sus-hépatiques, qui occupe l'axe longitudinal du cette veine, dans toute sa lo émet, perpendiculairement à tion, des ramuscules capillair dirigent vers la périphérie et qui, dans leur trajet dive bifurquent successivement, de la distance qui sépare deux ca voisins ne dépasse jamais le d'une cellule hépatique. Ces rayonnés, du reste, sont unis par des anastomoses transve telle sorte qu'il en résulte de quadrangulaires, dont le gr mesure trois ou quatre fois la du petit. Chaque maille ne p loger que deux ou trois cellu

Fig. 114.

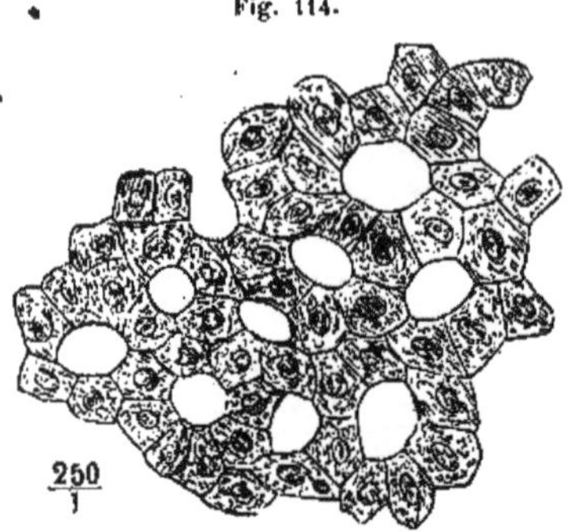

Réseau des cellules hépatiques.

tiques. Vers la surface des lobules, ces mailles sont plus courtes et pren forme plus arrondie, et les capillaires se continuent avec les dernières de la veine-porte. — Le diamètre de ces capillaires est en moyenne de

Le réseau des capillaires sanguins des lobules communique donc, phérie du lobule, avec les tions ultimes de la veine vers l'axe du lobule, avec cules des veines sus-hépatiq

Fig. 115.

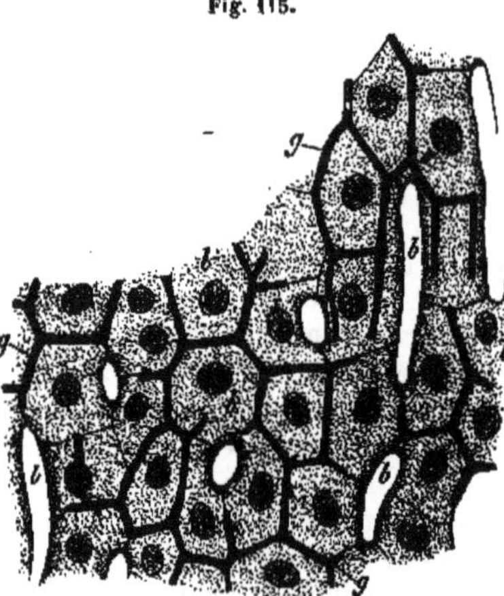

Fragment d'une section transversale d'un lobule hépatique du lapin (*).

Capillaires biliaires.

Les *vaisseaux biliaires intr* ou *capillaires biliaires* ne so que depuis ces dernière grâce aux travaux de Bud jevié, Mac Gillavry, Hering Ce sont des canalicules ment cylindriques, d'une finesse, dont le diamètr $0^{mm},001$ à $0^{mm},002$, qui entre les cellules hépatiqu ment un réseau dont cha est occupée par une cellu On trouve un de ces cap toutes les *faces* par lesqu cellules se correspondent, les capillaires sanguins répondent aux *arêtes* des cellules. A la péri

(*) Grossissement de 400 diamètres. — *b*, capillaires sanguins. — *g*, capillaires biliaires hépatiques.

capillaires biliaires se continuent avec les dernières ramifications du ...tique. On n'a réussi à les injecter jusqu'ici que sur des foies d'ani... ...pin en particulier. Mais les observations faites sur des foies d'homme ... de constater et leur existence et une disposition sensiblement la

...illaires biliaires sont dépourvus de paroi propre et limités simplement ...ules hépatiques, d'après Hering. Eberth, au contraire, leur accorde ...spéciale, qu'il considère comme une cuticule.

...M. Legros, cette paroi est formée, comme celle des capillaires san... ...ellules épithéliales juxtaposées.

...tion brunâtre des trabécules de cellules hépatiques, mêlée à la couleur ...ng, donne à l'ensemble du foie normal une couleur rouge-brun uniforme. ...t pas rare de rencontrer des foies qui présentent l'aspect d'un granit à ..., l'un rouge, l'autre jaune, et c'est cette circonstance qui a porté Ferrein ... deux espèces de granulations dans le foie, ou plutôt deux substances ... granulation, la substance centrale ou *moelle*, de couleur brune, et ... *corticale* ou écorce, de couleur jaune. Ces différences de coloration ...pendre de deux causes, soit de la quantité de sang resté dans les ...du lobule, soit des granulations amassées dans les cellules hépatiques. ...vent la partie centrale du lobule présente une coloration plus foncée, ...près la mort, le sang expulsé des artères et des ramifications de la ...te s'accumule dans les veines sus-hépatiques, qui, comme nous l'avons ...nt une radicule dans l'axe de chaque lobule. Suivant Kiernan, on ren... quelquefois, chez les enfants, un état de congestion des ramifications ...e-porte qui entourent les lobules, ce qui donnerait à la périphérie de ... une teinte plus foncée. D'autre part, l'accumulation de granulations ... dans les cellules hépatiques rend la teinte du parenchyme sécréteur ...; et s'il est vrai, comme l'affirme Henle, que cette accumulation se fait ... la périphérie du lobule, on comprend qu'il en résulte encore une dif... ...coloration entre celle-ci et la partie centrale. L'accumulation de gra... pigmentaires au voisinage de l'axe du lobule conduirait à un résultat ...

...*seaux du foie*. L'étude des vaisseaux du foie constitue un des points les ...rtants de l'histoire de cet organe. Indépendamment des artères et ... correspondent à celles des autres parties du corps, le foie est l'abou... ...système veineux particulier, celui *de la veine-porte*, qui se distribue ...paisseur à la manière des vaisseaux artériels. Il présente, en outre, d'une veine particulière au fœtus, la *veine ombilicale;* il contient, enfin, ... excréteurs de la bile, ou *canaux biliaires*. (Le foie est l'aboutissant de deux systèmes veineux spéciaux.)

...*porte*. La partie du *système de la veine-porte* qui est située hors du foie, ...t d'une description spéciale (*voyez* l'Angéiologie). Il nous suffira de ... le moment que ce système prend ses racines dans tous les viscères ... qui concourent à la digestion; que la veine-porte ventrale, qui ... réunion de la grande mésaraïque et de la splénique, gagne la scis... ...verse du foie, et que là elle se divise en deux branches, l'une droite, ...che, lesquelles constituent la *veine-porte hépatique*; que ces branches ...ent et se portent en rayonnant dans tous les points du foie, les unes ... les autres en arrière, mais en suivant toujours la direction trans- (Système de la veine-porte.)

Les ramifications de la veine-porte se divisent, en général, dichotomiq
mais elles fournissent, en outre, dans leur trajet, un grand nombre d
cules très-fins, lesquels se portent immédiatement aux lobules hépatique

Fig. 116.

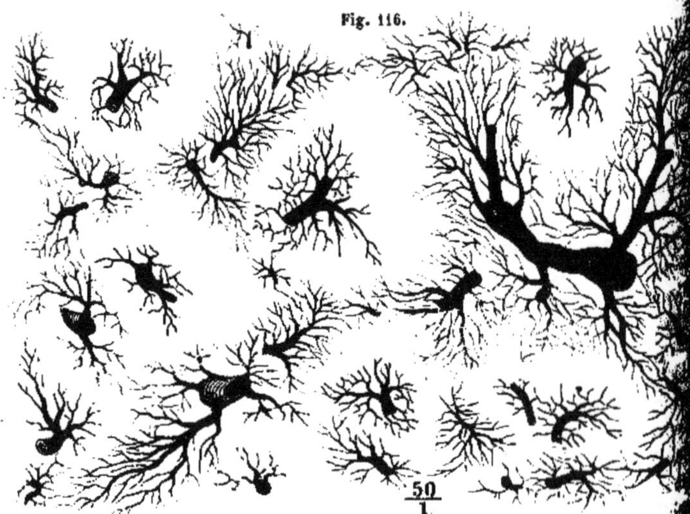

Section d'un foie dont les vaisseaux sont incomplétement injectés, la veine-porte les veines sus-hépatiques en noir.

tourent les vaisseaux d'un certain calibre. Chaque lobule reçoit, de dive trois à cinq petits rameaux (*veines interlobulaires* de Kiernan), d'où se à angle droit les *rameaux lobulaires*, qui se subdivisent à la périphérie et constituent le réseau capillaire de ce dernier.

C'est autour des ramifications de la veine-porte que nous avons vu se la capsule de Glisson ; en sorte que, dans les coupes du foie, ces ramif reconnaissent toujours à ce double caractère, savoir : 1° leur direction sale; 2° la présence de la gaîne capsulaire, laquelle, peu adhérente a vasculaires, leur permet de s'affaisser, tandis que les veines sus-hépati tent béantes. Selon M. Cl. Bernard, de grosses branches de la veine-porte millimètres de diamètre, traverseraient le foie sans s'y perdre en capi viendraient directement se jeter dans la veine-cave inférieure. Cette d est plus marquée chez les animaux et surtout chez les animaux cour

Débris de la veine ombilicale.

b. *Débris de la veine ombilicale.* On concevra facilement la disposition bris, si l'on considère que, chez le fœtus, la veine ombilicale, qui vien centa, gagne le sillon antéro-postérieur du foie et, parvenue à l'inters ce sillon avec le sillon transverse, se divise en deux branches : l'une, q nom de *canal veineux*, se rend directement dans la veine-cave inféri niveau du bord postérieur du foie ; l'autre, qui se continue avec la veine patique, que nous avons vue occuper le sillon transverse. La portion aux deux veines persiste après la naissance ; mais alors elle appartie vement à la veine-porte. Le canal veineux n'est plus qu'un cordon fib que le tronc de la veine ombilicale lui-même. Il n'est pas fort rare de sister, chez l'adulte, le tronc de la veine ombilicale, par suite de quel

Canal veineux.

anormale entre cette veine et les veines des parois abdominales (1). exemple que le canal veineux ait persisté.

L'artère hépatique, branche du tronc cœliaque, donne naissance, Artère hépatique.

Fig. 117.

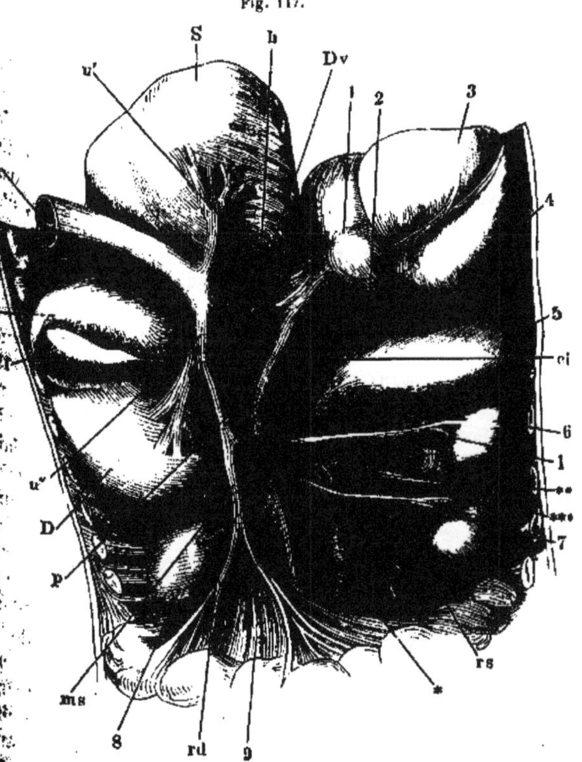

...vité du tronc d'un nouveau-né, ouverte par la face antérieure (*).

...se ramifier dans le foie, à l'artère pylorique et à la gastro-épiploïque ... gagne le sillon transverse du foie, où elle se divise en deux bran... droite, l'autre gauche, qui se dirigent vers l'extrémité correspon... sillon, s'accolent aux branches de la veine-porte et du canal hépa... divisent comme elles.

(*) ...gme a été enlevé; le foie et le cœur ont été relevés, l'intestin grêle séparé du pylore et ... S, A, D, lobe gauche, lobe antérieur et lobe droit du foie. — Vf, vésicule biliaire. — ...ite du cœur. — 2, oreillette gauche. — 3, ventricule droit. — 4, ventricule gauche. — ... rate. — 7, 8, reins. — 9, intestin grêle. — *, aorte abdominale. — **, artère mésenté... coupée à son origine. — ***, artère rénale droite. — u, tronc de la veine ombilicale. — ... gauche. — u", sa branche droite. — h, veines sus-hépatiques. — Dv, canal veineux. — ... inférieure. — l, veine splénique. — rs, rd, veine rénale gauche et veine rénale droite. — ...ntérique supérieure. — p, veine-porte.

(1) *Anat. pathol.*, liv. XVII, pl. 6. — Suivant MM. Sappey et Robin, ces faits de... considérés comme des exemples de dilatation d'une des veinules situées entre ... du ligament suspenseur du foie, et établissant une communication entre les ... paroi abdominale et le système de la veine-porte.

Exiguïté de l'artère proportionnellement au volume du foie.

Je ne puis omettre de faire remarquer la petitesse de l'artère hépati[...] parée au volume et à la masse du foie. Sous ce rapport, peu d'organes [...] mal partagés : voyez le rein et l'artère rénale, voyez les muscles, je dirai[...] les os. La petitesse de ce calibre permet d'établir *à priori* que l'ar[...] patique ne saurait fournir en même temps à la nutrition et aux sé[...] du foie.

Vasa vasorum de la veine-porte.

Les divisions artérielles suivent invariablement les divisions de la vei[...] auxquelles elles sont accolées, si bien qu'elles semblent faire partie d[...] des veines. Aussi ai-je donné le conseil, pour bien voir la destination [...] tères hépatiques, de les étudier à travers les parois transparentes de l[...] porte ouverte. Une disposition assez remarquable, c'est que les divisions [...] et ultimes de la veine-porte sont presque toujours accompagnées, cha[...] deux artères, lesquelles s'envoient réciproquement de petites branc[...] stomotiques, qui enlacent la veine à la manière d'un réseau. A la vue [...] disposition, on serait tenté de considérer les divisions de l'artère h[...] comme les *vasa vasorum* de la veine-porte.

Rameaux capsulaires.

On ne voit aucune artère particulière pour les veines sus-hépatique[...] réseau capill[...] alimenté par [...] rameaux mult[...] canaux biliai[...] vent de l'artè[...] que des ram[...] trêmement [...]

Enfin, l'art[...] tique fournit a[...] loppes du foie u[...] nombre de [...] (*rameaux ca[...]* qui émergen[...] profondeur en[...] bules et se [...] aussitôt en tr[...] ramuscules d[...] à la façon des [...]

Fig. 118.

2 1 3

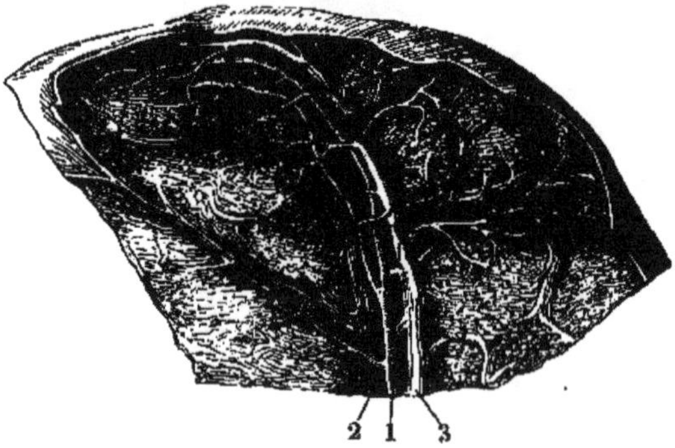

Fragment de foie dont les vaisseaux et les canaux excréteurs ont été injectés avec des masses de différentes couleurs (*).

d'une étoile, lesquels ramuscules s'anastomosent entre eux et for[...] surface du foie un réseau artériel à larges mailles. Les *veines* qui ra[...] sang de ces réseaux (*veines capsulaires*), de même que celles qui font [...] réseaux provenant des rameaux vasculaires de l'artère hépatique, von[...] dans de petites branches de la veine-porte, ainsi que l'ont établi les r[...] de Ferrein, confirmées par celles de Kiernan. Ce sont ces veinules [...] quelques autres provenant de la vésicule biliaire, qu'on a décrites so[...] de *veines-portes accessoires*.

Veines capsulaires.

Veines sus-hépatiques.

d. *Veines sus-hépatiques*. Les veines sus-hépatiques, vaisseaux effére[...] ne sont point en rapport de volume avec l'artère hépatique, mais bi[...] veine-porte. Ces veines naissent du réseau capillaire des lobules par [...] rameaux, au nombre de trois à cinq, qui gagnent le centre du lobule[...]

(*) 1, artère hépatique. — 2, veine-porte. — 3, canal biliaire. (Préparation du docteur T[...]

Veines centrales ou intralobulaires.

...un petit tronc (*veine intralobulaire* de Kiernan, *veine centrale* de ...rg), lequel s'ouvre perpendiculairement dans une des veines voisines. ...us-hépatiques se réunissent entre ...ment des ramifications de plus ...lumineuses; mais les veines intra-...ou centrales des lobules en con-... branches d'un certain volume et ... les troncs, s'ouvrent directement ...derniers, qui doivent à cette cir-... l'apparence trouée qu'on observe ...ouvre une veine sus-hépatique, et ...partie, leur adhérence intime au ...ie.

Fig. 119.

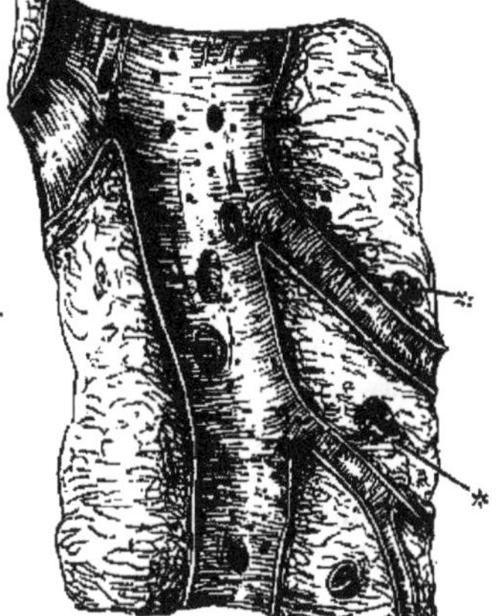

Rameau d'une veine sus-hépatique ouvert (*).

Caractères distinctifs des divisions de la veine-porte et de celles des veines hépatiques.

...es sus-hépatiques cheminent dans ... du foie, sans s'anastomoser entre ...même que les ramifications de la ..., elles sont dépourvues de val-...es partent de tous les points du ...vergent vers le sillon de la veine-...érieure, dans laquelle elles se ...rtout au niveau du bord postérieur ... suit de là que la direction des ...-hépatiques et de leurs divisions ...stérieur (1), tandis que celle des divisions de la veine-porte hépa-...transversale. Cette direction transversale des divisions des veines sus-..., d'une part; l'absence, d'une autre part, autour de ces divisions, ...e analogue de la capsule de Glisson, d'où il résulte que les parois ... sus-hépatiques adhèrent sans intermédiaire au tissu du foie, et par ... restent béantes, tandis que les coupes de la veine-porte s'affaissent : ...double caractère qui, à la simple vue d'une coupe du foie, différencie ...ns des veines sus-hépatiques d'avec les divisions de la veine-porte.

Multiplicité des vaisseaux lymphatiques du foie.

Division des vaisseaux lymphatiques en superficiels et en profonds.

...aux *lymphatiques*. Ils sont tellement multipliés, que c'est dans le foie ... d'abord découverts (2); aussi a-t-on longtemps considéré cet organe ...rigine de cet ordre de vaisseaux, de même que plus anciennement ...regardé comme l'origine des veines. Ces vaisseaux lymphatiques sont ...*superficiels* et en *profonds*; les superficiels forment, sous la tunique pé-...un réseau à mailles extrêmement serrées; les vaisseaux lymphatiques ...très-volumineux et très-multipliés, suivent les divisions de la veine-

(*) ...ions des branches de la veine-porte, ainsi que des branches de l'artère hépatique et des ...es qui l'accompagnent.

(1) ...moins dans les troncs principaux, car il est un grand nombre de ramifications ...sus-hépatiques qui se dirigent transversalement.

(2) ...pas rare de trouver les vaisseaux lymphatiques remplis de sérosité jaunâtre ... de rétention de la bile. Fauconneau-Dufresne a trouvé, sur un sujet fortement ...s gros vaisseaux remplis de bile sortant du foie et allant se répandre dans ... latéral gauche. Ces vaisseaux ne pouvaient être que des vaisseaux lympha-...vant Lambron (*Archives générales de médecine*, 1841, p. 15), il faudrait éga-...porter à des vaisseaux lymphatiques les conduits biliaires que Kiernan avait ...s l'épaisseur du ligament latéral gauche du foie.

porte, sortent par la scissure transverse du foie et vont se rendre, aux ganglions lymphatiques qui longent les vaisseaux hépatiques, en ganglions lombaires. Ces vaisseaux communiquent directement et avec le canal thoracique, de telle sorte qu'un des meilleurs moyens pour ce canal consiste à pousser l'injection dans les lymphatiques du foie.

Canaux biliaires.

f. *Canaux biliaires.* Les canalicules biliaires nés des capillaires bili servent toujours dans la capsule de Glisson, avec les radicules corres de la veine-porte et de l'artère hépatique. Ces canalicules se réuni cessivement, à la manière des veines, en rameaux et en branches, p constituer le *canal hépatique.* Les canaux biliaires se distinguent facile autres conduits vasculaires du foie par leur couleur jaunâtre, par qu'ils contiennent, et par l'aspect de leurs parois. Dans tout leur tra présentent aucune communication, aucune anastomose les uns avec si ce n'est : 1° à leur origine, c'est-à-dire dans l'intérieur des lobules; leur terminaison, entre les deux branches de division du canal h

Nerfs.

III. *Nerfs.* Peu considérables, eu égard au volume du foie, ils provie deux sources : 1° du système cérébro-rachidien; 2° du système gangl Les premiers viennent du pneumo-gastrique gauche; ils naissent du ce nerf, immédiatement au-dessous du diaphragme, se dirigent en droite et gagnent le sillon transverse du foie, en cheminant entre les lets de l'épiploon gastro-hépatique. Ils s'appliquent ensuite sur les rami de la veine-porte et arrivent avec elles jusqu'à la périphériedes lobul les perd de vue. Les seconds constituent le *plexus hépatique*, éman plexus solaire. Ces derniers enlacent l'artère hépatique; quelques-un dant, par une exception toute spéciale, accompagnent la veine-porte. généralement que quelques filets du nerf diaphragmatique droit vont directement au foie. Les filets terminaux du nerf phrénique gauche au foie qu'après avoir traversé le plexus solaire.

Résumé de la structure du foie.

Ainsi, en résumé, le foie est une agglomération de grains gland lobules fortement pressés les uns contre les autres, à la manière des fruit du grenadier; lobules ovoïdes, ellipsoïdes, ou plutôt polyédrique ment moulés les uns sur les autres et traversés par quelques tractus Chacun d'eux a son enveloppe celluleuse très-incomplète, dépend capsule de Glisson, dans laquelle cheminent les dernières ramificati veine-porte et les plus petits conduits biliaires. Les lobules sont constitu tiellement par les cellules hépatiques, simplement juxtaposées les un des autres et séparées sur une portion très-restreinte de leurs parois par deux réseaux, formés, l'un, par les capillaires sanguins, l'autre, p pillaires biliaires. Ce dernier communique à la périphérie du lobule dernières ramifications du canal hépatique; le premier reçoit le périphérie du lobule, des divisions ultimes de la veine-porte et com vers l'axe du lobule, avec les origines des veines sus-hépatiques.

Du foie dans la série animale.

Crustacés.

Dans les espèces inférieures, chez quelques crustacés, par exemple, le représenté par des cellules logées dans l'épaisseur des parois du tube ou appliquées en couche mince tout autour de ce canal. Ces cellules so ou brunes, ou vertes, et contiennent un liquide transparent ou des go huileuses. Elles crèvent pour laisser écouler leur contenu et se re incessamment. — Au lieu de faire partie intégrante des parois du tu

Insectes.

tif, les cellules hépatiques sont renfermées, *chez les insectes*, dans des

...hérissent l'intestin et s'ouvrent dans la cavité intestinale au voisi-...lore (1). Ces tubes, dont le nombre est très-variable, s'ouvrent dans ...tantôt isolément, tantôt par groupes qui se réunissent en un canal commun. Quelquefois même, comme chez le grillon, un conduit unique verse dans l'intestin le produit de tous les vaisseaux biliaires. ...grand nombre de *mollusques*, ainsi que chez beaucoup d'*articulés* ...crevisses), les cœcums sécréteurs sont extrêmement multipliés et sup-... des tubes ramifiés très-courts, de façon à constituer une masse isolée, ...se, de couleur jaunâtre, divisée en lobes et en lobules, et dont les ...de sécrétion sont versés dans le canal digestif par un canal particulier. **Mollusques, articulés.**

...ous *les vertébrés*, excepté l'amphioxus, dont le foie n'est représenté que ...glandules éparses dans l'épaisseur des parois intestinales, cette glande ...organe volumineux, distinct, muni d'un ou de plusieurs canaux ...s. Il est plus gros chez les vertébrés à sang froid que chez ceux à sang ..., parmi ces derniers, chez les oiseaux que chez les mammifères. En ...les scissures du foie, chez les animaux, sont plus nombreuses et plus ... que chez l'homme; mais le nombre des lobes dont il se compose, ...ucoup et ne paraît soumis à aucune loi déterminée. **Vertébrés.**

C. — Appareil excréteur du foie.

...eil excréteur du foie comprend : 1° le canal hépatique; 2° le canal ..., 3° la vésicule du fiel; 4° le canal cholédoque. **Parties constituantes de l'appareil excréteur du foie**

...aux *hépato-cystiques*, admis par quelques auteurs, soit à l'état normal, ...ptionnellement, chez l'homme, sont faciles à démontrer chez les ani-...is n'existent point dans l'espèce humaine.

1° Canal hépatique.

...plus petites ramifications du canal excréteur de la bile qui naissent des ...s biliaires, se voient au pourtour des lobules et présentent un diamètre ...épasse pas 0mm,02 à 0mm,03; elles s'anastomosent fréquemment entre ...forment des réseaux qui fournissent les canalicules destinés aux lobules. ... ces réseaux que partent les rameaux qui, en se réunissant successive-... la manière des veines, constituent des branches de divers calibres. Ces ... convergent vers le sillon transverse du foie, où, par leur réunion suc-...elles donnent naissance à deux troncs d'un calibre à peu près égal; ...marchent à la rencontre l'un de l'autre dans le sillon transverse et se ...t à angle obtus, pour constituer le *canal hépatique* proprement dit. **Radicules du canal hépatique.**

...e plus variable que la manière dont se comportent, dans le sillon ..., les branches du canal hépatique. Ainsi, tantôt le tronc droit est ...sidérable que le tronc gauche, et tantôt c'est le contraire; souvent ... branches opèrent leur jonction tardive dans le sillon transverse.

...lupart des anatomistes ont désigné ces tubes en cæcum sous le nom de *vais-...res*. Quelques-uns, ne voulant rien préjuger sur leurs fonctions, les ont appelés ...t *tubes de Malpighi*, du nom de l'anatomiste qui les a décrits le premier. En ...ulterait des recherches les plus récentes que les cellules qui tapissent l'inté-...ubes de Malpighi, outre les éléments de la bile, renferment les produits carac-...s de l'urine.

Quelles que soient ces variétés, jamais elles ne sont telles que le tronc ponde exactement au lobe droit du foie, et le tronc gauche au lobe g

Anastomoses entre les branches du canal hépatique.

Les deux divisions principales du canal hépatique communiquent entre elles par une ou plusieurs branches, qui s'en détachent ava nétrer dans la substance du foie et cheminent à la face inférieure d gane, dans le tissu conjonctif qui remplit les sillons. La plupart de ces sont très-fines; mais constamment une branche volumineuse se dé

Fig. 120.

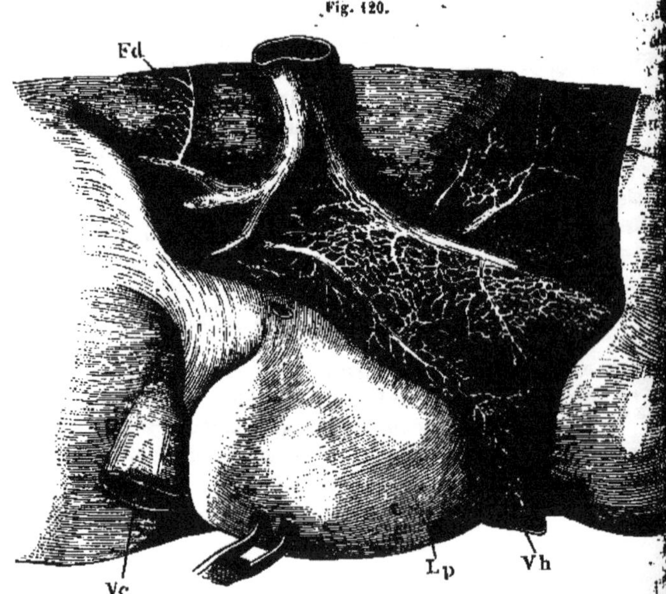

Face inférieure du foie, présentant le réseau des conduits biliaires injecté pa hépatique (*).

pendiculairement du tronc gauche et chemine, en se ramifiant, dans l postérieure du sillon antéro-postérieur; d'autres, plus fines, se voient moitié antérieure de ce sillon, ainsi que dans la fossette de la vésicule ces branches se ramifient et donnent naissance à des conduits de plus fins, dont quelques-uns semblent se terminer en cul-de-sac, de tres pénètrent dans la substance du foie, mais qui généralement s'anas entre eux et forment, à la face inférieure du foie et autour des grosses b de la veine-porte, ainsi que dans leurs intervalles, un réseau très-serré, blit une communication entre les deux branches de bifurcation du ca tique. Kiernan admet que des anastomoses semblables ont lieu dans l'i du foie.

Les divisions du canal hépatique sont contenues dans la capsule de Glisson.

Les ramuscules, rameaux et branches du canal hépatique sont conte la capsule de Glisson, avec les ramifications de la veine-porte et celles tère hépatique, auxquelles ils sont unis par un tissu cellulaire assez

(*) Lp, lobe de Spiegel, tiré en arrière pour découvrir le sillon transverse. — Vh, veine su — Vc, veine-cave inférieure. — Fd, fossette de la vésicule. — Fs, sillon antéro-postérieur.

…éralement deux conduits biliaires pour une ramification de la veine-…ées à la surface des lobules, ces ramifications, indépendantes jusque-là …les autres s'anastomosent entre elles, émettent une foule de divisions et …trent dans l'intérieur de ces derniers et se continuent avec les capil…aires.

…sillon transverse, les deux branches du canal hépatique occupent le …sillon, et sont recouverts par les branches de bifurcation de la …e hépatique et par celles de l'artère du même nom.

…par la réunion des deux branches qui occupent le sillon transverse, le …atique, dont le diamètre est de 5 à 6 millimètres, se porte en bas et …et, après un trajet de 3 à 4 centimètres, se réunit à angle très-aigu …conduit cystique, pour se continuer avec le canal cholédoque. Dans ce …est contenu dans l'épaisseur de l'épiploon gastro-hépa…même temps que la veine-porte, qui est en arrière, …ranche droite de l'artère hépatique, qui est en avant, …e multitude de vaisseaux lymphatiques; un tissu cel…bondant et lâche l'unit à ces vaisseaux.

Direction du canal hépatique.

Rapports.

Fig. 121.

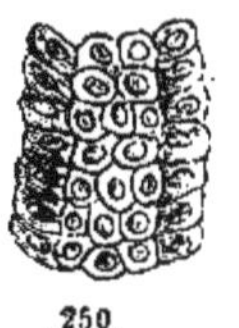

$\frac{250}{1}$

Epithélium d'un canalicule biliaire.

Texture du canal hépatique.

…oi du canal hépatique et de ses branches principales …e : 1° d'une *tunique externe*, formée de tissu conjonctif …res élastiques dont les faisceaux sont plus volumineux …iphérie que vers le centre du canal; 2° d'une couche …*épithéliales cylindriques*, qui tapisse intérieurement …ique celluleuse. Dans les ramifications plus fines, la …externe s'amincit de plus en plus et se transforme …ment en une membrane amorphe, dans laquelle sont disséminés des …ulaires, tandis que les cellules épithéliales se rapprochent davantage …de l'*épithélium pavimenteux*.

2° Vésicule biliaire.

Situation de la vésicule.

…cule biliaire (*cystis fellea*) est le réservoir de la bile. Elle est *située* à …férieure du lobe droit du foie, et occupe une fossette particulière, …stique, à droite du sillon antéro-postérieur, dont elle est séparée par …-porte antérieure. Elle est maintenue dans sa situation par le péri…ne fait que passer au-dessous d'elle, chez le plus grand nombre des …is qui, chez d'autres, lui forme une enveloppe presque complète, de …ière que la vésicule est unie au foie à l'aide d'une sorte de mésentère. …dernier cas, elle est pour ainsi dire détachée du foie, disposition qu'on …chez quelques animaux.

Sa forme.

…e est assez exactement celle d'une poire, ou d'un cône à base convexe, …ent dirigé, de telle sorte que sa grosse extrémité regarde en avant, en …droite, et sa petite extrémité, en arrière, en haut et à gauche.

Le peu de capacité de la vésicule est en opposition avec le volume du foie.

…a *capacité* de la vésicule biliaire est en rapport avec le peu de déve…ent des autres parties de l'appareil excréteur de la bile, et en opposition …olume si considérable du foie. La différence devient encore plus frap…l'on compare, d'un côté, le rein au foie, d'un autre côté, la vessie uri…la vésicule biliaire. Il est vrai que la totalité de l'urine doit traverser la …inaire, tandis qu'une portion seulement de la bile doit être déposée dans …ule du fiel.

Sa capacité présente beaucoup de variétés.

Cette capacité présente, d'ailleurs, beaucoup de variétés : elle devient fois triple, quadruple, décuple dans les cas de rétention de la bile par situé dans le canal cholédoque (1). On dit même avoir vu des vésic nant 3, 4, 5 kilogrammes de bile, ce qu'on aurait peine à concevoir, analogues ne s'observaient tous les jours pour d'autres réservoirs.

Dans d'autres circonstances, au contraire, on trouve la vésicule ext petite, appliquée sur un ou plusieurs calculs biliaires muraux, au adhère mécaniquement ; quelquefois même la vésicule biliaire, com oblitérée, est réduite à un cordon fibreux, et c'est sans doute dans cette espèce qu'on a pu croire à l'absence congéniale de la vésicule.

Rapports de la vésicule avec l'arc du colon ;

Rapports. Pour en faciliter l'exposition, nous considérerons à la vé *corps*, un *fond* et un *col.*

Le *corps* de la vésicule biliaire est conoïde et affecte les rapports *en bas*, il est recouvert par le péritoine et répond à la première, p duodénum et à l'extrémité droite de l'arc du colon. Il n'est pas rare vésicule répondre au pylore, ou même à la portion d'estomac voisine fice. Quelquefois des adhérences accidentelles ou normales l'unissent num et à l'arc du colon. Ces rapports expliquent, d'une part, la colora ou verte des parties du canal alimentaire contiguës à la vésicule, colo est tout à fait cadavérique ; d'autre part, le passage direct, par perforatio culs biliaires de la vésicule dans le duodénum, dans le colon, ou dans On voit quelquefois la vésicule répondre au rein droit, sur lequel elle chée dans toute sa longueur ; je l'ai vue répondre à la colonne vert dedans du rein. Ces deux derniers rapports supposent un déplacem du duodénum et de l'arc du colon. *En haut*, le corps de la vésicu adhère à la fossette cystique par un tissu cellulaire plus ou moins par des vaisseaux artériels et veineux, jamais, chez l'homme, par des biliaires ou conduits hépato-cystiques.

Avec l'estomac.

Conséquences de ces rapports.

Avec le foie ;

Avec les parois abdominales.

Le *fond* de la vésicule du fiel, entièrement recouvert par le péritoine, le plus souvent le bord antérieur du foie, échancré à ce niveau, et ré parois abdominales, et plus particulièrement au bord externe du mu immédiatement au-dessous du rebord cartilagineux des côtes, au voi l'extrémité antérieure de la dixième côte. Distendu par la bile ou pa culs, le fond de la vésicule devient proéminent, soulève les parois abd et a pu être senti à travers ces parois, chez les personnes amaigries ;

Conséquences des rapports de la vésicule avec les parois abdominales.

(1) Une autre cause de développement de la vésicule, c'est la présence dans calcul mobile qui fait soupape, de telle façon qu'il permette l'abord de la bile à et s'oppose à sa sortie. Une troisième cause, c'est l'oblitération complète du vésicule par un calcul ; mais alors la vésicule contient, au lieu de bile, une pide : elle est convertie en kyste séreux. La tumeur biliaire, dans ce cas, repr meur lacrymale déterminée par l'obstruction des points ou des conduits la dois faire observer que la qualité de la bile n'est pas la même dans la vésicu les conduits hépatiques. Ainsi, chez le même sujet, il n'est pas rare de voir tique verte, tandis que la bile hépatique est jaune.

(2) Ce tissu cellulaire est susceptible d'inflammation, et, dans ce cas, le faire jour dans la vésicule, tandis que la bile pénètre dans le tissu cellulaire accidents mortels. J'ai observé en peu de temps trois exemples de cette lés peut-être pas été bien analysée, et dont on m'a présenté plusieurs cas sous le grène de la vésicule du fiel.

...urs fois j'ai senti sous mes doigts les calculs qui remplissaient la vési... même entendu le bruit des calculs qui se choquaient sous l'action de ... rapport explique la possibilité des fistules biliaires abdominales, la ... calculs biliaires par l'ouverture extérieure, le projet d'extraire ces ... une opération analogue à celle qu'on pratique pour les calculs uri... ...jet d'opération dont je ne parlerais pas, s'il n'avait été conçu par ...

Variétés dans les rapports du fond de la vésicule.

... les rapports, de même que la capacité du fond de la vésicule biliaire, ... beaucoup de variétés. Ce fond, c'est-à-dire la portion qui déborde le ... quelquefois aussi considérable que le corps. J'ai vu la portion qui dé... foie renversée à angle droit sur le corps et atteignant l'ombilic. On ... les différences de forme et de situation du foie doivent singulière... ...uer sur la situation du fond de la vésicule, que j'ai trouvée dans l'hy... dans la fosse iliaque droite, avec ou sans adhérence aux parties voisines.

Incurvations du col de la vésicule.

... la vésicule est fortement recourbé deux fois sur lui-même, à la ma... ...e S italique dont les trois branches seraient contiguës. Il semblerait, ...ains cas, que ces deux courbes imitent un pas de vis. Cette double ... s'efface avec la plus grande facilité quand on a enlevé le péritoine et ... tissu cellulaire. Les limites entre le col et le corps de la vésicule, ... entre le col et le conduit cystique, de l'autre, sont marquées à l'ex... ... un rétrécissement.

Surface interne de la vésicule.

...ace *interne de la vésicule*, teinte en vert ou en jaune par la bile qui l'im... la mort, est naturellement d'un gris blanchâtre. Elle est inégale, ...grinée, et présente 1° des plis plus ou moins marqués, qui s'effacent ...ment par la distension; 2° des crêtes lamelleuses ou saillies filiformes, ... en polygones, subdivisés eux-mêmes par des crêtes moins considé... à la manière du bonnet des ruminants; en sorte qu'examinée à une forte ...tte surface interne est divisée fort élégamment en une foule de petites polygonales, irrégulières.

Crêtes de figure polygonale.

Valvules opposées du col.

...eau de chacune des deux courbures de l'S décrite par le col, on trouve ...ule très-considérable. Ces deux valvules, qui sont opposées, de même ...urbures, sont de véritables plis formés aux dépens de toute l'épaisseur ... du col, plis qui résultent de l'inflexion alternative du col sur lui... s'effacent par son redressement. Il n'est pas rare de voir la portion du ...édiaire aux deux valvules dilatée en ampoule. Souvent un calcul se ...ans cette portion intermédiaire, où il reste comme enchatonné ou ... en interceptant le cours de la bile, et cela d'autant plus facilement que ...les rétrécissent singulièrement l'orifice de communication, soit du col ...orps de la vésicule, soit du col avec le canal cystique. Ces valvules, ... ne s'opposent ni à l'entrée de la bile dans la vésicule ni à sa sortie ...rvoir.

Elles déterminent souvent l'enchatonnement d'un calcul.

Texture de la vésicule.

... Les parois de la vésicule, qui ont 1 à 2 millimètres d'épaisseur, sont ...es, de dehors en dedans : 1° par une *membrane péritonéale*, qui se réflé... face inférieure du foie sur cette vésicule, couvre complétement le ...mplétement, mais dans une étendue plus ou moins considérable, le ...e col, et se continue avec le feuillet antérieur de l'épiploon gastro... ; 2° par une *membrane cellulo-fibreuse*, qui forme comme la charpente ...sicule, apporte des limites à sa distension brusque, mais finit par céder ...fluence d'une distension lentement exercée; elle est unie à la tunique

Membrane péritonéale.

Membrane cellulo-fibreuse.

interne par un tissu celluleux très-lâche, qui permet de l'isoler facile[...] n'est composée que de tissu conjonctif.

Membrane interne ou muqueuse.

On ne trouve point, chez l'homme, la tunique musculeuse admise p[...] ques anatomistes et qu'il est si facile de démontrer, à l'état normal, [...] grands animaux, chez le bœuf, en particulier. Mais on rencontre du tis[...] laire abondant dans la *membrane interne* ou *muqueuse*, dont j'ai exposé l[...] paux caractères à l'occasion de la surface interne de la vésicule; il y [...] couches de faisceaux entre-croisés, qui alternent avec des couches [...] conjonctif. Ce dernier tissu constitue la couche la plus interne, recou[...]

Épithélium cylindrique.

un *épithélium cylindrique*, qui offre les mêmes particularités que cel[...] testin grêle. L'examen le plus attentif ne m'avait d'abord permis d'y re[...] aucune *glandule*, bien que les glandes de la vésicule du fiel eussent été [...]

Glandules.

par Vicq d'Azyr (1). C'est l'état pathologique qui m'a révélé leur ex[...] M. Gubler a montré à la Société anatomique plusieurs vésicules bili[...] la surface interne présentait des glandes muqueuses très-prononcées, [...] un mucus épais. A l'état normal, ces glandes, qui représentent des gl[...] grappes, sont très-petites et peu nombreuses.

Vaisseaux de la vésicule.

La vésicule biliaire reçoit une artère assez considérable : c'est le *[...] tique*, branche de l'hépatique. Les divisions et subdivisions de cette artè[...] tomosent entre elles dans la couche cellulo-fibreuse, et forment un ré[...] partent des artérioles destinées à la muqueuse. Ces dernières fourni[...] réseau capillaire qui occupe la couche la plus superficielle de la muqu[...] *veines* qui proviennent de la vésicule, se rendent dans la veine-porte. [...] *seaux lymphatiques* sont très-nombreux et faciles à démontrer; ils se jet[...]

Nerfs.

un ganglion situé près du col. Les *nerfs* de la vésicule sont une éman[...] plexus hépatique.

3° Canal cystique.

Canal cystique. Variétés de volume.

Le *canal cystique*, ou canal excréteur de la vésicule, est moins volu[...] le canal hépatique et le canal cholédoque. Il n'est pas rare, cependant, [...] d'un calibre égal ou même supérieur à celui de ces canaux, ce qui sup[...] jours un obstacle au cours de la bile dans le canal cholédoque. Né du [...] vésicule, il se porte en bas et à gauche, pour se réunir, après un trajet [...] timètres environ, sous un angle très-aigu, avec le canal hépatique.

Direction.

Sa *direction* n'est pas rectiligne, mais inflexe, contournée en spirale [...] noueuse.

Rapports.

Le canal cystique, contenu dans l'épaisseur de l'épiploon gastro-h[...] est situé au-devant de la veine-porte et côtoyé, à gauche, par l'artère [...]

Surface interne.

Sa *surface interne* est lisse et présente de petites dépressions analogue[...] que nous aurons à signaler dans les conduits biliaires. Elle est rem[...]

Valvules de ce conduit.

par des *valvules* en nombre variable, depuis neuf jusqu'à vingt, suiv[...] merring, ce qui me paraît exagéré; j'en ai compté de cinq à douze. Ces [...] concaves par leur bord libre, sont peu régulières, alternes, tantôt [...] tantôt transversales, quelquefois même verticales, et réunies entre elle[...] petites valvules obliques. Pour bien voir cette disposition, il faut ét[...] canal cystique sous l'eau ou bien un canal cystique insufflé et dessé[...]

(1) *Mémoires de la Société royale de médecine* (histoire), p. 255, 1777-78.

alterne des valvules donne quelquefois à la surface interne du conque l'aspect d'une spirale (1).

Elles n'existent que chez l'homme.

valvules, qui n'existent que chez l'homme, ne s'effacent pas, comme les du col de la vésicule, par la dissection, qui permet le redressement du Ce sont donc des valvules véritables, et non des plis de toute l'épaisseur du canal; la membrane interne toute seule entre dans leur composi- n'est pas rare de voir de petits calculs, engagés dans l'intervalle des donner au conduit cystique un aspect noueux et intercepter la circu- la bile.

Fonctions de ces valvules.

te, les valvules du canal cystique ne s'opposent pas plus à la circula- bile de haut en bas qu'à sa circulation de bas en haut. Il est probable qu'elles facilitent l'ascension de la bile, en soutenant la colonne de la manière des valvules veineuses. Peut-être aussi sont-elles destinées le cours de la bile, de la vésicule vers le conduit cholédoque. Leur quelquefois d'apparence spirale, avait suggéré à Amussat une sin- pinion : c'est que l'ascension de la bile s'opère par le mécanisme de la chimède. Mais la vis d'Archimède ne peut déterminer l'ascension d'un que lorsqu'on lui imprime un mouvement de rotation. Or, un tel mou- est impossible dans un canal fixé à ses deux extrémités. Où seraient les agents du mouvement de rotation dans le canal cystique (2)?

4° Canal cholédoque.

Canal cholédoque.

it excréteur définitif de la bile, le *canal cholédoque* (χολή, bile; δοχός, qui) semble formé par la réunion du canal hépatique et du canal cys- Une autre manière, plus physiologique, d'envisager la disposition géné- conduits excréteurs de la bile serait celle-ci : le canal hépatique, après tain trajet, émet, à droite, le canal cystique, lequel, après un trajet rétro- dilate en une ampoule ovoïde pour former la vésicule. Dans cette de voir, le canal cholédoque ne serait autre chose que la continuation hépatique.

Manière simple de considérer les conduits biliaires.

Direction.

ection du canal cholédoque est, en effet, la même que celle du canal hé- est-à-dire oblique en bas et un peu à droite et en arrière. Aucune ligne cation réelle, autre que l'embouchure du canal cystique, n'existe entre conduits. Leur *calibre* ne présente pas de différence notable dans l'état le canal cholédoque, affaissé sur lui-même, a un calibre égal à celui me d'oie de moyenne dimension. Les mêmes causes qui déterminent ion du canal cholédoque, produisent celle du canal hépatique. J'ai vu cholédoque aussi volumineux que le duodénum (3).

Calibre.

Longueur

ueur est de 6 à 7 centimètres.

possint aliquam spiralis fabricæ imaginem ferre.» (Haller, t. VI, liv. XXIII,

autre opinion fondée sur la présence des valvules est celle de Bachius, qui, avoir expérimenté que les valvules s'opposent à l'ascension de la bile du canal hé- dans la vésicule, supposa que la bile était formée dans la vésicule du fiel et le canal cystique dans le canal hépatique et dans le canal cholédoque. D'après la bile, qui arrivait par le canal hépatique au foie, concourait puissamment se.

pathol., avec planches.

Rapports du canal cholédoque :

1° Dans sa première portion ou portion libre ;

2° Dans sa deuxième portion ou portion pancréatique ;

3° Dans sa troisième portion ou portion duodénale.

Rapports. Dans la première portion de son trajet, mesurée par l'i qui sépare son origine du point où il atteint le duodénum, le canal ch est contenu dans l'épaisseur de l'épiploon gastro-hépatique, au-dev veine-porte, derrière l'artère hépatique, longé, à gauche, par l'artè épiploïque droite, environné d'un tissu cellulaire lâche, d'un très-gran de vaisseaux et de plusieurs ganglions lymphatiques.

Lorsqu'il atteint le duodénum, au niveau de la première courbu intestin, le canal cholédoque se place en arrière et au côté interne de sa portion, et là il est reçu dans une gouttière, et plus souvent dans un ca plet que lui forme le pancréas.

Rapports du canal cholédoque et du canal pancréatique.

Il pénètre très-obliquement dans l'épaisseur du duodénum, à peu partie moyenne de la deuxième portion ou portion verticale de cet int verse sa membrane musculeuse, se place entre cette membrane et la m celluleuse, puis entre celle-ci et la muqueuse, qu'il soulève insens lorsqu'il est distendu par la bile ou par un stylet, et, après 14 ou mètres de trajet dans l'épaisseur de ces tuniques, vient s'ouvrir dan dénum à la partie inférieure interne de la deuxième portion, au som mamelon (*ampoule de Vater*) plus ou moins proéminent, suivant les suj

Dans cette dernière portion de son trajet, le canal cholédoque est e avec le canal pancréatique, qui est situé à sa gauche. Arrivés au nive base du mamelon, ces canaux s'ouvrent par deux orifices distincts da vité dont est creusée l'ampoule de Vater. M. Cl. Bernard a trouvé, dan l'orifice du canal cholédoque situé immédiatement au-dessus de l'am Vater, qui était exclusivement destinée au canal pancréatique.

D. — Surface interne du canal hépatique et du canal cholé

GLANDULES DES CONDUITS BILIAIRES.

Caractères de la surface interne du canal hépatique et du canal cholédoque.

La surface interne du canal hépatique et du canal cholédoque es quable : 1° par l'absence de valvules. Il n'est cependant pas rare de r un vestige de valvules dans cholédoque ; 2° par l'absence position aréolaire ou cellul nous avons remarquée dans cule ; 3° par une multitude cuoles ou dépressions peu pr d'un demi-millimètre à mètre de diamètre, qui s'o sur toute la surface de la m Les vacuoles, très-irrégu très-serrées dans le tronc choledoque, se disposent, deux branches de bifurcati canal, en deux séries longitudinales, qui s'étendent dans toutes les rami de ce canal jusqu'à celles qui n'ont qu'un demi-millimètre de diamètr des orifices très-fins, mais très-distincts, qui existent au fond et dans l'i des vacuoles et qui appartiennent à de petites glandes acineuses.

Fig. 122.

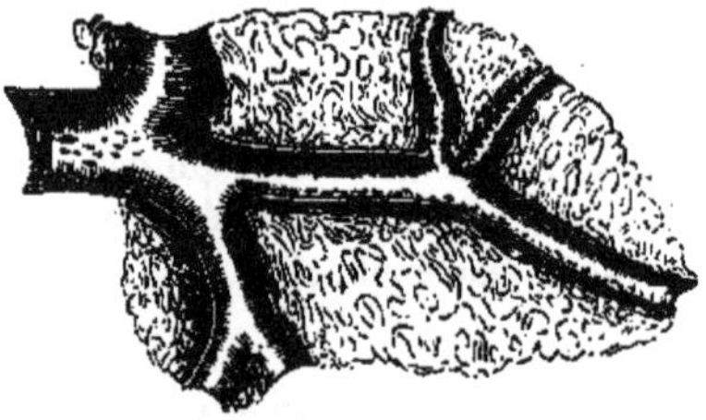

Canal hépatique ouvert, ainsi que ses divisions, au point où il plonge dans le foie.

Glandules des conduits biliaires.

Calibre.

Le canal cholédoque et le canal hépatique sont d'un *calibre* unifo longueur. Le canal cholédoque se rétrécit un peu au niveau de sa portion, c'est-à-dire de celle qui traverse le duodénum, se dilate en olivaire, *ampoule de Vater*, au niveau de la base de la papille ou ma- terminaison, et s'ouvre par un orifice assez étroit, suffisant néanmoins mettre facilement l'extrémité boutonnée du stylet ordinaire. Cette dis- en ampoule explique pourquoi biliaires s'arrêtent si fréquem- ce niveau.

Impossibilité du reflux des liquides intestinaux dans les canaux hépatique et cholédoque.

ulte 1° de l'étroitesse de l'orifice du canal cholédoque, 2° de la melonnée, mobile, en quelque ante, sur laquelle cet orifice ué, 3° du trajet oblique du lédoque dans l'épaisseur des duodénum, que la bile et le atique peuvent passer libre-

Fig. 124.

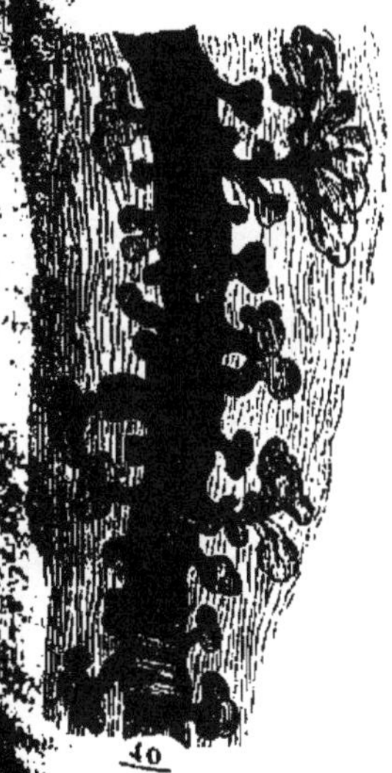

$\frac{40}{1}$

du réseau de canaux biliaires du sillon transverse.

Fig. 123.

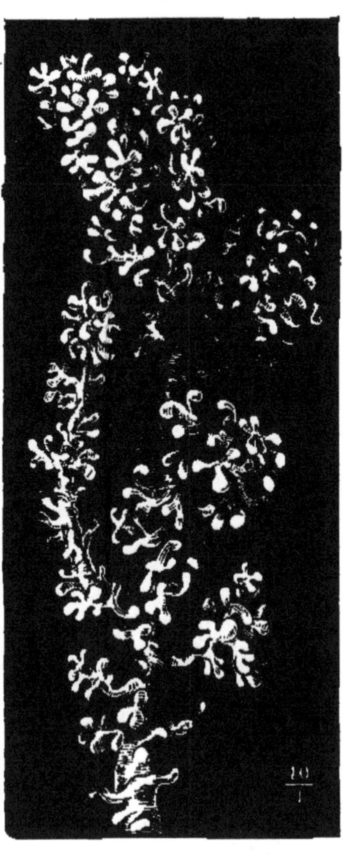

$\frac{40}{1}$

Glande du tronc du canal hépatique, injectée par ce dernier.

canal cholédoque dans le duodénum, mais non refluer du duodénum canal cholédoque. J'ai fait, à ce sujet, plusieurs expériences : j'ai fait fortement dans le duodénum, cerné entre deux ligatures, de l'eau et de n'est arrivé dans les voies biliaires. D'un autre côté, j'ai fait injecter fluides de la vésicule biliaire vers le duodénum, que j'ai pu distendre ; alors, comprimant avec une grande force cet intestin distendu, je pu déterminer le moindre reflux dans les voies biliaires (1).

Comment concilier ce fait avec cet autre, non moins incontestable et dont j'ai vu

Éperon placé entre les conduits qui s'accolent.

A la réunion du canal cystique et du canal hépatique, se voit un[e] d'éperon très-prolongé, formé par la membrane interne réfléchie sur elle A la réunion du canal cholédoque avec le canal pancréatique, existe ég[alement] un éperon, que j'ai vu se prolonger jusqu'à l'embouchure commune duodénum. L'un et l'autre éperon ne s'opposent pas au passage du li[quide] l'un dans l'autre conduit. Ainsi, la bile cystique pourrait refluer dans

Fig. 125.

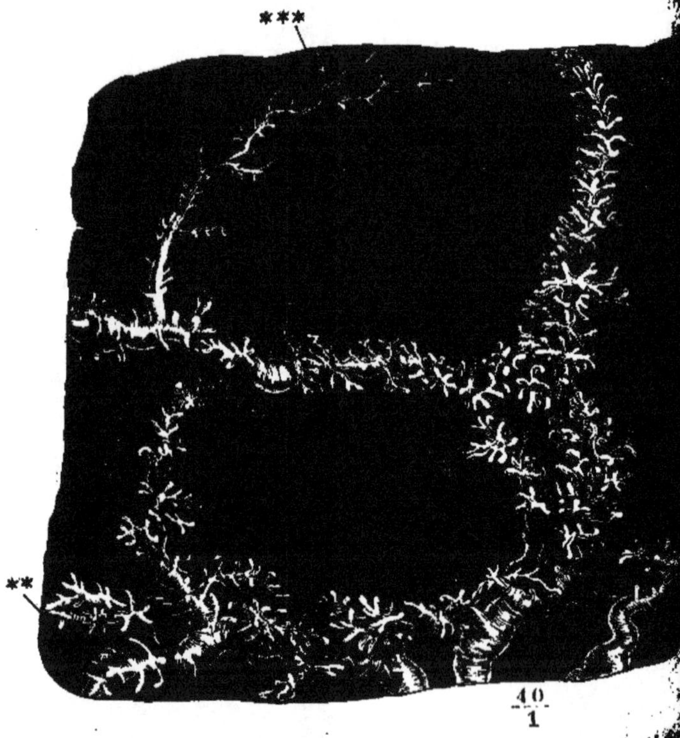

Portion du réseau de canaux biliaires du sillon transverse du foie représenté

hépatique, le suc pancréatique refluer dans le canal cholédoque, et réc[iproque]ment, la bile refluer dans le canal pancréatique, si ces conduits n'ét[aient] habituellement pleins. Au reste, l'éperon intermédiaire au canal cholé[doque et] au canal pancréatique ne peut nullement intercepter, en s'appliquant ou l'autre orifice, la circulation soit du fluide pancréatique, soit de la

plusieurs exemples, du passage de vers lombrics dans les voies biliaires ? C[e] ver lombric est un corps étranger animé, sensible, qui choisit, qui peut tourner l'ob[-] stacle, chercher l'orifice du conduit cholédoque et s'y engager.

(1) Dans un cas où l'embouchure du canal cholédoque dans le duodénum éta[it] par un calcul, la bile retenue avait prodigieusement distendu tous les canaux b[iliaires] même avait reflué dans le canal pancréatique. J'ai pu rendre ce phénomène [en] comprimant la vésicule du fiel distendue par la bile, qui pénétra sans obstacle canal pancréatique et dans ses divisions.

...dules des conduits biliaires se rencontrent sur toutes les ramifications ...hépatique, à l'exception des ramuscules terminaux qui entourent ...; mais leur volume, leur forme et leur nombre sont loin d'être les ...tout. Sur le tronc du canal hépatique, elles sont tantôt aplaties, ...es, enfouies dans l'épaisseur de la tunique celluleuse de ce canal, ...llongées, étendues entre les tuniques, parallèlement à la muqueuse. ...ernier cas, elles sont formées par un canal excréteur qui, dans son ...t quelques branches sur lesquelles sont implantées un petit nombre ...s glandulaires (*fig.* 123). Ces glandes composées n'existent qu'en ...re sur les deux branches principales du canal hépatique, et seule...inage de ce dernier. A mesure que les conduits biliaires diminuent ...leurs glandules deviennent plus petites et se simplifient : ce sont ... groupes de deux ou plusieurs vésicules portées sur un pédicule ... 124) ou un certain nombre de culs-de-sac allongés partant d'un ...que (*fig.* 125, **) ; puis on ne trouve plus que de simples culs-de-sac

Fig. 126.

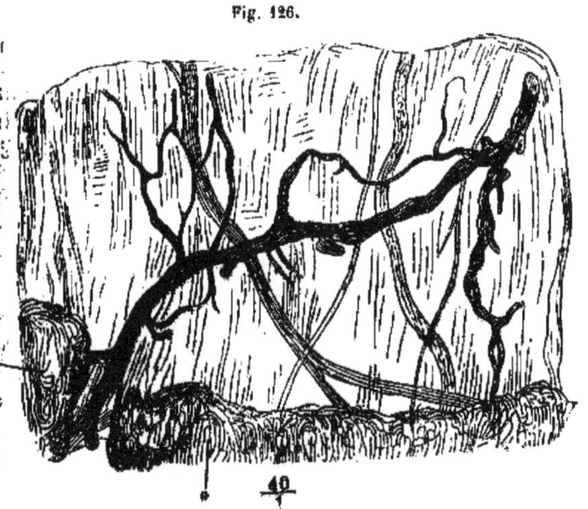

...errantia injectés d'une portion du ligament triangulaire gauche du foie (*).

...chent isolément du conduit biliaire (*fig.* 125,***). Ces glandules sont ...ées et tantôt réunies en groupes ou en séries; quelquefois elles sont ...nombreuses et serrées les unes contre les autres, qu'elles couvrent ...ent le conduit biliaire qui leur donne naissance (*fig.* 125, *).

...mpléter ce qui est relatif aux conduits biliaires, il nous reste à parler ...*aberrantia*. E. H. Weber a donné ce nom à des canalicules qui commu...videmment avec le système des voies biliaires, mais qui ne sont point ...e substance hépatique et cheminent dans le tissu conjonctif. Vasa aberrantia.

...*aberrantia* se rencontrent 1° dans le *ligament triangulaire gauche* du ...ont des rameaux plus ou moins volumineux, qui s'étendent parfois ...diaphragme, mais qui, ordinairement, n'existent que dans la moitié ...de ce ligament, où ils s'anastomosent en réseau. Quelques-uns se

(*) ...ment a été rendu transparent au moyen de l'acide acétique. — *, *, substance du foie.

terminent par un cul-de-sac renflé, que tapisse intérieurement un ép cylindrique régulier, et dont la membrane externe est formée par conjonctif renfermant des noyaux (Henle); 2° dans le pont celluleux plète, en arrière, le sillon de la v inférieure, et dans celui qui recouvre antéro-postérieur. Les *vasa aberrant* ment des réseaux dont les mailles ou moins serrées; on en voit aussi uns se terminer en cul-de-sac.

Fig. 127.

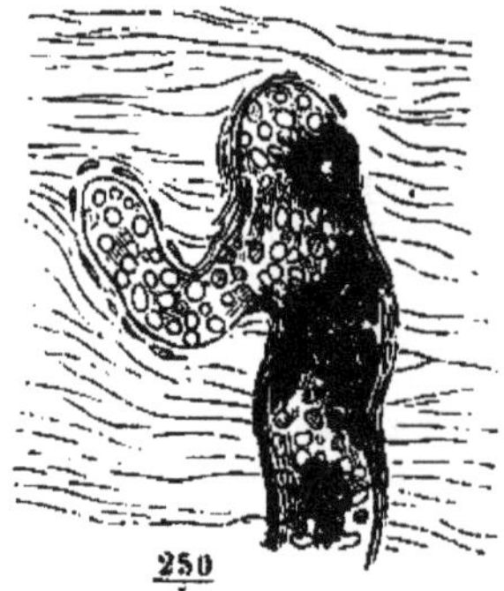

$\frac{250}{1}$

Vas aberrans du ligament triangulaire gauche (*).

Des glandules garnissent la surface *aberrantia* comme celle des autres biliaires; mais elles se rencontre constamment et toujours à un moind de développement que sur le trajet biliaires proprement dites.

III. — DÉVELOPPEMENT DU FOI

Le développement du foie est un les plus intéressants de son histoire.

Apparition précoce. Le foie est, après les corps de Wolff, l'organe glanduleux qui se dév

Fig. 128.

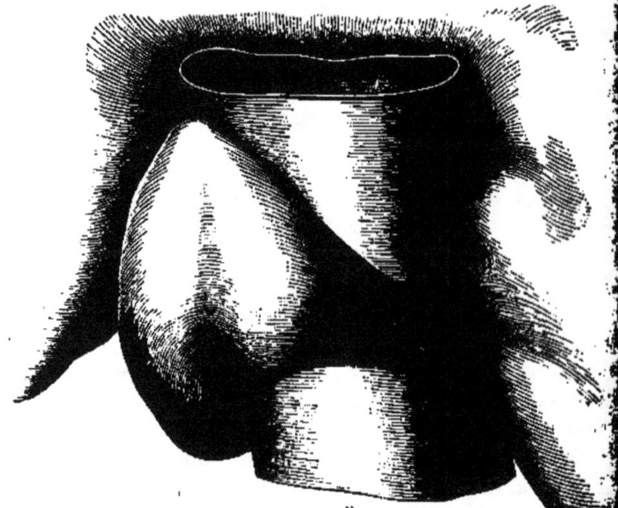

$\frac{3}{2}$

Pont de substance hépatique passant sur la face postérieure de la veine-ca tant des vasa aberrantia injectés.

plus tôt chez les mammifères et chez l'homme; il se montre dès la

(*) Injecté en partie et rendu transparent au moyen de l'acide acétique. Il est bifurqué à et terminé en cul-de-sac.

Chez le poulet, dans la première moitié du troisième jour de l'incuba-
voit naître, sur la *paroi antérieure du duodénum*, immédiatement au-
de l'estomac futur, *deux culs-de-sac*, qui sont les premiers rudiments du
deux culs-de-sac, qui grossissent rapidement, embrassent de bonne
veine omphalo-mésentérique, qui va de la vésicule ombilicale au cœur.
tourée de substance hépatique, cette veine donne naissance à une foule
fications qui pénètrent dans le foie et le convertissent en un organe
ulaire. Plus tard, le foie prend un développement si rapide qu'il ne
à remplir toute la cavité abdominale.

Il naît du duodénum.

ume relatif du foie est d'autant plus considérable qu'on l'examine à une
plus rapprochée de la conception. Ainsi, d'après Walther, chez l'em-
trois semaines, le foie forme la moitié du poids total du corps, et cette
se maintient jusque vers le milieu de la vie intra-utérine. Dans la
moitié de la grossesse, le foie devient
ent plus petit; le lobe gauche surtout
dans son développement, si bien qu'à la
, le poids de la glande est la dix-hui-
rtie du poids du corps (1). Au moment
ance, le foie, ne recevant plus de sang
ine ombilicale, diminue subitement de
de volume. Cette circonstance a été
n médecine légale (*docimasie hépatique*).
auteurs ont même avancé que le foie
ant nouveau-né, pesé comparativement
foie d'un enfant de huit à dix ans, donne
érence d'un quart à l'avantage de l'en-
veau-né. Cette assertion est erronée.

Volume aux diverses époques. D'autant plus considérable qu'on examine le foie plus près de la conception.

Fig. 129.

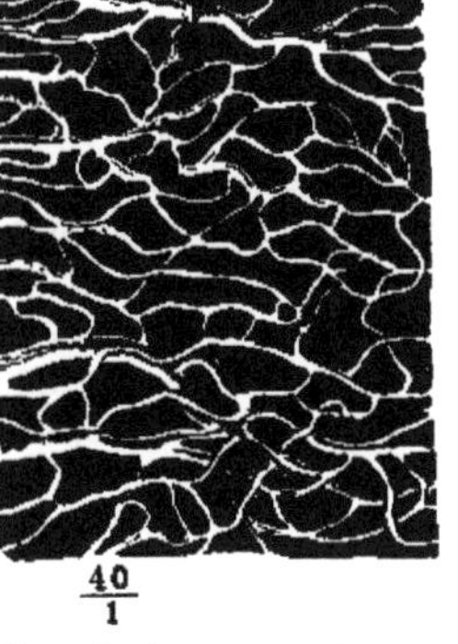

$\frac{40}{1}$

Portion de la préparation précédente, à un plus fort grossissement.

l'âge de la puberté, le foie présente le
relatif qu'il aura par la suite. On a cher-
ablir le rapport qui existe entre le poids
et celui du corps, et l'on a dit que le
ésente 1/36 du poids total du corps.
rapport établir entre deux termes dont l'un, le poids du corps, est sujet
tinuelles variations? Dans la vieillesse, le foie est moins volumineux
l'adulte, et cette diminution m'a paru en rapport avec celle qu'éprou-
nos organes. Chez une vieille femme de la Salpêtrière, très-amaigrie,
pesait qu'une livre et demie.

Époque de la puberté.

Vieillesse.

érences *de situation* du foie dépendantes de l'âge sont liées aux diffé-
volume de cet organe : ainsi, dans la première moitié de la vie intra-
le foie, remplissant la plus grande partie de l'abdomen, est en rapport
régions où on ne le rencontre pas à des époques plus avancées. Dans
temps, il descend jusqu'à la crête iliaque, et quand on ouvre l'ab-
il se présente sous l'aspect d'une masse rouge, au-dessous de laquelle
les autres viscères abdominaux. Pendant la seconde moitié de la

Différences de situation.

Première moitié de la vie fœtale.

Deuxième moitié.

occasion de remarquer, à la Maternité, les différences très-considérables que
volume du foie chez les enfants, à l'époque de leur naissance, différences
pu déterminer la raison suffisante. Il est des nouveau-nés, très-bien cons-
le foie n'offre pas un volume proportionnellement plus considérable que celui

Rapports étendus avec les parois abdominales.

vie intra-utérine et à la naissance, il n'occupe qu'une partie de l'abdo il répond encore, dans une assez grande étendue, aux parois abdomin la facilité des déchirures du foie par une pression exercée sur l'ab l'enfant nouveau-né (1).

Dans les premiers temps, le ligament falciforme du foie répond médiane; il est un peu à droite de cette ligne à la naissance, et s'e davantage dans les années qui suivent la naissance.

Communication avec le système veineux placentaire.

Le volume si considérable du foie pendant la vie intra-utérine est l tence de la *veine ombilicale*, par laquelle le fœtus reçoit le sang venu du c'est-à-dire tout le sang qui doit servir à sa nutrition. La diminution du foie après la naissance est probablement due à l'oblitération de ce

Canaux excréteurs.

Les *canaux excréteurs* du foie se développent d'après le même type des autres glandes. A partir des deux culs-de-sac primitifs, qui devie deux branches du canal hépatique, les cylindres de cellules hépatiques s successivement d'une cavité centrale, et constituent les ramifications plus fines de ces branches. Quant à la *vésicule biliaire*, elle est, d'apr une excroissance de la branche droite du canal hépatique. Chez les ma elle existe déjà au deuxième mois.

Vésicule.

Coloration.

Le tissu du foie du fœtus est d'une couleur rouge-clair dans les temps, et brun-foncé dans les derniers temps de la grossesse ; la colo vient moins foncée après la naissance. Le foie est gorgé d'une plus gra tité de sang avant qu'après la naissance. Son tissu est d'autant moins qu'on l'examine à une époque plus rapprochée de la conception, et lesse se joint une grande fragilité.

Consistance.

La distinction des deux substances n'est pas appréciable.

La différence de coloration entre le centre et la circonférence de c nulation du foie, différence qui a fait admettre deux substances dans c n'est pas appréciable pendant la vie intra-utérine. Elle se dessine après la naissance.

IV. — FONCTIONS DU FOIE.

Sécrétion de la bile.

Le foie a des fonctions multiples : 1° il est l'*organe sécréteur de* bile est produite dans les cellules hépatiques, dont le contenu, co l'avons vu, présente déjà une partie des éléments essentiels de ce l s'est demandé si les matériaux de la sécrétion biliaire sont apportés p hépatique ou par la veine-porte. L'anatomie, en montrant que l'ar tique se répand principalement sur les parois des vaisseaux et de hépatiques, et que les divisions de la veine-porte pénètrent dans le semble établir que le premier vaisseau est un vaisseau nourricier et cond appartient essentiellement à la sécrétion biliaire. Cependant rappelle que les veinules qui recueillent le sang de ces *vasa vasorum* dans des branches de la veine-porte, on ne sera pas éloigné d'adme sang de l'artère hépatique contribue également, pour une faible p crétion de la bile. Cette opinion, du reste, est mise hors de doute servation d'Abernethy, concernant une petite fille chez laquelle on

Elle a lieu dans les cellules hépatiques.

(1) J'ai observé à l'hospice de la Maternité un fait qui m'a semblé établir premier accouchement par les pieds, la pression exercée par les parties mère était suffisante pour produire la déchirure du foie. (Voyez Procès-verbal bution des prix de la Maternité, 1832.)

la vésicule, bien que la veine-porte, au lieu de se distribuer dans [...]vrit directement dans la veine-cave inférieure; 2° par les faits d'o[...]de la veine-porte avec persistance de la sécrétion biliaire.

[...] foie a d'autres fonctions que celle de sécréter la bile. Bien avant les [...] Cl. Bernard, la disproportion qui existe entre le développement de cet [...] quantité de bile sécrétée, le volume énorme du foie chez le fœtus, [...] à une époque où la sécrétion biliaire est à son *minimum* d'activité, [...] admettre que le foie a une autre destination; et quand on considé[...] part, que le foie est l'aboutissant, chez l'homme, d'un système vei[...]onsidérable, et chez le fœtus, du système veineux placentaire, on [...] présumer que les usages inconnus du foie devaient être relatifs à [...] — Probabilité des usages du foie relatifs à l'hématose.

[...]laude Bernard qu'il appartenait de mettre en lumière une des [...]incipales du foie, *celle de produire du sucre*. Ce sucre, qui est indé[...] celui que l'alimentation peut introduire dans le sang, n'est point [...] les produits biliaires : il sort du foie par les veines sus-hépatiques, [...]nt incessamment dans la veine-cave inférieure. Il se forme dans le [...]pens des éléments du sang, aux dépens de la fibrine, suivant Leh[...] cette transformation des éléments du sang en sucre n'est pas im[...]se produit d'abord dans le foie une matière spéciale, ternaire, non [...]logue à l'amidon végétal et susceptible de se transformer en sucre [...] de fermentation : M. Bernard lui a donné le nom de *substance* [...] transformation du glycogène en sucre a lieu spontanément, même [...]rt, sous l'influence d'une substance azotée, de la nature des fer[...]paraît exister dans le tissu du foie. — Fonction glycogénique du foie.

[...] glycogène existe dans les cellules hépatiques sous la forme de gra[...] d'autre part, nous y avons rencontré certains éléments de la bile. [...]rions donc admettre l'opinion de quelques auteurs, qui considèrent [...] comme formé par deux glandes distinctes, mais enchevêtrées l'une dans [...]e, constituée par les cellules hépatiques, qui servirait à former le [...]e, composée des glandes des conduits biliaires, qui serait chargée [...] la bile.

[...] enfin dans la science quelques faits qui tendraient à démontrer [...] le foie que se forment les *globules du sang*; mais cette fonction du [...] à l'hématose est loin d'être établie sur des bases certaines. — Formation des globules sanguins.

§ 2. — DU PANCRÉAS.

[...] — On peut apercevoir le pancréas sans préparation à travers l'épiploon [...]ue, en portant l'estomac en bas. Pour le mettre à découvert, il faut ren[...]ac de bas en haut, après avoir divisé les deux feuillets du péritoine qui [...]rande courbure pour aller constituer le grand épiploon.

[...] plus aisément encore le pancréas en renversant en haut l'arc du colon [...] le feuillet inférieur du mésocolon transverse.

[...]eption toute spéciale, le conduit excréteur du pancréas occupe l'épaisseur [...] pour le préparer, il faut diviser et écarter avec beaucoup de précaution, vers [...] l'extrémité droite de la glande, les granulations qui le recouvrent. On [...]er par le canal cholédoque, en liant l'espèce de mamelon ou ampoule [...] deux conduits cholédoque et pancréatique.

[...]s (πάγκρεας, tout chair) est un organe glanduleux, annexé au duodé- — Situation num, avec lequel il affecte des rapports immédiats et dans lequel il produit de sécrétion.

Le pancréas est *situé* profondément au-devant de la deuxième ver baire, derrière l'estomac.

Forme. Sous le rapport de sa *forme*, le pancréas ne ressemble à aucune autr il est allongé transversalement et aplati d'avant en arrière; volumi extrémité droite, où il présente une espèce de renflement anguleux nière d'un marteau, il s'effile par degrés à mesure qu'on approche de mité gauche : d'où la division scolastique du pancréas en *tête*, *corps* et grand diamètre, ou diamètre transverse, mesuré par l'intervalle qu concavité duodénale de la rate, est en moyenne de 15 centimètres.

Volume. Poids. et le poids du pancréas présentent beaucoup de variétés. Son poids, l'ordinaire de 65 à 80 grammes, peut s'élever jusqu'à 150 et même mes. Il n'est pas rare, d'autre part, de voir le pancréas atrophié; de ce genre, son poids n'excédait pas 32 grammes. Dans un autre cas, était formé de deux portions bien distinctes, l'une verticale, l'autre réunies à angle droit. Cette disposition, qui m'avait paru être l'excep au contraire, la règle, selon M. Verneuil. Un rétrécissement plus ou qué, mais constant, légitime cette distinction. Dans le cas que j'ai portion verticale, qui naissait de l'extrémité appelée tête, était pl rable que la portion horizontale.

Moyens de fixité. Les deux portions de la glande ne sont pas également fixes : la por cale est liée au duodénum par un tissu cellulo-fibreux assez den vaisseaux et par des conduits excréteurs; or le duodénum n'est pas queue du pancréas, au contraire, a des moyens d'union nombreux et celle-ci avec l'estomac, qui prend des directions diverses selon qu ou distendu plus ou moins par des aliments; de là une mobilité bien de la queue du pancréas, laquelle suit ces organes dans leur dépla corps de cette glande peut prendre une direction oblique en haut (Verneuil).

Rapports avec l'estomac. *Rapports*. La *face antérieure* du pancréas, convexe, recouverte par l répond à l'estomac, qui glisse librement sur elle. Des adhérences pa

Conséquences. peuvent s'établir entre le pancréas et l'estomac; si bien que, da simple de ce dernier organe, on voit quelquefois le pancréas rempla grandes portions d'estomac détruites. Lorsque l'estomac est placé plus

Avec les parois abdominales. coutume, le pancréas répond, soit au foie, soit à la paroi abdominale dont il est séparé seulement par l'épiploon gastro-hépatique; en peut l'explorer avec la plus grande facilité à travers les parois de l'a

Conséquences. Le pancréas répond encore, en avant, à la première portion du duo l'angle de réunion du colon transverse avec le colon ascendant.

Rapports en arrière. Sa *face postérieure*, concave, répond à la colonne vertébrale, au la deuxième vertèbre lombaire; elle en est séparée par la veine

(1) On peut reconnaître *à priori* cette disposition : c'est lorsque la colon peut être sentie immédiatement derrière les parois de l'abdomen, au ni gastre. Je ne l'ai jamais rencontrée que chez des personnes amaigries, lors partie de l'intestin grêle occupait l'excavation du bassin. Il est probable qu tion exercée par l'intestin grêle contenu dans le bassin qui détermine, dans sement de l'estomac. C'est dans ces cas qu'on a vu des praticiens, d'ailleu tés, diagnostiquer un squirrhe du pylore.

…entérique supérieure et le commencement de la veine-porte. Ces deux … veines sont logées dans une gouttière profonde, ou plutôt dans un …que complet que forme le pancréas à ces veines, à l'artère mésenté… …périeure et au plexus nerveux qui entoure cette artère ; un grand

Rapports du pancréas en arrière.

Fig 130.

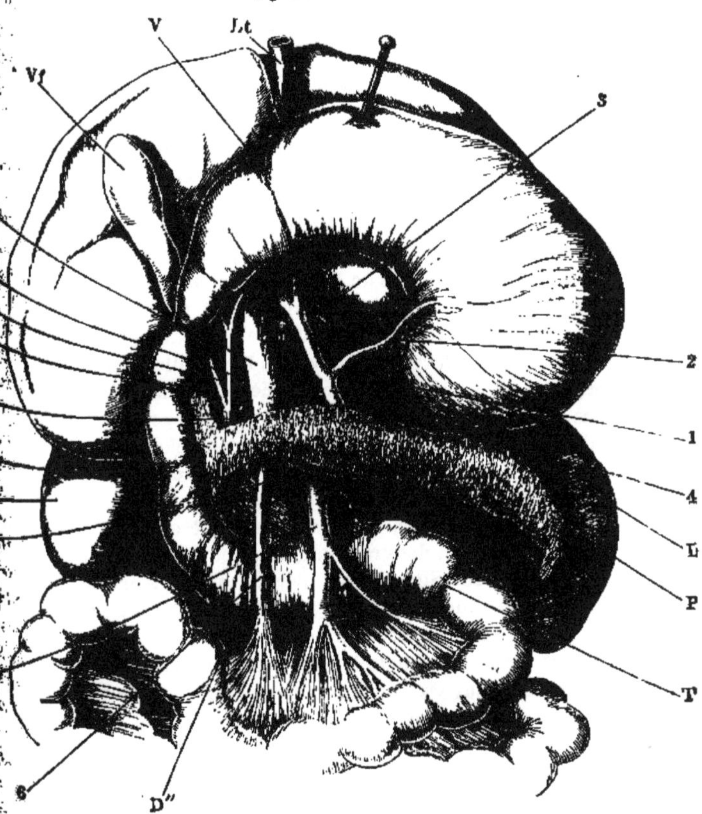

Portion supérieure de la cavité abdominale d'un enfant (*).

…de vaisseaux et de ganglions lymphatiques, les piliers du diaphragme, …ve, à droite, l'aorte, à gauche, la séparent encore de la colonne verté… …gauche de cette colonne, le pancréas répond à la capsule surrénale, …aux rénaux et au rein gauche. Le rapport du pancréas avec l'aorte est … : c'est donc à travers le pancréas qu'on sent les battements de l'aorte …re chez les personnes amaigries, et que l'on comprime le vaisseau.

(*) … est relevé de manière à rendre apparente sa face inférieure ; l'estomac a été renversé en … gastro-colique ayant été divisé, et le péritoine enlevé. — V, estomac. — D, D', D'', les … du duodénum, dont la première est devenue verticale par suite du déplacement de l'estomac. — P, pancréas. — R, rein. — T, intestin grêle. — Vf, vésicule biliaire. — Lt, ligament … canal hépatique. — c, canal cystique. — ch, canal cholédoque. — 1, aorte. — 2, artère …ique. — 3, artère hépatique. — 4, artère splénique. — 5, artère mésentérique su pé… … grande veine mésaraïque. — 7, veine splénique. — Vp, veine-porte.

Rapports du bord supérieur.

Son *bord supérieur*, épais, est creusé en gouttière dans toute sa long[...] loger l'artère splénique, qui souvent parcourt une espèce de chemin c[...] l'épaisseur de cette glande ; la veine splénique, qui est rectiligne, est [...] étroitement embrassée par cette gouttière. Il n'est pas rare de voir l[...] vaisseaux longer le bord inférieur du pancréas, surtout dans la portio[...] puis se relever, en passant sur la face antérieure de la glande, pour [...] le bord supérieur (Verneuil). Ce bord répond encore à la première p[...] duodénum, au lobe de Spigel et au tronc cœliaque. L'épaisseur de ce b[...] fait dire à quelques anatomistes que le pancréas était prismatique et tri[...]

Bord inférieur.

Son *bord inférieur*, beaucoup moins épais que le supérieur, est lon[...] troisième portion du duodénum, dont il est séparé, à gauche, par les [...] mésentériques supérieurs. Il repose sur le feuillet inférieur du mésoco[...] verse, qui le sépare des circonvolutions de l'intestin grêle.

De la grosse extrémité.

Son *extrémité droite* ou *duodénale*, ou *grosse extrémité*, ou *portion* ver[...] pond au duodénum et au canal cholédoque, qui s'y creuse, sinon un ca[...] plet, du moins une gouttière de 3 centimètres environ de longueur. Ce[...] mité duodénale présente une disposition fort remarquable : elle se [...] sur elle-même de haut en bas, comme le duodénum, par la concavit[...] elle est circonscrite, devient transversale lorsqu'elle a atteint la trois[...] tion, se porte de droite à gauche, derrière la veine mésentérique su[...] et forme la paroi postérieure du canal qui protége ce vaisseau. Cett[...] réfléchie, disposée en volute, se détache quelquefois du reste de la g[...] qui lui a valu le nom de *petit pancréas*. Par sa grosse extrémité, le pa[...] comme attaché au duodénum, sur lequel il se moule de manière à [...] concavité et à le déborder, en avant et en arrière. En avant, et surto[...] veau du petit conduit, des granulations glanduleuses occupent l'épai[...] parois du duodénum. Signalée par Bérard, qui compare ce groupe d[...] glandes molaires situées au voisinage de l'embouchure du canal de St[...] étudiée par M. Verneuil, cette disposition, qui paraît être constante, [...] intimement encore la glande à cette partie de l'intestin. Le pancré[...] duodénum dans tous ses déplacements, en sorte que, lorsque le duo[...] situé plus bas que coutume, ce qui arrive dans tous les déplacements [...] mac en bas, la tête du pancréas est déplacée dans le même sens.

Sa réflexion et sa disposition en volute.

Petit pancréas.

Chez l'enfant, la deuxième portion du duodénum seule est en cont[...] glande (Verneuil).

Rapports de l'extrémité splénique.

Son *extrémité gauche* ou *splénique*, ou *petite extrémité*, est étroite, et [...] pliquer contre la rate, sur laquelle elle s'aplatit et s'émousse, en p[...] quelquefois un léger renflement ; un repli du péritoine unit ces deu[...]

Trait d'analogie entre les rapports du pancréas et ceux des glandes salivaires.

On voit qu'au point de vue des rapports, il existe une grande anal[...] le pancréas et les glandes salivaires : des vaisseaux volumineux a[...] pénètrent cet organe, qui leur forme une sorte de chemin couvert[...] agité par leurs mouvements.

Structure. Des analogies non moins multipliées existent, sous le [...] la *structure*, entre le pancréas et les glandes salivaires, la parotide en [...] lier, et justifient en partie la dénomination de *glande salivaire abdo*[...] lui a été donnée par Siebold : même couleur blanchâtre, même d[...]

(1) Le pancréas a quelquefois une densité extrême, comparable à celle d[...] Cette dureté coïncide, le plus souvent, avec l'atrophie de l'organe.

…sition en lobules, susceptibles de se diviser en granulations. L'iden-… qu'il serait impossible de distinguer à l'œil nu un fragment de pan-… portion de glande salivaire. Point de capsule fibreuse proprement … lamelles celluleuses qui séparent les lobules et les *acini*; tissu cellu-… assez abondant. Il n'est pas rare de rencontrer une certaine quan-…se, soit à la surface, soit dans l'épaisseur du pancréas; j'ai même vu …trophie de cet organe dans lesquels la graisse semblait avoir pris la … grains glanduleux. Le pancréas se ramollit très-rapidement après … qui tient, comme pour la muqueuse stomacale, à l'action exercée … de l'organe par le liquide qu'il sécrète.

Analogies de structure.

Graisse pancréatique.

…lème de la structure du pancréas, comme de toutes les glandes, se …terminer : 1° la texture des grains glanduleux ou acini ; 2° la dispo-… conduits excréteurs, des vaisseaux et des nerfs dans l'épaisseur de la …

…réas est une *glande en grappe*, dont les vésicules, généralement arron-…rent 0mm,04 à 0mm,05 en diamètre, et se composent d'une *membrane* … un *épithélium* pavimenteux. Dans les cellules épithéliales se rencon-… granulations de diverses grosseurs, qui semblent formées par de la … une substance qui est précipitée par l'acide acétique, mais qui se …dans un excès de ce réactif.

Glande en grappe.

… qu'aux glandes salivaires, les *artères* arrivent au pancréas par un …bre de points. Elles sont très-nombreuses et très-considérables, eu … petitesse de l'organe; elles viennent de l'hépatique, de la splénique … mésentérique supérieure. La principale porte le nom de pancréatico-… et provient de la gastro-épiploïque droite.

Artères.

… vont se jeter dans les veines mésaraïques supérieure et splénique.

Veines.

…aux *lymphatiques* du pancréas forment, suivant M. Sappey, des ré-…s lobes et lobules, d'où partent des vaisseaux qui se rendent dans des … répartis sur le trajet de l'artère splénique, à l'origine des vaisseaux …iques supérieurs, au-devant de la deuxième portion du duodénum et … pli pancréatico-splénique.

Vaisseaux lymphatiques.

…*fs* du pancréas viennent du plexus solaire et pénètrent dans la glande … artères.

Nerfs.

…*excréteurs*. Le pancréas présente cette particularité qu'il est muni …nt de deux conduits excréteurs, qui s'ouvent séparément dans l'in-… De ces deux conduits, l'un, plus considérable, parcour ttout l'axe de … l'autre, accessoire, appartient à la tête de l'organe, et communique à … avec le premier (1).

Conduit excréteur, ou canal de Wirsung.

…uit *excréteur principal* est nommé aussi *canal de Wirsung*, du nom du …tomiste, trop tôt enlevé à la science, qui l'a découvert. Par une dispo-…que dans l'économie, ce conduit excréteur est contenu tout entier dans …, on pourrait presque dire dans l'axe de la glande; en sorte que, pour … à découvert, il faut diviser avec précaution les couches superficielles …gane.

(1) …nt Meckel, il existe normalement, chez le fœtus, deux canaux excréteurs … dans l'intestin, et dont le supérieur s'oblitère habituellement chez l'adulte. … ces deux canaux persistent et présentent le même calibre. Une branche de …tion les unit l'un à l'autre; mais elle peut manquer, et alors il y a deux …créteurs parfaitement indépendants.

Direction du conduit pancréatique.

Le canal pancréatique principal ou canal de Wirsung est ordinaire rapproché de la face postérieure que de la face antérieure de la gla il mesure toute la longueur; étroit à l'extrémité splénique, qu'on p dérer comme son origine, il augmente progressivement à mesure proche de l'extrémité duodénale, où son calibre est celui d'une plum beau; là, il s'infléchit en bas, pour atteindre le canal cholédoque, duquel il est placé, s'accole à ce conduit, le perfore obliquement, et la manière que j'ai indiquée à l'occasion du foie, dans l'ampoule olivaire *de Vater*) qui précède immédiatement l'orifice duodénal du canal ch Il suit de là que le canal cholédoque et le canal pancréatique s'ouv l'intestin, chez l'homme, par un orifice commun.

Le conduit pancréatique s'ouvre toujours par un orifice qui lui est commun avec le canal cholédoque.

Mode d'insertion des divisions du canal pancréatique sur le tronc principal.

Le mode d'insertion des divisions du canal pancréatique sur le tro pal mérite d'être noté: les rameaux de divers calibres provenant de se jettent perpendiculairement dans le conduit général, disposition qui à l'appareil excréteur du pancréas l'aspect de ces insectes auxquels o le nom de *mille-pattes*. Quelquefois, cependant, une ou deux branches bles, résultant de la convergence des canalicules de lobules glandula

Fig. 231. Fig. 232.

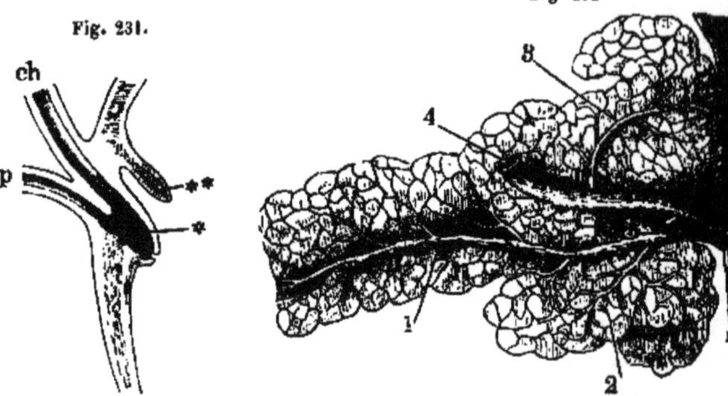

Section de la paroi intestinale au niveau de l'ampoule de Vater (*).

Pancréas et duodénum vus par la face postérie

breux, se réunissent obliquement au canal excréteur commun. C'est c voit souvent, d'après M. Verneuil, à la réunion de la tête avec le co glande. Un de ces canaux secondaires, d'un volume très-notable, pro granulations qui constituent la plus grande partie du lobe duodénal, branche présente ceci de remarquable, qu'au lieu de se terminer en c elle va s'ouvrir dans l'intestin par sa petite extrémité, à une distance de l'ampoule de Vater (de 1 à 4 centimètres) et au sommet d'une sorte pille conique, représentant en petit cette ampoule. Ce n'est point, à un second canal distinct du premier, mais une voie supplémentaire, par précaution au fluide pancréatique.

(*) *Ch*, canal cholédoque. — *p*, canal pancréatique. — *, ampoule de Vater. — **, repli couvre l'ampoule.

(**) Le canal pancréatique est mis à découvert et une portion de la paroi postérieure du enlevée, pour montrer l'embouchure du canal principal dans le canal cholédoque, et celle du soire. — 1, canal principal. — 2, branche collatérale du lobe inférieur. — 3, canal pancr soire. — 4, canal cholédoque.

...rois du canal pancréatique sont très-minces et très-extensibles; affaissé ...même, quand il n'est pas distendu par du liquide, le canal est d'un ...lait qui tranche sur la couleur blanc-grisâtre du tissu propre du pan... surface interne est extrêmement lisse, à la manière d'une membrane ... Il est formé d'une couche externe et d'une couche interne de tissu ...f, la première lâche, la seconde serrée, toutes deux mêlées de fibres ... fines. Un épithélium cylindrique tapisse sa surface interne. (Texture du canal pancréatique.)

...neuil a observé à la surface des canaux excréteurs principaux du pan... dans l'épaisseur des parois du duodénum de petits corpuscules, qu'il ... comme des glandules et qui, suivant Koelliker, sont de petites glandes ...ppé, versant leur produit dans les conduits pancréatiques par des canali... ...courts.

...ppement. Le développement du pancréas, qui naît par une excroissance ...roi postérieure du duodénum, ne présente d'autres particularités que ... sont relatives au volume de la glande, proportionnellement plus con... chez le fœtus et chez l'enfant nouveau-né que chez l'adulte. (Développement.)

... Le pancréas est l'organe sécréteur d'un liquide particulier, connu sous ... de *suc pancréatique*, dont les caractères physiques et chimiques n'ont été ...nus que dans ces derniers temps. (Usages.)

...procure facilement du suc pancréatique par le procédé de M. Bernard, ...rè en pratiquant une fistule sur le canal pancréatique.

... pancréatique est un liquide limpide, visqueux et filant, sans odeur ni ...ettement accusées; sa réaction est alcaline; quand on le chauffe, il se ... se prend en masse; l'alcool, les acides énergiques, les sels métalliques ... le même effet. Ce liquide s'altère avec une grande facilité : il devient ...ucoup plus fluide, perd sa coagulabilité et ne tarde pas à se putréfier. (Chimiques.)

... pancréatique doit ses propriétés essentielles à une substance particu... ... nature albuminoïde, que l'on a désignée quelquefois sous le nom de ...ne. Elle diffère de l'albumine en ce que, précipitée par l'alcool, elle ... redissoudre dans l'eau. (Physiques.) (Pancréatine.)

... substance, dissoute dans une grande quantité d'eau, est associée dans le ...créatique à divers sels minéraux, chlorures, phosphates et carbonates ..., et à des traces de matières grasses. Voici, suivant une analyse de Bidder ...midt, dans quelles proportions ces éléments se rencontrent dans le suc ...tique du chien :

Eau....................	90,08
Matières organiques....	9,04
Sels...................	0,84

(Composition chimique.)

...xpériences des physiologistes modernes ont démontré que le suc pancréa... ...mplit des usages très-importants dans l'acte digestif. 1° M. Bernard a ...ent établi que le suc pancréatique jouit de la propriété d'*émulsionner les ...ras* et de les rendre absorbables. Cette action est tout à fait distincte de ... chimique ou de saponification qu'exerceraient des substances alcalines ... graisses, puisque ces dernières se trouvent intactes dans les chylifères. (Usages du suc pancréatique.) (Action sur les corps gras.)

...ne autre propriété du suc pancréatique, mise hors de doute par les expé... de Bouchardat et Sandras, est celle de *transformer l'amidon en dextrine ...en sucre* ensuite. Cette propriété, qu'il partage avec la salive, nous explique ...ent une grande partie des aliments féculents qui ont échappé à l'action de (Sur les corps amyloïdes.)

la salive dans les portions supérieures du tube digestif, se dissout dans grêle et peut être absorbée.

Sur les matières albuminoïdes. 3° Enfin le suc pancréatique exerce une action dissolvante sur les *albuminoïdes*; c'est là un fait que les travaux de M. L. Corvisart, conf plusieurs autres expérimentateurs, ont démontré d'une manière irré Meissner a constaté que, pour que cette action s'exerce, il faut que le créatique soit légèrement acide, et c'est en effet dans ces conditions trouve dans le duodénum, au moment où le pylore laisse passer le prod de la digestion stomacale.

§ 3. — DE LA RATE.

Organe spongieux et vasculaire. La *rate* (σπλήν, *lien*) est un organe spongieux et vasculaire, dont les f encore mal connues, paraissent liées à celles de l'hématose.

Situation. Elle est *située* profondément dans l'hypochondre gauche, en arrière et de la grosse tubérosité de l'estomac, à laquelle elle est liée par un repli du appelé *épiploon gastro-splénique.* Elle est, en outre, maintenue dans sa pos un feuillet du péritoine qui, du diaphragme, se réfléchit sur elle, et par

Mobilité. seaux qu'elle reçoit et qu'elle émet. Suspendue plutôt que fixée à des mobiles, la rate doit participer à leurs mouvements; la contraction et chement du diaphragme, ainsi que les alternatives de distension et de ment de l'estomac, exercent sur la rate une influence non équivoque; changements légers et temporaires de position ne constituent pas un

Déplacements. déplacement. On peut même dire que les déplacements de la rate, tr d'ailleurs, sont presque toujours des déplacements congéniaux. C'est Haller a vu cet organe occuper le côté gauche de la vessie, chez un enf an; Desault l'a trouvé dans la cavité droite du thorax, chez un fœtus Je ne parle ici ni des cas de transposition complète des viscères, ni de le changement de situation est une conséquence de l'augmentation de de la rate, ou d'un déplacement de l'estomac (1). J'ai dit ailleurs que, cas particulier, j'avais trouvé la rate dans la région ombilicale (2).

Nombre. La rate est unique dans l'espèce humaine. Les rates *surnuméraires*, qu

Rates surnuméraires. rencontre quelquefois dans son voisinage, ne sont autre chose que de fragments de rate, ovoïdes ou sphéroïdes, qu'on serait, au premier abo de prendre pour des ganglions lymphatiques. On a prétendu qu'elles so fréquentes chez le fœtus que chez l'adulte; cette opinion est erronée (3).

(1) La grosse tubérosité de l'estomac est la portion la plus fixe de ce viscère, de l'insertion de l'œsophage. Les changements de situation de cet organe porten part, sur sa portion intermédiaire au pylore et au cardia, d'autre part, sur la pylorique elle-même.

(2) Les adhérences accidentelles de la rate sont si fréquentes qu'elles mérite mentionnées. Elles sont tantôt filamenteuses, tantôt celluleuses, et rendent do les légers changements de position qu'éprouve cet organe dans les grandes con du diaphragme ou dans les grandes distensions de l'estomac. Ces adhérences sont toujours la suite des fièvres intermittentes.

(3) Il est vrai qu'on cite un plus grand nombre de cas de rates surnuméraires fœtus que chez l'adulte; mais il est facile d'expliquer le fait, si l'on considère rates surnuméraires ne peuvent pas échapper chez le fœtus, tandis qu'elles sont difficiles à voir chez l'adulte, à cause de la graisse qui surcharge les épiploons. femme de quarante-quatre ans, j'ai trouvé deux petites rates surnuméraires : l'un

voir vu dix, douze et jusqu'à vingt-trois rates surnuméraires. Sans nier ...ité du fait, j'étais porté à douter de son existence, lorsque j'ai eu ... de rencontrer sept rates sur le même sujet : 1° une rate d'un volume ...; 2° une rate moitié volume; 3° une rate du volume d'un petit œuf de ... une rate du volume d'un œuf de pigeon; 5° une rate du volume d'un ...oineau; 6° et 7° deux rates du volume d'un pois chiche. Les deux pre... ...aient pourvues d'un épiploon; les cinq dernières étaient appendues à ...ule vasculaire très-long, en sorte qu'elles flottaient librement dans la ...péritoine. La rate étant constamment multiple chez un grand nombre ...x, on peut considérer les rates surnuméraires de l'homme comme le ... cette disposition.

Exemple de sept rates chez le même sujet.

...aux exemples d'absence congéniale ou accidentelle de la rate qu'on ...entionnés dans quelques auteurs, il est à remarquer qu'ils coïncidaient ...maladies graves de l'abdomen, et que des rates petites, adhérentes, per... ...elque sorte au milieu des organes environnants, ont bien pu échapper ...ration peu attentive.

La rate a-t-elle manqué quelquefois?

...nsions moyennes de la rate ont été estimées de la manière suivante : ... 12 centimètres, largeur 8 centimètres, épaisseur 3 centimètres; son ...yen est de 200 grammes. Mais il n'est aucun organe qui présente plus ...nces que la rate sous le rapport du volume et du poids. Ces différences ... rattacher aux chefs suivants :

Volume et poids.

...nces *individuelles :* c'est vainement qu'on a cherché à établir un rap... ... le volume de la rate et celui du foie, entre le volume de la rate et ... le poids de l'individu, la constitution, le genre de vie (1).

Différences individuelles de volume et de poids.

...ences *relatives à des conditions physiologiques :* on rencontre souvent la ..., ridée, ratatinée, comme flétrie et affaissée; cet état ne suppose-t-il ...autre condition préalable, la distension? Dans d'autres cas, la rate est ...nse et comme tendue. Doit-on admettre, avec Lieutaud (2), que la pres... ...cée sur la rate contre les côtes par l'estomac distendu pendant la diges... ...acale diminue le volume de cet organe, qui deviendrait, au contraire, ... d'un afflux sanguin dans l'intervalle des digestions? Nous verrons plus ... c'est précisément l'inverse qui a lieu.

Différences relatives à des conditions physiologiques.

...rences *relatives à l'âge :* la rate est proportionnellement plus petite ...ætus que chez l'adulte, plus volumineuse chez l'adulte que chez le ...

Différences relatives à l'âge.

...rences *relatives aux maladies :* sous le point de vue des différences mor... ...rate donne lieu aux considérations les plus importantes : chez un grand

Différences relatives aux maladies.

... pois, l'autre grosse comme une aveline; elles étaient appendues au colon à ... pli péritonéal.

...rate est proportionnellement plus volumineuse chez l'homme que chez les ani...

...ud prétend qu'il a constamment vu la rate moins volumineuse chez les indi... ... pendant la digestion stomacale que chez ceux qui n'ont succombé qu'après ...tion; mais telles sont les différences de volume qu'elle présente, qu'on ne ...mparer la rate d'un individu à celle d'un autre individu. On a fait une expé... ...euse, dont le résultat est en opposition avec l'idée de Lieutaud; quatre ...eau-nés, de la même portée, en ont été le sujet : à deux on a donné du lait, ...res ont été privés de tout aliment. Les quatre animaux ayant été sacrifiés, ... que chez tous la rate avait le même volume.

nombre de malades affectés de fièvres intermittentes, surtout lorsque la déjà volumineuse par suite d'accès antérieurs, on sent manifestement la tuméfier pendant chaque accès.

L'augmentation de volume de la rate peut être portée à un degré e naire ; à tel point que cet organe, qui, dans l'état naturel, relégué dan de l'hypochondre gauche, n'est point aperçu à l'ouverture de l'abdom plit, dans certains cas, la presque totalité de la cavité abdominale, et poids, quivarie de 65 à 250 grammes dans l'étatordinaire, peut être 15 kilogrammes. On cite même un exemple où la rate pesait 21 kilo et demi.

Atrophie. Les cas d'*atrophie* de la rate ne sont pas très-rares ; j'ai vu des rates au poids de 8 grammes.

Poids spécifique. Le *poids spécifique* de la rate est de 1160.

Couleur. La *couleur* la plus habituelle de la rate, soit à sa surface, soit dans sa deur, est lie de vin foncé. Cette couleur présente, d'ailleurs, beaucou riétés, depuis le rouge-brun foncé jusqu'au gris pâle. Lorsque la ra quelque temps au contact de l'air, sa surface devient rosée, comme celle veineux retiré d'une veine dans la palette. L'âge, le genre de mort, les influent beaucoup sur cette coloration, qui n'est pas toujours uniforme différents points de la rate. J'ai vu une rate couleur brun-marron fon

Friabilité. Un des caractères du tissu de la rate, c'est son extrême *friabilité*. En il se déchire et crie sous le doigt qui le presse, en faisant éprouver un tion de craquement, semblable à celle qui est connue en minéralogie nom de *cri de l'étain*. On peut considérer la rate comme le plus friable les organes, après le cerveau. Les exemples de déchirure de la rate de coups, de chûtes sur l'abdomen, et même par suite de commotion ou de contraction du diaphragme et des muscles abdominaux, dans violent, ne sont pas très-rares.

Variétés de consistance. Du reste, la consistance de la rate présente beaucoup de *variétés*, su individus et suivant les malades (1).

I. — CONFORMATION EXTÉRIEURE DE LA RATE.

Forme. La rate a la *forme* d'un croissant, dont le grand diamètre serait ve concavité à droite et la convexité à gauche. On peut la comparer, ave à un segment d'ellipsoïde coupé suivant sa longueur.

On lui considère une *face externe*, une *face interne* et une *circonférence*

Face externe ou costale. La *face externe* ou *costale*, convexe, lisse, est en rapport avec le diaphra la sépare des 9e, 10e, 11e côtes (2); d'où l'influence exercée sur la rate contractions du diaphragme, qui peuvent la déchirer à la suite d'un ef

(1) Au summum du ramollissement, la rate est convertie en une sorte de pulpe, tout à fait semblable à celle qui résulterait du pétrissage entre les doi rate saine contenant une quantité de sucs plus grande que dans l'état naturel. souvent cet état à la suite des fièvres pernicieuses. Dans ces cas, lorsque les sont déchirées, la boue splénique s'écoule spontanément. Voyez *Anatomie* avec planches, 2e livraison, *Maladies de la rate*.

(2) On a dit que les côtes laissent sur la rate l'empreinte de la pression qu'elles sur elle pendant la vie ; je n'ai jamais observé ce fait, que je ne concevrais d'a dans le cas d'hypertrophie de la rate.

...plique en partie par ce rapport la douleur qu'on ressent à la région ... par suite d'une course forcée, la gêne et la douleur qu'éprouvent ... dans une forte inspiration et pendant une course rapide, les individus ... rate est hypertrophiée.

... assez souvent le foie, prolongé en languette, recouvrir presque com... la face externe de la rate.

Face interne ou gastrique.

... interne ou *gastrique* est concave dans tous les sens, et présente, à la ... des deux tiers antérieurs avec le tiers postérieur, une série peu régu... trous, irréguliers eux-mêmes, plus ou moins nombreux, plus ou moins ... et disposés suivant la longueur de la rate. Cette série de trous est appelée ... *hile de la rate*. C'est au niveau de cette scissure que s'attache l'*épiploon* ...*ique*.

Scissure ou hile de la rate.

Variétés dans la disposition de cette face interne.

... variétés se remarquent dans la disposition de la face interne de la ... tantôt, elle présente une concavité uniforme, et tantôt elle offre, au ... la scissure, une espèce d'angle saillant, qui la divise en deux parties ... une antérieure, plus considérable, une postérieure, plus petite. Dans ... cas, qui est fréquent, la rate présente la forme prismatique et ...

Ses rapports.

...ports de cette face interne sont les suivants : dans toute la portion située ... de la scissure, elle répond à la grosse tubérosité de l'estomac ; à gau... ...rrière de cette tubérosité, à l'épiploon gastro-splénique et aux vais... dans son épaisseur. Le foie, que nous avons vu recouvrir quelquefois ...rne de la rate, répond plus souvent, par son extrémité gauche, à la ... de cet organe. Derrière la scissure, la rate répond au rein, à la ...rénale et au pilier gauche du diaphragme, qui la séparent du rachis, ... extrémité du pancréas.

Circonférence. Bord postérieur. Bord antérieur. Extrémité supérieure. Extrémité inférieure. Sillons ou scissures de la rate.

...*férence*, qui est elliptique, présente 1° un *bord postérieur*, plus épais ... en bas ; il est en rapport avec le rein, qu'il recouvre quelquefois ... sa longueur ; 2° un *bord antérieur*, plus mince, qui s'applique contre ... 3° une *extrémité supérieure*, épaisse, souvent recourbée sur elle-même, ...nd au diaphragme, dont elle est quelquefois séparée par le foie ; ...*mité inférieure*, terminée en pointe, qui appuie sur l'angle formé par ... transverse avec le colon descendant, ou sur la portion de mésocolon ... qui soutient cet angle. La circonférence de la rate est sillonnée par ...ures, et quelquefois par des scissures plus ou moins profondes, qui ...ent sur l'une et l'autre face de l'organe, particulièrement sur la face ... le divisent en lobules plus ou moins nombreux et plus ou moins dis... ...te disposition lobulaire est le vestige des rates multiples dont nous ...

Rapports de la rate pendant la distension de l'estomac.

...orts que nous venons d'exposer, sont ceux qu'affecte la rate dans l'é... ...ité de l'estomac ; mais dans l'état de distension de ce viscère, ces rap... ...ntent quelques différences. La rate, que l'épiploon gastro-splénique ... l'estomac, s'applique alors immédiatement sur cet organe, se moule ... en double, pour ainsi dire, les parois. Abandonnant les rapports ...tait avec le rein et la colonne vertébrale, elle occupe la portion in... ...postérieure de la grosse tubérosité de l'estomac, et non son extrémité ... direction, de verticale qu'elle était dans l'état de vacuité, est devenue ... ou au moins très-oblique en bas et en avant ; son extrémité supé... ...rde en haut et en arrière, son extrémité inférieure en bas et en avant.

II. — STRUCTURE DE LA RATE.

Parties constituantes de la rate.

Deux membranes d'enveloppe, dont l'une séreuse et l'autre fibreus les à parois fibreuses, que remplit une sorte de pulpe couleur lie corpuscules de nature spéciale, une artère très-volumineuse, une volumineuse encore, des vaisseaux lymphatiques et des nerfs : tel parties constituantes de la rate.

Membrane péritonéale.

1° *Membrane séreuse ou péritonéale.* Elle enveloppe la rate tout l'exception de la scissure par laquelle pénètrent les vaisseaux et d' de son bord postérieur. L'épiploon gastro-splénique, arrivé au nive scissure, se divise en deux feuillets ; l'antérieur tapisse successivem antérieure de la face concave de la rate, le bord externe, la face exte postérieur de cet organe, pour gagner, de là, le pilier gauche du d et se continuer avec le péritoine qui revêt l'hypochondre gauche postérieur tapisse la portion postérieure de la face interne, puis se d rate, s'adosse au feuillet antérieur, se dirige à droite et se continue tion du péritoine qui forme la paroi postérieure de l'arrière-cavité de Les deux feuillets qui se détachent du bord postérieur de la rate, un repli qui unit la rate à la paroi postérieure de l'abdomen. L'extr rieure de ce repli forme ce que l'on appelle le *ligament phréno-sp* extrémité inférieure le *ligament* dit *pancréatico-splénique*.

Ligaments phréno-splénique et pancréatico-splénique.

Cette membrane donne à la rate un aspect lisse et en lubrifie en même temps que, par les liens qu'elle lui fournit, elle fixe cet parties voisines. Par sa face profonde, elle adhère intimement à la fibreuse.

Membrane propre ou fibreuse.

2° *Membrane propre.* La membrane propre forme à la rate une que fibreuse, résistante malgré sa ténuité et sa transparence (1). unie à la membrane péritonéale par sa face externe, elle adhère, interne, au tissu de ce viscère, à l'aide de *prolongements fibreux* multipliés, très-denses, qui le pénètrent dans tous les sens, en s'en diversement, pour former des aréoles ou loges, dont nous étudierons la disposition.

Prolongements fibreux.

Prolongements canaliculés autour des vaisseaux.

Ce n'est pas tout encore : la membrane fibreuse n'est pas perforée du hile de la rate, pour le passage des vaisseaux ; mais, par une dis nous avons déjà eu occasion de rencontrer au foie, cette membrane, pa scissure splénique, se réfléchit autour de ces vaisseaux, à la manière de de Glisson, et se prolonge le long des artères et veines. Elle leur for gaînes qui se divisent et se subdivisent comme ces vaisseaux eux-m çoivent les prolongements émanés de la face interne de la membra Cette disposition a été très-bien décrite par Delasonne (2), et surtout tren (3). La gaîne vasculaire, qui n'adhère aux vaisseaux principaux tissu conjonctif lâche, devient de plus en plus mince à mesure qu'on che des capillaires, et finit par se confondre, sur les veines, avec le

Charpente fibreuse de la rate.

(1) C'est cette membrane qui est le siége de ces plaques cartilagineuses contre si souvent autour de la rate et qui en voilent la couleur.

(2) *Mém. Acad. des sciences*, 1754.

(3) Thèse de As solant.

…ui les artères, au contraire, elle conserve son indépendance, et lors-…aux n'ont plus que 0mm,2 environ de diamètre, elle subit une modi-

Fig. 133.

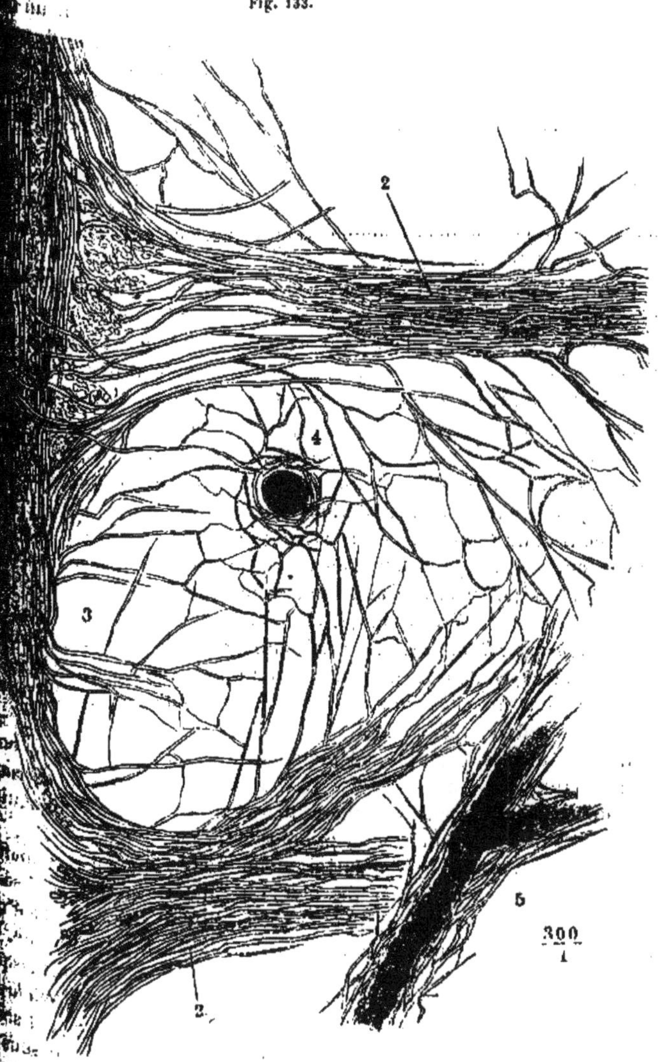

…ersale de la capsule fibreuse de la rate et prolongements qu'elle envoie dans la pulpe splénique (*).

…tale qui la transforme en tissu conglobé ou cytogène (Henle) : les …conjonctifs qui la constituent, s'écartent les uns des autres et forment

(*) … formée de faisceaux de tissu conjonctif longitudinaux ou coupés en travers. — 2, tra-…eau conjonctif de la pulpe. — 4, section transversale, — et 5, section longitudinale d'une …s gaine de tissu conjonctif.

un réseau ténu, dont les mailles sont occupées par des corpuscules lym[illegible] une substance plus ou moins visqueuse. Tel est le mode de formatio[illegible] puscules de Malpighi.

Il suit de là que la charpente de la rate est constituée par un tiss[illegible] qui se compose : 1° d'une membrane fibreuse d'enveloppe, 2° de gaine[illegible] ses qui accompagnent les vaisseaux dans leurs divisions et subdivisio[illegible] leurs dernières extrémités, 3° de prolongements qui, nés de la face [illegible] la membrane fibreuse, s'entre-croisent sous toutes sortes de directions [illegible] fixer à la face externe des gaines (1).

Préparation pour montrer la disposition aréolaire de la trame fibreuse.

La charpente intérieure de la rate est donc une trame aréolaire, do[illegible] se faire une bonne idée en soumettant un fragment de rate à l'actio[illegible] d'eau continu : la pulpe splénique est entraînée ; ce qui reste, est un [illegible] châtre, aréolaire et spongieux.

Injection directe des cellules spléniques.

La disposition aréolaire, spongieuse se montre dans toute son évid[illegible] l'injection directe soit de mercure, soit d'un liquide coloré, soit [illegible] dans le tissu de la rate, à l'aide d'une ponction faite à cet organe. On [illegible] les enveloppes se soulever çà et là, et la disposition celluleuse se mani[illegible] la dessiccation. Cette expérience démontre encore que la rate est divi[illegible] certain nombre de départements ; car, à moins de déchirure, on ne p[illegible] ter de cette manière qu'une petite partie de l'organe.

Texture de l'enveloppe fibreuse et de ses prolongements.

Chez l'homme, l'enveloppe fibreuse de la rate, de même que les [illegible] ments qu'elle envoie dans l'intérieur de l'organe, est constituée pa[illegible] conjonctif et du tissu élastique ; mais chez quelques animaux, tels qu[illegible] le cochon, etc., il s'y joint une notable proportion de fibres muscul[illegible] vie organique ; cette circonstance rend compte de la rétraction que s[illegible] sous l'influence de l'irritation galvanique.

Pulpe ou boue splénique.

3° *Parenchyme de la rate.* Les aréoles fibreuses de la rate renferme[illegible] tière pultacée, couleur lie de vin, *pulpe* ou *boue splénique*, que les anc[illegible] daient comme une des humeurs fondamentales de l'économie, et [illegible] gnaient sous le nom d'*atrabile*.

La coloration de la pulpe splénique varie suivant l'époque où on l'[illegible] elle est tantôt pâle, ou d'un rouge grisâtre, tantôt rouge-brun ou roug[illegible] ces différences tiennent à la quantité variable de globules sanguins [illegible] moins modifiés que renferme la pulpe splénique.

Structure.

Quand on examine la pulpe splénique au microscope, on reconnaît q[illegible] traversée en tous sens 1° par des filaments microscopiques, qui se co[illegible] avec les fibres des aréoles de la rate et constituent des réseaux d'un[illegible] extrême ; 2° par les dernières ramifications de l'artère splénique. Q[illegible] pulpe elle-même, elle se compose d'éléments celluleux, parmi lesqu[illegible] tingue les formes suivantes : 1° Des cellules particulières, *cellules de la p[illegible] que*, arrondies, pâles, pourvues d'un seul noyau ; elles renferment sou[illegible] ques granulations graisseuses et prennent un aspect granulé sous l'[illegible] de l'eau ; leur diamètre varie entre 0mm,007 et 0mm,011. 2° Des *noy[illegible]* disséminés entre les cellules. 3° Un petit nombre de grosses cellules, [illegible] gnent jusqu'à 0mm,02 de diamètre, et dont les unes, très-pâles, sont [illegible]

(1) Cette charpente est plus ou moins développée dans les diverses espèce[illegible] elle est bien plus résistante chez le cheval que chez le bœuf. La résistance de [illegible] pente ne serait-elle pas en rapport avec l'activité musculaire et, par conséqu[illegible] destination de l'animal à des efforts plus ou moins violents ?

...deux noyaux, tandis que les autres renferment seulement des gra-...colores, de nature graisseuse. Ces cellules ont de grandes analogies ...globules blancs du sang. 4° Des globules sanguins rouges, soit à l'état

Fig. 134.

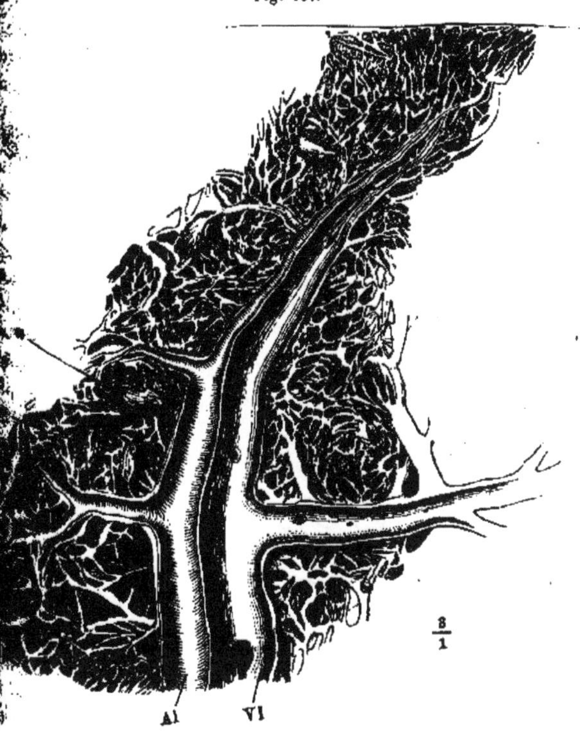

Système des trabécules de la rate, préparé par la macération (*).

...soit à divers degrés de transformation. Voici, suivant Kœlliker, com-...rent ces transformations : les globules sanguins se rapetissent, pren-... teinte foncée et se réunissent en amas arrondis, qui, en s'entourant ...mbrane, se changent en *cellules renfermant des globules sanguins*. Ces ...nt de $0^{mm},011$ à $0^{mm},033$ de diamètre et contiennent jusqu'à 20 globu-...ins, lesquels, par des altérations ultérieures, deviennent des granula-...mentaires. Les granulations, enfin, se décolorent; il ne reste plus alors ...cellules complétement incolores.

...rait donc dans la rate une véritable destruction de globules rouges

...uscules *de la rate* ou *corpuscules de Malpighi*. Ce sont de petites vésicu-...hes, arrondies, qu'on rencontre au milieu de la pulpe splénique et qui ...apports intimes avec les petites ramifications de l'artère splénique. ...ules s'altèrent et se détruisent avec une grande facilité, et on ne les — Corpuscules de la rate.

(*) ...tère splénique. — Vl, veine splénique. — **, faisceaux flottants de rameaux terminaux de ...splénique.

trouve guère, chez l'homme, que sur des rates d'individus sains exa de temps après la mort, chez des suppliciés, par exemple.

Les corpuscules de la rate, dont le diamètre moyen est d'environ sont plus ou moins gros, suivant les sujets. Libres au milieu de la pu

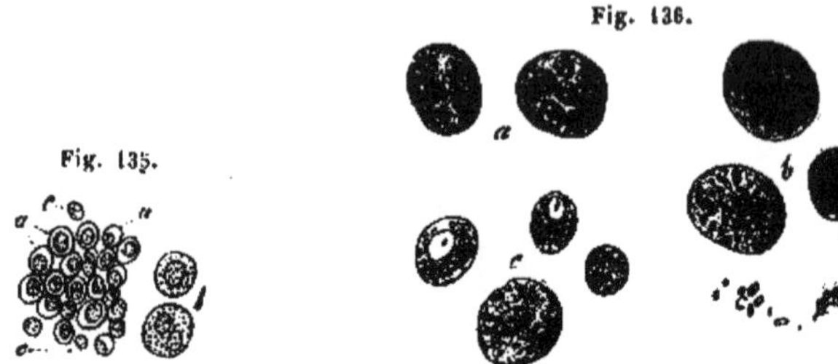

Fig. 135. *Contenu d'un corpuscule de Malpighi du bœuf* (*).

Fig. 136. *Métamorphoses des cellules renferm globules sanguins ; ces cellules son sur une rate de lapin* (**).

que, dont il est facile de les isoler, ils sont fixés sur les petits rameaux splénique, à la gaîne desquels ils appartiennent, comme il a été dit

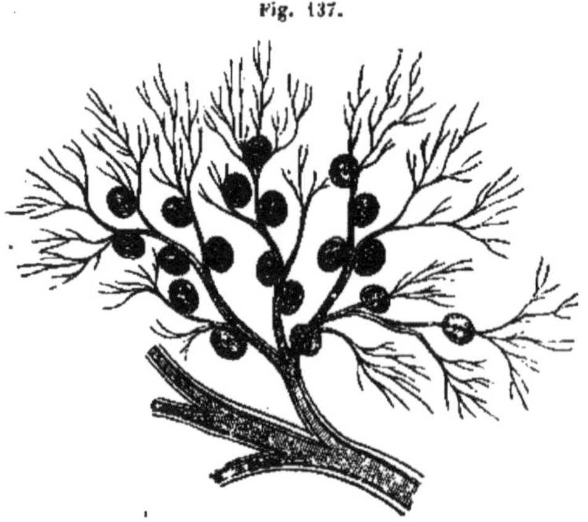

Fig. 137. *Portion d'une petite artère de la rate du chien, avec les corpuscules de Malpighi appendus à ses rameaux* (***).

Ils occupent tant latérale d'un ra riel, tantôt l'an cation d'un vais enfin, ils sont versés par l'arté chez l'homme, règle d'après sont très-nomb près Kœlliker, artériel de 0mm,0 de diamètre porte corpuscules.

Structure. Les corpuscules pighi sont formé *membrane d'envelo* lore, transparen épaisse; cette m parfaitement clo mement adhérente, par sa face externe, avec la gaîne de l'artériole porte le corpuscule. 2° D'une substance molle, visqueuse, grisâtre, da on trouve, au milieu d'un liquide albumineux, des cellules et des no analogues à ceux de la pulpe splénique. Les vaisseaux sanguins ra sont appliqués à la surface du corpuscule, envoient des prolongements

(*) Grossissement de 350 diamètres. — *a*, petites cellules. — *b*, grosses cellules. — *c*, (D'après Kœlliker.)

(**) Grossissement de 300 diamètres. — *a*, deux cellules à noyau contenant des globul *b*, trois cellules semblables transformées en cellules pigmentaires brunes. — *c*, cellules suite des progrès de la métamorphose. — *d*, granulations pigmentaires provenant de glob restés libres pendant leur transformation. (D'après Kœlliker.)

(***) Grossissement de 10 diamètres. (D'après Kœlliker.)

...térieur. Tous ces caractères rapprochent les corpuscules de la rate ...es clos qui constituent les glandes solitaires et plaques de Peyer de ...les follicules de l'amygdale.

...cules de la rate, d'après Henle, ne sont que des accumulations ar-...la substance cyto-...me la gaîne des ...rioles spléniques.

...de la rate. Artère splénique.

...splénique. Aucun ... aussi petit vo-...la rate ne reçoit ... aussi considé-...tère splénique est, ...la branche la plus ...e du tronc cœ-...position qui ex-...quoi les solutions ...té de la rate sont ...toujours suivies ...rhagie mortelle.

...énique est encore ...le par l'épaisseur ...et par ses flexuo-...de moitié par les ...qu'elle a fournies, ... dans la rate par quatre ou cinq divisions plus ou moins espacées; ... se ramifient dans l'épaisseur de l'organe à la manière accoutu-...servent jusqu'à leur terminaison la disposition flexueuse. Ses flexuosités.

Fig. 138.

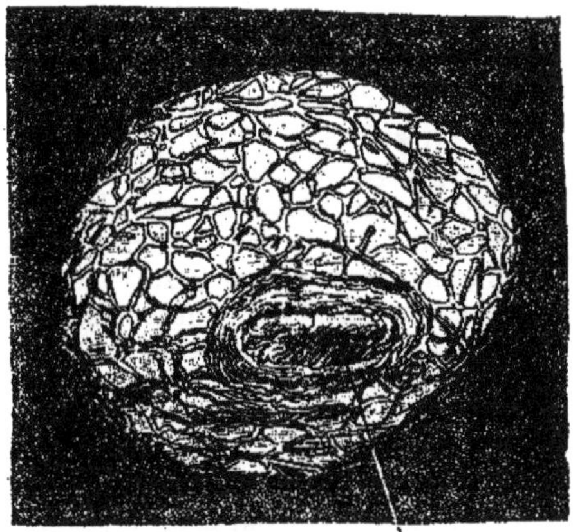

$\frac{200}{1}$

Corpuscule de Malpighi, traité par une faible solution de potasse et lavé (*).

Une ... bien digne d'être notée, c'est que les divisions de l'artère splé-...stribuent dans un rayon déterminé, sans communiquer les unes ...tres, en sorte que l'air insufflé, l'eau ou le suif injectés dans une ...térielle ne passent pas dans les ramifications des autres branches. ...vision par départements s'observe, non-seulement dans les grandes, ... dans les petites branches, si bien que la rate peut être considérée ...glomération d'un nombre considérable de petites rates réunies sous ... commun. Aussi, chez un animal vivant, si l'on pratique la ligature ...on de l'artère splénique, la partie de la rate à laquelle se distribue ... se flétrit-elle, tout le reste présentant l'état naturel. On peut ren-...disposition piquante et démonstrative tout à la fois en injectant les ...branches artérielles de la rate par des matières diversement colo-...matières injectées ne se mélangeront nullement, et la ligne de démar-...sépare les lobes deviendra évidente. Division de la rate en départements vasculaires indépendants les uns des autres

...ucture de la rate explique comment des rates multiples peuvent se ...chez l'homme et chez les animaux, et pourquoi il existe tant de va-...ce rapport dans la série animale.

...des rameaux artériels lombaires, spermatiques ou ovariens gagnent la ...vers l'épiploon gastro-splénique.

(*) ... ramuscule artériel.

Dans l'intérieur de la rate, les grosses branches artérielles chemin[illegible] une gaîne commune, avec les branches veineuses, au-devant desqu[illegible] sont situées, en général. Les divisions plus petites, celles qui n'ont p[illegible] demi-millimètre environ de diamètre, marchent isolément, et ém[illegible] foule de rameaux sur lesquels s'observent les corpuscules de Malpigh[illegible] meaux, d'après Kœlliker, ne pénètrent jamais dans les corpuscules, [illegible] gagent dans la pulpe splénique, pour se diviser aussitôt en une touffe [illegible] cules, dont les uns pénètrent dans les corpuscules de Malpighi et s'y [illegible] et dont les autres forment, en dehors des corpuscules, un réseau cap[illegible] pliqué à leur surface ou étendu dans leurs intervalles.

Veine splénique. *b. Veine splénique*. La veine splénique, de quatre à cinq fois plus co[illegible] que l'artère, est une des deux racines principales de la veine-porte [illegible] peu près égale à l'autre racine, formée par la veine mésaraïque [illegible] C'est en grande partie à la connexion veineuse de la rate et du foie [illegible] l'opinion généralement reçue sur la connexité des fonctions de ces de[illegible]

La veine splénique remplit la rate de ses innombrables et volumin[illegible] sions; celles-ci cheminent dans les mêmes gaînes que les divisions ar[illegible] outre les branches dans lesquelles elles se divisent, elles donnent nais[illegible] tout leur trajet, à de petits ramuscules dont les orifices font paraître [illegible] veineuses comme perforées. Ces ramuscules deviennent extrêmement [illegible] sur les petites branches, qui se montrent comme criblées de trous qu[illegible] examine par leur face interne.

A mesure que le calibre des veines diminue, leurs tuniques s'a[illegible] de plus en plus et se confondent avec la gaîne qui les entoure. Mais [illegible] spléniques conservent toujours une paroi propre et ne se terminent [illegible] dans les aréoles formées par les trabécules de la rate. Elles se conti[illegible] manière habituelle avec le réseau capillaire qui traverse en tous sen[illegible] splénique. Lorsqu'on a vu les matières injectées dans la veine splénig[illegible] pandre dans les aréoles de la rate, ce fait n'a donc pu se produire qu[illegible] de rupture.

Vaisseaux lymphatiques. *c. Vaisseaux lymphatiques*. Les lymphatiques de la rate ont été div[illegible] perficiels et en profonds. Les lymphatiques superficiels, nombreux et vo[illegible] chez certains animaux, n'ont été admis que par analogie chez l'homme[illegible] Mascagni les figure dans une planche; Arnold, Sappey, Teichmann se [illegible] cés en vain de les mettre en évidence. Les lymphatiques profonds chem[illegible] les mêmes gaînes que les autres vaisseaux de la rate. D'après les rech[illegible] Tomsa sur le cheval, ils naissent d'un réseau ou plutôt d'espaces an[illegible] qui entourent des groupes irréguliers d'éléments celluleux de la pulpe [illegible] Ces espaces lymphatiques forment des gaînes aux veinules, tandis qu[illegible] rioles sont pourvues, comme nous l'avons dit, d'une enveloppe cytogène[illegible] lymphatiques, au nombre de cinq ou six, se rendent à de petits gangl[illegible] au niveau de la scissure de la rate, dans l'épaisseur de l'épiploon gastro-[illegible]

Nerfs de la rate. 6° *Nerfs*. Les nerfs de la rate sont une émanation du plexus solaire, [illegible] le nom de plexus splénique. Ils pénètrent dans la rate avec l'artère sp[illegible] accompagnent les divisions et subdivisions de ce vaisseau, pour se répa[illegible] elles dans la pulpe splénique (1).

(1) La rate jouit d'une sensibilité très-obtuse : chez un animal vivant, on [illegible] déchire la rate, sans qu'il manifeste la moindre sensibilité. On a vu des chi[illegible] leur propre rate, qui avait été attirée hors de l'abdomen par des expériment[illegible]

III. — DÉVELOPPEMENT.

...ition avec le foie, la rate est d'autant plus petite qu'on l'examine à ...e plus rapprochée de la conception.

...rition est tardive la rate ne commence à être appréciable que vers ...euxième mois de la vie intra-utérine, et se présente sous l'aspect d'un ...blanchâtre, développé dans le mésogastre, près du grand cul-de-sac ...e; ce corpuscule, souvent un peu lobulé, rougit bientôt et se vascu... ...n'est que plus tard que s'y montrent les corpuscules de Malpighi. Époque d'apparition.

...ssance, les proportions de la rate sont à peu près celles qu'elle doit ...par la suite. La rate est dure et comme tendue chez la plupart des ...orts pendant le travail de l'accouchement; ce qui tient peut-être à la ...éprouvée la circulation.

...ations que subit la rate pendant l'accroissement, soit dans sa densité, ...on volume, sont les unes physiologiques: elles sont peu remarquables; ...pathologiques: elles sont très-considérables et sortent de notre sujet. ...ieillards, la rate diminue comme tous les autres organes, et son atro... ...peut être portée au point que la rate pèse seulement quelques gros, ...souvent avec le développement d'une coque cartilagineuse.

IV. — USAGES.

...s recherches précises qui ont été faites sur ce sujet, les usages de la ...t déduits de sa structure et de ses connexions vasculaires. La grande ...e sang qu'elle reçoit et qu'elle émet, sa structure toute vasculaire, les ...ysiques de la pulpe splénique, ne prouvent-elles pas, d'une part, que ...la rate a d'autres usages que celui de servir à la nutrition de cet or... ...utre part, que le sang y subit des modifications importantes? Mais ...ont ces modifications? On les ignorait complétement, tant que les ...analyse nous manquaient; on était réduit à supposer qu'elles sont en ...vec les usages du foie (1), puisque, chez tous les animaux qui ont une ...même que le sang artériel ne lui vient pas d'un tronc commun avec ...épatique, les vaisseaux veineux de la rate vont se rendre dans le sys... ...eux du foie. Usages déduits de sa structure vasculaire.

...ériences de M. Béclard, faites en 1846 et 1847, sont venues soulever un ...du voile épais qui couvre les fonctions de la rate. Ayant soumis à une ...mparative le sang de la veine splénique et celui de la veine jugulaire, ...e représentant le sang veineux général du corps, il constata une dimi... ...table, dans le premier de ces liquides, du chiffre des globules rouges, ...n d'autant plus considérable que le sang était plus riche en globules, ...nière absolue. Les recherches microscopiques de Kœlliker, dont nous ...né plus haut quelques-uns des résultats, ont conduit cet éminent mi... ...e à admettre que la rate est le siége, à l'état normal, d'une destruction ...les rouges, parfaitement en rapport avec les conclusions de M. Béclard. ...art, Moleschott, ayant examiné, au bout d'un certain temps, le sang des Destruction des globules rouges.

(1) ...ne peut plus dire, avec Malpighi, que la rate est l'organe préparatoire de la ...nous avons vu qu'il est extrêmement probable que le foie remplit des usages ...l'hématose.

grenouilles auxquelles il avait extirpé la rate, y constata une augme[illegible] globules rouges.

Mais quel est le but de cette destruction de globules et que devienn[illegible] bules détruits ? C'est ici que les auteurs cessent d'être d'accord. Conc[illegible] avec la diminution des globules rouges dans le sang de la veine [illegible] M. Béclard a trouvé constamment, dans le même liquide, une augme[illegible] la quantité de fibrine ; d'où il conclut que les globules détruits se tra[illegible] partiellement en fibrine. D'autre part, il résulterait des derniers [illegible] Kœlliker que la rate est un des organes dans lesquels se forment le[illegible] *blancs du sang*, conclusion qui est confirmée par les observations de [illegible] sang d'un veau, et de Vierordt sur le sang d'un supplicié. Dans la ma[illegible] gnée sous le nom de leucocythémie, et qui est caractérisée par une a[illegible] tion considérable du chiffre des globules blancs du sang, la rate présen[illegible] toujours un volume de beaucoup supérieur à celui qu'elle offre à l'éta[illegible]

Formation des globules blancs.

La texture spongieuse et vasculaire de la rate, l'absence de valvule[illegible] met au sang veineux de refluer dans la rate lorsqu'il existe quelque ob[illegible] circulation, ont fait admettre que la rate n'est autre chose qu'un d[illegible] destiné à rétablir l'équilibre troublé du système veineux abdominal [illegible] opinion, qui appartient à Haller, était assez généralement admise à [illegible] taine époque. Une variante de cette opinion, c'est que la rate remplit, [illegible] ment à la circulation en général, et surtout relativement à la circula[illegible] minale, l'office du tube de sûreté de Woolf dans les appareils chimiq[illegible] certain que la compression exercée sur la veine splénique chez un ani[illegible] détermine un gonflement de la rate, qui fait place à un affaissemen[illegible] comme par un resserrement élastique, lorsque la compression vient [illegible] est certain aussi que tout, dans la texture de la rate, annonce que cet o[illegible] éprouver des alternatives d'expansion avec turgescence, et d'affaisse[illegible] flaccidité ; que, pendant l'accès d'une fièvre intermittente, on sent la r[illegible] der les fausses côtes, etc. Mais tout cela constitue des présomptions, e[illegible] une certitude.

Hypothèse qui considère la rate comme un diverticulum.

La rate remplit-elle l'office d'un tube de sûreté ?

La rate a pu être extirpée un grand nombre de fois, sur les animau[illegible] chez l'homme, sans que cette opération produisît un trouble appr[illegible] fonctions essentielles. Mais il ne faudrait pas conclure de là que la r[illegible] des fonctions d'une importance secondaire, et que cet organe est [illegible] inutile ; car il se pourrait très-bien qu'elle fût suppléée, dans ces cas, p[illegible] organes, qui auraient pris un développement plus considérable. C'es[illegible] ce qui a été observé dans les faits de Führer, de Gerlach et d'Adelmann[illegible] vu une hypertrophie considérable des ganglions lymphatiques être [illegible] quence de l'extirpation de la rate.

Extirpation de la rate.

La rate présente un volume très-variable, chez le même individu, [illegible] diverses conditions physiologiques : elle est gonflée, volumineuse, [illegible] pendant la période digestive ; elle est, au contraire, revenue sur [illegible] ridée, *ratatinée* dans les intervalles des digestions. Ces changements so[illegible] port avec la quantité de sang contenue dans les vaisseaux spléniques, [illegible] ticulier dans les veines, dont nous avons vu la grande dilatabilité. La c[illegible] des éléments musculaires de la rate, provoquée par l'électricité, déter[illegible] diminution dans le volume de cet organe, chez les animaux. On sait q[illegible] fate de quinine, administré dans les cas de tuméfaction de la rate pa[illegible] fièvre paludéenne, produit un effet analogue.

Variations physiologiques de la rate.

CHAPITRE III

APPAREIL DE LA RESPIRATION

le sang, en traversant les organes, leur a abandonné, à chacun, les de leur nutrition, en même temps qu'il s'est chargé des produits dé-tiles ou nuisibles à leur fonctionnement, il est devenu impropre à la vie et ne peut recouvrer ses qualités premières que par un échange avec l'air atmosphérique. Dans cet échange, qui transforme le sang noir en sang artériel et rouge, le premier abandonne à l'air de l'acide e, de la vapeur d'eau et un peu d'azote, et il absorbe de l'oxygène. cette transformation puisse s'opérer rapidement et en quelque sorte nent dans toute la masse du sang qui revient des organes, il fallait act entre les deux fluides fût presque immédiat et qu'il eût lieu, non-à la surface de la colonne liquide, mais encore dans toute son épais-rte qu'il n'y eût pas un globule sanguin qui ne fût baigné d'air. Respiration.

et, la nature a disposé sur le trajet du sang veineux un organe dans extérieur, attiré par un mécanisme analogue à celui d'un soufflet, ns un système de tubes ramifiés, pour arriver dans une multitude cavités avec lesquelles ces tubes communiquent. Ces petites cavités ois extrêmement minces, renfermant dans leur épaisseur des réseaux capillaires sanguins, dans lesquels les globules du sang circulent ujours un à un; de sorte que chacun de ces éléments, sur lesquels l'oxygène de l'air, est en contact avec ce fluide par une portion sa surface. Or, c'est à travers ces capillaires que le ventricule droit e la masse du sang veineux qui revient des organes. Appareil de la respiration.

é destiné à établir ces rapports entre le sang et l'air atmosphérique Poumon. om de *poumon*. Il communique avec l'extérieur par l'intermédiaire d'un ours béant, appelé *trachée-artère*, canal qui s'ouvre dans le pharynx, Trachée-artère. a langue, et dont les ramifications, nommées *bronches*, se distribuent Bronches. sseur du poumon. La portion supérieure de la trachée-artère présente cations particulières qui en font un instrument de phonation ou le Larynx.

mons sont logés dans une espèce de boîte ou de cage à parois mobiles, e, par conséquent, de dilatation et de resserrement alternatifs: c'est la cique ou le *thorax*, dont nous avons déjà étudié la composition et le mé- Thorax. (voyez Ostéologie et Myologie). Le canal aérien s'ouvre dans le *pharynx*, qui rte de vestibule commun aux voies digestives et aux voies respiratoires. es *nasales*, situées à l'entrée des voies respiratoires, sont la voie na- Fosses nasales. l'introduction de l'air, et servent en même temps de réceptacle au odorat, qu'on peut considérer comme le sens explorateur des qualités eur charpente osseuse a été décrite dans l'Ostéologie; la membrane qui les tapisse, sera étudiée avec les organes des sens. La cavité buc-accidentellement livre passage à l'air extérieur, nous est déjà connue. ous occuperons donc ici que du larynx, de la trachée avec ses rami-et des poumons.

§ 1. — DU LARYNX (1).

Préparation. Avoir plusieurs larynx appartenant à des sujets de différents â… différents sexes ; étudier successivement : 1° les rapports généraux du larynx… en place ; 2° les cartilages isolés ; 3° les ligaments et articulations ; 4° les muscles… vaisseaux, les nerfs et la muqueuse laryngée.

Définition. Le *larynx* est une espèce de boîte (*pixis cava*) ou de conduit cartila… pièces multiples et mobiles, formant l'organe de la voix.

Situation. Il est *situé* sur la ligne médiane, sur le trajet des voies aériennes, ouve… rieurement dans le pharynx, et continu en bas avec la trachée. Il oc… partie antérieure et supérieure du cou, au-dessous de l'os hyoïde, dont il… mouvements, au-devant de la colonne vertébrale, dont il est séparé par le p… Il est recouvert par les muscles de la région sous-hyoïdienne, qui le sépa… peau, et très-accessible, par conséquent, à l'action des instruments vul… de même qu'à la main du chirurgien dans l'opération de la laryngoto… glande thyroïde recouvre la portion inférieure des faces latérales du la…

Sa mobilité. Sa mobilité lui permet de s'élever, de s'abaisser, de se porter en a… arrière, et ces divers mouvements sont en rapport avec la déglutition et… production des divers tons de la voix. Le larynx peut également être… droite et à gauche ; mais ces déplacements latéraux, tout à fait accidentels… produits soit par une force étrangère, soit par des tumeurs développées… des côtés du larynx.

Le larynx se présente sous l'aspect d'un renflement situé au-dessus de… chée, dont il a été appelé la tête, *caput asperæ arteriæ*. La détermination…

Dimensions. de ses *dimensions* suivant les âges, suivant les sexes, suivant les indiv… surtout dans ses rapports avec les différentes qualités de la voix, serait… travaux les plus intéressants de la physiologie.

En attendant que ce travail soit complété, voici le résultat de quelques… surations faites par M. Sappey.

DIMENSIONS MOYENNES DU LARYNX.

	Chez l'homme.	Che…
Diamètre vertical, mesuré du bord inférieur du cartilage cricoïde au bord supérieur du cartilage thyroïde....	44 mill.	[illegible]
Diamètre transversal, pris au niveau du plus grand écartement des bords postérieurs du cartilage thyroïde..	43 —	[illegible]
Diamètre antéro-postérieur, étendu de la partie la plus saillante du cartilage thyroïde à une ligne transversale rasant les bords postérieurs de ce cartilage....	36 —	[illegible]
Grande circonférence, prise au niveau de la saillie du cartilage thyroïde..................................	126 —	[illegible]

(1) L'organe de la voix appartient essentiellement à la vie de relation, et c'es… point de vue que Bichat l'a décrit à la suite de l'appareil de la locomotion ; mais… nexions anatomiques qui existent entre le larynx et les organes de la respira… telles que tous les animaux pourvus d'un poumon sont également pourvus d'un… et que le larynx disparaît là où les poumons cessent d'exister. L'organe de… tion, comme tout instrument à vent, se compose d'un soufflet, d'un conducte… appareil spécial.

individus, on trouve dans le diamètre antéro-postérieur une diffé- ... 7 millimètres chez l'homme, de 1 à 4 millimètres chez la femme; ...mètre vertical, une différence de 1 à 6 millimètres dans les deux

Variétés individuelles.

Fig. 139.

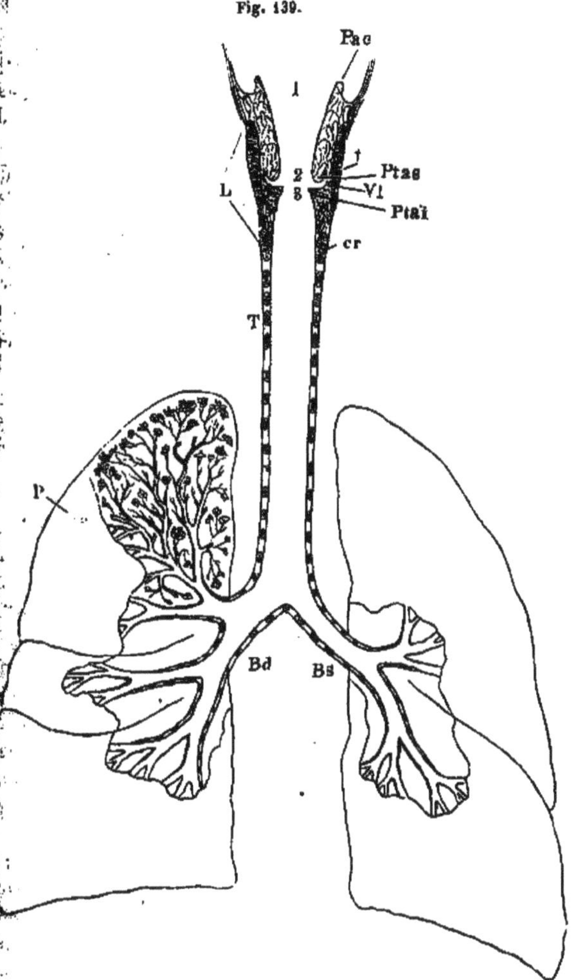

Section transversale de l'appareil respiratoire (*).

...le diamètre transverse, une différence de 1 à 11 millimètres chez ...de 1 à 9 millimètres chez la femme. Il serait intéressant de connaître ...de ces différences sur les qualités et l'étendue de la voix.

(*) ... — T, trachée-artère. — P, poumon. — Bd, bronche droite. — Bs, bronche gauche. — ...noïde. — *Ptai*, repli thyro-aryténoïdien inférieur (corde vocale inférieure), renfermant la ...le du muscle thyro-aryténoïdien. — *Vl*, ventricule du larynx. — *Ptas*, repli thyro-...périeur (corde vocale supérieure), rempli de graisse et de glandes. — *t*, cartilage thyroïde. ...pharyngien du larynx. — 2, fausse glotte. — 3, glotte véritable.

Les *variétés relatives à l'âge* seront étudiées dans le paragraphe consa
veloppement du larynx.

Forme. — Cylindrique en bas, comme la trachée, le larynx s'élargit supérieu
devient prismatique et triangulaire. On peut donc comparer le lary
pyramide triangulaire, dont le sommet tronqué serait en bas, et dont
serait dirigée en haut. Il est parfaitement symétrique.

Parties constituantes du larynx. — Le larynx est en organe très-complexe; nous allons décrire successive
nombreuses parties qui entrent dans sa composition. Or, le larynx, étant
à donner continuellement passage à l'air dans l'acte de la respiration, de
une cavité toujours béante, à parois résistantes. En tant qu'organe d
il devait présenter un appareil de mouvements soumis à la volonté;
reil présente à considérer 1° un squelette ou une charpente cartilagine
autrement résistante que celle de la trachée; 2° des articulations et
ments, et un appareil vocal composé de quatre rubans fibreux ou co
les; 3° des muscles, qui meuvent les différentes pièces de ce squelett
gineux, et déterminent, dans l'appareil vocal, des changements d
indispensables pour la production des sons; 4° une membrane muqu
revêt la surface interne du larynx; 5° des glandes, qui versent un li
cette surface; 6° des vaisseaux et des nerfs.

Ce n'est qu'après avoir étudié isolément les parties constituantes d
que nous pourrons en saisir l'ensemble dans une description générale de

A. — Cartilages et fibro-cartilages du larynx.

Cartilages du larynx. — Les pièces qui composent le squelette *du larynx* sont au nombre de
voir : trois pièces médianes, impaires et symétriques : le cartilage *crico*
tilage *thyroïde* et l'*épiglotte*; deux pièces latérales, ce sont les cartila
noïdes, dont les *cartilages corniculés* ou de Santorini ne sont qu'un a
Quant aux noyaux fibro-cartilagineux décrits sous les noms de *carti*
formes, *cartilages de Wrisberg* et qui sont placés dans l'épaisseur du re
braneux étendu des cartilages aryténoïdes à l'épiglotte, ces noyaux carti
quelquefois au nombre de deux ou trois de chaque côté, ne sont pas
chez l'homme. Il en est de même des *cartilages sésamoïdes*, de Lusch
noyaux cartilagineux qu'on rencontre quelquefois près du bord externe
tilage aryténoïde.

Leur structure. — Des cartilages du larynx, les uns sont formés de cartilage hyalin : ce
cartilages thyroïde et cricoïde; les autres appartiennent aux fibro-carti
sont l'épiglotte, les cartilages de Santorini et de Wrisberg et les cartil
moïdes. Quant aux cartilages aryténoïdes, ils sont en partie hyalins,
fibroïdes.

Dans le jeune âge, le périchondre des cartilages du larynx envoie d
épaisseur des prolongements conjonctifs pourvus de vaisseaux et de
président à la nutrition de ces organes. Ces prolongements ne se voien
général, chez l'adulte.

Les cartilages du larynx se distinguent des autres cartilages par leur
à l'ossification. Celle-ci débute par un dépôt de sels calcaires dans la
fondamentale du tissu, dépôt qui se fait d'abord par régions limitées,
deviennent ensuite confluentes. Les cellules englobées dans ces masse
éprouvent graduellement des modifications qui en font de vérit

...gues à ceux du tissu osseux. Cette ossification n'a lieu généralement ... quarantième année ; mais elle peut se faire plus tôt. Elle n'atteint ... les fibro-cartilages.

1. — CARTILAGE CRICOÏDE.

...ge *cricoïde* ou *annulaire* est le plus inférieur des cartilages du larynx ; Situation. ...coup plus épais et plus résistant que les autres cartilages. Sa forme Forme. ...un anneau, d'où lui ...son nom (κρίκος, an-...) en avant, où il re-... cerceau cartilagi-... trachée, il offre, en ... hauteur trois à ...plus considérable (de ... et demi environ), ... lui seul, dans ce ... fixe du larynx.

...e *externe*, sous-cuta-... sur la ligne mé-... attache, de chaque ... muscles crico-thyroï-... présente une facette, ... supportée par une ...physe, qui s'articule ...ites cornes du carti-...e ; *en arrière*, où elle ... par la muqueuse du ...le offre, sur la ligne ...ne saillie verticale, ... insertion aux fais-...ens des fibres muscu-...itudinales de l'œso-... de chaque côté une ... pour le muscle crico-aryténoïdien postérieur. Surface externe.

Fig 140.

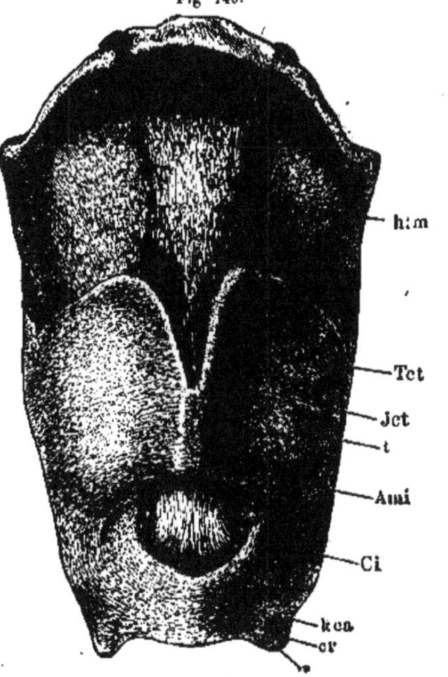

Face antérieure de l'os hyoïde et des cartilages du larynx, avec leurs ligaments (*).

...e *interne*, concave et lisse, est revêtue par la muqueuse laryngée. Surface interne.

...férence *inférieure* est parfaitement circulaire, légèrement sinueuse, ...nier cerceau de la trachée par une membrane, et souvent en partie ...ce premier cerceau, dont le cartilage cricoïde ne se distingue alors ... épaisseur. A la réunion de la portion antérieure avec la portion la-...ette circonférence, on trouve assez souvent une saillie émoussée ... qui sert à l'insertion du muscle constricteur inférieur. Circonférences : 1° Inférieure ;

...férence *supérieure* n'est point circulaire, mais oblongue d'avant en ar-...e si l'anneau avait été aplati latéralement. Très-obliquement coupée ... avant et de haut en bas, ou plutôt fortement échancrée en avant, ... concave, elle donne attache, 1° sur la ligne médiane, à la membrane 2° Supérieure.

(*) ...ent hyo-thyroïdien moyen. — *Tct*, tubercule du cartilage thyroïde. — *Jct*, échancrure ... — *t*, cartilage thyroïde. — *Ami*, angle de son bord inférieur. — *Ci*, corne inférieure. — ...kérato-cricoïdien inférieur. — *cr*, cartilage cricoïde. — *, saillie servant à l'insertion du ...teur inférieur.

crico-thyroïdienne; 2° sur les côtés, par la lèvre interne de cette circon... à une membrane fibreuse qui se continue avec la corde vocale infér... dans le reste de son épaisseur, au muscle crico-aryténoïdien latéral...

Facette aryté-noïdienne.

En *arrière* et de chaque côté est une facette articulaire oblongue, *fac...*

Fig. 141.

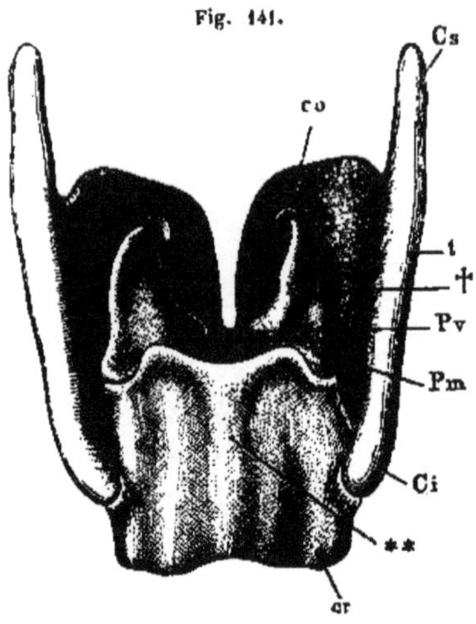

Face postérieure des cartilages du larynx (*).

Fig. 142.

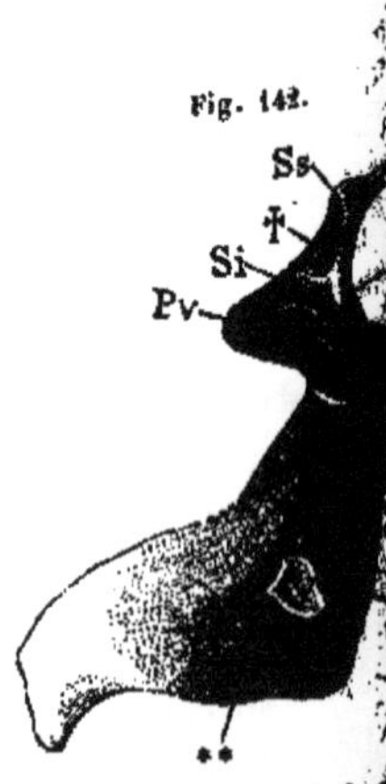

Cartilage cricoïde (cr) ... *cartilages aryténoïde*... *niculé* (co) *vus de prof*...

noïdienne, regardant en dehors et en haut, et qui s'articule avec la... aryténoïde. Entre ces deux facettes, la circonférence supérieure du cr... horizontale, très-légèrement échancrée, et donne attache au muscle... dien. Ainsi, la circonférence supérieure du cartilage cricoïde est hori... arrière, oblique sur les côtés, horizontale et légèrement concave en av... sur la portion oblique qu'est pratiquée la facette aryténoïdienne.

Texture.

Le cartilage cricoïde est formé de cartilage vrai ou hyalin.

II. — CARTILAGE THYROÏDE OU SCUTIFORME.

Cartilage thyroïde.

Le cartilage *thyroïde*, ainsi nommé parce qu'on l'a comparé à un... (θυρεός, bouclier) (1), occupe la partie antérieure et supérieure du lar...

Forme.

formé de deux lames quadrilatères, réunies à angle aigu sur la ligne... et qui embrassent, en arrière, le cartilage cricoïde, à la manière de la... d'une tortue. On lui considère deux faces, l'une antérieure, l'autre po... et trois bords, le supérieur, l'inférieur et le postérieur.

Face antérieure.

1° La *face antérieure* ou *cutanée* présente, *sur la ligne médiane*, une...

Saillie anguleuse.

(*) On a enlevé l'épiglotte. — *co*, cartilage corniculé. — *Cs*, corne supérieure du cartilag... *t*, cartilage thyroïde. — †, angle interne, mousse du cartilage aryténoïde. — *Pv*, apoph... cartilage aryténoïde. — *Pm*, apophyse musculaire de ce cartilage. — *Ci*, corne inférieure... thyroïde. — **, saillie médiane du cartilage cricoïde. — *cr*, cartilage cricoïde.

(**) *Ss*, tubercule supérieur. — *Si*, tubercule inférieur. — *Pv*, apophyse vocale du cartilage... *Pm*, apophyse musculaire. — *Sat*, surface articulaire thyroïdienne. — †, dépression dans laq... la corde vocale supérieure. — **, saillie du bord inférieur qui sert à l'insertion du constr... du pharynx.

(1) Cette dénomination peut encore avoir été déduite de ses usages.

...s prononcée à sa partie supérieure, où elle est profondément échan-
...érieurement, où elle s'efface complétement, beaucoup moins pro-
... la femme, où elle est remplacée par une surface arrondie, que
...me, où elle a reçu un nom particulier (pomme d'Adam). Cette saillie
...ne se manifeste qu'à l'époque de la puberté, et présente des diffé-
...ividuelles qui ne m'ont pas paru en harmonie avec les qualités de la
...haque côté, se voit une surface plane, quadrilatère, qui supporte, en Surface quadrilatère. Tubercules.
...x *tubercules*, dont un supé-
... inférieur. Ce dernier, plus
...de, se prolonge sur le bord
... Les deux tubercules sont
...une arcade aponévrotique;
...iste pas de ligne intermé-
...ue, comme on le dit géné-
... ligne fictive qui unit les
...ules, sépare les trois quarts
... la surface quadrilatère,
... par le muscle thyro-hyoï-
...art postérieur, que recou-
...scles constricteur inférieur
...hyroïdien. Les tubercules
...tache à ces trois muscles.

Fig. 143.

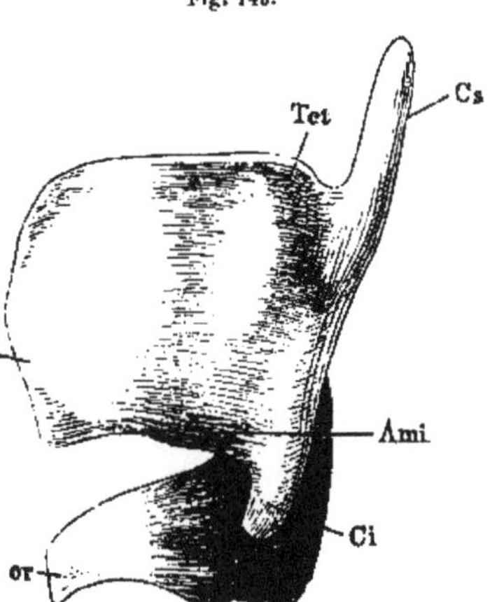

Cartilages thyroïde (t) *et cricoïde* (cr) *vus de profil* (*).

...*postérieure* offre, *sur la ligne* Face postérieure.
...n angle rentrant où s'atta-
... ligaments thyro-aryténoï-
...ordes vocales, les muscles
...noïdiens et l'épiglotte. Cet
...uelquefois si aigu qu'il semblerait que le cartilage thyroïde ait été
...r une forte pression latérale exercée de chaque côté de l'angle; *de*
... cette face postérieure présente une surface plane, qui déborde le
...icoïde et fait partie de la gouttière latérale du larynx. Elle est re-
...a membrane pharyngienne et répond, en partie, aux muscles thyro-
...n et crico-aryténoïdien latéral.

...*périeur*, horizontal, sinueux, donne attache, dans toute son étendue, Bord supérieur.
...rane hyo-thyroïdienne. Il présente une échancrure médiane (*incisura*
...*idea*), moins profonde et plus arrondie chez la femme que chez
...ù s'insère le ligament thyro-épiglottique. Sur les côtés, se voit une
...e qui fait suite au tubercule supérieur; cette saillie manque souvent.
...ière, est une échancrure superficielle, limitée par des prolongements
...lle les *grandes cornes* ou les *cornes supérieures* du cartilage thyroïde.

...*férieur*, sinueux, est moins long que le précédent, d'où la forme Bord inférieur.
... du larynx. Sur la ligne médiane, existe une légère saillie, à laquelle
... ligament crico-thyroïdien; dans tout le reste de son étendue, le
...r fournit des insertions au muscle crico-thyroïdien. Il présente une
...ugueuse, faisant suite au tubercule inférieur, et en arrière de la-
... une échancrure légère, limitée par les *petites cornes* ou *cornes infé-*
... cartilage thyroïde.

...supérieure du cartilage thyroïde. — *Ci*, corne inférieure. — *Ami*, tubercule inférieur. —
... supérieur.

Bord postérieur. — Le *bord postérieur*, légèrement sinueux, donne attache aux muscle ryngien et pharyngo-staphylin, et appuie contre la colonne vertéb ce bord dépasse, en arrière, la portion correspondante du larynx, sidérer le cartilage thyroïde comme protégeant cet organe à la m arc-boutant, qui prendrait son point d'appui sur la colonne vertébr

Cornes. — Le bord postérieur se prolonge en haut et en bas, sous la forme d physes, connues sous le nom de *cornes du cartilage thyroïde*. Il existe cornes, *deux inférieures* et *deux supérieures*. Toutes sont arrondies, dedans et en arrière ; les supérieures, ordinairement plus longues (gr sont unies à l'os hyoïde à l'aide d'un ligament ; les inférieures, or plus petites (*petites cornes*), viennent s'articuler avec le cartilage cri

Grandes cornes.

Petites cornes.

Structure. — Le cartilage thyroïde est formé de cartilage hyalin. Mais en quel sa substance fondamental des fibres ; tels sont les rieur et inférieur, et sur antérieur, au niveau de des cordes vocales inféri les fibres les plus extern pénétrer profondément da stance du cartilage.

Fig. 144.

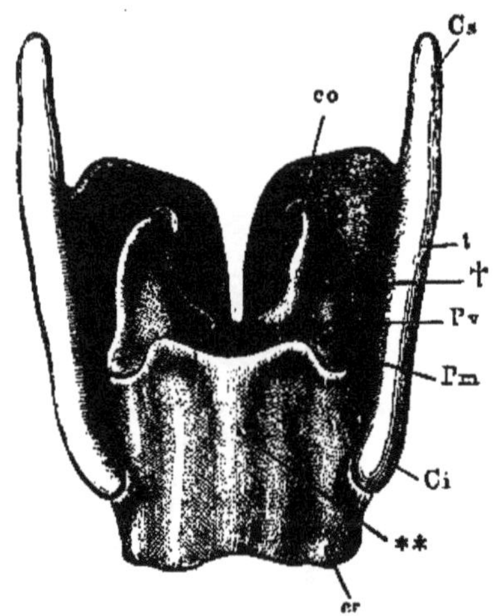

Face postérieure des cartilages du larynx (*).

III. — CARTILAGES ARYT

Situation. Forme. — Les *cartilages aryténoïdes*, de deux (1), sont situés à la p rieure et supérieure du lar posent sur le bord supérie lage cricoïde. Ils représen pyramides triangulaires Verticalement dirigés, déj rière, à la manière d'un bec d'où leur est venu ce nom (tonnoir), ils présentent à trois faces, l'une postérieure, l'autre interne et la troisième antér base et un sommet.

Face postérieure ; — La *face postérieure*, triangulaire, large et concave, est recouverte p cle aryténoïdien ;

Interne ; — La *face interne* est tapissée par la muqueuse laryngée ;

Antérieure. — La *face antérieure* et *externe*, convexe en haut, étroite, présente de l'une supérieure (Ss, *fig.* 145), l'autre inférieure (Si), séparées par u profonde (†), dans laquelle s'insère la corde vocale supérieure ;

Base. — La *base*, très-profondément échancrée, s'articule avec le cartilag

(*) On a enlevé l'épiglotte. — *co*, cartilage corniculé. — *Cs*, corne supérieure du cartila *t*, cartilage thyroïde. — †, angle interne mousse du cartilage aryténoïde. — *Pv*, apoph cartilage aryténoïde. — *Pm*, apophyse musculaire de ce cartilage. — *Ci*, corne inférieur thyroïde. — **, saillie médiane du cartilage cricoïde. — *cr*, cartilage cricoïde.

(1) Longtemps on a cru qu'il n'existait qu'un seul cartilage aryténoïde, étudiait le larynx enveloppé de ses membranes : ausi le mot d'aryténoïde, dans Galien, s'applique-t-il aux deux cartilages réunis. Galien n'admettait q tilages dans le larynx : le thyroïde, le cricoïde et l'aryténoïde.

...par deux apophyses, l'une *postérieure* et *externe* (*processus muscularis*), ...attache aux muscles crico-aryténoïdiens latéral et postérieur, l'autre ...pyramidale, plus ou moins prolongée (*processus vocalis*), au sommet ...s'insère la corde vocale inférieure. Cette *apophyse pyramidale* ou *vo-*...le quart et quelquefois le tiers du diamètre antéro-postérieur de la Ses deux apophyses.

Fig. 145.

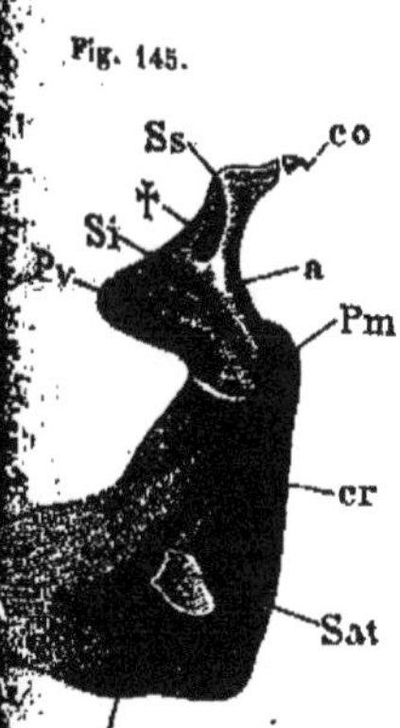

...cricoïde (cr) avec les ...es aryténoïde (a) et cor-...(co) vus de profil (*).

Fig. 146.

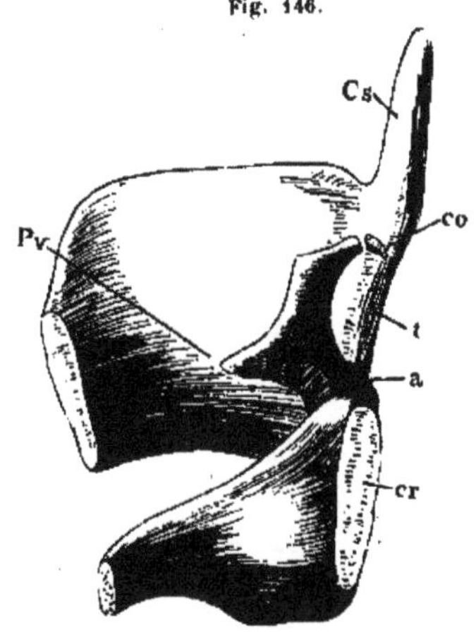

Section antéro-postérieure des cartilages du larynx ; face interne (**).

...deux apophyses donnent aux cartilages aryténoïdes la forme d'un ...ieux, dont la branche antéro-postérieure serait constituée par l'apo-...le, et la branche transversale par l'apophyse musculaire. Nous ...ntôt que cette disposition anguleuse du levier représenté par le ...yténoïde rend compte des mouvements de bascule qu'il subit, et sans ...est impossible de comprendre les modifications qui se produisent ...e pendant la phonation.

...t des cartilages aryténoïdes, dirigé en haut et en arrière, est sur-...plutôt constitué par un très-petit noyau cartilagineux, déjeté en de-...arrière, recourbé en crochet, *cornicula*, si bien que les deux sommets ...es aryténoïdes arrivent presque au contact. Ces noyaux cartilagineux ...crits avec beaucoup d'exactitude par Santorini, sous les noms de ...septième cartilages du larynx. Aujourd'hui, on les connaît générale-...le nom de *tubercules de Santorini* ou de *cartilages corniculés*. Ils m'ont ...nts, tantôt fortement unis et comme soudés aux cartilages aryté-...tôt parfaitement distincts de ces cartilages, auxquels ils ne sont unis, ...rnier cas, que par le périchondre. Sommet. Cartilages corniculés, ou de Santorini.

...s rare de rencontrer quelques grains cartilagineux anormaux, avoisi-...tilage aryténoïde. J'ai trouvé sur un crieur public, mort de phthisie

...le supérieur. — *Si*. tubercule inférieur. — *Pv*, apophyse vocale du cartilage aryténoïde. ...se musculaire. — *Sat*, surface articulaire thyroïdienne. — †, dépression dans laquelle s'in-...ocale supérieure. — **, saillie du bord inférieur qui sert à l'insertion du constricteur infé-...ux.

...age cricoïde. — *t*, cartilage thyroïde. — *a*, cartilage aryténoïde. — *co*, cartilage corniculé. ...corne du cartilage thyroïde. — *Pv*, apophyse vocale du cartilage aryténoïde.

pulmonaire et laryngée, un cartilage oblong, situé dans l'épaisseur de verticale de la glande aryténoïde, dont il occupait toute la longueur lage n'était pas lisse à sa surface; il était intimement uni aux grains

Cartilage de Wrisberg.

Fig. 147.

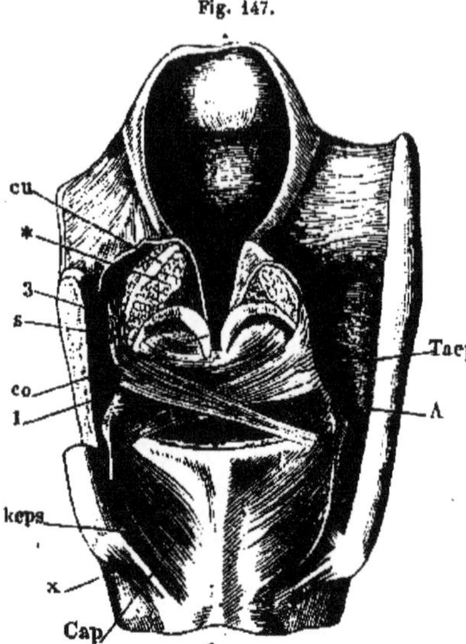

Face postérieure du larynx (*).

qui l'entouraient. Il sous le nom de *cartila berg*, cartilage *cunéifor* rencontre fréquemment est loin d'être constant petit fibro-cartilage allo droïde, aplati transve situé immédiatement so queuse, et dont la lon variable; tantôt il mesu hauteur de la glande dienne, et tantôt il re moitié supérieure seule lieu de former un cartilag il est quelquefois repré une série de tubercules

Structure.

Les cartilages aryténo formés essentiellement d hyalin, mais souvent ou fibro-cartilage dans leu périphériques, partic dans l'apophyse vocale met de l'aryténoïde.

IV. — ÉPIGLOTTE.

Situation.

L'*épiglotte* (lingula) (ἐπί, sur; γλωττίς, la glotte), espèce de soupape très-élastique, est une lame fibro-cartilagineuse située derrière la langue, au-devant de l'ouverture supérieure du larynx, et non sur comme son nom semblerait l'indiquer.

Direction.

Forme.

Sa *direction* est verticale, excepté au moment de la déglutition, où devient horizontale, pour protéger l'orifice supérieur du larynx à d'un couvercle (*laryngis operculum*). Sa *forme*, triangulaire à angles été assez heureusement comparée à celle d'une feuille de pourpier avoir une bonne idée, il est nécessaire d'étudier une épiglotte isolée voisines.

Dimensions.

Ses *dimensions*, très-variables suivant les sujets, m'ont paru géné rapport avec l'ouverture supérieure du larynx, que l'épiglotte débo toujours dans son abaissement.

Face antérieure. Partie libre.

La *face antérieure* ou *linguale* de l'épiglotte présente une portion li

(*) On a enlevé la muqueuse œsophagienne dans toute sa portion qui couvre les muscl postérieure du larynx, ainsi qu'une portion du feuillet externe du repli ary-épiglottique; l'a et supérieur de la lame gauche du cartilage thyroïde a été retranché. — *cu*, cartilage cu Wrisberg. — *, glandes aryténoïdiennes. — *s*, cartilage sésamoïde. — *co*, cartilage corniculé o — *keps*, ligament kératocricoïdien postérieur et supérieur. — *Taep*, muscle thyro-ar (aryténoïdien oblique). — A, aryténoïdien transverse, d'Albinus. — *Cap*, muscle crico-ary térieur. — *x*, muscle kérato-cricoïdien. — 1, portion inférieure du muscle aryténoïdie 3, faisceau qui se perd dans le repli ary-épiglottique.

...rente. La *portion libre* surmonte la base de la langue; on peut la ... doigt, on peut l'apercevoir en abaissant fortement la base de la ... replis muqueux, un médian et deux latéraux, vont de l'épiglotte ... La *portion adhérente* répond, en avant, à la base de la langue, à ... et au cartilage ... Pour la ... couvert, il ... d'avoir ... dissection; ... : 1° un ... médian *glosso-...*, jaune, ... tique, qui ... concourir au ... de l'épi... ... Il est ... des fibres ...

Partie adhérente.

Ligament glosso-épiglottique.

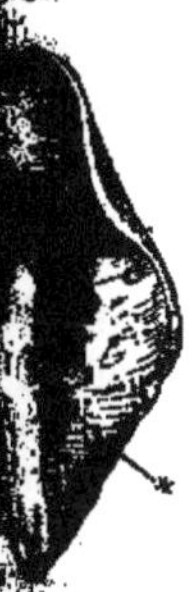

Fig. 149.

...ieure de l'épi...tte (*).

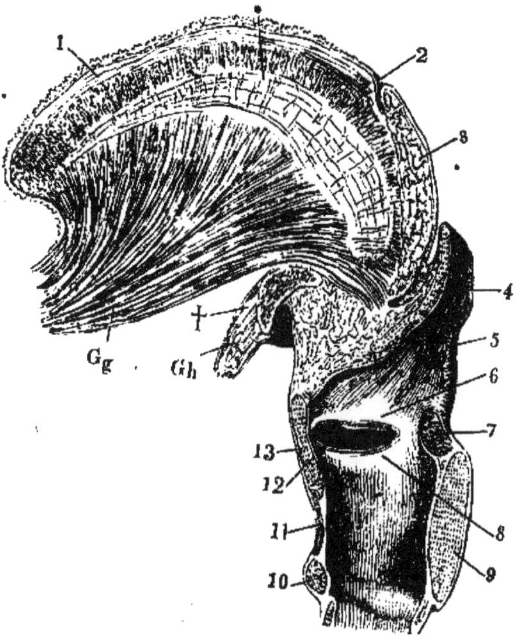

Coupe médiane antéro-postérieure de la langue et du larynx (**).

...chez les grands animaux; 2° un ligament *hyo-épiglottique*, étendu ... au bord postérieur de l'os hyoïde; sous ce ligament, un tissu adi... connu improprement sous le nom de *glande épiglottique*, et qui ... intervalle entre l'épiglotte et la concavité du cartilage thyroïde.

Hyo-épiglottique.

Tissu adipeux.

Glande épiglottique.

... la face antérieure de l'épiglotte, examinée dans le sens vertical, est ... haut, convexe au milieu, concave encore à sa partie inférieure; ... transversal, elle est convexe.

... *postérieure* ou *laryngée*, dont les inflexions sont en sens inverse de ... face antérieure, est libre dans toute son étendue et recouverte par la ... laryngienne.

Face postérieure.

...*rence* de l'épiglotte, de forme triangulaire, offre un bord supérieur ... en avant, légèrement échancré. Ce bord se continue par deux angles

Circonférence.

... médiane, dépourvue de glandules.

... de l'os hyoïde. — *, septum lingual. — 1, lingual supérieur. — 2. foramen cæcum. — ...laire du dos de la langue. — 4, épiglotte. — 5, repli ary-épiglottique. — 6, repli thyro-... ...rieur — 7, section du muscle aryténoïdien. — 8, repli thyro-aryténoïdien inférieur. — ... cartilage cricoïde. — 11, ligament crico-thyroïdien. — 12, ventricule du larynx. — ... cartilage thyroïde. — *Gh*, muscle génio-hyoïdien. — *Gg*, génio-glosse.

arrondis avec les bords latéraux, d'où partent, de chaque côté, de[...] 1° un repli ary-épiglottique, repli muqueux étendu de l'épiglotte au[...] aryténoïde et contenant un ligament dans son épaisseur; 2° un repli [...] épiglottique, antérieur au précédent, qui se porte presque transvers[...] dehors, pour se perdre sur les côtés du pharynx.

Repli aryténo-épiglottique.

Repli pharyngo-épiglottique.

En bas, l'épiglotte se termine par une espèce de pédicule extrême[...] qui va se fixer à l'angle rentrant du cartilage thyroïde, immédiatement[...] de l'insertion des cordes vocales. Cette insertion se fait à l'aide d'un [...] *ligament thyro-épiglottique*, qui a 1 centimètre environ de longueur.

Ligament thyro-épiglottique.

L'épiglotte est remarquable 1° par le grand nombre de fossettes et [...] qu'elle présente, ce qui lui donne un aspect assez semblable aux feuill[...] sieurs plantes des laurinées. Dans ces dépressions se trouvent logés soit[...] lobules de graisse, soit de petites glandules, qui s'ouvrent sur la face [...] l'épiglotte. Les pertuis livrent passage, en général, à des vaisseaux [...] à des ramuscules nerv[...] sa flexibilité et par son[...] Bichat l'avait classée [...] *fibro-cartilages;* elle [...] plus spécialement aux [...] dits *réticulés*. Sa cou[...] l'avait fait rapproche[...] jaune ou fibreux élasti[...] glotte est fragile et se [...] une torsion peu co[...] cette particularité tien[...] au tissu de l'organe, en[...] trous nombreux dont il [...] et qui diminuent néce[...] sa force de cohésion. J'a[...] l'épiglotte partiellemen[...]

Pertuis de l'épiglotte.

Glandules épiglottiques.

Couleur jaune.

Fragilité.

Fig. 150.

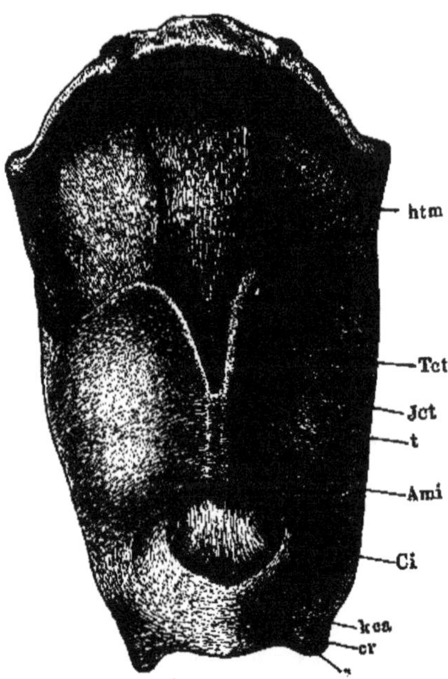

Face antérieure de l'os hyoïde et du cartilage thyroïde avec leurs ligaments (*).

B. — Articulations [...] ments du lary[...]

Le cartilage cricoïde [...] d'une part, aux cartila[...] noïdes, d'autre part, au [...] thyroïde par de vérita[...] throses, analogues à [...] membres. En outre, les [...] aryténoïdes sont unis [...] ligaments, d'une part [...] glotte, d'autre part, au cartilage thyroïde, avec lesquels ils n'[...] point de contact. Enfin le larynx est uni, en haut, à l'os hyoïde, en [...] trachée, par des membranes fibreuses, dans lesquelles l'élément élast[...]

(*) *htm*, ligament hyo-thyroïdien moyen. — *Tct*, tubercule du cartilage thyroïde. — *J*[...] de ce cartilage. — *t*, cartilage thyroïde. — *Ami*, angle de son bord inférieur. — *Ci*, cor[...] *kca*, ligament cérato-cricoïdien inférieur. — *cr*, cartilage cricoïde. — *, saillie servant à [...] muscle constricteur inférieur.

...rt très-considérable. Ce sont ces membranes que nous allons d'a-...

... *larynx avec l'os hyoïde.*

...ents unissent le cartilage thyroïde à l'os hyoïde : un moyen et deux ... **Ligaments hyo-thyroïdiens.**

...*hyo-thyroïdien moyen* est une membrane jaunâtre, lâche, étendue ...érieur du cartilage thyroïde à l'os hyoïde. Ses dimensions verticales sont plus grandes sur les parties latérales qu'à la partie moyenne; aussi les cornes de l'os hyoïde se relèvent-elles bien plus que le corps de cet os, ce qui permet aux parties latérales de la langue de se soulever **Ligament hyo-thyroïdien moyen.**

Fig. 151.

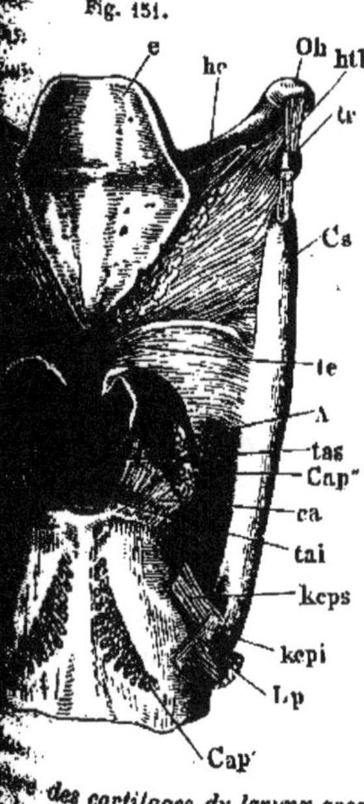

...*des cartilages du larynx avec ...urs ligaments* (*).

Fig. 152.

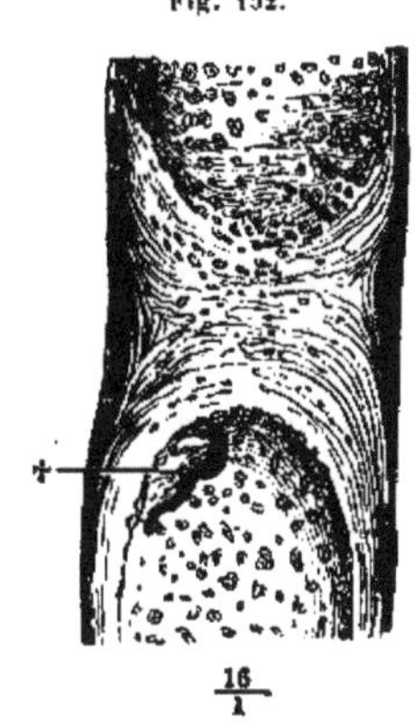

Section verticale de la synchondrose aryténo-corniculée (**).

...côté, pour former la gouttière dans laquelle glissent les ali-...

...ée à sa partie moyenne, la membrane hyo-thyroïdienne moyenne ...e, de chaque côté, par le muscle thyro-hyoïdien. En arrière, elle ...glotte, dont elle est séparée par du tissu adipeux, et à la muqueuse ...ace interne du larynx. Son insertion au corps de l'os hyoïde a lieu, ...bord inférieur, mais à la lèvre postérieure du bord supérieur. Ce ...e donc derrière l'os hyoïde. **Rapports.**

...brane est épaisse et composée de fibres élastiques à sa partie ...ince et comme celluleuse de chaque côté.

(*) ... — *he*, fibres qui vont de l'os hyoïde à l'épiglotte. — *Oh*, os hyoïde. — *htl*, ligament ...éral. — *tr*, cartilage hordéiforme. — *Cs*, corne supérieure du cartilage thyroïde. — ...-épiglottique. — A, muscle aryténoïdien, coupé à son origine. — *tas*, ligament thyro-...érieur. — *Cap"*, insertion du muscle crico-aryténoïdien postérieur. — *ca*, ligament crico-... ligament thyro-aryténoïdien inférieur. — *kcps*, ligament cérato-cricoïdien postérieur ...*kcpi*, ligament cérato-cricoïdien postérieur et inférieur. — *Lp*, insertion d'un faisceau du ... du pharynx. — *Cap'*, origine du muscle crico-aryténoïdien postérieur.

... osseux.

Ligaments hyo-thyroïdiens latéraux.

Les *ligaments hyo-thyroïdiens latéraux* peuvent être considérés comm épaissis de la membrane hyo-thyroïdienne. Ce sont de petits cord étendus des grandes cornes du cartilage thyroïde aux extrémités tu des grandes cornes de l'os hyoïde. Dans l'épaisseur de ces ligamen souvent un noyau cartilagineux ou osseux (cartilage hordéiform *triticia*). Ils sont composés de tissu fibreux renfermant de nomb élastiques.

Cartilage hordéiforme

Synoviale.

Une bourse séreuse très-prononcée existe entre la face postérieu de l'os hyoïde et la partie supérieure du cartilage thyroïde. Sa prés des mouvements répétés entre l'os hyoïde et le cartilage thyroïde, pendant lesquels la partie moyenne et supérieure du cartilage se pl l'os hyoïde.

Articulation trachéo-cri-coïdienne.

II. *Union du larynx avec la trachée*. Le premier cerceau de la tr au bord inférieur du cartilage cricoïde par une membrane fibreu nature que celles qui séparent les cerceaux de la trachée. Sur la lig en avant, un petit cordon fibreux vertical lui est surajouté. Cette permet quelques mouvements entre le cartilage cricoïde et le prem trachéal; dans ces mouvements, les parties latérales de ce cerce derrière le cartilage cricoïde.

Je ne dois mentionner ici que pour mémoire l'union du cartilag avec le cartilage corniculé; elle a lieu au moyen du périchondre, rectement de l'un à l'autre, et d'une substance intermédiaire, fibr mant de nombreuses cellules de cartilage.

III. *Articulations du larynx*. Ce sont les articulations *crico-thyroïdi aryténoïdiennes*.

1° *Articulations crico-thyroïdiennes*. Ce sont des *arthrodies*.

Articulations crico-thyroïdiennes. Ce sont des arthrodies.

a. Les petites cornes du cartilage thyroïde se terminent par une rement convexe, dirigée en bas et en dedans, qui appuie sur une rement concave de l'apophyse du cartilage quelle regarde en haut et en dehors. Une cap à fibres resplendissantes, fasciculées et parall cette articulation. Elle est formée de tiss pauvre en fibres élastiques, mais renfermant de cellules du cartilage. Cette capsule est fortifié par un *ligament postérieur et supérieur* (cér postérieur et supérieur), étendu obliquement dehors, de la petite corne du cartilage thyroïde cricoïde, et par un *ligament postérieur et inf* cricoïdien postérieur et inférieur), obliquem bas et en dedans, entre les mêmes cartilages. En avant, des fais (ligament cérato-cricoïdien antérieur) parallèles au ligament post rieur recouvrent la capsule.

Fig. 153.

cr

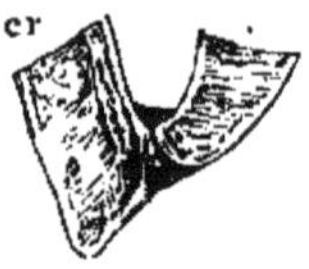

Section antéro-postérieure de l'articulation crico-thyroïdienne (*).

Ligament orbiculaire.

Faisceau postérieur.

Une synoviale lubrifie cette articulation. Chez quelques sujets, la ticulaire est très-lâche; chez d'autres, l'articulation est extrêmem

Mouvements de bascule.

Les *mouvements* de cette articulation sont bornés à un simple gl se combine avec un mouvement de bascule d'arrière en avant e arrière exécuté par le cartilage thyroïde autour d'un axe transv

(*) *t*, corne inférieure du cartilage thyroïde. — *cr*, cartilage cricoïde.

articulations crico-thyroïdiennes. La direction des facettes du cri-... propres à servir de point d'appui.

Membrane crico-thyroïdienne.

... *crico-thyroïdienne* ou *ligament crico-thyroïdien moyen.* Indépen-... les articulations précédentes, le bord inférieur du cartilage thyroïde ... bord supérieur du cricoïde par une membrane épaisse, triangulaire ... *pyramidal* ou *conoïde*), ... sommet s'attache, sur la ... ligne, au bord inférieur ... thyroïde, et dont la ... au bord supérieur du ... cricoïde. Cette mem-... fibreuse, épaisse, très-... élastique et percée ... vasculaires.

Fig. 154.

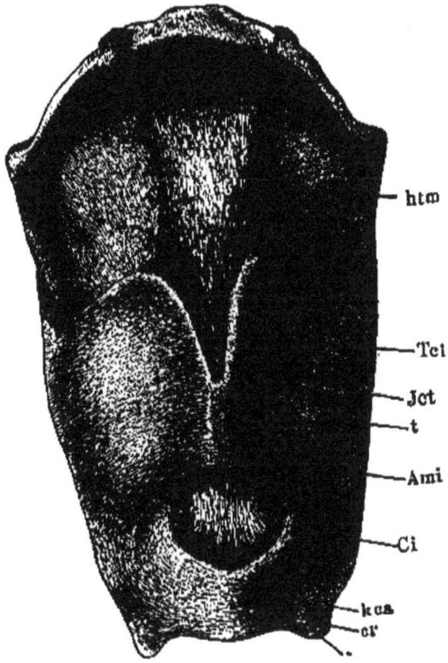

Face antérieure de l'os hyoïde et du cartilage thyroïde avec leurs ligaments (*).

Ligaments crico-thyroïdiens latéraux.

... *crico-thyroïdiens latéraux.* ... peut bien voir ces ... que par la face interne ... ils consistent dans des ... fortes, qui naissent, de ... de la lèvre interne ... supérieur du cartilage ... devant de l'articula-... aryténoïdienne, et qui ... horizontalement en de-... angle rentrant du carti-... thyroïde, au-dessous de l'in-... la corde vocale infé-... ligaments, qui sont très-... peut être continués, en ... les cordes vocales infé-... couverts, en dedans, ... muqueuse laryngée, ils ré-... en dehors, aux muscles ... crico-aryténoïdiens latéraux, qui les séparent du cartilage thyroïde.

Articulations crico-aryténoïdiennes.

... *articulations crico-aryténoïdiennes.* Ce sont des articulations par emboîte-... réciproque.

Articulations par emboîtement réciproque.

Facettes articulaires.

... *articulaires* sont : sur le cartilage cricoïde, de chaque côté, une fa-... oblique, à grand diamètre transversal, obliquement dirigée en avant et ... oblongue et légèrement concave dans le même sens; sur la base des ... aryténoïdes, une facette articulaire oblongue, à grand diamètre antéro-... et fortement concave de dehors en dedans, c'est-à-dire en sens op-... facette cricoïdienne, qu'elle emboîte assez exactement.

Moyens d'union.

... *d'union* consistent en une capsule fibreuse très-mince, envelop-... surfaces articulaires; elle est fortifiée par un *ligament interne et posté-*... naît du bord interne de la surface articulaire du cartilage cricoïde et

(*) ... ligament hyo-thyroïdien moyen. — *Tct*, tubercule du cartilage thyroïde. — *Jct*, échancrure ... — *t*, cartilage thyroïde. — *Ami*, angle de son bord inférieur. — *Ci*, corne inférieure. — ... cérato-cricoïdien inférieur. — *cr*, cartilage cricoïde. — *, saillie servant à l'insertion du ... inférieur.

va s'insérer, en rayonnant, à la partie interne et postérieure de la ba
ténoïde et à la partie interne de son apophyse antérieure, en arrière
vocale inférieure. Ce ligament est très-fort, et néanmoins assez lâche
mettre des mouvements étendus.

Synoviale.

La *synoviale*, très-lâche, peut être facilement démontrée. Au côté
elle forme fréquemment un pli qui pénètre entre les surfaces articu

Mouvements.

Comme toutes les articulations par emboîtement réciproque, cette
tion exécute des mouve
tous les sens; mais les mo
en dedans et en dehors
plus étendus que les mo
en avant et en arrière. A
l'insertion des muscles, le
ments du cartilage aryténo
font pas directement, mais
une espèce de mouvement
cule ou de *sonnette*, dont
est dans l'articulation.
mouvement de bascule
oblique, vu l'obliquité d
articulaires, le sommet d
aryténoïde est porté tan
hors et en arrière, et ta
dans et en avant, tandis q
met de l'apophyse vocale
dehors ou en dedans. C
ments doivent être étudié
tant plus de soin qu'ils
des changements qui se p
la glotte pendant la phon

Mouvements de bascule très-étendus.

Fig. 155.

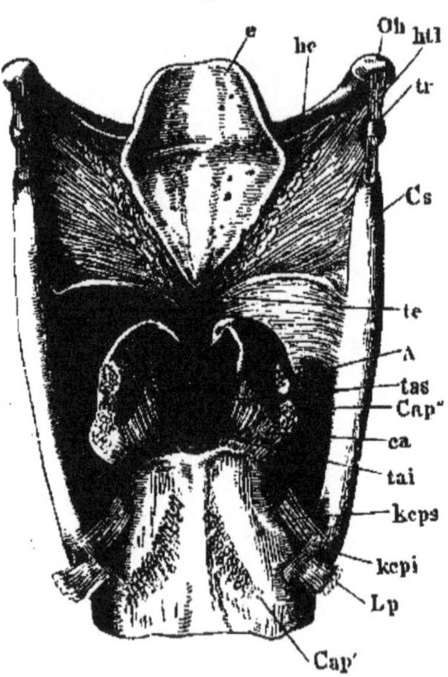

Face postérieure des cartilages du larynx avec leurs ligaments (*).

C. *Ligaments des carti
noïdes*. Ce sont les ligame
épiglottiques et thyro-ary

1° *Ligaments aryténo-épiglottiques*. Ce sont des fibres ligamenteus
contenues dans l'épaisseur du repli muqueux aryténo-épiglottique, et q
rayonnant, de la face antérieure du cartilage aryténoïde aux bords de
Ces fibres sont remplacées par des fibres musculaires chez quelques e

2° *Ligaments thyro-aryténoïdiens* ou *cordes vocales*. Bien qu'il n'y ait
port immédiat entre le cartilage thyroïde et les cartilages-aryténoï
ligaments très-importants les unissent entre eux. Ces ligaments, con
nom de *cordes vocales*, méritent une description particulière.

Cordes vocales.

Au nombre de quatre, deux de chaque côté.

Les *cordes vocales* sont encore appelées *ligaments thyro-aryténoïdiens*,

(*) *e*, épiglotte. — *he*, fibres qui vont de l'os hyoïde à l'épiglotte. — *Oh*, os hyoïde. —
hyo-thyroïdien latéral. — *tr*, cartilage hordéiforme. — *Cs*, corne supérieure du cartila
te, ligament thyro-épiglottique. — *A*, muscle aryténoïdien, coupé à son origine. — *tas*, li
aryténoïdien supérieur. — *Cap"*, insertion du muscle crico-aryténoïdien postérieur. — *ca*,
aryténoïdien. — *tai*, ligament thyro-aryténoïdien inférieur. — *kcps*, ligament cérato-crico
et supérieur. — *kcpi*, ligament cérato-cricoïdien postérieur et inférieur. — *Lp*, insertion d
constricteur inférieur du pharynx. — *Cap'*, origine du muscle crico-aryténoïdien postérieur,

elles ont l'aspect ligamenteux, et que, d'autre part, elles sont éten- ngle rentrant du cartilage thyroïde aux cartilages aryténoïdes.

cordes vocales de chaque côté, *l'une supérieure, l'autre inférieure;* sépare, de chaque côté, la corde vocale supérieure de la corde vocale se nomme *ventricule du larynx;* l'espace qui sépare la corde vocale droite de la corde vocale inférieure gauche, s'appelle *glotte.* Nous re- tout à l'heure sur ces objets.

Ventricule.

Glotte.

rde vocale inférieure, ligament thyro-aryténoïdien inférieur, beaucoup que la corde vocale supérieure, se présente sous la forme d'un cordon ondi, horizontalement étendu rentrant du cartilage thyroïde yse antérieure ou vocale du aryténoïde. Elle est libre dans ens, excepté en dehors, où elle aux parois du larynx et répond le thyro-aryténoïdien. Elle est , dans sa portion libre, par la laryngée, qui lui adhère in- et qui est tellement ténue à , qu'elle laisse voir par trans- aspect nacré du tissu fibreux. r de cette corde vocale est idérable qu'elle ne paraît l'être ier abord, et la saillie qu'elle t en grande partie déterminée du muscle tyro-aryténoïdien.

Corde vocale inférieure.

Fig. 156.

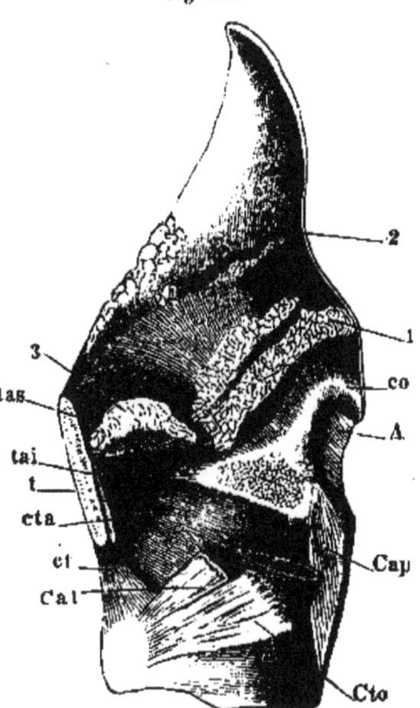

Larynx vu de profil (*).

Sa saillie est due en grande partie au muscle thyro-aryténoïdien.

Structure.

e vocale inférieure a une struc- èrement fibreuse; elle est for- aisceaux élastiques antéro-pos- parallèles, résistants, qui nais- artilage thyroïde très-près de la diane, et qui se portent en en divergeant; la plupart s'in- r le sommet de l'apophyse vo- l'aryténoïde; quelques-uns se recourbent en haut, pour s'entre-croiser ondre, derrière le ventricule, avec les fibres descendantes de la corde upérieure; d'autres s'insèrent à la face interne de l'aryténoïde, ou se nt en bas pour gagner le bord supérieur du cartilage cricoïde.

e vocale inférieure se continue, en bas, avec le ligament crico-thy- atéral.

ux cordes vocales inférieures sont presque au contact à leur insertion re, qui se fait au milieu de la hauteur du cartilage thyroïde, et vont en nt légèrement d'avant en arrière, dans l'état de repos du larynx.

(*) enlevé la lame gauche du cartilage thyroïde, à l'exception de sa corne inférieure, ainsi que thyro-aryténoïdiens, dont on n'a laissé que l'origine et l'insertion à la face latérale du carti- oïde. — co, cartilage corniculé. — A, muscle aryténoïdien. — *Cap*, muscle crico-aryténoïdien — *Cto*, muscle crico-thyroïdien oblique. — *Cal*, muscle crico-aryténoïdien latéral, coupé près ine. — *ct*, ligament crico-thyroïdien. — *cta*, ligament crico-thyro-aryténoïdien. — *t*, cartilage *tai*, ligament thyro-aryténoïdien inférieur. — *tas*, ligament thyro-aryténoïdien supérieur. — aryténoïdiennes. — 2, glandes épiglottiques. — 3, glandes du ventricule du larynx.

Corde vocale supérieure.

b. *Corde vocale supérieure* ou *ligament thyro-aryténoïdien supérieur.* M... mineuse, située sur un plan plus éloigné de l'axe du larynx que la co... inférieure, elle s'étend de la partie moyenne de l'angle rentrant du thyroïde à la portion moyenne de la face antérieure du cartilage ar... Comme la corde vocale inférieure, elle présente l'aspect fasciculé et mais ses faisceaux, réunis en un seul groupe en avant, s'écartent en a... sont séparés par des traînées de grains glanduleux, entremêlés de tissu que nous verrons appartenir aux glandules aryténoïdiennes. Quelques f... arrivés à l'angle postérieur du ventricule du larynx, se recourbent e...

En quoi elle diffère de l'inférieure.

On ne distingue la corde vocale supérieure du reste des parois du la... parce que la muqueuse se réfléchit au-dessous d'elle pour constituer... tricules. En haut, elle se continue sans ligne de démarcation avec le... aryténo-épiglottique.

C. — Muscles du larynx.

Ils sont divisés en *extrinsèques* et en *intrinsèques*. Les premiers, qui im... des mouvements de totalité au larynx, ont été déjà décrits : ce sont les sterno-hyoïdiens, omoplat-hyoïdiens, sterno-thyroïdiens et thyro-hyoïd... pourrait y ajouter tous les muscles de la région sus-hyoïdienne, et ceux... rynx, qui s'insèrent aux cartilages cricoïde et thyroïde.

Les muscles intrinsèques sont au nombre de 9, dont 8 sont pairs de... et un impair. Les muscles pairs sont : 1° le crico-thyroïdien ; 2° le cr... noïdien postérieur; 3° le crico-aryténoïdien latéral, et 4° le thyro-ary... Le muscle impair est le muscle aryténoïdien.

I. — CRICO-THYROÏDIEN.

Préparation. Ce muscle est tout préparé lorsqu'on a isolé le larynx des mus... recouvrent. Pour bien voir la partie profonde de ce muscle, il faut entamer... cartilage thyroïde.

Figure. Situation.

Le *crico-thyroïdien* est un muscle pair, court, épais, triangulaire, si... partie antérieure du larynx, de chaque côté de la membrane crico-thyr... et divisé en deux faisceaux distincts.

Insertions fixes. Direction.

Il *s'insère*, en bas, sur le cartilage cricoïde, à côté de la ligne médian... insertion occupe toute l'étendue de la face antérieure, et même une p... bord inférieur de ce cartilage. De ces insertions, les fibres charnues se... en rayonnant, les plus internes, un peu obliquement en haut et en de... moyennes, très-obliquement, les inférieures, horizontalement, au bord i... du cartilage thyroïde (la partie moyenne exceptée) et au bord infér... petites cornes de ce cartilage ; le plus grand nombre va s'insérer à la f... térieure du cartilage thyroïde.

Insertions mobiles.

Ce muscle se continue par quelques fibres avec le constricteur inf... pharynx. Il se compose généralement de deux portions, l'une interne, verticale (*crico-thyroïdien droit*), l'autre externe, plus oblique (*crico-... oblique*), que quelques auteurs ont décrites à part.

Rapports.

Recouvert par le muscle sterno-thyroïdien et par le corps thyroïde, ... thyroïdien recouvre le muscle crico-aryténoïdien latéral et le thyro-ary...

...ternes de ces muscles sont séparés l'un de l'autre par un espace trian-
...ge en haut, étroit en bas, où se voit la membrane crico-thyroïdienne.
...n se contractant, ce muscle rapproche, en avant, le cartilage cricoïde Action.
...e thyroïde. En rai-
...isposition des arti-
...rico-thyroïdiennes,
...ent détermine un
...t des deux carti-
...rrière, d'où résulte
...ement du diamètre
...térieur de la glotte.
...es crico-thyroïdiens
...es *tenseurs des cordes*
...eur paralysie à la
...la section du nerf
...xterne produit la
...e la voix.

Fig. 157.

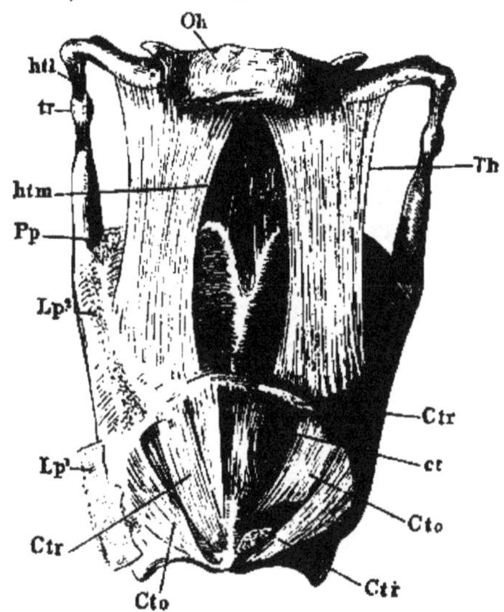

Larynx et os hyoïde (Oh) *vus par la face antérieure* (*).

...O-ARYTÉNOÏDIEN POS-
TÉRIEUR.

...*tion.* Ce muscle est pré-
...on a enlevé la mu-
...revêt la face posté-
...larynx.

... pair, triangulaire, Situation.
...a partie postérieure
...age cricoïde (*Cap*, *fig.* 158). Ses fibres naissent de la dépression laté-
...nous avons décrite sur la face postérieure de ce cartilage, et se portent
...érentes directions : les supérieures, qui sont les plus courtes, sont Direction.
...horizontales ; les moyennes sont obliques, les inférieures, presque verti-
...ntes convergent vers l'apophyse postérieure et externe de la base du car- Attaches.
...ryténoïde, en arrière du crico-aryténoïdien latéral (*Cap'*, *Cap''*, *fig.* 151).
...vert par la muqueuse pharyngienne, à laquelle il est très-lâchement Rapports.
...couvre le cartilage cricoïde.

... Ce muscle, en se contractant, porte l'apophyse externe (musculaire) Action.
...age aryténoïde en dedans et en arrière ; il s'ensuit que ce cartilage
...sur son axe vertical, un mouvement de rotation en vertu duquel son
...antérieure est portée en dehors. Le muscle crico-aryténoïdien posté-
...donc *dilatateur de la glotte.*

III. — CRICO-ARYTÉNOÏDIEN LATÉRAL.

...*tion.* Enlever avec précaution une des moitiés latérales du cartilage thyroïde.
...possible de séparer ce muscle du thyro-aryténoïdien.

... pair, irrégulièrement quadrilatère, situé profondément sous le carti- Forme.

...uscle thyro-hyoïdien. — *Ctr*, muscle crico-thyroïdien droit ; à droite, on n'a conservé que les ... — *ct*, membrane crico-thyroïdienne. — *Cto*, muscle crico-thyroïdien oblique. — *Lp*¹, *Lp*³, in-... muscle constricteur inférieur du pharynx. — *Pp*, extrémité inférieure du muscle palato-... — *htm*, ligament hyo-thyroïdien moyen. — *tr*, cartilage hordéiforme. — *htl*, ligament hyo-... latéral.

Direction. lage thyroïde. Ses fibres naissent de la portion latérale du bord sup
cartilage cricoïde, au-devant de l'articulation crico-aryténoïdienne ; de
Attaches. se portent obliquement en haut et en arrière, pour s'insérer à l'apoph

Fig. 158. Fig. 159.

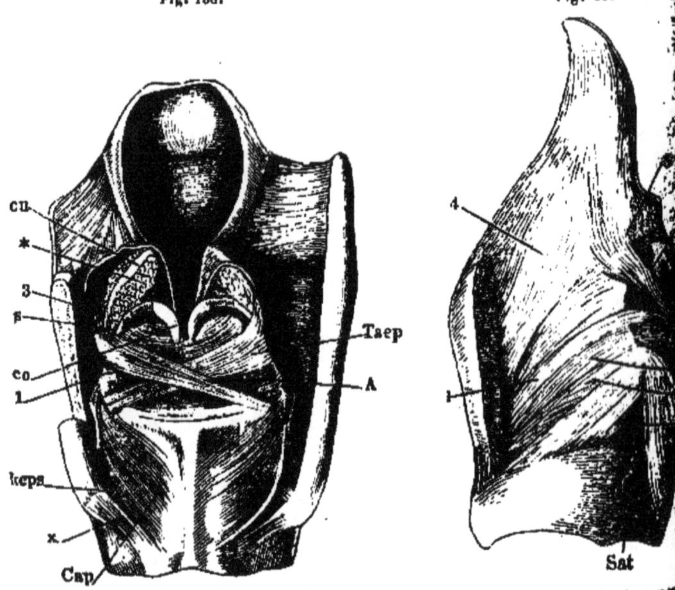

Face postérieure du larynx (*). *Face latérale du larynx*

térieure et externe du cartilage aryténoïde, par un tendon qui lui est
avec le muscle thyro-aryténoïdien.

Recouvert par le cartilage thyroïde et par le muscle crico-thyro
muscle recouvre la membrane crico-thyroïdienne latérale.

Action. *Action.* La même que celle du thyro-aryténoïdien.

IV. — THYRO-ARYTÉNOÏDIEN.

Préparation. La même que celle du précédent. On peut préparer ce muscle
térieur du larynx, en enlevant les cordes vocales.

On pourrait, à la rigueur, comprendre dans une même description, sous
de *thyro-crico-aryténoïdien*, le thyro-aryténoïdien et le crico-aryténoïdien

(*) On a enlevé la muqueuse œsophagienne dans toute sa portion qui couvre les muscles
postérieure du larynx, ainsi qu'une portion du feuillet externe du repli ary-épiglottique ; l'an
rieur et supérieur de la lame gauche du cartilage thyroïde a été retranché. — *cu*, cartilage
de Wrisberg. — *, glandes aryténoïdiennes. — *s*, cartilage sésamoïde. — *co*, cartilage
keps, ligament cérato-cricoïdien postérieur et supérieur. — *Taep*, muscle thyro-ary-épiglottique
ténoïdien transverse d'Albinus. — *Cap*, muscle crico-aryténoïdien postérieur. — *x*, muscle
coïdien. — 1, portion inférieure du muscle aryténoïdien oblique. — 3, faisceau qui se perd
aryténo-épiglottique.

(**) La lame gauche du cartilage thyroïde a été désarticulée et coupée très-près de l'angle
ce cartilage. — *Sat*, surface articulaire thyroïdienne. — *Cap*, muscle crico-aryténoïdien
Cal, muscle crico-aryténoïdien latéral. — *Tae*, muscle thyro-aryténoïdien externe. — *Taep*,
ary-épiglottique (portion du thyro-aryténoïdien et de l'aryténoïdien). — 1, 2, 3, 4, faisceaux de
— A, muscle aryténoïdien. — *co*, cartilage corniculé.

...x muscles ont la même insertion aryténoïdienne et leurs fibres sont ...r le même plan, sans autre ligne de démarcation qu'une ligne cellu-...ou moins prononcée; ils remplissent d'ailleurs les mêmes usages.

...o-aryténoïdien, situé dans l'épaisseur de la corde vocale inférieure et ...externe du ventricule laryngien, est un muscle quadrilatère, très- Forme.

Fig. 160.

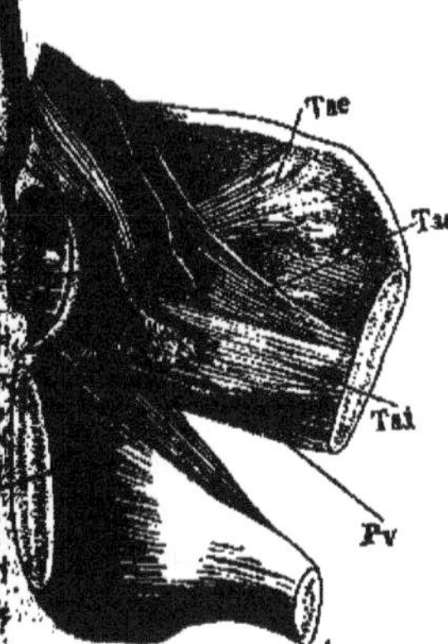

...ne de la moitié gauche du larynx (*).

Fig. 161.

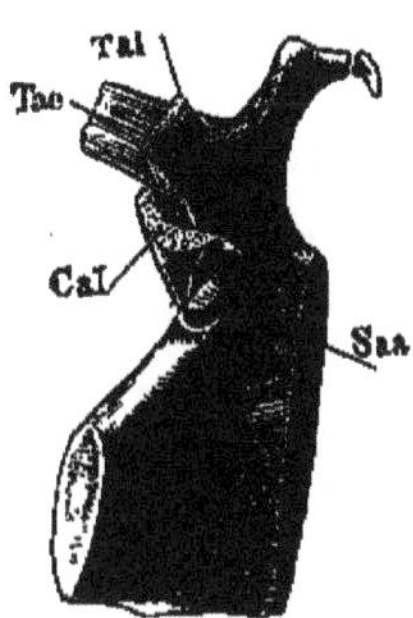

Portion postérieure de la moitié droite du cartilage thyroïde et du cartilage aryténoïde vus par la face interne (**).

...aut, très-épais en bas. Il naît de chaque côté de l'angle rentrant du ...yroïde, le long des deux tiers inférieurs de la hauteur de cet angle, et ...ion voisine du ligament crico-thyroïdien. Le plus grand nombre des ...a lieu à la partie inférieure de l'angle et constitue un faisceau extrê-...pais. De là, les fibres se portent horizontalement d'avant en arrière ...ans en dehors, et se terminent, savoir : un faisceau épais et triangu-...ord supérieur, au sommet et au bord inférieur de l'apophyse vocale de ...de, ainsi qu'à une cavité d'insertion que présente, en dehors, la base ...ilage entre les deux apophyses. Ce faisceau a été décrit à part par Henle, ...om de muscle *thyro-aryténoïdien interne* (Tai, *fig.* 160); il remplit com-...la corde vocale inférieure, et quelques-unes de ses fibres les plus ...continuent manifestement avec les fibres élastiques dont elle se com-...en dehors, sont des faisceaux aplatis qui s'insèrent à la moitié infé-...bord externe de l'aryténoïde; c'est le muscle *thyro-aryténoïdien externe* (Tae, *fig.* 160), dont un faisceau naît quelquefois de la partie supérieure ...du cartilage thyroïde. Les fibres supérieures vont se terminer au

Insertions à l'angle rentrant du thyroïde.

Direction.

(*) ...ueuse a été disséquée jusqu'à l'angle postérieur du ventricule du larynx (**) et jusqu'au sommet ...aryténoïde, puis renversée. — *Tae*, muscle thyro-aryténoïdien externe. — *Tai*, muscle thyro-...interne. — *Pv*, apophyse vocale du cartilage aryténoïde. — *Cal*, muscle crico-aryténoïdien ...muscle aryténoïdien. — *, angle interne de l'apophyse vocale.

(**) ...ulation crico-aryténoïdienne a été ouverte. — *Tai*, muscle thyro-aryténoïdien interne. — ...thyro-aryténoïdien externe. — *Cal*, muscle crico-aryténoïdien latéral. Tous ces muscles sont ...de leur insertion. — *Saa*, surface articulaire aryténoïdienne du cartilage cricoïde.

bord externe du cartilage aryténoïde ; quelques-unes se portent mani… dans les replis ary-épiglottiques ou au bord de l'épiglotte.

Rapports. Le muscle thyro-aryténoïdien répond, en *dehors*, au cartilage thyro… il est séparé par un tissu cellulaire lâche, quelquefois un peu adipeu… *dans*, il répond aux cordes vocales et au ventricule qui les sépare. C'est a… de la corde vocale inférieure que s… portion la plus épaisse de ce muscle, … termine en presque totalité la saillie … cette corde dans l'intérieur du lary… peut même considérer ce faisceau com… dans l'épaisseur de la corde vocale in…

Adhérence du thyro-aryténoïdien à la corde vocale inférieure. L'adhérence de cette corde vocale au… est telle qu'il faut beaucoup de soin… isoler l'un de l'autre, ce qui tient, … nous l'avons vu, à la continuité q… entre les fibres musculaires les plus … et les fibres élastiques. « En appli… « galvanisme aux filets nerveux qui … « muscles thyro-aryténoïdiens, on con… « ces muscles, en se contractant, … « plus de rigidité aux cordes vocales … « res et les rendent plus vibrantes (1…

Fig. 162.

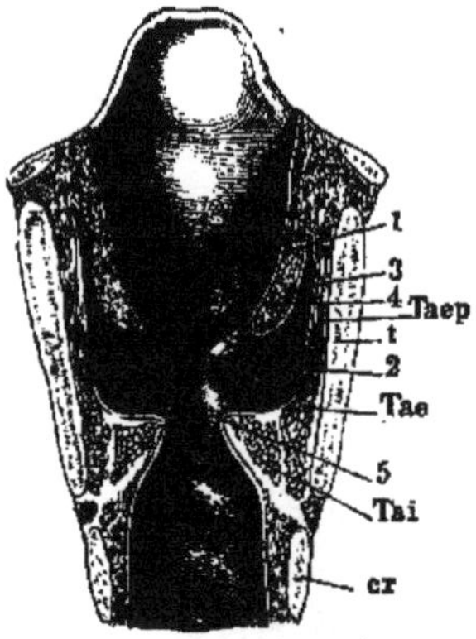

Section verticale et transversale du larynx ; moitié antérieure, vue par sa face interne (*).

Action. *Action.* Il porte le cartilage aryté… avant. Ce mouvement semblerait d… traîner un relâchement de la corde… inférieure, ainsi que l'avait cru Haller : *cartilagines guttales* (les ary… *antrorsum ducunt, glottidem dilatant, ligamentorum glottidis tensionem* m…

Mais remarquons que, 1° vu le mécanisme de l'articulation crico-… dienne ; 2° vu l'insertion des muscles thyro aryténoïdiens à la portion… de la base des cartilages aryténoïdes, en même temps que ces cartil…

Mouvements de bascule. portés en avant, ils éprouvent un mouvement de bascule, par lequel l'… antérieure ou vocale est portée en dedans. Les cordes vocales sont donc … chées l'une de l'autre. Ce mouvement de bascule peut être porté au p… les apophyses vocales se touchent par leur sommet, ce qui établit une … tion entre la portion antérieure, *interligamenteuse* ou *vocale* de la glotte … réduite à une fente plus ou moins étroite, et la portion postérieure … *aryténoïdienne*, appelée aussi *glotte respiratoire*.

Outre cette action commune au crico-aryténoïdien latéral et au thyr… noïdien, ce dernier, par ses faisceaux les plus internes, détermine … contractant, le redressement de la courbure à concavité interne que p… les cordes vocales à l'état de repos et leur donne un degré variable de … qui doit influer considérablement sur les vibrations dont elles sont sus…

(*) *t*, cartilage thyroïde. — *Taep*, muscle thyro-ary-épiglottique (V. *fig.* 159). — *Tae*, m… aryténoïdien externe, et *Tai*, muscle thyro-aryténoïdien interne, coupés en travers. — … cricoïde. — 1, saillie de l'épiglotte. — 2, ventricule du larynx. — 3, arrière-cavité de ce… 4, repli thyro-aryténoïdien supérieur. — 5, repli thyro-aryténoïdien inférieur.

(1) Longet, *Traité de physiologie*, t. I, fasc. III, p. 148.

(2) *Elementa physiol.*, t. III, lib. IX, p. 38.

...ryténoïdien est donc *constricteur* de la glotte. Telle était l'opinion ...t d'Albinus, que Haller a cherché à réfuter (1). Constricteur et tenseur de la glotte.

...pression exercée par le muscle thyro-aryténoïdien sur le ventricule ...prime à ce ventricule une secousse qui peut le débarrasser des ...qui l'obstruent.

V. — MUSCLE ARYTÉNOÏDIEN.

... Enlever la membrane muqueuse et les grains glanduleux qui la recouvrent ...étacher le muscle par un de ses bords, pour avoir une bonne idée de son

...dien, muscle impair, court, épais, trapézoïde, situé derrière les car...énoïdes, remplit la concavité des faces postérieures de ces cartilages ...lle qui les sépare. Situation. Forme.

... à toute la longueur du bord externe du cartilage aryténoïde droit, ... à toute la longueur du bord externe du cartilage aryténoïde gau...tain nombre de fibres naissent du bord supérieur du cartilage cri... Insertions.

...de ce muscle présentent une triple direction et forment trois couches, ...considérées comme autant de muscles particuliers. Les deux couches ...rficielles sont obliques et se croisent en sautoir : l'une va de la base ...ïde droit au sommet de l'aryténoïde gauche, l'autre présente une ...pposée : c'est l'*aryténoïdien oblique* d'Albinus. Ces deux couches, tou...inces, sont plus ou moins développées suivant les sujets. Il est assez ... voir les faisceaux superficiels de l'aryténoïdien oblique, au lieu de ...sommet de l'aryténoïde, continuer leur trajet, pour se fixer au bord ...u cartilage corniculé (*fig.* 159, 2) ou sur le ligament aryténo-épi...*g.* 159, 3). D'autre part, il n'est pas rare de rencontrer des sujets sur ... continuité entre les muscles aryténoïdiens obliques et les faisceaux ...du thyro-aryténoïdien (*fig.* 147, 159, 1). La couche la plus profonde ...sse ; elle est formée de fibres transverses : c'est l'*aryténoïdien trans...us* (A, *fig.* 147). Couches en sautoir. Couche transverse.

...it sous le nom de muscle *ary-épiglottique* les fibres musculeuses qui ...u muscle aryténoïdien jusqu'aux bords de l'épiglotte.

...re, le muscle aryténoïdien est recouvert par la membrane muqueuse ...grains glanduleux, qui adhèrent aux muscles par un tissu cellulaire ...vant, il répond à la face postérieure des cartilages aryténoïdes, et ...ntervalle, à une membrane fibreuse mince, étendue du bord supé...rtilage cricoïde à toute l'étendue des bords internes des cartilages Rapports.

...semble, au premier abord, que ce muscle doive rapprocher énergi... deux cartilages aryténoïdes l'un de l'autre, et qu'il soit, en consé...constricteur de la glotte ; mais si l'on considère qu'il s'insère aux ...es de ces cartilages, on comprendra que, tout en les rapprochant ...re en arrière, il leur fasse exécuter un mouvement de bascule en Action.

(1) Cum magni viri glottidem dixerint ab istis musculis arctari, experimento ...e didici. Neque potest ille ad latus cartilaginis arytænoïdæ musculus ter...*eam rimam diducat.*

vertu duquel les sommets des apophyses vocales sont portés en debo cordes vocales tendues, mais écartées de l'axe. La glotte présente alors losangique. Si l'on se rappelle que le thyro-aryténoïdien fait exécuter vement de bascule en sens opposé, on comprendra que l'action simul ces muscles doit avoir pour résultat la tension de la corde vocale avec lité de l'apophyse. Les deux muscles aryténoïdien et thyro-aryténoïd donc antagonistes relativement au sens dans lequel se fait le mouve bascule. Tous deux sont tenseurs des cordes vocales; mais l'aryténoïdi dilatateur et le thyro-aryténoïdien un constricteur (1).

D. — Du larynx en général.

On considère au larynx une *surface extérieure* et une *surface intérie*

I. — SURFACE EXTÉRIEURE DU LARYNX.

Région antérieure.

a. *Région antérieure.* Sur la *ligne médiane*, saillie verticale, formée p thyroïdien; au-dessous, membrane crico-thyroïdienne; plus bas, con l'anneau cricoïdien.

Sur les côtés, lames obliques du cartilage thyroïde; portion de l'anne dien, recouverte par le muscle crico-thyroïdien; membrane crico-thy

Rapports de la région antérieure.

Sous-cutanée sur la ligne médiane, où elle n'est séparée de la peau la ligne blanche cervicale, cette face est recouverte, de chaque côté muscles de la région sous-hyoïdienne, et latéralement par le constric rieur du pharynx et par la glande thyroïde. En raison de sa position cielle, cette face peut être explorée à travers les téguments, et se trou à l'action des corps vulnérants; cette même circonstance, plus marqu sur la ligne médiane, a suggéré l'opération de la laryngotomie.

Région postérieure.

b. *Région postérieure. Sur la ligne médiane*, saillie en forme de petit déborde de chaque côté le cartilage thyroïde. Ce baril est constitué pa postérieur du cartilage cricoïde et par les cartilages aryténoïdes; renflée du baril répond à la base de ces derniers cartilages. Une mem queuse, pâle et plissée, les recouvre. Elle est unie aux parties sous-ja un tissu cellulaire très-lâche, mais fixée aux cartilages du larynx par t ligaments élastiques, dont l'un, ascendant, naît du bord supérieur du cricoïde, et les deux autres, descendants, se fixent aux cartilages co tous trois convergent vers un point de la muqueuse pharyngienne q à peu près à la portion moyenne du cartilage aryténoïde. Ces trois élastiques ont évidemment pour destination de ramener à sa position

(1) Cette manière de voir n'est point partagée par tous les anatomistes. Pl fessent l'opinion opposée: d'après eux, le muscle aryténoïdien rapproche les aryténoïdes et rétrécit la glotte. D'après Theile, il formerait, pour ainsi dire postérieure d'un constricteur de la glotte, la partie antérieure étant représen faisceaux musculaires thyro-aryténoïdiens. — « Sur des larynx de bœufs, de « de chiens récemment tués, les filets du laryngé inférieur qui vont au mu « noïdien, ont été mis à découvert, puis unis et croisés sur la ligne média « nière à faire passer un courant électrique dans les filets de chaque côté; « la glotte s'est rétrécie, et les cartilages aryténoïdes se sont rapprochés ar « muscle aryténoïdien est bien un constricteur de la glotte, et plus spécia « *glotte inter-aryténoïdienne.* » (Longet, *loc. cit.*)

pharyngée, violemment déplacée pendant la déglutition ou le vo- ous la membrane muqueuse se voient, de haut en bas, le muscle la ligne saillante verticale du cartilage cricoïde, les muscles crico- postérieurs et ns crico-aryté-

côté de la saillie baril, est une profonde, angu- sulte de la ren- ux plans, écartés pprochés en bas, ls on supposait les liquides lors tition. La paroi cette gouttière ar la face posté- rtilage thyroïde, oïde et par la hyo-thyroïdien- interne est for- portion latérale du baril que re- s cartilages cri- ryténoïdes. Cette st revêtue par ane muqueuse nt adhérente. Il mer que les gouttières n'existent qu'au niveau des cartilages aryté- conséquemment c'est seulement dans cette région que le larynx en arrière par le cartilage thyroïde, qui appuie sur la colonne ver- manière d'un chevalet. La face postérieure du cartilage cricoïde avec les bords postérieurs du cartilage thyroïde, et porte comme a colonne vertébrale.

Gouttière laryngée.

Fig. 163.

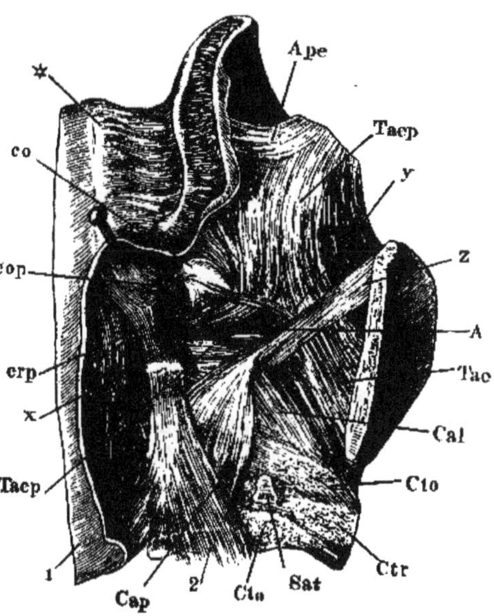

Face postérieure du larynx, un peu tourné à droite (*).

II. — SURFACE INTÉRIEURE DU LARYNX.

intérieure du larynx n'est nullement en rapport avec la configura- mensions extérieures de ce conduit, et cette sorte d'indépendance de à ce que le cartilage thyroïde ne concourt à la cavité du larynx que le rentrant, et qu'il lui est complétement étranger par ses lames.

de la paroi antérieure de l'œsophage (1) et le feuillet externe du repli ary-épiglottique à gauche. — La lame droite du cartilage thyroïde a été désarticulée et en partie gine des fibres longitudinales de l'œsophage. — *Ape*, extrémité inférieure de l'arcade ique. — *Taep*, muscle thyro-ary-épiglottique. — *y*, faisceau anormal du muscle thyro- erne, qui croise les fibres du muscle thyro-épiglottique pour gagner le cartilage corni- faisceau anormal du même muscle. — A, muscle aryténoïdien. — *Tae*, muscle ary- — *Cal*, muscle crico-aryténoïdien latéral. — *Cto*, muscle crico-thyroïdien oblique, et thyroïdien droit, coupés à leur origine. — *Sat*, surface articulaire du cartilage cricoïde. crico-aryténoïdien postérieur. — *x*, muscle crico-corniculé. — *crp*, ligament crico- cop, ligament corniculo-pharyngien. — *co*, cartilage corniculé du côté droit. — *, convexité correspondant à la corne supérieure gauche du cartilage thyroïde.

Forme cylindrique de la portion inférieure. Forme triangulaire de la portion supérieure.

Cylindrique en bas, où elle est formée par l'anneau cricoïdien, l[a] larynx est prismatique et triangulaire en haut, où elle est constitué[e] par l'épiglotte, en arrière par les cartilages aryténoïdes et par le m[...] noïdien, sur les côtés par deux replis muqueux, étendus des bords d[e] aux cartilages aryténoïdes (*replis aryténo-épiglottiques*). De ces deux [...] la cavité laryngienne, l'inférieure présente des dimensions fixes, com[...] cricoïdien; la supérieure, au contraire, dont la plus grande largeur [...] a des dimensions variables, vu la mobilité de l'épiglotte et des cart[...] noïdes. Entre ces deux portions, vers le milieu du larynx, existe un[e] étroite que le reste de la cavité, oblongue d'avant en arrière : c'est [...] *appareil vocal* proprement dit, que l'on aperçoit très-bien sans pré[...] plongeant la vue dans le larynx, et qui mérite une description toute [...]

Glotte.

Il suit de là que, vu intérieurement, le larynx peut être divisé en [...] bien distinctes : 1° une moyenne ou la *glotte*, portion fondamentale[;] 2° une supérieure ou *portion sus-glottique*, qu'on pourrait appeler [...] glottique ou vestibule du larynx; 3° une inférieure ou *portion so[...]* qu'on pourrait appeler portion cricoïdienne. Cette distinction mé[rite d'autant] mieux d'être conservée, qu'elle présente une application fort impo[rtante à] les maladies du larynx (1).

Portion sus-glottique. Portion sous-glottique.

Portion sus-glottique ou *vestibule* du larynx. Orifice supérieur du larynx.

a. La portion sus-glottique ou le *vestibule du larynx* s'ouvre dans [...] immédiatement en arrière de la base de la langue, par un orifice [...] dont le plan est oblique de haut en bas et d'avant en arrière : c'es[t] [...]*périeur du larynx*. La base du triangle représenté par cet orifice est [...] son sommet est postérieur, disposition qui est précisément inverse [...] nous présente la glotte. Il est formé, en avant, par le bord libre [...] échancré, de l'épiglotte, sur les côtés, par la partie supérieure de[s] [...] raux de l'épiglotte et par le bord libre des replis muqueux étendus d[e] [...] aux cartilages aryténoïdes (*replis aryténo-épiglottiques*), en arrière, [...] lages corniculés et les sommets des cartilages aryténoïdes, que sé[...] l'autre une échancrure médiane, plus ou moins large, suivant le [...] tement de ces cartilages.

L'orifice supérieur est la portion la plus évasée du larynx; il pe[...] duction de corps étrangers trop volumineux pour traverser le rest[...] duit, et qui sont arrêtés par l'espèce de diaphragme incomplet f[...] cordes vocales inférieures. L'épiglotte, en s'abaissant, recouvre en [...] plétement l'orifice supérieur du larynx, et peut même le déborder s[...]

Parois du vestibule. Antérieure.

La paroi antérieure du vestibule du larynx est formée par l'épi[glotte] [...] en haut, elle se rétrécit de plus en plus vers la partie inférieure, où [...] tinue avec l'écartement antérieur des cordes vocales supérieures. C[...] versalement, cette paroi, examinée dans le sens vertical, est conve[xe en haut,] concave en bas.

Latérales.

Les parois latérales du vestibule du larynx sont formées par les r[eplis aryténo-] épiglottiques, dont la hauteur va en diminuant d'avant en arrière, [...] vergent légèrement en bas.

Postérieure.

La paroi postérieure résulte du rapprochement des cartilages co[rniculés et du] sommet des cartilages aryténoïdes. Quand ces cartilages s'écartent [...] tre, la paroi postérieure est remplacée par une échancrure profon[de.]

(1) Voy. *Diction. de méd. et de chir. pratiques*, art. *Laryngite*.

...λωττίς, *languette*, de γλῶσσα, langue), partie essentielle du larynx, ... souvent, à tort, avec l'ouverture supérieure du larynx (1), est ... la cavité laryngienne qui est limitée, en haut par les replis ...iens supérieurs, en bas par les replis thyro-aryténoïdiens infé... spécialement, *l'ou... ...ssent entre elles les ...férieures, prolongées, ... les bords internes de ...tilages aryténoïdes.*

Replis thyro-aryténoïdiens supérieurs.

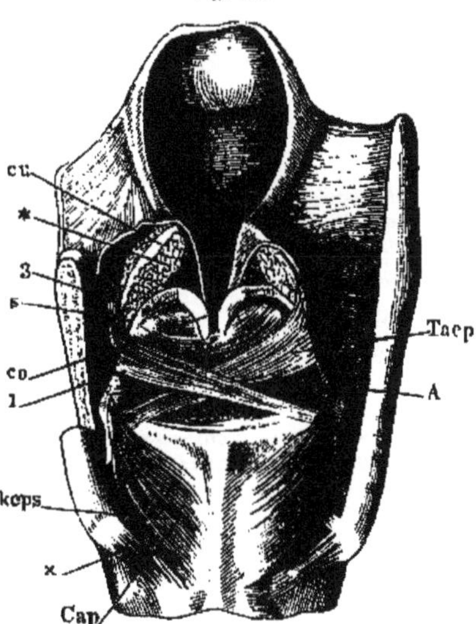

Face postérieure du larynx (*).

... *thyro-aryténoïdiens* ...elés aussi, mais im... *cordes vocales supé...* ...eux replis de la mu... ...ont saillie à la face ... lames du cartilage ... qui commencent, en ...rtie supérieure de ...nt de ce cartilage, ...ner, en arrière, au ... face antérieure des ...ténoïdes.

Leur forme.

...est celle d'une lame ...ersalement, dont le ...chant, est tourné ... une des faces, regar... et un peu en haut, ...rectement avec les ... du vestibule du larynx, sans faire aucune saillie à sa surface, et ...ce, externe et un peu inférieure, forme la paroi interne du ven...ynx. Très-rapprochées à leur extrémité antérieure, elles vont en ... avant en arrière, et limitent un triangle allongé, dont le sommet ...nd à l'angle du cartilage thyroïde, et dont la base, postérieure, ...scle aryténoïdien.

Leur structure.

...hyro-aryténoïdiens supérieurs sont constitués par la muqueuse ... très-riche, à ce niveau, en tissu élastique, et par une multitude ... en grappe logées dans leur épaisseur.

Replis thyro-aryténoïdiens inférieurs, ou cordes vocales proprement dites.

... *thyro-aryténoïdiens inférieurs* ou *cordes vocales inférieures, cordes ...ment dites*, sont formés par un pli de la muqueuse qui commence ... niveau de la portion moyenne de l'angle rentrant du cartilage ... millimètres au-dessous des cordes vocales supérieures et sur la

(*) ... la muqueuse œsophagienne dans toute sa portion qui couvre les muscles de la paroi ...rynx, ainsi qu'une portion du feuillet externe du repli ary-épiglottique. L'angle posté... de la lame gauche du cartilage thyroïde a été retranché.— *cu*, cartilage cunéiforme.— ...oïde. — *co*, cartilage corniculé. — *keps*, ligament cérato-cricoïdien postérieur et supé... muscle thyro-ary-épiglottique (aryténoïdien oblique). — *Cap*, muscle crico-aryténoïdien ... muscle aryténoïdien. — *x*, muscle cérato-cricoïdien. — 1, portion inférieure du muscle ... — 3, faisceau qui se perd dans le repli ary-épiglottique.

(1) ...eur est peut-être due au mot *épiglotte*, tant les mots ont d'influence sur ... était également commise du temps de Haller, qui dit à ce sujet : *Etiam hoc ...um non benè pro glottide sumitur.*

ligne médiane, et qui s'étendent en dedans des lames du cartil
jusqu'au sommet de l'apophyse vocale des cartilages aryténoïdes. Elle
en avant et s'écartent l'une de l'a
en arrière, de manière à intercepter
dont le sommet, non tronqué, est
dont la base fictive serait représen
ligne étendue entre les sommets d
physes vocales. Il en résulte que
vocales inférieures débordent, en
cordes vocales supérieures ; aussi
examine l'intérieur du larynx par s
périeur, voit-on simultanément les
vocales. Ce triangle porte le nom d
ou *interligamenteuse.* Il se trouve
arrière, par l'espace que limitent l
les faces internes des cartilages ary
arrière, la muqueuse qui recouvre
aryténoïdien ; cet espace, qui, à l'état
la forme d'un quadrilatère, mais q
modifier par suite des changements
des cartilages aryténoïdes, porte le n
interaryténoïdien ou *glotte respirato*

Fig. 165.

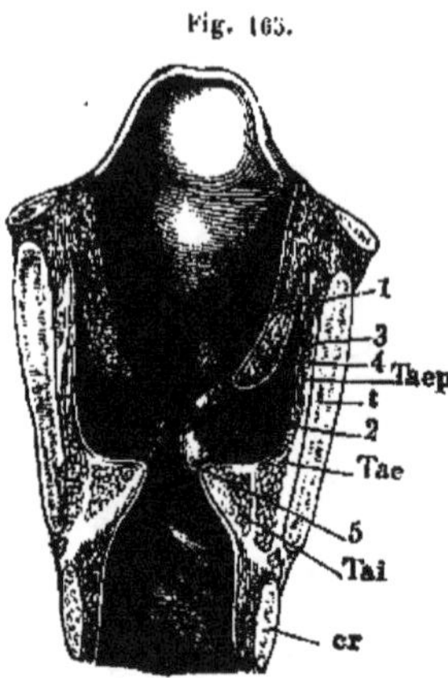

Section verticale et transversale du larynx ; moitié antérieure, vue par sa face interne (*).

Leur forme. La forme des cordes vocales inférieures est celle d'un prisme
adhérent par une de ses faces ; des deux faces libres, l'une, horizon
directement en haut, l'a
obliquement en bas et
ces deux faces se réuni
bord mousse. Le bord
constitué par le muscle
noïdien, répond à la fac
cartilage thyroïde.

Fig. 166.

Aspect de l'ouverture supérieure du larynx, examiné au laryngoscope (**).

Leur structure. Les cordes vocales so
par un repli de la muqu
gienne qui adhère intim
tissu élastique compos
ment thyro-aryténoïdien
celui-ci, comme nous l'a
fortement uni au muscle
ténoïdien, qui remplit presque toute l'épaisseur des cordes vocales.

Dimensions. La glotte est la partie la plus étroite du larynx, et cette étroitesse

(*) *t*, cartilage thyroïde. — *Taep*, muscle thyro-ary-épiglottique. — *Tae*, muscle thy
externe, et *Tai*, muscle thyro-aryténoïdien interne, coupés en travers. — *cr*, cartilage cri
de l'épiglotte. — 2, ventricule du larynx. — 3, arrière-cavité de ce ventricule. — 4, re
noïdien supérieur. — 5, repli thyro-aryténoïdien inférieur.

(**) *Fe*, repli glosso-épiglottique médian. — *, fossette entre ce repli et le repli gloss
téral **. — *Ape*, arcade pharyngo-épiglottique. — *Pae*, repli ary-épiglottique. — *Sp*, s
de la face postérieure du larynx. — 1, voussure répondant à la grande corne de l'os hy
sure répondant à la corne supérieure du cartilage thyroïde. — 3, id. au cartilage cunéif
cartilage corniculé. — 5, échancrure postérieure de l'orifice supérieur du larynx. — 6, p
du pharynx. — 7, repli thyro-aryténoïdien inférieur. — 8, ventricule du larynx. — 9, re
noïdien supérieur. (D'après Türck.)

introduction d'un corps étranger ou de la formation de fausses ... son niveau. C'est pour la glotte qu'existent les muscles intrinsèques, lesquels n'ont d'autre but que de dilater ou de rétrécir l'ouverture ... par les cordes vocales, tout en imprimant à ces cordes divers ... tension ou de relâchement. Nous ... tous ces muscles, à l'exception ... thyroïdiens, étaient en quelque ... autour de l'articulation crico-... ïde, dont les mouvements me-... dimensions de la glotte.

... différences que présentent les ... la glotte qu'il faut rap-... différences vocales individuelles ... le caractère du chant dans ... soprano, de ténor, de baryton ... c'est à la même cause que se ... différences qu'on observe

Fig. 167.

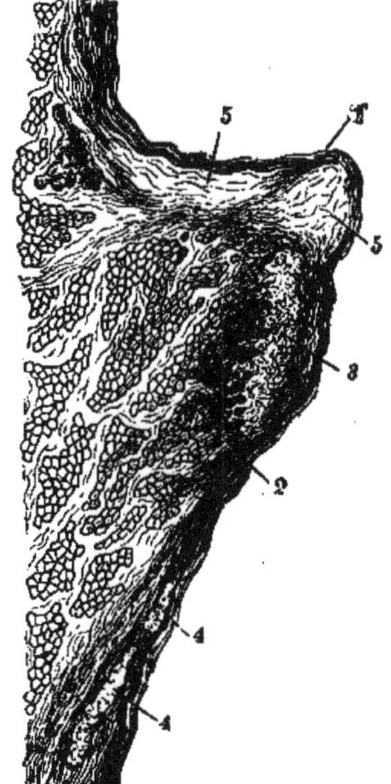

Section transversale de la corde vocale (*).

Fig. 168.

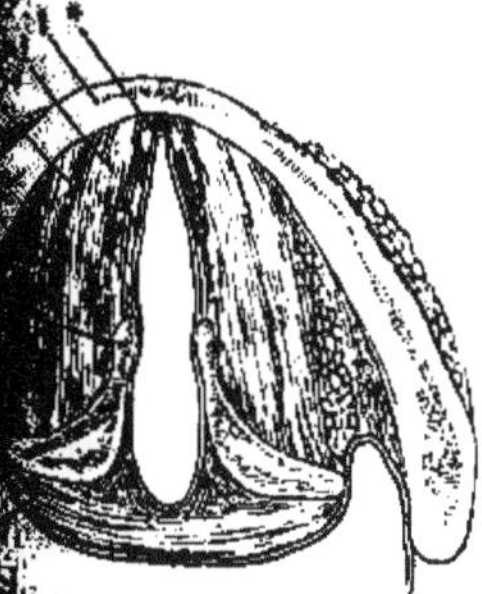

...ntale du larynx, passant par ... cartilages aryténoïdes (**).

Différences dans les dimensions de la glotte.

... de femme et la voix d'homme, et les changements qui s'opèrent ... deux sexes, et plus particulièrement chez l'homme, dans le ton ... époque de la puberté. La voix grave est en rapport avec de grandes ... la glotte, et la voix aiguë avec son étroitesse.

... homme adulte, le diamètre antéro-postérieur de la glotte est de 20 ... mètres; chez la femme, il n'est que de 16 millimètres. Chez l'homme, ... diamètre transversal est de 6 à 8 millimètres; chez la femme, il ...

Chez l'homme; Chez la femme.

(*) ... tranchant qui sépare la face supérieure et la face interne. — 2, section transversale des ... du muscle thyro-aryténoïdien, qui traversent la masse compacte de fibres élastiques du ... aryténoïdien (3). — 4, glandes en grappe. — 5, tissu sous-muqueux lâche, étalé par suite ... muqueuse.

(**) ... thyroïde. — Pv, apophyse vocale du cartilage aryténoïde. — Tai, muscle thyro-aryténoïdien ... Tae, muscle thyro-aryténoïdien externe. — Taep, muscle thyro-ary-épiglottique. — ... muscle thyro-hyoïdien. — Sp, gouttière latérale de la paroi postérieure du larynx. — ... oïdien. — *, noyau élastique qui se trouve à l'extrémité antérieure de la corde vocale.

... mesures sont prises au niveau des cordes vocales inférieures; le diamètre

Ventricules du larynx.

3° *Ventricules du larynx.* Au niveau de la glotte, entre la corde [...] rieure et la corde vocale inférieure, de chaque côté, se voit une [...] *ventricule* ou *sinus du larynx*, cavité oblongue d'avant en arrière [...] cordes vocales, dont elle mesure la longueur. La profondeur des [...] déterminée par l'intervalle qui sépare les cordes vocales supéri[...] tilage thyroïde ou plutôt des muscles thyro-aryténoïdiens, qui fo[...] de ces ventricules. Leur orifice, un peu plus étroit que le fond, [...] dans le sens de la longueur, et peut permettre l'introduction d'un [...] dans leur cavité. Dans le ventricule existe une *arrière-cavité*, qu'[...] faitement décrite et représentée dans l'ouvrage de Morgagni. [...] cavité, à base largement ouverte dans le ventricule, à sommet [...] sente assez bien un bonnet phrygien ; elle se voit à la partie [...] ventricules, se prolonge en dehors de la corde vocale supérieure [...] corde et le cartilage thyroïde, sur les côtés de l'épiglotte. Ses dimen[...] beaucoup ; dans un cas, elle avait un diamètre vertical de 12 milli[...] trouvait divisée en deux parties par une bride transversale. Il sera[...] voir si les différences de capacité de cette arrière-cavité sont en ra[...] timbre de la voix (1).

Arrière-cavité des ventricules.

Portion sous-glottique.

c. La *portion sous-glottique du larynx*, circonscrite par le cartilage [...] le muscle crico-thyroïdien, est cylindrique, comme la trachée [...] fait suite inférieurement ; en haut, ses parois latérales s'inclinent [...] le plan médian, pour se continuer avec la face inférieure des co[...] inférieures.

III. — MUQUEUSE ET GLANDES DU LARYNX.

Membrane muqueuse. Le larynx est recouvert par une membrane muqueuse dans une portion de sa surface externe.

La *muqueuse du larynx* est la continuation de la muqueuse bu[...] muqueuse pharyngienne. On a vu que, par une exception uniqu[...] nomie, une portion de la surface externe du larynx, sa face p[...] recouverte par une membrane muqueuse ; cette exception est mo[...] circonstance que la face postérieure du larynx fait paroi dans le p[...]

Muqueuse laryngée.

Voici, d'ailleurs, comment se comporte la muqueuse laryngée [...] sant partir de la base de la langue, on la voit se réfléchir sur la fa[...] de l'épiglotte et, dans cette réflexion, former les *trois replis* mu[...]

transversal est un peu plus considérable au niveau des cordes vocal[...]
On conçoit, d'après ces dimensions, comment une pièce de vingt franc[...] la glotte en s'engageant par sa circonférence, et descendre jusque dans [...] un cas de ce genre, la plupart des consultants appelés repoussaient l'[...] sence de ce corps étranger dans les voies aériennes, parce que, disaien[...] pouvait pas en permettre le passage. Le malade mourut au bout d'un [...] pièce de monnaie dans la trachée. Je ferai remarquer que, les cordes [...] être déprimées lorsqu'elles sont dans le relâchement, on conçoit parfaite[...] à travers la glotte de corps étrangers trop volumineux pour la traverser [...] cette dépression, par exemple d'une bille d'ivoire.

(1) J'ai vu pour la première fois cette arrière-cavité chez un individu [...] sie laryngée, où elle était très-développée. Je fis des recherches sur [...] individus, et je trouvai que cette disposition était constante, mais que l[...] larynx présentait de grandes variétés chez les divers individus. Je ne sa[...] Morgagni avait indiqué et fait représenter la même disposition. *Advers. a[...] anat.*, VIII.

un médian et deux latéraux, déjà décrits (1). Ces derniers sont insertion sur l'épiglotte, de deux autres plis, qui se perdent sur les ynx (*replis pharyngo épiglottiques*). La muqueuse adhère lâchement rieure de l'épiglotte, se réfléchit sur le bord de cette valvule, dont face postérieure, en y adhérant très-intimement (2), pour pénétrer le larynx. De chaque côté, elle se porte de l'épiglotte aux carti-ïdes, pour se continuer avec la muqueuse pharyngienne qui revêt rieure du larynx. Au niveau de l'ouverture supérieure du larynx, hit sur elle-même pour former les replis aryténo-épiglottiques, re-orde vocale supérieure, s'enfonce dans le ventricule et envoie, en olongement dans son arrière-cavité. Dans ce ventricule, elle est re-par son peu d'adhérence aux parties qu'elle revêt. Du ventricule, hit sur la corde vocale inférieure : là, de même qu'au niveau de la supérieure, elle est si mince qu'elle ne voile nullement l'aspect igament, et si adhérente qu'il est difficile de l'en séparer. Au uscle aryténoïdien, elle est, au contraire, très-lâchement adhérente plis verticaux, qui s'effacent lorsque la glotte s'élargit. Enfin, elle surface interne du cartilage cricoïde et les membranes crico-thy-oyenne et latérales.

Son trajet.

use laryngienne est remarquable par sa ténuité, par son adhérence qu'elle revêt, et par sa couleur rose pâle ou blanchâtre. Elle est cri-tures, visibles quelquefois à l'œil nu, et qui ne sont autre chose ces glandulaires. On connaît son exquise sensibilité, surtout à l'ori-e et dans la portion sus-glottique du larynx (3). Les replis aryténo-, qui contiennent dans leur épaisseur un ligament du même nom, ibres musculaires, sont remarquables par la grande quantité et par tissu cellulaire séreux qu'on y rencontre. Cette disposition anato-

Ténuité et adhérence de la muqueuse laryngienne.

ujet mort de phthisie laryngée, j'ai trouvé une disposition fort remarquable eplis glosso-épiglottiques : le repli médian était très-développé, car il sque le sommet de l'épiglotte ; les replis latéraux étaient, d'autre part, telle-ppés qu'ils constituaient, de chaque côté, une *petite poche muqueuse*, à orifice pour admettre l'extrémité du petit doigt, et qui se prolongeait en bas et en s côtés de la base de la langue. Certes, un corps étranger aurait pu s'enga-de ces poches. Cette disposition de la muqueuse était bien congénitale et dépendante de la phthisie laryngée, qui consistait exclusivement dans une ilage thyroïde, ossifié au niveau de l'insertion des cordes vocales, et dans un rable intermédiaire à ce cartilage et aux muscles de la région sous-hyoï-cordes vocales étaient parfaitement saines.

rence qui existe, sous le rapport de l'adhérence de la muqueuse, entre la e et la face postérieure de l'épiglotte, explique pourquoi, dans l'œdème du un bourrelet œdémateux en avant et de chaque côté de l'épiglotte, tandis n'occupe en aucune manière la face postérieure. J'ai vu plusieurs fois les iglotte renversés en arrière par les bourrelets latéraux de l'œdème, l'épi-que sorte ployée sur elle-même, et ses bords arriver presque au contact. Il , dans quelques cas, l'obstacle à la respiration et la mort par asphyxie ne pas d'autre cause.

ibilité de la portion sous-glottique du larynx est beaucoup moins développée, observe dans les expériences sur les animaux et dans l'opération de la laryn-de l'introduction de la canule.

mique les expose à cette infiltration séreuse, si rapidement mort onnue sous le nom de laryngite *œdémateuse*.

Structure. Dans toute l'épaisseur de la muqueuse laryngée, on observe, en ceaux de tissu conjonctif qui forment son chorion, de nombreuses

Épithélium. tiques très-fines. L'*épithélium* qui la recouvre est cylindrique excepté dans les régions suivantes : les deux faces de l'épiglotte, les épiglottiques, le bord des cordes vocales et une portion plus ou mo rable de leurs faces supérieure et inférieure, les faces corresp cartilages aryténoïdes, où se voit un épithélium pavimenteux stratif

Papilles. Dans ces dernières régions, la muqueuse laryngée supporte des 0mm,05 à 0mm,15 de hauteur, qui s'enfoncent dans l'épaisseur de l'ép dont les plus grosses se divisent, à leur sommet, en deux ou trois pa daires. La plupart renferment des anses vasculaires.

Glandes du larynx. Les *glandes* du larynx, dont on distingue très-bien à l'œil nu les surface de la muqueuse laryngée, sont toutes de petites glandes appliquées contre la surface externe de cette dernière. Les unes sont autres réunies en groupes d'un certain volume. On peut les diviser épiglottiques, glandes aryténoïdiennes, glandes ventriculaires et gl paroi postérieure du larynx.

Glandes épiglottiques. On appelait autrefois *glande épiglottique* la masse adipeuse placé corps thyroïde et l'épiglotte ; on avait même prétendu que cette gla à la face postérieure de l'épiglotte par des conduits particuliers. glande épiglottique que les glandules placées dans l'épaisseur de laquelle est criblée d'une foule de dépressions pour les contenir ; ces qui sont tellement multipliées que Morgagni (1) les a considérées com tuant une seule glande, s'ouvrent toutes sur la face laryngée de l'ép des pertuis très-manifestes, de diverses grosseurs, à travers lesque exprimer un mucus assez abondant.

Glandes aryténoïdiennes. Les *glandes aryténoïdiennes* ont été parfaitement décrites par Mo les considère comme un seul et même corps glanduleux. Situées dans du repli muqueux aryténo-épiglottique, elles sont rangées suivant d

Leur disposition anguleuse. réunies à angle, à la manière de la lettre L (2), et leur disposition semble déterminée par celle du cartilage aryténoïde : ainsi, la branch de la glande longe la face antérieure du cartilage aryténoïde et du ca niculé, et fait, en dedans du repli aryténo-épiglottique, une légère distincte de celle de ces cartilages ; la branche horizontale, moins comme logée dans l'épaisseur de la corde vocale supérieure, dont augmente beaucoup le relief. Les glandules aryténoïdiennes s'ouvr multitude de pertuis sur la muqueuse qui revêt leur face interne.

Les *glandules ventriculaires* sont de petit volume et réparties sur to face externe de la muqueuse qui tapisse les ventricules du larynx. même de celles qu'on rencontre sur la paroi postérieure du larynx, du muscle aryténoïdien.

IV. — VAISSEAUX ET NERFS.

Artères. Les *artères du larynx* sont les artères laryngées supérieure et inféri

(1) *Advers.* I, *P*, 1 ; *advers.* V, p. 68.

(2) Gnomonis, sed obtusanguli figuram utervis acervus habet (Haller).

...thyroïdienne supérieure, et l'artère laryngée postérieure, branche ...roïdienne inférieure.

Veines.

...correspondent aux artères et se rendent aux veines jugulaires in-...

Vaisseaux lymphatiques.

...*lymphatiques* naissent de la muqueuse laryngienne, sur laquelle ...un réseau à larges mailles, à l'exception des replis aryténo-épiglot-... sont couverts d'un réseau lymphatique extrêmement serré. De ces ...partent, de chaque côté, deux ou trois troncs, qui suivent le trajet de ...ryngée supérieure et vont se rendre aux ganglions situés sur les côtés ...au-dessous du sterno-mastoïdien.

Nerfs.

...du larynx lui sont fournis par les pneumo-gastriques : ce sont ...*supérieurs* et les *laryngés inférieurs* ou *récurrents*. Le nerf laryngé ...se distribue presque exclusivement à la muqueuse du larynx; le ...rico-thyroïdien reçoit seul un filet de son rameau externe. Le nerf ...inférieur fournit à tous les autres muscles du larynx, c'est-à-dire, à ...idien, aux crico-aryténoïdiens postérieur et latéral, et au thyro-aryté-...(1).

V. — DÉVELOPPEMENT.

Apparition du larynx.

...rynx devient reconnaissable dès la sixième semaine de la vie fœtale, ...forme d'un renflement allongé qui occupe l'origine du canal aérien; ...communique alors avec le pharynx par une fente limitée par deux sail-... ...fin de la sixième semaine, Kœlliker trouva le larynx arrondi, très-...nt, et présentant les rudiments des cartilages aryténoïdes et de l'épi-... ...quatre cartilages principaux du larynx deviennent distincts vers la ...semaine; le cricoïde et le thyroïde ne paraissent pas se développer ...moitiés latérales, comme l'avait admis Fleischmann. Au troisième ...glotte n'est encore figurée que par une saillie transversale. Les liga-...ternes du larynx et les ventricules sont déjà visibles au quatrième mois.

Évolution.

...tion du larynx présente ceci de remarquable que, depuis le moment ...formé jusqu'à l'époque de la puberté, il ne subit aucun changement ...dans les premières années de la vie, les ventricules sont si peu déve-...on en a nié l'existence chez les sujets qui n'ont pas atteint l'âge de ...la saillie de l'os hyoïde efface, en quelque sorte, celle du larynx; il ...comme l'a très-bien prouvé Richerand (2), aucune différence bien ...ble entre le larynx d'un enfant de trois ans et celui d'un enfant de ...; en outre, le larynx n'offre aucun vestige des différences sexuelles, ...ndront si remarquables plus tard. En regard de ces données anatomi-... ...devons placer le timbre grêle de la voix et l'uniformité des sons vocaux ...deux sexes à cet âge de la vie.

Changements à l'époque de la puberté.

...que de la puberté, en même temps que les organes génitaux, le larynx ...ppe si rapidement que, dans l'espace d'une année, son évolution est ter-...lors, d'uniforme qu'elle était chez les enfants, la voix acquiert et son ...sa qualité; alors aussi les différences sexuelles de l'appareil vocal se ...ent.

...s parce que le développement ne se fait pas d'une manière égale dans

(1) Longet, *Traité de physiologie*, t. III, p. 525 et suiv.

(2) ...moires *de la Société médicale d'émulation*, t. III.

les diverses parties du larynx, ou bien par le besoin d'une certai tion, que la voix présente alors ces sons discordants, bien sensibles sur le chant, et qui caractérisent ce qu'on appelle la *mue de la voix?*

Le développement du larynx est sous la dépendance des organes génitaux.

La coïncidence du développement de l'organe de la voix et du dévelo des organes génitaux a fait admettre entre ces organes une relation à effet, et l'observation a prouvé que le larynx était en quelque sorte pendance des organes génitaux. Chez les castrats, cet organe conser petitesse du larynx de la femme, un timbre particulier, qui est inter pour ainsi dire, entre le timbre de la voix de l'homme et celui de la femme (1).

Par le développement qu'elle éprouve à la puberté, la glotte acq dimensions d'un tiers en sus chez la femme, et presque doubles chez

Après la puberté, les changements qui peuvent avoir lieu dans le lar le résultat de l'exercice et non point du développement proprement di

Ossification des cartilages.

L'ossification des cartilages du larynx n'est pas toujours l'effet de l'â observée chez des adultes de trente ans, indépendamment de toute l'inflammation chronique du larynx amène une ossification précoce d tilages. Le cartilage thyroïde est celui qui a le plus de tendance à s'o deuxième lieu, vient le cricoïde ; en troisième lieu, les aryténoïdes. tion de l'épiglotte est beaucoup plus rare, mais elle est réelle ; j'ai eu d'en observer un exemple.

VI. — USAGES.

C'est dans la glotte que se produit le son vocal.

Le larynx est l'organe de la voix. Une multitude d'expériences sur les vivants et de faits chirurgicaux démontrent que c'est exclusivement dans que se produit le son vocal. Les poumons, les bronches et la trachée rapport à la voix, l'office d'un porte-vent élastique, susceptible de res et de dilatation, d'allongement et de raccourcissement. Le thorax fait l'o soufflet, qui chasse l'air avec une force que la volonté peut faire varier d'où il résulte que le volume et la rapidité de l'air qui traverse le lar vent parcourir une échelle extrêmement variée.

Mécanisme de la voix.

Quel est le mécanisme de la voix ? Se produit-elle par le mécanism (Dodart), par celui d'un instrument à cordes (Ferrein), par celui d (Cuvier), par celui d'un instrument à anche (Biot et Magendie), par celui peau (2) (Savart)? Y a-t-il vibration des cordes vocales tendues ? Y a ment vibration de l'air à son passage à travers une ouverture étroite bie de vibrer elle-même ?

Suivant J. Müller, le larynx représente un instrument à anches mem ses, dans lequel le son est engendré par les vibrations de ces languett lées mécaniquement par le courant d'air. Au contraire, dans la th Savart, admise par Longet, la cause première du son produit par les *à vent* en général, et par le larynx en particulier, réside dans le mo vibratoire communiqué à l'air par l'écoulement périodiquement va

(1) Dupuytren, *Mémoires de la Société philomat.*, t. II.

(2) Un appeau est un petit tuyau cylindrique très-court fermé à ses deux une lame mince percée d'un trou. Les cavités sont représentées par les ven les ouvertures par l'intervalle des cordes vocales. Si l'on adapte à l'appeau un cal susceptible de resserrement et de dilatation, on aura des tons variés à l'in

traverse l'ouverture, comme dans la sirène, et les vibrations des lan... sont consécutives aux sons de l'air, et s'ajoutent à ceux-ci en en modi... ...mbre et l'intensité.

...suffit ici de voir dans le jeu des muscles du larynx et dans la disposi... ...appareil vocal tout ce qui est nécessaire pour opérer, soit une dilata... ...un rétrécissement de la glotte, soit enfin la tension des cordes vocales ...

...remarquer que les connexions des cordes vocales avec les muscles ...ténoïdiens, dont les divers degrés de contraction modifient à un haut ...t physique de ces anches membraneuses, abstraction faite de leur ...plus ou moins grande, constituent dans le larynx une circonstance qu'il ...sible de reproduire dans les expériences faites, soit avec des instru... ...briqués de toutes pièces, soit avec des larynx enlevés à un animal ou à ...

...qui sort du larynx, est une voix brute : le larynx est, relativement à ...e qu'est l'embouchure pour la flûte, l'anche pour le basson ; la voix est ...en traversant le tuyau vocal, qui se compose de l'épiglotte, du pharynx, ...me du gosier, de la cavité buccale et des fosses nasales.

...lotte représenterait, suivant une théorie ingénieuse de Magendie, les ...molles et mobiles que Grénié place dans les tuyaux d'orgue pour ...re d'enfler le son sans modifier le ton. Action de l'épiglotte.

...me du gosier représente le larynx supérieur des oiseaux, qu'on sait être ...r une ouverture contractile qu'ils peuvent rétrécir et même fermer à ...et c'est en grande partie par ce mécanisme que la petite glotte des ...peut parcourir une échelle de tons si étendue. En effet, on sait que, dans ...sonores, l'occlusion complète de l'extrémité inférieure fait baisser le ton ...ave, et l'occlusion incomplète fait baisser le ton d'une étendue propor... Eh bien ! l'isthme du gosier présente un mécanisme tout à fait sem... celui du larynx supérieur des oiseaux. Action de l'isthme du gosier.

...rapproche de ces faits les différences de longueur et de diamètre que ...senter le pharynx (voy. *pharynx*), et si l'on se rappelle qu'en diminuant ...la longueur ou le diamètre du tube ou corps d'un instrument à vent, ...e le tube d'une octave, on pourra se rendre compte comment, avec une petite, l'homme peut parcourir dans le chant une série de tons aussi ...able. Action du pharynx

...x est modifiée en traversant les cavités buccale et nasale. Les *fosses* ...favorisent-elles le retentissement de la voix, ou bien le passage de l'air à les fosses nasales n'a-t-il lieu que pour la production de certains sons, des ...aux ? Cette dernière opinion, qui est celle de Gerdy, me paraît la plus con... ...x faits. Biot et Magendie avaient déjà fait observer avec raison que la ...devient nasillarde que lorsqu'elle traverse les fosses nasales. Action des fosses nasales.

...ix s'articule en traversant la cavité buccale, c'est-à-dire que le son vocal ...é, modifié par la percussion plus ou moins rapide des lèvres et de la ...contre les dents et le voile du palais (1). Voix articulée.

...voix articulée est bien distincte de la parole. On peut faire articuler des sons à ...aux très-distincts de l'homme sous le rapport de la conformation des organes ...au perroquet, par exemple. L'homme seul parle, parce que seul il est intel-

§ 2. — DE LA TRACHÉE-ARTÈRE ET DES BRONCHES.

Les conduits aériens du poumon, considérés dans leur ensemble, se sent d'un tuyau, la *trachée*, qui fait suite au larynx, descend au-devant colonne vertébrale, dont il est séparé par l'œsophage, pénètre dans le th l'ouverture supérieure de cette cavité et, parvenu au niveau de la troisi tèbre dorsale, se bifurque en deux conduits inégaux, l'un droit, l'autre ce sont les *bronches*. Chaque bronche gagne la racine du poumon auquel destinée, s'enfonce dans l'épaisseur de cet organe et en pénètre toutes les par ses divisions successives.

A. — Trachée-artère.

Situation. La trachée-artère (de τραχὺς, âpre, et ἀρτηρία, artère) est le tronc com canaux aérifères du poumon. Située entre le larynx, dont elle semble la c tion, et les bronches, qui résultent de sa bifurcation, au-devant de la vertébrale, elle s'étend depuis la cinquième vertèbre cervicale jusqu'à sième vertèbre dorsale (1).

Mobilité. Elle est mobile dans la place qu'elle occupe, et peut être facilement droite et à gauche. Cette mobilité a quelquefois entraîné de graves ac dans l'opération de chirurgie par laquelle on divise ce conduit.

Direction. La trachée est verticalement *dirigée*. En haut, elle occupe la ligne mé en bas, elle semble s'infléchir un peu à droite. Je l'ai vue plusieurs fois ment flexueuse ; mais ces flexuosités n'existaient que lorsque le cou était sur le thorax ; elles disparaissaient dans l'extension.

Dimensions en longueur. La *longueur* de la trachée est mesurée par l'intervalle qui sépare la cin vertèbre cervicale de la troisième vertèbre dorsale. Cette longueur, qui 11 à 13 centimètres, varie suivant que le larynx est élevé ou abaissé, et que la colonne cervicale est étendue ou fléchie. La différence entre la lo la plus considérable et la longueur la plus faible de la trachée peut moitié, c'est-à-dire de 55 à 65 millimètres. La limite du raccourcisse établie par le contact des bords des cerceaux cartilagineux (2).

Limites du raccourcissement.

Calibre. Le *calibre* de la trachée est déterminé par celui du cartilage cricoïde du aussi ce calibre est-il bien plus considérable chez l'homme que chez la avant qu'après l'époque de la puberté. Les individus qui ont été tour pendant plusieurs années par des catarrhes chroniques, sont remarqu

(1) La dénomination de trachée vient de la saillie que font les cartilages de ce qui est rude au toucher. La dénomination d'artère, donnée par les anciens aux v à sang rouge, vient d'une grave erreur anatomique : ces vaisseaux étant habitu vides sur le cadavre, on s'imagina qu'ils contenaient de l'air pendant la vie, d'où d'artères, qui leur est resté. Le mot *artère*, d'après son acception étymologique, viendrait donc qu'aux vaisseaux aérifères.

(2) L'allongement et le raccourcissement de la trachée ont des limites bien p treintes chez l'homme que chez les oiseaux, où les cerceaux de la trachée, mus muscles longitudinaux, s'emboîtent les uns les autres, de telle sorte que, dans grand raccourcissement possible, trois cerceaux rapprochés s'imbriquent au poi présenter que la hauteur d'un seul cerceau. Il en résulte que la trachée de l'oise diminuer des deux tiers.

...sions considérables qu'ont acquises chez eux les voies aériennes, et la ...en particulier. Le diamètre moyen de la trachée est, chez la femme, de ...millimètres, et, chez l'homme, de 20 à 24 millimètres. Ce calibre n'est ...me dans toute la longueur de ce conduit; presque toujours la trachée ...à son extrémité inférieure, au moment de la bifurcation. Chez quelques ...canal augmente progressivement de calibre de haut en bas, et repré... espèce de cône tronqué, dont la base serait inférieure.

...e *externe*. Vue par devant et de côté, la trachée est cylindrique; ...derrière, elle est aplatie; en sorte qu'elle représente un cylindre ...uart ou le tiers postérieur aurait été enlevé. Sa surface externe est rude ...er et comme interrompue par des reliefs circulaires, qui répondent ...aux cartilagineux de la trachée. Forme.

...ports de sa surface externe doivent être examinés au cou et dans le Rapports.

...rts *de la portion cervicale de la trachée.* De la portion cervicale.

...t, elle est en rapport avec la glande thyroïde, dont l'isthme, quel...s-étroit, d'autres fois très-développé, recouvre un nombre plus ou ...sidérable de cerceaux cartilagineux. En général, ...er cerceau de la trachée est au-dessus de l'isthme. ...s du corps thyroïde, la trachée répond aux muscles ...roïdiens, dont les bords rapprochés ne sont séparés ...autre que par la ligne blanche cervicale; elle répond, ...à l'aponévrose cervicale, au plexus veineux thy... une assez grande quantité de tissu cellulaire libre, ...thyroïdienne de Neubauer, lorsqu'elle existe, et au ...chio-céphalique, qui déborde toujours un peu la ...sternale. Tous ces rapports sont de la plus haute ...ce pour l'opération de la trachéotomie. 1° En avant;

Fig. 169.

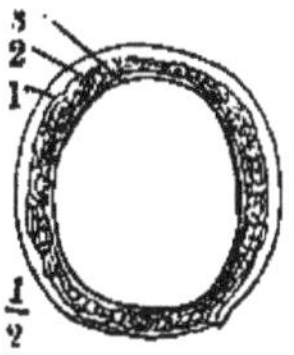

Section horizontale de la trachée, passant par le bord d'un anneau cartilagineux (*).

...côtés, la trachée est embrassée par les lobes laté... glande thyroïde, qui lui est unie par du tissu ...très-résistant; aussi, dans les maladies de cette glande, la portion ...dante de la trachée est-elle déformée, aplatie d'un côté à l'autre, ...ou triangulaire; si bien que la compression de ce conduit peut être ...usqu'à la suffocation. L'artère carotide primitive et le nerf pneumo...côtoient les parties latérales de la trachée; d'où la possibilité de la ...e cette artère dans l'opération de la trachéotomie. Des ganglions lym..., très-multipliés, longent encore les parties latérales de ce conduit; ...t devenir assez volumineux pour exercer sur la trachée une com...qui intercepte la circulation de l'air. Du reste, tous les rapports de la ...à l'exception de ceux qu'elle affecte avec la glande thyroïde, se font ...remise d'un tissu cellulaire très-lâche, au milieu duquel ce canal est ...plongé. 2° Sur les côtés;

...ère, la trachée est plane, membraneuse, et répond à l'œsophage, qui ...de un peu à gauche, et qui la sépare de la colonne vertébrale. Du tissu ...lâche, renfermant de nombreuses fibres élastiques, unit la trachée à ...e. Le nerf récurrent gauche se place dans la gouttière que forment, ...s, la trachée et l'œsophage; le nerf récurrent droit est postérieur à 3° En arrière.

(*) ...lage. — 2, couche glandulaire. — 3, membrane élastique et muqueuse.

Rapports de la trachée avec l'œsophage.

Les rapports immédiats de la trachée avec l'œsophage expliquent des corps étrangers arrêtés dans l'œsophage ont pu déterminer la et nécessiter l'opération de la trachéotomie.

La mollesse et la flexibilité de la trachée au niveau de l'œsophage quelques physiologistes n'avoir d'autre but que de favoriser la dilata dernier conduit pour le passage du bol alimentaire; mais nous verro canaux aériens conservent, en arrière, la disposition membraneuse points où ils ne sont nullement en rapport avec l'œsophage. L'anato parée, en montrant la trachée cylindrique chez l'oiseau, anguleuse chez le bœuf, le mouton, etc., réfute d'ailleurs pleinement cette manie

Rapports de la trachée dans le thorax, 1° En avant;

2° *Rapports de la portion thoracique de la trachée.*

Dans le thorax, la trachée occupe le médiastin postérieur. Elle *avant*, et de haut en bas, au sternum et aux muscles sterno-thyroï thymus, chez le fœtus et chez l'enfant nouveau-né ; à la veine sous gauche ; au tronc artériel brachio-céphalique, dont l'anévrysme peut dans la trachée : sa partie latérale gauche est comme enclavée entre brachio-céphalique et l'artère carotide primitive gauche; à la partie de la crosse aortique, laquelle repose immédiatement sur la trachée, sa hauteur : d'où la dyspnée qui accompagne si fréquemment l'anév l'aorte, et la fréquence de l'ouverture de cet anévrysme dans la trac bas, à la bifurcation de l'artère pulmonaire, qui répond à la bifurca trachée.

2° En arrière ;

En arrière, la trachée répond à l'œsophage, qui la sépare de la colonn

3° Sur les côtés.

Sur les côtés, aux portions des plèvres qui forment le médiastin, pneumo-gastriques et à la partie supérieure des nerfs récurrents.

Des ganglions lymphatiques entourent la trachée.

Dans toute sa portion thoracique, la trachée est entourée de vaiss ganglions lymphatiques extrêmement multipliés, et d'un tissu cellula et très-abondant, qui communique avec celui de la région cervicale ces vaisseaux et ganglions lymphatiques et le tissu cellulaire lâche ils sont plongés constituent les rapports immédiats de la trachée, que l'engorgement des ganglions puisse déterminer de graves acciden

Surface interne.

II. *Surface interne.* La surface interne de la trachée est de couleur présente des reliefs circulaires plus prononcés que ceux de la surface elle est, en outre, remarquable, dans toute la portion membraneu relief des faisceaux verticaux sur lesquels nous reviendrons à l'occasi structure.

Épaisseur.

L'*épaisseur* totale des parois de la trachée-artère est de 2 millimètres 3 millimètres.

B. — Bronches.

Au nombre de deux.

Les *bronches* (βρόγχος, trachée-artère) sont les deux branches de bifu la trachée, qui s'écartent l'une de l'autre en formant un angle droit ment obtus; l'une est destinée au poumon droit, l'autre au poumon g ligament triangulaire, assez fort, occupe l'angle de bifurcation de la semble destiné à prévenir l'écartement trop considérable des bronches

Les bronches diffèrent entre elles sous plusieurs rapports. 1° Sous le du *calibre :* la bronche droite a un diamètre plus considérable que la ne le cède pas de beaucoup à la trachée sous ce rapport. Chez une fem avait 20 millimètres de diamètre, la bronche droite en avait 16, et gauche 10. Cette différence de calibre est en harmonie avec la diffé- volume des deux poumons, et peut donner la mesure assez exacte de respectif. 2° Sous le rapport de la *longueur* : la bronche droite a res, la bronche gauche en a 54, disposition qui me paraît tenir à déviation à droite qu'a subie la portion inférieure de la trachée, par déviation du cœur à gauche. 3° *Par leur direction* : la bronche droite oblique que la bronche gauche, ce qui tient peut-être à ce que la pénètre plus promptement que la seconde dans le poumon correspon- *Par leurs rapports* : la bronche droite est embrassée par la veine d'abord située derrière la bronche, forme une anse immédiatement d'elle, pour se jeter dans la veine-cave supérieure. Celle-ci croise lairement la bronche droite, en passant au-devant d'elle. La bronche embrassée supérieurement par la crosse de l'aorte, qui la contourne arrière, et affecte, en arrière, un rapport important avec l'œsophage, obliquement. L'une et l'autre bronche ont des connexions avec le eux pulmonaire ; toutes deux sont entourées de ganglions lympha- marquables par leur couleur noire et par la fréquence de leurs mala- ganglions remplissent, en quelque sorte, l'angle de bifurcation de la bronches, enfin, sont dans les rapports suivants avec l'artère et les monaires : chaque artère pulmonaire est d'abord située au-devant de correspondante, et se porte ensuite au-dessus d'elle, puis en arrière, où la bronche va pénétrer dans le poumon. Les deux veines pulmo- situées sur le même plan que l'artère ; elles se dirigent de bas en l'artère et la bronche, qui se trouve, par conséquent, postérieure à sseaux.

Différences entre la bronche droite et la bronche gauche.
1° Calibre.
2° Longueur.
Rapports des bronches.

la *forme* des bronches est exactement la même que celle de la est-à-dire que ces conduits aériens représentent un cylindre dont on é le quart postérieur et qui serait constitué par des cerceaux paral- pacité des deux bronches réunies est plus considérable que celle de la même que la capacité des divisions bronchiques est plus considé- elle des bronches : d'où il résulte que, dans l'expulsion de l'air, la ce fluide doit être accélérée.

La forme des bronches est la même que celle de la trachée.
Capacité.

à la racine des poumons, les bronches se divisent en deux branches, manière un peu différente. La branche supérieure de bifurcation che droite, plus petite, est destinée au lobe supérieur du poumon, et, teindre, elle se renverse un peu en haut. La branche inférieure de plus volumineuse, suit la direction primitive et, après 2 centimètres viron de trajet, se divise en deux rameaux inégaux : un plus petit, moyen, un plus volumineux, pour le lobe inférieur. J'ai vu une fois bronche naître directement de la partie inférieure de la trachée et sommet du poumon droit ; la veine azygos passait entre cette petite nchique et la bronche droite proprement dite (1).

Bifurcation des bronches.

(1) disposition me paraît normale chez le mouton et chez le bœuf.

C. — Structure de la trachée et des bronches.

I. — STRUCTURE DE LA TRACHÉE.

Cerceaux cartilagineux.

Leur utilité.

La trachée se présente sous l'aspect d'une série de cerceaux car incomplets, que séparent autant de cerceaux fibreux, ce qui lui donne noueux. C'est à la présence des cartilages que ce canal doit de reste béant. Si la tra été purement neuse, elle se se sée au moment d ration, qui déte diminution de dans le thorax, affaissement se tée une intercep plète de l'air.

Fig. 170.

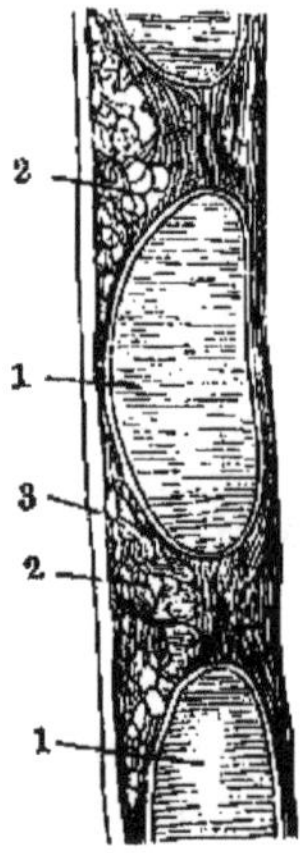

Section verticale de la paroi antérieure de la trachée (*).

Fig. 171.

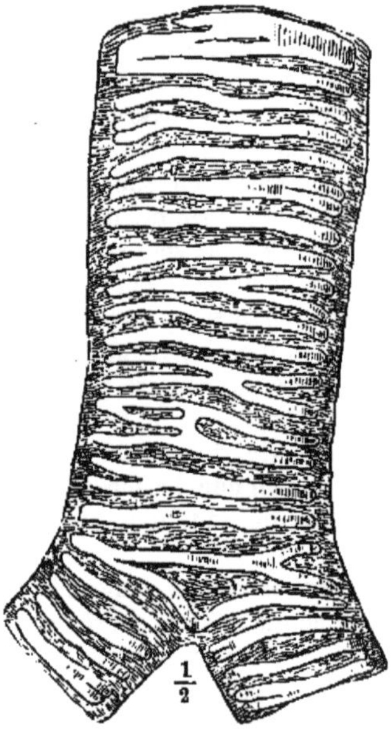

Trachée ouverte en arrière, sur la ligne médiane et étalée..

Leur nombre.

Ils forment les deux tiers d'un cercle.

Faces.

1° *Cerceaux neux*. Le nombr ceaux cartilag de 16 à 20. Ils saillants ou, si plus détachés la surface inter côté de la surfa de la trachée. Ils chez certains deux tiers, che les trois quarts, cinquièmes d'u Chaque cerceau deux faces, l'i rieure, convexe salement, plane sens vertical, l'autre postérieure, concave transversalement, convexe bas; un bord supérieur et un bord inférieur minces, qui donnent at cerceaux fibreux, et deux extrémités, qui sont brusquement coupées sées, sans épaississement, quelquefois un peu infléchies en dehors. il y a peu de régularité dans la disposition de ces cerceaux, qui ne rigoureusement parallèles et qui n'ont pas la même hauteur, les 2 millimètres seulement, les autres 3, 4 et même 5 millimètres. cartilage présente parfois une hauteur fort inégale dans les divers son étendue. Souvent aussi deux cerceaux sont réunis dans une par longueur. D'autres fois un cerceau est bifurqué, et il est probable différences qui existent dans le nombre des cerceaux cartilagineux, à leur soudure, ou à leur division. L'intervalle qui sépare les annea des autres, est d'environ la moitié de la hauteur de ces anneaux.

Bords.

Extrémités.

Défaut de régularité.

Flexibilité.

(*) 1, cartilage. — 2, couche glanduleuse. — 3, membrane élastique et muqueuse.

Élasticité des cerceaux.

des cartilages des bronches sont assez minces pour pouvoir être com-ssés, de manière que leurs deux moitiés se touchent, sans rupture. ité leur permet de revenir immédiatement sur eux-mêmes et, par de donner à l'air un libre accès. Ces cartilages ne peuvent se rompre cas d'ossification, qui ne sont pas très-rares chez les vieillards.

Disposition du premier anneau trachéal.

r et les deux derniers cerceaux cartilagineux de la trachée présentent tion particulière. Le premier cerceau a uteur que tous les autres, surtout à sa enne ; souvent il se continue avec le icoïde (1).

Du dernier anneau de la trachée.

Le dernier anneau de la tra-ert de transition entre la trachée et les présente la disposition suivante : la enne de ce cerceau s'infléchit en bas, se n arrière, en formant un angle aigu sé, et constitue une espèce d'éperon l'intérieur de la trachée, éperon qui eux bronches. Les deux demi-cerceaux t de cette disposition, constituent les rs cerceaux des bronches.

Fig. 172.

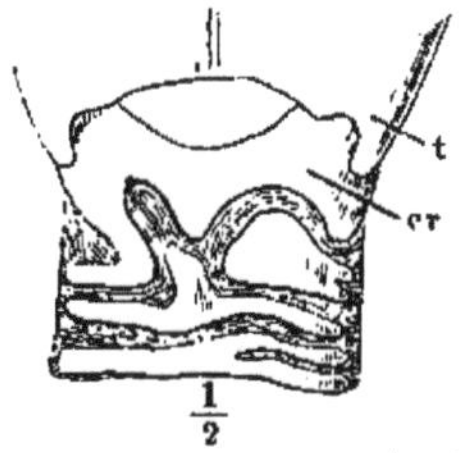

1/2

Cartilages du larynx et premiers cerceaux de la trachée, vus par la face antérieure (*).

De l'avant-dernier cerceau.

L'avant-der-ui de la trachée présente déjà, à sa partie une inflexion anguleuse, mais moins prononcée que celle du dernier.

Structure des cerceaux cartilagineux.

aux cartilagineux de la trachée sont formés de tissu cartilagineux s la portion centrale de l'anneau, les cavités du cartilage sont oblon-ad diamètre perpendiculaire aux surfaces, et renferment 2-4 cellules; interne et à la surface externe de l'anneau, les cavités sont aplaties, t allongées parallèlement aux surfaces. Les cartilages de la trachée arfois dans un âge avancé, moins fréquemment cependant que les du larynx.

Tissu fibreux de la trachée.

breux de la trachée. Voici la manière dont il faut concevoir la dispo-su fibreux de la trachée : un cylindre fibreux naît de la circonférence du cartilage cricoïde; dans l'épaisseur de ce cylindre sont contenus x cartilagineux, tellement disposés que la couche la plus épaisse du se trouve occuper leur face externe ; en sorte qu'il semble, au pre-que la face interne des cartilages soit en rapport immédiat avec la (2). En arrière, en l'absence des cerceaux cartilagineux, ce tissu stitue à lui seul la charpente de la trachée. Il se compose en grande su fibreux élastique.

Fibres musculaires de la trachée.

musculaires de la trachée. Si l'on enlève avec précaution la mem-use de la trachée en arrière et au niveau de sa partie membraneuse, à des fibres musculaires transversales, étendues entre les extrémités x cartilagineux et occupant aussi l'intervalle de ces cerceaux. Ces

un cas dans lequel les trois premiers cerceaux de la trachée et le carti-étaient réunis, mais seulement d'un côté; le muscle crico-thyroïdien et le inférieur du pharynx naissaient bien évidemment du premier cerceau de la

qui a fait dire que la membrane fibreuse de la trachée était interrompue au cerceaux cartilagineux.

ge thyroïde. — cr, cartilage cricoïde.

fibres musculaires, que j'ai vues constituer une couche épaisse d'un... dans certains catarrhes chroniques, s'insèrent à la face interne d... cartilagineux, très-près de leur extrémité, ainsi qu'au tissu fibreux... les unit entre eux ; ce sont des fibres de la vie organique. A la... de cette couche musculeuse se voient des faisceaux longitudinaux...

Fig. 173.

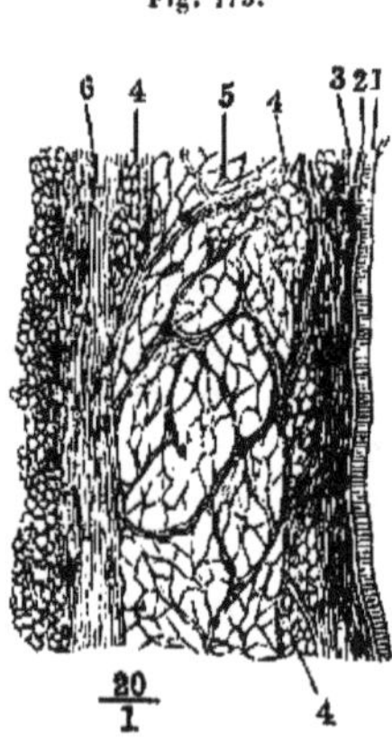

Section verticale de la portion postérieure ou membraneuse de la trachée (*).

Fig. 174.

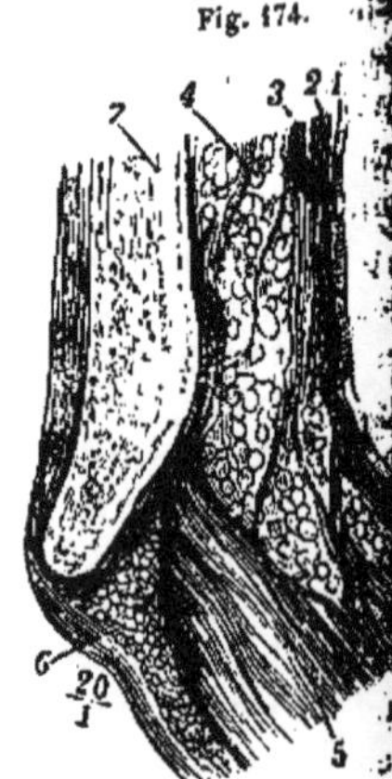

Section horizontale de la p... membraneuse de la trach...

conjonctives, dans lesquelles Kœlliker a trouvé également des fibr... laires affectant la même direction.

Leur fonction. Il est évident que la contraction des fibres musculaires transversales... pour effet le rapprochement des extrémités des cerceaux et, par... le rétrécissement de la trachée. Mais comme ce rétrécissement... qu'entraver la circulation de l'air dans les voies aériennes, les fib... laires ne nous paraissent avoir d'autre destination que celle de p... leur contraction, la dilatation exagérée que pourrait éprouver la... moment de l'effort, quand la pression interne devient excessive.

Membrane muqueuse. 4° *Membrane muqueuse.* Elle fait suite à la muqueuse du larynx... marquable : 1° par sa ténuité, qui permet de voir par transparence... des parties subjacentes ; 2° par son adhérence intime aux parties... vêt (1) ; les plis longitudinaux dont on a parlé n'existent en aucune m... a pris pour tels les faisceaux jaunes élastiques qui entrent dans sa... et qui font saillie à l'intérieur de la trachée ; 3° par le grand nomb...

(*) 1, épithélium. — 2, couche amorphe de la muqueuse. — 3, membrane propre... 4, couche glandulaire. — 5, couche musculaire. — 6, couche cellulo-adipeuse.

(**) 1 à 6, comme plus haut. — 7, extrémité postérieure de l'anneau cartilagineux.

(1) L'adhérence de la muqueuse trachéale aux cerceaux cartilagineux et... membraneux intermédiaires est telle qu'il est impossible d'admettre que... tion de la trachéotomie, la canule introduite dans la trachée ait pu détacher... la muqueuse, ainsi qu'on prétend que cela a eu lieu quelquefois.

...est criblée, et desquelles on fait sourdre du mucus par la com-...vertures ne sont autre chose que les orifices des petits conduits ...rtenant aux glandules trachéales.

Épithélium.

...e trachéale, dont l'épaisseur moyenne est de 0^mm,15, se compose ...*pithéliale*, formée de cellules stratifiées, dont les plus profondes ... mais qui s'allongent à mesure qu'elles se rapprochent de la ...lus superfi-...des *cils vi-*...*ne muqueux* ...diatement ... l'épithé-...*uche homo-*...01 d'épais-...dehors de ...membrane ...conjonctif ...iquesfines. ...la portion ...de la tra-...la couche ...t la mem-...se,se voient ...mbre de ...es ou co-...dinales pa-...lables, au ..., à des plis ... mais qui ...nullement ...n. Ces fais-...latis, adhérents à la muqueuse, qu'ils soulèvent et dont ils ne ...étachés; ils se bifurquent fréquemment et s'unissent entre eux ...pour former des réseaux. Parvenus à la bifurcation de la trachée, ...n deux groupes, qui s'écartent à angle pour se continuer dans les ...ont constitués exclusivement par des fibres élastiques volumineuses.

Derme muqueux.

Faisceaux longitudinaux jaunes.

Fig. 175.

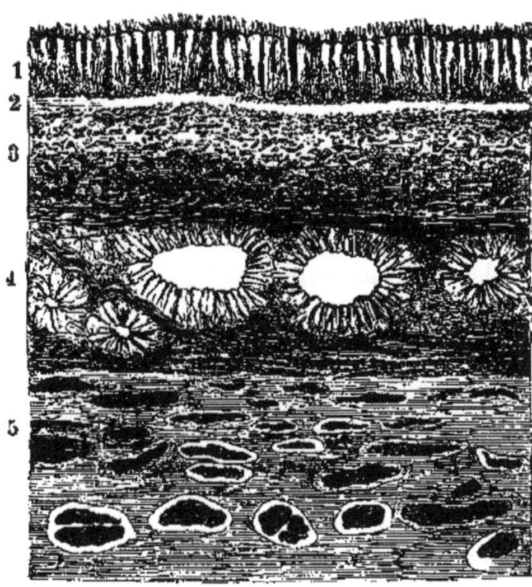

Section horizontale de la paroi de la trachée-artère (*).

Glandules trachéales.

...*trachéales*. Si l'on examine avec soin la face postérieure de la tra-...vera un certain nombre de glandules ovoïdes aplaties, de 1^mm,5 ...iamètre moyen, accolées à la face externe de la membrane ...on enlève cette membrane fibreuse, on verra une couche assez ...non continue, de glandules de même nature, mais plus petites, ...à la membrane fibreuse et à la couche musculaire, et s'étendant ...paisseur de cette dernière. Il existe aussi quelques glandules ac-...rface externe de la muqueuse. Ce n'est pas tout; si l'on enlève ...on, soit la couche interne, soit la couche externe du tissu fibreux ...cerceaux cartilagineux, on verra une série de glandules plus pe-...précédentes, intermédiaires à ces deux feuillets et occupant tout ...cerceaux, ainsi qu'une portion de leur face interne.

(*) ... — 2, couche homogène. — 3, tunique propre et membrane élastique avec fibres élas-...itudinales. — 4, couche glandulaire. — 5, cartilage.

Toutes ces glandules, qui s'ouvrent à la surface de la muqueu[se] fices situés entre les cartilages et dans les intervalles des saillies faisceaux élastiques longitudinaux, sont de petites *glandes en gr[appe]* un épithélium cylindrique.

Vaisseaux et nerfs.

6° *Vaisseaux et nerfs.* Les *artères* de la trachée sont fournies par nes supérieures et inférieures ; elles alimentent un réseau capill[aire] placé dans l'épaisseur de la muqueuse, immédiatement au-dessou[s] amorphe, et donnent, d'ailleurs, des rameaux aux glandules et fibres musculaires.

Les *veines* sont, en général, disposées de la manière suivante : neux couchés le long de la trachée, à la face interne de ce conduit, à la muqueuse, reçoivent de chaque côté, à la manière des vein[es] petites veines répondant aux espaces qui séparent les cerceaux ca[rtilagineux] vont se rendre dans les veines voisines.

Les *vaisseaux lymphatiques*, très-nombreux, vont aux ganglions ambiants, qui sont très-considérables.

Les *nerfs* sont fournis par les pneumo-gastriques et par le grand De petits ganglions microscopiques sont disséminés sur leurs r[a]minaux.

II. — STRUCTURE DES BRONCHES.

Structure des bronches.

La structure des bronches est identiquement la même que celle La bronche gauche présente de 9 à 12 cerceaux cartilagineux ; la 5 ou 6. Du reste, comme à la trachée, fibres musculaires transver[sales] longitudinaux, glandules, etc.

Les *artères* des bronches viennent ordinairement de l'aorte, sou[s] tères bronchiques.

Les *veines* se rendent, celles du côté droit, dans l'azygos, celles du dans l'intercostale supérieure.

§ 3. — DES POUMONS.

Définition.

Les *poumons* (πνεύμων, de πνέω, je respire), organes essentiels tion, sont des organes spongieux, composés de cellules dont la plie d'air, communique avec l'atmosphère par les bronches et dont les parois, formées en grande partie par des réseaux capilla[ires] dans leur épaisseur le sang qui revient des organes et qui, par devenu impropre à entretenir la vie.

Nombre.

Les poumons sont au *nombre* de deux ; mais comme ils reçoiv[ent] conduit l'air qui les pénètre, et d'un même tronc vasculaire le sa[ng] tribue, on peut les considérer comme les parties séparées d'un par cette disposition, la respiration est plus assurée et son unité

Situation.

Les poumons sont *situés* dans la cavité thoracique, qu'ils rempl[issent] partie, qui les protége efficacement contre l'action des corps exté[rieurs] les mouvements ont pour effet de renouveler l'air contenu dans piratoires ; sur les côtés du cœur, avec lequel ils ont des conne[xions] giques si intimes. Ils sont séparés l'un de l'autre par les m[édiastins] l'indépendance des deux cavités dans lesquelles ils sont contenus le diaphragme de l'estomac, du foie et des autres organes abdom[inaux] parts, ils ne sont guère susceptibles de déplacements, ou du ...ements sont partiels; ils sont dus parfois à une perte de sub... de la cavité thoracique.

Volume.

...poumons est en rapport exact et nécessaire avec la capacité du ...séquent, variable comme cette capacité. Or, comme, d'une ...des poumons mesure, en général, l'énergie de la respiration, et ...t, l'énergie de la respiration mesure celle de la vigueur mus... ...sera pas étonné qu'une vaste poitrine, coïncidant avec de larges ...tribut du tempérament sanguin et athlétique.

Preuves qu'il n'existe ni sérosité ni air entre les parois thoraciques et le poumon.

...ns l'état naturel, ni couche d'eau, ni couche d'air entre les ...es et la surface du poumon. On peut démontrer l'absence de ...sur le cadavre, comme sur un animal vivant, en enlevant les ...staux jusqu'à la plèvre costale exclusivement (1), ou bien encore ...fibres musculaires du diaphragme. On voit alors que le poumon ...contact avec les parois thoraciques. Il semble même, chez quel... ...qu'il soit prêt à s'échapper ; mais à peine le thorax est-il ouvert ...s, qui tendent incessamment à revenir sur eux-mêmes en vertu ...é, s'affaissent à l'instant, en expulsant une portion de l'air qu'ils ...s leur cavité. Il est très-fréquent de rencontrer une cuillerée ou ...é dans la cavité de la plèvre ; mais il est probable que ce liquide ...pendant la vie. Il n'y a pas ici de vide à remplir, comme dans le ...

Différences de volume, relatives : 1° A l'état d'inspiration ou d'expiration ; 2° A l'âge ; 3° A l'état de maladie

...s de volume des poumons peuvent se rapporter 1° à l'état d'ins... ...piration : on a cherché à déterminer cette différence de volume ...le volume d'air inspiré ou expiré, qui est d'un demi-litre environ ...tion ordinaire, mais qui peut s'élever jusqu'à quatre litres dans ...rations ou expirations (2); 2° à l'âge : c'est ainsi que chez le ...mons sont proportionnellement beaucoup moins volumineux ...ssance ; 3° à l'état de maladie : les poumons diminuent lorsque ...dominaux empiètent sur la capacité du thorax, dans l'ascite, dans ...dans les maladies du foie, organe qu'on a vu, dans certains cas, ...tièrement aux dépens du thorax et s'élever jusqu'au niveau de ...té ; ils diminuent encore lorsque le cœur augmente de volume ...e, ou lorsqu'une grande quantité de liquide s'accumule dans le ... les épanchements thoraciques, le liquide épanché prenant ...umon, celui-ci se flétrit peu à peu et se réduit à une lame si ...noyau si petit qu'il a quelquefois échappé à une observation su... ...alors, si l'on insuffle la trachée, on voit l'organe apparaître ...développement et remplir peu à peu le vide énorme de la cavité. ...excessive du poumon, sans altération aucune de sa substance,

Le poumon se réduit à une lame mince et à un noyau très-petit.

(1) ...trer l'absence de l'air, on peut encore répéter l'expérience de Haller, ...vrir le thorax d'un cadavre sous l'eau.

(2) ... *maxima* d'air que l'on peut faire pénétrer dans les poumons par une ... varie suivant les individus. Hutchinson, qui a construit un appareil *...romètre*, pour la déterminer, lui a donné le nom de *capacité vitale des* ...de des nombreuses expériences faites par cet observateur qu'il existe un ...ntre la capacité vitale des poumons et la taille des individus. D'autre part, ... qu'à partir de trente-cinq ans, la capacité vitale des poumons va sans ...ant d'une faible quantité.

prouve que le volume de cet organe tient essentiellement à la pr
On a cherché à évaluer d'une manière exacte la quantité d'air co
cavité des poumons ou, ce qui revient au même, la capacité d
Suivant M. Lefort (1), quand on ouvre la cavité thoracique d'
cité des poumons expulse en moyenne 750 centimètres cubes d
mons revenus sur eux-mêmes en contiennent encore 330; ce qu
de 1080 centimètres cubes.

Atrophie du poumon.

A la suite d'un épanchement qui a été long à se résorber, le
côté malade reste atrophié et la cavité thoracique rétrécie, tand
poumon acquiert un très-grand développement; à tel point que
est dévié et que le poumon du côté sain dépasse la ligne mé
certaines pneumonies chroniques, dans le rachitisme du thorax,
vent de voir l'un des poumons réduit à de très-petites dimensio
l'autre est très-développé (3).

Différences de volume entre les deux poumons.

Du reste, le volume des deux poumons n'est pas absolument le
son de la proéminence du cœur dans la cavité gauche du thorax
transversal du poumon gauche est plus petit que celui du poum
raison de la proéminence du foie dans la cavité droite, le diamè
poumon droit est moindre que celui du poumon gauche. Comp
la différence est à l'avantage du poumon droit.

Le poumon acquiert dans un sens ce qu'il perd dans un autre.

Dans la détermination du volume des poumons, il faut bien
cette circonstance, savoir, que le poumon, de même que la cavi
acquiert dans un sens ce qu'il perd dans l'autre : les poumons obl
regardés comme plus particulièrement disposés à la phthisie p
m'ont pas paru d'un volume moindre que les poumons d'un indi
taille ayant une poitrine large.

Poids.

Le *poids* des poumons doit être envisagé 1° comparativement
même volume d'eau (*poids spécifique*); 2° en lui-même (*poids abs*

Poids spécifique.

Le *poids spécifique* des poumons est moindre que celui de tous le
nes, et même beaucoup moindre que celui de l'eau. Cette lég
tient à la grande quantité d'air qui les pénètre de toutes parts
mons surnagent-ils dans le liquide au milieu duquel ils sont plong

Ses différences.

Le poids spécifique des poumons présente d'ailleurs des diffé
tantes. 1° *Suivant les âges* : avant la naissance, et chez l'enfant
pas respiré, les poumons se précipitent au fond de l'eau. Les poum
au contraire, lorsque l'enfant a respiré, non parce qu'il s'est
changement dans la nature intrinsèque de l'organe, mais parce
tendu les cellules pulmonaires. C'est l'appréciation du poids spéc

Docimasie pulmonaire hydrostatique.

mons qui constitue ce qu'on appelle en médecine légale *docim*
hydrostatique. Chez l'adulte, le poumon surnage toujours, quel
l'on fasse pour expulser l'air contenu dans les vésicules pulmona
les maladies : les poumons infiltrés de sérosité, indurés par l'infl

(1) *Recherches sur l'anatomie des poumons chez l'homme*, thèse inaug

(2) Dans un cas d'induration chronique du poumon gauche, la déviatio
était telle que le poumon droit répondait aux cartilages costaux gauches

(3) L'augmentation de volume produite par l'inflammation est moins
le poumon que dans beaucoup d'autre organes; et cette différence s'ex
ture vésiculaire du poumon, le développement ou l'augmentation de vol
dépens de la cavité des vésicules.

...ment ou en partie de l'air qui détermine leur légèreté spécifique, ...pprocher plus ou moins des organes compactes, tels que le foie, la ...

Poids relatif. Ses différences suivant l'âge.

...poumon, considéré relativement au poids du corps, varie suivant ...rconstances ; 1° suivant l'âge : ainsi, bien que le poids spécifique du ...fœtus soit beaucoup plus considérable que celui du poumon de l'a...moins le poids relatif du poumon chez le fœtus le cède de beaucoup ...atif chez l'adulte ; 2° suivant que l'enfant a respiré ou non : chez ...qui n'ont pas respiré, le poids des poumons est au poids du corps, ... comme 1 : 60 ; tandis que chez les enfants qui ont respiré, le rap...ume 1 : 30 ; d'où il résulte que la respiration détermine, dans les ...s modifications telles qu'ils doublent de poids. On conçoit aisément ...rtance de ce fait pour la médecine légale. Ce mode d'évaluation du ...umons est connu sous le nom de *docimasie pulmonaire par la balance.*

Docimasie pulmonaire par la balance.

Poids absolu.

...*absolu* des poumons varie beaucoup suivant leur état physiologique ...que. Les poumons sains sont très-légers ; les poumons malades, sans ...e volume, peuvent acquérir un poids huit à dix fois plus considé...celui qu'ils ont ordinairement. Les poumons s'engouant presque ...ur bord postérieur dans les derniers temps de la vie, il ne faut pas ...poids d'après celui qu'ils ont sur les cadavres ordinaires. C'est sans ...s poumons engoués que les auteurs ont établi le poids de 2 kilo...mme terme moyen du poids des poumons. Le poids des poumons ...1100 à 1300 grammes, chez l'homme, de 900 à 1000 grammes, chez la ...

Différences du poids absolu, suivant les maladies.

Couleur.

...des poumons varie suivant l'âge et suivant les maladies. Chez le ...est d'un rouge brun ; après la naissance, elle est d'un blanc rosé ; ...e et chez le vieillard, le poumon est grisâtre, azuré, et presque ...semé de taches noires, disposées par points, par lignes, par plaques, ...polygones plus ou moins réguliers. Ces taches mélaniques, d'autant ...ses qu'on les observe chez un individu plus avancé en âge, coïn...couleur noire des ganglions bronchiques et tiennent probablement ...ause ; elles sont subjacentes à la membrane séreuse d'enveloppe et ...ielles, à moins d'un état pathologique. Si la partie postérieure des ...t ordinairement d'un brun rougeâtre, cela tient à ce qu'elle est ...sang et de sérosité. Cet état n'est pas toujours purement cadavé...conséquence nécessaire du décubitus du cadavre sur la région ...st certain, au contraire, que dans les maladies dites adynamiques, ...roduit fréquemment avant la mort.

Taches noires de la surface du poumon.

Couleur de la partie postérieure des poumons.

Consistance.

...pongieux, rempli d'air, le poumon est le moins ferme de tous nos ...cède à la main qui le presse, et si aucune cause n'empêche la sortie ...nu dans ses cellules, il se réduit à un volume très-peu considé...rativement à celui qu'il présentait d'abord. J'ai dit, à l'occasion de ...cet organe comprimé faisait entendre un bruit de craquement, ou ...ver une sensation qu'on peut comparer au cri de l'étain, et que ce ...e résultat de la déchirure des prolongements fibreux qui traversent ...pression du poumon fait éprouver une sensation et entendre un ...uelque rapport avec le précédent : ce bruit est connu sous le nom ... Il peut, en effet, être comparé au son qui résulte de la décrépita...ou du froissement du papier. La crépitation ne s'observe que sous

Crépitation.

l'action d'une pression un peu forte, et si l'on cherche à se rendre de la sensation qu'on éprouve, on constate que c'est celle d'u vaincue. Or, en examinant avec soin la partie du poumon qui a trouve des bulles d'air sous la plèvre, il y a emphysème ; il y a don de quelques vésicules pulmonaires.

Cohésion.

Malgré son peu de consistance, le tissu des poumons jouit d'une force de cohésion ; il résiste jusqu'à un certain point à la déchiru parties sont liées entre elles avec une assez grande solidité.

Résistance à la distension.

Le poumon, qui se déprime sous le doigt sans revenir à sa form ou qui n'y revient que très-incomplétement, est cependant doué d élasticité, mais d'une élasticité en harmonie avec ses fonctions. Il opp ment une très-grande résistance aux causes de distension. — Ainsi, robinet à la trachée d'un cadavre ; insufflez les poumons à l'aide d' double soupape : ils acquerront une tension et une dureté extrêm serez étonné de l'effort qu'il faudra exercer pour déchirer quelques produire l'emphysème. En opposition avec les auteurs qui parlent de l'insufflation artificielle dans les poumons des asphyxiés, j'ai épuisé toute ma puissance expiratrice pour produire une déchirure pulmonaires (1). Et comment, sans une résistance très-grande à tend à les dilater outre mesure, les poumons pourraient-ils résist mécanisme de l'effort ?

Difficultés qu'on éprouve à produire des déchirures.

Élasticité des poumons.

Les poumons sont très-*élastiques*, c'est-à-dire que, distendus par une tendance continuelle à revenir sur eux-mêmes et à se débar portion de l'air contenu dans leurs cellules. C'est cette élasticité qu la voussure du diaphragme, lorsque l'abdomen a été ouvert ; c'est le poumon revient brusquement sur lui-même après l'ouverture thoraciques. Ces parois étant intactes, la pression atmosphériq s'exerce, par la trachée et les bronches, toujours béantes, que sur la des vésicules pulmonaires, fait équilibre à l'élasticité des poumons d'être mise en jeu. Sitôt les parois ouvertes, la pression atmosphériq vient contre-balancer la pression interne, et dès lors l'élasticité se m le retrait brusque des poumons.

I. — CONFORMATION EXTÉRIEURE DES POUMONS.

Forme.

Rapports.

La *forme* des poumons ne peut être bien appréciée que lorsqu ont été distendus par l'insufflation ; on voit alors que cette forme es cône peu régulier, profondément excavé en dedans, dont la base est sommet en haut.

On considère aux poumons une face externe, une face interne, u rieur, un bord postérieur, une base et un sommet.

Face externe.

La *face externe* ou *costale* est d'une convexité peu régulière, de m concavité des parois thoraciques, à laquelle elle est contiguë et sur l est exactement moulée ; cette face répond à la plèvre costale, qui l côtes et des muscles intercostaux.

(1) Le danger de la rupture des cellules pulmonaires par l'insufflation bien moindre quand les poumons sont restés en place dans la cavité thora puisqu'alors une portion notable de la force employée sert à élargir cette c dire à soulever les côtes et à déprimer le diaphragme.

...ente une scissure profonde, *scissure interlobaire*, qui pénètre toute ...des poumons, jusqu'à la racine. Cette scissure commence au-dessous ...de l'organe, se porte de haut en bas et d'arrière en avant, jusqu'à la ...rieure de la base du poumon, sur laquelle elle se termine en em... peu sur elle. Simple pour le poumon gauche, elle se bifurque en ...le poumon droit; la branche inférieure de cette bifurcation suit ...primitive ; la branche supérieure se porte en haut et en avant. Il en ...e le poumon gauche est divisé en deux portions ou *lobes*, distingués ...r et en *inférieur*, et que le poumon droit est divisé en trois lobes, dis... *supérieur*, *inférieur* et *moyen*. De ces lobes, l'inférieur, qui comprend ...t plus volumineux que le supérieur, qui comprend le sommet; le ...le plus petit. Les faces par lesquelles les lobes du poumon se corres...sont planes et tapissées par la plèvre ; souvent elles sont adhérentes ... Quelquefois du pus ou de la sérosité s'amasse dans leur intervalle ; ... de tous côtés par des adhérences, ce pus, cette sérosité se creusent, ...dire, une cavité aux dépens des faces correspondantes des lobes voi...ulent un abcès du poumon.

Scissure interlobaire.

Lobes pulmonaires.

...e beaucoup de variété dans la disposition des lobes du poumon. Ainsi, ...ois les scissures, et plus particulièrement celles qui limitent le lobe ...n'arrivent pas jusqu'à la racine des poumons; elles ne sont qu'indiquées. ...s rare de trouver trois lobes dans le poumon gauche, ou quatre dans ...droit; il y avait quatre lobes sur un poumon de nègre présenté il y a ...années à la Société anatomique (1) (*fig.* 175 *bis*, B et D). ...é des exemples de poumon à cinq, six et même sept lobes; mais, en gé...e multiplicité des lobes, qui représente une disposition normale chez ...des animaux, n'est qu'à l'état de vestige, chez l'homme. (Le chien, le ...e bœuf ont des poumons à sept lobes.)

Variétés dans le nombre des lobes.

...*interne* ou *médiastine*, qui répond au médiastin, présente le *hile* des ...c'est-à-dire la portion de leur surface au moyen de laquelle ils com...t avec la trachée par les bronches, avec le cœur par les artères et par ...s pulmonaires; c'est encore par le hile que pénètrent les nerfs desti... organes; là se voient réunis en groupes les vaisseaux lymphatiques ...émergent; là aussi se trouvent les principaux ganglions qui ré... à ces vaisseaux. L'ensemble de ces organes constitue ce qu'on ap...*racine* du poumon. Cette racine occupe, sur la face interne de l'or...espace très-circonscrit, savoir, 2 centimètres et demi à 3 centimètres ...r et 1 centimètre et demi à 2 centimètres en largeur; elle est située ...nion des deux tiers antérieurs avec le tiers postérieur de la face in...peu près à égale distance du sommet et de la base.

Face interne ou médiastine.

Hile des poumons.

...ion de la face interne qui est postérieure à la racine du poumon, répond à ...vertébrale et au médiastin postérieur, lequel contient dans son épaisseur, ...uche, l'aorte descendante et la partie supérieure du canal thoracique; du ... la veine azygos, l'œsophage et la partie inférieure du canal thoracique.

Rapports.

...un cas, le poumon gauche présentait, sur son bord postérieur, la scissure ...; mais cette scissure ne dépassait pas ce bord, et le reste du poumon en était

...s rare de voir la base du poumon divisée en plusieurs lobules presque com... séparés du reste du poumon, auquel ils ne tiennent que par un pédicule, dans ...trouve toujours un canal aérien, une artère et une veine pulmonaires.

Dans toute la portion qui est antérieure aux vaisseaux pulmon

Fig. 175 *bis*.

A

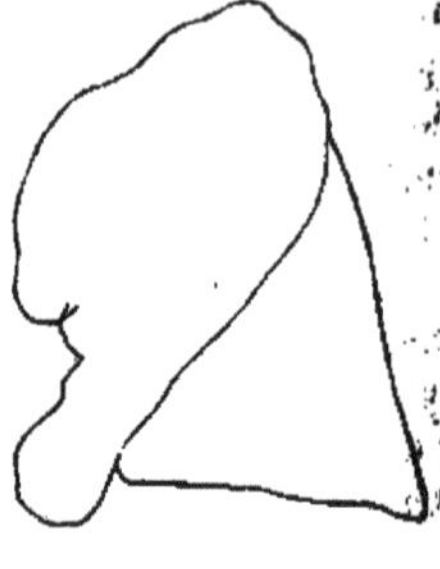

B

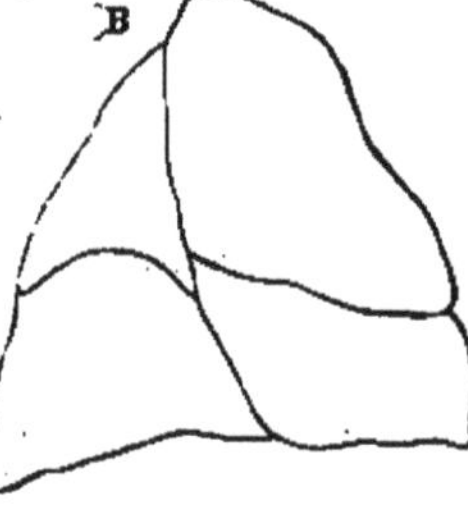

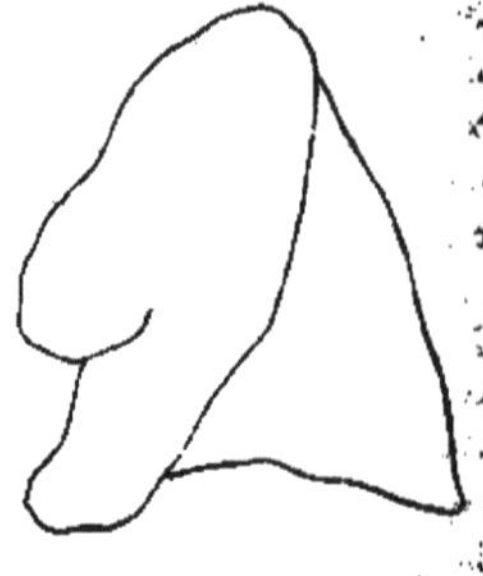

C

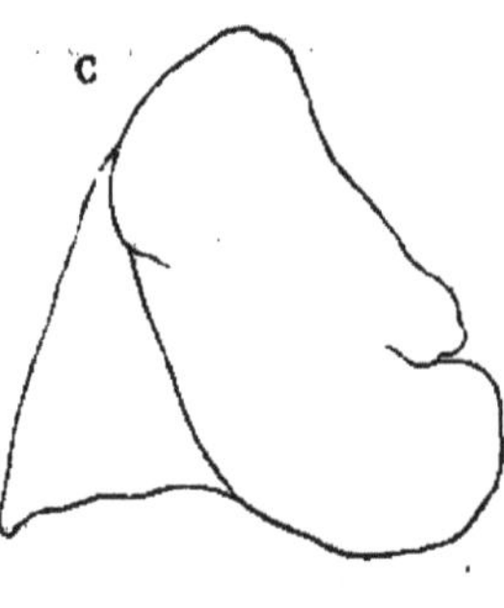

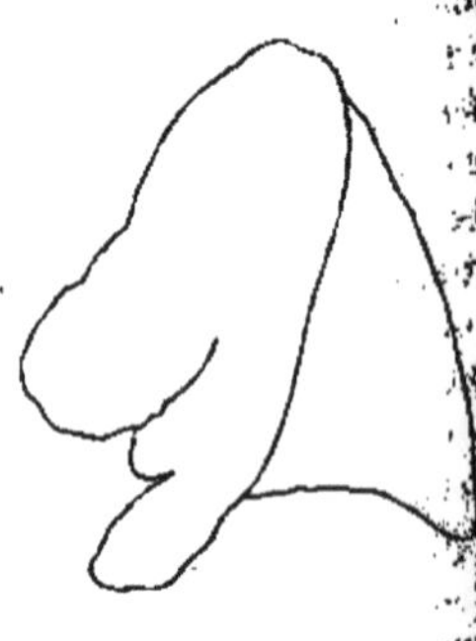

D

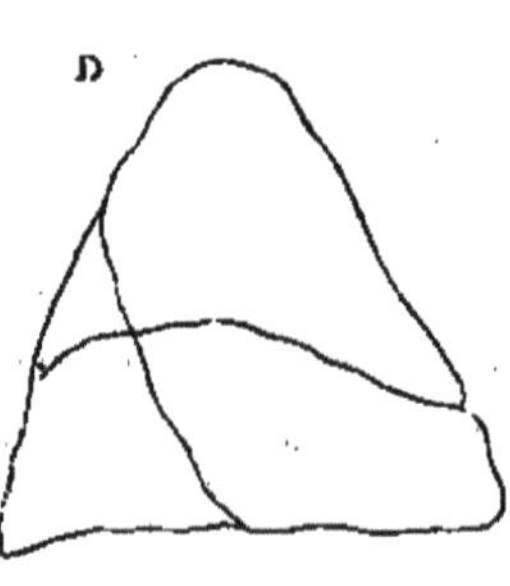

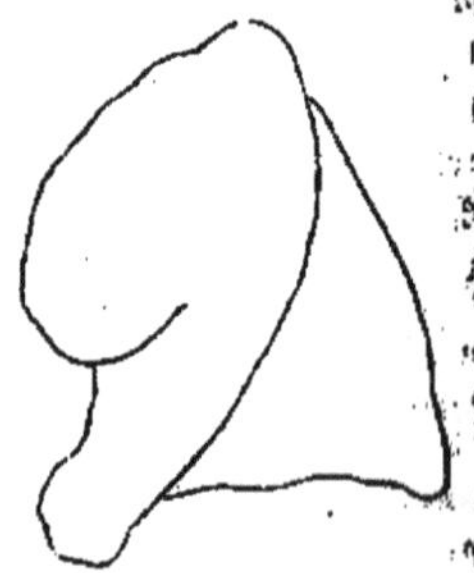

Profils des deux poumons du fœtus.

poumon répond au médiastin antérieur et se trouve excavée pour le cœur ; et comme le cœur proémine plus à gauche qu'à droite, il en [...]ue le poumon gauche, qui répond au bord gauche et à la pointe du

Excavation des poumons pour loger le cœur.

Fig. 176.

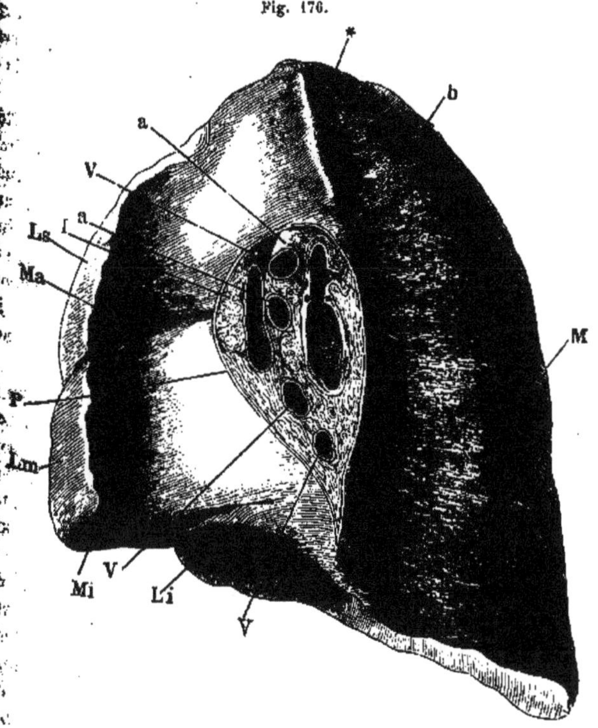

Face interne du poumon droit d'un enfant (*).

plus haut à la crosse de l'aorte, est plus profondément excavé que le droit, qui répond à l'oreillette droite et à la veine-cave supérieure. On [...]avoir une bonne idée de la manière dont les poumons sont ainsi creusés [...]r le cœur, qu'en examinant ces organes insufflés : on est alors frappé [...]tesse de l'expression d'Avicenne, qui appelle le poumon *le lit du cœur*. [...]oit aussi comment les maladies avec augmentation de volume du cœur [...] influer directement sur la respiration, en réduisant les poumons à de [...]ites dimensions. Du reste, les rapports de ces organes avec le cœur ont [...] l'intermédiaire du péricarde et de la plèvre. Je ne dois pas omettre le [...] avec le nerf diaphragmatique, qui est accolé contre le péricarde par la [...] Chez le fœtus, le poumon est en rapport, antérieurement, avec le thymus, [...]foule en arrière.

(*) [...]mon était devenu rigide par suite d'hépatisation. La racine a été coupée au niveau du hile. [...] supérieur. — *Lm*, lobe moyen. — *Li*, lobe inférieur. — *Ma*, bord antérieur. — *Mi*, bord in[...] [...]p, bord postérieur. — *a*, *a*, artères pulmonaires. — V, V, V, veines pulmonaires. — *b*, bron[...] [...]ganglions lymphatiques. — P, région où la plèvre se réfléchit. — *, sillon de l'artère sous-

Bord antérieur.

Le *bord antérieur*, mince et comme sinueux, présente, à gauche, de crures, une inférieure, très-considérable, qui répond à la pointe du une supérieure, petite, pour l'artère sous-clavière ; à droite, sont égaleme échancrures, mais moins considérables que celles du côté gauche, une in pour l'oreillette droite, et une supérieure, pour la veine-cave supérieur

Bord postérieur.

Le *bord postérieur* est la partie la plus volumineuse du poumon. Il re gouttière costo-vertébrale, si profonde, qui est située sur les côtés de la dorsale. Ce bord est beaucoup plus long que le bord antérieur.

Base.

La *base* du poumon est concave et moulée exactement sur la convexité phragme, un peu plus profondément excavée, par conséquent, à dro gauche. Sa circonférence est très-mince et légèrement sinueuse. De m le diaphragme, la base du poumon présente un plan incliné d'avant en et de haut en bas, et remplit l'espèce de gouttière profonde et angule forment, en arrière, le diaphragme et les parois thoraciques. A raison coupe oblique de la base, le diamètre vertical du poumon est beauco considérable en arrière qu'en avant ; et comme le bord postérieur est la plus volumineuse de l'organe, on conçoit que l'exploration des poumo se faire surtout en arrière.

Concavité et coupe très-oblique de la base

Réception du foie dans la concavité de la base du poumon droit.

Il importe de se faire une bonne idée de la manière dont la base du p droit et la convexité du foie sont disposées l'une par rapport à l'autre. Le comme reçu dans la concavité de la base du poumon ; si bien que la pa térieure de cette base répond, à peu de chose près, au niveau de la fa rieure du foie (1). Le rapport du foie avec la base du poumon droit, qui séparé que par le diaphragme, explique comment des abcès et des k foie se sont ouverts dans ce poumon.

Sommet.

Il déborde en haut la première côte.

Variétés dans la hauteur du sommet.

Le *sommet* du poumon est arrondi et dépasse, en haut, la première c imprime sur l'organe une dépression très-sensible en avant. J'ai observé hauteur de la portion qui déborde la première côte, varie suivant les chez plusieurs, elle était de 2 à 3 centimètres. Chez une femme âgée, base du thorax avait été soumise à une constriction extrême, le som poumon (c'est-à-dire la partie limitée en bas par une dépression en avec la première côte) avait 5 centimètres de hauteur. Au reste, pour une bonne idée de la configuration du sommet du poumon, il faut préala insuffler cet organe. En dedans, le sommet du poumon répond à l'art clavière, dont le trajet est marqué par un sillon creusé à sa surface.

Fréquence des adhérences du poumon à la plèvre costale.

Toute la surface du poumon est libre, lisse et humectée de sérosité mon ne tient au reste du corps que par sa racine, qui le fixe aux bronch cœur, et par un repli de la plèvre. Disons, toutefois, qu'il est extrêmem de rencontrer des poumons complétement libres d'adhérences à leur tellement que les anciens regardaient les adhérences filamenteuses comme des adhérences naturelles.

(1) Je ne connais pas d'erreur plus accréditée que celle qui admet que l'hypo droit est mat en arrière, parce que, dit-on, cette région répond au foie. l'hypochondre droit soit mat en arrière, il faut ou qu'il y ait un épanchement à la la poitrine, ou que le foie, augmenté de volume, refoule en haut le poumon et de l'espèce de gouttière que ce dernier occupe entre les parois thoraciques phragme. Dans l'état normal, l'hypochondre droit et l'hypochondre gauche, per arrière, donnent absolument le même son.

II. — STRUCTURE DES POUMONS.

...que poumon présente 1° une membrane d'enveloppe, sac séreux appelé ... 2° un tissu propre.

A. — Plèvre.

...ation. Pour voir la plèvre costale, diviser par un trait de scie les six ou sept ...s côtes en arrière, au niveau de leur angle ; couper les cartilages de ces mêmes ...quelques lignes de leur articulation sternale ; enlever avec précaution les côtes ...scles intercostaux, de manière à laisser intacte la plèvre costale. On pourra in... ...avité de la plèvre. Pour voir la portion médiastine et la portion pulmonaire, il ...r la plèvre costale et en suivre la continuité.

...re (πλευρὰ, le côté) est une membrane séreuse, qui, d'une part, tapisse ...terne des parois thoraciques (*plèvre pariétale*), et qui, d'autre part, revêt ...e des poumons (*plèvre viscérale*). Figure. Situation.

...deux plèvres, une pour le poumon droit, une pour le poumon gauche. ...quelle est la disposition générale de ces sacs séreux : Disposition générale de la plèvre.

...plèvre tapisse les parois thoraciques, côtes et diaphragme, *plèvre cos...* *...diaphragmatique* ; 2° elle revêt le poumon dans toute sa surface, et ... une espèce de tégument, *plèvre pulmonaire ;* 3° elle s'adosse à la plè... ...côté opposé, pour former une cloison qui sépare les deux poumons l'un ...re, *plèvre médiastine.*

...faciliter la description de la plèvre, nous la supposerons partir d'un ...lconque de sa continuité ; nous suivrons son trajet sans interruption, ...la ramènerons au point de départ.

...e, par la pensée, nous faisons commencer la plèvre à la face posté... ...u sternum, et si nous étudions le trajet de cette membrane de dedans ...s, nous verrons qu'elle tapisse la surface interne du thorax, appliquée ...s côtes et les muscles intercostaux, recouvrant, en avant, les vaisseaux ...anglions mammaires internes, en arrière, les vaisseaux et nerfs inter... ...et au niveau de la tête des côtes, les ganglions du grand sympathi... ...bas, au niveau des insertions du diaphragme, la plèvre se réfléchit sur ...e, dont elle revêt toute la face supérieure. Nous avons déjà vu, à l'oc... ...u diaphragme (1), que le bord antérieur du poumon ne descend pas ...fond du cul-de-sac formé par la plèvre qui passe des parois costales ...phragme, et qu'à ce niveau la plèvre costale est immédiatement en ...vec la plèvre diaphragmatique, dans une étendue variable suivant le ...dilatation ou de rétraction du poumon. En haut, la plèvre se ter... ...en cul-de-sac destiné à recevoir le sommet des poumons, qui, comme ...ons dit, déborde plus ou moins, en avant, le niveau de la première Son trajet sur la face interne du thorax.

...sur les côtés de la colonne vertébrale, les deux plèvres se réfléchis... ...ère en avant jusqu'à la racine des poumons, et constituent, par leur ...t, une cloison connue sous le nom de *médiastin postérieur*. Cette cloi... Médiastin postérieur.

(1) ...t. I, p. 547.

son contient dans son épaisseur l'aorte, l'œsophage, les nerfs pneum[illegible] ques, le canal thoracique, la veine azygos, beaucoup de tissu cellulaire, [illegible]

Fig. 177.

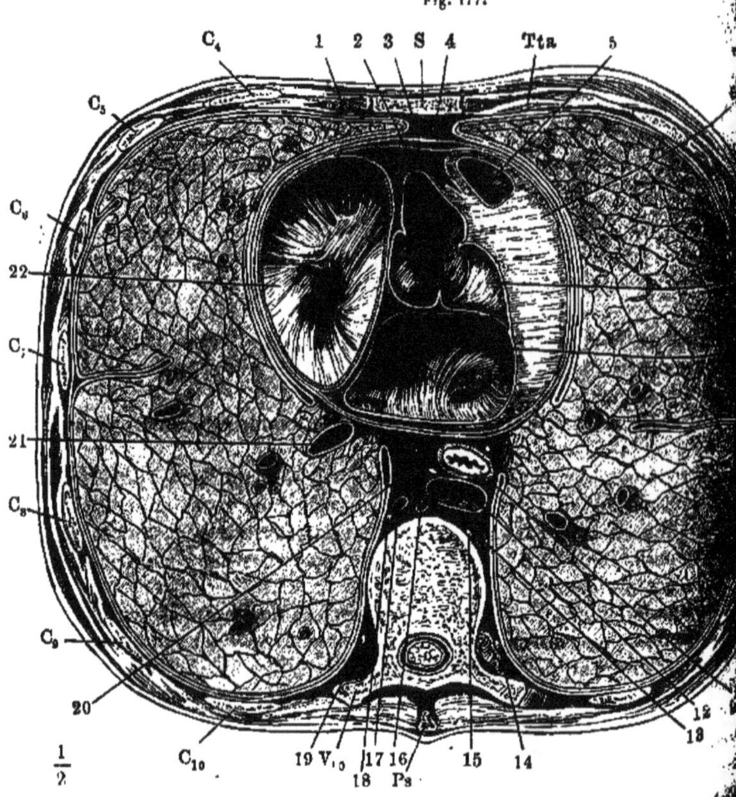

Section horizontale de la poitrine, au niveau de l'union du cartilage de la quat[illegible] avec le sternum (*).

grand nombre de ganglions lymphatiques et la trachée-artère. On [illegible] l'adossement des deux plèvres est bien loin d'être immédiat.

Sa disposition sur les poumons. Arrêtée, pour ainsi dire, dans sa marche d'arrière en avant par le pédi[illegible] la racine des poumons, la plèvre se réfléchit de dedans en dehors derrière [illegible] dicule, revêt une petite portion de la région postérieure du péricarde, [illegible] toute la portion de la face interne des poumons qui est en arrière de leur [illegible] revêt ensuite le bord postérieur de ces organes et, parvenue sur leur face [illegible]

(*) S, sternum. — Tta, triangulaire du sternum. — C_4 à C_{10}, section de la 4e à la 10e côte. — [illegible] de la 10e vertèbre dorsale. — Ps_9, apophyse épineuse de la 9e vertèbre dorsale. — 1, vaiss[illegible] maires internes. — 2, feuillet viscéral, et 3, feuillet pariétal du péricarde. — 4, médiastin [illegible] 5, racine de l'aorte. — 6, paroi du ventricule gauche. — 7, racine du poumon. — 8, oreill[illegible] et orifices des veines pulmonaires. — 9, plèvre costale. — 10, plèvre pulmonaire. — 11, œsoph[illegible] pagné des nerfs pneumo-gastriques. — 12, aorte thoracique. — 13, veine demi-azygos. — 14, gr[illegible] thique gauche. — 15, nerf splanchnique gauche. — 16, canal thoracique. — 17, veine azygos. [illegible] splanchnique droit. — 19, grand sympathique droit. — 20, médiastin postérieur. — 21, veine p[illegible] coupée obliquement. — 22, oreillette droite, avec embouchure de la veine cave supérieure.

dans la scissure interlobaire, revêt complétement les faces correspon-
lobes, se réfléchit sur le bord antérieur du poumon, sur sa face in-
elle tapisse jusqu'au pédicule pulmonaire, recouvre la partie antérieure
ule, se réfléchit ensuite d'arrière en avant, sur les côtés du péricarde, duquel elle s'adosse à la plèvre du côté opposé, et arrive ainsi au bord
, d'où nous l'avons supposée partir.

Ligament des poumons.

feuillets transversaux qui tapissent la racine du poumon, l'un en
tre en arrière, se continuent au-dessous de cette racine jusqu'au dia-
s'accolent l'un à l'autre et constituent un ligament triangulaire, qui
nt la base des poumons au diaphragme (*ligament des poumons*).

Médiastin antérieur.

médiastin antérieur la cloison antéro-postérieure formée par les
, depuis la racine des poumons jusqu'au sternum (1). Cette cloison
icale et médiane comme le médiastin postérieur, mais obliquement
aut en bas et de droite à gauche, disposition qui est en rapport avec
oblique du cœur, lequel empiète plus sur la cavité gauche que sur
ite du thorax. Il suit de là qu'à sa partie supérieure, le médiastin
pond à la face postérieure du sternum, tandis qu'inférieurement il
les cartilages costaux du côté gauche; d'où la possibilité d'arriver
iastin sans ouvrir la cavité de la plèvre, en plongeant l'instrument
bord gauche du sternum, au niveau de la cinquième côte.

Évasement en haut et en bas du médiastin antérieur.

tin antérieur, étroit à sa partie moyenne, est évasé en haut et en
ière d'un sablier. Le cône ou l'évasement supérieur, très-développé
, est rempli par le thymus, que remplace plus tard du tissu cellu-
ou l'évasement inférieur, plus considérable, contient le cœur et
, les nerfs diaphragmatiques et, au-devant du cœur, une grande
tissu cellulaire (2).

Communications du tissu cellulaire du médiastin antérieur.

llulaire qui est contenu en si grande abondance dans le médiastin
ommunique librement, en haut, avec celui de la partie antérieure
as, avec celui de la paroi abdominale, à travers l'espace triangulaire
ragme présente derrière le sternum. Cette double communication
ment le pus d'un abcès formé au cou ou dans l'épaisseur du mé-
venir se faire jour à la région épigastrique.

d'une manière générale, la plèvre présente à considérer deux sur-
terne, une interne.

Surface externe : De la plèvre costale ;

externe ou *adhérente* est unie plus ou moins solidement aux parties
. La *plèvre costale*, peu adhérente, peut être séparée des côtes et des
costaux avec la plus grande facilité. Quelquefois elle est soulevée
ces muscles par des flocons adipeux. Elle est supportée par une
qui, nonobstant sa ténuité, joue un rôle important dans les ma-

remarquer que la distinction entre le médiastin antérieur et le médiastin
possible qu'au niveau de la racine des poumons; il n'existe véritablement
édiastin.

homme, le médiastin forme une cloison complète, qui isole entièrement la
plèvre droite de la cavité de la plèvre gauche; d'où l'indépendance des deux
leurs maladies. Chez le cheval, la portion du médiastin située au-devant
n qui est très-considérable, est percée à jour, à la manière d'une den-
sorte que l'épanchement d'air ou de liquide qui a lieu dans l'une des
nécessairement dans l'autre. Cette portion du médiastin représente donc
nt, sous ce rapport, le grand épiploon percé à jour de certains sujets.

ladies de la poitrine ; car elle explique pourquoi il est si rare de vo... développés dans l'épaisseur des parois thoraciques s'ouvrir dans la... plèvre, et des épanchements de la plèvre s'ouvrir au dehors. Ce... fibreuse est rendue on ne peut plus sensible par l'eau acidulée. J'ai... fois des flocons de graisse déposés entre la plèvre proprement dit... fibreuse. Il faut bien distinguer ces cas, fort rares, de ceux, beauco... quents, où le tissu adipeux est placé entre la lamelle fibreuse et les... tercostaux.

De la plèvre diaphragmatique ;

La *plèvre diaphragmatique* est plus adhérente que la plèvre costal... marque quelquefois, principalement autour du péricarde, des app... seux très-développés, qui rappellent les appendices graisseux du...

De la plèvre médiastine ;

La *plèvre médiastine*, unie aux parties contenues dans l'épaisseur d... par un tissu cellulaire très-lâche, adhère moins lâchement aux ... carde, contre lequel les nerfs diaphragmatiques sont comme accolés...

De la plèvre pulmonaire.

La *plèvre pulmonaire*, dont l'existence n'est admise que théorique... représentée en réalité que par une simple couche d'épithélium, et ne... conséquent, être isolée par la dissection.

Surface interne.

La *surface interne* ou *libre* de la plèvre est lisse, humide de sérosité... à elle-même dans toute son étendue, disposition commune, d'ailleu... les membranes séreuses. Les adhérences qu'il est si commun d'y ren... tout à fait accidentelles.

Structure.

La *structure* de la plèvre pariétale est celle de la plupart des sére... dessous d'une couche simple d'*épithélium pavimenteux*, on trouve u... *celluleuse*, formée de tissu conjonctif et de nombreuses fibres élas... quelles constituent, vers la surface, un réseau à mailles étroites.

Vaisseaux.

Les *vaisseaux* de la plèvre sont bien évidents dans le feuillet visc... membrane, dont les *artères* sont fournies par les artères bronchiq... monaires et se ramifient dans le tissu cellulaire sous-pleural ; celles... pariétal, moins nombreuses, naissent des intercostales de la mamma... Les *veines* suivent le même trajet. Dybkowsky a décrit, dans le feu... de la plèvre, des *lymphatiques* formant des réseaux au niveau des es... costaux et derrière le muscle triangulaire du sternum et des ram... au niveau des côtes. Dans la plèvre médiastine il n'a trouvé cet ord... seaux qu'aux points où il y avait de la graisse. Luschka et Kœlli...

Nerfs.

suivre des filaments *nerveux* provenant du nerf phrénique et du pl... naire jusque dans la plèvre.

Quand on examine le poumon sous l'eau, on voit se détacher d... l'organe, mais particulièrement de son bord inférieur, des *prolonge*... qui atteignent quelquefois jusqu'à 1 millimètre de longueur et qui so... logues de ceux qu'on observe sur les membranes synoviales.

Usages.

Tégument du poumon, qu'elle isole des parois thoraciques et des... cères, la plèvre facilite le glissement de cet organe par la sérosité q... samment exhalée et absorbée à sa surface interne.

(1) Il est extrêmement fréquent de rencontrer sur la face libre des plèvre... lations transparentes, d'une excessive ténuité, visibles seulement dans un ... reconnaissables au toucher, lorsque le doigt est promené délicatement sur ... libre. Ces granulations sont bien distinctes des granulations miliaires et t... l'eau acidulée et l'eau alcoolisée les développent, par la corrugation qu'elles ... dans la membrane.

B. — Tissu propre des poumons.

Aspect spongieux ou vésiculeux.

...monaire se présente sous l'aspect d'une substance spongieuse ou vési... les cellules sont remplies d'air ; cette disposition ressort de l'obser... simple de la surface du poumon, examinée soit à l'œil nu, soit ...vec ou sans insufflation préalable. L'étude à la loupe des coupes ...poumon desséché ou durci démontre la texture celluleuse ou vésicu...nière la plus évidente, et cela dans toute l'étendue des poumons. ...ces coupes, apprécier les formes diverses de ces vésicules et leur ...cité.

Disposition des cellules les unes par rapport aux autres.

... sont les rapports des vésicules entre elles ? Communiquent-elles ...étendue du poumon ? Communiquent-elles dans un espace déter... sont-elles indépendantes les unes des autres ? Pour résoudre ces ...faut examiner le poumon d'un très-grand animal, celui du bœuf, ...dont la texture est la même que celle du poumon de l'homme, chez ...ut ensuite répéter les mêmes observations. On reconnaît alors que ...poumon est parcourue par des lignes qui se réunissent en angles ...circonscrivent des espaces polygonaux, à 4, 5 ou 6 côtés, d'environ ...e de diamètre ; et si le poumon a été insufflé, on trouve que la sur...aire est légèrement déprimée au niveau de ces lignes et bombée ...rvalles. Si, à l'aide d'un tube délié, on insuffle de l'air sous la ...core si l'on insuffle fortement le poumon par la trachée, de ma...rminer la rupture de quelques vésicules, ce qui produit un em... tissu cellulaire interlobulaire, on voit ces lignes losangiques ré... couches minces de tissu cellulaire très-délié, mais assez lâche, ...visent le poumon en un nombre considérable de groupes de vési... parvient à isoler complétement les unes des autres par la dissec... ce qu'enfin on arrive aux pédicules par lesquels les groupes de ...liés à la masse commune.

Lobules du poumon. Tissu cellulaire interlobulaire.

...s de vésicules sont les *lobules du poumon*. Le tissu cellulaire qui les ...*tissu cellulaire interlobulaire* ; il est d'une grande ténuité, toujours ...sse, mais souvent infiltré de sérosité et susceptible d'emphysème. ...cellulaire rampent des vaisseaux lymphatiques très-multipliés, sou... à l'œil nu, toujours faciles à injecter, et qui viennent de la profon...umons.

Indépendance des lobules pulmonaires.

...les pulmonaires ne communiquent nullement entre eux ; ils sont ...nt indépendants les uns des autres. L'insufflation le démontre ; la ...prouve de la manière la plus manifeste. L'étude des poumons du ...rait, d'ailleurs, laisser le moindre doute à cet égard. La plèvre et le ...re interlobulaire ayant, en effet, peu de cohérence chez le fœtus, ...ulmonaires se séparent sans dissection et représentent comme des ...sin appendus à leur pédicule et portés sur une tige commune, qui ...e par les divisions des bronches et des vaisseaux pulmonaires (1). ...bule est donc un petit poumon, qui peut fonctionner indépendam...ules qui l'environnent. Je me suis assuré par un grand nombre d'ex...

(1) ...ndépendance des lobules est encore prouvée par l'anatomie pathologique : ...jours on voit un lobule infiltré de sérosité, de pus, de matière tubercu...lieu de lobules parfaitement sains.

périences que les lobules sont inégalement perméables à l'air ; qu'a
flation modérée des poumons, faite autant que possible dans les limi
inspiration ordinaire, ne dilate peut-être pas le tiers des lobules pul
J'ai observé, et ce fait me paraît d'une haute portée, que les lobules les
méables sont ceux du sommet du poumon ; d'où il suivrait que ce
agiraient plus habituellement que ceux des autres régions du poum
peut-être la plus grande fréquence des tubercules dans le sommet du po
Il y a, dans le poumon, des lobules qui sont pour ainsi dire en réser
ne se dilatent que dans les grandes inspirations (2).

Inégale perméabilité des lobules.

Variétés de forme des lobules pulmonaires.

Les lobules pulmonaires ont une *forme* très-variable : tous les lobu
ficiels représentent une pyramide dont la base répond à la surface du
les lobules profonds, couchés le long des tuyaux bronchiques, sont fa
cettes et se moulent exactement les uns sur les autres, à la manière
de marqueterie ; mais ils sont tellement irréguliers dans leur forme q
aussi difficile qu'inutile d'en donner la description.

Vue générale sur la structure des poumons.

Ainsi, le poumon résulte du groupement d'une multitude innombra
bules couchés sur les tuyaux bronchiques, et des vaisseaux qui leur s
soutien et de charpente, et auxquels ils sont appendus par des pédicules
réunis par un peu de tissu cellulaire séreux interposé et par une e
commune, la plèvre, qui fait un tout unique d'un si grand nombre d

Le problème de la texture du poumon se trouve donc réduit à la d
tion de la *texture d'un lobule*. Or, chaque lobule reçoit un canal aérien
seau artériel et des ramifications nerveuses ; il émet une ou plusieur
ainsi que des vaisseaux lymphatiques.

a. — Ramifications bronchiques.

Mode de division des bronches

Dans le hile du poumon, les deux bronches fournissent, chacune, une
supérieure, pour le lobe supérieur, et une branche inférieure, plus co
pour le lobe inférieur, entre lesquelles on voit naître, à droite, une
plus petite, destinée au lobe moyen. Ces branches et leurs ramifica
minent entre les vaisseaux sanguins et les ganglions lymphatiques
tissu cellulaire qui unit tous ces organes. Quand on les isole des parties
nantes, et qu'en même temps on refoule la substance pulmonaire, s
appliquée à leur surface, on reconnaît qu'elles se bifurquent ou se t
plusieurs fois dans un très-court trajet, et que les rameaux qui rés
chacune de ces divisions, supérieurs, quant à leur capacité totale, à la
qui leur a donné naissance, lui sont inférieurs, pris isolément, et s'é
uns des autres à angle aigu. C'est seulement quand les ramifications br

Il (1) y a de l'exagération à dire que la pneumonie attaque presque toujours
poumons : la pneumonie n'a pas ce siége spécial ; elle envahit peut-être auss
sommet que la base.

(2) Dans les respirations ordinaires, il n'y a peut-être pas le tiers des poum
en action : le besoin d'exercice, les bâillements tiennent probablement à la n
faire agir la totalité des poumons. Ainsi, des milliers de tubercules peuvent
poumon sans qu'ils manifestent leur présence par de la gêne dans les respir
naires. Ce n'est que dans les grandes inspirations, dans l'exercice, dans les
voix, dans tous les mouvements où l'action de la totalité des poumons est réc
l'on s'aperçoit qu'il y a une lésion dans l'organe central de la respiration.

...es à un diamètre de 4 millimètres environ, qu'elles s'engagent vé-... dans l'épaisseur de la substance pulmonaire, ...peut plus les isoler dès lors sans de nombreuses ...le nombre des divisions bronchiques de ce ca-...reçoit chaque lobe, est variable suivant le volume ...ier; mais il est toujours peu considérable.

Fig. 178.

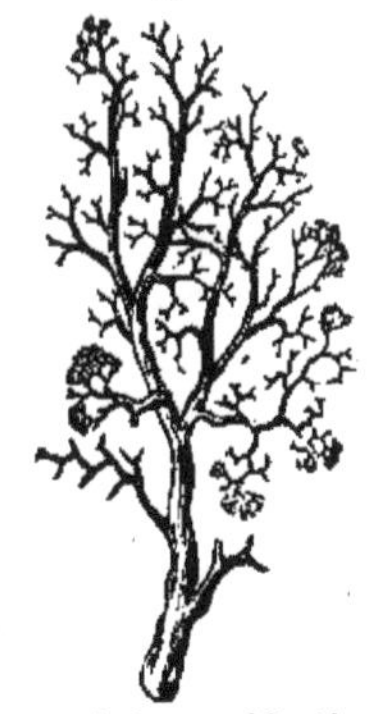

Mouledesramifications terminales d'un rameau bronchique(*).

...aisseur *de la substance pulmonaire*, les divisions ...es dont il vient d'être question, cheminent pres-...gne droite vers la superficie des lobes, sans se ...s leur trajet, mais en émettant successivement, ...ers points de leur périphérie, des rameaux laté-...se ramifient à leur tour. Réduites de volume à ...re ces rameaux s'en détachent, elles finissent par ...us que le calibre de ces derniers et, dès lors, se ...nt comme eux. Les ramifications ultimes des ...ifères présentent de nouveau le mode dichoto-...es branches de bifurcation s'écartent ordinaire-...ngle droit, et leur calibre diminue de plus en ...s'ouvrent, enfin, dans des espèces de poches ou de sacs, sur lesquels ...ns revenir.

Rameaux lobulaires.

...e lobule reçoit, en général, un ...eau (*rameau lobulaire*), de 1 mil-...environ de diamètre; quelques ...ès-volumineux reçoivent deux ou ...eaux. Dans l'intérieur du lobule, ... bronche se bifurque plusieurs ... à 7 fois); les divisions terminales ...s que $0^{mm},3$ à $0^{mm},4$ de diamètre ...nt où elles s'ouvrent dans les ...es lobules, par un orifice circulaire ...nt rétréci.

Fig. 179.

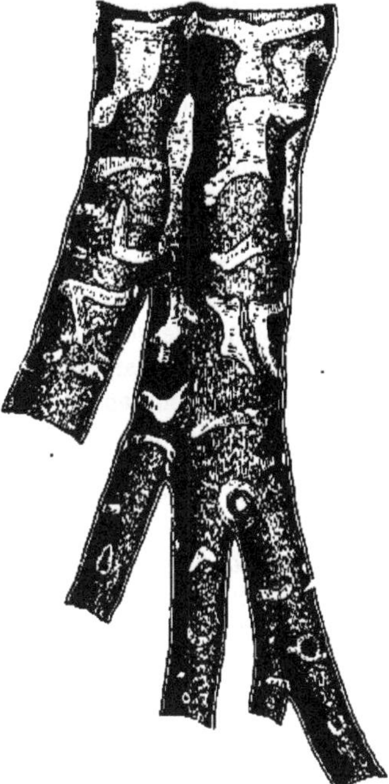

Rameau bronchique ouvert et étalé.

Caractères des ramifications bronchiques

...oute l'étendue de leur trajet, les ... et leurs ramifications restent ...ement indépendantes les unes des ...en aucun point, on ne rencontre ...unications, ni anastomoses.

...amifications bronchiques diffèrent ...s qui leur donnent naissance et de ...e par leur forme; elles se pré-... en effet, sous l'aspect de tubes ...ques, dont l'organisation est la ...dans tout leur pourtour. Leurs pa-...ez épaisses dans les grosses bran-...amincissent de plus en plus, à ... que le calibre diminue. Au ...é des lobules, elles sont d'une ...extrême, qui ne le cède guère à celle des parois des alvéoles.

(*) ...s une pièce corrodée.

Structure des ramifications bronchiques.

Structure des ramifications bronchiques. Ce qui différencie au prem conformation des ramifications bronchiques d'avec celle de la tra bronches, c'est la disposition des éléments cartilagineux de ces ram Les cerceaux cartilagineux y deviennent irréguliers, se fragmentent tissent sur toute la périphérie du canal aérien, de sorte qu'il n'exi portion membraneuse proprement dite et que les divisions bronch parfaitement cylindriques. Au lieu d'anneaux cartilagineux presque on n'y trouve plus que des lamelles anguleuses, de forme très-diver axe dirigé transversalement, obliquement ou longitudinalement, et souvent des prolongements ou appendices sur leurs bords. A mesure mine des tuyaux bronchiques plus étroits, les lamelles cartilagineu assez grandes et très-rapprochées, se rapetissent et s'écartent les un tres. Sur les rameaux bronchiques d'un millimètre de diamètre, on contre plus que sous la forme de segments étroits, curvilignes, allong rant les branches de bifurcation, ou sous celle de lamelles soutenant qui les séparent. Un peu plus loin, ce sont de petits tubercules même siége; enfin, le cartilage disparaît complétement. Dans les bron le diamètre ne dépasse pas 1 millimètre à $1^{mm},5$, F. T. Schultze Lehre von den Geweben, p. 465), a remarqué que les cellules superf lamelles cartilagineuses sont aplaties et disposées parallèlement aux tandis que les cellules profondes sont rangées en séries perpendicul précédentes.

Lamelles de cartilage.

Membrane fibreuse.

La *membrane fibreuse* présente les mêmes caractères que dans la trac bronches; forte encore dans les grosses divisions bronchiques, elle s'a même temps que diminue le calibre des canaux, et finit par se conf la membrane muqueuse. Elle présente des faisceaux longitudinaux, des couches minces de fibres circulaires, avec des réseaux de fibres fines, plus serrés entre les cartilages. Des lobules graisseux se rencon quemment dans les couches externes.

Fibres musculaires

Les *fibres musculaires*, qui, sur la trachée et les bronches, n'occupa portion membraneuse de ces conduits, étendue entre les extrémités de cartilagineux, se répartissent uniformément sur tout le pourtour des forment une couche annulaire, plus épaisse entre les cartilages qu'à veau. Souvent les fibres-cellules forment une simple couche travers fibres élastiques transversales. Elles se retrouvent encore, suivant Köll des rameaux de $0^{mm},2$ à $0^{mm},35$ de diamètre et paraissent s'étendre lobules pulmonaires.

Muqueuse bronchique.

La *muqueuse bronchique*, enfin, conserve d'abord les caractères qu'elle dans la trachée; mais les faisceaux élastiques qui, dans celle-ci, étaie à la portion membraneuse du conduit, se répartissent sur toute sa p En même temps la muqueuse bronchique s'amincit graduellement également dans tout son pourtour. Il résulte de cette épaisseur inég longitudinaux, qui font saillie dans la cavité des bronches. Les diverse qui composent la muqueuse deviennent moins distinctes, et leurs moins nets. Confondue avec la tunique fibreuse dans les dernières ram bronchiques, elle finit par se réduire, là où commencent les alvéoles p à une membrane amorphe, dans laquelle sont creusés, en quelque vaisseaux capillaires. Des noyaux arrondis ou ovalaires se voient dans le formées par les vaisseaux.

de la muqueuse bronchique reste cylindrique et vibralile jus- Épithélium.
age des lobules. Les cellules mesurent 0mm,08 en hauteur dans bronches; mais elles diminuent de longueur et deviennent aplanage des lobules pulmonaires. mps l'épithélium diminue d'épaispar se réduire à une simple couche dans l'intérieur des lobules, les bronchiques n'offrent plus qu'un pavimenteux, dépourvu de cils vi-

Fig. 180.

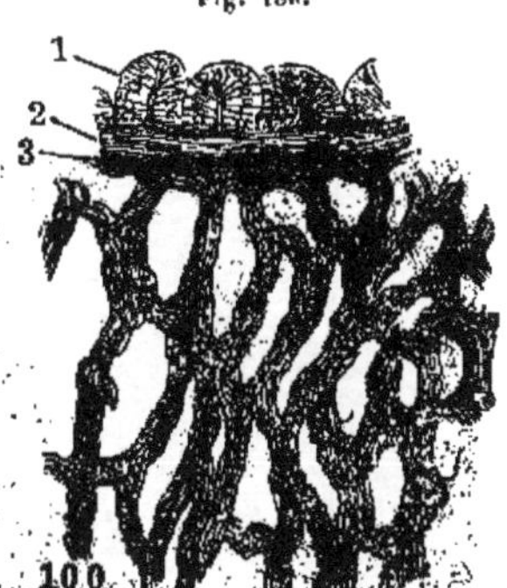

Tranche très-mince d'un poumon desséché à l'état de collapsus (*).

Glandules.
de la muqueuse bronchique se dans les ramifications des canaux les y trouve soit entre les cartisont globuleuses et plus consià leur face interne, où elles sont diminuent successivement de disparaissent dans les canaux de tres de diamètre.

b. — Lobules pulmonaires.

Lobules primitifs.
lobulaires (*sacs aériens*, *infundibula* de Rossignol, *lobules primitifs* auteurs) dans lesquelles s'ouvrent les dernières ramifications brondent, eu égard à leur configuration et à leur siége, aux lobules glandes en grappe. Mais tandis que, dans ces dernières, les acini certaine indépendance, ceux du poumon s'ouvrent tous dans commune, par l'intermédiaire de laquelle seulement ils communipetit ramuscule bronchique. Cette cavité se présente sous l'aspect conoïde ou fusiforme, dont les parois sont garnies dans toute de dépressions hémisphériques (*vésicules pulmonaires*, *alvéoles*), la cavité commune par un orifice arrondi.

primitifs ou *infundibula* sont appendus, au nombre de deux à dix des autres, aux extrémités des ramifications bronchiques; quelils s'ouvrent isolément sur la paroi latérale d'un ramuscule. Leur est celle d'un cône ou entonnoir, qui va s'élargissant depuis son munication avec la bronche jusqu'au voisinage du fond du culaxe longitudinal est deux ou trois fois plus long que leur diamètre Leur forme.
Dans les lobules situés immédiatement au-dessous de la plèvre, ce dirigé perpendiculairement à la surface du poumon ou des lobes base des lobules répond à la surface de l'organe, où elle est cirdes sillons très-superficiels, formant des espèces de mailles polyles limites du lobule. Dans l'intérieur des poumons, les infundiposés irrégulièrement et remplissent les espaces que laissent entre aériens et les vaisseaux sanguins. Par leur surface externe, ils ment aux infundibula qui appartiennent au même lobule; sur

des alvéoles s'insèrent immédiatement sur la face externe d'un rameau bronchique ment. — 1, épithélium. — 2, couche musculaire annulaire. — 3, membrane élastique bronchique, dont on n'a figuré qu'une petite portion.

leur face interne, on observe des cloisons, qui divisent la portion périph[illegible] leur cavité en *cavités alvéolaires*.

Alvéoles. Les *alvéoles*, qui garnissent toute la surface des infundibula, sont a[illegible] pour se toucher et s'aplatir mutuellement quand le poumon est dist[illegible]

Fig. 181.

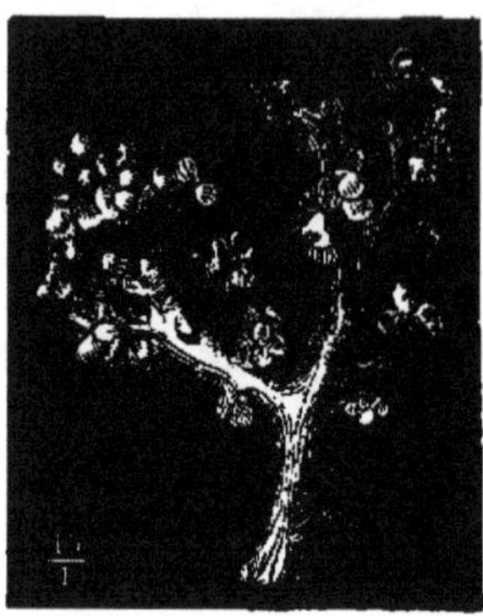

Moule des ramifications bronchiques terminales et des infundibula (*).

Fig. 182.

Section d'un poumon insufflé et de[illegible]

l'air ; d'hémisphériques, ils deviennent alors polyédriques, en même [illegible] leur capacité augmente notablement. Sur le poumon insufflé et de[illegible] parois des alvéoles présentent des contours parfaitement nets, et les [illegible] de séparation ont à peine $\frac{1}{10}$ de la largeur des alvéoles ; sur le poum[illegible] sur lui-même, au contraire, les parois sont épaisses et offrent des co[illegible] duleux (*fig.* 180).

Capacité variable des alvéoles. Il résulte des recherches de Rossignol que la capacité des alvéoles [illegible] l'âge. Voici les dimensions qu'il a observées :

Fœtus de 5 à 6 mois	0mm,03
Enfants nouveau-nés	0mm,05
— de 1 an à 1 an et demi	0mm,10
— de 3 à 4 ans	0mm,12
— de 5 à 6 ans	0mm,14
— de 10 à 15 ans	0mm,17
Adultes de 18 à 20 ans	0mm,20
— de 25 à 30 ans	0mm,22
— de 35 à 40 ans	0mm,25
— de 50 à 60 ans	0mm,30
Vieillard de 70 à 80 ans	0mm,34

En même temps que les alvéoles se dilatent, leurs cloisons s'amin[illegible] résorbent partiellement, si bien que, chez les personnes un peu a[illegible] âge, il est assez fréquent de voir communiquer entre eux, par des [illegible] plus ou moins larges, non-seulement les alvéoles d'un même infu[illegible] mais encore ceux de deux infundibula voisins. On rencontre mêm[illegible]

(*) Même préparation que fig. 178.

(**) La section a été pratiquée parallèlement à la surface pulmonaire et très-près d'elle. [illegible] les plus larges répondent aux infundibula, les plus fines aux alvéoles.

vieillards, des cavités anfractueuses, résultant de la fusion d'un ...mbre d'alvéoles, dont les cloisons ne sont plus représentées que par ...les irrégulières, qui traversent ces cavités en divers sens. Mais ces cas ...du domaine de la pathologie.

Alvéoles pariétaux ; Terminaux.

...mités terminales des bronches partagent, dans une étendue très-...onformation des infundibula, c'est-à-dire que leur surface est garnie ...qu'on a nommés *pariétaux*, par opposition aux alvéoles des infundi-...*terminaux*. Les alvéoles pariétaux sont surtout marqués chez l'enfant ; ...nt en partie chez l'adulte, et l'on n'en trouve plus aucune trace sur ...du vieillard.

Structure des lobules primitifs.

...*primitifs* des poumons ont des parois extrêmement minces, résul-...usion de la muqueuse bronchique et de la fibreuse qui la double ...ent. La couche musculaire ayant complétement disparu, on ne ...une *membrane amorphe*, hyaline, sur la face externe de laquelle s'étend ...de fibres élastiques, et qui renferme dans son épaisseur des *noyaux* ...un réseau de capillaires sanguins.

Fibres élastiques.

...es élastiques forment, par leurs anastomoses, un réseau à mailles ...rvant de canevas résistant à la couche amorphe qui soutient les ... accumulées en fais-...pourtour des orifices ...ls les alvéoles com-...t avec la cavité de l'in-...m, elles sont aussi plus ...dans les cloisons qui ...ntre eux les alvéoles.

Fig. 183.

150/1

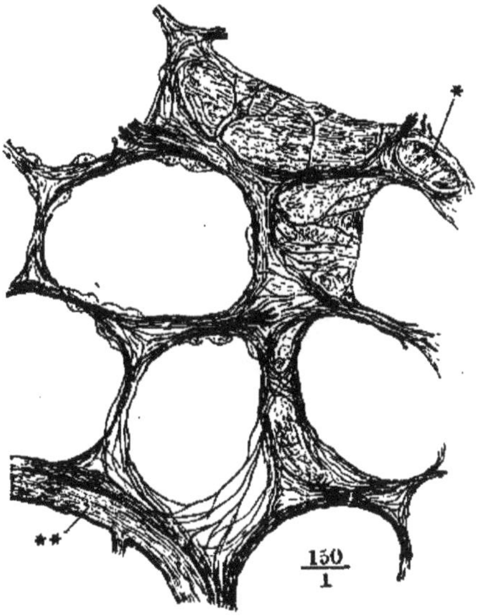

Fibres élastiques du poumon (*).

Épithélium.

...lium *pavimenteux* con-...e nitrate d'argent met ...nt en évidence, revêt ...urface interne des in-...et des alvéoles. Suivant ...cet épithélium est très-...hez le fœtus, où il est con-...une couche uniforme ...s aplaties, polygonales, ...t un *noyau* transparent, ...ntouré d'une substance ...s. Mais pour peu que ...respiré, on trouve, dis-...dans cette couche, quel-...les plus grandes et plus ...nt perdu leur contenu ... et chez l'adulte, les

Chez le fœtus.

Chez l'adulte.

...nuleuses existent en petit nombre, isolées ou en groupes de 2 à 4, ...ents principaux de l'épithélium sont de larges lames transparentes, ..., irrégulières, résultant probablement de la pression exercée sur ...grenues par les capillaires sanguins et de la distension des parois

(*) ...he très-mince d'un poumon insufflé et desséché a été ramollie dans l'eau, puis traitée par ...légère de potasse. — *, section transversale d'un des ramuscules vasculaires contenus dans ...s cloisons des alvéoles. — **, section longitudinale.

alvéolaires. Sur les cloisons interalvéolaires, les cellules grenues ne dans les mailles formées par les capillaires, jamais sur les capill

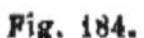

Fig. 184.

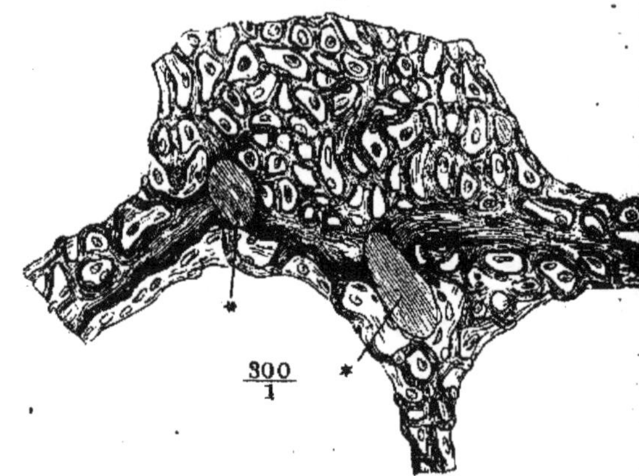

Portion de la paroi des alvéoles pulmonaires (*).

mes. Souvent elles sont entourées de granulations pigmentaires gues à celles des cloisons conjonctives interlobulaires et des gan chiques (Schultze).

Réseau capillaire.

Dans l'épaisseur des parois des vésicules pulmonaires existe un *capillaires* les plus serrés de ce réseau, qui, des vésicules portion des ramifications garnie d'alvéoles pariétaux, de vaisseaux qui ont, chez 0mm,006 à 0mm,008 de largeur conséquent, ne permettent globules sanguins rouges front ; ses mailles arrondies, en fente, sont généralement que les capillaires eux-mêm souvent que 0mm,001 de largeur. Suivant que le poumon est disten ou revenu sur lui-même, les capillaires sont plus ou moins larges, tortueux. Sur des pièces parfaitement injectées, ils font saillie dan alvéolaire, recouverts par une portion à peine appréciable de la amorphe qui les relie entre eux, ou même, le plus souvent, dire rapport avec cette cavité.

Fig. 185.

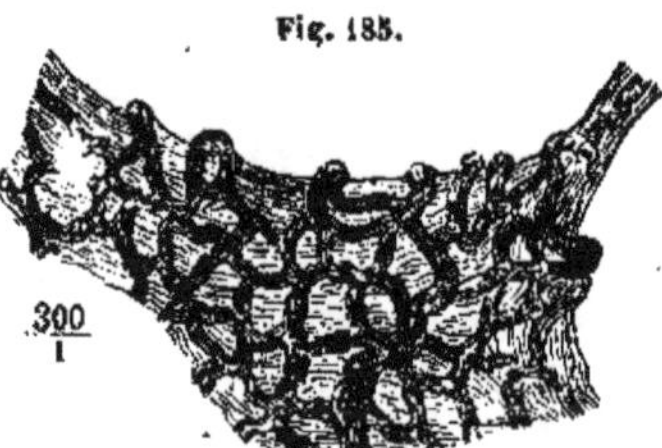

Tranche mince d'un poumon injecté (**).

c. — Vaisseaux-nerfs, tissu cellulaire du poumon.

Vaisseaux du poumon.

Indépendamment des bronches et de leurs divisions, qui peuvent sidérées comme formant la charpente du poumon, cet organe reçoit

(*) Les vaisseaux sont injectés en bleu, et les noyaux ont été rendus visibles par une carmin. D'après une préparation du professeur W. Muller. — *, *, section transversale des culaires qui cheminent dans les cloisons des alvéoles.

(**) On y voit les anses des vaisseaux capillaires qui proéminent dans la cavité alvéolair

...tère *pulmonaire* et l'*artère bronchique;* il émet deux ordres de ...ines *pulmonaires* et les *veines bronchiques*. Un très-grand nombre de ...phatiques naissent de sa profondeur et de sa surface; enfin des ...ants le pénètrent.

Artère pulmonaire.

... L'*artère pulmonaire*, *veine artérieuse* des anciens, qui égale en vo... ne surpasse l'aorte, beaucoup plus volumineuse encore chez le ...ette particularité remarquable qu'elle charrie du sang veineux, alors ...la structure des artères. L'artère pulmonaire se ramifie dans l'inté... ...mons, et ses divisions répondent exactement à celles des bronches, ...mpagnent dans tout leur trajet. Il est à remarquer, en outre, que ... divisions de l'artère pulmonaire est à peu près le même que celui ...tions bronchiques correspondantes. En cheminant ainsi côte à côte, ...ions pulmonaires et bronchiques restent complétement indépen... ...ce sens que les divisions de l'artère pulmonaire ne donnent aucun ... parois des bronches. Ce n'est qu'au voisinage des lobules, lorsque ...commencent à se garnir d'*alvéoles pariétaux*, qu'on voit se détacher ... de l'artère pulmonaire de véritables *ramifications terminales :* ce ...eaux de $0^{mm},02$ à $0^{mm},03$ de diamètre, qui pénètrent dans les cloi... ...ration des alvéoles, s'anastomosent entre eux et fournissent un ...laire qui se continue avec celui des alvéoles des infundibula. Chaque ...oumon reçoit ainsi de l'artère pulmonaire une branche, *artère lobu*... ...le volume est en rapport avec le nombre des lobules primitifs dont ..., et qui se subdivise dans son intérieur en un grand nombre de ... ceux-ci cheminent dans le tissu cellulaire qui unit les infundibula ... fournissent le réseau capillaire des alvéoles.

Artères bronchiques.

Leur origine.

Leur distribution.

... *bronchiques* ont une origine variable : celle du côté gauche vient ...t de l'aorte, celle du côté droit, de la première intercostale, quel... ...a sous-clavière ou de la mammaire interne.. Elles sont principale... ...ées aux bronches et à leurs divisions, dont elles suivent exactement ...on. Mais elles fournissent également des ramifications aux parois de ...des veines pulmonaires, ainsi qu'à leurs branches, à la plèvre pul... ...aux ganglions bronchiques.

Rameaux vasculaires.

...aux destinés à l'artère et aux veines pulmonaires sont extrêmement ...ment, à la surface de ces vaisseaux, un réseau capillaire à mailles ..., que l'on peut suivre, suivant Kœlliker, jusque sur des branches ...ue $0^{mm},6$ de diamètre.

Rameaux pleuraux.

...ux destinés à la plèvre naissent soit au niveau du hile, soit dans la ...du poumon; les premiers rampent dans le tissu cellulaire sous... ...la face interne des poumons; les seconds émergent de la profondeur, ...entre les lobules. Tous ces rameaux forment un réseau à larges ... le tissu sous-pleural.

Rameaux ganglionnaires.

...lions lymphatiques situés au niveau du hile reçoivent, des artères ..., des rameaux d'un volume assez considérable, en rapport avec celui ...s eux-mêmes.

Rameaux bronchiques.

...aux les plus volumineux et les plus nombreux des artères bron... ...t destinés aux bronches et à leurs divisions. En cheminant dans l'in... ...poumon avec les ramifications bronchiques, ils fournissent de nom... ...uscules aux parois de ces canaux, ainsi qu'au tissu cellulaire qui ...lobules. Dans l'épaisseur des parois bronchiques, ils alimentent un

Leur communication avec l'artère pulmonaire.

réseau capillaire à larges mailles appartenant à la tunique muscul[illegible] autre, plus serré, appartenant à la muqueuse. Ce dernier réseau, co[illegible] l'avons dit plus haut, communique avec celui que l'artère pulmon[illegible] aux alvéoles pariétaux.

Veines pulmonaires.

2° *Veines*. Les *veines pulmonaires* naissent du réseau capillaire des [illegible] de celui des petites bronches. Les radicules veineuses provenant d[illegible] pulmonaires cheminent d'abord dans les cloisons interalvéolaires, [illegible] sant entre elles, forment des ramuscules qui se dirigent vers le hile d[illegible] pour rejoindre un rameau bronchique et gagner avec lui la racine d[illegible] Néanmoins, les rapports des veines pulmonaires avec les tuyaux b[illegible] sont moins constants que ceux des artères pulmonaires. Les rame[illegible] qui naissent de la base des lobules superficiels, cheminent dans le [illegible] laire sous-pleural, en formant un réseau à larges mailles qui co[illegible] avec les vaisseaux profonds et d'où partent des branches dirigées ver[illegible] du poumon.

Rameaux veineux des lobules superficiels.

Rameaux bronchiques.

Les ramuscules veineux qui proviennent des fines divisions bronchi[illegible] un court trajet, se jettent dans les rameaux alvéolaires voisins. Toujo[illegible] des communications entre ces ramuscules et les veines bronchiques[illegible] qui explique la facilité avec laquelle les injections poussées dans les [illegible] monaires passent dans les veines bronchiques.

Les veinules pulmonaires se réunissent successivement et forment [illegible] fications de plus en plus volumineuses, qui aboutissent à quatre t[illegible] pour chaque poumon. On croit généralement que les quatre vei[illegible] naires réunies ont un calibre total moindre que le tronc commun [illegible] pulmonaires ; mais cela n'est rien moins que prouvé. Les veines pu[illegible] d'ailleurs, sont dépourvues de valvules et présentent toutes les app[illegible] texture des veines en général.

Veines bronchiques.

Les *veines bronchiques* répondent aux artères bronchiques ; mais l'[illegible] réseau capillaire dont elles tirent leurs racines, est moins considér[illegible] champ de distribution des artères, puisque, comme nous l'avons vu, [illegible] bronches versent leur sang dans les veines pulmonaires. Les veines br[illegible] naissent donc des parois des grosses bronches et des gros vaisseaux san[illegible] ganglions lymphatiques et du tissu cellulaire situés dans le hile d[illegible] ainsi que du tissu cellulaire sous-pleural et interlobulaire.

Les veines bronchiques forment deux troncs qui accompagnent, ch[illegible] tère bronchique correspondante, et se placent, comme elle, au nive[illegible] du poumon, à la partie postérieure des bronches. Ces troncs se rend[illegible] de droite, dans la veine azygos, celui de gauche, dans la petite azyg[illegible] commun des veines intercostales supérieures gauches.

Vaisseaux lymphatiques.

3° *Vaisseaux lymphatiques*. Les *lymphatiques* du poumon sont [illegible] nombreux ; on doit les distinguer en superficiels et en profonds. Le[illegible] cheminent dans le tissu cellulaire sous-pleural intermédiaire aux lob[illegible] ment un réseau assez serré, communiquant, d'une part, à travers ce[illegible] les vaisseaux profonds, et fournissant, d'autre part, de petites branch[illegible] cielles, qui rampent sous la plèvre pour gagner le hile des poumon[illegible] phatiques profonds naissent des tuniques des bronches et des vaisseau[illegible] accompagnent ces canaux et atteignent avec eux les racines des poum[illegible] se jettent dans les gros ganglions lymphatiques qui se rencontrent à [illegible] Les uns et les autres vont se rendre aux ganglions bronchiques et [illegible]

...bre et le volume attestent assez l'importance. La couleur noire de ...s ne commence à se manifester que de dix à vingt ans.

Nerfs.

Les *nerfs* du poumon viennent, les uns, du pneumo-gastrique, les ...ystème ganglionnaire. Ils constituent le plexus pulmonaire antérieur ...s pulmonaire postérieur, et pénètrent dans l'épaisseur du poumon par les divisions des bronches et de l'artère pulmonaire, qu'ils accom... ...s leur distribution. De petits ganglions microscopiques se rencon... ...s trajet de ces nerfs, qu'on a pu suivre jusque très-près des terminai... ...onches.

Tissu cellulaire.

...cellulaire, pigment. J'ai vainement cherché, au-dessous de la plèvre ..., une membrane celluleuse distincte, décrite par M. Stokes, et plus ... par M. Bazin, comme un dédoublement de la plèvre, enveloppant ...mon, comme dans un moule, faiblement adhérente à la plèvre par sa ...e, se continuant par sa face interne avec les cloisons celluleuses inter... ...pénétrant, d'ailleurs, dans l'épaisseur du poumon avec les vaisseaux ... de la racine de cet organe, se comportant, en un mot, comme la ... Glisson. Il ne m'a pas été donné de voir autre chose qu'une couche ... très-déliée, que l'air infiltre dans l'emphysème sous-pleural, mais ...possible de disséquer comme membrane. Le tissu cellulaire interlo... ..., d'ailleurs, facile à démontrer; il suffit pour cela de rendre le pou... ...ysémateux, ou de l'infiltrer de sérosité par une injection d'eau poussée ... dans l'artère pulmonaire.

Matière noire du poumon.

...ur noire, ardoisée, que nous avons dit se produire de dix à vingt ...es ganglions bronchiques, se manifeste aussi dans les poumons, sous ...e lignes circonscrivant les lobules, de taches noires, de plaques plus ...nombreuses, plus ou moins considérables, qui paraissent proportion... ...e des sujets. La plupart de ces taches ou plaques mélaniques s'accom... ...un épaississement léger de la portion de poumon qui les supporte, ...xaminant avec attention à l'aide d'une forte loupe, j'ai constamment ...u'elles résultaient de l'agglomération d'une foule de petits vaisseaux ...oins contournés, très-minces, qui paraissent remplis de matière noire, ...qu'il est plus que probable que ces taches noires répondent à des ...s vaisseaux oblitérés.

...ulations pigmentaires sont plus ou moins abondantes; quelquefois ...diffuses, elles sont souvent réunies en masses arrondies, anguleuses ..., dans lesquelles on rencontre parfois une tache blanche, paraissant ... à un noyau. Jamais ces amas, quelque réguliers qu'ils soient, ne sont ...d'une membrane de cellule; on les considère généralement comme ... du pigment de l'iris et des procès ciliaires.

...est une matière noire pulmonaire qui reconnaît une tout autre cause. ...l'hôpital de la Charité l'ouverture du corps d'un charbonnier dont les ...étaient imprégnés d'une quantité énorme de matière noire. La source ...matière noire, que l'on exprimait avec la plus grande facilité par la ...tait de la poussière de charbon, ainsi qu'il a été constaté par l'ana... ...ique. Ce cas rappelle l'idée de Laënnec et de Pearson sur l'étiologie ...re noire pulmonaire, qu'ils ont soupçonné provenir de la fumée des ...autres appareils d'éclairage; mais cette production de matière noire ...oumon me paraît un phénomène qui appartient à la fois à la patho... ...la physiologie. L'idée de Bichat, qui regardait les taches noires pul-

monaires comme de petits ganglions lymphatiques, est contraire à l'é[illegible]
des faits.

III. — DÉVELOPPEMENT DU POUMON.

Premier rudiment des poumons.

Le poumon, d'après Remak, est une production du canal intesti[illegible] montre de très-bonne heure, au-dessous du dernier arc branchial, so[illegible] d'un bourgeon creux, développé sur la paroi antérieure de ce canal[illegible] geon, composé d'une couche interne ou épithéliale et d'une couche[illegible] forme l'appareil pulmonaire tout entier; son ouverture de communic[illegible] la cavité digestive constituera la trachée-artère et le larynx.

Formation des poumons.

Une dépression, qui devient de plus en plus profonde, divise bien[illegible] geon médian en deux bourgeons latéraux, creux comme lui, et qui [illegible] l'un, le poumon droit, l'autre, le poumon gauche. Chacun de ces bou[illegible] subdivisant successivement par le même mécanisme, donne naissance[illegible] mifications creuses de plus en plus nombreuses, à une sorte d'arbre [illegible] les extrémités terminales sont renflées.

Lobes.

La division des poumons en grands *lobes* est déjà très-évidente à[illegible] deuxième mois. Situés d'abord au-dessous du cœur, qui remplit tout[illegible] thoracique, entre les corps de Wolff et le foie, les poumons remontent[illegible] cavité à mesure que celle-ci prend plus de développement; de sorte qu[illegible] sième mois, ils occupent leur position définitive sur les côtés et en [illegible] cœur.

Structure du poumon aux divers âges.

Relativement à la *structure* du poumon, il est à remarquer que, dans[illegible] ou cinq premiers mois de la gestation, les lobules pulmonaires sont p[illegible] distincts les uns des autres; on peut les séparer par une traction lég[illegible] peu de résistance de la plèvre et du tissu cellulaire qui les unit, co[illegible] ment à la cohésion du tissu pulmonaire lui-même. Les cerceaux ca[illegible] ont commencé à être visibles dès le troisième mois.

Volume.

Il est rigoureusement inverse de celui du thymus.

Le poumon offre un volume d'autant moins considérable qu'on l'e[illegible] une époque plus rapprochée de la conception. Il semble remplacé [illegible] thymus, seul organe qui se présente lorsqu'on ouvre la poitrine, e[illegible] lequel on est obligé d'aller chercher les poumons, relégués de chaqu[illegible] la colonne vertébrale. Le développement du poumon s'effectue en [illegible] verse de celui du thymus : le poumon augmente de volume dans la [illegible] portion que le thymus diminue; dans les deux derniers mois de la g[illegible] poumon est complétement développé et apte à respirer.

Poids du poumon.

Le poids du poumon présente, chez le fœtus et chez l'adulte, des [illegible] bien dignes de fixer l'attention. Pendant tout le temps de la vie int[illegible] le poumon a un poids spécifique de beaucoup supérieur à celui[illegible]

Poids spécifique.

aussitôt que l'enfant a respiré, le poids spécifique du poumon devient[illegible] coup inférieur à celui de l'eau : l'organe surnage.

Poids absolu.

Et cependant le poids absolu du poumon a notablement augmenté[illegible] indépendamment de l'air qu'il reçoit, le poumon admet une bien p[illegible] quantité de sang que pendant la vie intra-utérine. Avant la naissanc[illegible] port du poids absolu du poumon à celui de tout le corps est de 1 à 60[illegible] naissance, il est de 1 à 30. Il suit de là que des poumons qui, d'une p[illegible] gent, et qui, d'autre part, ont acquis un poids absolu bien supérieu[illegible] qu'ils présentaient chez le fœtus, attestent que l'enfant a respiré.

...issance, le poumon participe au développement du reste du corps. ...la puberté, il acquiert les proportions qu'il doit offrir par la suite. ...que, chez le vieillard, les poumons présentaient moins de volume ...que chez l'adulte, et que dans la vieillesse décrépite, ainsi que j'ai ...er à la Salpêtrière, les poumons éprouvaient une sorte d'atrophie ...evons aussi mentionner, comme phénomène sous la dépendance ...fication de la trachée.

Développement du poumon après la naissance.

...port de la *couleur*, le poumon, examiné aux divers âges de la vie, ...érences très-tranchées. D'un rose tendre chez le fœtus, dans les ...ps de la vie intra-utérine, il devient ensuite d'un rouge foncé, lie ...ur qu'il conserve jusqu'à l'époque de la naissance. Après la nais-...eur redevient rosée. Plus tard, de dix à vingt ans, des points noirs ...t çà et là, le long des lignes losangiques qui traversent sa surface; ...iendront des lignes, des plaques, qui donnent à la surface grisâtre ...n aspect tigré. Le développement de la matière noire est si bien ...qu'il est rare de n'en pas trouver de petites masses dans le som-...out autre point du poumon des vieillards. Il est digne de remarque ...r noire se manifeste en même temps à la surface du poumon et ...lions lymphatiques situés à la racine du poumon et le long des ...

Couleur.

La production de la matière noire est en rapport avec l'âge.

§ 4. — ANNEXES DE L'APPAREIL RESPIRATOIRE.

...respiratoire on rattache habituellement deux organes dont les fonc-...core entourées d'une obscurité profonde : le corps thyroïde et le ...deux sont rangés dans la classe des glandes vasculaires sanguines, ...seul caractère commun est l'absence de canal excréteur et qui ...anes disparates qui n'ont pu trouver place dans les autres classes.

1. — DU CORPS THYROÏDE.

...roïde est un organe glanduliforme, couché, à la manière d'un ...cavité supérieure, au-devant des premiers cerceaux de la trachée ...es latérales du larynx (1).

Situation.

...résente beaucoup de variétés, suivant les individus. Il est peu ...les différences individuelles de volume soient plus multipliées. ...ces de volume relatives au *sexe*, comme d'ailleurs toutes les diffé-...rattachent à l'appareil vocal, sont très-marquées; mais elles sont ...e de celles que nous avons observées jusqu'ici, c'est-à-dire que le ...est moins volumineux chez l'homme que chez la femme, où il ...arrondi qui concourt à diminuer la saillie, déjà moins prononcée ...cartilage thyroïde. Le *climat*, et plus particulièrement certaines ...x influent singulièrement sur ce volume, qui peut devenir mons-...cas de goître. Au reste, ces différences de volume portent tantôt ...sur la totalité du corps thyroïde, tantôt sur l'un ou sur l'autre ...uefois enfin sur la partie moyenne toute seule.

Volume du corps thyroïde. Différences sexuelles ;

De climat.

...vant à l'occasion du larynx, j'obéis à un usage généralement reçu : en ...nexions fonctionnelles directes entre le corps thyroïde et le larynx, il était ...acher à une connexion de contiguïté.

Poids. Le *poids* du corps thyroïde, qui est de 30 grammes environ, à l'ét
peut s'élever à 750 grammes, et même davantage, dans les cas de
Forme. La *forme* générale du corps thyroïde est semi-lunaire ; cet organe
Lobes. habituellement de deux *lobes latéraux ou cornes*, réunis entre eux par
rétrécie et aplatie d'avant en arrière, qu'on appelle *isthme*. Les variét
Isthme. portent principalement sur l'isthme, qui peut être plus ou moins ét
court, régulier ou irrég
quer complétement; en
même épaisseur et le
mètre vertical que les
mêmes. J'ai vu un cas
la portion la plus épai
thyroïde répondait à
moyenne de cette
lobes se terminent en
étroite supérieurement

La surface du corps th
lisse, bien limitée, que
visée en lobules par
superficiels.

Rapports : Pour l'étude de ses
peut lui considérer
l'une antérieure ou
l'autre postérieure ou
quatre bords, un bord
un bord inférieur et
raux.

Fig. 186.

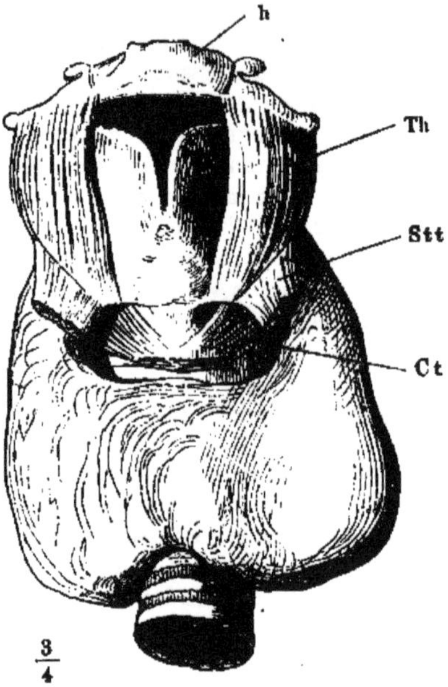

Larynx et corps thyroïde, vus par la face antérieure (*).

Face antérieure. La *face antérieure* ou
cielle est convexe et
par les muscles de la
hyoïdienne. Je dois
plus particulièrement
des muscles sterno-
qui recouvrent immédiatement la glande thyroïde, et dont la lar
mesurée sur celle des lobes latéraux de cette glande. J'ai vu, dans
de goître, ces muscles avec une largeur double ou triple de l'état

Face postérieure. La *face postérieure*, concave, forme une sorte d'anneau ouvert
canal autour des parties situées au-devant de la colonne vertébrale
moyenne de cette face, appartenant à l'isthme, répond au 2e, au 3e et
de la trachée, auxquels elle est faiblement unie par du tissu cellul
l'a vue descendre jusqu'au 6e anneau. Ses portions latérales embras
ties latérales de la trachée, du cartilage cricoïde, la partie inférieu

(*) *h*, os hyoïde. — *Th*, muscle thyro-hyoïdien. — *Stt*, muscle sterno-thyroïdien,
insertion supérieure. — *Ct*, muscle crico-thyroïdien.

(1) C'est sans doute à l'étroitesse ou à l'absence de l'isthme, ou plutôt à
et à l'indépendance complète des deux lobes du corps thyroïde chez un
d'animaux, qu'est due cette opinion des anciens, qu'on retrouve encore
savoir, qu'il y a deux glandes thyroïdes chez l'homme.

...thyroïde, la partie inférieure du pharynx et la partie supérieure ...ge. Ces rapports, extrêmement importants, expliquent comment ...res aplatissent la trachée latéralement, gênent la déglutition et ...amener une véritable asphyxie par strangulation.

Bord supérieur.

...périeur, concave, est échancré à sa partie moyenne, qui répond au ... du 1er anneau de la trachée, et longé par les artères thyroïdiennes ...Ses parties latérales, obliques en haut et en arrière, s'appliquent ...latérales du cartilage cricoïde et du cartilage thyroïde, ainsi que ...crico-thyroïdien.

Prolongement ascendant.

...bord que part un prolongement, parfaitement représenté par Bi...gné par Lalouette sous le nom de *pyramide*. Ce prolongement, qui ...s constant, se porte verticalement en haut, le plus souvent à gauche ...médiane, plus rarement à droite ou sur la ligne médiane, et pré...mbreuses variétés :

Ses variétés.

...pport de son ori...tantôt de l'isthme, ...n ou de l'autre ...côtés de l'isthme; ...pport de sa termi...nit quelquefois au ...échancrure du car...de, d'autres fois au ...la membrane hyo..., d'autres fois en...u du corps même ...toujours il adhère ...oit à la mem...thyroïdienne, soit ...s le rapport de la ... quelquefois c'est ...reux, d'autres fois ...ongeâtre, linéaire, ...s apparences d'un ...culaire, et qui a ...le nom de *muscle thyroïde* (1); sou...e succession de ...disposées linéai...res fois, au milieu ...ité de ce cordon, se voit un renflement glanduliforme qui a tout à ...n tissu de la glande thyroïde; enfin il peut être double, bifurqué ...complétement; mais il n'en existe pas moins, dans ce dernier cas, ...nduliforme à une certaine hauteur. Ce prolongement, dans lequel

Fig. 187.

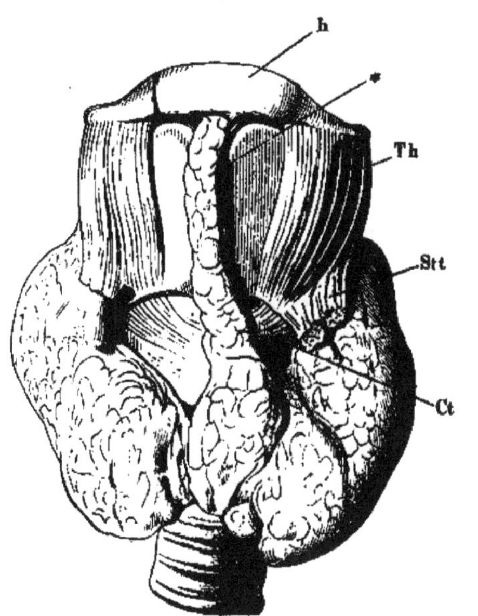

Larynx et corps thyroïde vus par la face antérieure (*).

Il ne contient pas de conduit excréteur.

(*) ...comme dans la figure précédente; *, pyramide de Lalouette ou lobe moyen du corps ...

(1) ...l'os hyoïde ou du cartilage thyroïde et se perd dans l'enveloppe cellu...roïde, en recouvrant la pyramide. Il existe rarement en l'absence de cette

j'ai été tenté, après tant d'autres, de chercher un conduit excré demment plein.

Bord inférieur.

Le *bord inférieur*, court, épais, plus ou moins profondément partie moyenne, est situé plus ou moins bas suivant le degré de de l'isthme ; la distance qui le sépare de la fourchette sternale quemment, entre 1 et 3 centimètres. Ce bord est longé par l'artère inférieure.

En arrière.

Les *bords latéraux* ou postérieurs sont épais et répondent à la brale, dont ils sont séparés, en dehors, par l'artère carotide primi jugulaire interne, le nerf pneumo-gastrique et le grand sympath vant le volume de la glande thyroïde, toutes ces parties sont tant par la glande, et tantôt en rapport seulement avec son côté extern

Rapports des extrémités.

Son *extrémité inférieure*, épaisse, arrondie, descend plus ou moi les sujets, et répond du cinquième au septième cerceau de la trac située entre la trachée et l'artère carotide primitive. C'est par cet inférieure qu'arrive au corps thyroïde l'artère thyroïdienne inféri

Consistance.

Le corps thyroïde présente tous les caractères des glandes.

Point de conduit excréteur.

Le tissu propre du corps thyroïde a une *couleur* variable, tant foncé, tantôt jaunâtre ; sa *consistance* est assez ferme et donne sation de granulations. Cet organe présente tous les caractères glandes, et comme dans celles-ci, son tissu se sépare par la grains glanduleux ; mais il y a entre ces grains glanduleux et ceu ordinaires cette différence que, dans le corps thyroïde, nous che ment des conduits excréteurs. Si, les yeux fixés sur la trachée, l'œsophage ouverts, on presse le corps thyroïde, rien ne transsude rieur de ces canaux divers. Vainement a-t-on prétendu conduire le teur du corps thyroïde jusqu'au *foramen cæcum* de la langue, ou ventricules du larynx, ou bien encore dans la trachée, au niveau cerceau. A l'exemple de Santorini, on a été forcé d'abandonner découvertes, annoncées trop légèrement.

Adhérence fibreuse intime du corps thyroïde au premier anneau de la trachée.

Je signalerai une adhérence intime de la partie latérale du avec le premier anneau de la trachée, adhérence fibreuse, qu très-bien en détachant le corps thyroïde d'avant en arrière (1).

Structure.

Structure. — Le corps thyroïde est entouré d'une *membrane* mince, mais résistante, qui se continue insensiblement, en dehor cellulaire ambiant et qui, par sa face profonde, envoie dans l' l'organe des prolongements celluleux, servant d'enveloppe aux subdivisions. Chacun des lobes du corps thyroïde, en effet, se co certain nombre de lobes secondaires, séparés par des cloisons cellu l'on peut diviser en lobules de plus en plus petits et enfin en *gra dulaires.*

Enveloppe fibro-celluleuse.

L'enveloppe du corps thyroïde, de même que les prolongements dans l'épaisseur de l'organe, est formée de faisceaux de tissu con croisés dans toutes les directions et mêlés de fibres élastiques grande abondance.

Les *granulations* du corps thyroïde sont arrondies ou oblongues polyédriques ; leur diamètre varie entre un demi-millimètre et un

(1) Il résulte de ces adhérences que les tumeurs développées dans le suivent les mouvements du larynx dans la déglutition.

...posent de *vésicules closes* de toutes parts, sphériques ou ovoïdes, ...,4 à 0mm,1 de diamètre. Ces vésicules, séparées les unes des ... trabécules de tissu conjonctif, contiennent, à l'état normal et ...iers âges de la vie, un liquide transparent, un peu visqueux, albu... lequel nagent des granulations plus ou moins abondantes. Elles ...une *membrane* très-fine, ..., complétement amor... intérieurement d'une ...*llules* polygonales, apla...rentes, finement granu...ant en moyenne 0mm,01 ... et renfermant un ...di, de 0mm,005 à 0mm,006 ..., avec un ou plusieurs ...tour du noyau se trouve ...ce hyaline qui est coa... l'acide acétique et par ... Mais on rencontre rare...pithélium dans un état ...arfaite, si ce n'est chez ... et immédiatement après ... plus souvent, chez l'a... trouve dans l'intérieur ...que des cellules plus ou ...ées, des noyaux libres ou ...mples granulations, na... le liquide des vésicules. ... ce liquide est remplacé ...*stance colloïde*, substance ... mucine, dont l'accumulation détermine la distension des vésicules ... une des formes du goître *(goître gélatineux*, Virchow). Vésicules glandulaires.

Fig. 188.

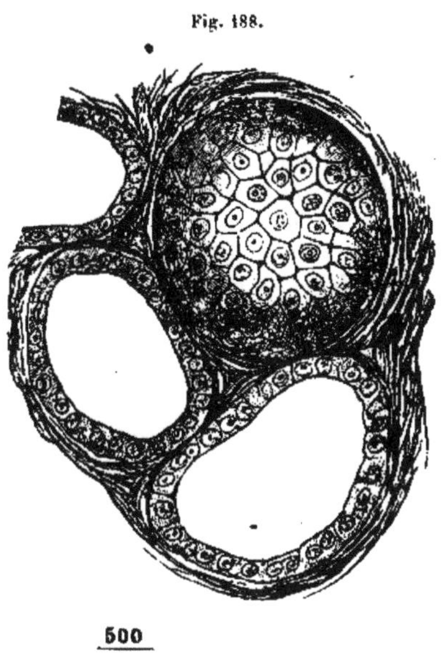

$\frac{500}{1}$

Vésicules glandulaires du corps thyroïde (*).

...qui se distribuent au corps thyroïde, attestent par leur calibre et ... qu'il s'opère dans cet organe autre chose qu'un travail nutritif. Ces ... au nombre de quatre, et quelquefois de cinq : les deux supérieures ... la carotide externe, les deux inférieures de la sous-clavière ; la ...ou thyroïdienne de Neubauer, quand elle existe, prend son origine ... l'aorte. Artères.

...hes de ces artères, après avoir serpenté, en se ramifiant, à la surface ...yroïde, pénètrent entre les lobes et les lobules, et se divisent en ra... plus en plus ténus, dont les plus fins s'engagent dans l'épaisseur ...et forment à la surface des vésicules un réseau capillaire serré, à ...gonales.

...icules est vue de face, les deux autres sur une coupe.

...A. Boéchat, Th. de Paris, 1872 (*Recherches sur la structure normale du corps* ... cavités du corps thyroïde ne constituent pas des vésicules closes, mais ... au contraire, largement les unes avec les autres, et la membrane épithé... elle seule, la paroi de ces cavités, contenues dans les aréoles de la char...tive. Mais il n'est point parvenu à les injecter.

Veines. Les *veines*, plus volumineuses encore que les artères, naissent du [illegible] pillaire des vésicules, s'unissent entre elles pour former des ram[illegible] plus en plus considérables, qui, dans l'épaisseur de la glande, n'acc[illegible] pas toujours les artères. Arrivées à la surface du corps thyroïde, el[illegible] 4 à 6 branches, qui se partagent entre les veines thyroïdiennes s[illegible] moyennes et inférieures (v. Angéiologie). Ces veines forment, par le[illegible] moses au-devant de la trachée, un plexus si considérable qu'il a p[illegible] dans certains cas, à ce qu'on terminât l'opération de la trachéotom[illegible] dépourves de valvules.

Lymphatiques. Les *lymphatiques* du corps thyroïde forment, à la surface de la [illegible] troncs volumineux, qui naissent d'un réseau à larges mailles qui en[illegible] lobules secondaires. Du même réseau partent des canalicules rami[illegible] tourent les lobules primitifs, et qui envoient des vaisseaux très-fin[illegible] vésicules glandulaires, où Frey les a vus se terminer en cul-de-sac.

M. Boéchat (*l. c.*, p. 38) a constaté que ces réseaux forment, dan[illegible] du corps thyroïde, un vaste système de cavités ou de sinus irréguli[illegible] niquant largement les uns avec les autres et dont les parois présent[illegible] tous les canaux lymphatiques, un endothélium composé de cellules [illegible] 0mm,04 à 0mm,05 dans le sens de leur plus grand diamètre et 0mm,0[illegible] dans celui de leur plus petit diamètre. C'est dans les mailles de ce[illegible] verneux que se trouvent les cellules thyroïdiennes, dont les parois [illegible] sur un grand nombre de points, à celles des lymphatiques.

Suivant M. Sappey, les troncs superficiels se rendent, les supérieu[illegible] ganglions situés au-devant du larynx, les inférieurs, dans les gang[illegible] au-dessus de la fourchette sternale. Souvent un ou deux ganglions [illegible] accolés à la partie inférieure du bord externe des lobes latéraux.

Nerfs. Les *nerfs* qui pénètrent dans le corps thyroïde proviennent du p[illegible] trique et des ganglions cervicaux du grand sympathique, et sont [illegible] les artères ; leur mode de terminaison est encore inconnu.

Développement. *Développement.* Le corps thyroïde, suivant Remak, est une excrois[illegible] paroi antérieure du pharynx, excroissance qui s'en sépare par la for[illegible] étranglement à sa base et qui se divise ensuite en deux moitiés latérales [illegible] se réunissent plus tard à l'aide d'une portion moyenne. Pendant la [illegible] utérine et pendant l'enfance, son volume est proportionnellement [illegible] dérable que dans les âges suivants. Toutefois, les changements q[illegible] corps thyroïde après la naissance, ne peuvent pas être mis [illegible] avec ceux qu'éprouve le thymus, et nous ne pouvons pas dire, c[illegible] le thymus, que l'existence de cet organe se rapporte plus spécial[illegible] vie fœtale.

Les *fonctions* du corps thyroïde nous sont encore totalement inco[illegible]

II. — DU THYMUS.

Préparation. Sur un enfant nouveau-né ou sur un fœtus de 7 à 9 mois, [illegible] num ; écarter les deux lames du médiastin antérieur ; prolonger la dissection [illegible] région cervicale, disséquer avec soin les muscles de la région sous-hyoïdienne [illegible] quels le thymus se prolonge.

Situation. Le *thymus* est un organe d'apparence glanduleuse, situé dans l'é[illegible] médiastin antérieur, derrière le sternum, au-devant des gros vai[illegible] jusqu'à la région cervicale, à travers l'orifice supérieur du thorax. présente ce caractère remarquable qu'il est un organe transitoire, essentiellement à la vie fœtale.

extérieur est assez exactement celui des glandes salivaires, et plus ment des glandes sous-maxillaires et sublinguales ; mais sa *couleur* plus rosée, quelquefois même elle est d'un rouge lie de vin foncé. plus molle, tient à l'absence de tissu fibreux. Son *volume* et son riables suivant les âges, ne varient pas moins suivant les individus ; iedleben (1) le poids moyen du thymus est : — *Caractères extérieurs.*

Chez le fœtus à terme, de....................	11gr,5
Depuis la naissance jusqu'au 9e mois, de	16gr,5
Du 9e mois à la 2e année, de.................	21gr,8
De la 3e à la 14e année, de..................	21gr,6

est celle d'un triangle irrégulier, dont la base regarde en bas, et mmet fait saillie au-dessus de la fourchette sternale ; elle varie, suivant les sujets. Le thymus est aplati d'avant en arrière, convexe un peu concave en arrière, bilobé en bas et surtout en haut, où il deux espèces de prolongements ou cornes, qui parfois s'élèvent jus- thyroïde. Quelquefois, entre les deux moitiés latérales du thymus, un lobe moyen, de forme conique, ou bien on rencontre des lobes corps de la glande et à une distance plus ou moins considérable. per (2), qui a fait sur l'anatomie comparée du thymus un travail des sants, dit n'avoir pas rencontré deux thymus semblables quant à la est tantôt ronde, tantôt allongée, et, dans ce dernier cas, le thymus fois si peu épais que la disposition tortueuse de ses lobes peut être aucune dissection préalable. — *Variétés de forme.*

Bien que la portion cervicale du thymus humain soit peu considé- duite à une sorte d'appendice (3), j'étudierai successivement les cette glande dans sa portion thoracique et dans sa portion cer- — *Rapports.*

sa *portion thoracique*, le thymus occupe la partie supérieure du mé- érieur. A l'époque de son maximum de développement, il s'étend la hauteur du médiastin et atteint le diaphragme (4). Il répond, *en* partie supérieure du sternum, auquel il est lâchement uni par du laire, aux articulations sterno-claviculaires, dont il est séparé par les inférieures des muscles sterno- ou cléido-hyoïdiens et sterno-thyroï- *arrière*, il répond au péricarde, auquel il adhère par des prolonge- eux émanés de cette membrane, à la crosse de l'aorte et aux trois iels qui en partent, aux veines thyroïdiennes inférieures et au tronc achio-céphalique gauche ; sur les *côtés*, le thymus répond aux plè- — *Rapports de la portion thoracique du thymus.*

(1) ...*logie der Thymusdrüse*, Frankf., 1858.

(2) ...*de la glande thymus* (traduction de MM. Pigné et Tobin, *Journal hebdo-* ..., p. 134 et 183).

(3) ...fœtus de la vache, la portion cervicale du thymus est très-volumineuse et ...tion thoracique par une espèce d'isthme.

(4) ...ons ici que le médiastin antérieur présente la forme d'un sablier dont la ...ure serait moins évasée que la moitié inférieure. C'est la moitié supérieure ...inée au thymus, tandis que la moitié inférieure est destinée au cœur.

vres médiastines, qui le séparent du poumon ; les nerfs diaphragmati... gent les bords du thymus, qui répond, en outre, à droite, à la veine... périeure.

Rapports de la portion cervicale.

2° Dans sa *portion cervicale*, que j'ai vue se prolonger jusque sur le... larynx, le thymus répond, *en avant*, aux muscles de la région sous-hy...

Fig. 189.

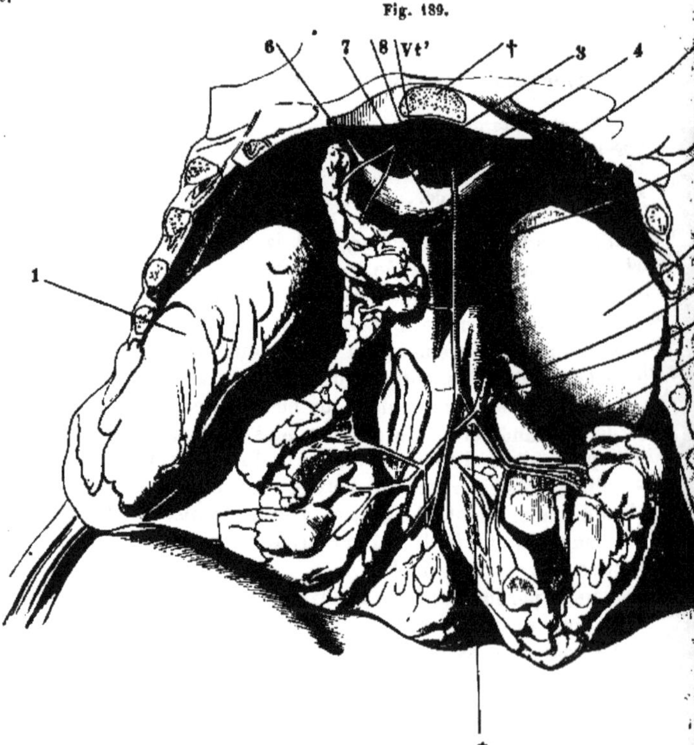

Thorax du nouveau-né, ouvert par devant, avec le thymus déplissé (*).

dont il est séparé par le feuillet profond de l'aponévrose cervicale; ... *rière*, à la trachée, aux veines jugulaires internes et aux artères caro... mitives.

Structure. Deux lobes. Lobules.

Structure. Le thymus est composé de *deux lobes* inégaux, l'un dro... gauche, juxtaposés, toujours séparables, lors même qu'ils paraissent in... unis. Ces lobes se divisent en lobules, et les lobules en granulations; ... brane forme une *enveloppe* générale au thymus, qu'elle unit aux pa... ronnantes, et envoie entre ses lobules et ses granulations des cloisons... quelles cheminent les vaisseaux sanguins.

Si l'on dissèque avec soin les lobules et les granulations qui cons...

(*) †, section transversale de la 1re pièce du sternum.—1, 1, poumons écartés. — 2, cœur... a été enlevé). — 2', oreillette gauche. — 3, 4, 5, tronc artériel brachio-céphalique, artè... sous-clavière gauches. — 6, 7, veines brachio-céphaliques droite et gauche. — 8, veine thyro... rieure. — At, artère thymique. — Vt, Vt', veines thymiques. — *, thymus accessoire.

trouve que les lobules de chaque lobe sont inégaux en volume et tour d'une cavité ou d'une sorte de pédicule creux qui occupe la trale du lobe; que chaque lobe développé et comme étalé par la représente, nier cas, un parsemé de mieux un perles. La lobules du ne communi- avec celle du che.

Fig. 190.

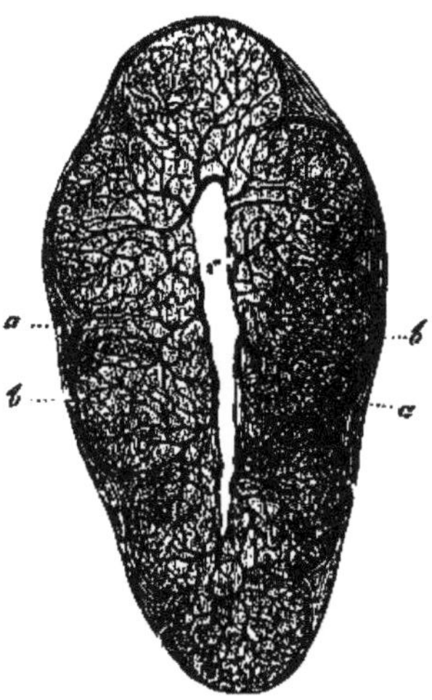

Section faite sur le sommet d'un lobule injecté d'un thymus d'enfant (*).

Fig. 191.

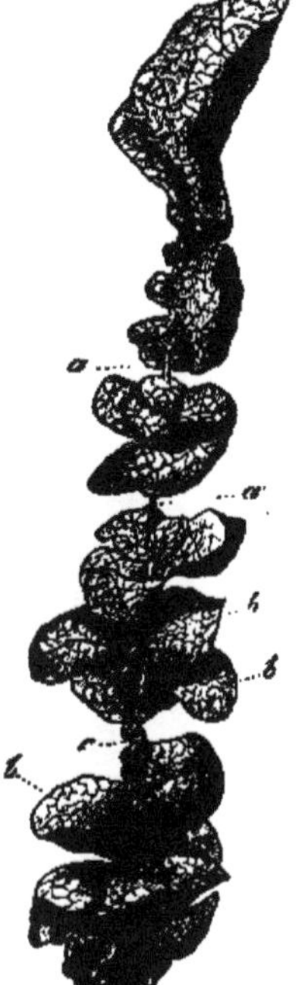

Fragment d'un thymus de veau dont les lobules ont été séparés par la dissection (**).

Cavités thymiques.

entame la trouve or- t au centre lobule une té, qui restera l'on a fait ment durcir la r son immer- l'alcool, et de s'échappera blanc et vis- examinant tion la paroi tés durcies, on voit qu'elles communiquent par vec la grande cavité centrale creusée dans tié du thymus et que sir Astley Cooper nomme du thymus, ou avec le pédicule creux qui relie entre eux. Il y aurait donc un réservoir pour it, un réservoir pour le lobe gauche, et chaque serait en communication avec tous les lobules tié correspondante du thymus. Ce système de de réservoirs est considéré aujourd'hui par la jorité des anatomistes comme le résultat d'une n commençante ou des moyens mis en usage pour les mettre en Jendrassik (1) a démontré que les granulations du thymus sont pleines cavité ne s'y produit que par suite du ramollissement cadavérique tion centrale.

Réservoir thymique.

Enveloppe.

e du thymus se compose de tissu conjonctif ordinaire, dont les fais- x croisés dans tous les sens, sont mélangés de nombreuses fibrilles anastomosées en réseau. On y rencontre aussi, çà et là, des cellules anastomosées, des cellules analogues aux globules blancs du sang,

ppe du lobule. — b, membrane des granulations glandulaires. — c, cavité du lobule, à lle les vaisseaux d'un certain calibre se ramifient dans les granulations, pour se terminer les anses à la surface de ces dernières. (D'après Kœlliker.

l principal. — b, lobules glandulaires. — c, granulations glandulaires isolées, reposant sur pal. Grandeur naturelle. (D'après Kœlliker.)

ngsb. der k. Akad. der Wiss. Wien, 1856.

ainsi que de grosses cellules granulées. Suivant E. Klein (*in* Stricker, surface externe de la capsule du thymus est recouverte d'une couche *polyédriques*, à noyau vésiculaire, formant un épithélium pavimen gue à celui du péritoine. Dans l'épaisseur de la membrane, d'après anatomiste, s'observent des *espaces lymphatiques*, limités par une grosses cellules fusiformes.

Granulations thymiques. Les plus petits lobules dans lesquels se décompose le thymus, sont *granulations* glandulaires ou acini. Mais ces granulations ne sont dis la surface externe des lobules, lo enlevé le tissu conjonctif, mêlé élastiques, qui leur sert d'envel l'épaisseur des lobules, elles so ment adhérentes et confondues e

Fig. 192.

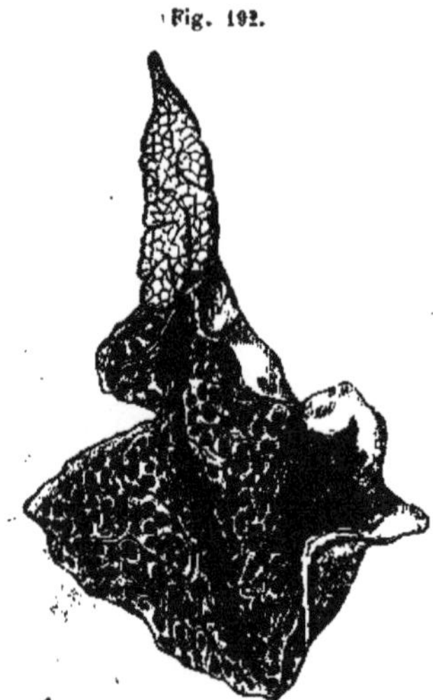

Moitié du thymus de l'homme (*).

Extérieurement, on trouve une fibroïde ou presque homogène ment mince, qui se continue sur granulations du même lobule, quelle on a voulu voir l'analo membrane des follicules clos de A la surface interne, on a décrit membrane, très-mince, formée de jonctif et renfermant des vaisseau Entre ces deux membranes e substance molle, de couleur g constitue la masse principale du lobule, et qui se compose ex de cellules à noyaux et de no avec une petite quantité de liq posé. Les *cellules* sont générale et mesurent en moyenne 0^{mm},007 ; mais on en rencontre aussi que qui sont plus volumineuses et qui peuvent atteindre jusqu'à 0^{mm},0 nières renferment souvent plusieurs noyaux. Le liquide qui les sép ou moins abondant, suivant les sujets. Sur les thymus qui ne sont p ment frais, les cellules sont toujours en petit nombre, mais ne font faut, elles renferment un *noyau* et une substance pâle ou des granul seuses. Les *noyaux libres*, beaucoup plus abondants que les cellules, mensions de moitié moindres qu'elles ; ils sont arrondis et conti nucléole et une substance transparente qui se trouble sous l'influe soude et de l'acide acétique. La plupart semblent provenir de cellules

Ces éléments ne sont pas déposés simplement entre les deux mem constituent les limites de la paroi du lobule ; ils sont disposés dans formées par les vaisseaux sanguins qui se ramifient et s'anastomose paisseur de cette paroi, mailles dans lesquelles s'entre-croisent ég trabécules très-fines de substance conjonctive.

Substance glandulaire. La *substance glandulaire* des granulations n'est autre chose, d'après du tissu conglobé (cytogène, Kœlliker), c'est-à-dire un tissu compo

(*) Dans sa position inférieure élargie se voient une vaste cavité et de nombreux orifi sent dans l'intérieur des lobules. (D'après Kœlliker.)

...cupant les mailles d'un réseau délicat de cellules conjonctives et ...des réseaux sanguins. Les granulations du thymus, qui répondent ...des glandes de Peyer, sont généralement plus volumineuses que ... Il résulte de cette particularité que le réseau conjonctif est plus ...périphérie qu'au centre des granulations, où les liquides sont plus ... d'où l'apparence, sur une coupe, d'une vésicule à paroi épaisse, ...liquide lactescent, tenant de nombreuses cellules en suspension.

...*thymiques* viennent surtout de la mammaire interne et de la thy-...férieure. Les diaphragmatiques inférieures fournissent également ...térioles au thymus. Tous ces vaisseaux se ramifient dans les cloisons ...les lobules, puis pénètrent dans les granulations, où ils se con-...le réseau qui les traverse. Vaisseaux. Artères.

...*thymiques* sont multiples et cheminent isolément; les principales ...dre dans le tronc veineux brachio-céphalique gauche; quelques ...iques se jettent dans la veine mammaire interne et dans la thyroï-...rieure. Veines.

...*lymphatiques* du thymus, très-nombreux, nous sont connus sur-... travaux de His. Les troncs de ces vaisseaux, d'après cet anatomiste, ...nt les gros vaisseaux sanguins qui longent le canal central, chez les ... il existe; ces troncs, au nombre de deux ou trois, reçoivent de ...le une ou deux radicules, qui naissent de *vastes espaces lymphatiques* ...la tissu conjonctif interlobulaire et dans lesquels s'ouvrent des vais-...viron 0mm,02 de diamètre, provenant du milieu des plus petits lo-...admet que ces derniers communiquent directement avec la cavité des ...nt le contenu, par conséquent, serait versé immédiatement dans les ...mphatiques. Lymphatiques.

...du thymus, qui accompagnent les artères de cet organe, n'ont pas ...ment étudiés. Nerfs.

Les fonctions du thymus sont, sans aucun doute, relatives au liquide ... et qui séjourne dans son intérieur; l'absence de conduits excréteurs ...à admettre que ce liquide est absorbé ou, ce qui est plus probable, ...travaux de His, passe dans les vaisseaux lymphatiques. Fonctions.

...chimique du suc thymique du veau faite par Morin (1) et par Dow-...ette aucune lumière sur la question des usages de cette glande. Cette ... que le thymus appartient à la vie fœtale, et par conséquent à ...où la respiration n'est pas encore établie, a induit à admettre qu'il ... quelque sorte des fonctions supplémentaires de celles du poumon.

...*ment*. Voici en quels termes Haller décrit le développement du thy-...*ingens glandula, cumque pancreate et thyroideâ omninò glandularum ... ipso rene minor est, adulto homine diminuitur, et constricta, exsucca, ... in adipe circumfuso ferè sepelitur. In modò nato homine granorum ...rum vero* 90. Développement.

..., suivant Simon, serait d'abord situé le long des carotides et s'éten-... le cœur jusqu'au niveau de la mâchoire inférieure. Les rudiments ... forment deux utricules, dont les parois se composent de cellules à ...une membrane formée de tissu conjonctif embryonnaire. A leur

...*de chimie médicale*, t. III, p. 40.
... Mémoire d'Astley Cooper.

surface poussent des bourgeons, qui donnent naissance aux lobules

Chez l'homme, le thymus est déjà lobulé à sa partie inférieure tième semaine, mais il est encore simple à sa partie supérieure. son volume absolu augmente jusqu'à la fin de la première et deuxième année, mais son volume relatif diminue notablement. un temps d'arrêt, pendant lequel le thymus reste stationnaire; minue peu à peu de volume et finit par s'atrophier complétement. de la puberté, il est déjà notablement réduit; mais il n'y a rien de ment au début et à la marche de cette atrophie, qui consiste en une résorption progressive des éléments glandulaires, avec graisse dans les granulations et dans le tissu cellulaire interlobaire vent, sur des sujets morts dans la vingtième année, Kœlliker a trouvé conformé encore comme chez les enfants. L'époque de la disparition du thymus n'est pas moins variable; ce n'est que dans des cas cependant, qu'on en rencontre des vestiges après l'âge de quarante le vieillard.

CHAPITRE IV

APPAREIL GÉNITO-URINAIRE

J'ai cru devoir rapprocher dans la description les *organes génitaux* *nes urinaires*, lesquels constituent deux ordres d'organes bien distincts fonctions, mais ayant entre eux les connexions anatomiques, physio pathologiques les plus intimes.

SECTION I. — DES ORGANES URINAIRES.

Parties constituantes des organes urinaires.

Les organes urinaires forment un appareil de sécrétion très-compl composé (*fig.* 193) : 1° des *reins*, organes sécréteurs, qui séparent liquide particulier, l'urine; 2° des *uretères*, canaux excréteurs conduisent l'urine dans la vessie; 3° d'un réservoir, la *vessie*, dans s'amasse jusqu'au moment où elle est rejetée au dehors; 4° d'un excréteur, l'*uréthre*, qui est définitif et qui, chez l'homme, est organes génitaux et aux organes urinaires.

§ 1. — DES REINS.

Les *reins* (νεφροί) sont des organes glanduleux, destinés à sécréter

Situation.

Ils sont *situés* profondément dans la région lombaire, appelée pour *région des reins*, de chaque côté de la colonne vertébrale, en deho toine, qui ne fait que passer au-devant d'eux, entourés par une gra de tissu adipeux, qui leur forme une sorte d'atmosphère, et comme aux vaisseaux qui y pénètrent ou qui en sortent.

Variétés congéniales de situation.

Maintenus d'une manière fixe dans le lieu qu'ils occupent, les susceptibles de déplacement. La plupart des changements de situation sentent, sont congéniaux. Le rein droit descend ordinairement un que le rein gauche, ce qui tient sans doute à la présence du foie. Il n' des reins occuper, soit le devant de la colonne vertébrale, soit du bassin ; cette situation insolite peut, dans certains cas, jeter sur une grande obscurité (1).

Fig. 193.

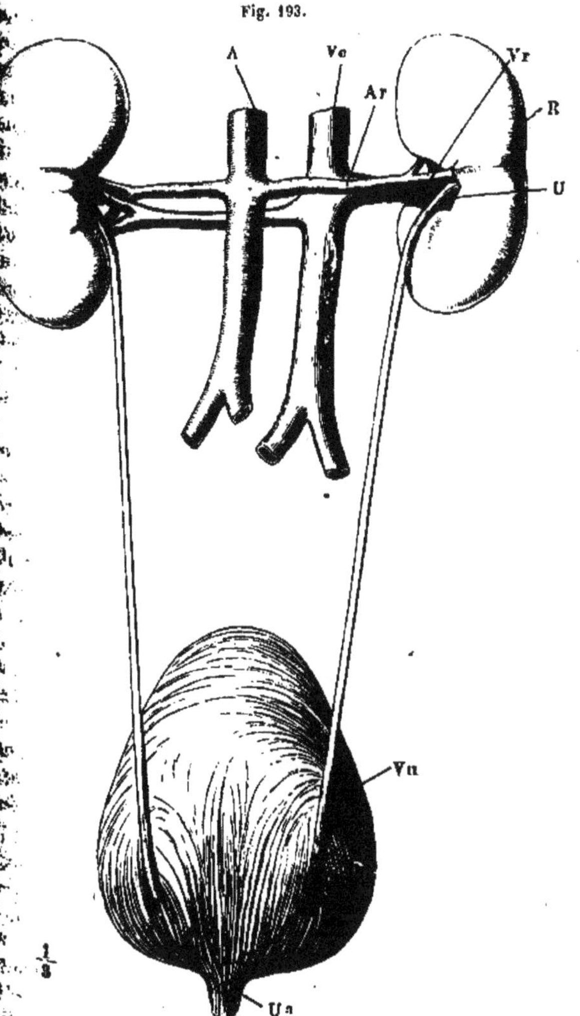

Appareil urinaire de la femme, vu par la face postérieure (*).

autrefois dans mon service une femme minée par une fièvre hectique, dont inutilement la cause, soit dans le thorax, soit dans l'abdomen ; elle mourut. je trouvai les deux reins réunis, occupant le petit bassin, derrière le rec-dant un peu le détroit supérieur. Ce rein double contenait une grande qui s'était fait jour par le rectum.

— U, uretère. — Vu, vessie urinaire. — Un, urèthre. — A, aorte. — Vc, veine-cave. — et veine rénales.

Déplacement produit par des pressions extérieures.

J'ai rencontré plusieurs fois, chez des femmes qui usaient de corse serrés, le rein droit tantôt dans la fosse iliaque du même côté, tant de la symphyse sacro-iliaque, quelquefois même au-devant de la co brale, au niveau du bord adhérent du mésentère, dans l'épaisseur du placé. Le rein ainsi déplacé accidentellement jouit d'une certaine m déplacement a lieu lorsque, par suite de la pression exercée par le c foie, le rein droit est chassé de l'espèce de loge qu'il occupe à la face in cet organe, à peu près comme un noyau entre les doigts qui le p il est d'autant plus important d'être au fait de cette disposition, que grand nombre de fois la tumeur formée par le rein droit déplacé trai une obstruction du foie, ou comme une production morbide (1). S'il es fois difficile de distinguer, sur le vivant, ces déplacements accident placements congéniaux, il ne l'est nullement sur le cadavre; car, da placement congénial, il y a modification dans l'origine des vaisseau et le rein congénitalement déplacé reçoit constamment un vaisseau qui l'avoisine. Une circonstance que je ne saurais passer sous silence la capsule surrénale reste toujours étrangère à tous les déplacement dentels, soit congéniaux, du rein.

Possibilité de distinguer les déplacements accidentels des déplacements congéniaux.

Nombre.

Variétés de nombre.

Les reins sont ordinairement au *nombre* de deux. Mais il est ass de ne trouver qu'un seul rein; presque toujours, alors, les deux r réunis en croissant au-devant de la colonne vertébrale, le bord conc en haut. On voit encore les deux reins réunis occuper l'une ou l'au lombaire, ou même l'excavation du petit bassin. Il faut bien distingu nier cas de celui où l'un des reins est atrophié (2). Il y a cepend dans lesquels il n'existait véritablement qu'un seul rein, soit qu'il place normale, soit qu'il fût déplacé. Quand cette circonstance s'est chez l'adulte, le rein unique était presque toujours hypertrophié.

D'autre part, Blasius, Fallope, Gavard, etc., rapportent des exemp vidus qui avaient trois reins; dans ces cas, tantôt deux reins étaient même côté, tantôt le rein surnuméraire était placé au-devant de vertébrale.

Volume et poids. Différence de volume et de poids.

Le rein n'est pas soumis à des variations de *volume* et de *poids* au rables que beaucoup d'autres organes. Ses dimensions ordinaires sont 10 à 12 centimètres; largeur, 6 centimètres; épaisseur, 3 centimètre

(1) Si le rein gauche n'est pas aussi souvent déplacé que le droit, cela ti l'hypochondre gauche, occupé par la rate et par la grosse tubérosité de l'es porte bien plus impunément la pression du corset que l'hypochondre droit.

(2) La réunion des reins en un seul organe placé au-devant de la colonne v une des anomalies les plus fréquentes que présente l'économie. Dans ces sition la plus constante des reins est celle-ci : la concavité du croissant que les deux reins réunis est en haut; les deux bassinets, bien distincts, pourvus uretère, occupent la partie antérieure et supérieure de l'organe. Les deux ur nent en avant la partie du rein sur laquelle ils reposent; le bord inférieur sente une échancrure médiane pour l'aorte, et sa face postérieure, une esp tière ou de dépression pour le même vaisseau. Le rein reçoit : 1° une ar qui, née de la région antérieure de l'aorte, se divise en deux branches, l'une droit, l'autre pour le rein gauche; 2° deux artères hypogastriques, l'une gauche. Les deux veines rénales présentent la disposition accoutumée. U veine rénale va se jeter dans la sacrée moyenne.

128 grammes. Les reins m'ont présenté un tiers en sus de leur ...tuel chez un diabétique. Lorsqu'un rein est atrophié, l'autre rein ...d'une manière proportionnelle, et quelquefois au point de doubler ... L'atrophie du rein peut être telle que cet organe, réduit au poids ...mmes, semble avoir disparu au milieu de son chaton adipeux ; la ...ce chaton ne permet pas de confondre ces cas avec ceux d'absence d'un rein (1).

Consistance, fragilité. ...du rein est d'une *consistance* plus dure que celui des autres glandes. ...explique les déchirures du rein produites soit par des chocs directs, ... commotion consécutive à une chute d'un lieu élevé.

Couleur. Sa *couleur* est ...lie de vin, assez analogue à celle de la chair musculaire et présente diverses nuances.

Forme. ... du rein ne saurait être mieux comparée qu'à celle d'un haricot dont le hile serait en dedans. Elle permet de lui considérer deux ... circonférence.

Rapports en avant. ...*antérieure* du rein, qui regarde un peu en dehors, est convexe (2) et ...par le colon lombaire correspondant, quelquefois par le péritoine ... le colon lombaire étant en dedans du rein ; elle est en rapport, à ...ec la rate, le pancréas et la grosse tubérosité de l'estomac ; à droite, ... et la deuxième portion du duodénum.

...orts du rein droit avec le foie sont plus ou moins étendus : quelquefois ...entièrement recouvert par le foie, qui est excavé à son niveau pour ... dans d'autres cas, le rein, refoulé en bas, n'affecte aucun rapport ...nier organe.

...droit a quelquefois des rapports avec la vésicule biliaire, qui est cou...evant de lui dans toute son étendue. Enfin, j'ai vu le rein en rapport avec la paroi antérieure de l'abdomen, à travers laquelle on le sentait ... grande facilité.

...conséquences pratiques de ces rapports, nous noterons 1° la difficulté ...uve à explorer les reins à travers la paroi antérieure de l'abdomen, à ...ur situation profonde ; 2° l'ouverture des abcès du rein dans le colon.

En arrière. ...*postérieure*, moins convexe que l'antérieure, regarde en dedans ; elle ...carré des lombes, dont la sépare le feuillet antérieur de l'aponévrose ..., au diaphragme, qui la sépare des deux ou trois dernières côtes, ..., qui la sépare de la colonne vertébrale. Ces rapports expliquent 1° la ... d'explorer le rein par la région lombaire, à travers le carré des ... l'ouverture de quelques abcès du rein à la région lombaire ; 3° l'issue ... rénaux par la même voie et la possibilité de la néphrotomie. Il ... faire remarquer que les rapports du rein avec les côtes sont plus ...étendus et qu'il arrive souvent que cet organe ne dépasse pas la der-

(1) ...parle pas ici des cas d'augmentation pathologique dans le volume des reins. ...plusieurs exemples de reins extrêmement volumineux dans mon *Anatomie ...du corps humain*, avec planches, 1re et 18e livraisons.

(2) ...pas très-rare de voir la scissure du rein occuper la face antérieure de l'or... un cas de ce genre, le rein (c'était le droit) occupait la fosse iliaque droite ; il ...artères : la supérieure gagnait directement la scissure, l'inférieure naissait ...bifurcation de l'aorte, au-devant de l'artère sacrée moyenne, et se rendait ... inférieure de cet organe.

Circonférence. La *circonférence* du rein présente un *bord externe*, convexe, dem[illegible]
dirigé en arrière; un *bord interne*, dirigé en avant, profondément [illegible]
Scissure ou hile. sa partie moyenne, pour constituer la *scissure du rein* ou le *hile*; [illegible]
crure, plus prononcée en arrière, où elle répond au bassinet du [illegible]

Fig. 194.

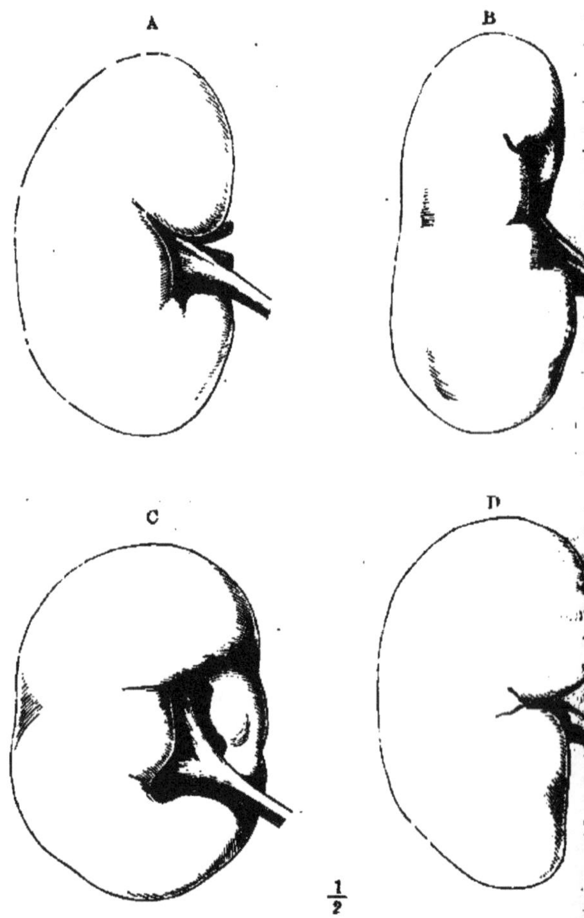

Reins de diverses formes, avec le commencement de l'uretère, vus par la fac[illegible]

avant, où elle répond à la veine rénale, a de 30 à 36 millimètres d[illegible]
Extrémités du rein. une *extrémité supérieure*, dirigée en dedans et embrassée plus ou m[illegible]
diatement, en manière de casque, par la capsule surrénale; elle est [illegible]
ment plus volumineuse que l'*inférieure*, qui regarde un peu en dehors [illegible]
la dernière côte.

Variétés de forme. Du reste, la forme du rein est sujette à quelques variations. On [illegible]
parfois des reins dont le diamètre vertical est très-allongé (*fig.* 1[illegible]
d'autres, ce diamètre dépasse à peine le diamètre transversal. Dans [illegible]

peut représenter un disque presque complet, la scissure rénale sur une des faces, ordinairement la face postérieure (C). Au lieu terne concave, le rein peut offrir une simple fente verticale (A), ou incisure obli- ontale (D).

écarte l'une deux lèvres pèce de fente nom de *hile*, dans une cavité platie d'avant dans laquelle au milieu lulaire grais- fications des nguins, des conduits ex- rein. La veine en avant, les bassinet sont artère rénale, Après avoir ces parties, que les pa- sont lisses de son en- ne trouve sillons, em- branches de ; que plus , ces parois et pré- saillies co- rentes par une large base à la substance du rein, libres dans le étendue et terminées en pointe mousse : ce sont les *papilles* Papilles rénales.

Cavité du hile.

Fig. 195.

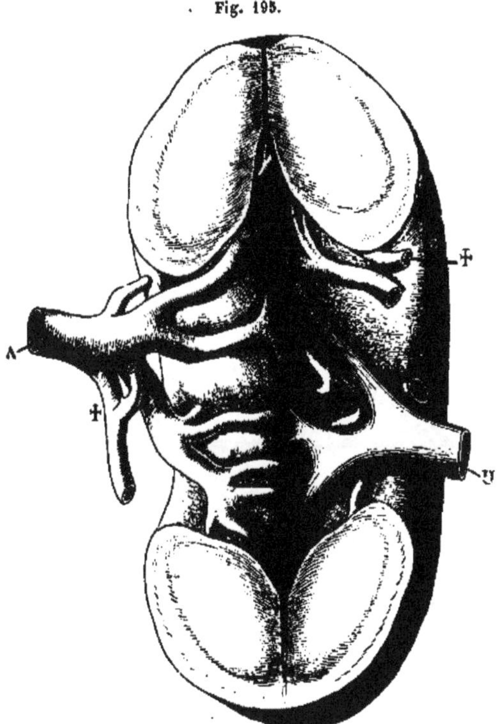

Rein vu par son bord interne (*).

1. — STRUCTURE DU REIN.

Couper le rein verticalement, de son bord convexe vers son bord concave. le même sens la membrane propre. Injecter sur des reins différents, et sur les artères, les veines et les uretères. Injecter directement les conduits

sente à considérer une membrane d'enveloppe, la substance rénale, et les nerfs qu'il reçoit.

d'enveloppe. — Le rein est dépourvu de tunique péritonéale. Membrane propre.

les deux extrémités et écarté les surfaces de section, pour permettre au regard de du hile ; puis on a enlevé les ramifications de la veine rénale, ainsi que la graisse du versé l'artère rénale (A) à gauche, l'uretère (U) à droite. — +, +, branches de l'artère travers.

Capsule adipeuse.

Plongé dans une masse adipeuse considérable, qui porte le no *adipeuse* du rein, il est entouré d'une membrane propre, fibreu par sa face externe au tissu adipeux, à l'aide de lamelles fibreuses q ce tissu, adhérente à la substance du rein par sa face interne, à l' foule de petits prolongements, qui se déchirent avec la plus gra lorsqu'on détache cette membrane de la face externe de l'organe. A hile, la membrane propre, qui est assez résistante, malgré sa ténuité, dans l'intérieur de cette cavité, dont elle tapisse les parois, et forme a qui se ramifient dans le rein une enveloppe comparable à la capsul qui entoure les vaisseaux du foie. Cette membrane est composée d jonctif et ne renferme que très-peu de tissu élastique.

2° *Tissu du rein.* Lorsqu'on fait une section du rein parallèleme faces, on reconnaît que son tissu est composé de deux substanc rieure, *substanc granuleuse*, répon du rein convexe fonde, entourant *substance médull leuse*. Quelques a admis une troisiè la *substance ma* les mamelons a la constituent, à la substance t

Fig. 196.

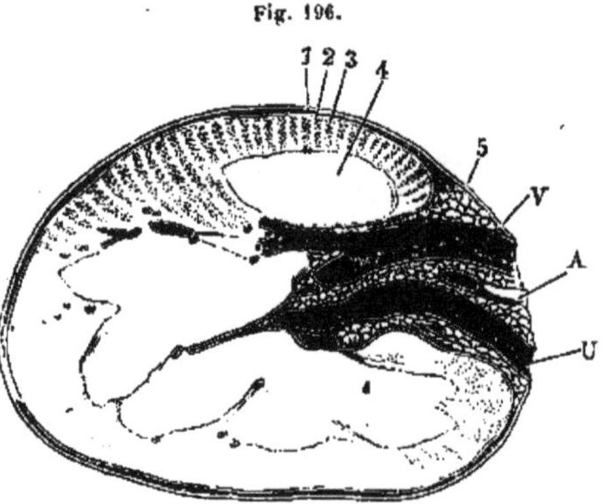

Section horizontale du rein droit, à travers le hile (*).

Voici, du reste, disposition resp deux substances

Substance corticale.

La *substance co nuleuse* forme un tinue, d'apparen se, molle, rouge, quelquefois jaune, de 4 millimètres environ d' occupe la surface du rein et qui envoie des prolongements en form ou de cloisons, *colonnes de Bertin*, de 2 à 6 millimètres d'épaiss cônes de la substance tubuleuse.

Substance médullaire.

La *substance médullaire* ou *tubuleuse*, plus rouge, se présente so cônes ou de pyramides d'apparence fibreuse ou striée (*pyramides* pyramides distinctes, dont les bases adhèrent à la substance corti les sommets, libres, sont dirigés du côté de la scissure rénale, où la forme de *mamelons* ou de *papilles*. Bellini et, avant lui, Béren ont considéré les fibres ou stries de la substance médullaire com tubes urinifères (*tubes de Bellini*), d'où le nom de substance tubul

Le rein résulte de l'agglomération d'un nombre plus ou moins grand de reins plus petits.

Il résulte de cette disposition que le rein est divisé en lobes, c aux cônes de la substance tubuleuse. Ces lobes, dont le nombre 20, sont parfaitement distincts chez le fœtus humain, et conserv pendance dans le plus grand nombre des animaux (1). Il s'ensuit q

(*) A, artère rénale. — V, veine rénale. — U, uretère. — 1, couche externe de l'env rein. — 2, couche interne. — 3, substance corticale. — 4, substance médullaire. — du hile.

(1) Chez un certain nombre d'animaux, le rein ressemble à une grappe

de l'agglomération d'un nombre plus ou moins considérable de reins ou de lobes accolés et réunis sous la même membrane. Chacun de ces ...nte une portion centrale, formée de substance médullaire, et une

Fig. 197. Fig 198.

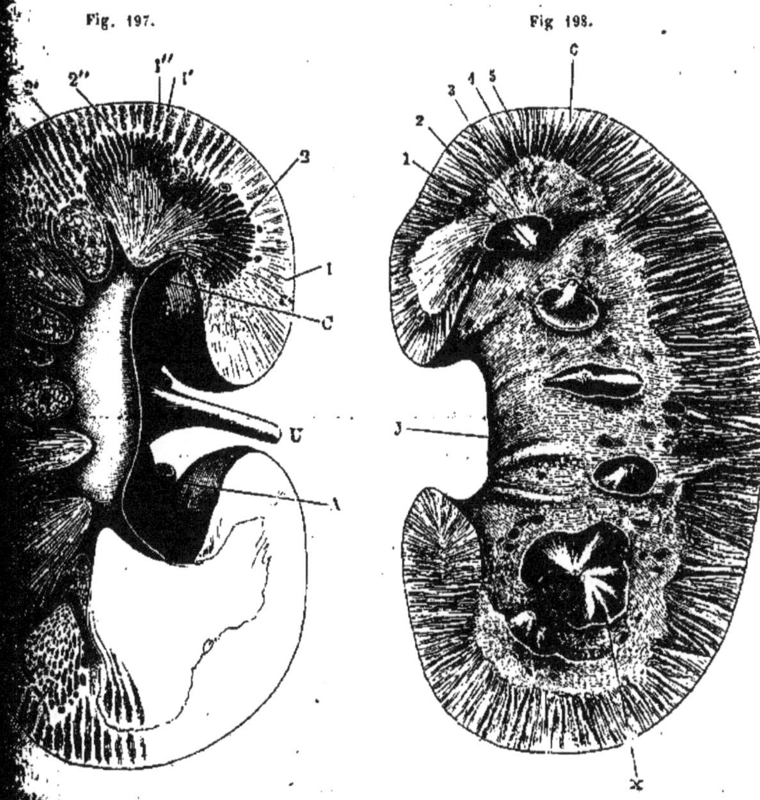

...le et transversale du rein, intéressant ...un grand nombre de calices (*).

Rein coupé en deux par une section verticale et transversale; surface de section antérieure (**).

...phérique ou corticale, enveloppant de toutes parts la première. ...lobes du rein se soudent ensemble, les portions de substance corti... ...pondent à la base des lobes voisins se confondent entre elles pour ...stance corticale proprement dite, tandis que les portions de cette ...ui répondent aux faces latérales, forment les colonnes de Bertin.

(*) ...de l'artère rénale. — U, uretère. — C, bassinet. — 1, substance corticale. — 1', pyramide ...substance corticale proprement dite. — 2, substance médullaire. — 2', substance mé... ...dite. — 2'', couche externe de la substance médullaire. — 3, 3, couche précédente, ...lairement à la direction des canalicules. — 4, tissu adipeux du hile. — 5, 5, rameaux ...ramides de Ferrein dirigées transversalement.

(**) ...le tissu adipeux du hile, on a coupé les ramifications des vaisseaux au niveau de la ...et les calices au niveau de la base des papilles. — 1, papille. — 2, orifices que présente ...ligne de section d'un calice. — 4, surface de la membrane fibreuse interne du rein. — ...sseau. — x, papilles fusionnées. — y, empreintes vasculaires de la paroi antérieure

Nous verrons bientôt que, relativement à la circulation, ces petits tout à fait indépendants les uns des autres.

Bien que la distinction entre les deux substances du rein paraisse prime abord, il est facile de voir qu'un certain nombre de faisceaux, tubes de la substance tubuleuse pénètrent dans la substance corticale jusqu'à la superficie de l'organe. Cette pénétration de la substance les tubes de la substance tubuleuse a été parfaitement exposée par F a considéré ces tubes comme les conduits excréteurs des granulatio nom de *conduits de Ferrein*, donné à ces prolongements qu'envoient les de Malpighi dans l'épaisseur de la substance corticale. Les faisceaux de Ferrein ou *pyramides de Ferrein* ont environ 0mm,4 à 0mm,8 de sont séparés les uns des autres par de la substance corticale propr ils se terminent, près de la superficie du rein, par une extrémité a

Pyramides de Ferrein.

Il suit de là que les pyramides de Ferrein, de même que les p Malpighi, sont partout enveloppées de substance corticale, et que le stances dont se compose l'écorce du rein, présentent, en miniature, la que le rein entier nous montre en grand.

A. Substance médullaire ou tubuleuse.

Papilles.

Les *papilles rénales*, dont le nombre varie entre 7 et 20, sont des midales ou coniques, d'autant plus volumineuses qu'elles sont moins n Quelquefois une grosse papille présente à sa surface un ou deux quant qu'elle résulte de la fusion de deux ou trois papilles simples cularité se remarque surtout sur les papilles situées aux extrémités vertical de la scissure.

Calices. Col de la papille.

Les papilles simples ont environ 8 millimètres de hauteur et 10 m diamètre à leur base. Un peu au-dessous de celle-ci, le pourtour de pille donne attache au bord d'une sorte d'enveloppe membraneuse de la division de l'uretère et qui porte le nom de *calice*. Au niveau sertion, existe un léger étranglement, appelé *col de la papille*.

La surface des papilles est lisse et régulière; leur sommet, qui p brement dans la cavité du calice, est percé d'un nombre variable d'o lesquels on voit suinter l'urine lorsqu'on comprime la substance rén nage de la papille. Ces orifices, qu'on distingue parfaitement avec ont 0mm,2 à 0mm,3 de diamètre; les papilles simples en présentent papilles composées, 15 à 30. Ils sont les embouchures d'un système appelés *canalicules excréteurs* ou *collecteurs* ou tubes de Bellini.

Pyramides de Malpighi. Pyramides de Ferrein.

Les papilles, en effet, ne sont que les sommets ou la portion lib mides de Malpighi, qui traversent toute l'épaisseur de la substance et dont la base, aplatie ou légèrement convexe, tient à la substance se continuant avec les pyramides de Ferrein. Le nombre des pyra pighi est donc le même que celui des papilles, et leur volume v celui de ces dernières. Séparées les unes des autres par les colonn elles se font remarquer par les stries rectilignes et légèrement qu'elles présentent. Ces stries ne sont autre chose que les canalicule qui traversent presque en ligne droite la substance médullaire.

Tubes de Bellini.

Les *canalicules excréteurs* ou *collecteurs* du rein ou *tubes de Bellini* au niveau des orifices qui se voient au sommet des papilles; leur sont d'abord exactement ceux de ces orifices. Mais, après un très-… chacun d'eux se divise, à plusieurs reprises, en deux, rarement … secondaires qui s'écartent l'un de l'autre à angle très-aigu. Les … qui résultent de ces divisions successives, forment des faisceaux qui … de plus en plus, à mesure qu'ils approchent de la substance corti… que le nombre des tubes qui les composent devient de plus en …rable. En même temps, le calibre des tubes diminue graduelle… sorte, cependant, que les branches de bifurcation d'un canali… calibre total supérieur à celui de ce dernier. A leur origine, avons… ont $0^{mm},2$ à $0^{mm},3$ de diamètre; à une distance de 5 millimètres … de la papille, ils sont réduits à $0^{mm},05$ ou $0^{mm},06$, diamètre qu'ils … dans leur trajet ultérieur.

… pyramidale des faisceaux de tubes de Bellini ne tient pas seule… augmentation progressive du nombre de ces tubes; elle est détermi… l'interposition, entre les tubes droits, d'un nombre considérable de …fins, appelés *tubes en anse* ou *de Henle*, qui descendent en ligne di… substance corticale et y retournent de même. Nous les étudierons … l'occasion de cette dernière substance.

Tubes de Henle.

…se des pyramides, enfin, de gros faisceaux vasculaires, s'interposant

Fig. 199.

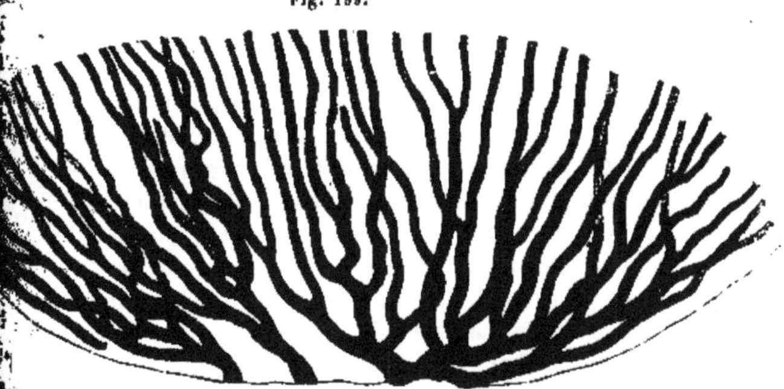

Section d'une papille injectée par l'uretère (*).

… égaux entre les tubes droits, semblent les diviser en un certain … faisceaux, plus ou moins nettement circonscrits, lesquels se pro… la substance corticale et constituent les *pyramides de Ferrein* (2°…

Structure des canalicules droits.

…cules droits ou de Bellini sont des tubes cylindriques. Isolés et tels …tient en faisant macérer le rein non injecté dans l'acide chlorhy… …nt aplatis, rubanés, limités de chaque côté par un double contour … souvent, sur leur trajet, des diverticules globuleux, légèrement … leur base. On les voit fréquemment se bifurquer, et toujours leurs …ont rompues. Leur paroi est formée d'une *membrane propre* et d'un

Membrane propre.

…ne propre existe dans tous les tubes droits, excepté ceux qui font … orifices des papilles (*conduits papillaires*) et leurs branches princi-

(*) … été faite parallèlement à la direction des canalicules urinifères.

pales, où elle est remplacée par de la substance conjonctive. Elle est d... épaisseur, complétement amorphe, transparente, mais assez résistan... à isoler; elle jouit, en outre, d'une certaine élasticité, de sorte que, d... de son contenu, elle se plisse légèrement et prend un aspect strié... tères chimiques rappellent ceux du sarcolemme.

Épithélium. L'*épithélium*, qui limite une lumière relativement large, se com... simple couche de *cellules cylindriques*, transparentes, parfaitement d... se continue, à travers les orifices de la papille, avec celui qui re... face de cette dernière. Chaque cellule renferme un *noyau* sphéri... substance finement granulée. Dans les troncs principaux des cana... cylindres de l'épithélium (*fig.* 205, A et B, *aa*) ont 0^{mm},02 à 0^{mm}... teur; dans les dernières ramifications des canalicules droits, ils... que 0^{mm},016. Dans les canalicules de la substance corticale, le... est encore moindre et les cellules se rapprochent des cellules pa... Ces cellules s'altèrent avec une grande rapidité, surtout sous l'i... l'eau.

B. — Substance corticale ou granuleuse.

Substance corticale. La substance corticale se compose des pyramides de Ferrein et... stance corticale proprement dite; dans cette dernière sont dissémin... breux corpuscules appelés corpuscules de Malpighi.

De la base des pyramides de Malpighi, les canalicules droits pass... pyramides de Ferrein, qui se prolongent jusque vers la surface du r... toute l'épaisseur de la substance corticale, mais en diminuant rap... volume. En effet, à mesure que les faisceaux de tubes s'avancent da... rein, les canalicules périphériques de chaque faisceau se recourb... vement en dehors et s'engagent dans la substance corticale prop... où ils deviennent flexueux, décrivent de nombreuses circonvol... continuent avec les tubes de Henle, ainsi qu'il sera dit plus loin.

Dans chaque pyramide de Ferrein, ce sont donc les canalicules ... perficiels qui se recourbent les premiers, tandis que ceux qui sont p... chés de l'axe continuent leur trajet rectiligne avec le reste du faisce... recourber à leur tour un peu plus haut, et ainsi de suite jusqu'à ce... lité du faisceau se soit ainsi transformée en tubes tortueux.

Il résulte de là que les pyramides de Ferrein, épuisées graduell... tubes flexueux qu'elles ont fournis à la substance corticale propr... n'arrivent au voisinage de la surface du rein ou à la partie moyen... lonnes de Bertin qu'avec un très-petit nombre de canalicules, ceux q... gine, occupaient leur partie centrale. Suivant Henle, ces derniers... se recourbent souvent en arcade, pour se continuer avec un cana... (*fig.* 200), et de la convexité des arcades partent des branches pl... s'irradient dans la substance corticale, ou, revenant sur elles-mêmes... vers la substance médullaire.

Corpuscules de Malpighi. Les *corpuscules de Malpighi* sont de petits corps arrondis, dont l... varie généralement entre 0^{mm},15 et 0^{mm},20. Les uns sont sphériques... elliptiques ou cordiformes. Disséminés dans toute l'épaisseur de la... corticale proprement dite et dans les colonnes de Berlin, ces corpus... mement nombreux, sont placés à intervalles égaux autour des py...

...s séparent les unes des autres et entre lesquelles ils se montrent, ...e, sous la forme d'une double traînée rouge (*fig.* 201). Entre les ...appartenant à deux pyramides voisines et parallèlement à ces der... ...e une artériole, qui envoie un petit rameau à chacun des cor-

Fig. 200.

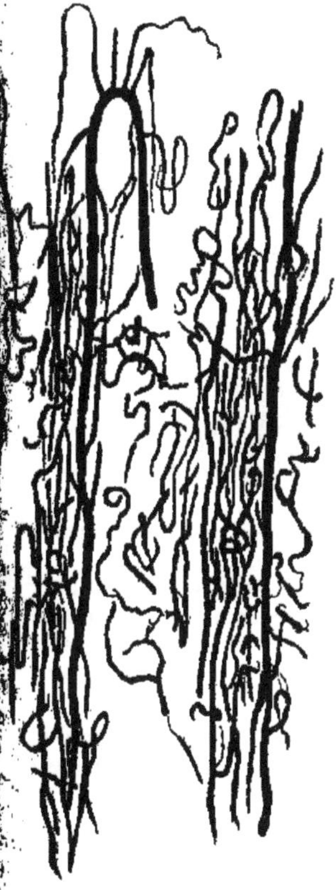

...couche *externe de la substance corti-* ...*de porc, faite perpendiculairement* ...(*).

Fig. 201.

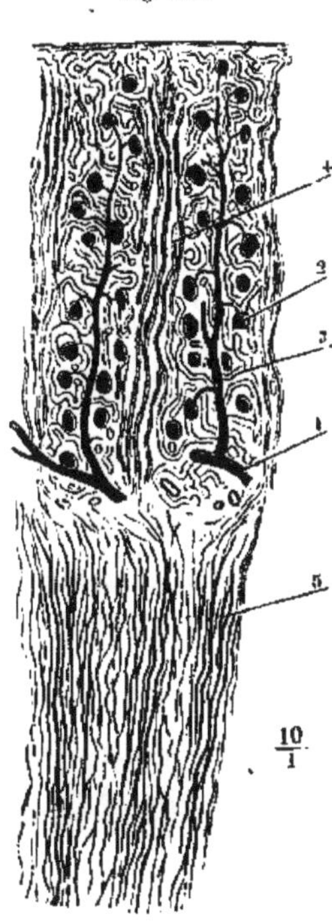

Section de la substance corticale et de la substance médullaire du rein, faite parallèlement à l'axe des pyramides (**).

...sorte que ceux-ci semblent appendus aux branches des vaisseaux ...

...sition des pyramides de Ferrein relativement à la substance qui ...explique l'aspect que présente la substance corticale sur les coupes ...les différents sens. Sur une coupe parallèle à l'axe des pyra... ...stance corticale semble divisée en segments qui se prolongent vers ...médullaire. Sur une coupe parallèle à la surface du rein, la sub- Coupe de la substance corticale.

...de Bellini ont été injectés par l'uretère.
...de l'artère rénale. — 2, glomérule de Malpighi. — 3, substance corticale proprement ...de Ferrein. — 5, faisceau vasculaire de la couche externe de la substance médullaire.

stance corticale forme une masse continue, dans l'épaisseur de la
trent, à intervalles égaux, les pyramides de Ferrein.

Structure des corpuscules de Malpighi.

Les corpuscules de Malpighi constituent l'origine véritable de licules du rein. Ils sont formés d'un glomérule vasculaire, dont no

Fig. 202.

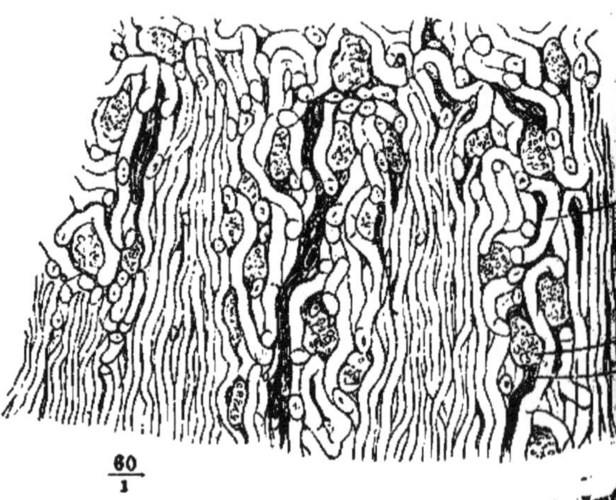

Coupe antéro-postérieure de la substance corticale d'un rein d'enf

la disposition en même temps que les vaisseaux du rein, et d'u d'enveloppe, *capsule de Müller*, qui se continue directement a cule urinaire; un très-marqué (*col* d voit au niveau de ce dont on doit la c Bowman. La capsule tapissée intérieureme che simple de cellul très-aplaties. Il pa que le même épithél également la surface vasculaire.

Fig. 203.

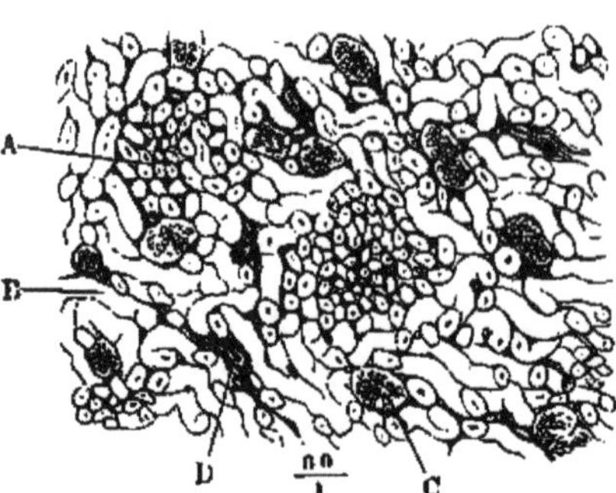

Coupe transversale et verticale de la substance corticale du même rein (**).

Il était générale avant ces dernières a canalicules urinife suite aux corpuscule ne sont autres que Bellini, devenus tortueux en arrivant dans la substance corticale. à Henle de signaler pour la première fois un autre ordre de ca l'importance fonctionnelle paraît dépasser de beaucoup celle de

(*) A, pyramide de Ferrein. — B, substance corticale proprement dite. — C, glomér D, rameau artériel.

(**) Les lettres désignent les mêmes objets que ci-dessus.

...s connexions avec ces derniers ont été étudiées particulièrement ...et Zawarykin, Schweigger-Seidel et Odenius. Pour les distinguer ..., Kœlliker a proposé de les désigner sous le nom de *tubes de* ...part des anatomistes, se fondant sur les connexions réciproques ...cture des deux ...tubes, considé...iers comme les ...créteurs, tandis ...s de Bellini ne ...des *canalicules* ...

Fig. 204.

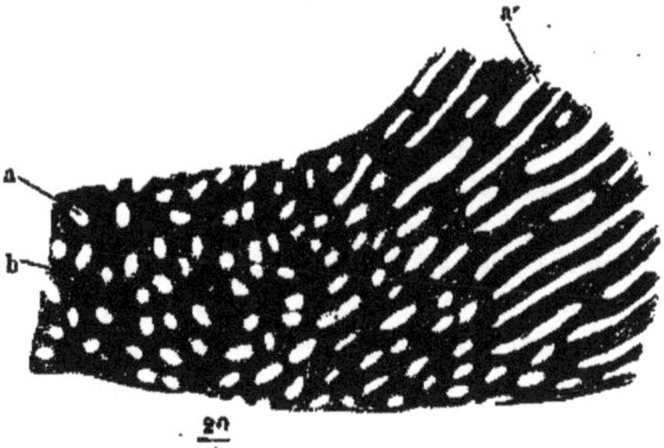

Section d'une papille rénale au voisinage de sa base et perpendiculairement à son axe longitudinal (*).

Tubes de Henle.

...pratique des ...versales de la ...édullaire à di...ures, on remar...nage du sommet ...que les ponts de ...nale qui sépa...es des canali...lini, sont tra... les vaisseaux sanguins, par des canalicules plus étroits, d'un ...riable, du reste, mais dépassant rarement 0mm,02 en diamètre, et

Fig. 205.

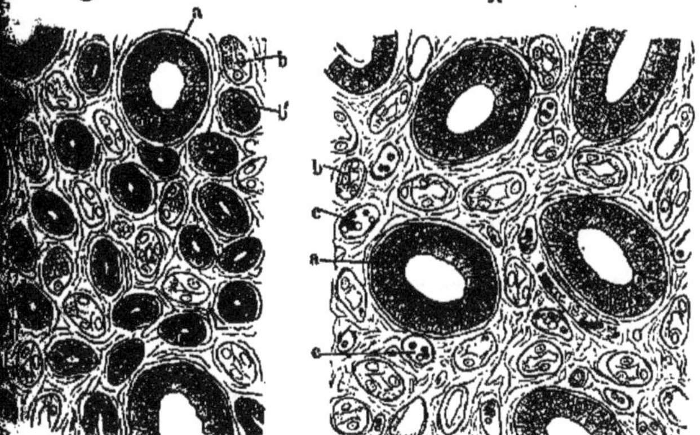

Coupes transversales d'une papille rénale (**).

...lairement autour des premiers. A mesure qu'on s'éloigne du som...ilés, tandis que le calibre des tubes de Bellini va en se rétrécis... les espaces qui les séparent s'élargir de plus en plus, et les

...versale des canalicules de Bellini. — *a'*, coupe longitudinale, et *b*, coupe transversale ... Henle.

...age du sommet. — B, plus près de la base — *a*, *a*, coupes transversales des canali... *b*, *b*, coupes transversales des canalicules de Henle avec épithélium transparent. — ...avec épithélium granuleux. — *c*, *c*, coupes transversales des vaisseaux sanguins.

tubes de Henle, qui cheminent dans leurs intervalles, devenir de
nombreux.

Les tubes de Henle ne se jettent pas dans les tubes de Bellini, c
rait le faire croire leur nombre de plus en plus restreint à mesure q
vers le sommet de la papille; ils cheminent toujours isolés et pa

Leur trajet.

ces derniers. Mais, à diverses hauteurs, ils se recourbent en anse et se continuent avec un canalicule de Henle voisin. Ces anses (*fig.* 207) se voient souvent avec une grande facilité sur les coupes longitudinales des pyramides, particulièrement au voisinage de leur sommet, quand on se sert de pièces injectées ou lorsque les canalicules sont le siége d'une dégénérescence graisseuse. Dans ce dernier cas, une section très-fine étant traitée par une faible solution de

Fig. 207.

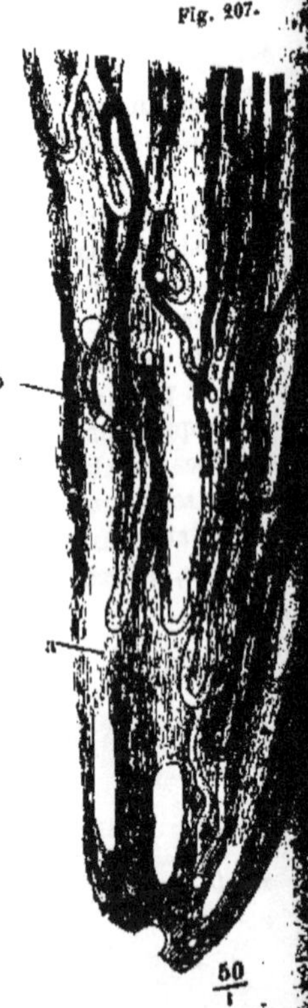

Coupe longitudinale d
rénale (**).

Fig. 206.

A B C

300
1

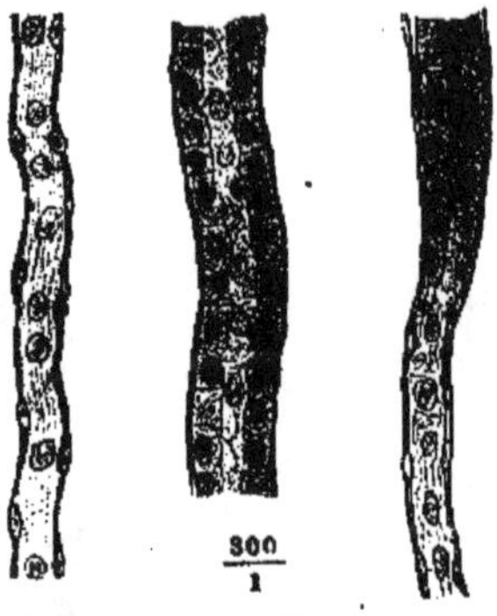

Épithélium des canalicules de Henle de la substance médullaire, extrait en masse (*).

potasse, puis lavée à grande eau, les cellules épithéliales et le stro
les globules sanguins, sont détruits, et la membrane propre des c
Henle tranche nettement sur le fond pâle de la préparation. Les o
vations peuvent se répéter également sur des reins normaux.

Que signifient ces tubes en anse et quels sont leurs rapports a
de Bellini ?

Leurs connexions.

Pour élucider ce point d'anatomie, il est indispensable d'étudie
cules urinifères isolés par la macération dans l'acide chlorhydriq
(Henle, Schweigger-Seidel), ou de se servir de reins dont les tubes

(*) A, épithélium pavimenteux transparent. — B, épithélium pavimenteux granuleu
de l'épithélium granuleux à l'épithélium transparent.

(**) La pièce a été traitée par une solution étendue de potasse, puis lavée à grande ea
en anse (tubes de Henle), *a*, *a*, se distinguent par un dépôt de fines granulations grais

...soit par l'uretère, soit par la voie des veines, suivant la méthode de ...wsky.

...courant à ces divers modes de préparation que l'on s'est assuré des ...:

...es canalicules urinifères naissent des corpuscules de Malpighi : la ... entoure le glomérule vasculaire se continue, au delà de son col, ... large qui décrit dans la substance corticale proprement dite, in... aux pyramides de Ferrein, de nombreuses circonvolutions plus ou ...ochées, donnant à cette substance son aspect granuleux. Origine des canalicules

...*alicules tortueux* (tubes de Ferrein), arrivés à la périphérie de la ...édullaire, se rétrécissent brusquement, deviennent rectilignes et ...parallèlement aux tubes de Bellini, vers le sommet des pyramides (*branche descendante des anses de Henle*). Canalicules tortueux.

...distance variable du sommet de la papille, ces *tubes étroits* de Henle ...ent sur eux-mêmes et remontent directement vers la substance cor- Tubes étroits de Henle.

Fig. 208.

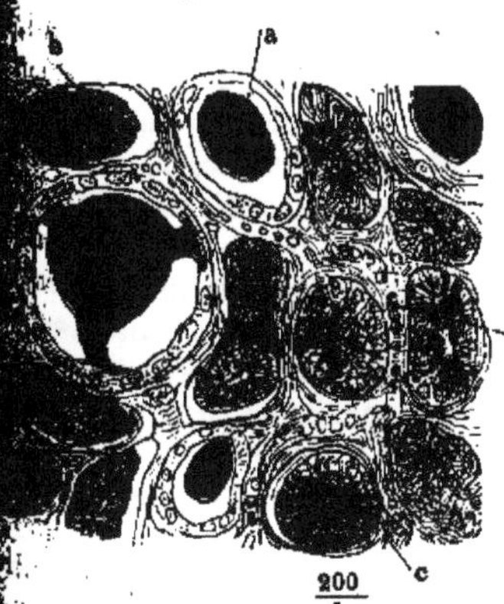

...*substance corticale d'un rein de porc, ...uretère, faite parallèlement à la sur-*

Fig. 209.

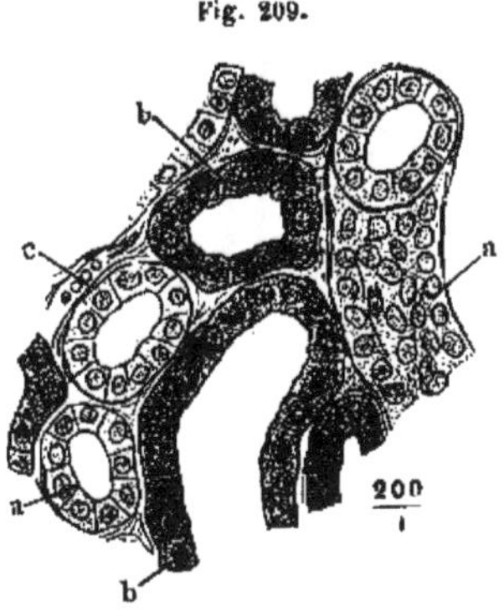

Tranche de la substance corticale d'un rein d'homme, conservé dans une solution de chromate de potasse (**).

...*che ascendante des anses de Henle*), dans laquelle ils s'enfoncent plus ...ofondément, appliqués sur les faisceaux de tubes des pyramides de ...te portion ascendante présente un calibre plus considérable que la ...cendante (*tubes larges de Henle*).

...es larges de Henle quittent le faisceau de Ferrein à une hauteur ...deviennent tortueux et s'élargissent encore en pénétrant dans la ...rticale (*tubes intercalaires*), s'anastomosent successivement avec plu... analogues, pour former un *tube collecteur*, qui se recourbe en arc ...onvexité dirigée vers la périphérie, et s'ouvre enfin dans les rami... tubes de Bellini. Tubes larges de Henle. Tubes collecteurs.

...les de Bellini, incomplétement remplis de matière à injection. — *b*, tubes de Henle, ...leux. — *c*, vaisseaux sanguins.

...alicules de Bellini, coupés en travers ou longitudinalement. — *b*, *b*, mêmes sections de ...uleux de la substance corticale. — *c*, vaisseau sanguin.

Calibre et épithélium des diverses espèces de tubes.

Fig. 210.

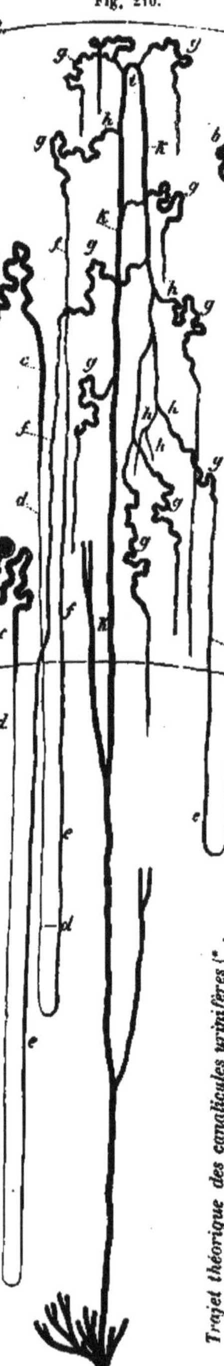

Trajet théorique des canalicules urinifères (*).

Dans ce long trajet, les canalicule[s] présentent des différences de calib[re] rables ainsi que des modifications re[m] de l'épithélium qui les tapisse inté[rieurement].

Les *canalicules tortueux*, connus de[puis] temps sous le nom de tubes de Fe[rrein,] ment la masse principale de la subs[tance] cale proprement dite. Ils se distingue[nt] calibre considérable (0^{mm},04 à 0^{mm} mètre), par l'étroitesse de leur lumiè[re] de leur membrane propre et par leu[r] qui se présente généralement sou[s] d'une masse uniforme, contenant de[s] granulations foncées, qui cachent disséminés à intervalles égaux dan[s] Suivant Kœlliker, cette confusion et cité de l'épithélium seraient le résulta[t] tération, sous l'influence de l'eau, épithéliales, qui à l'état frais ser[aient] finement granulées et nettement lim[itées].

Les *branches minces* ou *descendant[es]* de Henle ont un diamètre de 0^{mm}, une membrane propre relativeme[nt] à double contour, et un *épithélium* p[avimenteux] clair et transparent, entourant un[e lumière] assez large. Dans les *branches ascend[antes]* geur du canalicule est 2 à 3 fois plus (0^{mm},025 à 0^{mm},03) et les cellules prennent l'aspect de cylindres obliq[ues] couvrant comme les tuiles d'un toit, la lumière reste assez nette. La conti[nuité entre] les tubes minces et les tubes larges lieu tantôt au niveau de l'anse de tantôt sur une des branches au vo[isinage de] cette anse.

Les canalicules flexueux (*tubes* ... qui succèdent aux anses de Henle, les mêmes caractères que les canal[icules tor]tueux, mais leur lumière est plus ... vent ils sont garnis de dépressions sac.

(*) 1, Limite entre les deux substances du rein ... du rein. — *a*, corpuscules de Malpighi. — *b*, ... flexueuse des canalicules tortueux. — *c*, portion ... de ces canalicules. — *d*, tubes de Henle étroits ... Henle larges. — *f*, tubes collecteurs très-fins ... calaires. — *h*, prolongements de ces derniers qu[i] ... entre eux pour former les gros tubes collecteurs ... — 4, arcs que décrivent ces tubes collecteurs. — ... est représenté le mode d'union des branches ... quelques tubes collecteurs.

collecteurs, enfin, ou de Bellini, présentent les caractères que nous connaître précédemment.

II. — VAISSEAUX ET NERFS DU REIN.

est un organe très-vasculaire, qui l'emporte de beaucoup, quant au ses artères, sur les autres glandes.

L'*artère rénale* est remarquable 1° par son calibre énorme, eu petitesse de l'organe; 2° par son origine à angle droit de l'aorte; droite naît ordinairement un peu plus bas que celle du côté gauche; brièveté. Quelquefois il y a deux ou trois artères rénales d'un côté ou Artère rénale.

Fig. 211.

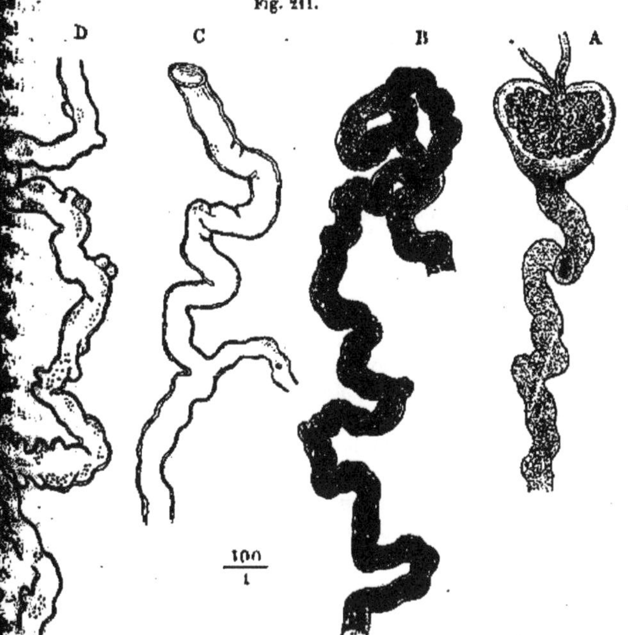

de la *substance corticale d'un rein de porc, isolés au moyen de l'acide chlorhydrique* (*).

côtés. Il n'est pas rare de voir deux artères rénales s'entortiller en une autour de l'autre. Lorsque le rein est situé dans la fosse iliaque du bassin, l'artère rénale ou les artères rénales viennent le plus ordi- de l'artère iliaque primitive.

est extrêmement rare de voir de petits rameaux des artères diaphrag- inférieures, lombaires ou surrénales gagner le rein et s'y ramifier.

ution de l'artère rénale a lieu de telle sorte que la substance corti- infiniment plus de sang que la substance médullaire.

ule granuleux portant la capsule d'un glomérule et les vaisseaux afférents et efférents. le granuleux de la substance corticale, enroulé en peloton. — C, D. tubes de Bellini.

Ses divisions.

Parvenue près de la scissure, l'artère rénale se divise ordinairem ou quatre branches, quelquefois davantage, qui se placent entre le veineuses, situées en avant, et le bassinet, situé en arrière. Après avoi fines ramifications aux organes contenus dans le hile, ainsi qu'à la qui le tapisse, ces branches sent chacune en plusieurs condaires, lesquelles pénètr substance du rein, entre les colonnes corticales de Bertin, sans s'être divisées ni anasto niveau de la base des pyramid se divisent, s'infléchissent en tour des pyramides et forment anastomoses un réseau dont l circonscrivent les pyramides De la convexité de ces arcad des rameaux, *artères interlob* s'élèvent dans la substance co la surface du rein, en se plusieurs fois. Dans ce trajet, d'espace en espace des ram $0^{mm},1$ à $0^{mm},2$ de diamètre, q tachent à angle droit, se bifurquent plusieurs fois et aboutissent cules de Malpighi, dont ils constituent les *vaisseaux afférents;* ils également quelques vaisseaux très-fins, qui traversent la substanc et se ramifient dans les enveloppes du rein.

Fig. 212.

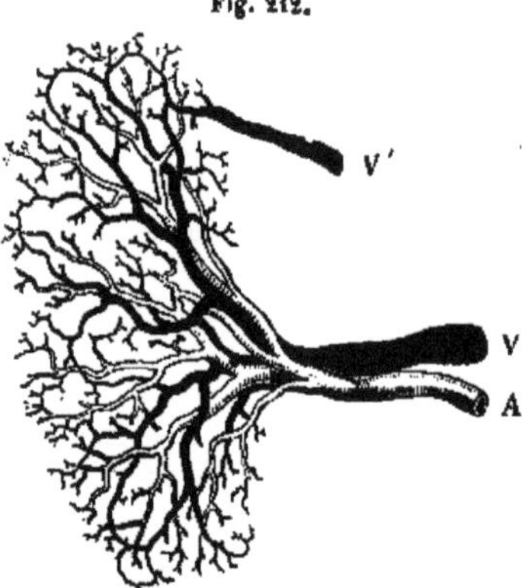

Ramifications vasculaires d'un rein d'enfant; préparation corrodée (*).

Artères interlobulaires.

Vaisseaux afférents des corpuscules de Malpighi.

Dans l'intérieur de la capsule de chaque corpuscule, le vaisseau a divise aussitôt en un nombre assez considérable de rameaux, lesque divisent à leur tour, décrivent de nombreuses circonvolutions, sans ser entre eux, et enfin se réfléchissent sur eux-mêmes en forme d'an réunir de nouveau successivement en un tronc unique (*vaisseau effére* perfore la capsule du glomérule dans le même point que le vaisse point diamétralement opposé à celui où la capsule de Müller se con un canalicule tortueux.

Vaisseaux efférents.

Les touffes de vaisseaux très-fins qui résultent des ramifications des afférents et efférents, sont fortement serrées les unes contre les autr plissent complétement la capsule. Lorsque celle-ci est rompue, les an laires s'écartent les unes des autres et le glomérule prend une lobulée.

Les ramifications des vaisseaux afférents et efférents dans l'intérie puscules de Malpighi ont la structure des vaisseaux capillaires: leu amorphe et parsemée de noyaux elliptiques; une substance transp très-minime quantité, les réunit entre elles, et se montre souvent à la des anses vasculaires sous la forme d'un liséré très-fin.

Le glomérule vasculaire n'est point à nu dans sa capsule; sa surfac nous l'avons vu, est recouverte d'une couche d'épithélium pavimente nuation de celle qui tapisse la face interne de la capsule de Müller.

(*) A, artère. — V, veine. — V', veine émergeant de l'extrémité supérieure du rein, loi

Réseau capillaire du rein.

...eaux efférents des glomérules ne sont point des veines, car ils se per-... le *réseau capillaire* de la substance corticale du rein, comme l'a indi-...an. Ce réseau entoure les canalicules tortueux de la substance corti-...ement dite et ...icules droits ...ides de Fer-...ur des canali-...ueux, il pré-...ailles serrées, ... ou polygo-...réseau des py-...de Ferrein est ... mailles plus ...ongées dans le ...l'axe de ces ...s. Ce réseau ...n'adhère point ...icules, dont il ...lement.

Fig. 213.

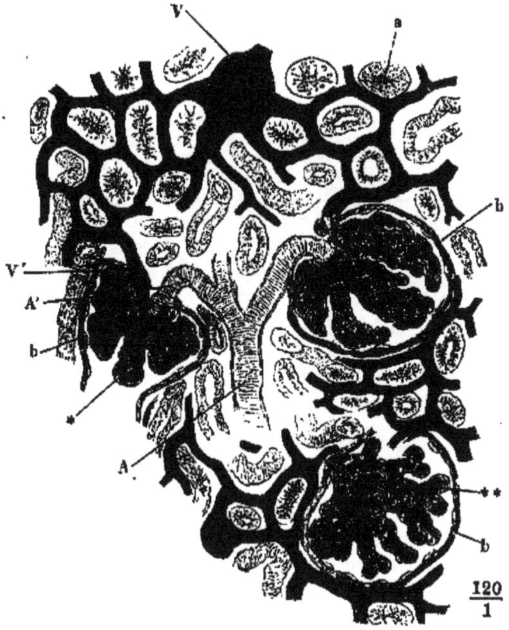

Section de la substance corticale d'un rein injecté par l'artère rénale (*).

Artères de la substance médullaire.

...eaux artériels ...la substance ...e proviennent ...exclusivement ...aux de la sub-...ticale. ...es pyramides ...stance tubu-...oit une mul-... vaisseaux à ...ctilignes dont ... assez consi-...u niveau de la base des pyramides, va en diminuant à mesure qu'ils ... vers les pa-...s ce trajet, ils ...t et se subdivi-...bre de fois, de ... donner nais-...n faisceau de ... parallèles, qui ...ent successive-... capillaires et ...ir le réseau ...des pyramides ...i, réseau à larges mailles allongées, qui se termine au pourtour des ...qui se continue directement, à la limite des deux substances du rein,

Fig. 214.

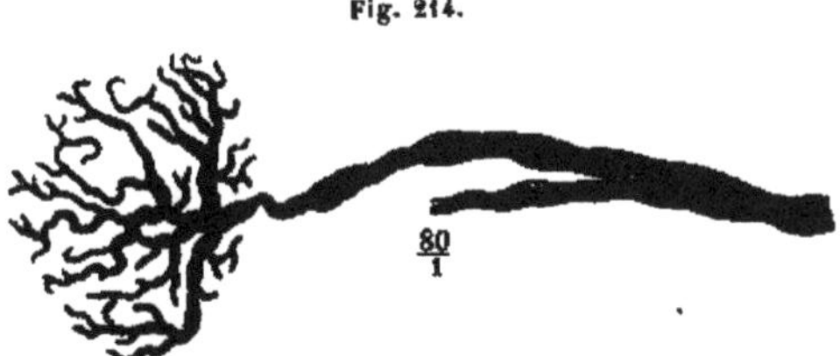

Ramifications du vaisseau afférent d'un glomérule incomplètement injecté.

(*) ... artériel, auquel sont appendus deux glomérules. — V, rameau veineux. — A', vaisseau ... vaisseau efférent du glomérule. — *a*, section d'un canalicule urinifère. — *b*, *b*, *b*, capsules ... — **, glomérule faisant saillie dans une capsule qui se continue avec un canalicule ... section du vaisseau efférent d'un glomérule.

avec le réseau capillaire de l'écorce. Ces vaisseaux, dans lesquels le[illegible] un cours rétrograde, ont reçu d'Arnold le nom de *vaisseaux droits*. [illegible] point d'accord sur leur origine. Bowman et Kœlliker les considèrent [illegible] faisant suite aux vaisseaux efférents des glomérules situés au voisi[illegible]

Vaisseaux droits.

Fig. 215.

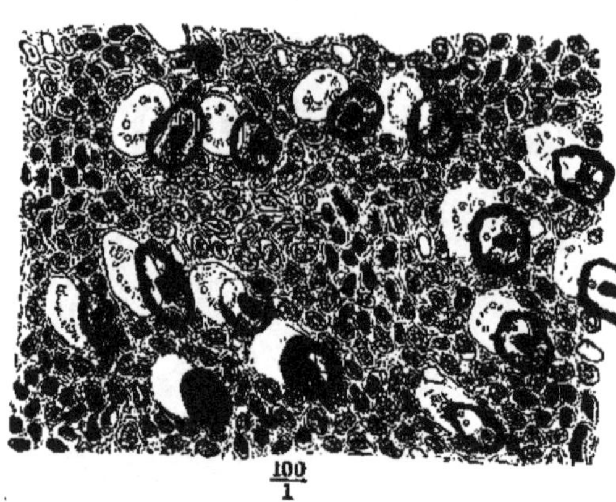

$\frac{100}{1}$

Section transversale de la couche périphérique de la substance médullaire d'un rein de cheval (*).

substance m[illegible] Arnold les fait[illegible] la concavité de[illegible] vasculaires qu[illegible] convexité, fo[illegible] les artères in[illegible] res. Enfin Hu[illegible] Henle sont d'[illegible] proviennent d[illegible] capillaire de [illegible] stance corticale[illegible] sinage des pyr[illegible] serait possible[illegible] vaisseaux droi[illegible] ces trois modes [illegible] à la fois.

Veine rénale.

2° La *veine r*[illegible] portionnelle[illegible] volumineuse [illegible] tère, émane du rein au-devant de ce vaisseau et va se rendre dans [illegible] cave. Ses ramuscules d'origine naissent des réseaux capillaires qui e[illegible] les canalicules tortueux de la substance corticale. Des portions les plu[illegible] ficielles de cette substance, qui sont dépourvues de corpuscules de [illegible] émanent de petites radicules veineuses qui s'unissent entre elles et for[illegible] réseau autour des lobules de substance rénale. De ce réseau partent [illegible] meaux onduleux, qui convergent vers un point central comme les [illegible] d'une étoile (*étoiles de Verheyen*, *fig.* 216) et se réunissent en un tron[illegible] s'engage immédiatement dans la profondeur du rein. Ce tronc chem[illegible] les lobules, avec les artères interlobulaires, et dans ce trajet, il reçoit u[illegible] titude de radicules provenant du réseau capillaire de la substance [illegible] Enfin il se jette dans les veines volumineuses correspondant aux arca[illegible] ricelles qui entourent les pyramides.

Veines de la substance corticale.

Étoiles de Verheyen.

A ces mêmes arcades viennent aboutir les veines de la substance mé[illegible] Celles-ci naissent du réseau capillaire qui entoure les papilles, chemin[illegible] les intervalles des pyramides, s'élèvent parallèlement aux tubes de Be[illegible] leur envoient de nombreuses radicules de renforcement, deviennent [illegible] plus en plus volumineuses et enfin se réunissent successivement en [illegible] nombre de troncs très-courts qui se jettent dans les arcades veineuses [illegible] nes sont à la fois plus nombreuses et plus volumineuses que les artère[illegible] pondantes et s'anastomosent fréquemment entre elles.

Veines de la substance médullaire.

Des arcades, enfin, naissent des veines qui descendent vers le hile [illegible]

(*) L'uretère a été injecté en rouge et l'artère rénale en jaune. Dans les sections des ca[illegible] Bellini, la matière injectée a pénétré partiellement entre la membrane propre et l'épithélium [illegible] sections transversales des vaisseaux et des canalicules injectés, se trouvent les sections trans[illegible] canalicules de Henle, remplis d'un épithélium granuleux.

...nt successivement de volume, constituent les branches volumineuses ...union forme la veine rénale.

...s du rein ont un calibre notablement supérieur à celui des artères ...dantes; elles sont entièrement dépourvues de valvules.

Vaisseaux lymphatiques.

...vaisseaux lymphatiques du rein sont encore mal connus chez l'homme; ...nt superficiels, les autres profonds. Nous ignorons quelle est l'origine ...de ces derniers, qui suivent le trajet des grosses artères, sortent du ...hile et se rendent aux ganglions lombaires voisins. Quant aux lym... superficiels, ils forment un réseau situé dans la capsule fibreuse du ... envoie des prolongements entre les canalicules tortueux de la sub...ticale.

Nerfs.

...erfs sont très-nombreux et viennent du plexus solaire. En outre, le ...chnique se rend directement au rein. Supportés par l'artère rénale et ...ons, les nerfs du rein présentent peu de ganglions sur leur trajet. La ...on de ces ramifications dans l'épaisseur de l'organe et leurs terminai... encore inconnues.

...us spermatique étant une émanation du plexus rénal, on a voulu ... par cette circonstance l'étroite connexion sympathique qui existe ...sticule et le rein.

Tissu cellulaire du rein.

... enfin, dans le rein, une petite quantité de *tissu cellulaire*, particuliè...r le trajet des vaisseaux. Celui du hile est très-abondant et souvent ...graisse. De la face interne de la capsule, des filaments conjonctifs ...étendent entre les canalicules de la substance corticale. Autour des ...es de Malpighi, on trouve fréquemment un peu de tissu conjonctif fi...mais, en général, les capillaires sanguins et les canalicules urinifères

...Fig. 216.

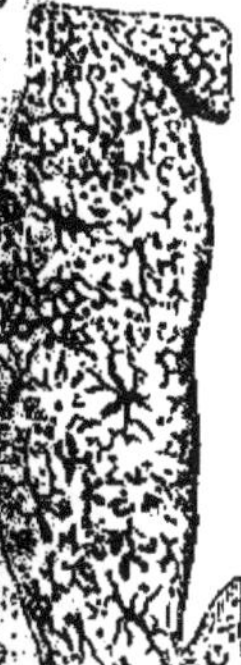

...la surface externe ...près l'ablation de la ...e fibreuse. Veines su...les.

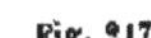

Fig. 217.

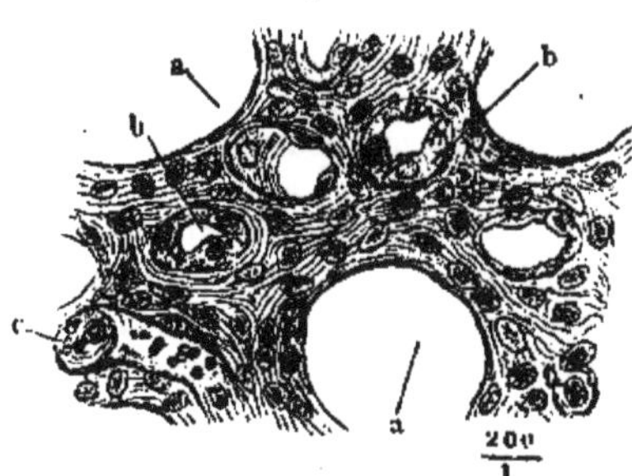

Section transversale d'une papille rénale conservée dans une solution de chromate de potasse (*).

...parés que par une substance amorphe très-lâche, dans laquelle sont ...s de petites cellules fusiformes. Les gros tubes qui composent les pa... unis entre eux par une substance amorphe, transparente à l'état

...nalicules de Bellini, dont l'épithélium a été détruit. — *b*, *b*, canalicules de Henle. — *c*, vais-

frais, mais dans laquelle l'action prolongée de l'acide chromique ou du
de potasse fait découvrir des fibres très-fines, formant un réseau, ai
noyaux arrondis ou ovalaires. C'est cette substance qui supporte l'é
des papilles. Elle est bien moins abondante dans le reste du rein, où le
disparaissent complétement.

III. — DÉVELOPPEMENT.

Ils ne naissent pas des corps de Wolff.

Les reins ne naissent point des corps de Wolff, ainsi que l'a dit Ar
vant Remak, les premiers rudiments des reins se montrent, chez le p
6ᵉ jour de l'incubation, sur les côtés et en dedans des canaux excré
corps de Wolff, sur la paroi postérieure du cloaque ou extrémité infé
gros intestin, sous la forme de deux culs-de sac creux, qui ont la mê
position que les rudiments des autres glandes provenant de l'intestin.
face de ces culs-de-sac, qui formeront les uretères, naissent des b
creux, qui se ramifient à leur tour, et ainsi de suite. Ces premières p
développement du rein n'ont pas encore été observées chez les mamm

Leur surface, lisse d'abord, devient lobuleuse.

Sur un embryon humain de 6 à 7 semaines, examiné par Kœlliker,
formaient de petits corps aplatis, réniformes, de 1^{mm},85 de longueu
derrière la partie inférieure du corps de Wolff; l'uretère était mani
creux et conduisait dans un certain nombre de culs-de-sac, qui occupa
de la moitié interne de l'organe. A ces culs-de-sac étaient unis, sur
faces et au bord externe, des cylindres légèrement recourbés, formé
ment de cellules. Plus tard, ces cylindres, rudiments des canalicules u
s'allongent, deviennent flexueux et se ramifient : la surface des rein
lobulée. Les canalicules, enfin, se creusent d'une cavité et s'entoure
membrane propre, tandis que leur extrémité libre, un peu renflée,
forme en corpuscule de Malpighi. La substance médullaire ne se dé
qu'après la substance corticale.

Au 3ᵉ mois, le rein est situé contre la paroi postérieure de l'abdo
dessous des capsules surrénales ; la forme lobulée devient de plus en p
nifeste et persiste jusqu'à la naissance. Chaque lobe est formé par de
stance médullaire ou tubuleuse, recouverte d'une couche de substance c

Les sillons s'effacent.

Après la naissance, les sillons intermédiaires aux lobules s'effacent e
face du rein devient lisse et régulière.

Ce changement s'effectue dans les trois années qui suivent la nais
n'est pas rare, cependant, de voir la disposition lobulée persister jusq
ou dix ans, et même pendant toute la vie. Lorsque le rein est le siège d
dies, et plus particulièrement lorsqu'il est distendu par l'urine accumu
les calices et le bassinet, la disposition lobulée reparaît. Chaque lobule
converti en une poche particulière, bien distincte des poches voisines.

Le volume du rein est proportionnellement plus considérable chez
que chez l'adulte.

IV. — FONCTION DU REIN.

Fonction du rein.

Les reins sont les *organes sécréteurs de l'urine* ; l'urine est sécrétée p
ment dans la substance corticale. Le mécanisme de la sécrétion urin
pas mieux connu que celui des autres sécrétions; la rapidité de cette s
s'explique par la longueur considérable des canalicules sécréteurs et par l

sang que reçoivent les reins. L'influence qu'exercent sur la sécré- les glomérules de Malpighi et le trajet flexueux des tubes de Bel- d'être élucidée complétement.

un liquide limpide, jaunâtre, d'une saveur amère et légèrement une réaction acide (1) et une densité qui varie entre 1015 et 1030. à elle-même, elle se décolore bientôt, dépose des sels, devient al- hale une forte odeur ammoniacale. Urine.

tité d'urine rendue en 24 heures varie entre 500 et 1500 grammes, quantité d'eau ingérée. Dans 1000 grammes d'urine normale, il y a, 935 grammes d'eau, et 65 grammes de substances solides, dont sont l'urée (30 grammes), les matières extractives, créatine, créa- grammes), l'acide urique (1 gramme), divers sels, chlorure de so- phosphate de soude, de chaux, de magnésie (20 grammes).

§ 2. — DU CONDUIT EXCRÉTEUR DU REIN.

1° Enlever la graisse du hile ; étudier la disposition du bassinet et des ca- face extérieure ; 2° diviser le rein, en procédant du bord convexe vers le hile.

urine est conduite dans un vaste réservoir, la vessie, par un canal nom d'*uretère*. A son extrémité supérieure, ce canal présente une infundibuliforme, le *bassinet*, qui se divise dans le fond du hile du ant de branches, appelées *calices*, qu'il y a de papilles.

ces sont des espèces d'entonnoirs (*infundibula*), ou plutôt de petits membraneux, d'un centimètre de longueur moyenne, qui embrassent, leurs extrémités, la base des papilles de la substance tubuleuse, à la même manière que la corolle d'une fleur embrasse les étamines et qui, par l'autre extrémité, s'abouchent avec d'autres calices pour le *bassinet*. Leur nombre, ordinairement de 8 ou 9, est variable ui des papilles, et même plus variable encore, puisqu'il arrive assez deux ou trois papilles voisines s'ouvrent dans le même calice. Quel nombre, les calices se réunissent ordinairement en trois troncs, r, un moyen, un inférieur, qui correspondent aux trois groupes de esquels le rein peut être divisé. Ces trois troncs réunis constituent Forme cylindrique des calices. Réunion des calices en trois troncs.

sont en rapport, par leur surface externe, avec une grande quan- et avec les divisions des artères et des veines rénales.

sinet est une petite poche membraneuse (*pelvis*), située derrière la rtère rénales, au niveau de l'échancrure profonde que présente le ieur de la scissure du rein, en sorte que, vu par derrière, le bassinet mplétement cette scissure. Allongé dans le sens vertical, aplati arrière, susceptible d'une grande dilatation dans les cas de rétention Bassinet.

tion acide de l'urine, attribuée au *phosphate acide de soude* par Robin et la plupart des auteurs modernes, à l'acide lactique libre par Berzélius et de urique libre par d'autres, serait due, d'après un travail récent de rn. de Rob., 1872, p. 388), à plusieurs acides, qui sont, dans l'ordre nce, l'acide urique, l'acide carbonique et l'acide hippurique. Ce dernier cipe constant de l'urine normale : sa moyenne sécrétée serait d'environ es par jour.

Rapports du bassinet. d'urine ou de calculs rénaux, le bassinet se rétrécit presque imm après son origine, pour prendre le nom d'*uretère*. Il semblerait, da cas, qu'il n'existe pas de bassinet et que l'uretère succède immédia deux ou trois troncs qui résulte nion des calices. Le bassinet n'es chose que l'origine évasée ou l forme de l'uretère.

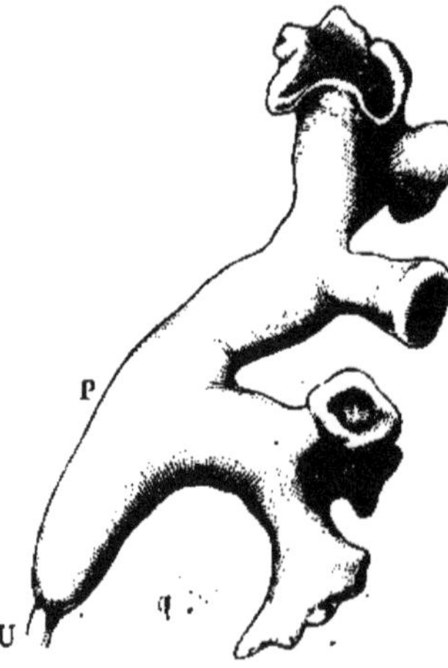

Fig. 218.

Moule de l'extrémité supérieure de l'uretère (*).

Uretère. 3° L'*uretère* (οὖρον, urine) est excréteur du rein; il est obliquem du bassinet au bas-fond de la ve

Double uretère pour un seul rein. Le plus souvent unique pour ch l'uretère est quelquefois doub double uretère s'observe dans d stances bien différentes : 1° da d'unité de rein, les deux reins é en un seul; alors l'existence d' uretère est constante, à quelque près ; 2° dans les cas où, les deux tant, l'un de ces organes est divi portions distinctes. Dans cette d constance, les deux uretères du se réunissent souvent en un seul ques centimètres de trajet. D'au fusion s'opère vers le milieu de l de l'uretère, ou seulement dans la portion vésicale. Quelquefois, en uretères s'ouvrent dans la vessie par deux orifices distincts, plus ou prochés. Dans tous ces cas, il n'existe pas de bassinet proprement peut considérer les deux uretères comme le prolongement de deu calices qui se réunissent plus tardivement que de coutume, ou distincts dans toute leur étendue.

Calibre de l'uretère. L'uretère représente un cylindre affaissé sur lui-même, à parois minces, extensibles, d'un calibre variable depuis celui d'une plume jusqu'à celui d'une plume à écrire. La portion la plus rétrécie de celle qui est contenue dans l'épaisseur des parois de la vessie. Quel retère présente, sur divers points de sa longueur, des dilatations ci qui semblent supposer que le cours de l'urine a été momentané rompu. Ce canal est susceptible d'une dilatation extrême par suite d cours de l'urine : je l'ai vu de la grosseur de l'intestin grêle. Or, lor tère est très-dilaté, il décrit des flexuosités en zigzag, tout à fait se celles que présentent les veines affectées de varices serpentines.

Direction de l'uretère. Sa *direction* est oblique de haut en bas et de dehors en dedans, ju côtés de la base du sacrum; de là, l'uretère se porte en bas, en avant et pour gagner la partie latérale du bas-fond de la vessie; à ce niveau, entre la membrane musculeuse et la membrane muqueuse, pou après un trajet oblique de 2 centimètres environ, dans l'épaisseur d cet organe, à l'un des angles postérieurs du trigone vésical, pa plus étroit que le canal, en forme de fente oblique, de 4 à 5

(*) U, uretère. — P, bassinet.

...r et distant de 2 centimètres environ de celui du côté opposé. A partir du bassinet jusqu'à la base du sacrum, l'uretère longe le ...ur du psoas ; il est recouvert par le péritoine et par les vaisseaux ...s, qui le croisent très-obliquement, ou par les vaisseaux utéro-ova...ngent son côté interne. En outre, l'uretère *droit* affecte des rapports ...ne cave inférieure, en dehors de laquelle il est situé. Au niveau de ...sacrum, l'un et l'autre uretère croisent l'artère et la veine iliaques ...puis l'artère et la veine iliaques externes.

Rapports :

Dans la région lombaire

...avation du bassin, où il est appliqué contre les parois de cette cavité ...par le péritoine, l'uretère croise successivement l'artère ombilicale ...n fibreux qui la remplace, les vaisseaux obturateurs, le canal dé...l'homme, la portion supérieure et latérale du vagin, chez la femme.

Dans l'excavation pelvienne

...rtie de son trajet qui est contenue dans l'épaisseur de la vessie, il ...médiatement au col de l'utérus, et ce rapport important explique ...les cancers du col utérin sont si souvent accompagnés de rétention ...l'hôpital de la Maternité, j'ai également observé que les uretères de ...mmes mortes par suite d'accouchement ou dans les derniers temps ...sse sont remarquablement dilatés.

Dans la portion vésicale.

...*interne* des calices, du bassinet et de l'uretère est blanche, lisse et ...nt sa longueur ; les plis s'effacent par la distension. Point de val...l'embouchure des calices dans le bassinet, ni à l'embouchure du ...s l'uretère, ni sur le trajet de l'uretère (1).

Surface interne.

...Les calices, le bassinet et l'uretère sont constitués par trois tu...posées.

Structure.

...*interne* ou *muqueuse*, continuation de la muqueuse vésicale, très...l'aspect lisse d'une membrane séreuse et se réfléchit des calices ...les ; elle est formée d'un *chorion* fibreux et d'un *épithélium* stratifié, ...llules profondes sont cylindriques, tandis que les cellules superfi...polygonales ou aplaties. Dans sa portion qui appartient au calice, ...s épaisse et souvent garnie de nombreuses papilles vasculaires ; ...rtion papillaire, elle est très-mince, réduite en quelque sorte à son ...qui repose presque immédiatement sur la substance des papilles. ...(*Arch. f. mikr. Anat.* 1873, p. 653), la muqueuse du bassinet ren...nt, mais non constamment, de petites glandes composées, qui tien...lieu entre les glandes tubuleuses et les glandes en grappe.

Tunique muqueuse.

...*musculeuse* est composée de fibres externes circulaires et de fibres ...gitudinales. D'après Kœlliker, on trouve aussi quelques fibres lon...à la surface. Les fibres longitudinales se terminent généralement ...ur des calices, un peu au-dessous de leur insertion. Les fibres cir...contraire, se continuent au-dessus de la ligne de réflexion de la ...et constituent, autour de la base des papilles, un *anneau musculaire* ...ent développé, dont la contraction a pour effet d'expulser le liquide ...les papillaires. Au niveau de l'orifice vésical des uretères, les fibres

Tunique musculeuse.

(1) ...ment, sur un uretère très-dilaté par suite de la présence d'un calcul dans la ...ure de ce canal, j'ai vu trois valvules bien distinctes, dont deux principa...ent la même disposition que les valvules des veines : l'une de ces valvules ...en haut, l'autre était ouverte en bas, de telle façon que si ces deux valvules ...pé toute la circonférence du conduit, la première aurait pu ralentir le cours de ...ut en bas, et la seconde aurait pu s'opposer à son reflux de bas en haut.

longitudinales se continuent avec les fibres transversales du trig (*fig.* 225).

Tunique celluleuse.

La *tunique externe* ou *celluleuse*, d'autant plus lâche qu'on s'éloigne de la tunique musculeuse, est fo tissu conjonctif dont les fibres ont ral, une direction longitudinale, a ferme que très-peu de fibres élasti

Vaisseaux et nerfs.

Des *vaisseaux artériels et veine* blement aussi des *lymphatiques* et sont destinés aux calices, au bassin uretères; mais ils ne méritent pas cription particulière.

Fig. 219.

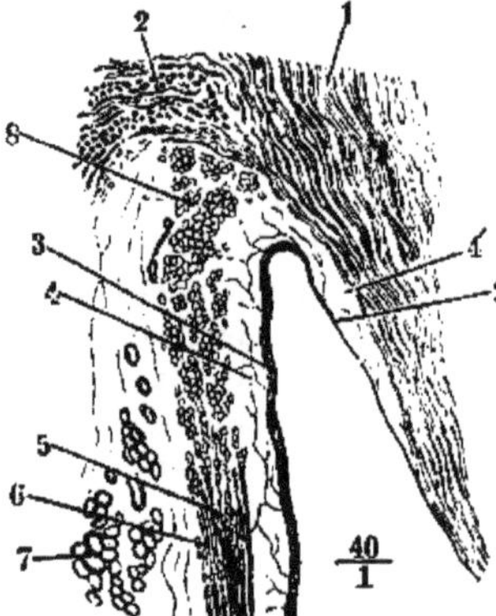

Section de la paroi d'un calice et du bord d'une papille, faite parallèlement à leur axe longitudinal (*).

§ 3. — DE LA VESSIE.

La *vessie* est une poche musculo neuse, qui sert de réservoir à l'uri

Situation.

Elle est *située* dans l'excavation sur la ligne médiane, derrière la pubienne, au-devant du rectu l'homme, de l'utérus, chez la fem

Moyens de fixité.

Elle est *fixée* dans sa position, par le péritoine, qui ne l'envelo partie, en haut, par l'ouraque et les artères ombilicales, qui l'at à l'ombilic, en avant, par des faisceaux musculaires improprement ap ments antérieurs ou pubio-vésicaux, en bas, par l'urèthre, avec leq continue, par la prostate, chez l'homme, le vagin, chez la femme, par l'aponévrose pelvienne, qui, après avoir tapissé la cavité du ba fléchit de bas en haut, pour se perdre sur la vessie, le rectum, etc. C de fixité, qui se concilient avec le grand développement dont cet susceptible, ne peuvent s'opposer à ces déplacements partiels conn

Moyens de protection.

nom de *hernies de la vessie.* Efficacement protégée contre l'action extérieurs dans l'état de vacuité, la vessie déborde, dans l'état de plén ceinte osseuse dans laquelle elle est contenue, et vient ainsi réclamer dans l'abdomen, cavité éminemment dilatable, où elle peut acquér capacité dont elle est susceptible.

Ce qu'on doit entendre par vessie double.

La vessie est toujours unique; les prétendus exemples de vessie do leurs assez fréquents, rapportés par les auteurs, sont, pour la plupart, hernie de la muqueuse (1) à travers un éraillement des fibres muscu quelle que soit la capacité de ces vessies accidentelles (et j'en ai vu deux fois la capacité de la vessie aux dépens de laquelle elles étaient elles se distingueront toujours de la vessie véritable par l'absence musculeuse. Quelquefois une cloison, incomplète ou complète, div

(*) 1, Substance médullaire. — 2, substance corticale du rein. — 3, épithélium du cal queuse de ce dernier. — 3', 4', réflexion de la muqueuse et de l'épithélium sur la papille de fibres musculaires longitudinales du calice. — 6, couche de fibres circulaires. — 7, adipeux. — 8, section du muscle annulaire de la base de la papille.

(1) Ces hernies de la muqueuse vésicale sont le type du genre *hernies* que j'ai cru devoir établir. Voy. *Anat. pathol. générale*, t. I, p. 590.

...ités plus ou moins distinctes. Enfin la vessie peut faire complé-...ment : M. Titon a montré à la Société anatomique, en 1853, un exemple

Fig. 120.

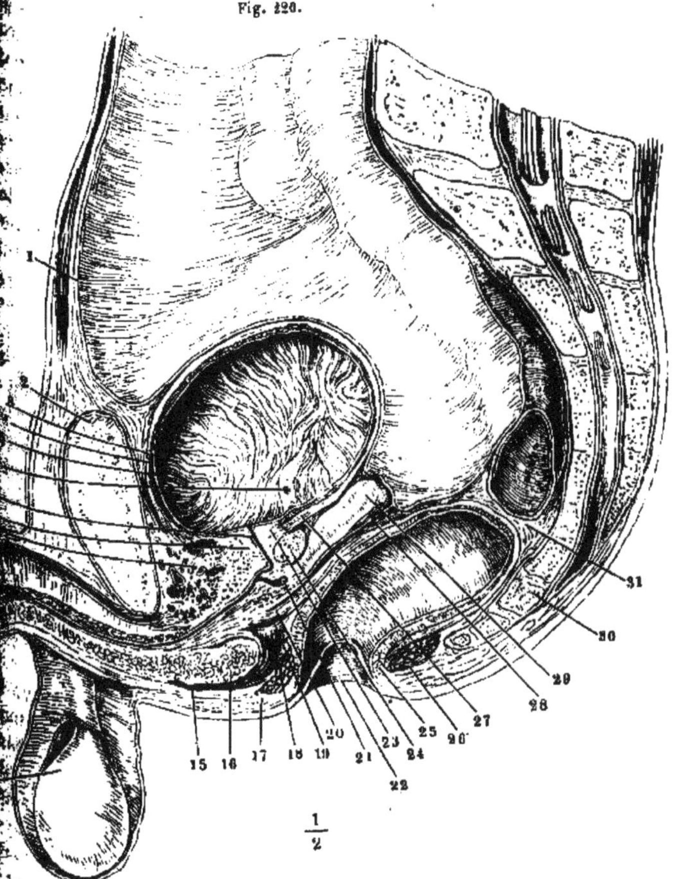

...n *médiane de la portion inférieure du tronc d'un homme congelé* (*).

...omalie. Les uretères s'ouvraient isolément en dessous de la verge.

... grêle a été enlevé. — 1, péritoine. — 2, symphyse pubienne. — 3, couche externe de la ...leuse de la vessie. — 4, couche interne. — 5, muqueuse vésicale, formant des plis. — ... de l'uretère. — 7, urèthre. — 8, sphincter interne de la vessie, en avant de l'urèthre. — ...rne ou de la vie animale, se continuant avec le muscle transverse profond du périnée. ...sale du pénis. — 11, cloison des corps caverneux du pénis. — 12, corps spongieux de ... supérieure. — 13, corps spongieux de l'urèthre, paroi inférieure. — 14, testicule contenu ... vaginale. — 15, muscle bulbo-caverneux. - 16, bulbe du corps spongieux de l'urèthre. ... de l'anus, section transversale en avant du rectum. — 18, couche de fibres musculaires ...névrose inférieure du muscle transverse profond du périnée. — 19, muscle transverse ...ée. — 20, irradiations des fibres longitudinales du rectum. — 21, sinus prostatique. — ...inale. — 23, sphincter interne de la vessie derrière l'urèthre. — 24, glande prostatique. — ...terne de l'anus. — 26, sphincter externe. — 27, irradiations des fibres musculaires lon-... la vessie dans le sphincter interne de cette dernière. — 28, lame aponévrotique inter-... vésicule séminale (29) et au rectum (31), s'élevant jusqu'au péritoine. — 30, vertèbre

Cas d'absence de la vessie.

Mais la plupart des cas d'absence de la vessie sont dus à un vice de co dans lequel la vessie, ouverte en avant, est renversée de manière à masse fongueuse.

Capacité.

Ses différences.

La vessie est, de tous les réservoirs de sécrétions, celui qui grande *capacité*. Cette capacité varie, d'ailleurs, suivant une foule tances, qui peuvent se rapporter 1° aux *habitudes:* ainsi, les person l'habitude de conserver longtemps leurs urines, ont la vessie plus vo que celles qui les rendent au premier besoin; 2° au *sexe:* si la femme présente généralement plus de capacité que celle de l'homme exclusivement à ce qu'elle est, plus que lui, esclave des bienséanc 3° aux *maladies:* que de variétés, depuis ce racornissement morbide sie dans lequel les parois contiguës de cet organe permettent à peine lation d'une cuillerée de liquide, jusqu'à ces dilatations excessive quelles elle peut admettre plusieurs litres de liquide, remplit l'hyp atteint l'ombilic! La capacité moyenne de la vessie saine est d'enviro litre, chez l'adulte.

Direction.

Axe de la vessie.

La *direction* de la vessie est déterminée par celle de la paroi an bassin, c'est-à-dire que son axe est oblique de haut en bas et d'avant Il suit de cette obliquité qu'une légère inclinaison du tronc en av col de la vessie la partie la plus déclive de l'organe. Cette obliquité core plus prononcée lorsque, distendue par l'urine, la vessie a franch supérieur et s'élève dans la cavité abdominale. Son axe est alors celui du détroit supérieur. On a dit, depuis Celse, que la partie su la vessie était un peu inclinée à droite et la partie inférieure un pe gauche; mais je n'ai point observé cette inclinaison.

I. — CONFORMATION EXTÉRIEURE DE LA VESSIE.

Forme de la vessie.

Sur le cadavre.

La *forme* de la vessie est assez difficile à préciser. Examiné sur l'abdomen étant ouvert, le réservoir urinaire, plus ou moins disten liquide ou par de l'air, a la forme d'un ovoïde, dont la grosse extré dirigée en bas et le sommet en haut. Mais telle n'est pas la forme contenue dans la cavité abdominale intacte; la pression des viscères ses parois, la vessie prend une forme irrégulière, qui varie avec le ces derniers. C'est ce que montrent très-bien les coupes de l'abdomen sur des sujets congelés. En est-il de même sur le vivant? Cela n'est ble. Henle fait remarquer qu'en raison de la tonicité des fibres mus la vessie, les parois de cet organe sont constamment tendues, de so opposent à la pression des viscères une résistance qu'on ne retrouve vessie flasque du cadavre. La vessie pourrait donc conserver sur le en se distendant, la forme régulière qui lui appartient. Ayant eu d'examiner la vessie d'un sujet congelé vraisemblablement pendant cadavérique, Henle trouva la vessie régulièrement ovoïde, à gra obliquement dirigé de haut en bas et d'arrière en avant (*fig.* 220) vessie est complétement vide et revenue sur elle-même, elle pr forme arrondie, presque sphéroïdale.

Sur le vivant.

Différences de forme.

La forme de la vessie présente, d'ailleurs, des différences individuelle relatives à l'âge et au sexe. Quelquefois la vessie est aplatie d'avant de sorte que le diamètre transversal s'allonge au point d'égaler ou diamètre longitudinal. C'est ce qui s'observe souvent chez la femme, fréquent également de trouver la vessie asymétrique, une de ses plus développée que l'autre à sa partie inférieure. Ces différences sont pas primitives, et paraissent être un résultat de la compresle la vessie de la femme est soumise pendant la grossesse.

Rapports.

miner les *rapports* de la vessie, plusieurs auteurs ont divisé l'or: c'est la partie la plus élevée et la plus étroite; en *corps* ou partie en *bas-fond* : c'est la partie la plus inférieure et la plus large. Je comme tous les organes creux, en surface externe et en surface

face externe de la vessie. — La surface externe de la vessie, convexe, onsidérer six régions, dont nous allons étudier les rapports et dans uité et dans l'état de plénitude de l'organe.

Rapports de la région antérieure :

antérieure répond à la symphyse, au corps des pubis et aux museurs internes, revêtus de leur aponévrose. Un tissu cellulaire séreux, ou, chez les sujets pourvus d'embonpoint, un tissu adipeux plus ou dant l'unit à ces diverses parties. De la portion inférieure de cette nt des faisceaux volumineux de fibres musculaires, qui vont, d'une implanter sur une arcade tendineuse qui fait partie de l'aponévrose par l'intermédiaire de cette arcade, sur les côtés de la symphyse. x musculaires et fibreux, appelés *ligaments antérieurs de la vessie*, nt latéralement une ouverture quadrangulaire, plus ou moins e en avant par la symphyse pubienne, en arrière par la face antévessie, ouverture qui conduit dans une cavité remplie par du tissu che et traversée fréquemment par une veine qui, de la vessie, va à sale du pénis.

mme, il résulte de l'absence de la prostate que la région antérieure dépasse, en bas, la symphyse, disposition qui pourrait être utilisée ction des calculs de la vessie.

Dans l'état de vacuité ; Distendue par l'urine.

ts de la face antérieure de la vessie avec le péritoine sont de la plus ortance. A l'état de vacuité, la vessie est cachée derrière les pubis, ne passe directement de la paroi abdominale sur la face postérieure oir, en restant complétement étranger à sa face antérieure. Distenrine, elle s'élève au-dessus du détroit supérieur et peut arriver jusc. Dans ce mouvement, elle refoule le péritoine en haut, s'en coiffe sorte, de manière que la portion de cette séreuse qui tapisse la paroi antérieure, descend plus ou moins bas, au-dessous du sommet de la réfléchit ensuite sur sa face antérieure, dont elle revêt la portion formant ainsi, au-devant du réservoir urinaire, un cul-de-sac d'une variable et qui, dans quelques cas, peut atteindre le voisinage du rieur.

Conséquences pratiques.

uences pratiques des rapports de la région antérieure de la vessie : 1° à l'exploration de la vessie par l'hypogastre; 2° à la ponction ue; 3° à la taille hypogastrique; 4° à la symphyséotomie; 5° aux continuité de la vessie, à la suite de la fracture du pubis, etc. (1).

e proposé de pratiquer la ponction de la vessie à travers la symphyse aplati; mais la difficulté de tomber juste sur cette symphyse s'opposera ce que ce projet soit jamais mis à exécution.

De la région postérieure.

La *région postérieure*, recouverte par le péritoine dans toute son é[...] pond, chez l'homme, au rectum, et chez la femme, à l'utérus. Presq[...] des circonvolutions intestinales s'interposent entre la vessie et ces o[...]

Chez l'homme.

Chez l'homme, en se réfléchissant de la vessie sur le rectum, le périt[...] sur la *ligne* [...] *cul-de-sac* [...] dont la pro[...] rie suivant le[...] distension de[...] et qui peut [...] chez les jeu[...] jusqu'au so[...] vésicules sém[...] même plus b[...] *côtés*, deux r[...] formes, impr[...] appelés *liga*[...] *rieurs de la* [...]

Fig. 221.

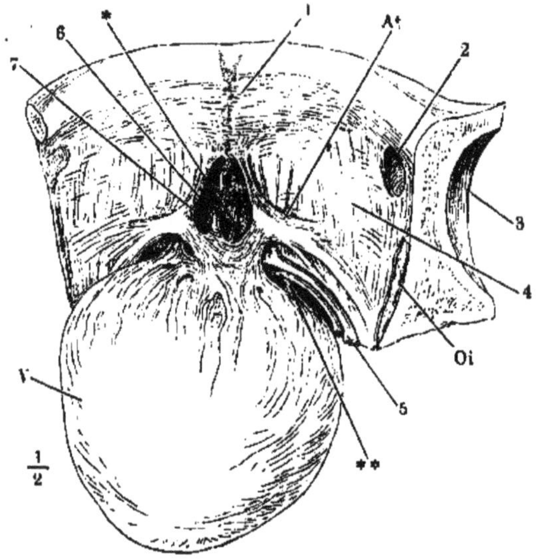

Paroi antérieure du bassin et vessie urinaire (V) *renversée en arrière* (*).

Chez la femme.

la femme, le [...] se réfléchit [...] postérieure de[...] sur le col de[...] et forme la[...] les ligament[...]

Des régions latérales.

Les *région*[...] également [...] par le périt[...] partie supér[...] côtoyées par[...] ombilicales ou par les ligaments qui les remplacent après la na[...] chez l'homme, par les canaux déférents. Lorsque la vessie est reven[...] même, elle se trouve à distance de ces vaisseaux et de ces canaux.

Rapports de la région inférieure.

La *région inférieure* ou le *bas-fond de la vessie* a des rapports très-i[...] qui diffèrent chez l'homme et chez la femme.

Chez l'homme.

a. Chez l'homme, le bas-fond de la vessie répond au rectum, dont il [...] en avant, par les vésicules séminales et par les canaux déférents. S[...] directs avec le rectum sont donc limités à l'espace triangulaire co[...] la vésicule et le canal déférent du côté droit et les mêmes parti[...] gauche.

Disposition variable du péritoine suivant l'état de dilatation ou de resserrement de la vessie.

Lorsque la vessie est fortement revenue sur elle-même, le péri[...] toute la portion du bas-fond de cet organe qui est intermédiaire a[...] séminales et aux canaux déférents d'un côté et aux mêmes parties [...] posé, en sorte qu'à proprement parler la vessie n'a aucun rapport di[...]

(*) On a enlevé le péritoine. — *At*, arcade tendineuse de l'aponévrose pelvienne. — O[...] rateur interne, coupé en travers. — 1, face interne de la symphyse pubienne. — 2, entré[...] pubien. — 3, cavité cotyloïde. — 4, aponévrose pelvienne, à travers laquelle on voit par tr[...] fibres du releveur de l'anus. — 5, plexus veineux situé sur les côtés de la vessie. — 6, vei[...] antérieure de la vessie, allant à la veine dorsale du pénis ; elle a été divisée en travers, po[...] renverser la vessie en arrière. — 7, dépression de l'aponévrose pelvienne entre les deux [...] neuses. — *, **, faisceaux musculaires accessoires de la vessie.

…s l'état de plénitude, la vessie, se développant en arrière, répond …dans une plus grande étendue (1).

…e d'ailleurs de remarquer que le péritoine est très-lâchement uni à … vessie, en sorte qu'il serait facile de le décoller, si on voulait atta…ie par le rectum.

…tés du rectum, la base de la vessie répond au tissu cellulaire du

Fig. 222.

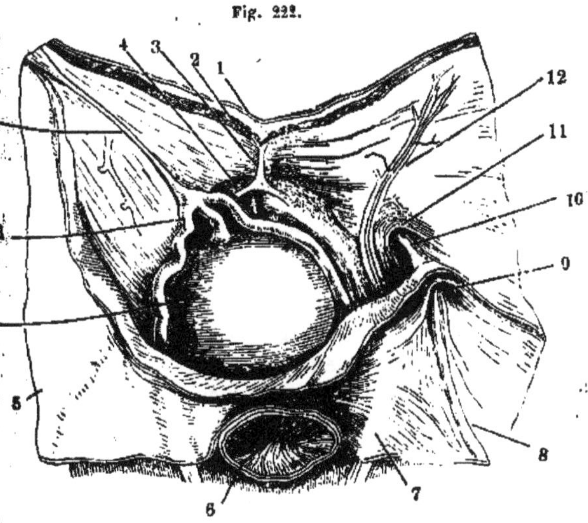

…vienne *d'un jeune garçon et viscères qu'elle renferme, vus d'en haut* (*).

…ponévrose pelvienne et les muscles releveurs de l'anus embrassent … cette base, sur lesquels ils semblent se fixer. Nous verrons qu'un …bre de fibres du releveur de l'anus se continuent directement avec …usculaires de la vessie.

Rapports du bas-fond de la vessie chez la femme.

…*femme*, le bas-fond de la vessie répond, non-seulement au vagin, mais … moitié inférieure du col de l'utérus. L'adhérence de la vessie au va…ée; l'adhérence au col de l'utérus est lâche.

Conséquences pratiques.

…onséquences pratiques de ces rapports, je signalerai, *chez l'homme*, …tion de la vessie par le rectum; 2° les fistules recto-vésicales; 3° la … d'arriver à la vessie par le rectum; *chez la femme*, 1° l'exploration de …r le vagin; 2° la possibilité de la ponction vésicale par le vagin; 3° les

…abdominale antérieure a été divisée sur la ligne médiane, et les deux moitiés écartées. — …re. — *vm*, *vl*, ligaments vésicaux moyen et latéral. — 1, peau. — 2, muscles abdominaux. …s-pubien. — 4, branche horizontale du pubis. — 5, péritoine détaché de la paroi abdo…e et de la vessie et renversé. — 6, rectum. — 7, artère ombilicale vue à travers le péri…sseaux spermatiques. — 9, fossette péritonéale, répondant à l'entrée du canal inguinal. — …ent. — 11, anneau inguinal interne. — 12, vaisseaux épigastriques.

…riétés dans la profondeur du cul-de-sac vésico-rectal, indiquées par les chi…dernes, me paraissent, en général, devoir être attribuées aux variétés dans la … la vessie des individus chez lesquels ces observations ont été faites; elles …al à ce qu'on a examiné la vessie dans divers états de distension. La dispo…ritoine m'a paru identiquement la même chez tous les individus.

fistules vésico-vaginales ; 4° la taille par le vagin ; 5° la fréquence du
la vessie consécutivement au cancer du col de l'utérus, etc.

Sommet de la vessie.

Ouraque.

Il paraît musculeux.

Le *sommet de la vessie*, dirigé en avant et en haut, est revêtu par le
De ce sommet part l'*ouraque*, espèce de cordon d'apparence muscul
s'étend directement de la vessie à l'ombilic, dans lequel il semble s'
Ce cordon adhère assez fortement au péritoine (1), qui lui forme un
ciforme et qu'il peut entraîner dans son déplacement. Dans un cas d'
phie de la vessie, j'ai trouvé ce cordon hypertrophié lui-même, et fai
aux fibres musculaires longitudinales de la vessie, à peu près comm
ment rond de l'utérus fait suite aux fibres de cet organe. L'ouraque e
tige d'un canal qui, chez l'embryon, établit une communication entre
et l'allantoïde, en passant par l'ombilic. Ce canal s'oblitère de bonn
mais quelquefois cette oblitération est tardive ; elle peut même faire
l'urine s'écouler par l'ombilic (2).

Il est très-fréquent de voir l'ouraque, volumineux à son origine, se
après 5 ou 6 centimètres de trajet et aller se confondre avec le cordon
place l'artère ombilicale gauche ; d'autres fois il s'éparpille dans le ti
laire, et les filaments qui résultent de sa division vont, les uns à l'om
autres aux cordons qui représentent les artères ombilicales.

Les intestins pèsent sur le sommet de la vessie.

Dans l'attitude verticale, les intestins pèsent sur le sommet de la ve
refoulent en bas ; d'où la nécessité de l'attitude horizontale et même
incliné, disposé de manière à ce que le bassin soit plus élevé que le
dans certaines opérations chirurgicales, et en particulier dans la litho

B. — *Surface interne de la vessie.* — Revêtue par une membrane mu
comme toutes les cavités qui communiquent avec l'extérieur, la su
terne de la vessie présente une coloration d'un blanc bleuâtre chez le
grisâtre chez les adultes. Elle est remarquable 1° par des plis ou
s'effacent par la distension ; 2° par la saillie réticulée des faisceaux,
fois très-considérables, de sa tunique musculeuse. Dans certains cas
ceaux sont si volumineux qu'ils forment comme des colonnes, qui fo
la face interne de la vessie ; d'où le nom de *vessie à colonnes*. Il n'est
de voir la muqueuse s'insinuer dans les aréoles limitées par ces co
constituer des cellules, d'où le nom de *vessie à cellules*.

Plis ou rides.

Disposition réticulée.

Vessie à colonnes.

La base de la vessie présente trois orifices, ceux des deux uretères e
l'urèthre. Ces trois orifices occupent les angles d'un triangle équilaté
ab ureteribus ad urethram producta, Haller), à surface lisse, blanche,
ment dépourvue de rides ou de colonnes ; c'est le *trigone vésical* ou
Lieutaud, auquel on a attribué, sans raisons suffisantes, une sensibilit
lière. Le bord postérieur de ce trigone est plus ou moins saillant, su
sujets, et formé par une ligne étendue de l'embouchure d'un uretère
cette saillie est prolongée, en dehors, par la portion d'uretère qui
paisseur des parois de la vessie. On a dit à tort que le trigone était co
la saillie de la prostate, car il existe chez les femmes comme chez les

Des trois orifices de la vessie.

Trigone vésical.

(1) Il semblerait résulter d'un fait que j'ai eu occasion d'observer, que la v
rait entraînée dans l'un ou l'autre anneau inguinal qu'à la suite de l'ouraque
lui-même par le péritoine, auquel il est assez intimement uni.

(2) Dans un cas, j'ai trouvé dans l'épaisseur de l'ouraque une petite concré
regrette de n'avoir pas soumise à l'analyse chimique.

il est un peu moins proéminent chez les femmes. On appelle com-
bas-fond de la vessie toute la portion de la base de cet organe qui est
au trigone vésical (1).

Fig. 223.

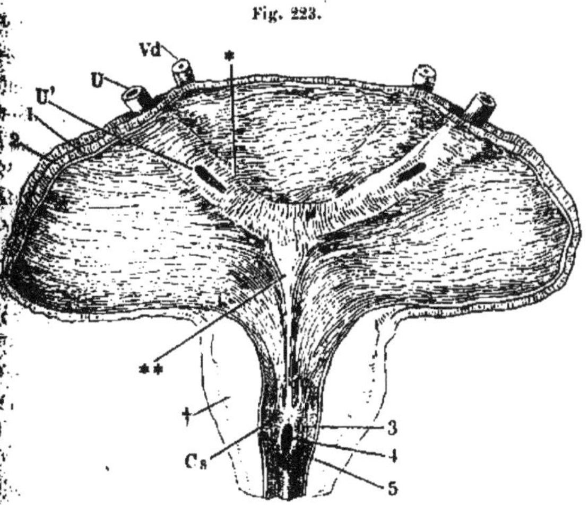

...ieure de la vessie urinaire de l'homme et commencement de l'urèthre, ouverts par une section médiane de la paroi antérieure et étalés (*).

...it, depuis Lieutaud, sous le nom de *luette vésicale* (*uvula vesicæ*), un ...ul, né de la partie inférieure de l'orifice uréthral, remplirait en par...e; mais ce tubercule n'existe que dans les cas de maladie et résulte ...ement hypertrophique de cette portion moyenne de la prostate que ...elée lobe moyen.

La luette vésicale n'existe que dans les cas de maladie.

...hure des uretères est telle qu'elle permet facilement l'abord de ...uretères dans la vessie, mais s'oppose complétement au reflux de ... les uretères. Le long trajet oblique que parcourt l'uretère sous la ...avant de s'ouvrir dans la vessie, explique cette disposition. On ...ner à cette muqueuse soulevée et réfléchie le nom de *valvule de*

De l'embouchure des uretères.

Valvule de l'uretère.

...re de l'urèthre, qu'on appelle aussi *col de la vessie*, est habituellement ...mme froncée. Il faut une certaine force pour vaincre la résistance ...ente.

Du col de la vessie.

...vessie est vide et contractée, la région de l'orifice uréthral forme ...t la portion la plus déclive de la vessie et mériterait conséquem...n de *bas-fond*. Lorsqu'au contraire la vessie est distendue par l'urine,

(*) — Vd, canal déférent. — U', orifice vésical de l'uretère. — Cs, crête uréthrale. — ...versal du trigone. — **, bourrelet longitudinal. — †, section de la prostate. — 1, mu... — 2, tunique musculeuse. — 3, orifice du canal éjaculateur. — 4, orifice du sinus ... orifices des canaux excréteurs des glandules prostatiques.

(1) ...pas rare de voir la vessie former, derrière ce trigone, un cul-de-sac profond, ...insinuer entre le trigone et le rectum.

il arrive souvent que la portion de la paroi vésicale qui est en arr... gone, se déprime en une excavation qui descend au-dessous du niv... fice uréthral : c'est là ce qu'on appelle généralement le bas-fond.

II. — TEXTURE DE LA VESSIE.

Les parois de la vessie sont plus ou moins épaisses, suivant le degr... tion de cet organe. Moyennement distendues, elles mesurent, suivant... 4 millimètres, et 16 millimètres au niveau du trigone. Complétem... sur elle-même, la vessie a des parois dont l'épaisseur atteint jusqu'... millimètres.

Trois membranes, dont une péritonéale incomplète, une muscul... muqueuse, réunies par un peu de tissu cellulaire ; des vaisseaux et... telles sont les parties constituantes de la vessie.

Membrane péritonéale. La *tunique péritonéale* recouvre, comme nous l'avons vu, la région p... une portion des faces latérales et la face supérieure de la vessie. La... rieure n'est tapissée de péritoine que dans sa portion supérieure,... vessie est très-distendue, et la face inférieure de la vessie en est dép... tissu cellulaire très-lâch... tunique péritonéale à l... musculeuse.

Fig. 224

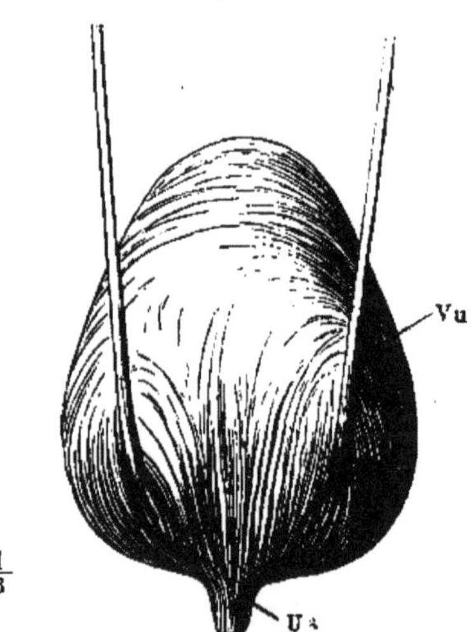

Vessie urinaire de la femme, vue par la face posterieure (*).

Membrane musculeuse. La *tunique musculeuse* c... couche la plus épaisse d... vésicale et se compose de... entre-croisés, dont il par... mier abord, bien difficile... miner la direction. Mince... mant pas, à beaucoup pr... continu dans les vessies q... grande capacité, elle est... composée de plusieurs... fibres dans les vessies p... cornies, et peut même a... épaisseur de 15 à 20 m... dans certaines hypertro... dans des cas de cette es... peut assez facilement dét... direction des fibres char... couches multiples qu'el... sent former, peuvent êt... à deux : l'une extérieu... ceaux longitudinaux, l'autre intérieure, à faisceaux circulaires.

Couche longitudinale. Les *fibres de la couche superficielle* semblent toutes partir du col de... et s'épanouissent principalement sur la face antérieure et la face po... l'organe. Au niveau du sommet de la vessie et le long de ses bords la... fibres se continuent les unes avec les autres, en forme d'anses. Que... se prolongent manifestement sur l'ouraque, comme on le voit très-b...

(*) *Vu*, vessie. — *Ua*, urèthre.

...En bas, un grand nombre s'engagent profondément entre les ...hincter. En avant, de gros faisceaux de la face antérieure et de la ... se détachent de la paroi vésicale, passent au-dessus des veines de ... et s'insèrent à l'aponévrose pelvienne, notamment à l'arcade ten... ...on y observe; quelques-uns vont directement à la symphyse pu... ...sont ces faisceaux que l'on avait désignés sous le nom de *ligaments* ... Un certain nombre de fibres longitudinales s'insèrent latéralement ...vrose pelvienne, en arrière, sur la base de la prostate.

Ligaments de la vessie.

...he subjacente est formée de *fibres circulaires*, dont les plus externes ...llèles les unes aux autres, tandis que les plus profondes forment, en ...sant entre elles, des réseaux plus ou moins serrés, suivant le degré ...on de la vessie, et dont les mailles sont allongées longitudinalement ...rtie supérieure de la vessie, transversalement dans sa portion infé... ...s fibres circulaires régulières dominent au bas-fond; elles font suite ...annulaires du col de la vessie. Les fibres circulaires irrégulières oc...tout la paroi postérieure de cet organe.

Couche circulaire.

...au du *trigone*, la couche musculeuse circulaire est formée de fibres ...es fines, juxtaposées, serrées, parallèles, formant un plan parfaite...lier, qui diffère ...t, par son as...gène, de la cou...laire interne des ...ons et qui est ...bres élastiques ...es. Sur les cô...bres du trigone ... sous les fibres ... de la couche ... se continuent ...bres longitudi...retères.

Fibres transversales du trigone.

Fig. 225.

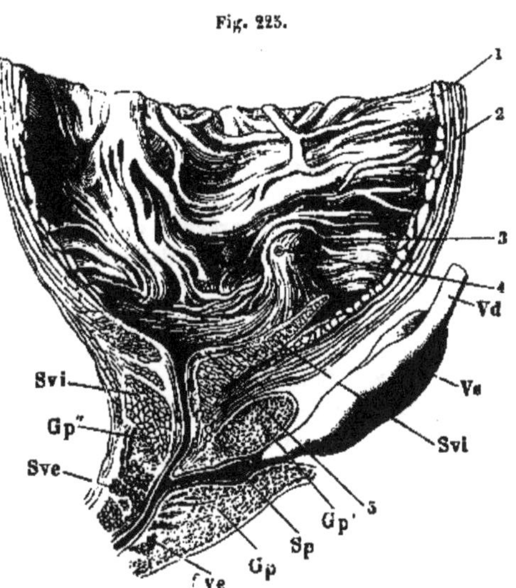

Section médiane de la portion inférieure de la vessie, de la prostate et du commencement de l'uretère (*).

...eau transversal ...ndu entre les ...es des uretères, ...déré par C. Bell ...muscle des ure... ...contraction de ..., élargissant les ... ces conduits, ... propre à favo...ord de l'urine ...ssie.

...pelé *sphincter de la vessie*, depuis Galien, un anneau musculeux qui ...aux fibres circulaires du corps de la vessie et qui occupe l'orifice vé...gue et l'incohérence des descriptions de ce sphincter prouvent que

Sphincter de la vessie.

... musculaire interne de la vessie. — 2, couche musculaire externe. — 3, fibres musculaires ... de l'uretère. — 4, embouchure de l'uretère. — 5, couche la plus interne des fibres mus...tudinales du trigone vésical. — *Svi*, sphincter interne de la vessie. — *Sve*, sphincter ex... prostate. — *Gp'*, glande prostatique. — *Gp″*, portion glandulaire antérieure à l'urèthre. — ...tique. — *Vd*, canal déférent. — *Vs*, vésicule séminale.

la disposition anatomique qui existe au col de la vessie, n'a pas é ment saisie par tous les anatomistes, ce qui tient, d'une part, à ce q musculaires lisses n'y sont point réunies en faisceaux séparés par d jonctif, d'autre part, à ce que le sphincter se continue en dehors, sa démarcation, avec la prostate.

Les fibres circulaires constituent à ce niveau un anneau extrême tant, dont la portion la plus épaisse, mesurant jusqu'à 1 centimètre l'orifice vésical de l'urèthre, et qui va en s'amincissant en haut, où nue avec les fibres circulaires du trigone, et en bas, où il entoure prostatique de l'urèthre (1).

Enfin, on trouve au-dessous de la muqueuse vésicale, au voisinage uréthral et intimement unie à cette membrane, une couche minc longitudinales, prolongement des fibres longitudinales de l'urèthre.

Muqueuse. La *tunique muqueuse*, extrêmement mince et d'un blanc grisâtre, se quelque sorte sur toutes les saillies de la tunique musculeuse. Dan contractée, elle est irrégulièrement plissée. Elle s'enfonce quelquefo faisceaux musculaires, pour constituer des cellules dans lesquelles et peut-être se forment des calculs. Les vessies à cellules sont presqu en même temps des vessies à colonnes, c'est-à-dire des vessies dans les faisceaux musculaires, extrêmement développés, soulèvent la muqueuse.

Vessies à cellules.

Épithélium. La muqueuse vésicale se compose 1° d'*un derme muqueux*, formé conjonctives entre-croisées et mêlées de quelques rares fibres élastiqu *épithélium* stratifié dit *polymorphe*, dont les couches profondes se rapp l'épithélium fusiforme ou cylindrique, les plus superficielles, de l' pavimenteux. Les cellules, du reste, ont des formes irrégulières, qui guent de celles des autres régions du corps.

Papilles. Le plus souvent on ne rencontre pas de *papilles* à la surface de la vésicale ; mais dans quelques vessies, d'après Henle, cette membrane de papilles serrées, mousses, de $0^{mm},03$ de hauteur, qui se prolongent dans la portion des uretères comprise dans l'épaisseur de la paroi vé

Glandules. Les *glandules* de la muqueuse vésicale sont tellement difficiles à qu'on a nié leur présence. Avec un peu d'attention, cependant, on en toujours au voisinage du col de la vessie et sur le trigone vésical, où dent. J'en ai vu sur tous les points de la vessie, sous la forme de vésic res. Toutes ces glandules sont de petites glandes en grappe simple par un épithélium cylindrique et remplies d'un mucus transparent.

Le tissu cellulaire qui unit la membrane muqueuse à la membr

(1) J'engage les personnes qui voudront connaître les opinions diverses produites sur la texture de la tunique musculeuse de la vessie à consulter cription de Thompson (*Anat. chirurg.* de Velpeau, t. I, p. CXVI de l'in 2° celle de A. Mercier (*Recherches anat., pathol. et chirurg. sur les maladies urinaires et génitaux*, 1841, p. 30).

D'après Thompson, toutes les fibres de la vessie semblent venir de l'our muscles droits de l'abdomen, aux environs de l'ombilic. Elles se séparent en éventails peu réguliers, dont trois à droite et trois à gauche ; les uretères dans une espèce de boutonnière formée par l'entre-croisement des fibres lat de la vessie est également renfermé dans une espèce de boutonnière, be forte, constituée par l'entre-croisement des fibres antérieures avec les fibres p

…ssez lâche, séreux et extrêmement délié, excepté au niveau du tri-…les deux tuniques adhèrent intimement l'une à l'autre.

Artères. …es *vésicales* viennent de l'hypogastrique, soit directement, soit par …aire de quelques-unes de ses branches. Elles sont en nombre variable …ent des rameaux à la tunique musculeuse, pour se terminer en ré-… l'épaisseur de la muqueuse. C'est surtout dans le bas-fond de la vessie …ur du col que ce réseau est serré.

Veines. …s forment autour du col de la vessie un plexus très-remarquable, qui …sur les côtés du bas-fond, pour se jeter dans la veine hypogastrique.

Lymphatiques. …aux *lymphatiques* viennent de deux sources : 1° de la muqueuse, …au lymphatique s'injecte avec la plus grande facilité ; 2° du péri-…troncs de ces vaisseaux sont placés pour la plupart entre la tunique … et la tunique musculeuse, et vont se rendre aux ganglions hypogas-…

Nerfs. … proviennent du plexus hypogastrique, qui se compose à la fois de …ionnaires et de nerfs rachidiens, d'où le caractère mixte de la vessie, …partie soumise et en partie soustraite à la volonté.

III. — DÉVELOPPEMENT, FONCTIONS DE LA VESSIE.

Allantoïde. … n'est autre chose que la portion intra-abdominale du pédicule de …ou de l'ouraque, portion élargie en réservoir, qui communique lui-…ord, par un court pédicule, avec le gros intestin.

…l'allantoïde a rempli sa mission temporaire, qui consiste à porter au …ternel les vaisseaux de l'embryon, elle disparaît comme vésicule, et … établissait sa communication avec l'intestin, s'oblitère et se trans-… cordon fibreux, accompagné des artères ombilicales. Cette oblité-…ence au niveau du placenta et marche graduellement vers le gros … ne s'étend point à la portion du canal voisine de ce dernier, la-…contraire, se dilate en un réservoir, qui ne tarde pas à s'isoler du … qui constitue la vessie. Mais quelquefois la portion de l'allantoïde …dans l'abdomen reste perméable, soit en partie, au voisinage de la …en totalité, et alors l'urine peut s'écouler par l'ombilic.

…aissance, l'ouraque et les deux artères ombilicales, qui s'oblitèrent … adhèrent par leur extrémité à la cicatrice ombilicale. Mais par suite …ement relativement considérable de la paroi abdominale, ces cor-…us trop courts, s'éloignent de l'ombilic, auquel ils restent unis par …aux d'aspect tendineux. Le mécanisme et les circonstances de cette …nt été étudiés par M. Robin (1).

De la vessie dans la première enfance. …du nouveau-né est remarquable par la prédominance de son diamè-…sur les diamètres transverses, qui sont très-petits. Cette disposition, …ut de développement du bassin, explique pourquoi la vessie proé-…entière au-dessus du détroit supérieur, à cet âge de la vie. Alors le …xiste pas ; le sommet se continue d'une manière insensible avec …beaucoup plus volumineux à cette époque. La capacité de la vessie

(1) … sur la rétraction, la cicatrisation et l'inflammation des vaisseaux ombi-… système ligamenteux qui leur succède, in *Mém. de l'Acad. de méd.*,

du fœtus est proportionnellement plus considérable, suivant quelq[illegible] avant qu'après la naissance.

La vessie conserve encore, dans la première enfance, les caract[illegible] offre chez le fœtus, et il résulte de ses rapports plus étendus avec le[illegible] dominales des conséquences importantes pour la pratique de la[illegible] A mesure que le bassin se développe, la vessie s'enfonce dans l'exca[illegible] prendre peu à peu les caractères que nous lui avons assignés chez l'a[illegible]

Fonctions. La vessie est destinée à servir de *réservoir* à l'urine, dont elle est, [illegible] principal *agent d'expulsion*. Les urines arrivent incessamment et gou[illegible] dans la vessie; elles ne sauraient refluer dans les uretères, à raison[illegible] nisme que nous avons indiqué. La vessie distendue fait éprouver la s[illegible] besoin d'uriner, et l'urine est expulsée par l'action combinée de la [illegible] muscles abdominaux. J'ai dit que la vessie est l'agent principal de [illegible] sion, car dans le cas de rétention d'urine par affaiblissement ou pa[illegible] excessive de la vessie, la contraction la plus vigoureuse des muscles a[illegible] ne peut rien pour cette expulsion.

§ 4. — DE L'URÈTHRE.

L'urèthre est le conduit excréteur définitif de l'urine. Chez l'hom[illegible] en outre, de canal excréteur aux organes de la génération, avec lesqu[illegible] connexions anatomiques si intimes qu'il n'est guère possible de le d[illegible] la suite de ces organes. Chez la femme, au contraire, il appartien[illegible] ment à l'appareil urinaire, avec lequel, par conséquent, il doit être [illegible]

L'*urèthre* de la femme, dont il sera seul question dans ce paragr[illegible] canal cylindroïde, situé le long de la paroi antérieure du vagin, sur [illegible] diane, et qui s'étend de la vessie à la vulve.

Dimensions. Sa *longueur* est de 25 à 35 millimètres. Son *calibre* est très-diffici[illegible] ner, en raison de l'extrême dilatabilité de ses parois : en l'absence d[illegible] latation, le diamètre transversal du canal uréthral mesure de 6 à 8 m[illegible] L'extrémité inférieure de l'urèthre est un peu rétrécie.

Direction. La *direction* de l'urèthre est oblique de haut en bas et d'arrière e[illegible] présente une légère courbure à concavité tournée en avant.

Rapports. *Rapports*. L'urèthre n'existe à l'état d'organe isolé que dans son [illegible] rieur; à ce niveau il est uni, par sa face postérieure, à la paroi an[illegible] vagin au moyen d'un tissu cellulaire très-lâche. Plus bas, les deux c[illegible] tractent des adhérences tellement intimes qu'il est impossible de [illegible] l'un de l'autre. Ces rapports entre le vagin et l'urèthre expliquent [illegible] déplacement du vagin entraîne nécessairement celui de l'urèthre.

En avant, il répond à la portion inférieure de la symphyse pubien[illegible] est séparé par du tissu cellulaire, traversé par des plexus veineux; [illegible] musculaires appartenant au transverse profond du périnée; à l'angle [illegible] des racines du clitoris, au bulbe et au constricteur du vagin.

Sur les côtés, il répond à ces deux derniers organes et aux racines [illegible]

L'*extrémité supérieure* de l'urèthre, *orifice vésical* ou *col de la vessie* [illegible] à près de 2 centimètres en arrière et un peu au-dessus du sommet [illegible] pubienne.

Son *extrémité inférieure*, ou *méat urinaire*, est située dans la vulv[illegible] petites lèvres, à 2 centimètres environ en arrière du clitoris, un pe[illegible] qui termine inférieurement la colonne antérieure du vagin. Cet forme très-variable, tantôt allongée dans le sens antéro-postérieur, ou arrondie.

de l'urèthre, non distendues par le jet d'urine ou par un corps Forme.

Fig. 226.

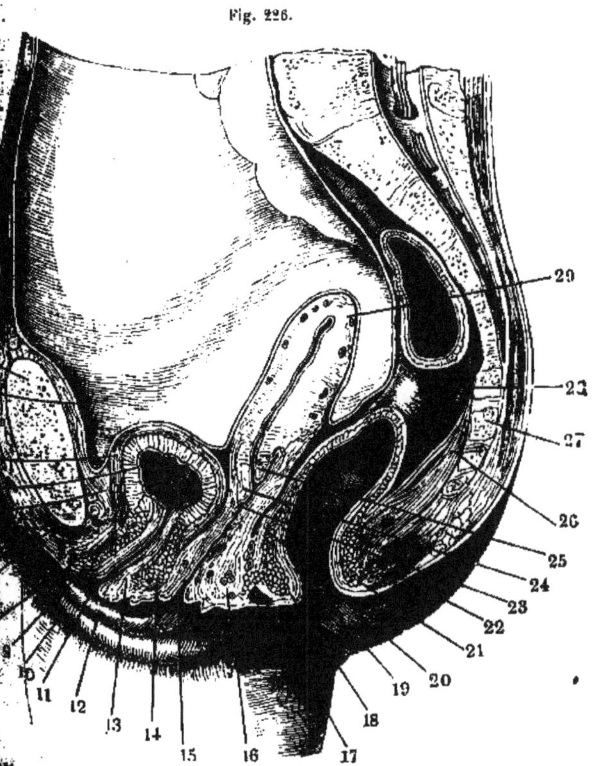

...tion médiane de la portion inférieure du tronc de la femme (*).

...t toujours au contact; la section du canal offre l'aspect d'une fente ...au voisinage de la vessie, d'une fente verticale près du méat, une ...sur la partie moyenne.

...interne de l'urèthre est blanchâtre quand les vaisseaux de la mu... ...vides, d'un rouge foncé quand ils sont pleins de sang. Elle présente

(*) ...a été faite sur un cadavre de femme congelé. L'intestin grêle a été enlevé. — ...2, péritoine. — 3, couche externe de la tunique musculeuse de la vessie con... ...che interne. — 5, tissu cellulaire sous-péritonéal. — 6, clitoris. — 7, veine dorsale du ...ction transversale du muscle transverse profond du périnée. — 9, fibres circulaires de ...antérieure. — 10, grande lèvre. — 11, méat urinaire. — 12, petite lèvre. — 13, fibres ...l'urèthre, paroi postérieure. — 14, fibres circulaires de cette paroi. — 15, orifice du ...musculaire compacte dans l'épaisseur du périnée. — 17, sphincter externe de l'anus, ... — 18, sphincter interne, section antérieure. — 19, orifice anal. — 20, fibres muscu...les du rectum. — 21, sphincter interne de l'anus, section postérieure. — 22, sphincter ...section postérieure. — 23, vagin. — 24, lèvre antérieure du col de l'utérus. — 25, lèvre ...muscle recto-coccygien, dans lequel sont disséminées des fibres musculaires de la vie ...coccyx. — 28, rectum. — 29, utérus.

Surface interne. des plis longitudinaux ou saillies parallèles, qui s'effacent par la dist la ligne médiane de la paroi inférieure existe une saillie longitu tante, qui est la continuation du sommet du trigone.

Dans sa portion inférieure, l'urèthre présente, à sa face interne, d qui affectent toutes les directions et qui, en s'unissant par leurs ext conscrivent des dépressions ou vacuoles irrégulières.

Structure. *Structure.* La paroi de l'urèthre a 5 millimètres d'épaisseur, dan libre; elle est formée d'une tunique muqueuse et d'une tunique m mais ces deux membranes sont très-difficiles à séparer l'une de l'aut qu'il n'y a point de tissu cellulaire intermédiaire.

Muqueuse. La *tunique muqueuse* présente un derme très-mince, formé d'une t conjonctif renfermant une multitude de fibres élastiques très-fines, *lium pavimenteux stratifié* assez épais; des *papilles* vasculaires très millimètre environ de longueur, s'élèvent à la surface du derme, mai

Glandes. complétement dans l'épaisseur de l'épithélium. De petites *glandes* en simples sont annexées à la muqueuse uréthrale; elles forment géné séries longitudinales, qui s'ouvrent à la surface de la muqueuse par extrêmement petits. Leur diamètre est d'environ un demi-millimè thélium cylindrique tapisse leurs cavités.

Musculeuse. La *tunique musculeuse*, très-épaisse, se compose d'une couche lo (*fig.* 227) attenante à la muqueuse, et d'une couche annulaire (3), p hors de la précédente. Dans l'une et l'autre couche, les fibres muscu

Fig. 227.

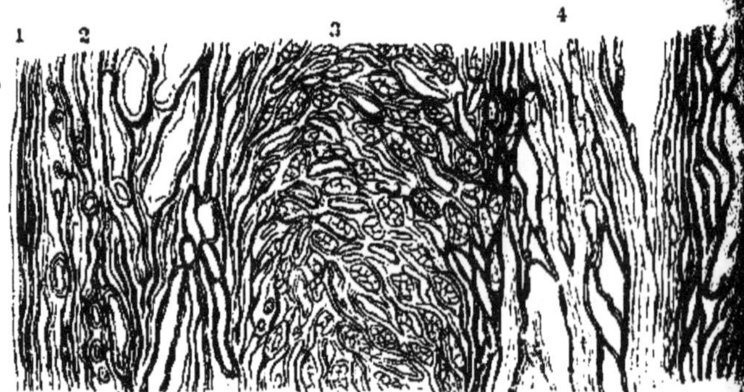

Section longitudinale de la paroi postérieure de l'urèthre, unie à la paroi vagin (*).

sont disposées en faisceaux étroits, cylindriques, entourés d'une loppe de tissu conjonctif et de tissu élastique, et reliés entre eux p ches qui vont de l'un à l'autre. Il en résulte une espèce de réseau dont les mailles sont occupées par des plexus veineux très-larges, le tissu caverneux, et dans les trabécules duquel cheminent les v riels. Suivant la quantité de sang qu'elles renferment, les veines

(*) 1, épithélium de l'urèthre. — 2, muqueuse et fibres longitudinales de la tuniq l'urèthre. — 3, tunique musculeuse du vagin, fibres annulaires. — 4, couche musculeu vaginale. — 5, couche caverneuse et tunique muqueuse. — 6, épithélium du vagin.

...s ou moins larges que les faisceaux musculaires qui les séparent ; elles ...développées dans ...ngitudinale.

...rs de ces deux ...e fibres muscu...s, on rencontre ...musculaires de la ... dirigées les unes ...ment, ce sont ...ternes, les autres ...ement. Les pre...ntourent complé...rèthre que dans sa ...rieure; plus bas, ...nt de s'étendre à ...postérieure, conti...gin, et se conti...alement avec les ... périnée. Ces fibres touchent, en dedans, aux fibres annulaires ...ême se mêlent à elles.

Fig. 228.

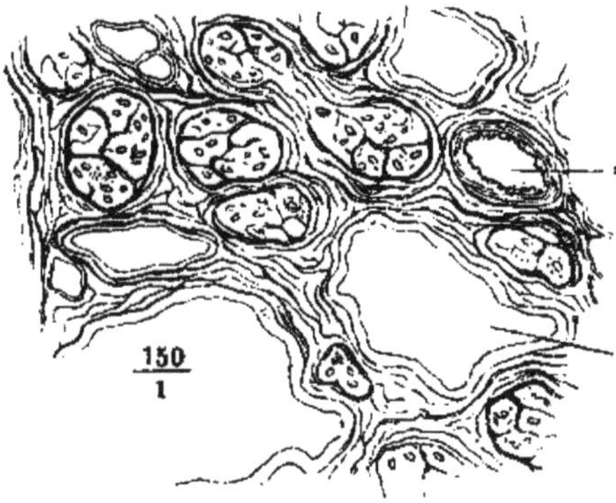

Fibres musculaires striées.

Section transversale des fibres musculaires longitudinales de l'urèthre de la femme (*).

... fibres striées longitudi...n trouve toujours des fais... la paroi postérieure de ...es deux côtés de la ligne ...es fibres se continuent, en ...les fibres longitudinales de ... bas, elles se perdent dans ...onjonctif serré qui unit

Fig. 230.

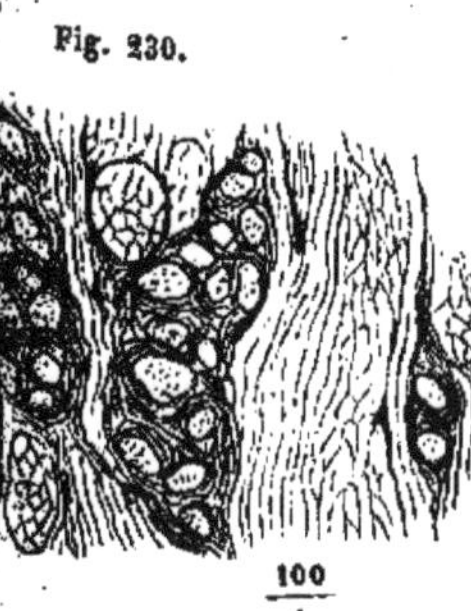

...dinale de la paroi antérieure ...e de femme, à la limite de la ...culaire animale et organique (**).

Fig. 229.

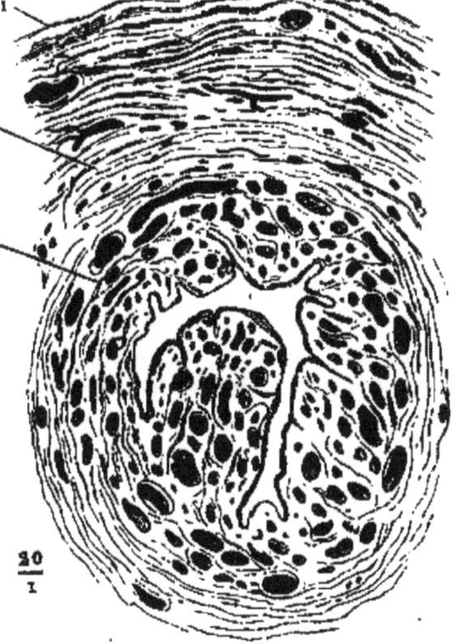

Section horizontale d'un urèthre de femme dont les vaisseaux ont été injectés (***).

...l'urèthre, et dans les tuniques musculeuses de ces deux canaux.

(*) ...tion a été traitée par l'acide acétique, pour rendre visibles les noyaux des faisceaux mus... — *, section d'une artériole. — **, section d'une veinule.

(**) ...aux musculaires striés sont disséminés par groupes ou isolément entre les faisceaux ...

(***) ...e de fibres striées transversales. — 2, couche de fibres circulaires de la vie organique. — ...averneuse.

Vaisseaux. *Vaisseaux*. Les *artères* de l'urèthre proviennent des vésicules in des artères vaginales. Les *veines* se jettent dans les plexus voisins. L *ques* se portent aux ganglions situés sur les côtés du bassin.

§ 5. — ANNEXES DE L'APPAREIL URINAIRE. — DES CAPSULES SUR

Situation. Les *capsules surrénales* sont des organes d'apparence glandulaire nent l'extrémité supérieure des reins, et qui, comme ces derniers, en dehors du péritoine. On les range dans la classe des glandes sanguines.

Cette connexion de situation entre les reins et les capsules surré supposer une corrélation de fonctions et motive, sans le justifier com lè rapprochement de ces deux ordres d'organes (1). La dénominati *succenturiés* (Cassérius) atteste assez les rapports qu'on a cru trouve reins et les capsules.

Les capsules surrénales n'accompagnent pas les reins dans leur déplacement. Toutefois cette connexion de situation, qui constitue le trait le plu de leur histoire, n'est pas constante, et dans les cas fréquents où les re pent plus leur place accoutumée, les capsules surrénales n'accomp ces organes dans leur déplacement. Ainsi, lorsque les reins sont plus de coutume, les capsules surrénales se trouvent en dedans de ces répondent à la scissure rénale; lorsqu'ils occupent la région pelvien sules, qui n'ont pas éprouvé le moindre changement de situation, ne plus aucune connexion avec eux.

Nombre. Les capsules surrénales sont au *nombre* de deux. On dit en avoir chaque côté. Sous le rapport du nombre, comme sous celui de la si capsules sont indépendantes des reins. J'ai vu un cas dans lequel qu'un seul rein, occupant sa place accoutumée; la capsule surréna du côté du rein manquant.

Volume. Leur *volume* est très-variable, suivant les individus; quelquefois petites qu'on les distingue à peine du tissu adipeux du rein; d'aut sont très-volumineuses. Dans un cas où les deux reins étaient tr trouvé les capsules beaucoup plus volumineuses que de coutume avancé que le volume des capsules était plus considérable dans la que dans la race caucasique. J'ai eu occasion d'observer deux nègr quels elles ne dépassaient pas le volume ordinaire. Chez le fœtu proportionnellement plus considérables que chez l'adulte. Je les volumineuses chez plusieurs femmes très-avancées en âge.

Dimensions. Le *diamètre transversal* de la capsule surrénale est d'ordinaire de limètres, le *diamètre vertical* de 20 à 35; l'*épaisseur* de la glande vari 6 millimètres. Son *poids* est d'environ 7 grammes (d'après Krause, il grammes). Ce poids est à celui du rein, chez le nouveau-né, comme l'adulte, comme 1 : 28 (Meckel). Néanmoins le poids absolu de la mente après la naissance, jusqu'à l'âge adulte, mais dans une faible

Volume comparatif des deux capsules. Du reste, le volume des deux capsules surrénales n'est pas ident même; mais la droite n'est pas plus volumineuse que la gauche, co Eustachi; bien au contraire, la gauche m'a paru généralement plus que la droite.

(1) Eustachi, qui les a décrits le premier, les appelait *glandulæ quæ renibu*

...rai, avec Boyer, la *forme* de la capsule surrénale à celle d'un cas-
...d'avant en arrière, embrassant par une facette étroite et concave
...upérieure du rein. Au reste, cette forme est très-variable : la cap- Forme.

Fig. 231.

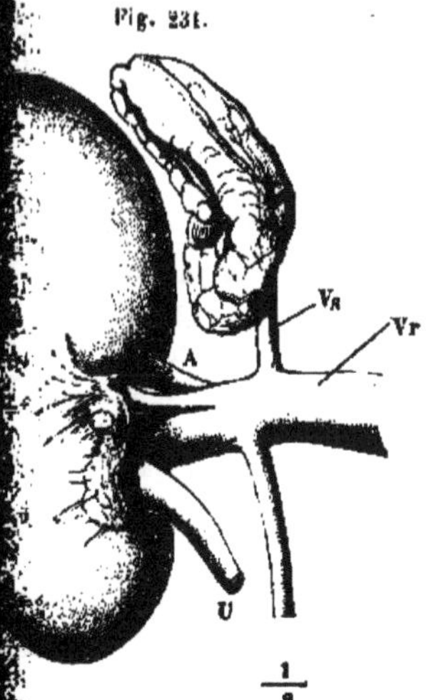

...capsule surrénale, vus par derrière (*).

Fig. 232.

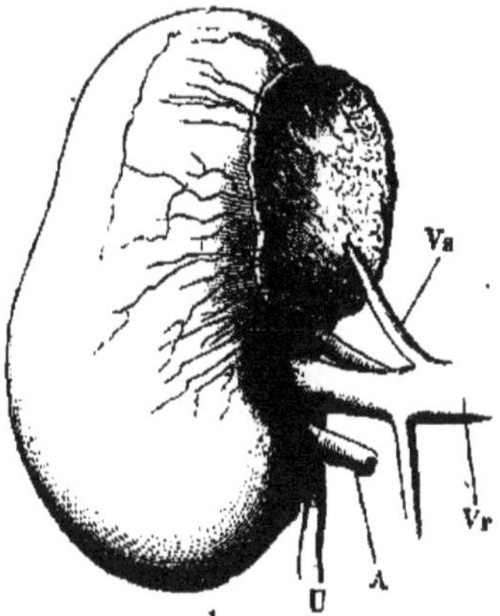

Rein et capsule surrénale vus par devant (*).

...tôt allongée dans le sens vertical, à la manière d'un bonnet phrygien,
...gue transversalement, ou arrondie en disque.

...rts de la capsule surrénale sont les suivants : ceux de la *face anté-* Rapports :
...ment convexe, sont différents à droite et à gauche : *à droite*, cette
...au foie, auquel elle adhère par un tissu cellulaire assez dense pour
...e toujours la capsule en même temps que cet organe, et ce rapport
...le avec le foie est bien plus constant et plus intime que celui de la
...le avec le rein. Une petite empreinte creusée sur la face inférieure En avant,
...*foie*) et située à droite de la veine-cave ascendante est destinée
...le. *A gauche*, la capsule est en rapport immédiat avec le pancréas,
...édiat avec la rate et la grosse tubérosité de l'estomac, dont elle est
...le péritoine.

...*térieure*, aplatie, est appliquée sur la partie la plus élevée des piliers En arrière.
...gme, au niveau de la dixième vertèbre dorsale. Les grands nerfs
...s, les ganglions semi-lunaires sont situés en arrière et en dedans
...les, auxquelles ils envoient des rameaux si nombreux que Duvernoy
...ré les capsules comme les ganglions des nerfs rénaux. Le rapport
...e surrénale droite avec la veine-cave ascendante, à laquelle elle est
...ite d'être signalé.

...*upérieur* ou *convexe*, mince, légèrement sinueux, regarde en dedans Bord convexe.

...*inférieur* ou *concave*, épais, est presque toujours sillonné par une Bord concave.

...énale. — Vr, veine rénale. — Vs, veine surrénale. — U, uretère.

gouttière profonde ; il est en rapport avec la partie antérieure et l'extrémité supérieure du rein.

Prolongements fibreux et vasculaires de sa surface.

La surface des capsules est entourée d'une couche mince de tiss qu'on ne parvient à enlever qu'avec beaucoup de difficulté, en raiso longements fibreux et vasculaires très-multipliés que la capsule en lieu de ce tissu adipeux. Des sillons vasculaires ou non vasculaires, plu profonds et plus ou moins étendus, surtout en avant, parcourent la l'organe, qui est tantôt lisse et tantôt bosselée. On voit parfois une selures faire un relief notable à la surface de l'organe.

Cavité.

Les capsules surrénales contiennent-elles une *cavité*, comme la dén de capsule semblerait l'indiquer ? Cette question est aujourd'hui rés tivement. Il est certain, cependant, que chez le plus grand nombre si l'on divise les capsules en divers sens, on voit qu'elles sont deux lames appliquées l'une contre l'autre et liées comme par une glutineuse, une sorte de pseudo-membrane foncée en couleur. Mais effet de la putréfaction commençante La couleur de la surface jaunâtre, ou plutôt comme marbrée de grosses taches jaunes et couleur de la surface interne, ou mieux de la surface accolée, est marron ou couleur de bistre diversement nuancée, tellement que je de comparer l'aspect de la surface interne de la capsule surrénale foyers apoplectiques. Cette surface interne est d'ailleurs inégale et chirée ; en la raclant avec le dos d'un scalpel, on en détache une espé jaunâtre ou couleur brun-marron. La dénomination de *capsules atrab* leur a été donnée par Bartholin, vient sans doute de cette coloration de leur surface interne. Cet anatomiste, qui les regardait comme poches ou capsules, pensait qu'elles étaient le réservoir de ce liquid *sanguis niger* (Bartholin), *succus atrabilarius*, *extramentum glandulosum* quel les anciens donnaient le nom d'atrabile.

Couleur.

Structure.

Deux substances : une corticale, une médullaire.

Structure. Les capsules surrénales sont constituées par deux substa *externe* ou *corticale*, l'autre *interne* ou *médullaire*.

La *substance corticale* est jaunâtre, d'une consistance assez ferme chire facilement dans le sens de l'épaisseur de l'organe et présente strié sur les surfaces de déchirure ; elle mesure 1 millimètre à 1^{mm}, seur. La disposition striée de la couche corticale, qui est si facile chez les grands animaux, s'efface assez souvent chez l'homme, où semble convertie en une lamelle jaunâtre, mince, repliée sur elle- pect lobuleux de sa surface n'est qu'une apparence et tient aux sill laires qui la parcourent. A la surface interne, la substance corticale p mince lame plus foncée, qui se distingue nettement de la substance (*fig.* 234). Il n'est pas rare de voir la substance corticale former des qui se prolongent dans l'épaisseur de la substance médullaire (*fig.* 23

La *substance médullaire* est gris blanchâtre, d'un aspect moins comp spongieux que celle de la couche corticale ; elle se décompose avec facilité, se ramollit et prend une coloration de plus en plus foncée seur est de 2 à 3 millimètres à la partie moyenne de l'organe, mais diminuant notablement vers les bords.

Membrane fibreuse.

Une *membrane fibreuse*, de 0^{mm},2 à 0^{mm},3 d'épaisseur, revêt les cap nales. On peut y distinguer deux couches, l'une externe, formée de jonctif lâche, renfermant peu de fibres élastiques et dans laquelle le

ramifient avant de pénétrer dans la substance propre de la glande ;
rne, formée de
rrés de tissu
ntourés de ré-
ques très-fins.
ière envoie,
sseur de la
rticale, des la-
partent de sa
fonde et qui,
ntre elles, cir-
r une foule de
driques, dont
amètre, dirigé
de l'épaisseur
ance corticale,
^{mm},03 à 0^{mm},07.
e ces loges est
par des cloi-
daires très-fi-
es secondaires,
elles est dépo-
ance *propre* de
lle-ci se com-
ules à noyau
ou arrondies,
à 0^{mm},03 de
unies en amas
t renfermant
granulations,
ajoutent par-
ulations graisseuses, et, dans la couche foncée la plus interne, de

Substance propre de l'écorce.

Fig. 233.

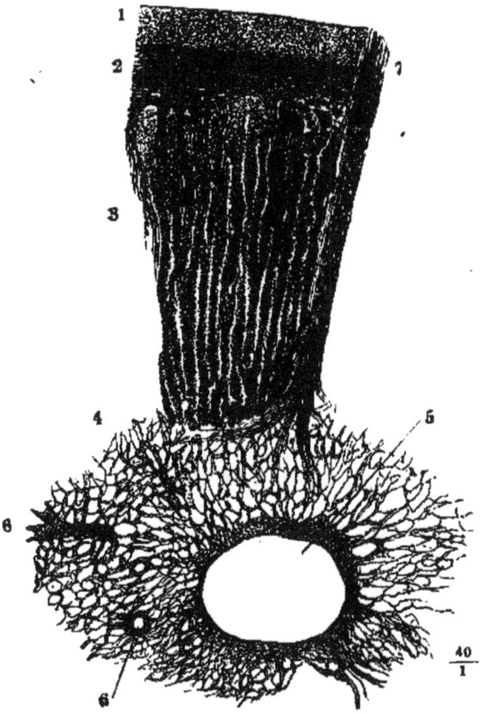

Section antéro-postérieure de la capsule surrénale, traitée par une solution de potasse, puis lavée à grande eau (*).

Fig. 234.

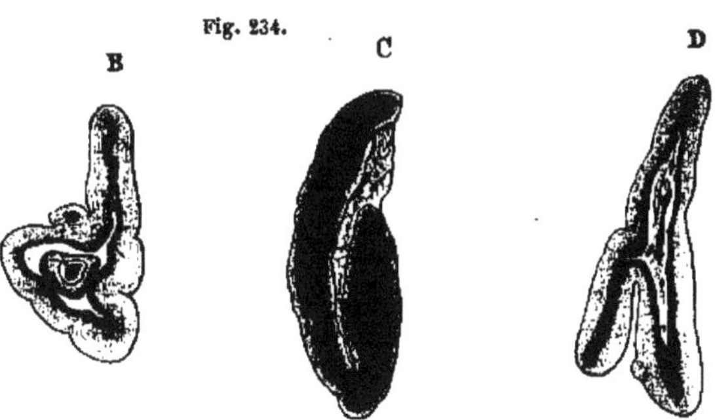

Sections antéro-postérieures de diverses capsules surrénales.

granulations pigmentaires brunes. Les granulations graisseuses

loppe fibreuse. — 3, substance corticale. — 4, substance médullaire. — 5, section de la — 6, 6, sections de vaisseaux artériels. — 7, petit tronc nerveux.

sont plus abondantes vers la superficie de l'organe, qui leur doit
jaune.

Substance médullaire. Dans la substance médullaire, on trouve également une sorte de
fin, formé de
délicats de
jonctives; da
les arrondie
seau est dé
substance fine
nulée, au sein d
sont dissémin
lules très-pâle
de 0mm,02 à
diamètre, d
mes anguleu
longements,
ramifiés, le c
nuleux avec
central bien

Fig. 235.

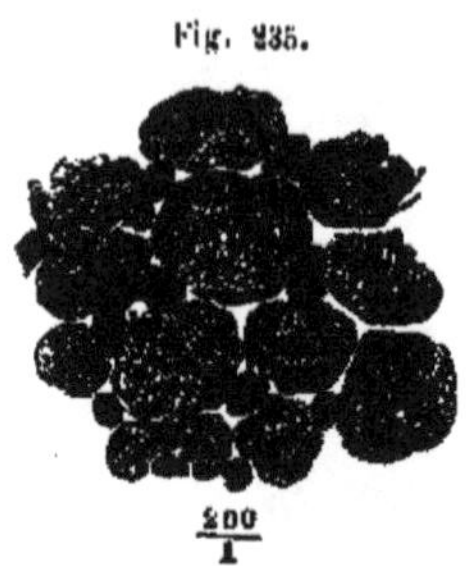

Section de la portion superficielle de la substance corticale pratiquée parallèlement à la surface (*).

Fig. 236

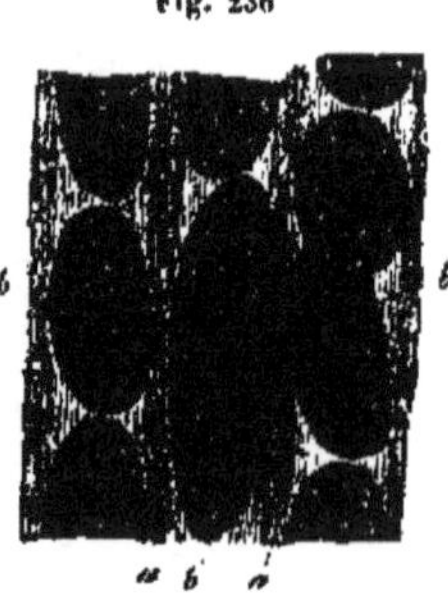

Coupe verticale de la substance corticale des capsules surrénales (**).

muni lui-même d'un nucléole, rappellent jusqu'à un certain point l
des organes centraux du système nerveux.

Artères. ***Vaisseaux.*** Les capsules surrénales peuvent être rangées parmi les organes les plus vasculaires.

Fig. 237.

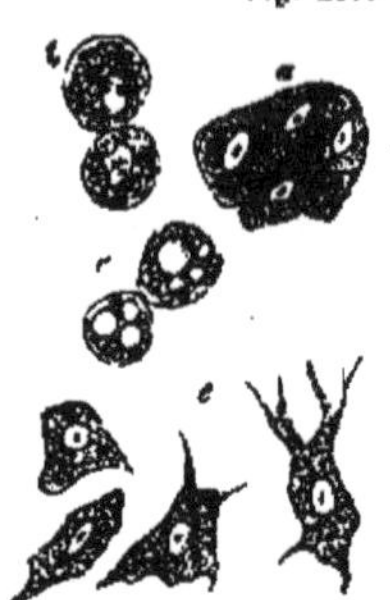

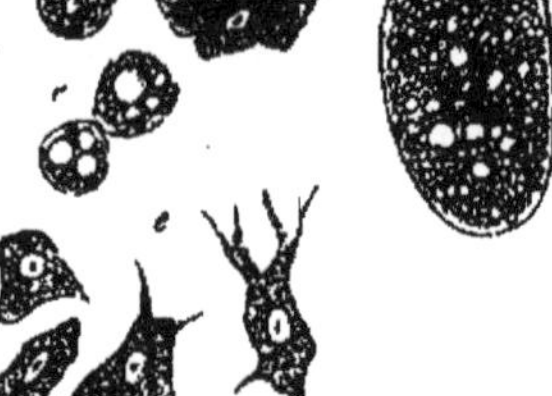

Cellules des capsules surrénales de l'homme (***).

Fig. 238.

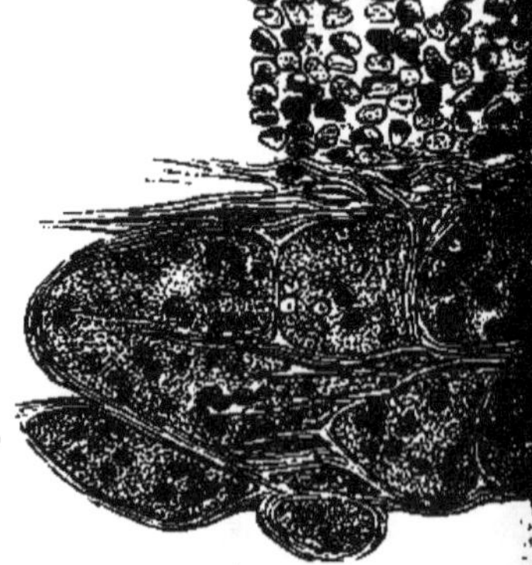

Section d'une capsule surrénale de mo
dans l'alcool (****).

Les *artères capsulaires* sont très-nombreuses et très-volumineuses, eu
petitesse de l'organe. Elles se divisent en *supérieures*, branches de la

(*) La capsule est injectée; les taches foncées répondent aux capillaires sanguins divis

(**) 1, substance corticale. — 2, substance médullaire.

(***) *a*, cinq cellules corticales remplies d'une substance transparente. — *b*, cellules p
couches profondes de l'écorce. — *c*, cellules de la substance corticale jaune, contenant de
d, vésicule plus grosse, remplie de graisse. — *e*, cellules de la substance médullaire, dont
sont munies de prolongements. — Grossissement de 350 diamètres. (D'après Kœlliker.)

(****) 1, cloisons formées de tissu conjonctif. — 2, amas de substance corticale dont la co
lulaire est plus ou moins distincte. — (Grossissement de 300 diamètres. D'après Kœlliker.)

qui viennent directement de l'aorte, et en *inférieures*, qui sont les rénales.

Leur distribution

...nes plongent directement dans la substance médullaire. Le plus ...re se ramifient dans la sub...icale, après avoir formé, par ...moses, un réseau superficiel ...s la membrane d'enveloppe. ...x qui partent de ce réseau, dans les cloisons des alvéoles, ...ment des réseaux plus déliés, allongées, enveloppant les ...llules. Enfin, des parties les ...es de ces réseaux partent des très-fins, qui se distribuent ...stance médullaire, de même ...meaux qui y ont pénétré di... Les capillaires du réseau mé...nt les mailles sont plus arron... remarquables par leur calibre ...e et par la ténuité de leur ...e par une simple couche endo...uvrant les amas de cellules.

Fig. 239.

200/1

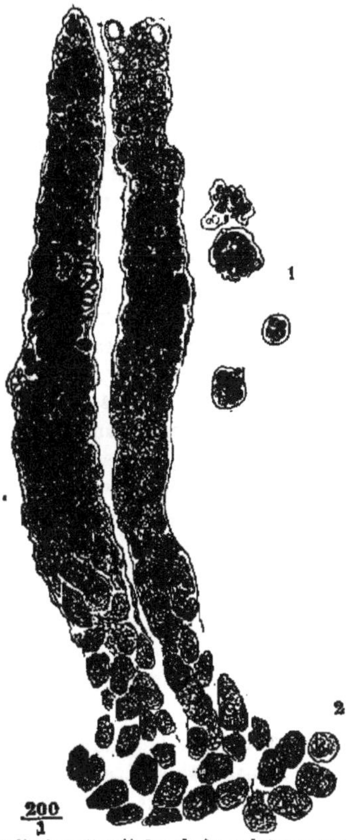

Cylindres et cellules de la substance corticale de la capsule surrénale de l'homme (*).

Veines.

... sont également très-volumi... naissent principalement de ... médullaire et aboutissent à ...eine centrale qui émerge de ... le hile. Des veines plus pe...gnent les artères, traversent ... corticale et se jettent dans ...réniques, les veines rénales ou ... inférieure. On croyait autre...ouvraient directement dans ... capsule, vu la facilité avec ... injections d'air ou d'un li...quide, poussées par ces vais...ndent la capsule. Les veines ...le droite, extrêmement cour...ectement dans la veine-cave inférieure; celles de la capsule gauche ...t dans la veine rénale du même côté.

Vaisseaux lymphatiques.

...aux *lymphatiques* des capsules surrénales sont peu connus. Quelques ... superficiels ont été observés par Ecker, Arnold et Kœlliker, et plu...urs ont signalé dans la substance médullaire des espaces que l'on a ...comme appartenant au système lymphatique; mais il n'y a encore ...is à cet égard.

Nerfs.

...sont extrêmement multipliés. Ils viennent 1° directement des gan...lunaires et du plexus solaire; 2° des plexus rénaux. Le nerf pneu...e et le nerf diaphragmatique leur donneraient aussi quelques filets,

(*) ... des éléments a été obtenu par la macération dans l'acide chlorhydrique dilué.

suivant Bergmann. Ces nerfs, blancs en général, sont composés pres-
sivement de tubes à bords foncés et forment, dans la substance méd
réseau très-serré, qui fait de la capsule surrénale un des organes les
en nerfs. De petits ganglions s'observent sur leur trajet.

Il n'y a pas de canal excréteur.

On cherche vainement dans les capsules surrénales le *canal excré*
par plusieurs anatomistes, et que les uns conduisaient dans le bassinet,
aux testicules, chez l'homme, et à l'ovaire, chez la femme.

Développement des capsules surrénales.

Développement et *fonctions*. Les capsules surrénales apparaissent
époque que les reins, mais se développent plus rapidement que ce
Elles sont déjà distinctes vers le deuxième mois de la vie intra-utérine,
sent alors les reins en poids et en volume. Cette prédominance pe
dant tout le troisième mois. A quatre mois, les reins et les capsules
sont égaux en volume. A six mois, le volume des capsules n'est plus
de celui des reins. A la naissance, il n'en est plus que le tiers.

Chez les vieillards, les capsules surrénales sont quelquefois très-
ses ; leur couleur est constamment jaunâtre à cet âge de la vie, ce
l'accumulation de la graisse dans les cellules corticales.

Fonctions.

Les *fonctions* des capsules surrénales sont complétement incon
Bartholin y plaçait la source de l'atrabile, humeur fantastique que le
faisaient intervenir dans certaines maladies. La grande vascularité
sules surrénales, le grand nombre de nerfs qui s'y distribuent, semb
ver qu'il s'y passe des phénomènes importants. Leur anatomie pa
qui est encore à faire en grande partie, pourra peut-être jeter qu
sur ce point obscur de physiologie. Les relations entre les capsules
et la maladie bronzée ou d'Addison ne sont point établies d'une
finitive.

SECTION II. — DE L'APPAREIL GÉNITAL.

Caractères essentiels du sexe mâle et du sexe femelle.

L'appareil de la génération présente, dans les espèces supérieures
tère remarquable et en quelque sorte spécial que les organes qui
tuent sont répartis entre deux individus distincts : c'est là ce qui
essentiellement la différence sexuelle.

Antérieurement à la *période sexuelle*, il existe, dans le développement
maux, un état qu'on peut appeler neutre et dans lequel les orga
urinaires présentent la même disposition chez l'un et l'autre sexe ;
les différences qui se manifestent dans la suite, résultent simplement
particulier de développement de cet état primitif.

Le sexe mâle est surtout caractérisé par la faculté de produire un
dant appelé *sperme*. Le sexe femelle est caractérisé par la propriété
des *ovules*, qui ne deviennent aptes à engendrer un individu de la m
qu'autant qu'ils ont subi l'influence fécondante du fluide sécrété p
Le sexe femelle est encore caractérisé, dans l'espèce humaine et d
classe des mammifères, par la présence ou plutôt par le développ
dérable d'une glande qui n'existe qu'à l'état de vestige dans le se
mamelle), glande destinée à la nutrition du nouvel être.

Leur situation générale.

Les organes génitaux occupent l'extrémité inférieure du tronc ; il
gus, d'une part, à l'extrémité terminale du canal digestif, d'autre par

..., avec lesquels ils ont les connexions les plus intimes dans l'un et ... et plus particulièrement chez l'homme.

A. — Appareil génital de l'homme.

Parties constituantes des organes génitaux de l'homme.

... génitaux de l'homme nous présentent à étudier 1° deux glandes ... ticules, organes sécréteurs du sperme; 2°. les canaux excréteurs de ... ou *conduits déférents;* 3° deux réservoirs, les *vésicules séminales*, qui ... sperme dans les intervalles plus ou moins prolongés de son expul- ... canaux excréteurs définitifs, les *canaux éjaculateurs* et l'*uréthre*. A ... conduit est annexé un appareil d'érection, propre à assurer le trans- ... de fécondant dans les organes génitaux femelles; cet appareil, joint à ... constitue la *verge*. On doit encore considérer comme des dépendances ... la *prostate* et les *glandes de Cowper*, qui sécrètent un fluide dont l'uti- ... che aux fonctions des organes génito-urinaires.

§ 1. — DES TESTICULES ET DE LEURS ENVELOPPES.

I. — ENVELOPPES DU TESTICULE.

Enveloppes du testicule.

... loppes du testicule, généralement désignées sous le nom de *bourses*, ... au-devant du périnée, au-dessous de la verge, dans l'intervalle des ... forment plusieurs couches superposées, qui sont, en procédant du ... dedans : 1° le scrotum; 2° le dartos; 3° la tunique celluleuse; 4° la ... throïde; 5° la tunique fibreuse ou celluleuse commune; 6° la tuni- ... le. Une seule enveloppe est commune aux deux testicules, c'est l'enve- ... née ou le scrotum; toutes les autres sont propres à chaque testicule. ... une sixième tunique testiculaire, nommée tunique albuginée; mais ... de fait partie intégrante du testicule, nous la décrirons avec l'organe

1° Scrotum.

Forme.

... (1), enveloppe cutanée des testicules, est une espèce de poche ou ... commune aux deux testicules et formée par la peau, qui présente, à ... les particularités suivantes : 1° une couleur plus brune que celle des ... ons du tégument externe, au point que, chez quelques individus, on ... ontrer une couche de cellules pigmentaires, analogue à celle du nègre; ... ité pareille à celle de la peau de la verge et des paupières, et qui ... peu d'épaisseur de son chorion; 3° une capacité beaucoup plus con- ... qu'il ne le faut pour loger les testicules; 4° des poils clair-semés, ... obliquement et des follicules pileux volumineux, qui font relief à sa ... des glandes sudoripares très-développées, qui viennent s'ouvrir à sa ... une extensibilité très-grande et des alternatives d'allongement et de ... ent, qui tiennent au relâchement et à la contraction des fibres du ... on voit le scrotum devenir flasque et s'allonger sous l'influence ... eur, de même que chez les vieillards et chez les individus affaiblis;

Caractères propres au scrotum.

(1) ... *scrotum*, sac ou bourse de cuir. En grec, on appelle la même partie ὄσχεον, ... *oschéocèle*, qui sert à désigner toute tumeur développée dans les bourses.

dans la jeunesse, au contraire, chez les individus vigoureux, et sou du froid, du spasme vénérien, le scrotum se rétracte, s'applique étro le testicule et forme des plis transversaux très-serrés qui, partant médiane, se portent en dehors et en arrière, et décrivent des courbes

Le scrotum est divisé en deux moitiés latérales par une ligne saillan médiane, qui porte le nom de *raphé* (du grec ῥάπτω, je couds), parce sulte de la soudure des deux moitiés latérales du scrotum, indépen

Raphé. l'origine. Ce raphé, constitué par un épaississement du derme cuta ou moins saillant, suivant les sujets ; il se continue, en avant, le long inférieure du pénis, et en arrière, sur le périnée. Par sa face profon tum adhère très-intimement au dartos.

2° Dartos.

Dartos. Le *dartos* est une couche filamenteuse, rougeâtre, qui tapisse la f du scrotum et qui, au niveau du raphé, envoie dans la cavité des prolongement antéro-postérieur qui remonte jusqu'au périnée et à la verge, cloison médiane qui divise la cavité du scrotum en deux tinctes.

Il y a donc deux dartos, un pour le testicule droit, un pour le testic chaque dartos forme un sac distinct, dont l'adossement avec celui du constitue la cloison des testicules. La preuve de l'isolement des deux administrée de la manière la plus positive par l'insufflation : si on pi tum à droite et si l'on introduit dans le dartos subjacent un tube da insuffle de l'air, le dartos droit deviendra fortement emphysémateux gauche ne recevra pas une seule bulle d'air.

Du reste, le dartos se prolonge, en avant, sous la peau de la verge l'épaisseur du prépuce, en arrière, sur la ligne médiane, jusqu'au l'anus. Il se termine brusquement sur les côtés, où il est remplacé

Sa laxité adipeux de la cuisse, et en avant, de chaque côté de la verge, où il se sans interruption avec le tissu adipeux du pubis. Intimement uni à scrotum par sa face superficielle, le dartos adhère très-lâchement, par diaire d'une petite quantité de tissu cellulaire, aux enveloppes subja lesquelles il glisse avec une grande facilité ; de là l'énucléation facile entouré de ses enveloppes profondes, lorsque le scrotum et le dar divisés (1).

Sa contractilité Le dartos jouit d'une *contractilité* très-active, qui se manifeste 1° serrement du scrotum et par les mouvements vermiculaires qui s'ob les individus exposés à l'action du froid, ou soumis à l'influence frayeur, de l'orgasme vénérien ; 2° par la corrugation bien plus pro s'empare du scrotum après une injection irritante dans la tunique

Texture. Le dartos est constitué essentiellement par des *fibres musculaires* nies en faisceaux formant des anses dont le plan est antéro-postérie dire perpendiculaire à la direction des plis du scrotum produits pa traction. Ces faisceaux sont parallèles entre eux ou légèrement obliq

(1) Rien n'égale la facilité avec laquelle s'isole le testicule dans l'opération lorsque le dartos est intact ; rien n'égale la difficulté de cette dissection, lo tos a été le siége d'une inflammation, soit adhésive, soit suppurative.

...aux autres, et constituent des réseaux dont les intervalles sont com... tissu conjonctif dépourvu de graisse et par des fibres élastiques. ..., leur extrémité antérieure est unie, par de petits tendons élas-

Le dartos est bien distinct du fascia superficialis.

Fig. 240.

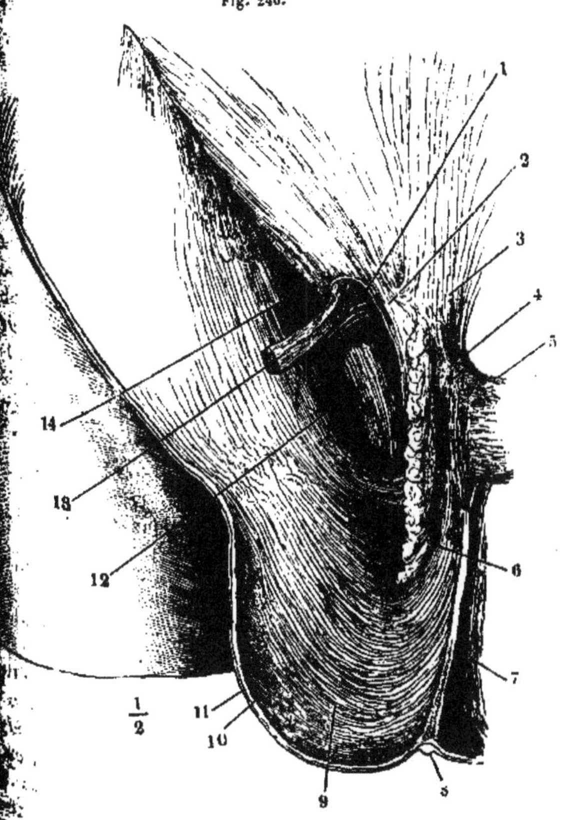

Scrotum ouvert en avant (*).

...face antérieure du pubis, au ligament suspenseur du pubis et à ... crurale. En arrière, elles se perdent dans la couche sous-cutanée ... périnéale.

... considérer le dartos comme faisant suite au *fascia superficialis*; ... pas le moindre rapport entre la couche celluleuse, artificielle pour ... nombre des régions, qu'on a désignée sous le nom de fascia super-

... la portion moyenne et renversé le reste en dehors, ainsi que la peau de la paroi ... domen. Le testicule droit avec ses enveloppes a été extrait de sa loge et enlevé; ce qui ... été porté sur le côté. — 1, insertion des faisceaux du crémaster à l'épine du pubis. — ... de l'anneau inguinal. — 3, ligne blanche. — 4, ligament suspenseur médian du pénis. ... pénis. — 6, tissu adipeux unissant le tissu graisseux du pénil à celui de la région péri... ... du scrotum. — 8, section du raphé. — 9, gros faisceaux du dartos. — 10, section du ... section de la peau. — 12, aponévrose du muscle pectiné. — 13, cordon testiculaire. — ... de l'anneau inguinal.

ficiel, et la couche contractile qui constitue le dartos. Ce dernier
évidemment la couche musculaire qui forme le plan profond de
même que nous l'avons vue doubler extérieurement un grand nom
queuses. Cette couche, peu marquée dans la plupart des régions
un grand développement, particularité qui se retrouve sur d'autres
pourtour du mamelon, par exemple.

3° Tunique celluleuse.

Sous le nom de couche fibro-celluleuse, Velpeau a décrit une co
mince de tissu cellulaire qui sépare le dartos du crémaster et lui d
grande mobilité. Cette cou
minée sur le trajet du co
sente une certaine indépen
continue manifestement av
tement celluleux du tend
membrane du muscle du gr
de l'abdomen, revêtement q
ticule semble avoir refoulé
en traversant l'anneau ingui
est difficile de suivre cette tu
qu'au fond des bourses.

Fig. 241.

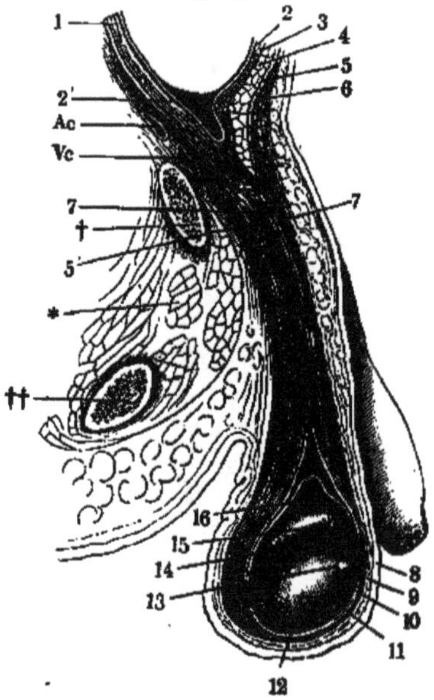

Enveloppes du testicule (*).

4° Tunique érythroïde et cr

On donne ce nom (du gr
rouge) à une membrane rou
mée par l'épanouissement d
crémaster. Très-prononcée
jets jeunes et vigoureux, cette
en partie atrophiée chez le v

Le crémaster et la tunique érythroïde sont bien distincts des anses du petit oblique.

Nous avons vu (voyez *Myo*
p. 523) que le crémaster est
ment constitué par deux fa
fibres, qui naissent, l'exte
gouttière de l'arcade crurale
du canal inguinal, l'interne, de l'épine du pubis. Les anses les plus
du petit oblique et du transverse, quand elles existent, en sont co

(*) Les enveloppes superficielles, ainsi que le feuillet pariétal de la tunique vaginale,
partiellement pour permettre de voir le testicule en place. — †, section de la branche
pubis. — ††, section de la branche inférieure de l'ischion. — *, muscles divisés en tra
interne, obturateur externe et pectiné.) — Ac, Vc, artère et veine crurales. — 1, vaisse
2, péritoine. — 2′, légère dépression de ce dernier dans l'anneau inguinal interne. — 3,
salis. — 4, muscle oblique interne. — 5, aponévrose du muscle oblique externe et pili
l'anneau inguinal. — 5′, pilier inférieur. — 6, fascia superficialis. — 7, 7′, faisceaux d
8, scrotum. — 9, dartos. — 10, tunique celluleuse. — 11, tunique vaginale, feuillet pa
ticule. — 13, hydatide non pédiculée. — 14, épididyme. — 15, hydatide pédiculée. — 1
testicule, revêtus du feuillet viscéral de la tunique vaginale.

(1) Le crémaster est extrêmement développé chez le cheval ; c'est sur
animal qu'on peut bien constater la différence qui existe entre le crémaster
inférieures du petit oblique, dont les anses n'existent pas, d'ailleurs, chez ce

faisceau externe, plus considérable, descend à la partie posté-
rdon, et ses fibres vont en divergeant ; le faisceau interne, beau-
ble, descend au côté interne et s'épanouit également à la surface
u niveau du testicule, tous ces faisceaux s'irradient en éventail et
our de cette glande, une série d'anses aplaties, réunies en mem-
n tissu conjonctif et élastique qui établit des adhérences intimes
que érythroïde et la tunique celluleuse. La tunique celluleuse, pro-
e la lame qui comble les mailles losangiques de l'aponévrose du
e, se détache du pourtour de l'anneau inguinal et recouvre les
crémaster ; cette lamelle se perd avant d'atteindre le testicule.
ster et la tunique érythroïde, qui en est l'épanouissement, sont les

Fig. 242.

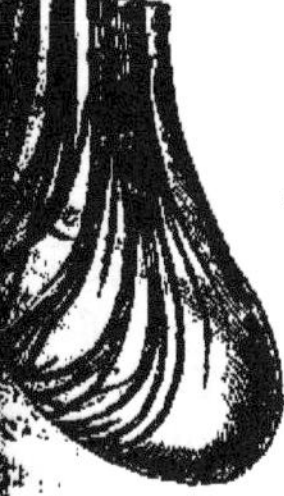

rtion inférieure du cordon
ns la tunique celluleuse.
émaster.

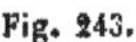

Fig. 243.

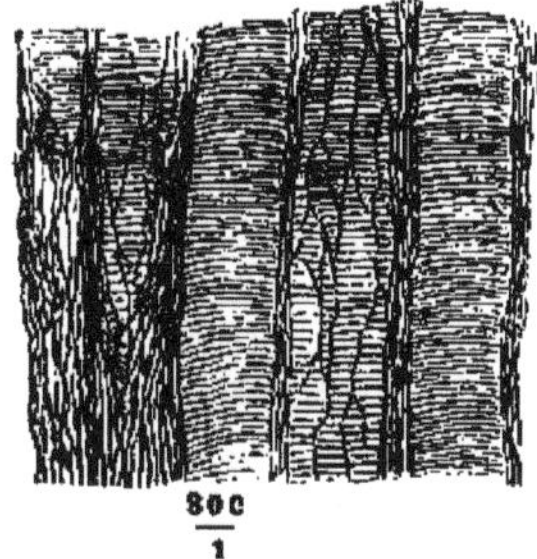

Faisceaux du crémaster enveloppés de réseaux élastiques.

uvement d'ascension brusque du testicule, bien distinct du mou-
graduel, vermiculaire, qui est le résultat de l'action du dartos (1).

5° Tunique fibreuse.

fibreuse forme au testicule et au cordon testiculaire une enveloppe
parois minces et transparentes, enveloppe étroite le long du cordon,
eurement, pour entourer le testicule, d'où le nom de *gaîne cellu-*
e, sous lequel elle est généralement connue. Au niveau du testi-
que fibreuse adhère à la tunique vaginale, dont elle ne peut être
le trajet du cordon, elle forme une enveloppe distincte, qu'on peut
l'intérieur du canal inguinal, jusqu'au fascia transversalis. Aussi
atomistes ont-ils regardé cette tunique fibreuse comme un pro-
fascia transversalis, qui serait entraîné par le testicule au moment
engage dans le canal inguinal ; cette manière de voir peut servir
la mémoire la disposition de la tunique fibreuse, mais elle n'est
e au développement de cette membrane.

La tunique celluleuse commune est bien distincte de la tunique vaginale.

Mouvement d'ascension du testicule bien distinct du mouvement vermiculaire.

sujet dont la muqueuse uréthrale était très-irritable, l'introduction d'une
pagnait d'un soulèvement brusque et prolongé des testicules, avec écar-
s extrémités inférieures. Ce mouvement d'ascension des testicules était
pendant du dartos et du scrotum, lequel restait flasque et pendant au-de-
es.

La tunique fibreuse joue à l'égard de la tunique vaginale, en d
quelle elle est placée, le rôle de ce tissu sous-séreux que nous
dans les régions où les membranes séreuses revêtent des parois
tunique fibreuse sert, en outre, de support au crémaster, qui
points d'insertion. Sa ténuité l'a fait longtemps négliger par les
mais dans les cas de hernie, elle acquiert quelquefois une épaiss
rable.

6° Tunique vaginale ou séreuse.

Tunique vaginale.

La *tunique vaginale* a la forme d'un sac sans ouverture, offrant de
l'un *pariétal*, qui tapisse la tunique celluleuse commune ; l'autre *visc*
culaire, qui revêt le testicule, l'épididyme et une portion du cordon,
organes soient contenus dans la cavité de la poche séreuse. La
tunique vaginale se faisant, non sur le testicule, mais sur le cordo
teur variable, il en résulte qu'une portion plus ou moins considéra
don est revêtue par la tunique vaginale.

Feuillet viscéral.

Le *feuillet viccéral* de la tunique vaginale constitue une envelop
au testicule, à l'exception du bord supérieur de la glande, dont il ne
la portion moyenne. Relativement à l'épididyme, la tunique vaginal
porte pas de la même manière en dedans et en dehors. *En dehors*,
moyenne du bord supérieur, elle s'engage profondément entre le
l'épididyme et tapisse les faces par lesquelles ces organes se co
puis le bord externe et la face supérieure de l'épididyme, pour se
suite en arrière et se continuer avec le feuillet pariétal. A la parti
et à la partie postérieure du bord supérieur, l'épididyme adhérant
au testicule, la tunique vaginale passe directement de l'un sur l'autre
poser entre les deux. Il suit de cette disposition que la tunique vag
au-dessous du corps de l'épididyme, un cul-de-sac qui isole complète
tion moyenne de ce corps du bord supérieur du testicule ; au fond
de-sac se voient quelquefois de petites ouvertures, qui conduisent
rière-cavités. La tunique vaginale fournit donc une sorte de mé
portion moyenne ou au corps de l'épididyme, dont les extrémités s
au testicule. *En dedans*, le feuillet viscéral passe directement du tes
tête et sur la queue de l'épididyme, tandis qu'au niveau du corps,
au canal déférent et aux vaisseaux testiculaires et remonte sur le c
hauteur variable, puis se réfléchit en dedans, pour se continuer ave
pariétal.

Disposition de la tunique vaginale au niveau de l'épididyme

Facile à isoler de la tunique fibreuse au moment où elle se réf
testicule, la tunique vaginale adhère intimement à l'épididyme et
albuginée. Sa *surface interne*, libre et lisse, est recouverte d'une co
lules épithéliales polygonales, à noyau ovalaire très-nettement c
renfermant un ou deux nucléoles. Le contenu de ces cellules est fi
nulé et présente parfois de petites gouttelettes graisseuses. — La tu
nale se prolonge souvent au niveau du bord externe de l'épididym
bord supérieur du testicule, sous la forme d'*excroissances villeuses*
gnent jusqu'à 6 millimètres de longueur et qui sont recouvertes p
lium, tantôt pavimenteux et stratifié, tantôt cylindrique. Une a
occupe ordinairement la partie centrale de ces prolongements.

Sa surface interne.

Excroissances villeuses.

vaginale est fréquemment le siége d'une exhalation de sérosité, ulation anormale constitue la maladie connue sous le nom d'*hydro*- rons plus tard, à l'occasion du développement du testicule, que la nale est formée par un prolongement du péritoine, qui ne tarde pas complétement du sac séreux dont il est une émanation, pour cons- membrane séreuse distincte. Mais ce prolongement du péritoine vant l'époque de la descente du testicule. C'est donc à tort qu'on que la tunique vaginale est constituée tout entière par le péritoine ule entraîne avec lui dans sa migration.

Sa communication avec la cavité du péritoine.

eurs espèces d'animaux, la tunique vaginale communique avec le tous les âges de la vie; cette communication persiste quelquefois e, dans des cas exceptionnels, considérés comme des arrêts de dé-

Usages.

vaginale remplit, à l'égard du testicule, les mêmes *usages* que les séreuses à l'égard de tous les viscères; elle a, de plus, pour usage de glissement facile du testicule, qui échappe ainsi aux causes de com- quelles il est si exposé. L'observation a démontré que les testicules jets aux contusions lorsque la cavité de la tunique vaginale a été une inflammation adhésive.

Vaisseaux et nerfs des bourses.

et les *nerfs* des bourses sont bien distincts des vaisseaux et testicule proprement dit. Les *artères* sont les *honteuses externes*, la fémorale, destinées aux parties antérieures et latérales, et l'artère du périnée, branche de la honteuse interne, qui se répand surtout m et dans son voisinage. Toutes ces artères s'anastomosent entre es, très-volumineuses, portent le même nom et suivent la même les artères; les deux veines satellites des artères honteuses exter- dans la saphène interne. Les *vaisseaux lymphatiques*, très-nom- se rendre aux ganglions inguinaux les plus internes et les plus la peau du scrotum est peut-être de toutes les régions de la peau ête le plus aisément à l'injection du réseau lymphatique super- fs principaux sont les nerfs iléo-scrotal et génito-crural, bran- us lombaire, et plusieurs rameaux émanés du nerf honteux in- e du plexus sacré.

II. TESTICULES.

s (*testes*, διδυμοί) sont deux organes glandulaires, destinés à sécréter

Situation.

les bourses, sur les parties latérales et au-dessous de la verge, ils à la main et exposés à l'injure des corps extérieurs. Soutenus loppes et suspendus au cordon des vaisseaux spermatiques comme ils sont à une distance plus ou moins considérable des anneaux, dartos et le crémaster sont dans le relâchement ou dans l'état

Les testicules ne sont pas situés à la même hauteur.

testicules ne sont pas situés exactement à la même hauteur : celui descend un peu plus bas que celui du côté droit. Cette disposition, é ni aux peintres ni aux sculpteurs, a pour effet de prévenir le s testicules, en leur permettant, quand ils sont serrés dans le rapprochement brusque des cuisses, de glisser l'un au-dessus de l'[illegible] s'éluder ainsi réciproquement.

Situation des testicules chez le fœtus.

La situation des testicules n'est pas la même à toutes les époque[illegible] Chez le fœtus, le testicule est renfermé dans la cavité abdominale. [illegible] quelquefois que cette situation, qui, dans l'état régulier, n'est que [illegible] devient permanente ou beaucoup plus prolongée qu'elle ne doit l'être[illegible] alors le testicule, soit dans la cavité abdominale, à une distance varia[illegible] neau interne du canal inguinal, soit dans un point du trajet de ce c[illegible] quelques cas très-rares, le testicule a été rencontré dans le canal cru[illegible] pli génito-crural, dans l'épaisseur du périnée, entre le bulbe de l'u[illegible] tubérosité de l'ischion. Cette *ectopie du testicule* existe ordinairement [illegible] côté (*monorchidie*, μόνος, seul, ὄρχις, testicule); quelquefois elle se mon[illegible] côtés à la fois (*cryptorchidie*); suivant Godard (1), la monorchidie [illegible] quente à gauche qu'à droite.

Ectopie du testicule.

Nombre.

Les testicules présentent quelques variétés de *nombre*; mais la plu[illegible] qu'apparentes. C'est ainsi, par exemple, que presque tous les indiv[illegible] chides ont dans l'abdomen le testicule qui manque dans les bourses. [illegible] j'ai eu occasion de disséquer deux sujets qui n'avaient qu'un seul te[illegible] vésicule séminale atrophiée se voyait du côté du testicule manquan[illegible] déférent naissait de cette vésicule et, chez l'un, se perdait du côté [illegible] chez l'autre, venait s'attacher au fond des bourses. Je n'ai pas pu [illegible] vaisseaux spermatiques. Dans des cas beaucoup plus rares, les deux [illegible] ont fait défaut. Lorsque le testicule est absent, l'*épididyme* et le *ca[illegible] peuvent occuper leur place normale* ou bien manquer également.

Il existe quelques exceptions à cet égard.

Les exemples de testicule triple, quadruple ou quintuple rappo[illegible] auteurs ne sont pas bien avérés (2). Une tumeur épiploïque, une tu[illegible] seuse, un kyste peuvent en imposer.

Volume.

Le *volume* du testicule est variable suivant les individus et surtout [illegible] âges. A l'époque de la puberté, le testicule, qui jusque-là était dans [illegible] trophie relativement au reste de l'individu, prend un accroissement [illegible] volume. Cette atrophie, qui est normale avant la puberté, peut, che[illegible] individus, survenir à un âge plus avancé. Chez un sujet de vingt a[illegible] remarquable par le développement de la verge et par celui du larynx[illegible] les deux testicules atrophiés; ils pesaient moins de 4 grammes; l'[illegible] bien qu'il fût un peu atrophié, était plus volumineux que le corp[illegible] testicule.

Les deux testicules ne sont pas égaux en volume.

Les deux testicules ne sont pas parfaitement égaux en volume [illegible] est ordinairement plus volumineux que le droit. Cependant la di[illegible]

(1) *Études sur la monorchidie et la cryptorchidie* (*Mém. de la Soc. de* [illegible] p. 315). Qu'il nous soit permis de rappeler que ce jeune savant, déjà conn[illegible] vaux anatomiques et physiologiques importants, est mort en Égypte, victim[illegible] pour la science.

(2) J'ai été consulté pour un enfant qui paraissait présenter du même cô[illegible] cules, dont chacun était aussi volumineux que le testicule unique du côté [illegible] on ne peut prononcer avec certitude en pareille matière qu'autant qu'on s'[illegible] la dissection, de la véritable nature des prétendus testicules surnuméraires[illegible] douleur déterminé par la pression du corps qu'on est porté à prendre pour [illegible] dant la vie du sujet, fournir des indices assez plausibles, mais qui ne su[illegible] pour permettre d'affirmer qu'il s'agit d'un testicule.

arquée et assez peu constante pour que quelques anatomistes aient traire, reconnaître une prédominance légère pour le testicule droit. reste, les *dimensions* du testicule résultant d'une moyenne prise us volumineux et les plus petits :

Dimensions des testicules.

longitudinal, 5 centimètres;
antéro-postérieur, 3 centi-
transversal, 2 centimètres
testicules diminuent notavolume chez les vieillards.

Poids.

du testicule est de 16 gramnt Meckel, de 32 grammes Cooper. Suivant Curling, le naire du testicule sain d'un de 18 à 20 grammes. Dans les ertrophie, le testicule peut un poids beaucoup plus conet Curling cite un jeune dix-sept ans dont le testicule ué à droite, pesait 70 grammes.

Fig. 244.

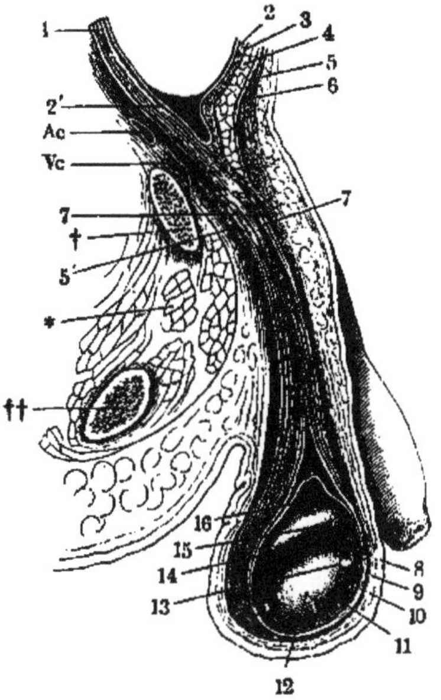

Portion inférieure de la cavité abdominale et scrotum ouverts et vus de profil (*).

Consistance. Elle dépend de son enveloppe fibreuse.

ance du testicule normal est e à connaître, surtout au point tique; le degré de cette conest déterminé moins par la propre du testicule que par le son enveloppe et, sous ce testicule a beaucoup d'anal'œil. Chez les vieillards, les éminifères étant vides, le devient mollasse et comme serait bien moins consistant encore sans la sérosité qui infiltre le aire séreux intermédiaire à ces conduits.

Forme.

du testicule est celle d'un ovoïde aplati sur les côtés. Cette configue au poli et à la lubréfaction de sa surface, lui permet d'échapment aux causes de compression. Le grand diamètre ou l'axe du tesobliquement *dirigé* de haut en bas et d'avant en arrière ; ses *faces* son *bord inférieur* sont convexes, libres, lisses et incessamment r la sérosité de la tunique vaginale. Le *bord supérieur* est droit; il n arrière et embrassé par l'épididyme, qui le surmonte à la manière d'un casque. Ce bord n'est recouvert par la tunique vaginale que

Direction. Rapports.

loppes superficielles du testicule, ainsi que le feuillet pariétal de la tunique vaginale, ont ellement, pour permettre de voir le testicule en place. — †, section de la branche horis. — ††, section de la branche inférieure de l'ischion. — *, muscles divisés en travers. rne, obturateur externe et pectiné.) — Ac, Vc, artère et veine crurales. — 1, vaisseaux , péritoine. — 2', légère dépression de ce dernier dans l'anneau inguinal interne. — rsalis. — 4, muscle oblique interne. — 5, aponévrose du muscle oblique externe et pilier anneau inguinal. — 5', pilier inférieur. — 6, fascia superficialis. — 7, 7', faisceaux du , scrotum. — 9, dartos. — 10, tunique celluleuse. — 11, tunique vaginale, feuillet pariétal. — 13, hydatide non pédiculée. — 14, épididyme. — 15, hydatide pédiculée. — 16, vaisls, revêtus du feuillet viscéral de la tunique vaginale.

dans une petite portion de son étendue : c'est par la partie interne et en arrière de la tête de l'épididyme, que pénètrent les vaisseaux res. L'*extrémité antérieure* de l'ovoïde regarde en haut, en avant et elle présente, un peu au-dessous de la tête de l'épididyme, un petit culeux, constitué par de la graisse placée sous la tunique vaginale corps est constant, mais d'un volume variable ; indiqué par Morgagni signalé d'une manière spéciale par M. Gosselin, sous le nom d'*appen- laire*. L'*extrémité postérieure* regarde en bas, en arrière et en dedans.

Couleur.

La *couleur* blanche de la surface du testicule est due à son envelopp qui, à raison de sa blancheur, a reçu le nom de *tunique albuginée*.

Texture.

Texture du testicule. Une membrane fibreuse, un tissu propre, des et des nerfs, telles sont les parties constituantes du testicule.

Tunique propre ou albuginée.

1° La *membrane fibreuse, tunique propre, tunique albuginée*, blanche épaisse, très-résistante, inextensible, est anal sclérotique de l'œil et, comme elle, forme l'en plus extérieure ou la coque du testicule, d'o de *périteste, péridìdyme*, sous lesquels elle a été

Fig. 245.

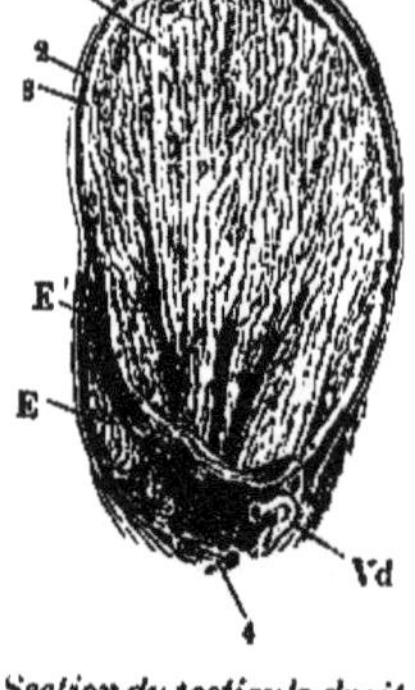

Section du testicule droit pratiquée à sa partie moyenne, perpendiculairement à son axe longitudinal (*).

Epaisseur.

Son *épaisseur* est assez uniformément de millimètre ; mais, au niveau du bord supérieur cule, elle s'élève à 3 millimètres et même au-

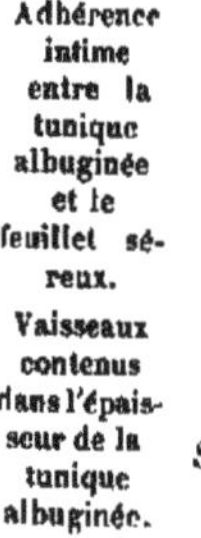

Adhérence intime entre la tunique albuginée et le feuillet séreux.

La tunique vaginale revêt la surface externe nique albuginée, excepté au niveau de l'épid une étendue assez considérable de la tunique est dépourvue de feuillet séreux. L'adhérence deux membranes est intime.

Vaisseaux contenus dans l'épaisseur de la tunique albuginée.

La tunique albuginée contient dans son mais beaucoup plus près de la surface intern l'externe, un grand nombre de vaisseaux flexu laisse apercevoir, sans dissection préalable, transparence de la couche fibreuse qui les vaisseaux proéminent à la surface interne de albuginée, en sorte qu'on les croirait, au prem d'œil, simplement accolés à cette membrane, creusés ou contenus dans son épaisseur (1).

La *surface interne* de la tunique albuginée est en rapport imméd tissu propre du testicule, auquel elle est unie 1° par un très-gran de filaments vasculaires, qui le traversent dans tous les sens et le di

Moyens d'union de la substance testiculaire et de la tunique albuginée.

petites masses ou lobules ; 2° par une multitude de cloisons cellule ténues, qui servent de support à ces vaisseaux et se portent entre le pour les séparer les uns des autres ; 3° par la pénétration du tissu p même dans des espèces de culs-de-sac obliques, creusés dans l'épa

(*) T, testicule. — E, épididyme. —E', bord tranchant de ce dernier. — Vd, canal défére let pariétal de la tunique vaginale. — 2, feuillet viscéral. — 3, albuginée. — 4, vaisseau et de l'épididyme.

(1) La présence de vaisseaux nombreux dans l'épaisseur de la tunique albug A. Cooper à distinguer dans cette tunique deux lames, l'une externe, qu'il c dure-mère, l'autre interne, qu'il compare à la pie-mère. Je ne saurais ad analogie. Les vaisseaux contenus dans l'épaisseur de la tunique albuginée r bien mieux les sinus de la dure-mère que le réseau vasculaire de la pie-mère.

buginée, et dont plusieurs ont 3 à 4 millimètres de profondeur. Lors-avec précaution la tunique albuginée, on voit les filaments de sub-re sortir de ces petites loges ou cellules, qui se rencontrent principa-voisinage du bord supérieur du testicule. La résistance des filaments qui traversent le testiculaire, a fait admettre qu'ils étaient tous par une gaîne fibreuse, provenant de l'albuginée.

Corps d'Highmore

au bord supérieur du testicule, un peu au-dessus de la partie de ce bord, la membrane albuginée présente un épaississement très-ie, connu sous le nom de *corps d'Highmore*. Pour se faire une juste corps, il faut soumettre le testicule à une sée perpendiculairement à son grand dia-voit alors, au niveau de son bord supérieur, un épaississement fibreux, de forme triangu-s'avance dans l'intérieur de la cavité circon-albuginée et vers lequel convergent toutes les lluleuses de cette cavité. Le corps d'Highmore une sorte de cloison celluleuse, de forme e (*médiastin du testicule*, A. Cooper), parallèle aces du testicule; sa base, assez large, se vec la portion supérieure et antérieure de ; ses faces latérales, ainsi que son sommet, tache aux cloisons celluleuses du testicule. Il par de nombreux vaisseaux, surtout par des

Fig. 246.

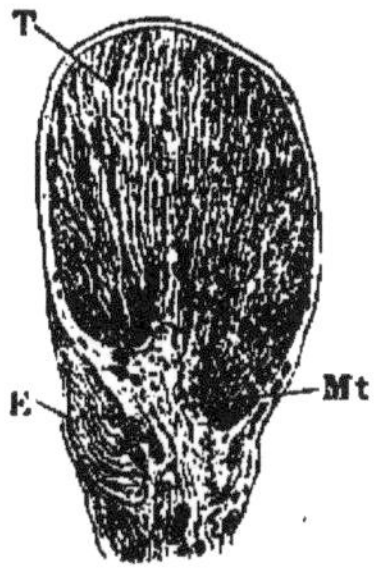

Section du testicule droit, pratiquée au voisinage de son extrémité supérieure, perpendiculairement à son axe longitudinal (*).

Disposition des filaments testiculaires dans le corps d'Highmore

avoir divisé la tunique albuginée sur le bord testicule, on sépare avec soin cette tunique ance propre de l'organe, en la renversant du se vers le bord épididymaire, on verra qu'au voisinage du bord supé-pididymaire, les filaments qui constituent la substance du testicule dans les vacuoles nombreuses dont la tunique albuginée est creusée région, se dirigent vers l'épaississement du bord supérieur et le tra-rément d'arrière en avant; qu'ils se réunissent ensuite les uns aux nombre plus ou moins considérable, et percent la tunique albuginée de la tête de l'épididyme.

Structure de l'albuginée.

née du testicule est composée presque exclusivement de faisceaux de ctif, auxquels se mêlent un très-petit nombre de fibres élastiques les faisceaux sont disposés par couches irrégulières, alternativement les et circulaires. Au niveau du bord supérieur du testicule, on couche de *fibres musculaires* de la vie organique dirigées transversa-minaison de celles qui entrent dans la composition du cordon, et décrit sous le nom de *crémaster interne*. Les cloisons celluleuses que envoie dans l'intérieur du testicule sont constituées par du tissu con-rmant de nombreux *noyaux* allongés.

Crémaster interne de Henle.

externe de l'albuginée, dans toute sa portion libre, répondant au éral de la tunique vaginale, est recouverte d'une simple couche pavimenteux.

Tissu propre du testicule.

propre du testicule apparaît, au premier abord, sous la forme d'une

(*) — E, épididyme. — Mt, médiastin du testicule (corps d'Highmore).

pulpe molle, jaunâtre, sillonnée par une multitude de petites c[illegible] dues, résistantes, qui la divisent en petites masses ou *lobules* très-n[illegible] petites colonnes ne sont autre chose que les vaisseaux détachés de l[illegible] buginée et les minces cloisons dont il a été question plus haut.

Division en lobules.

Forme des lobules.

Chaque lobule représente une pyramide dont le sommet reg[illegible] supérieur du testicule, et la base, le bord inférieur et les deux faces [illegible] rayonnent tous vers [illegible] périeur; aussi ont-il[illegible] gueur inégale. Ceux [illegible] le diamètre longitud[illegible] ticule sont nécessair[illegible] longs que ceux qu[illegible] direction opposée. [illegible] nombre de 245 à [illegible] Berres, de 404 à [illegible] Krause (Huschke). [illegible] nombre varie suivant [illegible] dus.

Leur nombre.

Fig. 247.

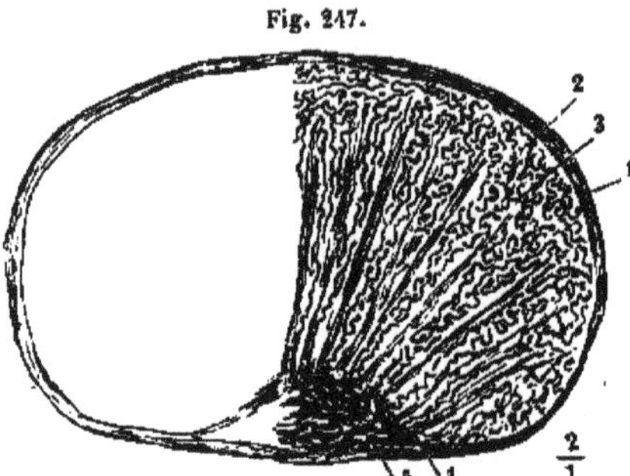

Section du testicule pratiquée près de son extrémité supérieure, perpendiculairement à son axe longitudinal (*).

Leur structure.

Les lobules sont co[illegible] une agglomération, [illegible] nement de filament[illegible] ment déliés, repliés un [illegible] nombre de fois sur eux-mêmes. Ces filaments sont les *conduits sé[illegible]* Haller et Monro ont injectés par le canal déférent, et qu'après plu[illegible] infructueux, je suis parvenu à injecter moi-même un grand nomb[illegible] l'aide d'un tube à injection lymphatique chargé de mercure (1). Lors[illegible] tion a bien réussi, on voit manifestement l'indépendance presqu[illegible] des lobules testiculaires, qu'on peut isoler les uns des autres dan[illegible] hauteur, de telle façon qu'ils ne tiennent plus au testicule que [illegible] d'Highmore. L'indépendance de ces lobules est encore démontrée [illegible] que l'injection les pénètre très-inégalement, si bien qu'à côté d'un [illegible] faitement injecté se voient un lobule qui ne l'est que très-incom[illegible] un autre lobule qui ne l'est pas du tout.

Conduits séminifères.

Indépendance des lobules séminifères.

Nombre des canalicules d'un lobule.

Le *nombre des canalicules* constituant un lobule, variable suivant [illegible] de ce dernier, est encore incertain. Lauth et Krause pensent qu'il [illegible] qu'un, deux ou trois. Selon Berres, chaque lobule en compterait [illegible] Quoi qu'il en soit, les canalicules d'un même lobule, et même ce[illegible] voisins, s'anastomosent fréquemment entre eux, mais seulem[illegible] extrémité; il en résulte que la portion de substance testiculaire q[illegible] diatement au-dessous de l'albuginée forme un réseau homogè[illegible]

(*) D'après une préparation par imbibition de Thiersch. — 1, albuginée. — 2, co[illegible] 3, lobules du testicule. — 4, canaux droits. — 5, rete testis.

(1) Pour obtenir ce résultat, il faut fixer solidement le canal déférent au tu[illegible] en laissant le testicule suspendu, et attendre vingt-quatre heures, quarant[illegible] Cette expérience ne réussit pas toujours. Il m'a paru que la présence d'une [illegible] tité de sperme dans les conduits séminifères était un obstacle au succè[illegible] Chez un grand nombre de sujets, le mercure ne file pas au delà de l'épid[illegible]

(2) D'après Berres, cité par Huschke, les six ou sept canalicules qui form[illegible] pénétreraient dans les lobules voisins, pour s'anastomoser avec leurs cond[illegible]

...ns lequel la disposition lobulaire est peu marquée, les cloisons n'atteignant point cette couche. Cependant il existe aussi des cana-...nés par une extrémité libre ou en cul-de-sac ; mais le plus souvent ...ent l'un vers l'autre, pour former une anse anastomotique.

Extrémités libres.

Anastomoses.

...e du testicule, les canalicules séminifères décrivent des flexuosités ...; ils sont enroulés sur eux-mêmes, pelotonnés, de manière à con-

Fig. 248.

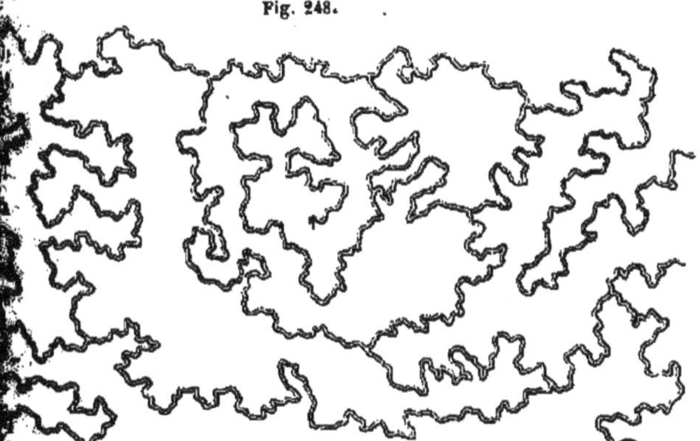

...ules de la substance corticale du testicule développés. D'après Lauth.

...bstance jaunâtre, en apparence homogène. Plus profondément, ...tions se disposent de façon à former des lobules séparés. A mesure ...ent du corps d'Highmore, les lobules deviennent plus distincts; ... dont se compose chacun d'eux s'anastomosent ensemble et se ...ccessivement en un canal unique, dont le calibre n'est guère supé-... des canalicules qui lui ont donné naissance. Il s'ensuit qu'au niveau ...ghmore, il y a autant de canalicules que de lobules.

...e du bord supérieur du testicule, à quelques millimètres de dis-...s d'Highmore, les conduits spermatiques, qui étaient pelotonnés sur ... deviennent moins tortueux, ou même rectilignes, avant de péné-...dernier; on a donné à cette portion de leur trajet le nom de *cana-*... Ils se dirigent tous vers le corps d'Highmore, le traversent d'avant ...forment dans son épaisseur ce que Haller a désigné sous le nom ...*sum testis*. En effet, ces vaisseaux séminifères forment, dans l'épais-... partie de la tunique albuginée, un véritable réseau, à mailles irré-...verses largeurs, traversées par les faisceaux de tissu conjonctif ... qui composent le corps d'Highmore, réseau mêlé à celui des vais-...ns.

Canalicules droits.

Rete vasculosum testis de Haller.

... des canalicules séminifères varie entre $0^{mm},1$ et $0^{mm},2$. Lauth ... conduits, terme moyen, 67 centimètres de longueur. Il y aurait, ...nt de Monro, 1,650 mètres de conduits séminifères dans un aussi ...que celui qu'occupe le testicule. Suivant Lauth, la longueur totale ... ne serait que de 775 mètres; suivant M. Sappey, de 850 mètres. ...luations, comme on le comprendra facilement, ne reposent que ...s très-approximatifs.

Diamètre des canalicules séminifères.

Leur longueur.

Longueur totale.

...e des vaisseaux qui composent le *rete testis* est très-variable, quelques-uns étant beaucoup plus larges que les canalicules séminifère plus étroits. Les premiers se remarquent surtout au voisinage du rieur, d'où s'élèvent des conduit retrouverons à l'occasion de l'épi

Fig. 249.

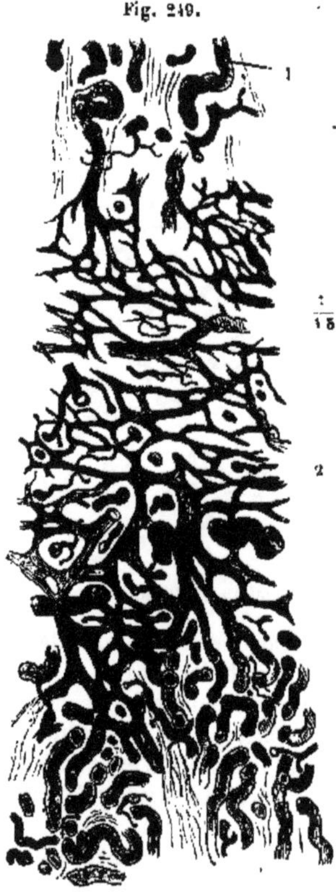

Section transversale du corps d'Highmore dont les vaisseaux ont été injectés (*).

Structure des canalicules.

Les canalicules séminifères so d'une *tunique externe* ou *tuniqu* d'un *épithélium*. La première, de sible et élastique, paraît striée dans le sens longitudinal que da transversal. Entre les stries s'obs *noyaux* qui, vus de face, paraisse et mesurent environ 0mm,01 en ces noyaux sont évidents surtout couches externes de la membran que les canalicules sont plus ou tendus par leur contenu, l'épais tunique externe varie entre 0mm,0 Sur les canalicules débarrassés d tenu, la couche interne de cette t plissée longitudinalement.

A la face interne de cette tu trouve une couche simple de c lyédriques irrégulières qui, d'ap cherches les plus récentes, sont sées entre elles par leurs prolon qu'on peut considérer comme d'épithélium. Plus en dedans se cellules polyédriques plus régu quelles on donne le nom de *cellul* et qui renferment, en général, 1 o sphériques, granuleux, de 0mm,0 mètre. Fréquemment le nombre est plus considérable ; il peut s' qu'à 30. Ces cellules, dont la d'enveloppe n'est pas toujours tr sont disposées sur plusieurs plans et remplissent en grande parti des canalicules, ne laissant à la partie centrale qu'un canal étr d'un liquide séreux, au milieu duquel on rencontre, chez les sujets spermatozoïdes à divers degrés de maturité. C'est évidemment au ces cellules et de leurs noyaux, souvent multiples, que se forment tozoïdes. Mais il règne encore, au sujet du mode de développement niers, trop de divergences parmi les observateurs pour que nous les opinions diverses qui se sont produites dans ces dernières anné Kœlliker, ce seraient les noyaux qui, en se modifiant, deviendraient tozoïdes ; suivant des recherches plus récentes, ceux-ci se formeraie traire, aux dépens de la substance interposée aux noyaux.

Structure des canalicules droits.

Les *canalicules droits* présentent la même structure que le reste

(*) 1, canalicules droits. — 2, rete testis. — 3, circonvolutions des vaisseaux efférents

...fères. Il n'en est pas de même des vaisseaux du *rete testis*, qui ne sont ...aux creusés dans l'épaisseur du corps d'Highmore, sans paroi propre, Du *rete testis*.

Fig. 250.

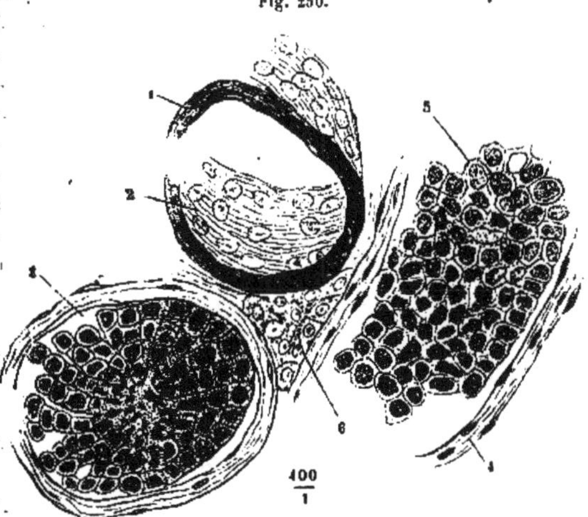

...fine d'un testicule conservé dans une solution de chromate de potasse (*).

... une simple couche d'*épithélium cylindrique*, qui tapisse les fais... ...u conjonctif dont ce dernier se

Fig. 251.

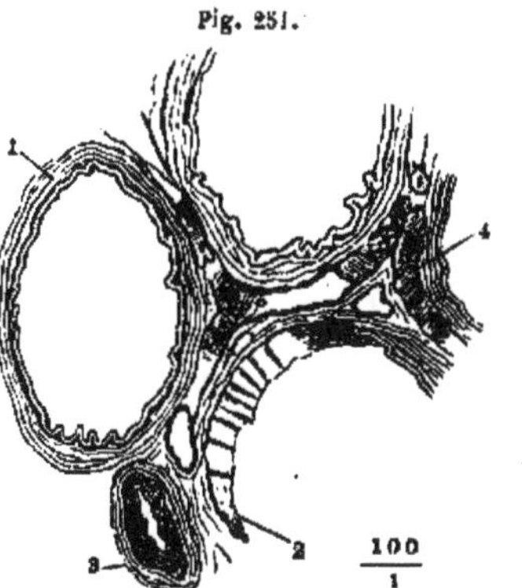

Coupe fine prise sur un testicule, traitée par une solution de potasse et lavée (**).

...x et nerfs. L'*artère testiculaire*, ...ncipale de la spermatique, se ...t de pénétrer dans le testicule, ...rameaux, qui s'engagent dans ... albuginée, le long du bord su... ...l'organe. Les uns se placent dans ...de la tunique albuginée, con... ...sinus de cette tunique, et four... ...e multitude de vaisseaux qui ...ent successivement, pour péné... ...la substance du testicule. Parmi ...x, je dois signaler une artère ...qui se dirige d'avant en arrière, ...bord supérieur du testicule. ...rameaux traversent directement ...Highmore et se portent du bord supérieur vers le bord inférieur ..., en se distribuant dans les cloisons. Vaisseaux. Artères.

...e constante et qui vient de l'hypogastrique, l'artère déférentielle

... transversale de la paroi d'un canalicule séminifère vide. — 2, surface de cette paroi. — ...versale d'un canalicule séminifère dans l'axe duquel se trouvent des spermatozoïdes arrivés ... section longitudinale de la paroi d'un canalicule séminifère. — 5, contenu de ce dernier. ...laleuse.

... interne plissée de la paroi du canalicule vide, vue de champ. — 2, la même, vue de face. ...ransversale d'une artère. — 4, vaisseau capillaire.

d'A. Cooper, vient s'anastomoser avec la précédente et envoie, par co des ramuscules dans le testicule.

Les vaisseaux destinés au parenchyme testiculaire se ramifient da seur des cloisons, et envoient térieur des lobules une foule fications qui forment, à la su canalicules séminifères, un larges mailles, dont les capill remarquables par leur trajet et par l'épaisseur de leurs pa

Fig. 252.

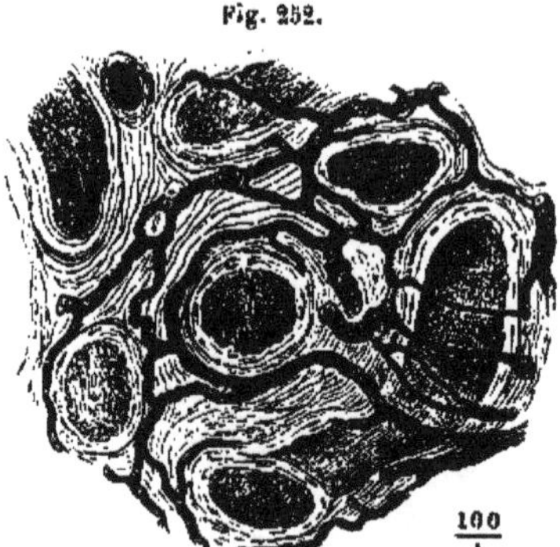

Section fine d'un testicule injecté (*).

Veines. Les *veines* qui naissent de ce très-multipliées, offrent une analogue à celle des artères et mer les veines spermatiques.

Vaisseaux lymphatiques. Les *vaisseaux lymphatiques* cule, divisés en superficiels et fonds, sont extrêmement n On injecte facilement les lym superficiels en piquant au tunique vaginale testiculaire, au-dessous de laquelle ils constituent un qui couvre tout l'organe. Les vaisseaux lymphatiques profonds, d' recherches les plus récentes, forment autour des canalicules sémi véritables gaînes lymphatiques, dont les parois présentent un épithé menteux, mis en évidence par les injections de nitrate d'argent. aboutissent toutes au corps d'Highmore, qu'elles traversent, pour se lymphatiques superficiels. Les troncs qui partent de tous ces vaiss phatiques, réunis en faisceaux, marchent tout le long du cordon des spermatiques, parcourent avec lui le trajet inguinal et vont se rendre aux lymphatiques lombaires. Pas un de ces vaisseaux ne se rend aux gan phatiques de l'aine, que nous avons vus être l'aboutissant de tous les lymphatiques des enveloppes des testicules (1).

Nerfs. Les *nerfs* du testicule proviennent du plexus spermatique, support tère du même nom. Personne n'avait suivi ces nerfs dans l'intérieur de et déterminé leur mode de distribution, avant Letzerich, qui, dans ce temps, a annoncé avoir vu des filaments nerveux traverser la paroi cules spermatiques et se terminer par des renflements spéciaux, situ membrane propre et la première couche de cellules épithéliales. Ma tats ont besoin d'être contrôlés avant d'être admis définitivement.

Tissu cellulaire séreux. Le *tissu cellulaire* qui unit entre eux les vaisseaux séminifères est peu abondant qu'on ne peut le démontrer qu'à l'aide d'un jour trè

Entre les canalicules, particulièrement sur le trajet des vaisseaux, une substance finement granulée, qui, suivant Henle, ne manque p avec le contenu des cellules ganglionnaires et qui, comme elles, re

(*) Les canalicules séminifères sont modérément distendus et présentent des parois épai

(1) Les conséquences pratiques de cette disposition anatomique sont l'eng ganglions lombaires, et jamais celui des ganglions inguinaux dans les malad cule, et réciproquement, l'engorgement des ganglions inguinaux, et non ce glions lombaires dans les maladies des enveloppes des testicules.

noyaux sphériques de même grosseur (0mm,003 en diamètre), avec ...ntral très-net. Cette substance remplit les espaces qui séparent les ... sa signification et ...t encore probléma-

Fig. 253.

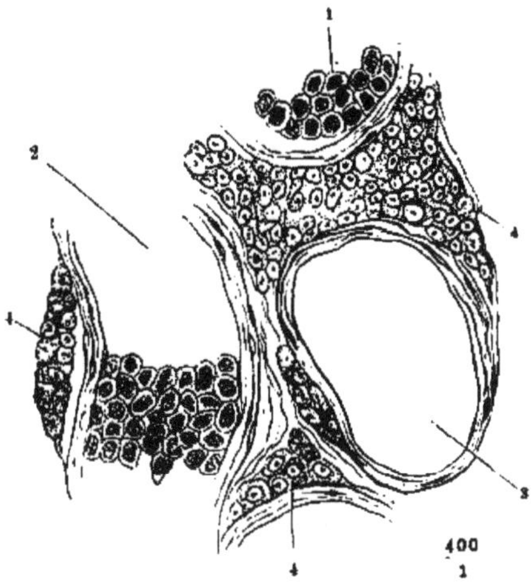

Section fine d'un testicule de chat (*).

... ÉPIDIDYME.

Figure.

... est cette espèce ... vermiculaire, cou-...ière d'un cimier de ... du bord supérieur ... Son nom lui vient ... (ἐπί, sur, δίδυμος,

Sa situation précise.

... est telle qu'il n'oc-...précisément le bord ... testicule, mais qu'il ... peu sur la face ex-...organe; de sorte que ...oir ouvert la tunique ... examine le côté in-...ticule, on n'aperçoit ...épididyme. Le long du côté interne du bord supérieur, s'élève le ...t, et entre lui et l'épididyme se voit le faisceau des artères et veines

Sa division. Tête. Corps. Queue.

...mité antérieure présente un renflement arrondi, volumineux, qui ... de *tête* (*globus major*); elle adhère au testicule par les canaux qui, ... se portent au canal épididymaire et au tissu cellulaire. Sa portion ...ommée *corps* de l'épididyme, est libre dans toute son étendue et ...née au testicule que par un repli de la tunique vaginale constituant ... mésentère. Son extrémité postérieure, petite extrémité ou *queue* ..., fixée solidement au testicule par du tissu cellulaire très-dense, ...prolongée jusqu'à l'extrémité postérieure du testicule, se relève en se ... sur elle-même, pour donner naissance au canal déférent.

Disposition de la tunique vaginale sur l'épididyme.

... haut en bas, recourbé sur lui-même et concave inférieurement, ...er à la convexité du testicule, légèrement flexueux, l'épididyme a ... prismatique. Sa face supérieure et sa face inférieure s'unissent à ... pour former un bord tranchant, qui descend jusque vers la par-... de la face externe du testicule. Au niveau de sa tête et de sa queue, ...ert par la tunique vaginale en haut et en dehors seulement; mais, ... son corps, cette membrane le revêt dans toute son étendue (voy. ...nale).

Inversion du testicule.

... quelquefois que l'épididyme, au lieu d'occuper le bord supérieur du ...ond à son bord inférieur, plus rarement à une de ses faces. Ces *in-...sticule* ont un certain intérêt pour le chirurgien, particulièrement ... d'hydrocèle.

... séminales. — 2, canalicule divisé longitudinalement. — 3, section transversale d'un cana-... 4,4, cordons celluleux interstitiels.

Albuginée.

Texture de l'épididyme. De même que le testicule, l'épididyme est d'une *membrane fibreuse* ou *albuginée*, tapissée extérieurement, dans la partie de son étendue, par la tunique vaginale, et fournissant par sa fa des cloisons incomplètes, transversales, qui divisent partiellement en un certain nombre de lobules.

L'épididyme n'est autre chose qu'un canal replié un grand nombre de fois sur lui-même.

Dépouillée de son enveloppe fibro-séreuse, l'épididyme se présente pect d'un cordon tellement entortillé, ou plutôt tellement replié sur qu'il semblerait au premier abord brouiller l'intricati don est canalicul jection poussée pa déférent, avec du un liquide coloré dans toute sa longu en relief ses in circonvolutions. Il rare de trouver l'épididyme dilaté sperme, et, dans c peut s'assurer, par inspection, aussi l'injectant, que ce sente une certain et que ses parois et demi-transpare position canalicul l'œil nu sur le ch

Fig. 254.

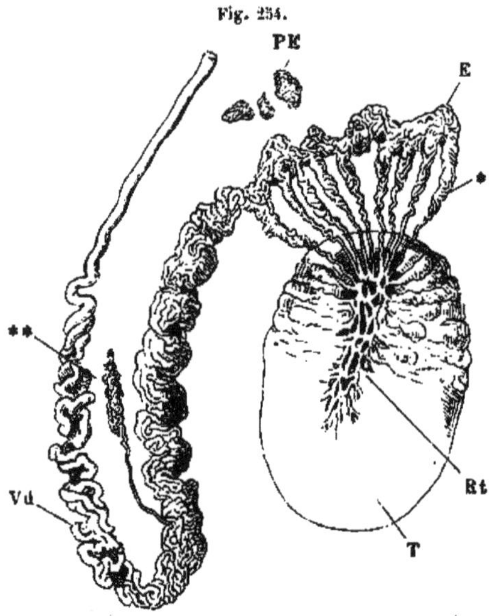

Figure schématique représentant le trajet des canalicules du testicule et de l'épididyme, ainsi que le mode de continuité du canal de l'épididyme avec le canal déférent (*).

L'adhérence de l'épididyme au corps du testicule se fait à l'aide de plusieurs conduits.

L'adhérence de l'épididyme au t fait principalement de conduits dont l qui n'est pas bien peut aller jusqu'à 30, d'après Haller. Ordinairement, selon Huschke, pas moins de 9, ni plus de 17 : ce sont les *vaisseaux efférents du te vasculeux du testicule*. Parfaitement distincts à leur sortie du corps d ils sont d'abord droits, mais s'infléchissent bientôt sur eux-mêmes e des circonvolutions d'autant plus larges et plus étroitement unies qu'elles s'éloignent davantage du testicule. Il en résulte que chaq efférent a la forme d'un cône, dont la base est du côté de l'épidi sommet du côté du testicule. La hauteur de ces cônes est d'environ tres ; le canal déployé a une longueur de 16 centimètres (Huschke). Il que ce canal va toujours se rétrécissant ; au voisinage du testicule, il largeur ; à sa terminaison dans l'épididyme, ce diamètre se réduit à

Vaisseaux efférents du testicule.

Origine du canal de l'épididyme.

Le vaisseau efférent qui émerge du testicule au-dessus de tous après avoir formé son cône vasculaire, se recourbe en arrière et se c rectement avec le canal de l'épididyme, dont il peut être considéré co

(*) D'après Lauth. — T, testicule. — Rt, rete testis. — E, épididyme. — PE, parépid de Giraldès). — Vd, canal déférent. — *, vaisseaux efférents. — **, vas aberrans.

...tres se dégagent de l'albuginée au-dessous et très-près du premier, ...ne ligne ou en plusieurs séries. Les cônes qu'ils fournissent vont en ...partir du testicule, et se jettent les uns après les autres dans le canal ...yme, au niveau de sa tête.

Déploiement de l'épididyme.

...osités de ce canal sont extrêmement multipliées. Lauth, qui les a étu...n soin minutieux, les a divisées en quatre ordres : les premières sont ...inflexions juxtaposées, dont la réunion constitue un cordon arrondi ...ètre d'épaisseur ; ce cordon décrit des circonvolutions, qui forment ...semble un cordon plus gros ; celui-ci se replie à son tour et produit ...andelette de 4 centimètres de longueur et 2 millimètres d'épaisseur. ...lette enfin s'infléchit alternativement en dedans et en dehors et con...didyme tel que nous le voyons. Ce sont ces dernières inflexions qui ... nom de *lobes de l'épididyme*.

...ur totale du canal déployé peut être évaluée, en moyenne, à 6 mètres. ...re est assez uniforme ; il est d'environ $0^{mm},5$ à la partie moyenne de ... Au niveau de la tête, il n'est pas rare de rencontrer des circonvolu... plus larges, et, vers le canal déférent, le canal de l'épididyme s'élargit ...ent.

Sa longueur. Son calibre.

...de l'épididyme présente des parois dont l'épaisseur, plus considé-

Structure.

Fig. 255

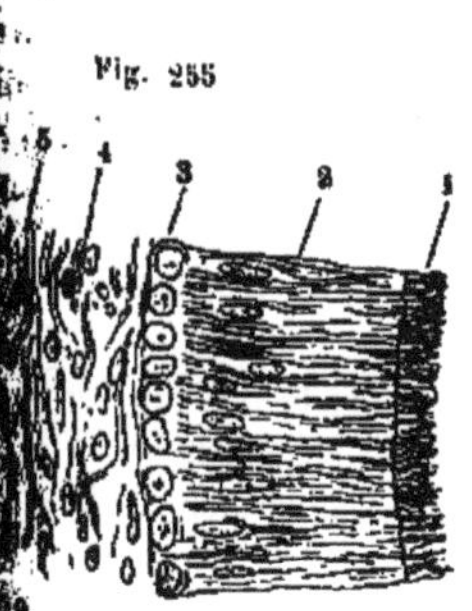

...itudinale de la paroi du canal ...idyme, au niveau de la tête de ... (*).

Fig. 256.

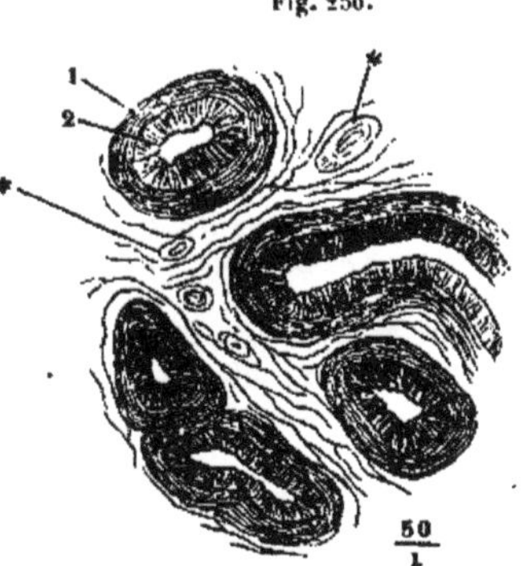

Coupe très-fine prise sur la queue de l'épididyme (**).

...celle des canalicules spermatiques, va en augmentant à mesure ...ce vers le canal déférent. Ces parois se composent d'une *tunique mus...*...mée de fibres circulaires, et d'un *épithélium cylindrique vibratile*, à ...-allongées, et dont les cils se perdent dans la portion caudale du canal ...yme.

...es pénètrent l'épididyme : la branche épididymaire de la sperma...artère déférentielle de A. Cooper. Des *veines* et des *vaisseaux lympha...*...breux en émanent. Quant aux *nerfs* qui s'y distribuent, ils provien...nerfs testiculaires.

Artères. Veines. Vaisseaux lymphatiques. Nerfs.

... — 2, cellules cylindriques qui portent ces cils. — 3, couche de cellules sphériques. — ...nsversale des fibres de la couche musculeuse. — 5, vaisseau coupé en travers. — 6, tissu

...que musculeuse. — 2, épithélium cylindrique. — **, vaisseaux sanguins coupés en travers.

Canal déférent surnuméraire. Il n'est pas rare de voir partir de l'épididyme un cordon dur, de ture que le canal déférent, *vasculum aberrans* (Haller). Le plus souvent part de la queue de l'épididyme ; quelquefois, mais plus rarement, du cement du canal déférent. Rétréci à son origine, il s'élargit ins jusqu'à son extrémité en cul-de-sac. Il a de 4 à 9 centimètres de long que rectiligne à son origine, il devient de plus en plus flexueux vers mité terminale et forme un petit lobule allongé, étendu le long de l'é ou accompagnant le canal déférent. Assez rarement on trouve plus conduits surnuméraires, qui présentent breuses variétés et qui paraissent être du corps de Wolff ou rein primitif.

Fig. 257.

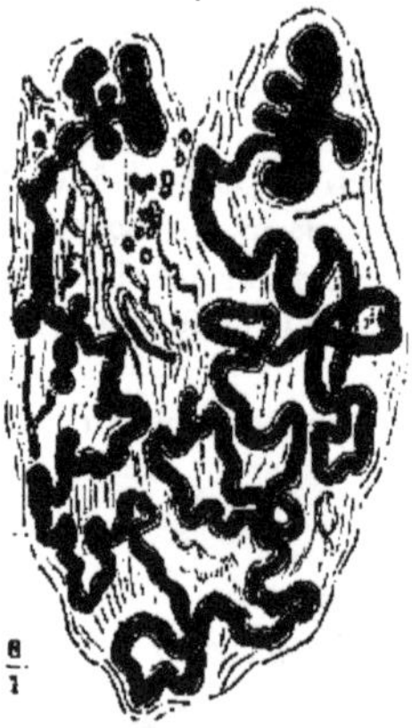

8/1

Canalicule composant un lobule de l'organe de Giraldès.

On trouve au niveau du bord supérieur cule, entre le corps de l'épididyme et déférent, un organe découvert par M. Gi l'a désigné sous le nom de *corps innomi* avec Kœlliker, l'appeler *organe de G* consiste en un nombre variable de blanchâtres, aplatis, d'environ 5 à 6 m de diamètre, et dont chacun est formé de $0^{mm},1$ à $0^{mm},2$ de largeur, enroulé même en forme de glomérule. Les deux de ces tubes sont en cul-de-sac, renflées lobulées. Leur cavité renferme un liqu parent, et leur paroi est formée d'une fibreuse, tapissée d'un épithélium pav Un peu de tissu conjonctif forme une en ce canal.

Suivant M. Giraldès, cet organe existe déjà chez le nouveau-né, développement complet entre 6 et 10 ans, et commence ensuite à s sans disparaître complétement. Cet anatomiste le considère comme un corps de Wolff.

§ 2. — DU CANAL DÉFÉRENT ET DES VÉSICULES SÉMINALES.

A. — Canal déférent.

Longueur. Le *canal déférent*, conduit excréteur du testicule, s'étend depuis l'é jusqu'au conduit éjaculateur, qui peut en être considéré comme la con

Limites. Les limites, du côté de l'épididyme, ne sont déterminées que par l l'extrémité caudale de cet appendice se détache du testicule.

Voici quel est le trajet, très-compliqué, du canal déférent :

Portion testiculaire du canal déférent. 1° Dans une première portion, *portion testiculaire*, il se porte d'arrière et de bas en haut, le long du bord supérieur du testicule, presque par à l'épididyme, dont il longe le côté interne, n'en étant séparé que par et les veines spermatiques. Dans cette première portion de son trajet déférent représente assez bien une natte de cheveux ; il offre enco l'épididyme, un grand nombre d'inflexions, qui vont en diminuant haut.

Dans toute sa portion flexueuse, jusque vers la partie supérieure du

...érent augmente graduellement de volume; puis il conserve exacte-...libre et sa forme cylindrique jusque vers sa terminaison.

Portion funiculaire ou ascendante.

...deuxième portion, *portion funiculaire* ou *ascendante*, le canal déférent ...du cordon testiculaire et se porte directement de bas en haut, vers ...guinal. Là, il est en rapport avec les artères et veines spermatiques, ...cées au-devant de lui et dont il est parfaitement distinct, étant ...un tissu filamenteux qui lui forme une gaine indépendante. Replié ...ne à sa partie inférieure, dans l'espace de 3 à 7 centimètres, il est ...ns le reste de son étendue.

Portion inguinale du canal déférent.

...troisième portion ou *portion inguinale*, il franchit le canal ingui-...nétrer dans l'abdomen. De même que ce canal, il est oblique de bas ...dehors en dedans et d'avant en arrière; la longueur de cette por-...6 à 9 centimètres. Les bords inférieurs des muscles petit oblique et ...semblent se courber au-dessus de lui; le canal coupe perpendiculai-...tère épigastrique, un peu au-dessus du coude que forme cette artère ...orizontale, elle devient verticale. Dans cette portion de son trajet,

Fig. 258.

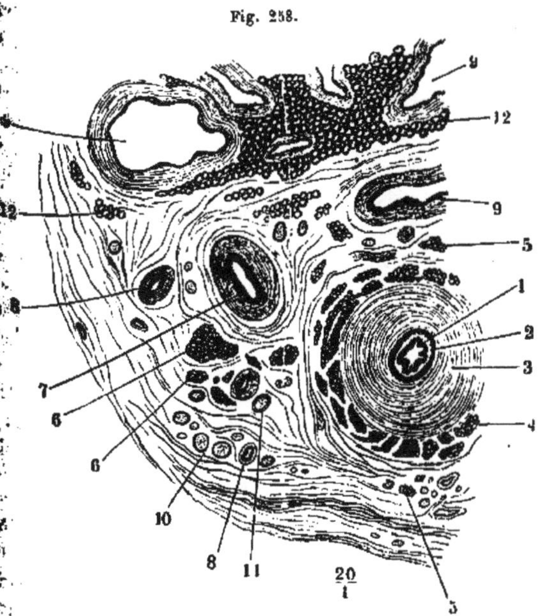

Section transversale du cordon testiculaire (*).

...e dans la précédente, le canal déférent fait partie du *cordon sper-*...; il convient de donner ici une idée succincte :

Cordon testiculaire.

...des *vaisseaux spermatiques*, nommé aussi *cordon testiculaire*, est consti-

(*) ...uillir préalablement le cordon dans l'eau. La section a été pratiquée vers le milieu de ...don, dont elle montre tous les éléments coupés en travers. — 1, cavité du canal déférent. ...e propre. — 3, couche interne de fibres longitudinales. — 4, couche externe de fibres ... — 5, 6, faisceaux du muscle crémaster interne. — 7, artère spermatique. — 8, petits ra-... — 9, rameaux veineux. — 10, 11, rameaux nerveux. — 12, graisse.

tué : 1° par le canal déférent (portion funiculaire et inguinale); 2° pa seaux spermatiques, artères, veines, vaisseaux lymphatiques; 3° plexus nerveux spermatique; 4° par une branche nerveuse pro nerf génito-crural. Un tissu cellulaire lâche unit entre elles toutes lies. Entre les faisceaux qu posent, cheminent des fais fibres musculaires lisses, d irrégulièrement entre le ca rent et les vaisseaux du co ensemble constitue le crémas de Henle. Une portion de c musculaires pénètre dans l'é et s'applique à la surface de née; le plus grand nombre dans le tissu cellulaire ét surface du feuillet pariéta nique vaginale. Kœlliker reste du *gubernaculum testi*

Crémaster interne.

Fig. 259.

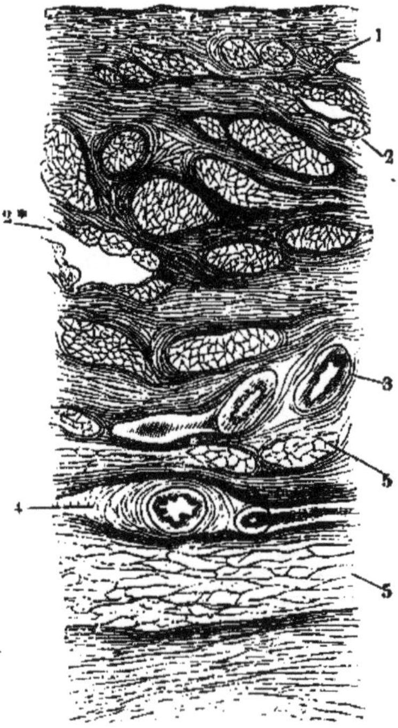

Section du feuillet pariétal de la tunique vaginale et de la portion adjacente de la tunique celluleuse, pratiquée perpendiculairement à l'axe longitudinal du testicule (*).

Structure.

Une gaîne celluleuse, qu commune avec le testicule, u musculeuse, située à la surfa de cette gaîne, telles sont l constituantes de ce cordon, tude est si importante en chirurgicale. Il n'est pas sa de remarquer que le cordon tique cesse immédiatement du trajet inguinal, que ses se dissocient, le canal défér tant en bas, dans le petit ba vaisseaux spermatiques se di haut, vers la région lombair

Portion vésicale.

4° *Quatrième portion* ou *vienne.* Parvenu dans l'ab canal déférent abandonne les et nerfs spermatiques et pl

Son trajet derrière la vessie.

calement dans le bassin, au-dessous du péritoine; il longe d'abord puis la face postérieure de la vessie, appliqué contre cet organe par le qu'il soulève; il croise ensuite très-obliquement l'uretère et le cordo formé par l'artère ombilicale, se porte en dedans et en bas, et gagne la

Son trajet au bas-fond de la vessie.

de la vessie. Arrivé au niveau de l'insertion vésicale de l'uretère, horizontalement de dehors en dedans, et un peu d'arrière en avan vessie et le rectum, comme la vésicule séminale, en dedans de laqu placé, et se rapproche de plus en plus de son congénère, avec lequ se confondre; mais il y a simple accolement. Parvenu au niveau de

(*) 1, section de quelques faisceaux musculaires de la vie organique, au voisinage de la de la tunique vaginale (l'épithélium manque). — 2, espaces vides limités par des faisce longitudinaux (vaisseaux lymphatiques)? — 3, vaisseaux sanguins coupés en travers sanguins divisés longitudinalement. — 5, faisceaux de tissu conjonctif, divisés en travers

..le la vésicule séminale, il se réunit à angle aigu avec le conduit ..e cette vésicule, et de cette union résulte le *canal éjaculateur*. ..rtion pelvienne, 7 centimètres et demi environ au-dessus des vési..les, le canal déférent se dilate progressivement, en même temps que ..vient flexueux. Cette dilatation, qui persiste encore en dedans des ..compagne quelquefois de bosselures, qui donnent à cette partie du ..ect analogue à celui des vésicules séminales.

Dilatation en ampoule du canal déférent au voisinage des vésicules séminales.

..déférent constitue donc, en cet endroit, une sorte d'*ampoule* aplatie ..oir provisoire, au-dessous duquel il se rétrécit de nouveau, avant de ..la cavité des vésicules séminales. Mais outre les bosselures qui font

Fig. 260.

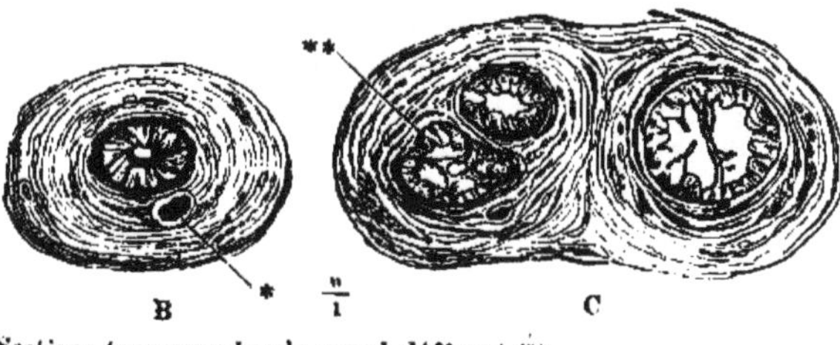

Sections transversales du canal déférent (*).

Diverticules du canal déférent.

..hors, et dont les plus inférieures prennent quelquefois un dévelop..idérable, il existe, dans l'épaisseur même de la paroi de l'ampoule, ..de *diverticules* du canal principal, ..cul-de-sac et étendus parallèlement ..; c'est ce que montrent très-bien ..atiquées sur l'ampoule à diverses ..diverticules, assez nombreux, sont ..s développés; les plus inférieurs ..s le canal déférent au voisinage de ..mmunication avec la vésicule.

Fig. 261.

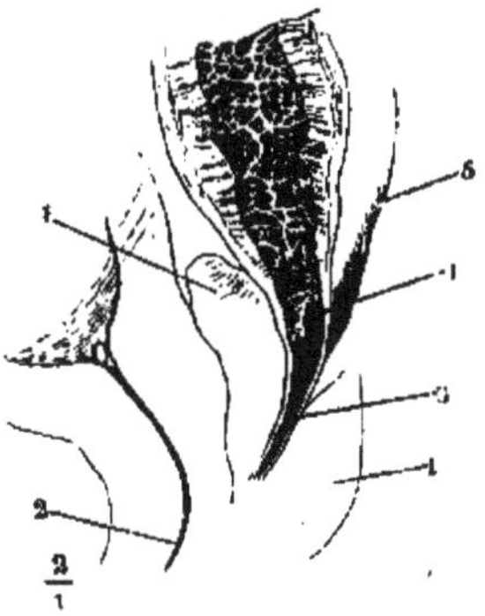

Section médiane de l'urèthre et de la prostate, et extrémité inférieure de l'ampoule du canal déférent ouverte sur la ligne médiane et étalée (**).

Surface interne du canal déférent.

..*interne* du canal déférent présente ..itudinaux, qui s'effacent lorsque le ..vert et étalé; elle est blanche, ru..olaire. Les rugosités sont dues à de ..x fibreux diversement dirigés, qui ..la surface de la membrane et cir.. petites fossettes ou vacuoles su..

Aspect aréolaire de l'ampoule.

..s deviennent beaucoup plus mar..eau de l'ampoule terminale; elles .. des aréoles, séparées les unes des .. plis ou plutôt par des cloisons ..en réseau et analogues à celles qui existent sur la muqueuse de ..illaire; ces aréoles, dont le diamètre est de 1 millimètre environ,

(*) ..ment au-dessus de l'ampoule. — B, C, à travers l'ampoule. — *, extrémité supérieure ..diverticule. — **, section transversale d'un diverticule traversé par des cloisons.

(**) .. — 2, urèthre. — 3, canal éjaculateur. — 4, ouverture de la vésicule séminale. — ..re de cette dernière.

sont subdivisées elles-mêmes en aréoles secondaires par des réseaux plus petites.

Longueur totale. Diamètre. Calibre. La *longueur* totale du canal déférent déplissé est d'environ 50 cent... les deux tiers appartiennent à la portion non flexueuse. Son diam... 3 millimètres à sa partie moyenne, et celui de sa cavité ne dépasse...

Épaisseur considérable des parois. Cette grande épaisseur des parois du canal qui contraste si fortement avec l'étroitesse... est une particularité qui distingue ce ca... les autres canaux excréteurs. C'est aussi à ... seur des parois qu'il doit cette rigidité qui... de s'affaisser quand il ne contient aucun... cette dureté qui permet de le reconnaître... cher au milieu des autres parties consti... cordon, soit dans l'état physiologique, soit... l'état de maladie, où il peut acquérir un vo... considérable.

Fig. 262.

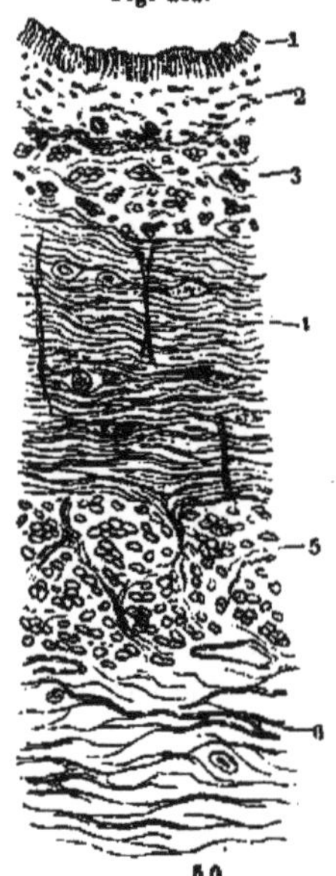

Section transversale de la paroi du canal déférent (*).

Structure. *Structure.* Trois tuniques superposées co... paroi du canal déférent : une tunique cellu... tunique musculeuse et une tunique muqu...

La *tunique celluleuse* se continue exté... avec le tissu cellulaire qui entoure les él... cordon. Elle se compose de faisceaux de tis... tif, entre lesquels se voient de nombreux... sanguins et filaments nerveux, ainsi que de... longitudinaux de fibres musculaires de la... nique.

La *tunique musculeuse* forme à elle seule... quatre cinquièmes de l'épaisseur totale de... canal déférent ; elle se compose d'une co... sante de fibres circulaires, en dedans et au... laquelle s'applique une couche plus mince... longitudinales. De ces deux couches long... l'interne est beaucoup plus faible que l'externe et manque même... points. Des fibres conjonctives et élastiques forment des réseaux en... ceaux musculeux.

Fig. 263.

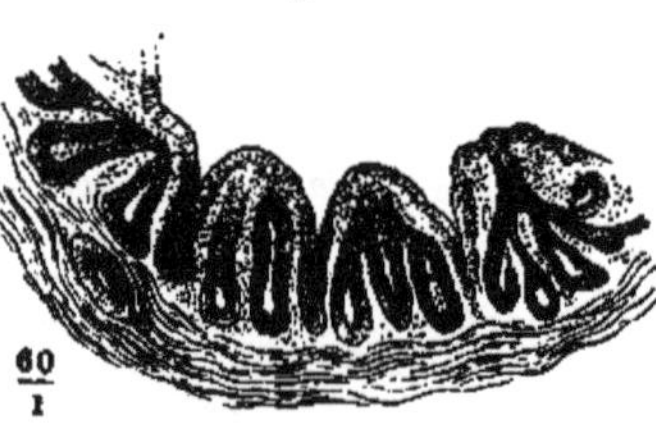

Section de la muqueuse qui garnit l'ampoule du canal déférent.

La *tunique muqueuse* compr... *membrane propre*, formée de... jonctif et de fibres élastiques... nières, dans la portion ex... membrane, sont réunies en... serré, à mailles allongées... ment, tandis que, dans les c... nes, elles sont isolées et dirig... lement dans le sens longitu... *couche épithéliale*, formée de... lindriques, mesurant 0mm,0...

Glandes. Outre l'aspect spécial qu'elle présente, la muqueuse qui revêt l...

(*) 1, épithélium. — 2, membrane propre. — 3, couche musculeuse longitudinale in... musculeuse circulaire. — 5, couche des fibres musculaires longitudinales externes. — 6, ...

...nt, se distingue par les *glandules* qu'elle renferme. Ces glandules, ...nt toute l'épaisseur de la muqueuse et s'étendent même quelquefois ... la couche musculeuse, sont des *glandes en cæcum*, renflées à leur ...ose, ordinairement simples et disposées parallèlement les unes aux ...me les glandes de Lieberkühn de l'intestin grêle ; quelquefois, cepen... ...ont unies entre elles et s'ouvrent par un orifice commun, ou bien ...rnies de dépressions latérales, qui leur donnent une apparence ... cavité de ces glandules est fort étroite et tapissée par une couche ...rondies ou polygonales, renfermant une multitude de granula... ...ou brunâtres, qui donnent une teinte spéciale à la muqueuse de

B. — Vésicules séminales.

...es *séminales* sont deux poches membraneuses, destinées à servir de ...sperme (1).

Fig. 264.

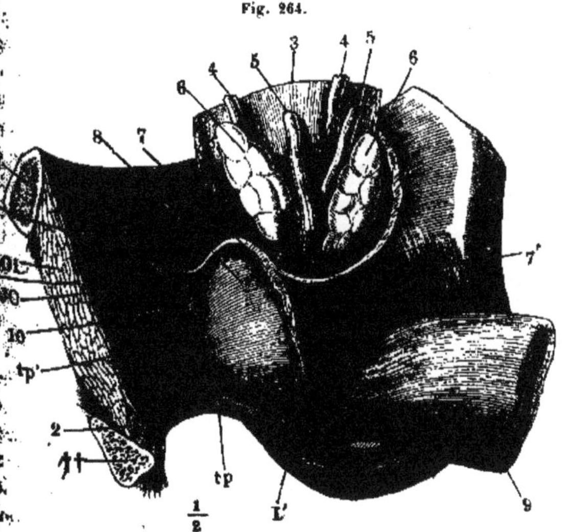

Paroi antérieure du bassin et viscères pelviens (*).

...uées entre le rectum et la vessie, immédiatement en arrière de la Situation.

... été renversé en arrière. — 1, aponévrose obturatrice. — 2, vaisseaux et nerfs honteux ...ie coupée transversalement. — 4, 4, uretères. — 5, 5, vaisseaux déférents. — 6, 6, vé... — 7, couche de tissu conjonctif, riche en fibres musculaires lisses, qui remplit l'espace ... le rectum, et s'étend jusqu'à la face externe du péritoine. — 8, portion de l'aponé... la prostate. — 9, rectum. — 10, veine de la paroi antérieure du bassin. — *tp*, aponévrose ...le transverse profond du périnée. — *tp'*, orifice de cette aponévrose, par lequel la ... veine honteuse. — Oi, muscle obturateur interne. — L, L', releveur de l'anus, dont ...cisée. — IC, faisceau du muscle ischio-coccygien. — †, section du pubis. — ††, sec...

...ésenté à la Société anatomique une pièce dans laquelle les deux vési... ...étaient confondues en une seule poche médiane ; il y avait deux canaux prostate, à laquelle elles sont intimement unies, en dehors des canau qu'elles longent.

Direction. Il résulte de leur *direction*, oblique en dedans et en avant comm canaux déférents, que, très-rapprochées à leur partie antérieure, sont séparées l'une de l'autre que par la seule épaisseur de ces ca sont très-écartées en arrière, et forment les côtés d'un triangle l'espace ou l'aire duquel la vessie est en rapport immédiat avec

Forme. Aplaties, oblongues, évasées à leur extrémité postérieure, qui débor fois le bas-fond de la vessie, et qui la déborde toujours lorsque la ves tement contractée sur elle filées à leur extrémité antér est embrassée par la prostat cules séminales présentent face un aspect bosselé.

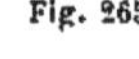

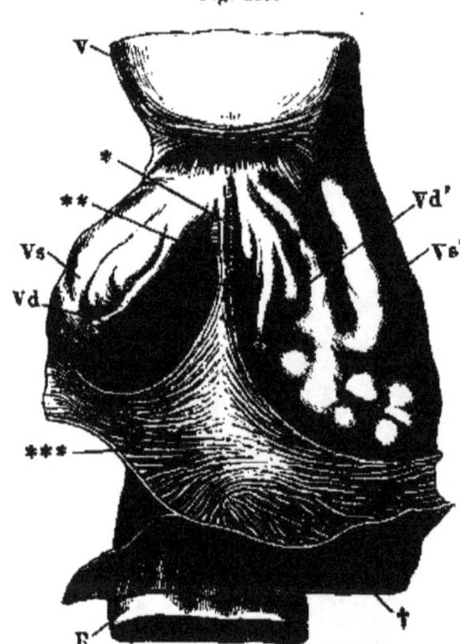

Organes pelviens de l'homme (*).

Volume. Leur *volume* est beaucou sidérable chez l'adulte que fant et chez le vieillard. est, d'ailleurs, en partie su la vacuité ou à la plénitude cules. Il n'est pas rare de sicule séminale droite plus volumineuse que la vésicul gauche. J'ai vu l'une de ce atrophiée, chez un sujet avait fait l'extirpation du tes respondant; elle était à l'état chez un autre sujet, qui n' testicule dans les bourses.

Dimensions. Leur *longueur* est de 5 à tres, leur *largeur* de 15 à tres, leur *épaisseur* de 4 mètres.

Rapports. Leurs *rapports* avec la vessie et le rectum ne sont pas immédiats entourées et unies l'une à l'autre par un tissu filamenteux à fibre sales, qui n'est autre que du tissu musculaire. Ce tissu forme, entre les une lame triangulaire, *aponévrose postérieure de la prostate* de Denon remplit l'espace compris entre la portion inférieure du canal défére sicule d'un côté, et les parties correspondantes du côté opposé, lame tournée en haut, s'applique sur le pli péritonéal intermédiaire à la rectum, et se continue sur la face adhérente du péritoine. Sur la diane, les fibres musculaires partent de chaque côté d'un cor médian, qui naît de la base de la prostate. Cette lame, simple en cules, se dédouble à leur niveau, pour leur fournir une enveloppe

Coupes de la vésicule séminale. Soumises à des coupes variées, les vésicules séminales présent

(*) La vessie (V) a été renversée en avant, le rectum (R), en arrière; le péritoine (†) la face postérieure de la vessie et coupé transversalement en avant de l'excavation ***, couche de fibres musculaires organiques, intermédiaire à la prostate et au rectum qui tapisse le fond de l'excavation recto-vésicale. — **, fibres musculaires organiques salement derrière les vésicules séminales. — *, raphé médian de ces dernières. — Vd, Vs, vésicule séminale.

...ération de cellules, communiquant toutes entre elles et remplies ...nsparent, épais, visqueux, d'un aspect bien différent de celui du ...ué pendant la vie.

...res de la surface extérieure des vésicules, l'aspect celluleux et cloi- ...r surface intérieure sont le résultat de la réflexion d'une sorte d'in- ...anal étroit, oblong, replié sur lui-même, dans lequel on distingue ...ascendante et une portion descendante, étendues parallèlement ...e, de sorte que le cul-de-sac qui termine le canal se trouve au voi- ...l de la vésicule. La portion descendante est généralement plus large ...et toutes deux présentent des appendices ou diverticules plus dé- ...ceux du canal déférent et reliés entre eux par du tissu cellulaire ...res musculaires longitudinales. Les diverticules sont souvent garnis ...latéraux, qui leur donnent une apparence ramifiée. Texture.

...r de cet intestin ou sac déployé varie entre 16 et 20 centimètres. ...sicule déplissée qui avait 32 centimètres de longueur ; chez d'autres ...sicule séminale du même côté était constituée par deux poches ...nt l'une était extrêmement petite. Longueur des vésicules séminales déplissées.

...*interne* de la vésicule offre le même aspect rugueux et réticulé que ...rent. Aspect réticulé de la surface interne.

...e des parois de la vésicule séminale est absolument la même que ...l déférent, sauf l'*épaisseur moindre* de la tunique musculeuse. On y ...mêmes *glandules* et le même *épithélium* que dans l'ampoule du ca- ...Les vésicules séminales sont enveloppées d'une sorte de mem- ...e en partie de tissu conjonctif, en partie de tissu musculaire et qui ...face interne des prolongements entre les circonvolutions du canal Structure.

...des vésicules séminales proviennent de l'hypogastrique par la ...ieure et l'hémorrhoïdale moyenne ; elles forment un réseau lâche ...e musculeuse, un autre, plus serré, dans la tunique muqueuse. Les ...ent de ces réseaux vont se perdre dans les plexus qui se trouvent ...e la vessie. De nombreux *vaisseaux lymphatiques* naissent des pa- ...les séminales ; ils se réunissent, de chaque côté, en deux ou trois ...qui se rendent aux ganglions pelviens. Vaisseaux.

...s séminales sont des réservoirs dans lesquels peut s'accumuler le ...é dans l'intervalle de deux éjaculations, et effectivement on y a ...quemment des spermatoïdes ; mais leur fonction principale est ...liquide qui, mêlé au produit du testicule, le dilue et le rend plus ...ide est albumineux et ne ressemble en rien au mucus (1). Usages.

...*teur de la vésicule séminale*. De l'extrémité antérieure ou du col de ...e nous avons dit être reçu dans l'épaisseur de la prostate, naît un Conduit excréteur de la vésicule séminale.

(1) ...d à peine que J. Hunter ait pu admettre et soutenir, avec son immense ...*Complètes*, t. IV, p. 96), que les vésicules séminales sont des glandes et ...s du sperme. Voici les conclusions de son Mémoire : « Les poches appe- ...*séminales* ne sont point des réservoirs de la semence, mais bien des ...rètent un mucus particulier, et le bulbe de l'urèthre est à proprement ...voir dans lequel la semence s'accumule préalablement à l'éjaculation. » Il ...u'il me semble prouvé que les vésicules ne renferment point la semence, ...miner leur fonction propre. Toutefois, on peut en définitive admettre que ...ent, conjointement avec plusieurs autres, aux fonctions génératrices. »

conduit extrêmement délié : c'est le *canal excréteur de la vésicule sé*[...] réunit presque immédiatement au canal déférent, dont les parois [...]

Conduit éjaculateur.

Fig. 266.

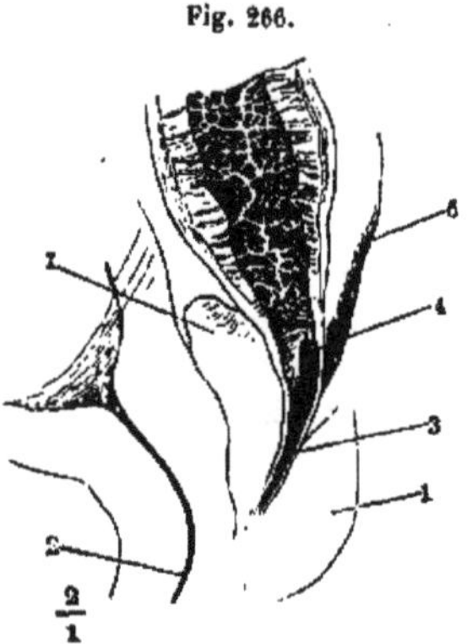

Section médiane de l'urèthre et de la prostate, et extrémité inférieure de l'ampoule du canal déférent, ouverte sur la ligne médiane et étalée (*).

minces et très-dilatables. De cette [...] se fait à angle très-aigu, résulte le [...] *lateur*; ce conduit traverse la prost[...] haut et d'arrière en avant, parallèle[...] du côté opposé, qu'il côtoie sans co[...] avec lui. Les deux conduits accolés [...] très-minces; leur calibre, assez large [...] rétrécit à mesure qu'ils cheminent [...] seur de la prostate, mais il est susc[...] dilater notablement. Ils ont une [...] 15 à 20 millimètres et s'ouvrent isol[...] à droite, l'autre à gauche, sur l'ex[...] flée du *verumontanum*. Dans cette d[...] de leur trajet, ils sont séparés l'un [...] l'utricule prostatique. Dans un ca[...] deux canaux éjaculateurs se réuni[...] conduit à quelques lignes de leur [...] moment où ils pénétraient dans la p[...]

Relativement à sa *direction*, le ca[...] teur semble tantôt être la continua[...] canal déférent, soit du col de la vésicule spermatique, et tantôt [...] fusion de ces deux canaux.

Fig. 267.

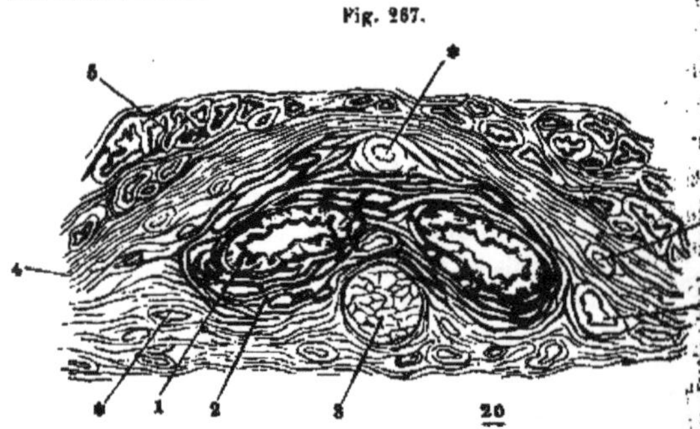

Section transversale de la portion de la prostate située en arrière de [...]

Structure.

La *muqueuse* du canal éjaculateur présente d'abord les caractè[...] vésicules, c'est-à-dire qu'elle est plissée, de couleur jaunâtre et p[...]

(*) 1, prostate. — 2, urèthre. — 3, canal éjaculateur. — 4, ouverture de la [...] 5, paroi postérieure de cette dernière.

(**) 1, muqueuse du canal éjaculateur. — 2, tissu spongieux de ce canal. — 3, [...] d'un faisceau de fibres musculaires lisses qui, du fond de l'utricule prostatique, [...] arrière. — 4, fibres musculaires lisses de la prostate dirigées transversalement. — 5, [...] licules glandulaires de la prostate. — **, sections de vaisseaux.

(1) J'ai fait représenter (*a*) la verge d'un individu chez lequel les deux [...] teurs réunis, au lieu de s'ouvrir de la manière accoutumée, gagnaient [...]

(*a*) *Anat. pathol.*, avec planches, 39ᵉ livr.

mesure que ce canal se rétrécit, ces caractères se perdent, et au la muqueuse uréthrale, elle est lisse et dépourvue de glandes. Au-muqueuse, on trouve une couche d'un véritable *tissu érectile*, dont rappelle celle du corps spongieux de l'urèthre et qui remplace la culeuse. Grâce à cette disposition, la paroi du canal éjaculateur au milieu du tissu rigide de la prostate qui l'entoure.

§ 3. — DÉVELOPPEMENT DES TESTICULES.

Importance de l'étude du développement du testicule.

ppement du testicule est un des points les plus intéressants de son

naît à la face interne des corps de Wolff, sous la forme d'une trai-et fusiforme de matière plastique, qui ressemble parfaitement à posé primitivement de petites cellules, il prend un accroissement l'embryon, de neuf à dix semaines, on y reconnaît déjà des cana-ifères rectilignes, occupant toute la largeur de l'organe, mais for-de cellules. Ces canalicules s'entourent ensuite d'une membrane se garnissent de ramifications et de bourgeons; ils s'allongent con-t, deviennent flexueux et forment des espèces de lobules. L'albugi-ès le troisième mois, mais ne prend que plus tard ses véritables

Developpement du testicule.

Situation du testicule chez le fœtus.

le est situé primitivement dans l'abdomen, sur le côté des vertèbres avant et en dedans du corps de Wolff, et ses vaisseaux se déta-diculairement de l'aorte et de la veine cave. A l'époque de la le trouve habituellement dans le scrotum. Meckel dit que, chez un deux mois et demi, qui n'a que 54 millimètres de longueur, le tes-illimètres de longueur, sur 2 millimètres d'épaisseur.

Lenteur de l'accroissement pendant la vie intra-utérine.

que non moins intéressante, c'est que l'accroissement du testicule manière extrêmement lente, jusqu'à la fin de la vie intra-utérine. époque où l'embryon a 11 centimètres de longueur, celle des de 5 millimètres, sans augmentation d'épaisseur; à cinq mois, ils même longueur, mais ont 3 millimètres d'épaisseur; à six mois, ils épaisseur et 8 millimètres de longueur; du sixième au neuvième ssement est à peine sensible. Le testicule est proportionnellement ppé que l'épididyme dans les premiers mois de la vie intra-uté-t aussi plus aplati.

Rapidité du développement à l'époque de la puberté.

issance, le développement des testicules est relativement plus lent endant les derniers mois de la vie intra-utérine; c'est à peine si l'on égère augmentation de volume jusqu'à l'époque de la puberté. A ces organes, inertes jusque-là, acquièrent en quelques mois un nt considérable, celui qu'ils doivent conserver pendant toute la vie.

te, la face dorsale de la verge, convergeaient l'un vers l'autre, pour s'ana-e aigu sur cette face dorsale, au niveau de la réunion des deux racines eux de la verge. Le canal unique qui résultait de cette anastomose par-longueur de la région dorsale et médiane de la verge, protégé qu'il était de canal fibreux, et s'ouvrait à la base de la face dorsale du gland. Il y cet individu, deux urèthres : un supérieur, pus petit, destiné à l'excré-; et un inférieur, plus considérable, destiné à l'excrétion des urines.

Ce développement des testicules coïncide avec celui de la verge et l'appareil génital, et surtout avec le développement du larynx.

Le volume réel des testicules n'augmente pas sensiblement après bien confirmée ; il se maintient jusque dans la vieillesse, époque à organes s'atrophient d'une manière notable.

Développement de l'épididyme et du canal déférent aux dépens du canal de Müller.

L'épididyme et le canal déférent se développent indépendamment dont ils sont d'abord complétement distincts. Suivant J. Müller et résultent des transformations d'un canal situé au côté externe du corps et qui porte le nom de *canal de Müller*. Cette opinion est encore la cours en France. Mais Rathke, H. Meckel et Kœlliker ont démontré que de Müller, contrairement à ce qui se passe dans le sexe féminin, où l'oviducte, s'atrophient chez l'homme, à l'exception de leur portion qui constitue l'utricule prostatique, et de leur extrémité supérieure, l'hydatide de Morgagni. Il est aujourd'hui généralement admis, en que c'est le corps de Wolff lui-même et son canal excréteur qui don sance à l'épididyme et au canal déférent. L'union avec le testicule dans le cours du troisième mois : les canalicules supérieurs du corps en se soudant au testicule, forment les cônes vasculaires ; les inférieurs l'organe de Giraldès et le *vas aberrans Halleri*.

Aux dépens du corps de Wolff.

Migration du testicule.

Indépendamment des changements de forme et de volume qu'il subit évolution, le testicule éprouve, avons-nous dit, un changement de po migration extrêmement curieuse.

Haller (1) est le premier qui ait parlé de la situation primitive dans l'abdomen, de la formation de la tunique vaginale lors de la de testicule dans le scrotum, et des conséquences de ces faits anatomiques ment à l'explication de la hernie congéniale.

John Hunter (2) a complété, en quelque sorte, la découverte de Hall recherches du plus haut intérêt. Voici les faits.

Chez le fœtus, jusqu'à une époque voisine de la naissance, époque dont on peut fixer la moyenne au milieu du huitième mois, les tes situés dans la cavité de l'abdomen, et le péritoine se comporte à leur la même manière qu'à l'égard de la plupart des organes abdominaux, qu'il les recouvre sans les contenir dans sa propre cavité. A deux m ou trois mois de la vie intra-utérine, les testicules se trouvent dans lombaire, au-dessous des reins, qu'ils touchent, au devant du psoas ils occupent la fosse iliaque interne et leur disposition représente ass des ovaires chez la femme (3). Une de leurs extrémités, celle qui tête de l'épididyme, est dirigée en haut ; l'autre extrémité, celle qui queue de l'épididyme, est dirigée en bas. De cette extrémité inférieu

Les testicules occupent la région lombaire.

Leur position exacte.

(1) Alberti Halleri *Opuscula patholog.* Lausanne, 1755, in-8, p. 53.

(2) *Medical commentaries*, et John Hunter, *Œuvres complètes* ,t. IV, p. 6

(3) Chez un fœtus mâle de sept mois, dont les testicules étaient situés dans iliaques et dont je ne connaissais pas encore le sexe, je crus, au premier testicules étaient les ovaires, et les canaux déférents, les trompes utérines l'utérus, la disposition des canaux déférents, qui plongeaient dans l'exc forme des testicules, me firent à l'instant même revenir de cette méprise aperçu. Je ferai remarquer que, chez le fœtus, les canaux déférents sont repli du péritoine qui simule un ligament large et va se perdre sur la face la vessie.

...al déférent, les vaisseaux testiculaires. Au-dessous du testicule est ...moins aussi volumineux que le testicule et l'épididyme réunis, ayant ...un cône, ou mieux d'un ovoïde dont la grosse extrémité est dirigée ...la petite extrémité dirigée en bas ; cette dernière appuie sur le trajet ...dans lequel elle semble s'engager.

Du gubernaculum testis.

...ovoïde, que nous continuerons à appeler, avec Hunter, *gubernaculum* ...l'organe préposé à la descente du testicule. On peut y reconnaître, à ...dissection attentive, les couches suivantes : première couche, super-...péritoine ; deuxième couche, plusieurs faisceaux de fibres muscu-...vont se fixer, en bas, à la face postérieure de l'arcade fémorale, au ...du pilier externe, et qu'il m'a été facile de reconnaître pour le cré-...faisceaux musculeux sont supportés par une lame celluleuse, plus ...qu'on peut considérer comme une couche particulière et une dépen-...fascia transversalis.

Changements qui s'opèrent dans le gubernaculum lors de la descente du testicule.

...le testicule descend, et cette descente s'opère comme si elle était le ...la traction exercée sur le testicule par le crémaster contracté, le ...qui recouvre la partie inférieure du *gubernaculum testis* s'enfonce ...le canal inguinal, de manière à former un canal infundibuliforme ...voir le testicule : c'est ce canal infundibuliforme qui constituera ...feuillet pariétal de la tunique vaginale. En descendant dans le canal ...le testicule entraîne le péritoine qui le recouvre, et pénètre, ainsi ...dans le canal infundibuliforme. En même temps le gubernaculum se ...comme un doigt de gant, de sorte que la portion du péritoine qui ...partie supérieure va constituer le fond de la cavité vaginale, le cré-...qui occupait le centre du gubernaculum, devient superficiel, et le péri-...occupait la surface, devient la couche la plus profonde. Le renverse-...gubernaculum n'est complet que lorsque le testicule est parvenu dans ...

...de là que, conformément à l'opinion émise depuis longtemps par Bres-...une tunique, si ce n'est le dartos, ne doit exister dans le scrotum avant ...du testicule. C'est en effet ce que m'a démontré l'observation : sur ..., chez lequel le testicule était situé derrière l'anneau inguinal, com-...oblitéré, il n'y avait rien dans le scrotum, à l'exception d'une couche ...tissu musculaire, appartenant au dartos.

...conséquence, c'est que le véritable *gubernaculum testis* de Hunter, ...crémaster ; et, en effet, chez le vieillard dont je viens de parler, de l'épi-...partait un cordon enveloppé par un repli du péritoine ; ce cordon était ...le crémaster très-développé. Le crémaster, voilà donc le véritable ...culum testis (1).

...Hunter avait entrevu cette disposition. Voici les propres paroles de John Hunter ...master et sur le gubernaculum ; relativement au muscle crémaster, il dit : « Chez ...humain, tant que le testicule est retenu dans l'abdomen, le crémaster est si ...je ne puis le suivre d'une manière qui me satisfasse, et déterminer s'il monte ...ticule ou s'il descend vers le scrotum. Cependant on peut admettre par analo-...porte en haut, vers le testicule. » Relativement au gubernaculum, voici les ...Hunter : « Cette union (l'union du testicule au scrotum) a lieu par l'intermé-...substance qui se rend de l'extrémité inférieure du testicule au scrotum, ...appellerai désormais le *ligament du testicule* ou *gubernaculum testis*, parce ...unit le testicule au scrotum et qu'elle semble diriger son trajet à travers les

Le crémaster constitue un muscle propre.

Le crémaster, si bien nommé *musculus testis*, n'est donc pas formé p[...] inférieures du muscle oblique interne et transverse ; il constitue un [...] ticulier, indépendant des muscles abdominaux. La disposition à anse [...] comme le résultat de la traction exercée sur les fibres inférieures [...] petit oblique et transverse, lors de la descente des testicules, ne s'app[...] pas au muscle crémaster proprement dit, dont l'existence est antérieu[...] cente du testicule et indépendante de cette descente, au lieu d'être [...] et dépendante.

La tunique vaginale se sépare complétement du péritoine.

La tunique vaginale, qui a tant de rapports avec un sac herniaire, [...] que d'abord largement avec la cavité du péritoine ; mais cette comm[...] qui existe toute la vie chez un grand nombre d'animaux, et chez le[...] particulier, ne tarde pas à être interrompue. Un travail d'adhésio[...] dans la portion du péritoine qui répond au trajet inguinal, et bie[...] nique vaginale se sépare complétement du péritoine. Cette séparation [...] s'effectuer bien peu de temps après la sortie du testicule, car elle est [...] ral, complète au moment de la naissance. Elle ne consiste pas dans [...] sion circulaire, mais elle a lieu dans toute la longueur du trajet in[...] même au-dessous, jusqu'au voisinage du testicule. Au reste, cette [...] n'a certainement pas lieu dans une aussi grande étendue qu'il le [...] d'abord, car il me paraît évident que le testicule s'éloigne de l'ann[...] cette séparation, qui ne laisse aucune trace chez le plus grand n[...] sujets (2).

Permanence accidentelle de la communication entre le péritoine et la tunique vaginale.

Dans certains cas, le travail d'oblitération ne s'effectue pas ; alors la [...] nication entre la tunique vaginale et le péritoine persiste toute la vie [...] cèle congéniale, la hernie inguinale dite congéniale, sont la consé[...] cette communication anormale. Quelquefois, suivant la remarque de [...] travail d'oblitération ne se fait pas complétement ; il est, en quelque[...] terrompu à la partie moyenne du canal inguinal et n'a lieu qu'aux [...] mités de ce canal ; il y a alors une *hydrocèle enkystée du cordon*, qui [...] nique ni avec la tunique vaginale ni avec le péritoine.

§ 4. — DE LA VERGE.

Situation.

La *verge* ou le *pénis*, organe de la copulation chez l'homme, est [...] devant de la symphyse pubienne. Molle et pendante au devant des bo[...]

« anneaux des muscles abdominaux. Ce ligament est de forme pyramidale ; [...]
« mineuse, en forme de bulbe, est située en haut et fixée à l'extrémité inférie[...]
« cule et de l'épididyme ; son extrémité inférieure se perd dans le tissu cellu[...]
« tum... Il est difficile de dire quelle est la structure ou la composition de ce [...]
« est certainement vasculaire et fibreux, et les fibres suivent la direction de l[...]
« même, qui est recouvert par les fibres du crémaster ou *musculus testis*, plac[...]
« ment derrière le péritoine ; cette circonstance n'est pas facile à constater ch[...]
« mais elle est très-évidente chez les animaux, et surtout chez ceux dont le[...]
« restent dans l'abdomen après l'entier développement de l'animal. »

(1) Cette séparation est particulière à l'homme, sans doute à cause de sa d[...] l'attitude bipède ; on dit cependant qu'on l'a rencontrée chez l'orang-outang [...] mais non chez l'orang indien.

(2) Scarpa dit qu'on trouve toujours, même chez l'adulte, un cordon parti[...] leux, qu'il considère comme un débris du canal de communication. Il assure [...] parvient toujours, par la macération, à reproduire ce canal.

...dité, elle devient dure, beaucoup plus volumineuse, et se relève ...bdomen pendant l'érection. Direction.

...cylindroïde dans l'état de flaccidité ; elle représente, au contraire, ...angulaire à bords mousses dans l'état d'érection : deux des bords ...nt latéraux et formés par le relief des corps caverneux ; l'autre ...rieur et correspond à l'urèthre. Forme.

...té postérieure, ou *racine de la verge*, fixée au pubis, se prolonge ...ur du périnée ; son extrémité antérieure, formée par un renfle... ...qu'on appelle *gland*, présente l'orifice de l'urèthre.

...— La verge est essentiellement constituée, 1° par les corps caver... ...l'urèthre, dont l'extrémité libre, renflée en cône, forme le gland. ...propres lui sont annexés ; elle reçoit des vaisseaux et des nerfs vo... ...le est recouverte, enfin, par des enveloppes, qui vont d'abord fixer ...n. Parties constituantes de la verge.

A. — Enveloppes de la verge.

...u nombre de deux : une *enveloppe cutanée*, ou *fourreau* de la verge, ...ppe *cellulo-fibreuse* ou *aponévrose pénienne*.

...e la verge, continue en arrière avec celle du pénil, en haut, avec le ..., est remarquable 1° par sa finesse, moindre cependant que celle ...t des paupières. Sa ténuité contraste avec l'épaisseur de la peau, ... graisse et couverte de poils, qui revêt la symphyse ; 2° par sa ...de même que celle du scrotum, est généralement plus brune que ...s parties du corps ; 3° par le faible développement de ses follicules ...ont en diminuant de ...sure qu'on approche ... libre de la verge ; ...trême mobilité, qui ...glisser sur les parties ... de se prêter au ...t de la verge dans ...nsi que des tumeurs ...et de se plisser sur ...e manière à se con... ...la verge réduite au ...petit. Cette grande ...peau, due à la laxité ...laire sous-cutané de ...un peu moindre le ... qui est fixé au tissu spongieux de l'urèthre par des adhérences, ... lâches ; ce tissu cellulaire ne contient jamais de graisse, mais il ...t des faisceaux nombreux et volumineux de fibres musculaires ... longitudinalement ; 5° par l'existence d'un raphé médian, con... ...celui des bourses, et qui se prolonge, en avant, jusque sur le pré-

Ténuité de la peau de la verge.

Sa mobilité.

Qualité du tissu cellulaire sous-cutané.

Fig. 268.

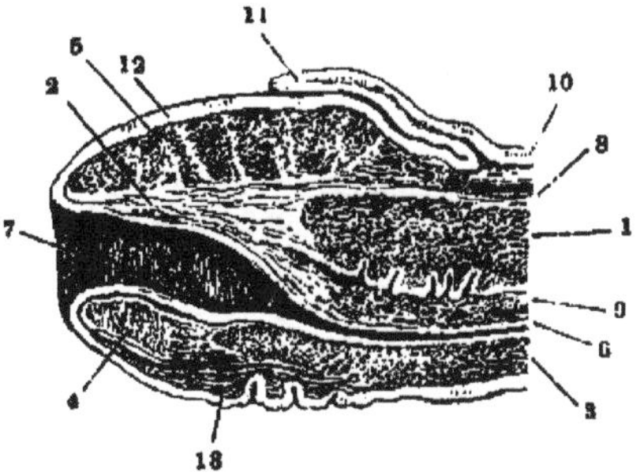

11 6 12 2 10 8 7 1 9 6 3 4 13

Section médiane de l'extrémité libre du pénis. (*)

(*) ...neux de la verge. — 2, pointe par laquelle il se termine. — 3, corps spongieux de ...on médiane de ce dernier. — 5, corps spongieux du gland. — 6, urèthre. — 7, fosse ... réseau veineux du dos de la verge. — 9, réseau veineux de la gouttière uréthrale. — ...répuce. — 12, tégument du gland. — 13, frein du prépuce.

Prépuce.

Le prépuce est formé par la peau réfléchie d'avant en arrière.

Au niveau du gland, la peau de la verge se replie sur elle-même,
une gaîne non adhérente à ce renflement, sur lequel elle s'avan
déborde ou par lequel elle est débordée, suivant que la verge est
flaccidité ou dans l'état d'érection ; c'est à ce repli tégumentaire qu
le nom de *prépuce*. Voici de quelle manière on peut en concevoir la
la peau de la verge, parvenue derrière la couronne du gland, de
sa face profonde et enveloppe ce renflement comme dans une gaîne
tracter avec lui aucune adhérence ; après avoir débordé plus ou m
suivant les sujets, cette peau se réfléchit en dedans d'elle-même, p
l'*orifice* ou le *limbe du prépuce*. Dans cette réflexion, la peau change
et devient une membrane muqueuse, qui se porte d'avant en arri
delà de la base du gland, en s'adossant à la lame cutanée, à laquelle
très-lâchement, sans contracter elle-même aucune adhérence avec
gland. Derrière la couronne du gland, au niveau de l'espèce de r
ou collet situé autour de cette couronne, la membrane muqueuse s
son tour sur elle-même, d'arrière en avant, pour se continuer sur
lui former une enveloppe propre très-adhérente, qui va, sur le
méat urinaire, se continuer avec la muqueuse de l'urèthre.

L'orifice du prépuce conduit dans une cavité annulaire qui est
cul-de-sac, située entre le prépuce et le gl
laquelle s'amasse, chez les gens peu soigneu
tière molle, blanchâtre, très-odorante, co
nom de *smegma préputial*. Cette matière
simplement de l'accumulation des lamelles
détachées de l'une et de l'autre paroi de
mêlées au produit de sécrétion des glandes

Fig. 269.

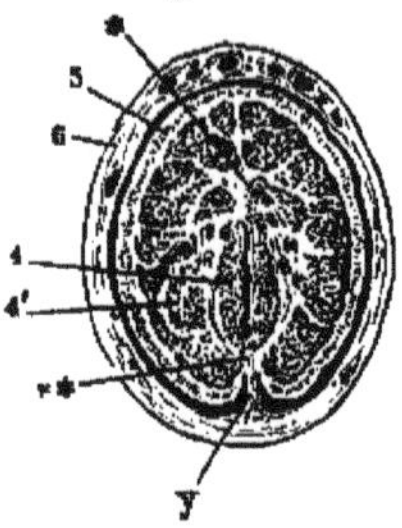

Section transversale de la partie moyenne du gland (*).

Étroitesse du limbe du prépuce.

Quelquefois l'orifice libre de cette espèce
cutané, moitié muqueux que forme le prép
étroit pour s'opposer à ce qu'il soit facilemen
arrière du gland, surtout pendant l'érectio
disposition qui constitue le phimosis (1). La
opération qui consiste à enlever un lambe
du prépuce, et qui est encore aujourd'hu
général chez le peuple juif, doit être consi
un moyen préventif d'une utilité incontestable.

Longueur variable.

La longueur du prépuce est variable chez les divers individus : ch
uns, le prépuce, extrêmement court, ne recouvre que la moitié ou
rieur du gland.

Frein du prépuce.

On appelle *frein* un petit repli muqueux triangulaire, analogue
langue, formé par la muqueuse qui, du prépuce, se réfléchit sur

(*) 4, couche interne, et 4', couche externe du corps spongieux du gland. — 5, tégu
6, prépuce. — *, prolongement de la cloison des corps caverneux de la verge. —
spongieux de l'urèthre. — y, frein.

(1) Par suite de la conformation vicieuse qui consiste dans l'étroitesse
prépuce, il arrive souvent que celui-ci ne peut plus revenir sur le gland,
refoulé en arrière, au delà de sa base. Cette impossibilité de ramener le p
et l'espèce d'étranglement qui en résulte, constituent l'affection désignée
paraphimosis.

...nd, au-dessous de l'orifice uréthral. Quelquefois le frein, prolongé ...orifice, rend l'érection douloureuse et nécessite une légère opération ...tion du frein.

... cutané du prépuce a tous les caractères de la peau de la verge; ... muqueux se distingue par sa surface parfaitement lisse, par l'absence ... dans ses cellules épidermiques profondes, et par celle de follicules ... glandes sudoripares dans l'épaisseur de son chorion ; il est égale... épais que le feuillet cutané.

Glandes de Tyson.

...t muqueux du prépuce, ainsi que l'enveloppe muqueuse du gland, ... glandes sébacées, connues sous le nom de *glandes du prépuce* ou *glan-* ... mais dont le nombre et le volume sont loin d'être constants. Celles ... qui sont les plus grosses, ont de 0mm,2 à 0mm,5 de diamètre, et for... fois une légère saillie à la surface de la muqueuse. On les rencontre ... voisinage du frein. Leur structure est celle de toutes les glandes sé-...

Tissu cellulaire du prépuce.

...llulaire intermédiaire à la lame cutanée et à la lame muqueuse du ... d'une laxité extrême et permet au prépuce de se dédoubler lors... ouvre le gland, en portant fortement la peau en arrière; ce dédou... également lieu, d'une manière plus ou moins complète, pendant ... pendant la copulation, chez les individus dont l'orifice du pré... ... trop étroit. Au voisinage du feuillet cutané, ce tissu cellulaire ... et renferme de nombreuses fibres élastiques, dirigées circulaire-...

... du prépuce sont évidemment de protéger le gland et de lui conser... sensibilité dont il est doué. Chez les individus dont le gland est ...ent découvert, le revêtement qui le couvre, en prenant les carac... ...uments cutanés, perd une partie de sa sensibilité; mais en même ...ient plus imperméable aux liquides et moins apte à contracter cer... ...ies virulentes.

...vrose *pénienne* (*fascia penis*) forme à la verge une enveloppe cellulo... ...nt la texture, assez dense, est surtout marquée en avant, au voisinage ... la membrane adhère intimement à l'albuginée des corps caver... ...perd sur elle, derrière la couronne. En arrière, elle se continue ... avec l'aponévrose superficielle du périnée, en haut, tandis qu'au ... face supérieure de la verge, sur les côtés du ligament suspenseur, ... mince et celluleuse et se continue avec le tissu sous-cutané. Sa face ... lâchement unie à l'albuginée des corps caverneux, excepté au ...igament suspenseur. Contrairement à l'assertion de Gardon Buck, ... premiers en a donné une bonne description, l'aponévrose pénienne ...aine commune aux deux corps caverneux et à l'urèthre, et ne passe ...ntre ces organes.

... qui se distribuent aux enveloppes de la verge proviennent des ...ernes, de la superficielle du périnée et de la dorsale de la verge. ... forment, dans le prépuce, deux petits troncs qui remontent vers ... du gland et cheminent ensuite le long de la verge, après s'être ... entre eux ou s'être réunis en un tronc médian, reçoivent les vei... ...ties latérales du fourreau, et, arrivés à la racine de la verge, se ... en bas et se jettent dans la saphène interne, près de sa terminaison. ...ont sous-cutanées et distinctes de celles qui proviennent des tissus spongieux et qui sont sous-aponévrotiques. Quelques veinules né… inférieures du fourreau vont se jeter dans les veines des bourses. …

Les *lymphatiques* du prépuce forment, à la surface de cette … réseau très-serré, qui se prolonge sur le fourreau de la verge; de ce… tent des troncs qui cheminent avec les vaisseaux dorsaux, pour gagne… inguinales.

Les *nerfs* de la peau de la verge et du prépuce sont des rameaux d… génito-crurale du plexus lombaire et des branches dorsale et péri… ficielle du nerf honteux interne.

B. — Corps caverneux.

Corps caverneux.

Les *corps caverneux*, ainsi nommés à cause de leur structure a… ment la plus grande partie et comme le corps, la partie fondame… verge; ils s'étendent du périnée à la base du gland, que nous verro… complétement étranger. Ils commencent en arrière, de chaque c… extrémité conoïde, qui constitue leur *racine*. Chaque racine naît imm…

Des racines des corps caverneux. Leur origine.

en dedans de la partie la plus élevée de la tubérosité ischiatique, s… gressivement à mesure qu'elle se porte en avant, en haut et en de… de la lèvre interne de la branche ascendante de l'ischion et de la … cendante du pubi… elle est intime… rente. Arrivées a… la portion inféri… symphyse pubien… racines se réuniss… de l'urèthre, pour … ce dernier la verg… L'espace triangul… en bas, par les … neux est occupé pa…

Leur réunion.

Fig. 270.

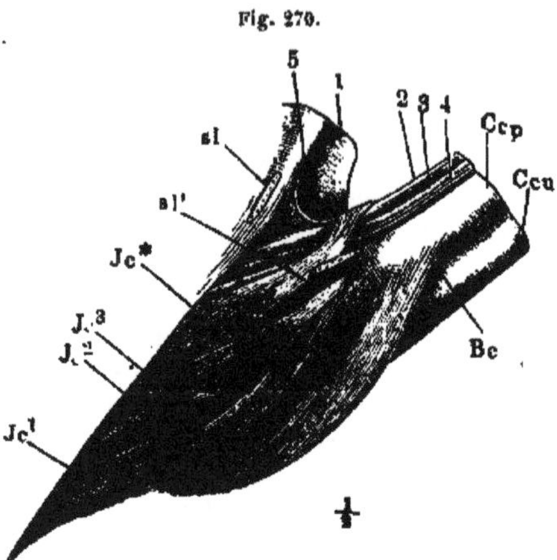

Paroi antérieure du bassin et racine du pénis, presque de profil (*).

Il existe donc … caverneux; mais l… n'est complète … de leurs racines… les deux corps ca… sés communiquen… l'un avec l'autre… fices dont est per… son commune, d… a pu les considérer comme les deux portions d'un seul et même o…

Leur forme est cylindrique.

Les corps caverneux, par leur réunion, forment un corps cylindr… aplati de haut en bas, qui présente, 1° supérieurement, un sillon l…

Sillons formés par leur adossement.

qui loge les vaisseaux et nerfs dorsaux de la verge, et que j'ai vu, … particulier, recevoir un canal résultant de la réunion des deux co…

(*) La portion latérale du ligament suspenseur (*sl, sl'*) a été divisée à son origine. — … bienne. — 2, 3, 4, veine, artère et nerf dorsaux du pénis. — 4, portion moyenne du lig… du pénis. — *Ccp*, corps caverneux du pénis. — *Ccu*, corps spongieux de l'urèthre. — … caverneux. — *Jc*, muscle ischio-caverneux.

2° inférieurement, une gouttière large et assez profonde, dans la-
...gu l'urèthre.

...ités postérieures des corps caverneux, qui divergent à partir de la ...ubienne, sont intimement fixées aux branches ischio-pubiennes du ...ant de la symphyse pubienne, la verge reçoit, par sa face supérieure, ... *suspenseur* du pénis, dans lequel on peut distinguer une portion ... deux portions latérales : la *portion médiane* est une lame fibreuse ..., dont le bord supérieur s'attache à la portion inférieure de la sym...enne et dont le bord inférieur, divisé en deux feuillets, se fixe solide...buginée des corps caverneux, à droite et à gauche du sillon médian ...veine dorsale du pénis; le bord antérieur est libre. Les *portions latérales* ...gaments blancs, brillants, qui, du bord du pubis, s'étendent à la face ...l'albuginée, avec laquelle ils se confondent. Leur face externe donne ...x muscles adducteurs; leur face interne est lisse et couvre l'artère ...ches nerveuses qui vont du bassin au pénis.

Ligament suspenseur.

...ité antérieure, arrondie et obtuse des corps caverneux est coiffée, en ...te, par la base du gland. L'indépen...land et des corps caverneux devient ...ar une coupe longitudinale faite à la ...is le gland jusqu'aux racines des ...neux.

Son extrémité antérieure.

Fig. 271.

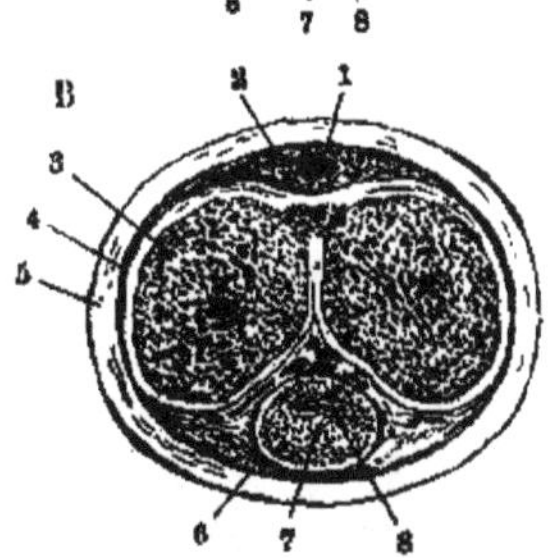

Sections transversales du pénis. — A, à l'état de flaccidité. — B, à l'état d'érection (*).

Les corps caverneux sont constitués ...membrane d'enveloppe ou *albuginée*, ...on est une dépendance; 2° par un ...eux ou érectile qui la remplit.

Texture des corps caverneux.

...née. La membrane d'enveloppe des ...neux du pénis est un cylindre fibreux ...nt serré, d'un blanc opaque, remar...par son épaisseur, qui est de plus de ...s dans l'état de flaccidité de la verge, ...réduit à moins d'un demi-millimètre ...ection; 2° par sa résistance à la trac...nce telle que les corps caverneux ...tenir, sans se rompre, tout le poids ...insi qu'on peut le voir en soulevant ..., par la verge; 3° par sa résistance à ..., lorsque cette distension ne dépasse ...taine mesure; 4° par son *extensibilité* ...*asticité*, se manifestant, la première, ...nomène de l'érection, et la seconde, dans le relâchement qui la suit.

Albuginée.

Épaisseur.

Résistance, extensibilité et élasticité.

...née des corps caverneux est composée presque exclusivement de fais...ndulés de tissu conjonctif, analogues à ceux des ligaments; ce n'est ...face profonde qu'on rencontre une quantité notable de fibres élas...sseau. Ces faisceaux sont disposés sur deux couches assez nettement

Structure.

...et artère dorsales du pénis. — 3, alvéoles du corps caverneux du pénis. — 4, albuginée. ...6, albuginée du corps spongieux de l'urèthre. — 7, alvéoles de ce dernier. — 8, urèthre.

...les cas d'*épispadias*, l'urèthre est logé à la face dorsale de la verge et s'ouvre ...ins loin du sommet du gland.

limitées, dont l'interne est circulaire, l'externe, longitudinale; mais nière n'existe que dans la portion supérieure et latérale de la périphé caverneux. Des fibres musculaires lisses sont disséminées entre le conjonctifs, dont elles affectent la direction. A sa surface interne, ce ment, en haut et en dehors, une couche longitudinale presque contin voie des prolongements dans les trabécules. L'albuginée est trave petit nombre de vaisseaux sanguins d'un très-faible calibre, remarq leur trajet flexueux et formant les radicules antérieures de la vei d'autres radicules, plus considérables, naissent de la profondeur de l se dégagent sous son bord postérieur.

Cloison des corps caverneux. La cavité limitée par l'albuginée est divisée en deux moitiés latéral cloison qui résulte de l'adossement des parois internes des deux co neux, comme il est facile de le voir en arrière, où ces parois sont tinctes et unies ensemble par du tissu cellulaire lâche. Cette cloison épaisse que l'albuginée elle-même et s'amincit d'arrière en avant constituée par des colonnes fibreuses très-fortes, verticalement dirig coup plus épaisses et plus multipliées vers les racines du pénis qu'au du gland. Elle n'établit point une séparation complète entre les deux verneux, puisqu'elle est perforée d'ouvertures nombreuses et allongée dans la portion antérieure du pénis, ouvertures plus rapprochées supérieure que de la paroi inférieure des corps caverneux. Constituée ment par des faisceaux tendineux, la cloison paraît avoir pour usage d'apporter des limites à une distension trop grande des corps caver l'érection, et de conserver à la verge sa forme aplatie.

Tissu spongieux ou érectile. 2° *Tissu spongieux ou érectile.* Un tissu aréolaire, dont les mailles cont sang en quantité plus ou moins considérable, remplit le cylindre fibreu caverneux. Ce tissu spongieux, qui présente une coloration rougeâtre,

Fig. 272.

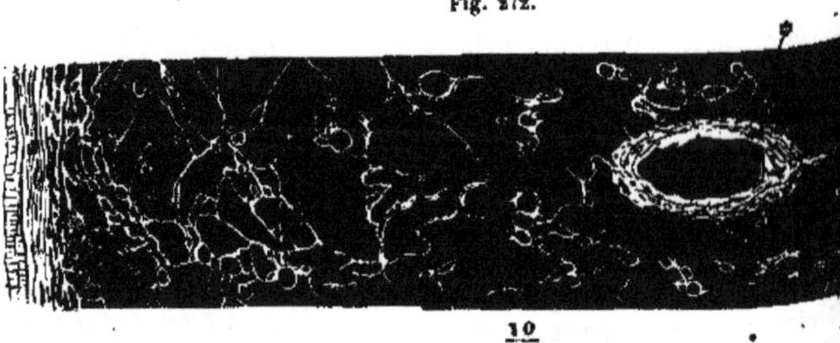

$\frac{10}{1}$

Portion d'une section transversale de l'albuginée et du corps caverneux du pé par l'artère profonde du pénis (*).

posé d'une multitude innombrable de trabécules, fibres et lamelles entre-croisées dans tous les sens, de manière à diviser la cavité circon l'albuginée en aréoles irrégulières, qui ressemblent aux vacuoles d'un et qui sont remplies de sang veineux chez le vivant.

Mailles. Les aréoles du tissu spongieux sont beaucoup plus larges à la partie

(*) *, section de l'artère profonde du pénis et des vasa vasorum compris dans sa paroi.

verneux qu'au voisinage de l'albuginée, où leurs dimensions se ré-duellement à celles des capillaires ordinaires.

Trabécules.

on générale des trabécules est longitudinale ; mais elles s'unissent et entre elles à angle aigu, de ma-stituer des réseaux. Non distendues, se présentent, sur une coupe longitu la forme de fentes allongées, sur une versale, sous la forme de fentes étoi-

Fig. 273.

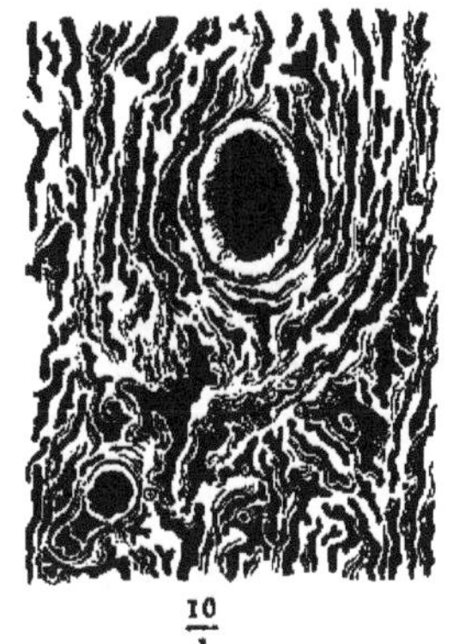

$\frac{10}{1}$

Section transversale du corps caverneux du pénis à l'état de flaccidité.

Structure des trabécules.

s trabécules sont composées de tissu de fibres élastiques et de fibres mus-es, en diverses proportions.

onjonctif entre pour une large part position du tissu caverneux ; les tra-plus fines de la portion centrale en ement formées. Le *tissu élastique* est nt ; quant aux *faisceaux musculaires*, tout nombreux et volumineux au s ramifications artérielles ; mais on ssi dans l'épaisseur ou à la surface s (V. fig. 270).

trabécules logent dans leur intérieur e artériel, dont le trajet en tire-bouchon leur donne une apparence elquefois aussi on y trouve de petits ramuscules nerveux.

les aréoles du tissu spongieux aient la signification du réseau capil-médiaire aux artères et leurs parois ne sont pas ssées par une membrane e n'est que sur les tra-volumineuses qu'on voit séries de noyaux qu'on rter à un épithélium ; plus fines, quel que les compose, en sont dépourvues, et consé-oignent directement

Fig. 274.

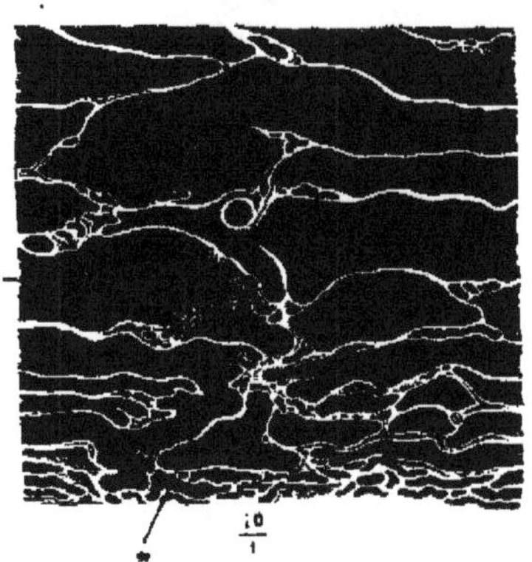

$\frac{10}{1}$

Coupe longitudinale du corps caverneux du pénis injecté par l'artère caverneuse (*).

Vaisseaux des corps caverneux.

. a. *Artères*. Les corps eçoivent, chacun, une mineuse de la honteuse porte le nom d'*artère* quelques rameaux, en réoles, provenant de l'ar-de la verge.

Artères.

verneuse, avant de pénétrer dans l'épaisseur du corps caverneux, rameau rétrograde, qui s'enfonce dans la racine de cet organe et uis elle traverse l'albuginée au voisinage de la cloison et près du

dicines.

bord supérieur de cette dernière, qu'elle suit d'arrière en ava du tissu spongieux et entourée d'une gaîne de tissu conjonctif e qui se continue avec le réseau des trabécules. Arrivée à l'extrém du corps caverneux, elle se recourbe en arcade pour s'anastomo du côté opposé.

Rameaux nutritifs.

Dans ce trajet, elle s'anastomose fréquemment, à travers les per cloison, avec l'artère caverneuse du côté opposé, et fournit au tis des corps caverneux de nombreux rameaux, qui se répandent da directions et dont la disposition toute spéciale, signalée par J. Mülle aujourd'hui une cause de dissidences parmi les anatomistes.

Dans un Mémoire publié en 1835 (1), J. Müller distingua les ram par l'artère caverneuse en *rameaux nutritifs*, qui se résolvent e à la manière ordinaire, dans l'épaisseur des trabécules, et se conti

Artères hélicines.

avec des veines, et en *rameaux hélicins*, petites divisions artérielles co tire-bouchon, affect de diverticules qui en cul-de-sac et for les aréoles du tiss Il admit d'abord qu sac était percé d'un par laquelle le san hélicine était versé d les. Plus tard il av ouvertures n'existai que les artères héli de simples diverticu munication directe les du tissu spongie

Fig. 275.

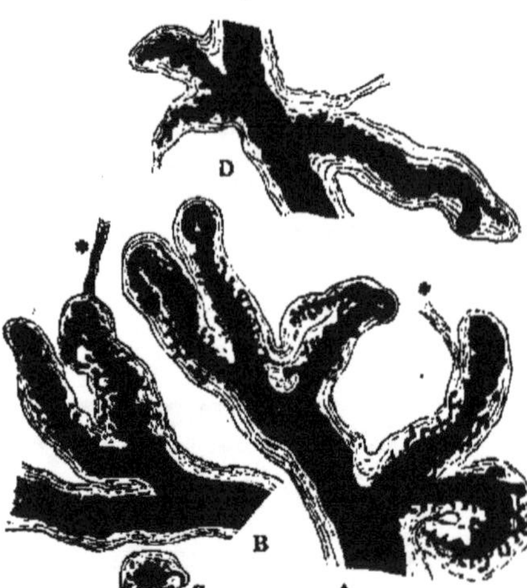

Artères hélicines avec leur gaîne et les prolongements compris dans l'épaisseur de cette dernière (*).

Opinion de Valentin.

L'existence des ar nes a été combattu Valentin, qui les comme des produ cielles, résultant d des trabécules du gieux, lesquelles, bres, obéiraient à et à celle du vai bouchon contenu

Henle.

térieur, et s'enrouleraient en spirale. Ce dernier fait a été conte

Kœlliker.

D'autre part, Kœlliker, généralisant un fait observé par Müller, de l'extrémité en cul-de-sac des artères hélicines, partent des va fins, de $0^{mm},014$ à $0^{mm},02$ de largeur, que Gerlach dit avoir vus

Rouget.

les aréoles du tissu spongieux. Enfin Rouget attribue à des injection cette apparence de cul-de-sac terminé par un capillaire. Suivant ce

(*) A, B, des corps caverneux du pénis. — D, du corps spongieux de l'urèthre. — C, sale d'une artère hélicine. — *, *, faisceaux de tissu conjonctif, partant du sommet de la hélicines.

(1) *Arch. de Müller*. 1835, p. 202.

...ui caractérise les artères dans les organes érectiles, c'est unique-...ltiplicité des rameaux, qui se détachent sous forme de bouquets, ... flexueux, en tire-bouchon, qui ne s'efface jamais complétement, ...e l'organe est arrivé à son maximum de distension.

Dernières recherches de Henle.

...res recherches de Henle tendent de nouveau à faire admettre les ...ines. Sur des pièces parfaitement injectées, cet éminent observateur ...eaux de l'artère caverneuse garnis, sur tout leur pourtour et jusqu'à ...ison, de prolongements très-serrés et très-fins, terminés par un cul-...di, quelquefois renflé, ou par une anse. Ces prolongements pénètrent ...eur de l'enveloppe celluleuse des artères, mais ne font pas saillie

Fig. 276.

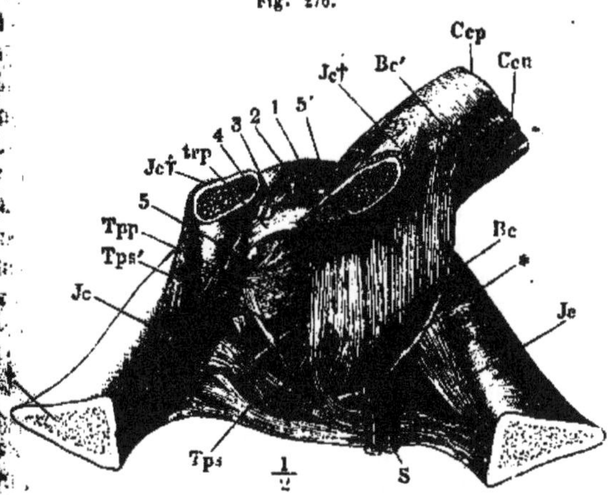

...e pubienne avec le diaphragme uro-génital et la racine du pénis (*).

...externe; leur existence est un caractère qui distingue nettement ...élicines des branches qui les fournissent. De la gaine de tissu con-...toure les artères hélicines, part souvent une lamelle de même ...a fixe à une des trabécules voisines. Rarement cette lamelle con-...n épaisseur un capillaire, provenant de l'artère hélicine.

Caractères des artères hélicines.

...cations de l'artère caverneuse sont remarquables par l'épaisseur con-...leur couche annulaire, épaisseur qui se montre jusqu'à leur termi-... aboutissent, pour la plupart, aux fines aréoles périphériques de la ...ongieuse. Les artères hélicines, qui n'existent, suivant Valentin, ...acines des corps caverneux et dans le bulbe de l'urèthre, s'obser-...raire, dans la portion centrale de ces organes, c'est-à-dire dans celle ...les sont les plus larges ; elles naissent directement des branches ...volume et mesurent $0^{mm},4$ à $0^{mm},5$ en longueur, sur $0^{mm},1$ à $0^{mm},3$ ...eurs parois, qui entrent pour la moitié ou les deux tiers dans ces ...mensions, présentent partout une couche élastique à fibres longitu-

(*) ...verneux droit du pénis (*Ccp*), ainsi que le muscle ischio-caverneux (*Jc*), a été divisé en ... origine, et son segment antérieur a été porté en dedans. — 1, symphyse pubienne.— ...tère et nerf dorsaux du pénis, coupés à leur sortie du bassin. — 5, veine profonde du ...travers ; le bout antérieur (5') a suivi le pénis. — *trp*, ligament transverse du bassin.— ...eux de l'urèthre. — Bc, muscle bulbo-caverneux. — *Tps'*, *Tpp*, muscles transverses ...ond du périnée. — S, sphincter de l'anus.

dinales et une couche musculaire à faisceaux annulaires, envelopp[illegible] couche de tissu conjonctif.

Suivant Valentin, il y aurait, en outre, des rameaux de 0mm,07 à [illegible] diamètre qui s'ouvriraient directement dans les larges aréoles de la p[illegible] trale des corps caverneux, après s'être dilatés brusquement en ento[illegible] même fait se rencontrerait dans le bulbe de l'urèthre.

Veines. b. *Veines.* Les *veines* qui naissent du tissu spongieux des corps caver[illegible] très-nombreuses; on peut les distinguer en 1° *veines inférieures*, qui [illegible] des corps caverneux au niveau de la gouttière uréthrale, où elles s'[illegible] avec de petites veinules provenant du corps spongieux de l'urèthre. [illegible] de ces veines, qui forment une double série antéro-postérieure, contour[illegible] chaque côté, le corps caverneux correspondant, reçoivent, dans ce tra[illegible] ques veinules issues des parties latérales de ce dernier et vont se jeter [illegible] veine dorsale de la verge. Celles qui naissent au voisinage de la symph[illegible] tissent au plexus veineux situé sur les côtés de la racine du pénis [illegible] rejoindre les veines sous-cutanées abdominales; 2° *veines supérieures*, qu[illegible] des corps caverneux le long de la ligne médiane supérieure de la ve[illegible] jettent immédiatement dans la veine dorsale ou dans ses branches; 3° [illegible] *térieures* ou *caverneuses*, très-volumineuses et constituant les vaisseaux [illegible] principaux des corps caverneux, qu'elles quittent au niveau de l'angl[illegible] nion de leurs racines, pour passer au-dessous de l'arcade pubienne et se j[illegible] le plexus prostatique; 4° *veines antérieures*, naissant, au nombre de deux [illegible] de l'extrémité antérieure des corps caverneux; ces veines reçoivent [illegible] ment des radicules qui émergent de la base du gland, et se réunissent [illegible] ou deux branches qui cheminent entre le gland et les corps cavern[illegible] gagner l'orifice de la veine dorsale. Il faut ajouter que Kœbelt (1) a v[illegible] veines sortir de la face interne des racines des corps caverneux, en tra[illegible] faisceaux du muscle ischio-caverneux, et se jeter soit dans la veine [illegible] soit dans la veine obturatrice.

Les veines caverneuses, en passant sous l'arcade pubienne, sont [illegible] des espèces de canaux à parois fibreuses et musculaires, qui les trans[illegible] l'intérieur du bassin. Ces veines sont pourvues d'un grand nombre d[illegible] qui s'opposent à ce que les injections passent des troncs dans les br[illegible]

4° *Nerfs.* Les *nerfs* propres des corps caverneux n'ont pas été suffisam[illegible] diés. Les uns sont une émanation du plexus caverneux et pénètrent [illegible] caverneuse dans les trabécules du tissu spongieux, où leur mode de [illegible] est encore inconnu. Les divisions des nerfs dorsaux du pénis fourn[illegible] ment quelques petits filets qui pénètrent aux corps caverneux. De[illegible] de Pacini se rencontrent dans le tissu conjonctif lâche qui entour[illegible]

C. — Urèthre.

Définition. L'*urèthre* est le canal excréteur de l'urine; il sert, en outre, à l'[illegible] sperme, chez l'homme.

Trajet. Né de la portion inférieure de la vessie et situé, à son origine, d[illegible] pelvienne, ce conduit traverse d'abord un organe musculo-gl[illegible] *prostate*; puis il perfore la cloison fibreuse et musculaire qui ferm[illegible]

(1) *Appareil du sens génital*, traduit par H. Kaula, 1851, p. 53.

bassin, au sortir de laquelle il s'engage dans une sorte de gaîne *corps spongieux* de l'urèthre, qui l'accompagne jusqu'à son ex-

Fig. 277.

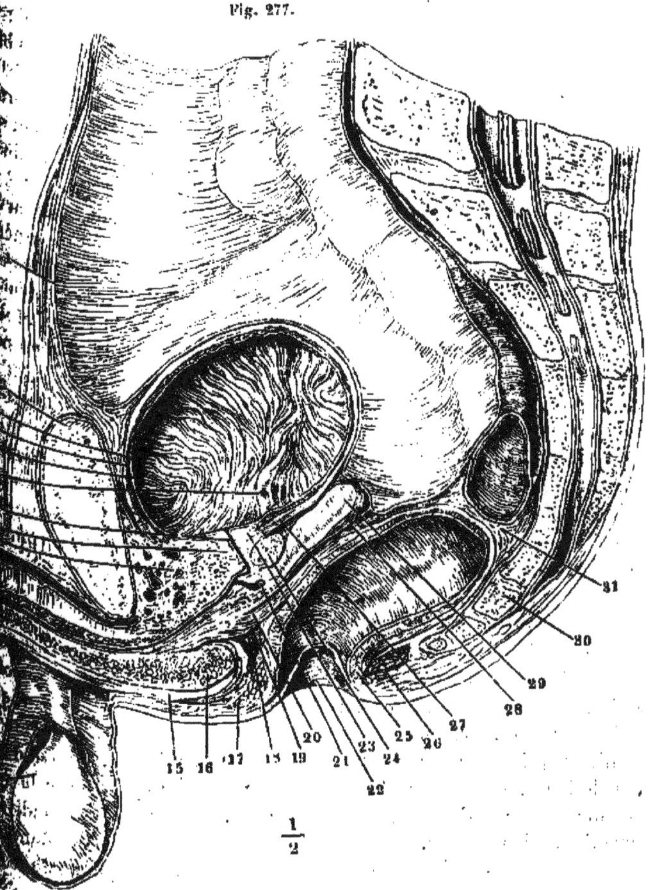

...édiane de la portion inférieure du tronc d'un homme congelé (*).

... y donne naissance à un renflement considérable appelé *gland*.

... a été enlevé. — 1, péritoine. — 2, symphyse pubienne. — 3, couche externe de la
... de la vessie. — 4, couche interne. — 5, muqueuse vésicale plissée. - 6, embouchure
... urèthre. — 8, sphincter interne de la vessie, en avant de l'urèthre. — 9, sphincter
... animale, se continuant avec le muscle transverse profond du périnée. — 10, veine
... 11, cloison des corps caverneux du pénis. — 12, corps spongieux de l'urèthre, paroi
... corps spongieux de l'urèthre, paroi inférieure. — 14, testicule contenu dans la tunique
... muscle bulbo-caverneux. — 16, bulbe du corps spongieux de l'urèthre. — 17, sphincter
... versale en avant du rectum. — 18, couche de fibres musculaires lisses sur l'aponé-
... muscle transverse profond du périnée. — 19, muscle transverse profond du périnée. —
... fibres longitudinales du rectum. — 21, utricule prostatique. — 22, ouverture anale. —
... de la vessie derrière l'urèthre. — 24, glande prostatique. — 25, sphincter interne
... sphincter externe. — 27, irradiations des fibres musculaires longitudinales de la vessie
... de cette dernière. — 28, lame aponévrotique intermédiaire à la vésicule sémi-
... (31), s'élevant jusqu'au péritoine. — 30, vertèbre coccygienne.

Division.

On peut donc diviser l'urèthre en trois portions : une *portion* p[illegible] une portion comprise dans l'épaisseur du diaphragme uro-génital, po[illegible] *braneuse* ou *musculaire*, et une *portion spongieuse*. Mais ces trois portio[illegible] distinctes qu'extérieurement ; à l'intérieur, la muqueuse uréthrale se[illegible] sur toute la longueur de l'urèthre, sans présenter des différences bie[illegible] et surtout bien tranchées d'une portion à l'autre.

Au point de vue topographique.

Au point de vue topographique, on divise encore l'urèthre en portio[illegible] et en *portion pénienne;* la portion périnéale comprend la portion pr[illegible] la portion musculeuse et une partie de la portion spongieuse; elle est[illegible] par le lieu de jonction des deux racines des corps caverneux.

Direction.

Dans sa portion périnéale, l'urèthre se dirige d'abord en bas. Parve[illegible] symphyse des pubis, il décrit une courbe légère à concavité supérie[illegible] brasse la symphyse, remonte un peu au-devant d'elle, et se place en[illegible] la gouttière inférieure qui résulte de l'adossement des corps caverneu[illegible] de ce point, sa direction est déterminée par celle de la verge, et il dé[illegible] elle une seconde courbure, à concavité inférieure, beaucoup plus pronon[illegible] précédente (*angle prépubien*), courbure qui n'existe que dans l'état de[illegible] ment de la verge, et qui s'efface dans l'allongement de cet organe, soit p[illegible] tion, soit par une traction directe.

Double courbure de l'urèthre hors le temps de l'érection.

Il suit de là que, hors le temps de l'érection, l'urèthre est recourbé [illegible] que (1), c'est-à-dire qu'il présente deux courbures distinctes, tandis [illegible] l'état d'allongement, il n'en décrit qu'une seule, qui est permanente.

Comme il est extrêmement important pour le chirurgien de connaît[illegible] ment et dans tous ses détails le trajet courbe que parcourt l'urèthre, [illegible] rement au voisinage de la symphyse pubienne, les anatomistes se so[illegible] de tout temps de déterminer ce trajet aussi rigoureusement que p[illegible] procédés mis en usage dans ce but les ont conduits à des résultats [illegible] mais qui n'ont pas tous la même valeur. La préférence doit être accor[illegible] qui ont été obtenus au moyen de sections antéro-postérieures pratiqu[illegible] sujets congelés. Or, en comparant entre eux les résultats obtenus p[illegible] tomistes qui se sont livrés à ce genre de recherches, on arrive d'ab[illegible] conviction que les courbures de l'urèthre et ses rapports avec la sy[illegible] bienne présentent des différences notables, relatives soit à l'indivi[illegible] examine, soit à son âge. Conséquemment les chiffres que nous donnons [illegible] ne peuvent être considérés que comme exprimant la moyenne de ce q[illegible] le plus souvent.

Trajet exact de l'urèthre.

Le col de la vessie, ou plutôt l'extrémité vésicale de l'urèthre, se [illegible] au-dessous du niveau de la portion moyenne de la symphyse et à [illegible] de 25 à 30 millimètres. Dans l'épaisseur de la prostate, l'urèthre [illegible] courbe à concavité antérieure, ou plutôt une ligne brisée dont les [illegible] mités sont sur une même ligne verticale et dont la première portio[illegible] séquent, se dirige en bas et en arrière, la seconde, en bas et en avant[illegible] au-dessous de la symphyse, l'urèthre en reste distant de 10 à 18 m[illegible] l'axe prolongé de la symphyse répond ordinairement à la portion la [illegible] de l'urèthre, c'est-à-dire un peu en avant du point où la portion [illegible] s'unit avec la portion spongieuse. Enfin l'urèthre se relève un pe[illegible] antérieure de la symphyse pubienne.

(1) C'est cette direction du canal qui avait suggéré à J.-L. Petit l'idée de[illegible] gent en S pour laisser à demeure dans la vessie.

L'urèthre n'est pas rectiligne.

à concavité supérieure que décrit l'urèthre autour du bord infé- symphyse (*courbure sous-symphysaire*), est assez flexible pour ne à l'introduction d'un instrument rectiligne dans la vessie ; les con- vraneux, en effet, jouissent d'une souplesse, d'une dilatabilité qui de prendre la direction des instruments qu'on y fait pénétrer. Il im- marquer que non-seulement il existe une courbure dans la portion qui répond à la symphyse, mais que cette courbure est fixe, perma- est nullement modifiée par les tractions qu'on exerce sur la verge.

Le cathétérisme rectiligne ne suppose pas l'absence de courbure.

Dimensions.

Longueur.

ur de l'urèthre a été diversement évaluée par les anatomistes. Les qui existent à cet égard, tiennent en partie aux variétés individuelles de la verge, mais surtout, ainsi que l'a démontré Malgaigne, à la t on a procédé pour cette appréciation, la verge étant plus ou moins l'urèthre séparé ou non des corps caverneux. Généralement on attri- rèthre des dimensions trop considérables : c'est ainsi que Sabatier et donnaient de 27 à 33 centimètres ; Wathely, d'après des mesures 48 sujets, entre 19 et 25 centimètres et demi ; Amussat, 21 centi- emi à 24. Il est admis généralement aujourd'hui que la longueur de ur le cadavre, ne dépasse guère 16 centimètres. Sur le vivant, on que toujours quelques centimètres de plus, ce qui tient, d'une part, tissu spongieux y est rarement aussi vide de sang que sur le cadavre ; , à ce que le contact de la sonde suffit pour y développer un certain in, dont le premier effet est d'augmenter un peu la longueur de

Calibre.

u *calibre*, sur l'urèthre en place et à l'état normal, la lumière du canal ement effacée et ses parois sont partout en contact avec elles-mêmes ; ion transversale de la verge, l'urèthre se présente sous la forme diversement configurée, suivant la région où la section a été prati- vité uréthrale ne se développe que lorsqu'elle est traversée soit par le sperme, soit par un corps étranger, une sonde, par exemple. Mais e l'urèthre sont extrêmement dilatables et peuvent, par conséquent, leur écartement des corps étrangers beaucoup plus volumineux que portent leurs dimensions naturelles. C'est ainsi que, sur la plupart en l'absence de tout état morbide, l'urèthre admet facilement une ou 8 millimètres de diamètre.

précier convenablement les dimensions naturelles de l'urèthre, on ien, comme l'a conseillé Malgaigne, fendre l'urèthre dans toute sa étaler ensuite sans tiraillements la face interne du canal et mesurer de la muqueuse dans les diverses régions, en conservant ses con- ec les parties extérieures ; ou bien prendre *le moule* de la cavité de au moyen d'une injection solidifiable. Pour laisser intactes les deux du canal, M. Sappey ferme le méat urinaire par une suture entor- que la muqueuse vésicale au niveau du col, l'entoure d'une ligature, ire l'entrée de la cavité vésicale au liquide injecté, qu'il pousse en- des canaux déférents. Suivant la force avec laquelle cette injection uée, le canal sera plus ou moins distendu ; mais on remarquera que mêmes régions présentent soit une diminution, soit une augmen- calibre général du canal, et que les résultats obtenus concordent assez ceux que fournit le procédé de Malgaigne. Or, voici ce qu'on a cons- te manière : au niveau de la portion prostatique, le canal de l'urèthre

Forme des diverses parties de l'urèthre.

est fusiforme, c'est-à-dire renflé à la partie moyenne et rétréci au mités; dans toute la portion membraneuse, il est très-rétréci et d'un forme; au commencement de la portion spongieuse, ce calibre aug manière très-notable, mais pour diminuer de nouveau après un tr timètres et demi; dans tout le reste de la portion spongieuse, le ca conserve un calibre sensiblement uniforme, jusqu'au voisinage du m derrière lequel il présente une légère dilatation, connue sous le nom *viculaire*; le méat lui-même, enfin, est la partie la plus étroite de en outre, la moins dilatable.

1° Portion prostatique.

Situation.

Cette portion de l'urèthre, qui constitue l'origine de ce canal, fa quelque sorte, à la vessie et a reçu le nom de *portion prostatique* pa se trouve comme creusée dans l'épaisseur d'un corps glanduleux et nommé *prostate*, dont la description doit être placée ici, à raison des intimes de ce corps avec l'urèthre.

De la prostate.

La *prostate* (προστάτης, *défenseur*, πρό, *devant*, στάω, *je pose; ganglion* Chaussier) est un corps blanchâtre, d'un tissu dense, qui entoure le et le commencement de l'urèthre, et qui est *situé* au-dessous de la

Situation.

rière la symphyse des pubis, au-devant du rectum.

Forme.

Elle présente la *forme* d'un cône un peu aplati de haut en bas, serait en arrière et en haut, tandis que le sommet, qui est tronqué, en avant et en bas. Winslow compare la forme de la prostate à celle taigne.

Axe.

Son *axe* ou grand diamètre n'est point horizontal, mais obliqu

Disposition bilobée.

de haut en bas et d'arrière en avant. La prostate a souvent, chez l' apparence bilobée; mais elle n'est jamais réellement double, com grand nombre d'animaux (1).

Volume.

Le *volume* de la prostate, qui l'a fait comparer à une grosse noi offre de nombreuses variétés chez les différents sujets, mais surto rents âges : très-peu développée avec la puberté, elle prend un a notable à cette époque, de même que tout l'appareil génital. Mais c vieillards qu'on trouve les prostates les plus volumineuses, ce qui l'hypertrophie de la portion glanduleuse qu'à celle de la portion m

Dimensions.

l'organe. Voici quelles sont ses dimensions, établies d'après des m sur des prostates d'adultes:

Diamètre longitudinal, de 25 à 30 millimètres;

— transversal, de 32 à 40 millimètres;

— antéro-postérieur ou épaisseur, de 20 à 25 millimètr

Il est à remarquer, du reste, que les limites de la prostate é cises, toutes les mensurations de cet organe ont quelque chose d'a

Quelquefois la prostate acquiert un volume triple ou quadruple de offre dans l'état normal. L'augmentation de volume peut porter totalité de la glande, tantôt sur l'une des moitiés, quelquefois seule partie moyenne.

Rapports.

Rapports. Nous examinerons les rapports de la prostate 1° avec le

(1) Avant Vésale, on décrivait la prostate comme formant deux corps dis nom de *parastates*.

...t à sa surface extérieure ; 2° avec celles qui sont placées dans son
...

...*de la prostate à sa superficie*. La *face inférieure* ou *postérieure* est ...marquée, ce qu'elle doit à ...ulaire qui la recouvre et ...ue, en haut, avec l'enve-...icules séminales ; elle ré-...tum (*face rectale*) et lui ...un tissu cellulaire assez ...lequel ne s'amasse jamais ...sérosité ; d'où le précepte ...prostate à travers les pa-...tum. A raison des varia-...ume que subit le rectum, ...cet intestin tantôt déborde ...ur les parties latérales, ce ...and il est distendu, et tan-...rdé latéralement par elle, ...esserré. La face inférieure ...e est lisse, parcourue sur ...iane par un sillon antéro-...très-prononcé chez quel-...qui la divise en deux par-...et lui donne un aspect ...la forme de cette face in-...explique pourquoi certains ...re, *Boyer*, etc.) ont com-...tate à un as de cœur.

Rapports superficiels de la prostate.

Face inférieure ou postérieure.

Sillon antéro-postérieur de cette face.

...*périeure* ou *antérieure*, di-...é du pubis (*face pubienne*), ...tée, parce qu'elle se conti-...e insensiblement avec les ...usculaires et les plexus ...se trouvent entre elle et ...elle est en rapport avec les ...rès-forts de fibres muscu-...de la face antérieure de la ...aux pubis et qu'on appelle ...ent ligaments de la vessie. ...n'a donc point de rapports ...avec l'arcade pubienne, ...uelle elle est située ; elle ...urs distante de quelques ...et lui est unie par quel-...aux fibreux et musculeux ...*pubio-prostatiques*), au milieu desquels se voit un lacis veineux. On

Rapports de la face supérieure.

Fig. 278.

A

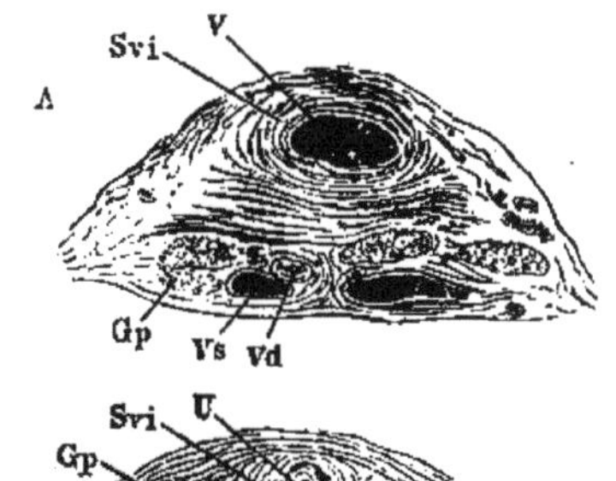

B

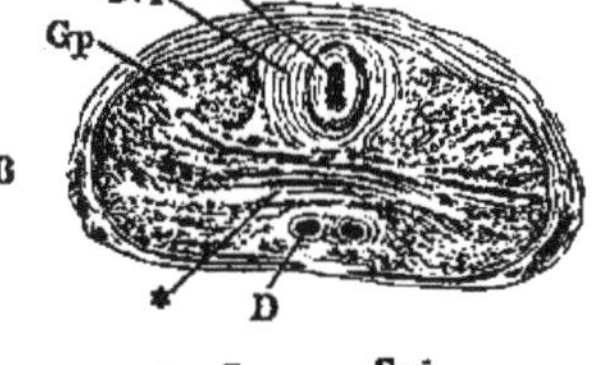

C

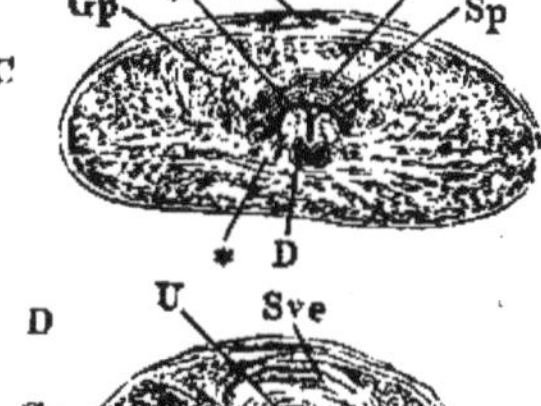

D
U
Sve
Gp

E

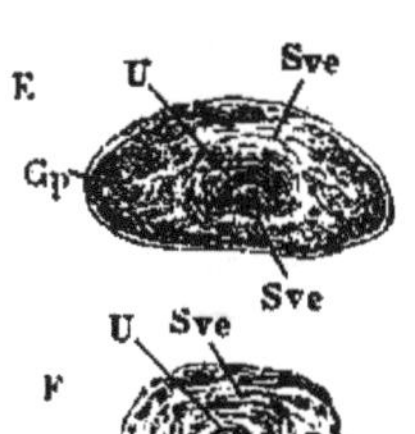

Sections transversales de la prostate, faites perpendiculairement à l'axe de l'urèthre et successivement de la base vers la pointe de cet organe (*).

(*) ...vésical de l'urèthre. — U, urèthre. — Vd, canal déférent. — Vs, vésicule séminale. — ...eur. — Sp, utricule prostatique. — Gp, glande prostatique. — Svi, Sve, sphincters vésicaux ...ne. — *, cloisons musculeuses.

peut cependant, à l'aide du cathéter ou d'une sonde d'argent dans la vessie, refouler la prostate sous les pubis et la faire proémin le périnée.

Rapports latéraux de la prostate. Les *parties latérales* sont embrassées par le muscle releveur de l' elles sont séparées toutefois par l'*aponévrose latérale*, de Denonvill musculaire, qui se moule sur leur convexité sans y prendre aucune Les anatomistes qui ont admis les faisceaux prostatiques du releveur sidéré comme appartenant à ce muscle un faisceau musculaire asse le muscle transverse profond du périnée ou transversouréthral envoie côté de la prostate. Lorsque la prostate est refoulée en bas à l'aide du

Fig. 279.

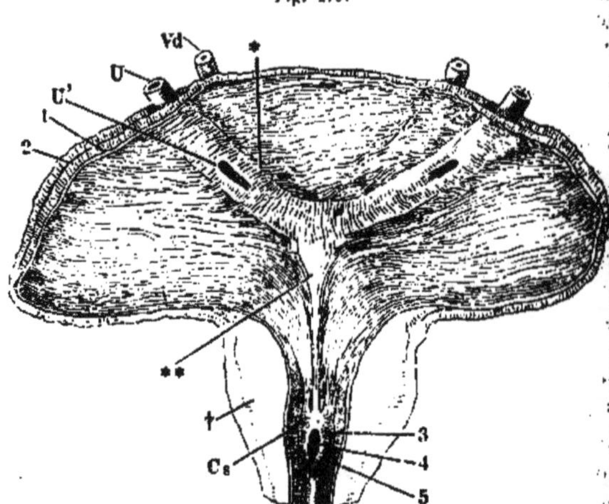

Portion inférieure de la vessie urinaire de l'homme et commencement de l'urè par une section médiane de la paroi antérieure et étalés (*).

ses parties latérales sont embrassées par le pourtour de l'arcade pu elles se rapprochent alors beaucoup du tronc de l'artère honteuse in

Base. La *base* de la prostate embrasse le col de la vessie et se prolonge cet organe, pour entourer le canal déférent et le col des vésicules s

Sommet. Le *sommet* se termine derrière la portion membraneuse de l'urè au-dessus de l'aponévrose périnéale moyenne (ligament de Carcasson

Rapports profonds. B. *Rapports de la prostate avec les organes placés dans son épaisseur*. est traversée 1° par l'urèthre; 2° par les canaux éjaculateurs; 3° p pres conduits excréteurs.

1° Avec le canal de l'urèthre. Les *rapports de l'urèthre avec la prostate* varient chez les différen tantôt, en effet, ce canal n'est entouré par la glande que dans les trois férieurs de sa circonférence, en sorte que, le tissu de la glande manqu rieurement, celle-ci représente une gouttière plutôt qu'un conduit

(*) U, uretère. — *Vd*, canal déférent. — U', orifice vésical de l'uretère. — *Cs*, crête uré relet transversal du trigone. — **, bourrelet longitudinal. — †, section de la prostate. vésicale. — 2, tunique musculeuse. — 3, orifice du canal éjaculateur. — 4, orifice du sinus 5, orifices des canaux excréteurs des glandules prostatiques.

me autour du canal un cylindre creux complet. Il n'arrive presque partie de la prostate située au-dessus du canal ait plus d'épaisseur on située au-dessous. Dans quelques cas, cependant, on a vu l'u-er la partie inférieure de la prostate, et n'être séparé du rectum couche très-mince de tissu. Cette disposition expose à blesser le les divers procédés de taille périnéale.

Variétés anatomiques.

és que présente la disposition de l'urèthre par rapport à la prostate, bien indiquées par Senn (Thèse inaug. 1825). D'après ses recher-ion de prostate située au-dessous du canal a 7 ou 8 lignes d'épais-igne médiane et 10 ou 11 lignes en bas et en dehors. La portion de ée au-dessus de ce canal a de 3 à 4 lignes sur la ligne médiane, en lignes directement en dehors.

lques sujets, la portion médiane de la prostate, soit au-dessus, soit de l'urèthre, est très-mince et n'a pas plus de 3 millimètres d'é-n dirait que les grains glanduleux qui répondaient à cette partie ont été refoulés sur les côtés, pour augmenter le volume des parties ette disposition semble justifier les anciens d'avoir admis une double

Veru-montanum ou crête uréthrale.

inférieure de l'urèthre est soulevée, sur la ligne médiane, sous la crête antéro-postérieure, connue sous le nom de *veru montanum ou* le. Très-saillante en arrière, où elle se termine par un bord arrondi, iminue graduellement de hauteur en avant et se perd dans la por-raneuse, souvent en se bifurquant. C'est à la région moyenne de la tatique qu'elle présente ses plus grandes dimensions. Sur les côtés émité renflée, s'ouvrent les conduits éjaculateurs, par deux orifices incts. De cette même extrémité postérieure, partent, de chaque urs plis radiés, souvent très-peu marqués, replis nommés *freins* de num et qui vont se perdre dans l'orifice du col de la vessie. C'est de la crête uréthrale que viennent s'ouvrir le plus grand nombre prostatiques.

Utricule prostatique.

rtie la plus élevée et la plus antérieure de la crête uréthrale, est un tôt une fente antéro-postérieure, longue de 3 à 4 millimètres, large à un quart de millimètre. Cette ouverture conduit dans un canal veru-montanum, lequel canal se dilate bientôt en ampoule : c'est *statica* de Weber, le *sinus pocularis* de Guthrie ou l'*utricule prosta-*

Axe de l'urèthre.

l'urèthre n'est pas exactement parallèle à celui de la prostate; il dernier un angle très-aigu, de manière que son extrémité infé-pproche un peu de la face postérieure de la glande. A l'état de va-rèthre, la portion prostatique, comme le reste de ce canal, a ses parois l'une contre l'autre. Une section de l'urèthre pratiquée entre l'orifice sommet du *veru-montanum* présente le canal sous la forme d'un convexité antérieure, sur le milieu duquel s'élève une petite ligne niveau de la caroncule, la section du canal ressemble à une étoile ches; plus bas, la branche verticale disparaît et la forme de l'urè-à celle d'une courbe embrassant la crête uréthrale.

Forme du canal.

t normal, la prostate ne proémine point dans l'urèthre; mais il n'est voir s'élever de la paroi inférieure de l'urèthre, au niveau de la ostate, un tubercule plus ou moins saillant, qui forme, à l'entrée du canal, un obturateur plus ou moins complet : c'est ce tubercule qu… gné par Lieutaud sous le nom d… cale, par Everard Home sous le n… *loppement du lobe moyen de la p…* d'une part, ce tubercule tient à… thologique et, d'autre part, il… de lobe moyen, à moins qu'on… donner ce nom à la portion lég… lonnée, et par conséquent mo… qui unit les deux moitiés lat… prostate.

Il n'existe pas de luette vésicale.

Fig. 280.

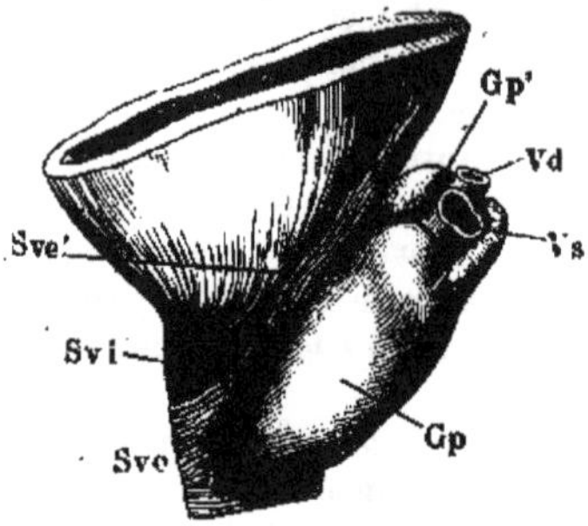

Face latérale de l'extrémité inférieure de la vessie et prostate (*).

2° Avec les conduits éjaculateurs.

Les *rapports des conduits éjacu… la prostate* sont tels que les deu… accolés l'un à l'autre, sont reçu… espèce de canal conoïde creusé d… seur de la prostate. Un tissu… lâche les isole du tissu de la gl… ils sont tout à fait indépendants ; c'est principalement à la portion d… située au-dessu… qu'Everard Hom… le nom de *lobe* m…

Fig. 281.

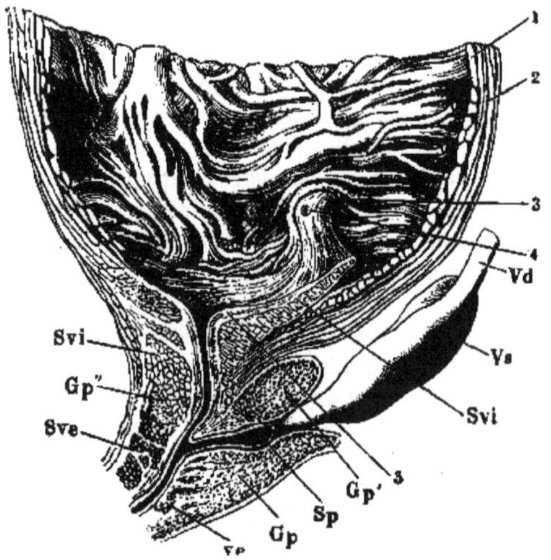

Section médiane de la portion inférieure de la vessie, de la prostate et du commencement de l'urèthre (**).

Structure.

Structure. La… formée d'un tis… tre, dense et se… moins le tissu… glande est friab… chire avec une… cilité, une fois… entamé. Il est… importance de… dre de vue ch… quand on prati… tion de la taill… La prostate, en… seul obstacle à… des calculs, et… glande est une… le corps de la… chire avec la… facilité.

Il y a trois éléments dans la prostate.

Trois éléments principaux entrent dans la constitution de la pro… tion glandulaire ou la *glande prostatique*, des *fibres musculaires* d…

(*) *Gp*, prostate. — *Gp'*, lobe moyen de cette glande. — *Vd*, canal déférent, et *Vs*, … tous deux coupés immédiatement au-dessus du point où ils s'unissent pour former le cana… *Svi*, sphincter interne de la vessie. — *Svc*, Sphincter externe. — *Svc'*, fibres de ce dern… de la vessie, le long du bord supérieur de la prostate.

(**) 1, couche musculaire interne de la vessie. — 2, couche musculaire externe. — 3, fi… longitudinales de l'uretère. — 4, orifice de l'uretère. — 5, couche la plus interne des fi… longitudinales du trigone vésical. — *Svi*, sphincter interne de la vessie. — *Sve*, sphi… *Gp*, prostate. — *Gp'*, glande prostatique. — *Gp"*, portion glandulaire antérieure à l'urèt… prostatique. — *Vd*, canal déférent. — *Vs*, vésicule séminale.

...ées en sphincter autour du canal uréthral, et des *fibres musculaires* ...es en dehors des précédentes. En outre, la prostate renferme les ...rèthre, des canaux éjaculateurs, de l'utricule prostatique, ainsi que ...forme le veru-montanum. La prostate est enveloppée d'une mem... ...musculaire, qui envoie dans son épaisseur des lames de même na... ...ons interposées entre les diverses portions de l'organe. Enfin des ...des nerfs se ramifient dans l'épaisseur de la prostate.

Portion glandulaire. ... *glandulaire* ne peut être appréciée convenablement qu'au moyen ...ultiples, pratiquées dans le sens antéro-postérieur et dans le sens ... Entourée et traversée par des fibres musculaires, elle a une forme ... celle du cartilage cricoïde, c'est-à-dire la forme d'un anneau large ...ært-étroit en avant, où elle présente quelquefois une solution de ...comblée par la substance musculaire. Souvent même toute la portion ... l'anneau fait défaut. Quelquefois aussi il existe, en arrière, une sé... ...ntre les deux moitiés latérales de la glande, qui se trouve divisée ...bes, d'autant plus distincts qu'on les examinera sur un sujet plus

...portion glandulaire de la prostate présente une teinte d'un jaune ...ès-pâle, et un aspect celluleux, spongieux, tandis que les portions ... offrent la couleur du tissu musculaire, mitigée par celle des autres ... y sont mélangés.

...nce glandulaire arrive jusqu'à la surface de la prostate en arrière et ... latérales, et à la par...ure de la base (*fig.* 281). ...parée de l'urèthre, au... ...ru-montanum, par des ...ulaires lisses transver... ...continuent en bas le ... la vessie, et qui, en ... l'absence de substance ..., constituent le bord ... de la prostate.

Fig. 282.

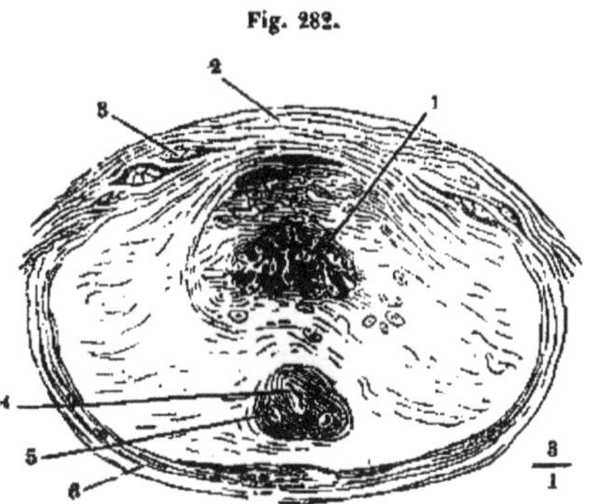

Section transversale de la prostate au voisinage de sa base (*).

Sphincter externe. ...ous... de la portion ...e la glande ou, à dé... ...dernière, au-dessous ... de la vessie, se ren... ... fibres musculaires ...ées transversalement, ...fait un *sphincter ex-*...pposition au sphincter vésical des auteurs, qu'il appelle *sphincter* ...elques faisceaux isolés se montrent déjà immédiatement au-dessous ...uréthral de la vessie, sur la face antérieure du sphincter interne ...ils naissent, à droite et à gauche, du tissu conjonctif serré qui rem... ...entre la vessie et la face supérieure de la prostate. Quelques-uns ... de la tunique musculeuse de la vessie, dont les faisceaux, en pas-

(*) ... conduits excréteurs de la glande prostatique. — 2, sphincter vésical externe, fibres ... 3, faisceaux musculaires striés, dirigés longitudinalement, qui traversent les fibres du ... de la vessie. — 4, section de l'utricule prostatique. — 5, section du canal éjaculateur.— ...lleuse de la prostate.

sant sur la prostate, changent d'aspect et se transforment en fibres m… striées. Les fibres les plus superficielles traversent le plexus veineux … rière le pubis; plus bas, elles font partie intégrante de la prostate. … du sommet du veru-montanum, elles constituent déjà une grande pa… paisseur de la portion sus-uréthrale de la prostate (*fig.* 278, D), et p… proche du sommet de cet organe, plus elles deviennent nombreuses et … tuent aux éléments glanduleux et musculaires. Mais elles ne forment p… un véritable sphincter, attendu qu'elles n'occupent que la face antéri… vessie et de l'urèthre, et qu'à leurs deux extrémités, elles s'irradi… la substance de la prostate. Ce n'est qu'au niveau du sommet de … qu'on voit apparaître également des fibres musculaires striées en arri… rèthre, fibres qui, avec les fibres antérieures, constituent un muscle … Ces fibres postérieures sont également d'abord isolées (*fig.* 278, E), … l'urèthre et la portion glanduleuse de la prostate qu'en arrière de ce…

Fig. 283.

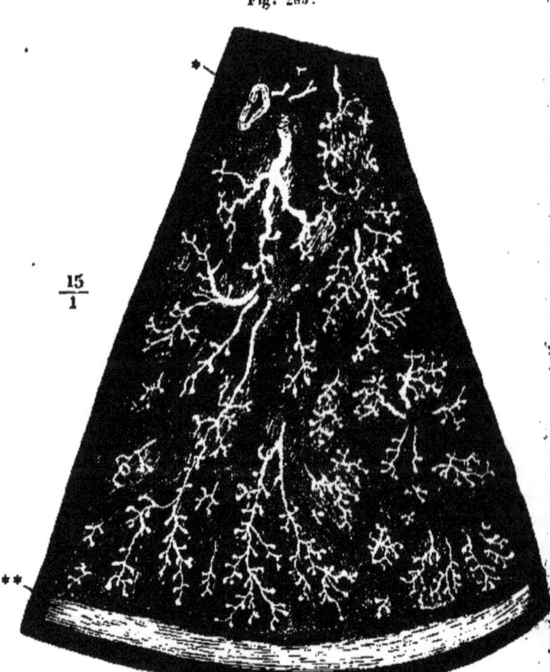

Section fine de la glande prostatique d'un jeune homme, traitée par l'acide…

défaut de la substance glandulaire, les deux plans se réunissent en … unique, laquelle constitue le sommet de la prostate. Au moment o… s'engage dans le diaphragme uro-génital, ces fibres musculaires strié… nuent, sans limite distincte, avec celles du muscle que nous déc… loin sous le nom de muscle *transverse profond du périnée*, tandis qu…

(*) *, section d'un vaisseau. — **, enveloppe de la prostate.

lisses, qui forment l'enveloppe de la prostate, se continuent avec ... supérieure du périnée.

...ter interne, de même que le sphincter externe, outre les fibres cir-... forment sa masse principale, renferme aussi des fibres longitudi-... ou moins grand nombre. Entre les faisceaux du sphincter interne ... fibres longitudinales de la vessie ; au sphincter externe se mêlent ... muscle transverse profond du périnée.

Sphincter interne.

...e *de la prostate*, ainsi que le tissu qui sépare les lobules de la glande, ...ée par des *faisceaux musculaires lisses*, entre lesquels se distribuent ... serrés de fibres élastiques fines, avec très-peu de tissu conjonctif.

Enveloppe de la prostate.

... postérieure de la ... cette enveloppe peut ... un certain nom-... lles, formées de fi-... laires lisses entre-... se continuant en ... la vessie; du tissu ... lâche, dans lequel ... des vaisseaux, sé-... melles les unes des ... fibres musculaires ... aux lobules de la ... lent d'une couche ... transversales située ... urèthre (*fig.* 278, B, ... embrasse les ca-... lateurs et l'utricule ... Elles forment des ... rgentes qui s'irra-... la face postérieure ... faces latérales de la ... lames, épaisses à ... s'amincissent en se subdivisant vers la périphérie de l'organe ; ... ent la glande en un certain nombre de lobules de forme pyramidale, ... met est tourné vers l'urèthre. Des cloisons principales qui séparent ... rtent des lamelles de plus en plus fines, dont les fibres entourent cir-... les groupes de vésicules glandulaires.

Fig. 284.

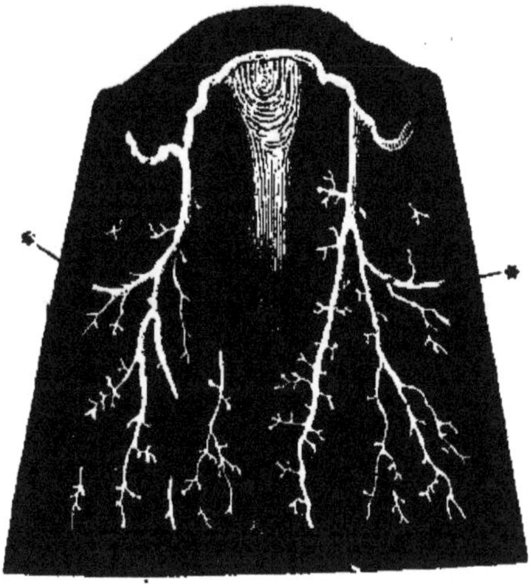

Section transversale du veru-montanum, traitée par l'acide acétique (*).

... glanduleuse de la prostate résulte de la réunion d'une multitude ... *dules en grappe*, très-inégales en volume, et remarquables par la ... r texture et par le petit nombre de vésicules qui terminent leurs ... excréteurs ramifiés. Ces vésicules, très-peu développées avant la ... dilatent énormément à cette époque, en refoulant le tissu musculaire ... re : d'où l'aspect spongieux de la prostate (*fig.* 283).

Structure de la portion glanduleuse de la prostate.

... landule constitue un petit lobule arrondi ou aplati, donnant nais-... canalicule excréteur qui se dirige obliquement vers la crête uré-... venir s'ouvrir dans l'urèthre par un orifice distinct.

(*) ... passe par les conduits excréteurs principaux de la glande prostatique. — *, *, conduits ... naissent de la portion de la glande située en avant de l'urèthre.

Quant aux points précis où s'ouvrent ces conduits, ils se trouvent veru-montanum lui-même, mais sur ses côtés, dans toute l'étendue inférieure de la portion prostatique de l'urèthre. J'ai vu un assez bre de fois ces conduits s'ouvrir sur la paroi supérieure de cette tatique pour en inférer que cette disposition n'est point exception pas rare de voir les conduits excréteurs de la glande prostatique

Fig. 285.

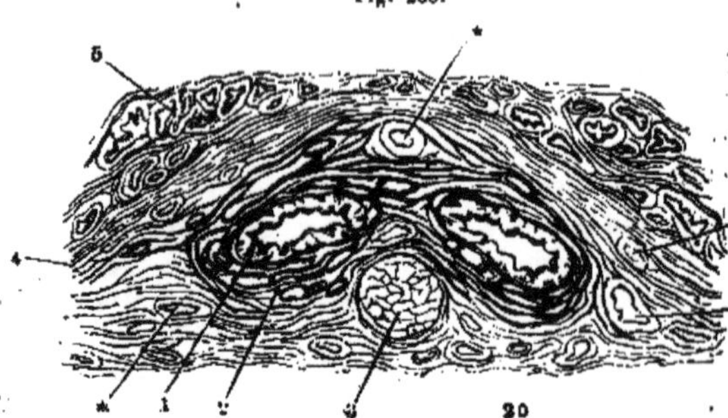

Section transversale de la portion de prostate située en arrière de l'

trajet de 10 ou 12 millimètres au-dessous de la membrane mu deux canaux principaux, qui viennent de la base de la prostate, les côtés de l'extrémité postérieure du veru-montanum ; au voisin terminaison, ils reçoivent une branche provenant des lobules situés l'urèthre (1).

Glandules prostatiques. Les *vésicules* des glandules prostatiques, dont les parois sont sou par le tissu musculaire qui les entoure, se composent d'une *memb* formée de tissu conjonctif, et d'un *épithélium* pavimenteux, dont les ferment des granulations pigmentaires brunâtres. La paroi des *can* est composée de tissu conjonctif et de fibres élastiques circulaires d'un épithélium cylindrique.

Usages. Les glandules prostatiques sécrètent un liquide visqueux, trans lequel l'acide acétique ne détermine point de précipité, et qui, par ne contient point de mucus. Il est extrêmement fréquent, ou peut habituel, de rencontrer dans les vésicules glandulaires, et parfois duits excréteurs de la prostate, chez les personnes d'un certain tions arrondies, véritables *calculs prostatiques*, formés de couches et qui, d'après Virchow, sont constitués par une substance pro dans l'acide acétique.

L'*utricule prostatique*, appelée aussi *sinus* ou *vésicule prostatique*

(*) 1, muqueuse du canal éjaculateur. — 2, tissu spongieux de ce canal. — 3, section faisceau de fibres musculaires lisses qui, du fond de l'utricule prostatique, se dirige — 4, fibres musculaires lisses de la prostate dirigées transversalement. — 5, 5, vésic glandulaires de la prostate. — *,*, sections de vaisseaux.

(1) Il m'a été facile de constater la disposition de ces conduits et de le plusieurs cas où je les ai trouvés remplis par d'innombrables petits calcu des grains d'un sable brunâtre. Une manière bien simple de voir les orific prostatiques consiste à comprimer la prostate, en même temps qu'on ob points suinte le liquide prostatique, si abondant chez quelques sujets.

...une vésicule ou un cul-de-sac un peu élargi vers son fond, qui, de ... remarque sur le sommet du veru-montanum, s'étend en haut et Utricule prostatique.

Fig. 286.

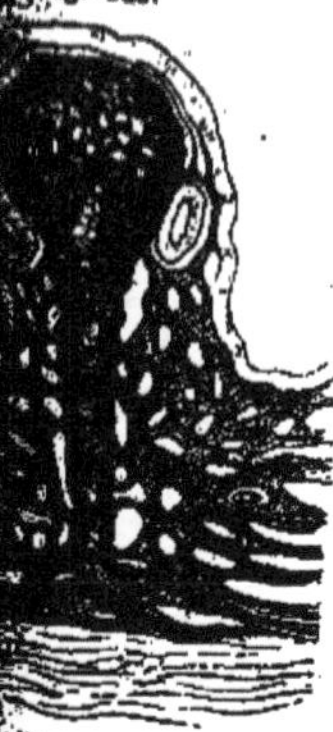

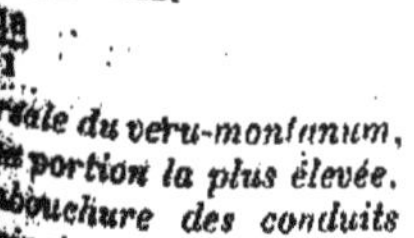

...sale du veru-montanum, ... portion la plus élevée. ... bouchure des conduits ... principaux de la glande ...

Fig. 287.

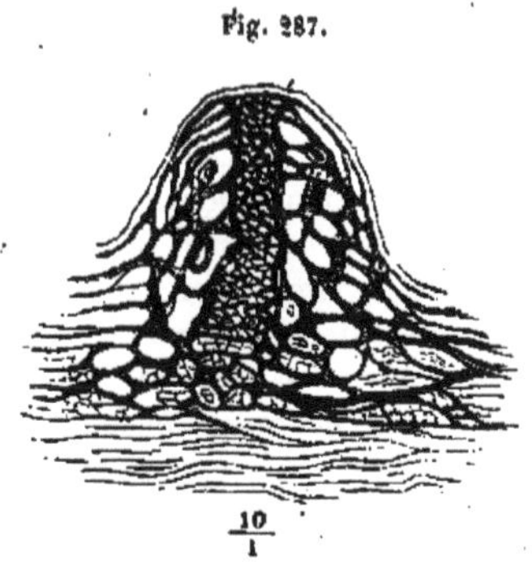

Section transversale de la portion antérieure du veru-montanum, passant en avant de l'embouchure des canaux éjaculateurs.

...ns l'épaisseur de la prostate, entre les deux canaux éjaculateurs ... Son volume est sujet à varier ; son diamètre longitudinal est ordi... un centimètre environ, ... d'un ovoïde ou d'un el... que l'utricule prostatique ... nd développement, son ... la base de la prostate et ... entre les conduits éja...

Fig. 288.

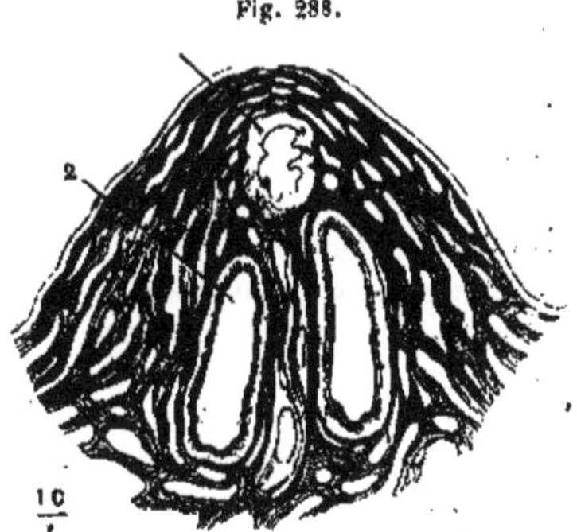

Section transversale du veru-montanum, passant immédiatement derrière l'orifice de l'utricule prostatique (1) et des canaux éjaculateurs (2).

Structure.

...de l'utricule prostatique, ... un millimètre d'épais... ...inairement plissées, en ... elles-mêmes, quand l'u... ...pas distendu par du li... ...se composent d'une *mem*... ...formée de tissu conjonc... ...ouche d'*épithélium*, ana... ...de l'urèthre. Dans leur ... logées de petites *glan*... ... Autour de la mem... ...enfin, Henle décrit une couche mince de tissu spongieux, ana... qui enveloppe les canaux éjaculateurs.

...*ondamentale* du *veru-montanum* est une espèce de crête médiane, ...éseau élastique très-serré, dont les mailles sont remplies par des ...ires lisses dirigées dans le sens de l'axe de l'urèthre. Cette crête, ...est assez large, se rétrécit vers sa partie supérieure ; mais parfois Structure du veru-montanum.

elle s'élargit de nouveau au niveau de son bord libre, qui atteint l rieure de la muqueuse du veru-montanum. Ses faces latérales sont cette membrane par une couche de tissu spongieux, dont les mailles surtout de fibres élastiques, se remplissent de sang pendant l'érec suit une augmentation considérable dans le volume du veru-mo l'occlusion complète de l'urèthre du côté de la vessie. Sur le trajet éjaculateurs et de l'utricule prostatique, la crête fibreuse médiane e convertie en tissu spongieux.

Muqueuse du veru-montanum.

La *muqueuse* qui recouvre le veru-montanum est finement p permettre les changements de volume de cet organe. A sa face dans l'épaisseur du tissu spongieux, existent des glandules apla lume variable, analogues aux glandules prostatiques.

Parois de l'urethre.

Dans son trajet à travers la prostate, l'*urèthre* conserve ses parois p faitement distinctes du tissu de la glande en arrière et sur les côt avant, sa couche musculeuse se confond insensiblement avec l sphincter de la vessie, que nous avons vues se prolonger sur la rég tique de l'urèthre.

La muqueuse de la portion prostatique de l'urèthre sera étudiée en même temps que celle des autres parties de ce canal. A sa surfa on trouve 1° des glandules en grappe, analogues à celles que nous tionnées à l'occasion du veru-montanum ; 2° une couche de tissu dont les mailles sont allongées dans le sens de l'axe de l'urèthre; 3° de celle-ci, une couche de fibres musculaires lisses longitudinales, nombreuses fibres élastiques ; prolongement de la couche muscul du trigône, cette couche est beaucoup plus épaisse sur la demi-ci postérieure que sur la demi-circonférence antérieure de la paroi u

Artères.

Vaisseaux et nerfs. Les *artères* de la prostate viennent des vési l'une a reçu le nom de vésico-prostatique.

Plexus veineux.

La prostate est entourée d'un *plexus veineux*, dans lequel viennent et ses veines propres et les veines dorsales de la verge.

Vaisseaux lymphatiques.

Les *vaisseaux lymphatiques*, nés de la profondeur de la prostate, suivant M. Sappey, vers la base et la face postérieure de l'organe ; là, des réseaux et donnent naissance à quatre troncs, deux latéraux et rieurs, qui se rendent à des ganglions situés sur les parties latérales

Les *nerfs* de la prostate n'ont pas été encore décrits d'une manièr ils proviennent du plexus hypogastrique.

Développement.

Développement. Suivant Guthrie, la prostate se développerait par latérales, formées elles-mêmes de deux lobes. Les deux lobes réuniraient ensemble du quatrième au cinquième mois. Ce n'est qu mois que les trois parties ainsi formées se réuniraient d'une manièr

La prostate suit, dans son développement, le mouvement qui ani organes génitaux à l'époque de la puberté ; on peut donc la consi faisant partie de l'appareil génital, et non point de l'appareil urina trairement aux autres organes génitaux, elle ne s'atrophie pas dans elle semble, au contraire, indépendamment de tout état morbide, plus grand développement. Aussi du suc prostatique est il rendu p vieillards dans la défécation. On dit avoir vu la prostate manquer e mais il est très-probable que ces cas d'absence prétendue compl autre chose que des cas d'atrophie de la glande.

2° Portion membraneuse ou musculeuse.

...ire à la portion prostatique et au bulbe, dirigée d'arrière en avant ...bas, cette portion de l'urèthre est renfermée, en grande partie, dans ...s la cloison fibro-musculeuse qui ferme le bassin en bas (*diaphragme* ...qu'elle traverse obliquement et dont elle est très-difficile à séparer. ...uand on enlève successivement les fibres musculaires rouges et fas... ...composent le diaphragme uro-génital au voisinage de l'urèthre ...verse profond), on reconnaît que ces fibres perdent graduellement ...res, pour prendre une couleur blanchâtre et un aspect compacte qui ...ongtemps fait considérer comme du tissu fibreux. Ces fibres blan... ...ciculées, mais présentant les caractères histologiques des fibres mus... ...la vie animale, doivent être considérées comme appartenant au ...verse profond. Sur une coupe transversale de l'urèthre, on les dis... ...ment de la couche subjacente, formée de fibres musculaires lisses ...nt en propre à l'urèthre. Situation.

...membraneuse décrit une légère courbe à concavité antérieure ; de ...nètre obliquement dans l'épaisseur du bulbe, qui occupe la paroi ...l'urèthre et recouvre une grande partie de la portion membra... Direction.

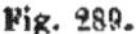
Fig. 289.

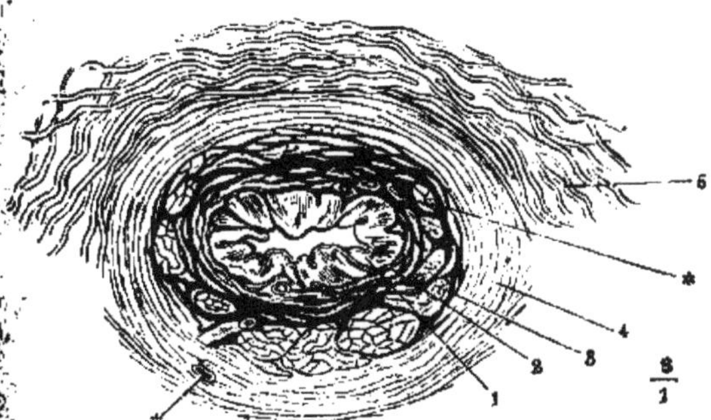

...ersale de la portion membraneuse de l'urèthre, au-dessous du diaphragme uro-génital (*).

...e sens. Il en résulte que sa paroi supérieure est plus longue que sa ...re : tandis que la première mesure en moyenne 20 millimètres en ...seconde n'en présente que 12.

...membraneuse répond, 1° *par sa face antérieure et par ses faces la...* ...ade du pubis, dont elle est séparée par un intervalle de 8 à 10 mil... ...pli par du tissu fibreux et traversé par des veines considérables; ...ent, la portion membraneuse est immédiatement recouverte par ...sculaires qui émanent du muscle transverse profond du périnée ou Rapports de la portion membraneuse.

(*) ...et membrane propre. — 2, couche de tissu spongieux. — 3, couche longitudinal de ...s lisses. — 4, couche annulaire. — 5, faisceaux musculaires striés. — *, *, sections de

transverso-uréthral ; 2° *par sa face inférieure*, elle répond au bulbe qui s'applique sur une grande partie de sa face inférieure, et au elle est séparée par un espace triangulaire, à base dirigée en ba dirigé en arrière et en haut. C'est dans cet espace triangulaire qu divisé dans la plupart des procédés pour la taille périnéale. La fa de la portion membraneuse est appliquée contre le muscle transve qui lui forme une espèce de plancher et qui la sépare du bulbe da

La portion membraneuse, vue extérieurement, paraît beaucoup que le reste de l'urèthre, ce qui tient à la faible épaisseur de ses pa qui ne dépasse guère 2 millimètres.

Elle est embrassée par le muscle transverso-uréthral.

La portion membraneuse est donc embrassée ou plutôt entourée ment par des fibres musculaires qui appartiennent, non au relev mais au muscle *transverso-uréthral*, et c'est à ce dernier muscle qu en grande partie la description des faisceaux musculaires connu de *muscle de Wilson*. La structure musculeuse de la portion mem l'urèthre pouvait motiver la dénomination de *portion musculeuse*, donnée par Amussat, à une époque où l'on ne connaissait point composition de la prostate. Aujourd'hui cette dénomination ne se perpétuer une erreur.

Structure.

Structure. Les *fibres musculaires lisses* qui appartiennent en prop de la portion membraneuse, forment une couche de près d'un millim seur, composée surtout de fibres circulaires ; à leur face interne, se plan très-mince de fibres longitudinales. Ces dernières sont sépar queuse par une couche peu épaisse de tissu spongieux. La *tunique* plissée longitudinalement quand le canal est revenu sur lui-même. D qui la parcourent, sont très-larges et forment des réseaux à mailles communiquant avec celles de la couche spongieuse.

3° Portion spongieuse.

Portion spongieuse. Ses deux renflements.

La *portion spongieuse*, ainsi nommée parce qu'elle est enveloppée pèce de gaine cylindroïde dont la texture spongieuse rappelle cel caverneux de la verge, constitue la plus grande partie de la longu rèthre. Elle commence au niveau de la symphyse, par un renflem sidérable qu'on appelle *bulbe*, et se termine à l'extrémité de la verge renflement, plus considérable encore, qui constitue le *gland*. Il est remarquer que le bulbe est une dépendance de la paroi inférieu thre, et que le gland semble formé par la paroi supérieure de ce le bulbe et le gland, la portion spongieuse fait partie intégrante dont elle occupe la face inférieure ; elle constitue sur cette face u lindrique, variable suivant que la verge est dans l'état d'érection de relâchement. La portion spongieuse est reçue dans la gouttière tent inférieurement les corps caverneux, gouttière convertie en demi-cylindre fibreux très-mince qui émane de ces derniers ; elle rieurement au muscle bulbo-caverneux, puis à la cloison du dartos, cellulaire sous-cutané de la verge.

Longueur.

Sa *longueur* est sujette à varier, ce qui explique les divergences q existent entre les auteurs relativement aux dimensions de l'urèth 11 à 16 centimètres.

... d'abord oblique de bas en haut et d'arrière en avant, jusqu'au ...ment suspenseur de la verge, pour compléter la courbure com-

Fig. 290.

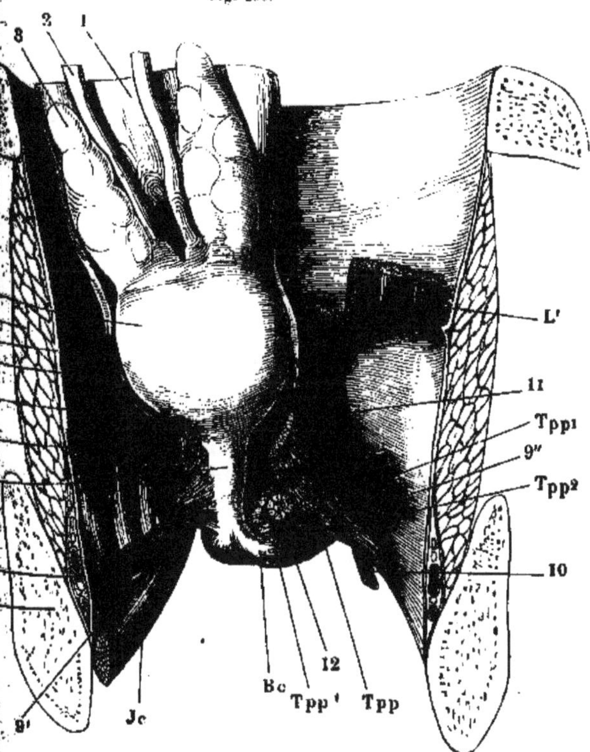

... *de la paroi antérieure du bassin et diaphragme uro-génital* (*).

... portion membraneuse, devient ensuite verticale descendante ou ...dante, suivant la direction de la verge.

...tions du corps spongieux doivent être étudiées séparément.

... *corps spongieux*, situé à la partie inférieure de l'urèthre, au-...tum, immédiatement au-dessous de l'aponévrose moyenne du ... laquelle il est appliqué, occupe la partie la plus élevée de l'ar-... et remplit l'espace qui sépare les deux racines des corps caver-... dont le volume est variable suivant les individus, suivant l'état ... d'affaissement de la verge, et qu'on peut sentir au périnée

Bulbe de l'urèthre.

Son volume.

... branche horizontale du pubis. — ++, section de la branche descendante du pubis. ... déférent. — 3, vésicule séminale. — 4, prostate. — 5, aponévrose du muscle obtu-... 6, aponévrose inférieure du bassin, divisée verticalement sur le côté de la prostate. ... moyenne supérieure, revêtant l'origine du muscle releveur de l'anus (L). — L', releveur ... droit, divisé et renversé en haut. — 8, urèthre. — 9, vaisseaux et nerf honteux internes. ...-caverneux. — 9", veine honteuse interne du côté droit en dedans du diaphragme, ...ent la veine profonde du pénis (10) et une veine de la paroi antérieure du bassin (11). ...per, qu'on a mise à nu en divisant et en renversant la couche supérieure du muscle ... du périnée (Tpp). — Jc, muscle ischio-caverneux. — Bc, muscle bulbo-caverneux.

pendant l'érection, déborde de plusieurs lignes, inférieurement, le portion membraneuse, qu'il recouvre en partie dans ce sens, et s'ouvrir dans sa partie supérieure (1). Sa forme est celle d'un o grosse extrémité serait en arrière et en bas. Une dépression médi sa formation par deux moitiés latérales, le divise en deux lobes o De cette dépression part une cloison fibreuse médiane, qui s'étend et se prolonge en avant, jusque dans le corps spongieux.

Sa forme.

Hémisphères.

Sa direction.

La direction du bulbe étant très-oblique en haut et en avant, o d'accorder à l'urèthre une courbure plus considérable que cel réellement, si l'on évaluait cette courbure en se guidant seulemen extérieure du canal.

Ses rapports.

Le bulbe est embrassé, en bas et sur les côtés, par le muscle neux; en haut, il répond à la portion membraneuse. Pour avoir un de ses rapports avec cette portion membraneuse, il faut, aprè complétement, le renverser d'arrière en avant. On voit alors qu comme un appendice de l'urèthre, appendice qui, dans sa posit est renversé d'avant en arrière contre la portion membraneuse, paré par le plancher formé par le muscle transverso-uréthral. Il le bulbe se trouve placé entre deux plans musculaires, l'un inf par le bulbo-caverneux, l'autre supérieur, formé par le transver avant, le bulbe se continue d'une manière insensible avec la portio on peut lui assigner pour limite antérieure l'angle de réunion de des corps caverneux.

Glandes de Cowper.

Au bulbe de l'urèthre on peut rattacher les *glandes de Cowper* o appelle ainsi deux petites glandes arrondies, constantes, située ment, à quelques millimètres de la ligne médiane, entre le bulb membraneuse de l'urèthre, dans l'épaisseur du muscle transvers les sépare l'une de l'autre. Leur volume est fort variable, depuis c noyau de cerise jusqu'à celui d'une petite noisette (5 à 10 millimè tre). Elles présentent quelquefois un aspect lobulé. Leur coule leur consistance ferme les font reconnaître facilement au milieu culaire qui les entoure.

Leur structure.

Les glandes de Cowper sont des *glandes en grappe*, composées d bre de lobules dont les vésicules glandulaires ont de 0mm,3 à 0mm ces vésicules présentent une membrane propre, garnie intérieur thélium cylindrique, circonscrivant une cavité arrondie. Les lobu elle-même sont enveloppés d'un peu de tissu conjonctif, mêlé d ques ; dans les portions superficielles, on rencontre aussi quelq culaires, qui se détachent du muscle transverse profond.

Leurs canaux excréteurs.

Les *canalicules excréteurs* qui naissent des vésicules glandulai nissant successivement entre eux, forment des rameaux de plu dérables, occupent la partie centrale de la glande et ne se r canal excréteur commun qu'en dehors de cet organe. Ces ra trales sont très-dilatées et l'emportent ordinairement, par leu

(1) Il importe de faire observer que le renflement bulbaire étant form moitié inférieure seulement de la circonférence de l'urèthre, les limites la portion membraneuse et le bulbe ne sont établies que par la différen parois. Il n'y a point de limites rigoureuses entre le bulbe et le reste d gieuse, le bulbe diminuant graduellement d'arrière en avant.

...même; il en résulte que, sur une coupe, la glande de Cowper ...d'une cavité centrale ou de plusieurs cavités qui communiquent

...crételeur commun commence sur la face antérieure et supérieure de ...ns l'épaisseur du tissu musculaire lisse qui unit le bulbe au dia-...-génital; il se rapproche un peu de la ligne médiane, pour ga-...on du bulbe, chemine ensuite d'arrière en avant, parallèlement à ...opposé, dans l'épaisseur du bulbe, puis sous la muqueuse uré-...perfore dans la portion spongieuse de l'urèthre et à une hauteur ...ement les orifices des deux canaux sont au même niveau ; généra-...d'eux est situé en avant de l'autre. Dans un cas observé par M. Gu- — Canal excréteur commun.

Fig. 291.

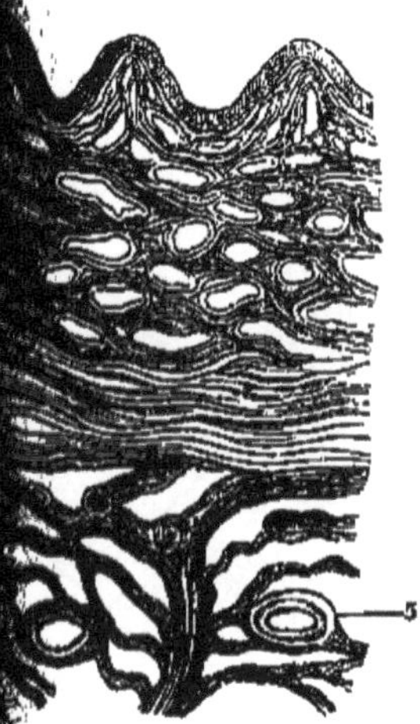

...versale de la paroi inférieure ...re, au niveau du bulbe (*).

Fig. 292.

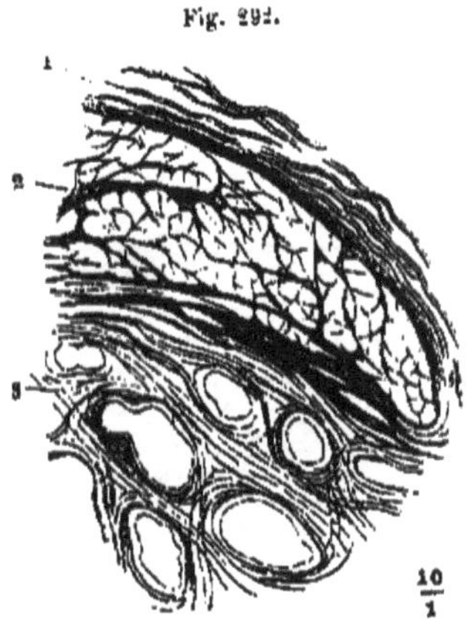

Section transversale d'une portion de la glande de Cowper (**).

...a fait un très-bon travail sur les glandes de Cowper, les deux ori-...itués sur une même ligne antéro-postérieure et distants de quel-...tres l'un de l'autre. Ces orifices sont très-difficiles à voir du côté de ...uelquefois une légère dépression ou un petit repli de la muqueuse ...naître.

...r du canal excréteur de la glande de Cowper est ordinairement de ...ètres; dans un cas, je l'ai vue atteindre 18 centimètres.

...a rencontré quelquefois de petits lobules glandulaires disséminés ...portion spongieuse du canal excréteur et fixés sur lui par un petit ...t un de ces lobules, plus volumineux que les autres et placé en ...Cowper a décrit comme une *troisième glande*. — Lobules erratiques.

(*) ... — 2, couche spongieuse de l'urèthre. — 3, fibres musculaires annulaires. — 4, tissu ...e de l'urèthre. — 5, section transversale du canal excréteur de la glande de Cowper.

(**) ... musculaires striés. — 2, lobules glandulaires. — 3, conduits excréteurs entourés de ...res lisses.

(...) ...des de Méry et de leurs maladies, Th. inaug. 1849.

Structure des canaux excréteurs.

Les canaux excréteurs des glandes de Cowper sont tapissés in[...]
d'un épithélium pavimenteux stratifié, qui repose sur une mem[...]

Fig. 293.

1/2

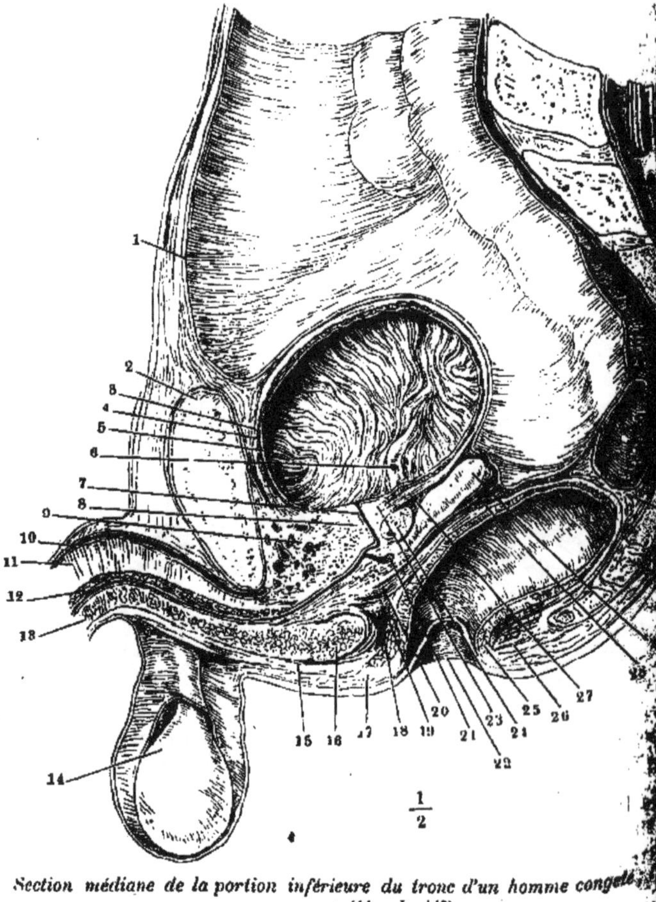

Section médiane de la portion inférieure du tronc d'un homme congelé [...]
a été enlevé (*).

renfermant de nombreuses fibres élastiques longitudinales ; plus [...]

(*) 1, péritoine. — 2, symphyse pubienne. — 3, couche externe de la tunique mus[...]
— 4, couche interne. — 5, muqueuse vésicale plissée. — 6, embouchure de l'uretère. [...]
8, sphincter interne de la vessie, en avant de l'urèthre. — 9, sphincter externe ou de [...]
continuant avec le muscle transverse profond du périnée. — 10, veine dorsale du pénis. [...]
corps caverneux du pénis. — 12, corps spongieux de l'urèthre, paroi supérieure. — 13, [...]
de l'urèthre, paroi inférieure. — 14, testicule, contenu dans la tunique vaginale. — [...]
caverneux. — 16, bulbe du corps spongieux de l'urèthre. — 17, sphincter de l'anus, [...]
en avant du rectum. — 18, couche de fibres musculaires lisses sur l'aponévrose inf[...]
transverse profond du périnée. — 19, muscle transverse profond du périnée. — 20, irra[...]
longitudinales du rectum. — 21, utricule prostatique. — 22, ouverture anale. — 23, sp[...]
la vessie derrière l'urèthre. — 24, glande prostatique. — 25, sphincter interne de l'anus [...]
externe. — 27, irradiations des fibres musculaires longitudinales de la vessie dans la [...]
de cette dernière. — 28, lame aponévrotique intermédiaire à la vésicule séminale (29) [...]
s'élevant jusqu'au péritoine. — 30, vertèbre coccygienne.

...ches alternatives de fibres musculaires lisses longitudinales et cir... l'intérieur de la glande, les ramifications des canaux excréteurs ... par des faisceaux de fibres musculaires lisses.

...èces conservées dans l'alcool, Henle a trouvé les ramifications du ...eur extrêmement dilatées et remplies d'une substance compacte, ...brillaire, soluble dans l'acide acétique et dans la potasse. Il consi... ...bstance comme un dérivé de l'albumine, et nullement comme du ...omme il a constaté que cette même substance existe chez les en... ...rès la naissance, il en conclut que les glandes de Cowper, contrai... ...rostate, sont des annexes de l'appareil urinaire, destinées à verser ...e une humeur qui en lubréfie la muqueuse à chaque miction. Usages des glandes de Cowper.

...on *moyenne du corps spongieux*, située en avant du bulbe, présente ...ez régulièrement cylindrique. Mais l'urèthre n'occupe point l'axe ...e; il est plus rapproché de la face supérieure, d'où une plus grande ... tissu spongieux au-dessous qu'au-dessus du canal. Tandis que la ...re se prolonge de manière à constituer le bulbe, la paroi supé... ...cit graduellement, en forme de biseau, pour se continuer avec ...ince de tissu spongieux qui entoure la portion membraneuse. ...ongieuse de l'urèthre est reçue dans ...férieure qui résulte de l'adossement ...erneux et répond en bas, dans la pre... ...de son trajet, aux muscles bulbo-caver... ...parent du tissu cellulaire des bourses; ..., elle répond à la peau de la verge. Rapports de la portion spongieuse de l'urèthre au-devant du bulbe.

Fig. 295.

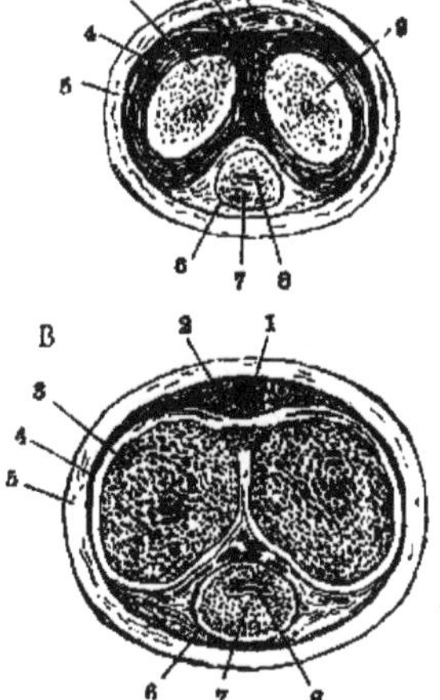

Sections transversales du pénis. — A, à l'état de flaccidité; — B, à l'état d'érection (**).

..., ainsi nommé à cause de sa confi... Gland.

Fig. 294.

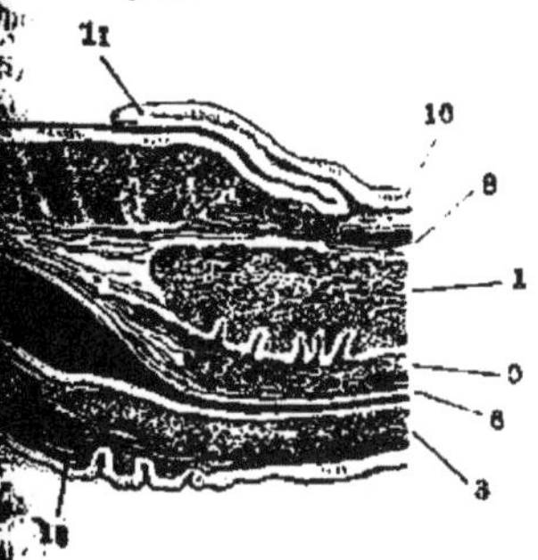

...diane de l'extrémité libre du pénis (*).

... le renflement conoïde qui termine la verge. Sa surface, dont la ...le celle d'une cloche, est muqueuse, rouge et humide chez les

(*) ...erneux de la verge. — 2, pointe par laquelle il se termine. — 3, corps spongieux de ...oison médiane de ce dernier. — 5, corps spongieux du gland. — 6, urèthre. — 7, fosse ..., réseau veineux du dos de la verge. — 9, réseau veineux de la gouttière uréthrale. — ...prépuce. — 12, tégument du gland. — 13, frein du prépuce.

(**) ... artère dorsales du pénis. — 3, réseau du corps caverneux du pénis. — 4, albuginée. ..., albuginée du corps caverneux de l'urèthre. — 7, réseau de ce dernier. — 8, urèthre.

sujets dont le gland est habituellement recouvert par le prépuce; s... revêtue d'un épiderme plus épais, chez les sujets dont le gland est... ment découvert. Il présente une base formant un relief volumine... borde le niveau des corps caverneux et constitue ce qu'on appelle... *du gland*. Ce relief circulaire, beaucoup plus considérable du côté... dorsale que du côté de la face inférieure de la verge, limite, en... rétrécissement de la verge qui porte le nom de *col*. La base du gland... coupe très-oblique d'avant en arrière et de bas en haut, en sorte... supérieure de ce renflement a deux fois la longueur de sa face... En bas et sur la ligne médiane, la couronne du gland présente... dans lequel est reçu le repli muqueux triangulaire connu sous... de *filet*, repli muqueux qui établit une adhérence solide entre le p... gland.

Sa couronne.

Coupe oblique de sa base.

Méat urinaire.

Le sommet du cône que représente le gland, est plus rapproché... inférieure que la face dorsale de la verge; il offre l'orifice de l... *méat urinaire*, fente verticale de 6 à 8 millimètres de hauteur,... deux lèvres latérales et placée sur la même ligne que le frein, do... séparée que par un très-court intervalle. Quelquefois cet orifice s... niveau même du filet et regarde en bas comme lui : c'est ce vice... mation qui constitue une des variétés les plus fréquentes de l'*hypo*...

Muqueuse du gland.

Papilles.

La muqueuse qui recouvre le gland, finement plissée à l'état de... devient lisse et luisante pendant l'érection. Dans toute son étendue... des *papilles*, dont la disposition n'est point partout la même. Celles... vrent la portion convexe du gland, sont rangées en séries linéaires... gent vers le méat urinaire; elles sont petites et ensevelies complé... l'épiderm... qui les r... dont auc... extérieur... leur exist... qui se ... couronne... grosses ... une ou ... circulaire... cune d... nombre ... est en rai... de leur v...

Fig. 296.

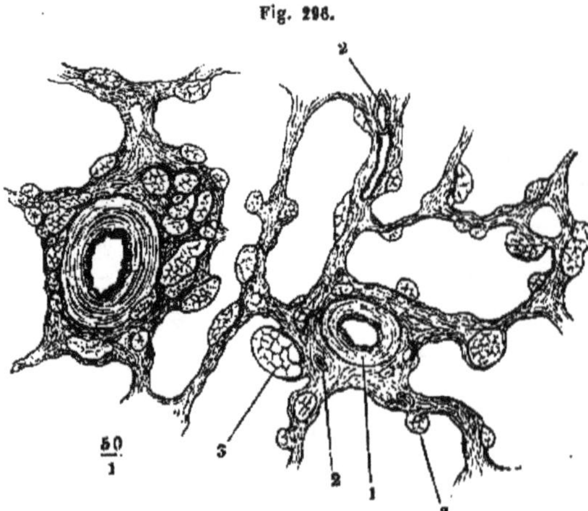

Section transversale du corps spongieux de l'urèthre, traitée par la potasse et lavée (*).

Lumière de l'urèthre dans la portion spongieuse.

De mê... les autre... l'urèthre... du canal... tion spo... complétem... cée et ses parois sont appliquées l'une contre l'autre, si ce n'est au... il est traversé par l'urine ou le sperme. Les sections transversales...

(*) 1, petit rameau artériel. — 2, 2, vaisseaux capillaires. — 3, 3, faisceaux muscul... en travers.

...la cavité uréthrale, aplatie de haut en bas, sous la forme d'une ...versale dans toute la portion spongieuse, jusqu'à 3 ou 4 centimètres ... Dans l'épaisseur du gland, la cavité est aplatie d'un côté à l'autre, et ... sur une coupe, par une fente verticale. La transition d'une forme ... lieu par l'intermédiaire d'une fente verticale qui tombe perpendi... sur la fente ... et qui s'al... en plus, à ...on approche ... en même ... celle-ci se ... pour dispa... complète... ...99).

Dans le gland.

Fig. 297.

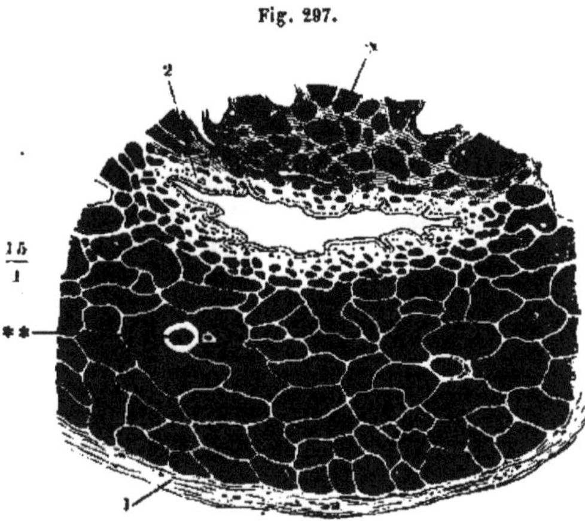

Section transversale du corps spongieux de l'urèthre injecté par les artères (*).

Structure du corps spongieux.

... *du corps* ... Le corps ... de l'urèthre ... une structure ...ille des corps ... de la verge. ...rane *albugi-*... ...p plus min... des corps ... l'enveloppe ...ent et se ... niveau du gland, avec la muqueuse de cet organe; elle est formée ... de tissu conjonctif, qui affectent généralement une direction ... qui sont unis entre eux par ... extrêmement serrés de fibres ...nes.

Cloison.

... est divisé en deux moitiés par ... médiane, prolongement de ... dont elle partage la struc... se perd vers l'angle prépu...

Fig. 298.

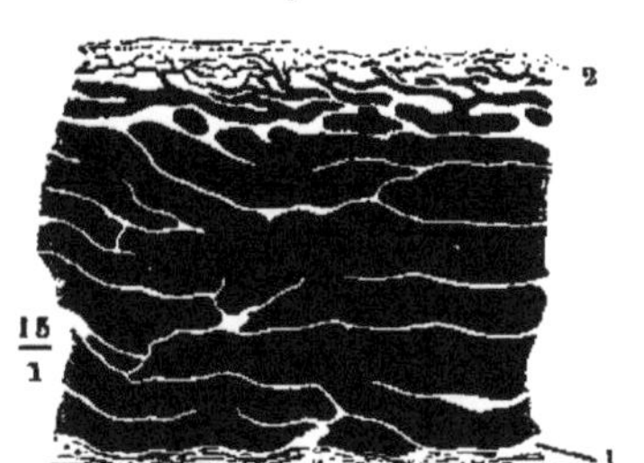

Section longitudinale de la paroi inférieure de la portion spongieuse de l'urèthre; injection artérielle (**).

Tissu spongieux.

... de l'albuginée, on trouve ... *spongieux*, formé d'une mul... ...ules ou de mailles qui com... toutes entre elles et dans ... sang s'amasse pendant l'é... mailles ou cellules, dont la ... moins considérable, en gé... dans les corps caverneux du pénis, sont plus étroites immédiate... ...sous de l'albuginée et vers la muqueuse uréthrale que dans le corps spongieux; dans le bulbe (*fig.* 296), elles forment un véritable ...eux; plus en avant et au-dessous de l'urèthre, elles sont allongées

(*) ... — 2, muqueuse de l'urèthre. — *, section transversale d'une lacune de Morgagni. — ... artère.

(**) ...née. — 2, muqueuse de l'urèthre.

et représentent des plexus veineux; au-dessus du canal, elles sont formes et plus étroites (*fig.* 297).

Fig. 299.

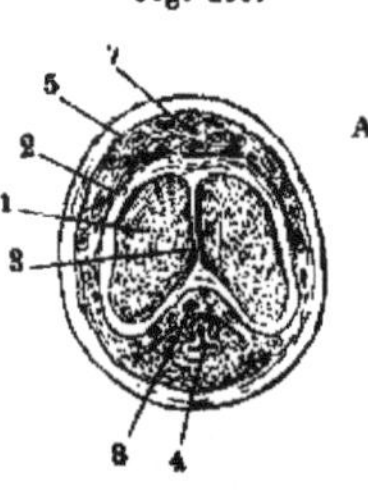

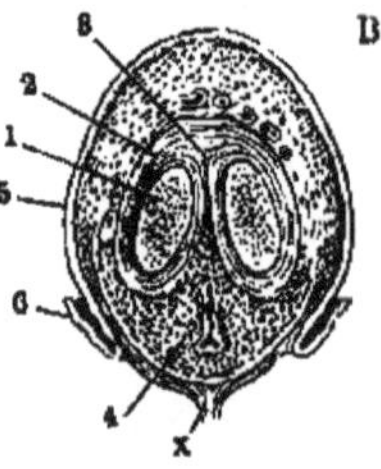

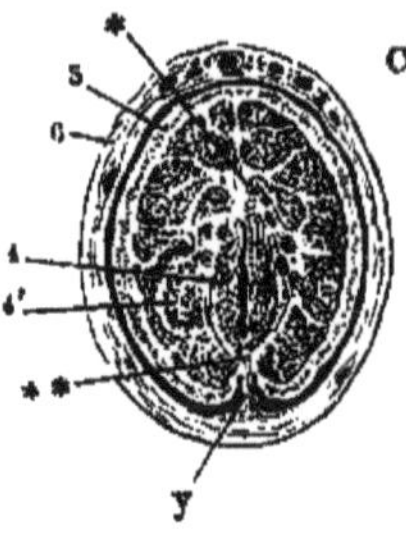

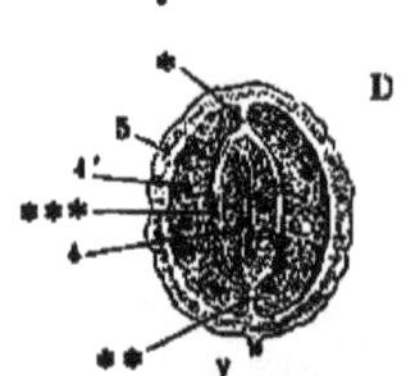

Sections transversales du gland, passant : A, par le col ; — B, par le bord postérieur du gland; — C, par la portion moyenne du gland; — D, immédiatement derrière le méat urinaire (*).

Formation du gland. Au voisinage du gland, ces plexus, a démontré Jarjavay, se divisent sur la diane supérieure et inférieure et form faisceaux latéraux, qui ne s'anastom entre eux et ne sont unis ensemble q tissu cellulaire. Ce tissu constitue u cloison médiane, dont le bord supérieur muqueuse uréthrale, et dont le bord in continue avec le tissu conjonctif du frein Les deux faisceaux spongieux, arrivés au méat urinaire, se réfléchissent en de haut, s'étalent et constituent par leur sorte de chapeau de champignon, qui trémité antérieure des corps caverneux Dans toute cette *portion glandaire* du gieux (*faisceaux réfléchis* de Jarjavay), de ce dernier forment une sorte de r rable à la surface, des plexus veineux ment.

Fosse naviculaire. De l'extrémité mousse des corps cave verge et du tissu fibreux qui les uni supérieurement, part une lame *fibro-éla*cale, triangulaire, qui se prolonge jusqu du gland, où elle s'unit au tégument d au-dessus du méat urinaire (294, 2) faces de cette lame naissent des lamell qui se portent dans diverses directions parfois dans leur trajet et forment squelette du gland (*fig.* 299, C,D,*). L qui se dirigent en bas, atteignent s met du gland; elles sont situées sur l méat urinaire, au-dessous duquel elle sent à la cloison fibreuse inférieure, de constituer autour de cet orifice une so ou de canal fibro-élastique (D,***).

Artères. *Vaisseaux et nerfs du corps spongieux*. *Artères*. Les artères du corps spongieux sont des branches de la honteuse inte compte trois de chaque côté : l'artè l'artère bulbo-uréthrale et la dorsale

L'*artère bulbeuse*, ou transverse du p volumineuse, quelquefois double, naît timètres en avant du muscle transverse superficiel; elle se dirige

(*) 1, corps caverneux du pénis. — 2, son albuginée. — 3, cloison des corps caver 4, corps spongieux de l'urèthre. — 5, tégument du gland. — 6, prépuce. — 7, veines d du pénis. — 8, veines de la gouttière uréthrale. — *x*, tissu conjonctif qui unit le frein d buginée du corps spongieux de l'urèthre. — *y*, frein du prépuce.

gagne les côtés de la ligne médiane, donne des rameaux à la glande et à la portion membraneuse de l'urèthre, et pénètre dans le bulbe supérieure de cet organe. Dans le tissu spongieux, elle se divise et se plusieurs fois et fournit un considérable de ramifications, qui, par les branches de l'artère bulbo- peuvent être suivies jusqu'au

Fig. 300.

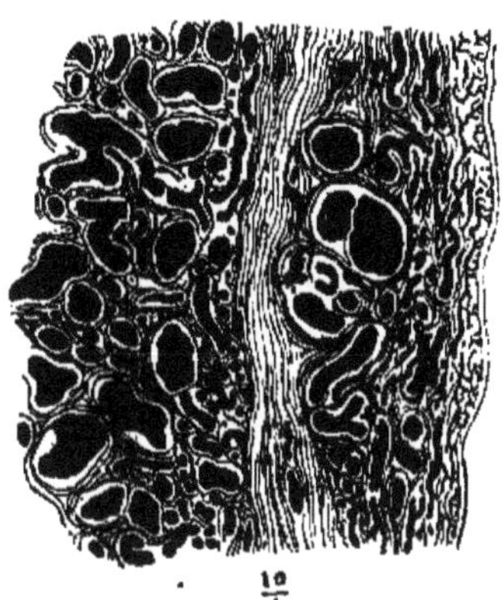

Portion d'une section transversale du gland, prise au voisinage du sommet (*).

bulbo-uréthrale, signalée par détache de la honteuse interne mètres environ en avant de l'ori- bulbeuse. Bien moins considé- cette dernière, elle pénètre dans supérieure du bulbe, émet des postérieures, qui s'anastomosent bulbeuse, et des branches anté- qui cheminent dans l'épaisseur spongieux et s'anastomosent, au du gland, avec la dorsale de la

dorsale de la verge, branche de de la honteuse interne, gagne la face dorsale du pénis, en dedans de la racine du corps caverneux correspondant et en tra- ligament suspenseur. Elle chemine dans ce sillon jusqu'au voisinage Dans ce trajet, elle fournit des branches collatérales, qui contournent ment le corps caverneux, se divisent deux ou trois fois, s'anastomo- elles en arcade et se terminent dans la portion supérieure du corps Des rameaux très-ténus de ces collatérales traversent l'albuginée du neux de la verge et se répandent dans le tissu spongieux de cet s'anastomosant avec l'artère caverneuse.

ions terminales de l'artère dorsale pénètrent dans l'épaisseur du lequel elles se distribuent, en fournissant des rameaux à la mu- le recouvre, ainsi qu'à la muqueuse uréthrale.

Des veines nombreuses, dont les radicules se perdent dans les aréo- érectile, émergent du corps spongieux de l'urèthre. On peut les dis- trois groupes, suivant qu'elles proviennent du gland, de la portion du corps spongieux ou du bulbe. Veines.

qui naissent du gland, forment sur la face concave de cet organe, l'extrémité antérieure des corps caverneux, un plexus considérable, sseaux sont, en général, dirigés vers la face dorsale de la verge. De rtent des veines qui se dégagent sous la couronne du gland et cons- cines de la veine dorsale. Bichat et, après lui, Kobelt admettent des tions vasculaires entre ce même plexus et les mailles spongieuses verneux.

s qui proviennent de la portion moyenne du corps spongieux, sont uses : les unes, peu considérables, apparaissent à la face inférieure,

avait été injecté par les artères. A droite se voit la muqueuse de l'urèthre.

et se jettent dans la veine honteuse externe ; les autres, beaucoup plu[s] [impor]tantes, émergent de sa face supérieure et se réunissent en un rés[eau] entre le corps spongieux de l'urèthre et les corps caverneux de la verg[e], qui reçoit également des branches émanant de ces derniers. De ce ple[xus par]tent des veines, au nombre de cinq à huit, qui contournent latérale[ment les] corps caverneux et se jettent dans la veine dorsale. Celles qui naissen[t au voi]sinage de la symphyse, s'anastomosent avec les veines scrotales et fo[rment un] réseau qui communique avec les veines honteuses externes.

Les veines du bulbe sont les unes supérieures, les autres inférieures[; les pre]mières remontent derrière la symphyse, pour se jeter dans le plexu[s de San]torini ; les secondes se dirigent en arrière et en dehors, et vont aboutir a[ux veines] honteuses internes.

Vaisseaux lymphatiques du gland.

3° *Vaisseaux lymphatiques.* Les vaisseaux lymphatiques constituent, à l[a surface] du gland, un réseau superficiel ou sous-épidermique et un réseau p[rofond ou] sous-muqueux, qui communiquent l'un avec l'autre ; le premier, trè[s serré, est] formé de vaisseaux d'une finesse remarquable, le second, à larges m[ailles, est] composé de vaisseaux plus volumineux. Du réseau profond partent, de [chaque] côté, deux petits rameaux qui se dirigent vers la commissure infér[ieure du] méat urinaire et se réunissent, à ce niveau, en un tronc unique ; celu[i-ci con]tourne le col de la verge, gagne la face dorsale de cet organe, sur l[aquelle il] chemine d'avant en arrière, sur le côté de la ligne médiane, pour se j[eter dans] les ganglions inguinaux internes et supérieurs du même côté, rare[ment dans] ceux du côté opposé. Le plus souvent les troncs des deux côtés s'ana[stomosent] ensemble ; plus rarement ils restent indépendants dans tout leur tra[jet].

De la portion spongieuse.

Sur la muqueuse de la portion spongieuse de l'urèthre, on observe [un réseau] lymphatique formé de vaisseaux extrêmement ténus ; ce réseau se co[ntinue di]rectement, au niveau du méat urinaire, avec celui qui couvre le gla[nd et four]nit, en bas, de petits rameaux qui s'anastomosent avec ceux de cet or[gane].

Nerfs.

4° *Nerfs.* Les *nerfs* de la portion spongieuse de l'urèthre provienne[nt du nerf] honteux interne, par l'intermédiaire de la branche périnéale superfi[cielle et de] la branche dorsale de la verge ; la portion spongieuse reçoit égaleme[nt des ra]mifications du système du grand sympathique.

Rameau profond ou bulbo-uréthral.

La branche périnéale superficielle n'appartient au corps spongieu[x de l'urè]thre que par son *rameau profond* ou *bulbo-uréthral* ; ce rameau fourn[it un filet] supérieur ou bulbaire, qui pénètre dans le bulbe, où il se divise en [filets] très-déliés, et un filet inférieur, situé dans le raphé médian du mu[scle bulbo-]caverneux ; ce dernier, découvert par M. Rouget, chemine d'arrièr[e en avant] dans l'épaisseur de l'enveloppe fibreuse du corps spongieux, jusqu'au [niveau] du frein, où il se distribue dans le corps spongieux. Dans ce trajet[, il fournit] un certain nombre de ramuscules qui plongent dans le corps spongie[ux].

Branche dorsale de la verge.

La *branche dorsale de la verge*, après avoir gagné le dos du pénis[, longe la] ligne médiane de cette face, comme l'artère dorsale, et se divise en [plusieurs] rameaux, les uns cutanés, les autres destinés au gland et au corps sp[ongieux de] l'urèthre, ainsi qu'au corps caverneux de la verge. Le rameau du [gland con]tinue le trajet primitif du nerf, sur les côtés de la ligne médiane, [et arrive] ainsi à la couronne du gland. Là, il s'épanouit en un grand nombre [de ramus]cules, dont les uns s'enfoncent directement dans la couronne, tan[dis que les] autres pénètrent entre la face concave du gland et l'extrémité des c[orps caver]neux, s'y divisent en une multitude de filets divergents et anast[omosés] un réseau extrêmement serré; de ce réseau partent des branches qui dans l'épaisseur du gland, s'y ramifient et s'y anastomosent en ré- plus en plus fins, dont les expansions périphériques se perdent dans [...]use qui recouvre cet organe. D'autres filets se rendent à la muqueuse

[...]eaux de la branche dorsale destinés au corps caverneux et au corps [...] de l'urèthre, au nombre de quatre, en général, naissent en dehors du [...]andulaire, se dirigent en avant et en dehors, contournent le corps ca- [...]omme les vaisseaux, lui donnent des ramuscules très-ténus qui pénè- [...]son intérieur, et vont se terminer dans le corps spongieux de l'urèthre.

Ramifications du grand sympathique.

[...]ifications fournies à la portion spongieuse par le grand sympathique du plexus prostatique; elles forment, en s'anastomosant avec des filets [d]orsal de la verge, en avant de la symphyse, un plexus décrit par Müller [...] sous le nom de *plexus caverneux* et d'où partent des filets caverneux [...]s uréthraux.

4° Surface interne de l'urèthre.

Membrane muqueuse.

[...]mbrane *muqueuse*, très-fine, transparente, de couleur blanchâtre, [...] l'intérieur de l'urèthre, auquel elle adhère assez faiblement, se con- [d']une part, avec la muqueuse vésicale, d'autre part, avec la muqueuse [...] le gland. Cette même muqueuse se continue, par les canaux éjacula- [...] celle qui tapisse les canaux déférents et les vésicules séminales.

Consistance.

[...]stance de la muqueuse uréthrale est assez grande pour qu'on puisse ar- [...]s lambeaux de cette membrane; cependant la pression d'un stylet y [...] assez facilement une solution de continuité. La muqueuse uréthrale [...]tible de s'allonger notablement par suite de tractions, et de revenir [...] sa longueur primitive sans se plisser en travers. Elle se laisse égale- [...]dre dans le sens transversal, et ce mode d'extensibilité, dû en partie [...] élastique du tissu qui la compose, tient surtout à l'existence de *plis* [...]aux peu saillants, qui s'effacent par la moindre traction.

Plis longitudinaux.

Surface interne de l'urèthre.

[...]ce interne de la muqueuse uréthrale ne présente aucune trace de la [...]n en trois portions qui a été établie dans l'urèthre vu extérieurement; [...], dans la portion correspondante à la prostate, le canal offre une cou- [...]che, tandis que dans tout le reste de son trajet, il présente une cou- [...]te plus ou moins foncée, ce qui tient aux parties sous-jacentes, plus ou [...]gées de sang, qu'on voit par transparence.

Orifices et dépressions.

[...]ce interne de l'urèthre présente une foule d'orifices obliques, condui- [...] des cavités en cul-de-sac plus ou moins profondes. Le siége et la nature [...]ices sont différents suivant la région de l'urèthre qu'on examine.

[...] *portion prostatique*, outre l'orifice de l'utricule prostatique, qui oc- [...]artie culminante du veru-montanum, et ceux des glandules prosta- [...]cés en séries longitudinales dans les rigoles qui bordent cette crête de [...]té, on trouve, sur toute la périphérie de l'urèthre, des orifices extrê- [...]petits, par lesquels s'ouvrent des glandules appartenant à la muqueuse [...] et présentant, sauf le volume, les caractères des glandules prosta-

[...] *portion membraneuse*, les auteurs placent les ouvertures de petites [a]nnexées à la muqueuse et connues sous le nom de *glandes de Littre*.

D'après Jarjavay (1) le nombre de ces orifices serait infiniment vari quelques cas, on n'en apercevrait aucune trace ; mais habituellement verait sur tout le pourtour du canal, au fond des rides de la muqueu Henle, les dépressions qu'on observe sur la muqueuse de la portion neuse de l'urèthre, seraient dues, non aux glandules, qui n'existera dans cette région, mais au tissu spongieux qui forme une mince co la muqueuse.

Dans toute la *portion spongieuse*, la surface interne de l'urèthre une foule de dépressions ou d'orifices de diverses grandeurs, dissé toute la circonférence du canal, mais multipliés surtout le long de sa

Sinus de Morgagni.

périeure. Connus généralement sous le nom de *lacunes* ou *sinus* de ces orifices ont été distingués par cet anatomiste en grands et en p *grands orifices* sont habituellement disposés en série linéaire le long d médiane supérieure, depuis la valvule de Guérin jusqu'à l'angle p leur nombre varie considérablement et souvent on trouve de peti dans leurs intervalles. Ils ont, en général, une forme elliptique et so vers le méat urinaire. Les *petits orifices* occupent les côtés de la ligne supérieure ; rarement on en voit sur la partie inférieure. Leurs di sont très-variables ; quelquefois ils sont à peine visibles à l'œil nu.

Ces sinus ou lacunes, dont l'ouverture, aussi large que le fond, est dirigée en avant, sont quelquefois assez considérables pour recevoi mité effilée d'une bougie. J'en ai vu qui avaient plus de 27 milli longueur. Il n'est pas rare de voir de petits calculs urinaires se l leur cavité.

Tous ces orifices conduisent dans des canaux étroits qui, en géné rigent vers la racine de la verge et, après un trajet d'un centimètr dans l'épaisseur de la muqueuse, se terminent par un cul-de-sac simple tiple.

Glandes de la portion spongieuse.

De petites *glandes en grappe* sont annexées à la muqueuse de l spongieuse de l'urèthre ; elles s'ouvrent soit à la surface de la mem dans l'intérieur des cavités limitées par des valvules et les lacunes gagni, par des orifices plus ou moins fins, souvent microscopiques. situées dans les mailles superficielles du tissu spongieux, et leurs glandulaires, qui ont 0mm,1 de diamètre, sont garnies intérieurem épithélium cylindrique.

Valvule de Guérin.

Une *valvule*, assez considérable pour arrêter la pointe d'une bou signalée par A. Guérin (*Gaz. méd.*, 1849), sur la paroi supérieure de l elle est située à un ou deux centimètres environ du méat urinaire fois plus profondément. Son existence est à peu près constante. Son b tourné en avant, est semi-lunaire quand la paroi uréthrale est cul-de-sac dont elle forme la paroi inférieure, a une profondeur entre 4 à 6 millimètres, et se divise quelquefois en deux ou trois près de son extrémité. Dans quelques cas, au lieu d'une valvule, on plusieurs, placées l'une derrière l'autre.

Structure de la muqueuse.

Structure. La muqueuse uréthrale est recouverte dans presque étendue par une couche de cellules *épithéliales cylindriques*, de 0mm,03 de hauteur, au-dessous desquelles se voient une ou deux couches de

(1) *Recherches anatomiques sur la structure de l'urèthre*, p. 45.

...au voisinage du méat, et dans une étendue de 2 à 4 centimètres, ...est *pavimenteux et stratifié*, et atteint jusqu'à 0mm,1 d'épaisseur. ...cette étendue, la muqueuse est garnie de *papilles* simples ou com... volumineuses et très-serrées dans la fosse ... petites et isolées plus profondément. Épithélium. Papilles.

...de la muqueuse uréthrale est composé de ...ctif renfermant une forte proportion de ...que. A sa face externe, on rencontre quel... la portion spongieuse, des faisceaux lon... de fibres musculaires lisses, qui sont loin ...me couche continue. Dans les autres por... urèthre, cette face est entourée, comme ...vu, d'une couche de *tissu spongieux*, et en ...celle-ci, on trouve un plan de fibres mus... dont la direction principale est longi... la portion prostatique, annulaire dans ...membraneuse; ces fibres annulaires se ...à une petite distance dans la portion (voy. *fig.* 291) (1). Chorion. Fibres musculaires.

Fig. 301.

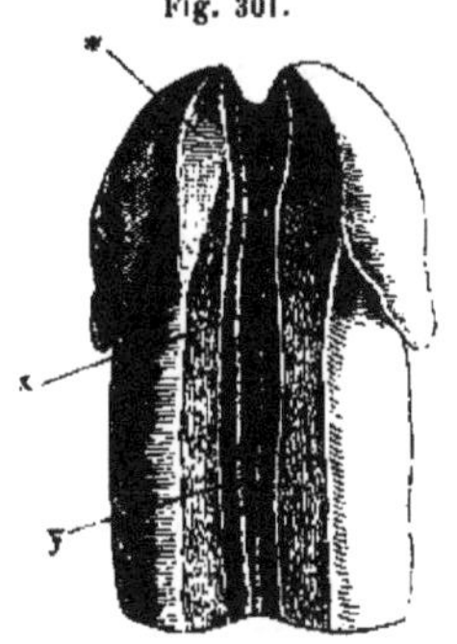

Extrémité antérieure du pénis, vue par la face antérieure (*).

...verge est l'organe de la copulation; pour l'accomplissement de ...rection est nécessaire, l'érection, phénomène essentiellement méca... grande partie soustrait à l'empire de la volonté et par lequel les ...issu érectile des corps caverneux et de l'urèthre sont distendues par ...la même manière qu'elles le sont sur le cadavre, par le fait d'une ...ussée directement dans ce tissu. Et de même que le tissu érectile ...caverneux peut être injecté sur le cadavre indépendamment du ... de l'urèthre, et réciproquement, de même, dans l'état de vie, ...rection des corps caverneux indépendante de celle des corps spon... urèthre et du gland, qui ne s'accompagne nullement de désirs véné... est même presque toujours douloureuse. La distension par le ...illes ou vacuoles des tissus érectiles de la verge est le résultat de ...la circulation déterminé par la contraction des muscles du périnée, Usages de la verge. Érection.

(*) ...inférieure de l'urèthre a été divisée sur la ligne médiane et les bords de la section écartés. ... Guérin. — *y*, lacunes de l'urèthre. — *, épaississement de la portion inférieure de l'albu... spongieux de l'urèthre, dans l'épaisseur du gland.

(1) ...anatomique. J'ai eu occasion de voir un urèthre double : la pièce, qui m'a ...quée par les docteurs Labat et Thivet, est représentée dans la 39e livr. de ...thol. du Corps humain. Des deux canaux, l'un était destiné à l'urine et ...disposition accoutumée, l'autre était destiné au sperme et se comportait de ...vante : un petit méat circulaire, et non en forme de fente, occupait la face ... gland, au niveau de sa couronne et sur la ligne médiane. Ce pertuis était ...canal à parois fort minces, qui parcourait la face dorsale de la verge, jus... suspenseur; là, il s'introduisait entre les corps caverneux et l'arcade des ...nétrer dans la cavité pelvienne, où il se bifurquait immédiatement; chaque ...furcation entourait le côté correspondant de la prostate. La pièce mutilée ...il est probable que chaque branche de bifurcation était un canal éjaculateur, ...continuer et avec le canal déférent et avec le conduit excréteur de la vésicule ...

...bien remarquable, c'est que les fibres du bulbo-caverneux ne s'attachaient ...thre inférieur, mais bien à l'urèthre supérieur.

sur le trajet des veines caverneuses et dorsales de la verge. Nous ve[illegible] le paragraphe suivant, quels sont les muscles dont l'action intervi[illegible] production de l'érection.

Excrétion de l'urine.

L'urèthre, canal excréteur de l'urine, et du sperme chez l'ho[illegible] une part active à cette double excrétion. Les fibres musculaires co[illegible] la portion membraneuse et dans la portion prostatique, la disposi[illegible] de la portion spongieuse rendent facilement compte de son activité [illegible] vient s'ajouter à celle des muscles du périnée pour l'expulsion de[illegible] surtout pour celle du sperme.

§ 5. — DES MUSCLES DU PÉRINÉE (1) CHEZ L'HOMME.

Les muscles du périnée (περί, autour, ναός, temple) comprennent l'i[illegible] *neux*, le *bulbo-caverneux*, le *transverse du périnée superficiel* ou *tra*[illegible] le *transverse du périnée profond* ou *transverso-uréthral*, le *sphincter* e[illegible] *de l'anus* et l'*ischio-coccygien* (2). Tous ces muscles sont tellement con[illegible] est impossible de les séparer dans la description. La preuve anat[illegible]

Connexité de tous les muscles du périnée.

cette connexion, qui va jusqu'à la fusion pour quelques-uns d'en[illegible] trouve confirmée par la preuve physiologique : il est impossible de [illegible] le sphincter, ce centre commun des muscles du périnée, sans que [illegible] traction entraine celle de tous les autres.

Divisions.

Ces muscles se divisent en deux régions : 1° ceux de la *région gé*[illegible] qui sont les ischio-caverneux, bulbo-caverneux, transverse du pér[illegible] ficiel (transverso-anal) et transverse du périnée profond (transver[illegible] 2° ceux de la *région ano-coccygienne*, qui sont le sphincter, les rel[illegible] ischio-coccygiens. Je ne m'occuperai dans cet article que des mus[illegible] rinée chez l'homme ; les modifications que ces muscles présent[illegible] femme, seront mieux exposées à la suite de la description de ses [illegible] nitaux.

A. — Muscles de la région génito-urinaire chez l'h[illegible]

Préparation. Le sujet étant placé horizontalement, de manière que le [illegible] sur le bord de la table, fléchissez les jambes sur les cuisses, et celles-ci su[illegible] divisez avec la plus grande précaution, et sans entamer les couches subjace[illegible] sur le raphé périnéal; prolongez cette incision sur le raphé du scrotum, jus[illegible] renversez les testicules sur le ventre. Vous arriverez aux muscles en dé[illegible] cellulaire et en disséquant l'aponévrose superficielle. Il importe de disséque[illegible]

(1) Le mot périnée n'a pas une acception bien déterminée dans la science[illegible] part des hommes de l'art, le périnée est limité à l'intervalle qui sépare les [illegible] taux de l'anus, et c'est dans ce sens qu'on dit que le périnée est beaucoup [illegible] rable chez l'homme que chez la femme ; pour d'autres, le périnée embrasse t[illegible] comprise dans l'aire du détroit inférieur du bassin. On peut conserver au m[illegible] première acception et donner le nom de *région périnéale* ou *région ano-g*[illegible] l'espace circonscrit par le détroit inférieur ou détroit périnéal du bassin. La [illegible] néale pourrait être divisée par une ligne transversale, étendue d'une tubé[illegible] que à l'autre, en passant au-devant de l'anus, en deux sous-régions, la sou[illegible] coccygienne et la sous-région génito-urinaire.

(2) Il importe, pour se faire une bonne idée des muscles du périnée, d'avo[illegible] sition des sujets très-vigoureux ; l'immersion de ces muscles disséqués dans [illegible] que étendu n'est pas moins favorable à leur étude qu'à celle des muscles de[illegible]

...e avec la plus grande attention, de manière à ménager les fibres les plus ...sphincter et ses prolongements antérieurs (1). Vous reconnaîtrez les ...description qui va suivre.

1. — ISCHIO-CAVERNEUX.

...verneux (Jc) est un muscle allongé, charnu dans sa portion infé- Situation. ...vrotique dans sa portion supérieure, situé le long de la branche

Fig. 302.

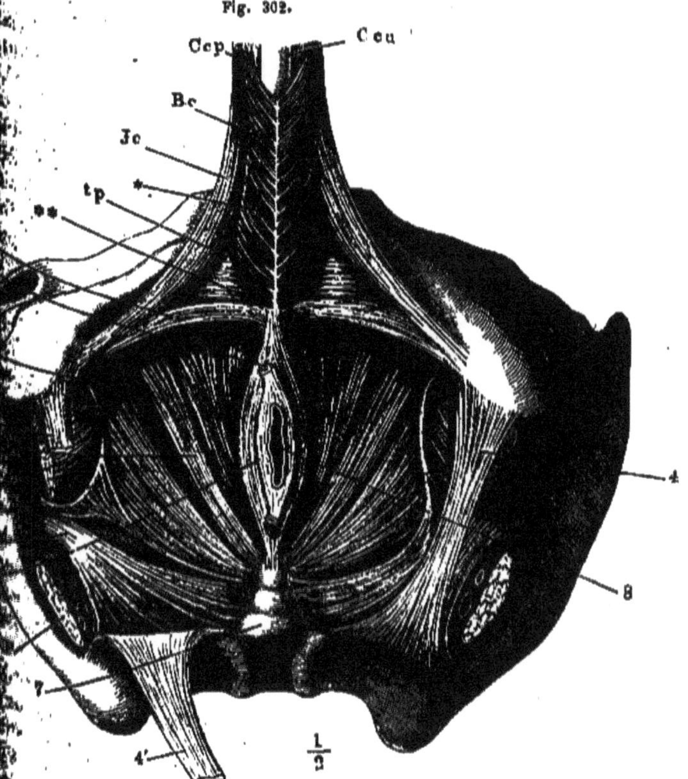

...par la région périnéale, dont les muscles ont été mis à découvert (*).

...loïde. — 2, épine iliaque antérieure et supérieure. — 3, tubérosité ischiatique. — ...sacro-sciatique du côté gauche. — 4', 4', le même ligament du côté droit, coupé en ... — 5, épine sciatique. — 6, aponévrose du muscle obturateur interne. — 7, coccyx. — ...rps caverneux du pénis. — Ccu, corps spongieux de l'urèthre. — Oi, muscle obturateur ... sortie du bassin. — P, muscle pyramidal coupé de même. — Bc, muscle bulbo- ...muscle ischio-caverneux. — Tps, muscle transverse superficiel du périnée. — S, sphincter ...portion postérieure du releveur de l'anus. — L, releveur de l'anus. — C, muscle ischio- ...raphé médian du muscle bulbo-caverneux. — **, lame fibreuse médiane du périnée. — ...rieure du muscle transverse profond du périnée (aponévrose moyenne du périnée).

...ce de la ligne médiane, où nous avons vu (voyez *Myologie, généralités*) ...ours un entre-croisement lorsque les fibres musculaires ou aponévrotiques ...une continuité lorsque ces fibres sont transversales, cette importance, dis-

ascendante de l'ischion et de la branche descendante du pubis, ... racine du corps caverneux, qu'il enveloppe comme dans une gaîn... dant jusque sur les côtés de la verge (*ischio-pénien*, Chaussier).

Insertions.

Insertions. Ce muscle naît, par des fibres aponévrotiques et char... face interne de la tubérosité de l'ischion, à 3 ou 4 centimètres au... l'extrémité arrondie de la racine du corps caverneux (Jc[1]), immédia... dessous du muscle transversal superficiel du périnée et de l'obturat...

A ces faisceaux viennent se joindre quelquefois des fibres proven... sphincter de l'anus (*fig.* 305, *y*), soit du transverse superficiel. D'autr... naissent de la branche descendante du pubis, en dedans et en deho... cine du corps caverneux (Jc[2], Jc[3]), et se dirigent obliquement en haut, ... geant vers les précédentes.

Direction des fibres charnues.

De ces origines, les fibres de l'ischio-caverneux, qui forment un c... assez épais, se portent en haut, derrière la branche ascendante de l'is... recouvrent la raci... caverneux. Elles ... tour de cette racin... musculaire et apo... complétée en deh... branche ascenda... chion. Les fibres p... terminent sur ce... les fibres les plus ... se rendent aux ... aponévrose très ... plendissante, fas... bres dirigées d... avant, qui recouv... correspondante d... verneux. Cette apo... constitue à elle se... interne de la g... par le muscle ... neux, est d'abord ... unie au corps caverneux ; mais ses adhérences deviennent de plus ... rées, de sorte qu'elle finit par se confondre avec l'enveloppe fibreu... caverneux. Cette fusion ou insertion a lieu un peu en arrière de l'i... bulbo-caverneux sur le corps caverneux (Bc). Quelquefois un d... latéraux de l'ischio-caverneux (Jc*) passe en dedans de la portion ... ligament suspenseur, gagne le dos de la verge et, s'unissant à ...

Fig. 303.

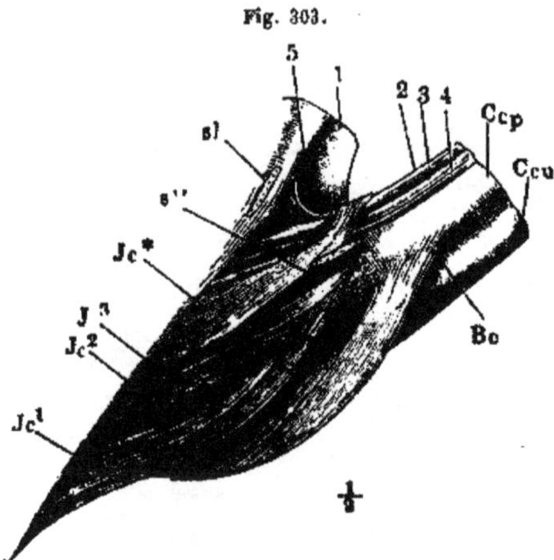

Paroi antérieure du bassin et racine du pénis, vues presque de profil (*).

(*) La portion latérale du ligament suspenseur (*sl*, *sl'*) a été divisée à son origine ... pubienne. — 2, 3, 4, veine, artère et nerf dorsaux du pénis. — 5, portion moyenne du lig... du pénis. — *Ccp*, corps caverneux du pénis. — *Ccu*, corps spongieux de l'urèthre. — ... caverneux. — *Jc*, muscle ischio-caverneux.

je, est telle dans toutes les régions du corps, et plus particulièrement au ... lieu de commencer la dissection sur la ligne médiane, on pourrait établir ... générale qu'elle doit être commencée de l'un ou de l'autre côté. Relativeme... conformément à cette règle, on peut substituer à l'incision sur la ligne mé... cision latérale le long des branches ascendante de l'ischion et descendante ...

...du côté opposé, constitue un tendon médian, appliqué sur la ...qu'il peut comprimer.

...bas, tissu cellulaire, dartos, aponévrose superficielle du périnée. ...e du corps caverneux, sur laquelle le muscle se moule ; l'aponévrose ..., d'abord séparée de la racine du corps caverneux par des fibres ...i adhère bientôt de la manière la plus intime. *En dedans*, l'ischio- ... séparé du bulbo-caverneux par un espace triangulaire à base ...ière. — Rapports de l'ischio-caverneux.

...état de flaccidité du pénis, ce muscle, dont l'insertion fixe est en ...ion mobile à la base de la verge, tend à porter le membre viril ...rière. Pendant l'érection, il forme un muscle creux, moulé sur la ...ps caverneux distendu par le sang. L'ischio-caverneux, en se con- ...ur effet de comprimer la racine du corps caverneux et tend à chas- ...ns la partie antérieure de la verge, dont il augmente ainsi la rigi- ...de cette accumulation de sang dans la portion du corps caverneux ...ure au muscle, celle-ci se redresse, pour prendre la même di- ...s racines : c'est ce qui constitue l'*érection*. Ce phénomène étant ...io-caverneux contracté sur la racine de la verge forme un puis- ...d'union entre cette racine et le pubis. — Action.

II. — BULBO-CAVERNEUX.

...sidérer les deux bulbo-caverneux des auteurs comme constituant ...e muscle médian (1) (*bulbo-uréthral*, Chaussier), penniforme, ...partie antérieure, couché sur la région spongieuse de l'urèthre, ...orme une sorte de gaine, étendue du bulbe jusqu'au-devant de ...bienne. — Les deux bulbo-caverneux peuvent être confondus en un seul muscle.

...e muscle bulbo-caverneux naît au devant du sphincter, d'une ma- ...as encore été bien déterminée et sur laquelle j'ai besoin d'entrer ...détails. — Insertions postérieures.

...ale origine a lieu sur les faces latérales et à l'extrémité antérieure ...breuse médiane, commune au bulbo-caverneux, au sphincter et ...s superficiels du périnée. Cette lame, que j'appellerai *lame fibreuse ...inée*, très-épaisse, placée de champ, présente deux faces latérales, ...viennent s'implanter les muscles précédents ; un bord supérieur, ...l'aponévrose moyenne du périnée ; un bord inférieur, très-épais, ...r la ligne médiane, au-devant de l'anus, aussitôt qu'on a enlevé ...issu cellulaire sous-cutané ; une extrémité postérieure, qui reçoit ...partie des fibres musculaires du sphincter ; une extrémité anté- ...ne naissance au bulbo-caverneux. De cette extrémité antérieure ... fibreux, qui se prolonge sur la ligne médiane du bulbo-caver- ... intimement à la portion correspondante de l'urèthre. — Lame fibreuse médiane du périnée.

...point de vue de s atexture, cette lame fibreuse para le résultat ...ement des fibres aponévrotiques et des muscles du périnée ; en — Sa texture.

(1) ...vu à la région sus-hyoïdienne qu'on peut également réunir les deux ...idiens en un seul muscle médian. La distinction du bulbo-caverneux ...est purement artificielle : il y a continuité parfaite entre les deux moitiés ...cepté à leur terminaison antérieure.

sorte qu'elle peut être considérée comme une intersection aponév… tissant au point de départ de tous les muscles médians du pér… pourrait à la rigueur soutenir que les fibres musculaires du bu… font suite aux fibres entre-croisées du sphincter.

Origine du bulbo-caverneux à la lame médiane.

2° La couche musculaire superficielle du bulbo-caverneux naî… longueur du raphé médian, pro… cette lame fibreuse, qui règne sur… diane du muscle.

Autres origines de ce muscle.

3° Un certain nombre de fibres… directement avec le sphincter (1).

4° D'autres fibres viennent du… verse superficiel du périnée (*trans*…

Fig. 304.

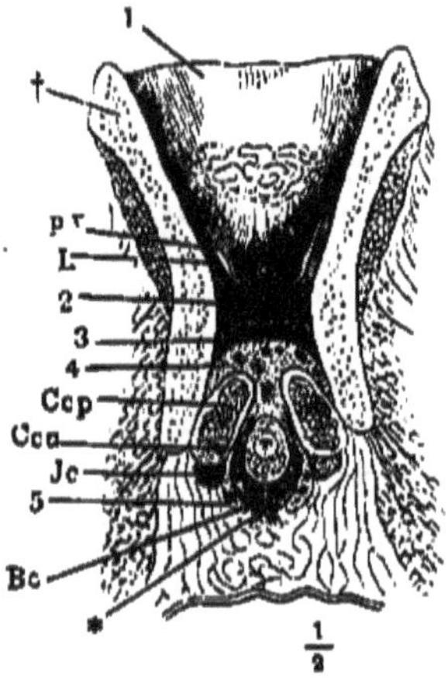

Section transversale du bassin pratiquée entre la symphyse pubienne et la vessie (*).

Direction.

Nées de cette manière, les fibres… bulbo-caverneux se portent d'ar… dans diverses directions : 1° celle… des faces latérales de la lame fibr… celles qui viennent du sphincter,… superficiel, constituent les parti… muscle et se portent directement… avant; 2° celles qui naissent du… du bulbo-caverneux, constituent l… diane ou penniforme du muscle… obliquement de dedans en dehors… en avant, à la manière des barbe… sur leur tige commune; les une… forment un corps charnu aplati,… sur la face inférieure du bulbe et de la portion spongieuse, et se… manière suivante :

1° Portion médiane ou penniforme du bulbo-caverneux.

1° La portion *médiane* ou *penniforme*, qui est la plus longue, p… veau du point où la verge se recourbe au-devant du pubis, se bifu… faisceaux, l'un droit, l'autre gauche, qui s'infléchissent en dehors… le corps spongieux de l'urèthre, puis la face latérale des corps c… gnent la face dorsale de la verge, et se terminent soit sur l'albu… dans un feuillet aponévrotique commun aux deux muscles bulbo… qui recouvre les vaisseaux et nerfs dorsaux de la verge. Cette por… comprimer à la fois le corps spongieux de l'urèthre, les corps ca… vaisseaux dorsaux de la verge. Souvent accrue, quelquefois rem… fibres émanées de l'ischio-caverneux (*fig.* 303, Jc*), elle consti… *Houston.*

Muscle de Houston.

2° Portions latérales du bulbo-caverneux

2° Les portions latérales du muscle bulbo-caverneux, qui cons… grande partie de ce muscle et sont beaucoup moins longues que…

(*) †, section du pubis. — *, raphé médian du muscle bulbo-caverneux. — 1, vessie… situé en avant de la vessie. — 3, ligament transverse du bassin (portion antérie… moyenne du périnée). — 4, amas de tissu cellulaire, situé entre les racines des corps… par de gros vaisseaux. — 5, vaisseaux bulbo-caverneux. — *pv*, muscle pubio-vésical… neux du pénis. — *Ccu*, corps spongieux de l'urèthre. — *Jc*, muscle ischio-caverneux… caverneux. — *, raphé médian de ce muscle. — L, releveur de l'anus.

(1) Les faisceaux fournis par le sphincter au bulbo-caverneux ont été… torini.

...gent en avant et un peu en dehors, pour recouvrir la partie latérale ...gieux de l'urèthre, sur lequel elles se moulent, gagnent la rainure ...i sépare la racine du corps caverneux et l'urèthre, s'enfoncent pro-

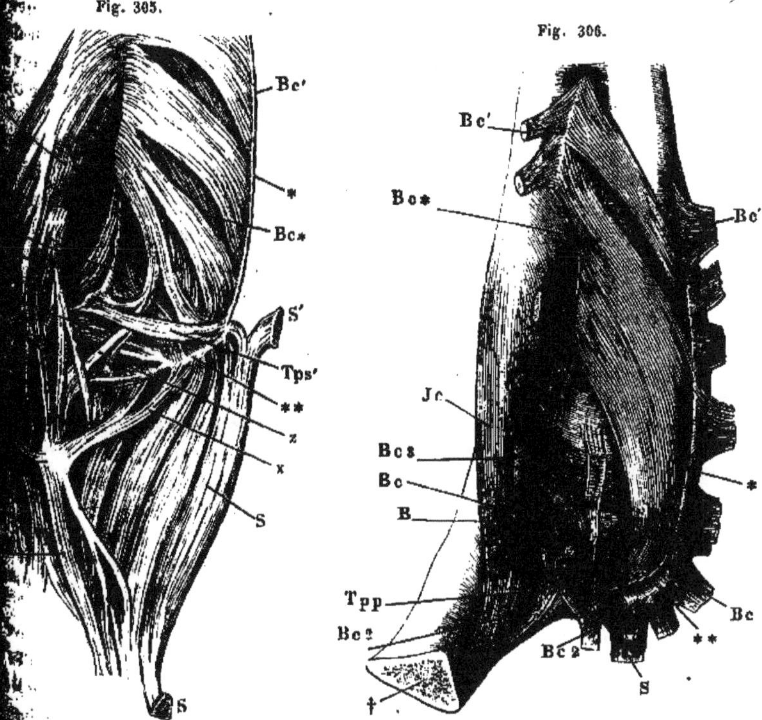

...et anus avec les muscles qui l'en- ...chés du bassin et vus de profil (*).

Face latérale du corps caverneux du pénis et du bulbe de l'urèthre injectés (**).

...ans cette rainure, et se terminent par un feuillet tendineux qui se ...la ligne médiane supérieure avec le muscle du côté opposé ; cette ...e autour du bulbe une gaîne musculeuse qui le comprime en se ... (*compresseur du bulbe*).

...là que l'idée la plus générale qu'on puisse se faire des bulbo-caver- ...érés comme un seul et même muscle, est celle d'un muscle curvi- ...me, en arrière, un cylindre autour du bulbe et de la partie voisine

Idée générale du muscle bulbo-caverneux

...pelvienne de l'apouévrose inférieure du muscle transverse profond du périnée (*tp*). — ...des muscles bulbo-caverneux. — **, lame fibreuse médiane du périnée. — ***, intersection ...le sur le trajet de faisceaux musculaires qui, du releveur de l'anus, vont à cette lame ...qui, du muscle ischio-caverneux, vont au sphincter (*y*). — S, sphincter de l'anus. — S', in- ...antérieure de ce muscle. — *Bc*, bulbo-caverneux. — *Jc*, ischio-caverneux. — *Tps*, trans- ...du périnée. — *Tpp*, transverse profond du périnée. — L, releveur de l'anus. — *s*, origine ...bulbo-caverneux.

...sont en rapport avec l'arcade pubienne, qui a été coupée en avant de la tubérosité ...section de l'ischion. — *, raphé médian des muscles bulbo-caverneux. — **, lame fibreuse ...née. — B, bulbe de l'urèthre. — S, portion du sphincter anal qui naît de cette lame ...bulbo-caverneux ; sa couche superficielle a été divisée et renversée à droite et à gauche. ...verneux. — *Tpp*, transverse profond du périnée.

de la portion spongieuse, en avant, un cylindre autour de l'urèthre caverneux ; que ce muscle peut être divisé en trois portions : une peut appeler *caverneuse*, parce qu'elle est destinée au corps caver *latérales* ou *uréthrales* ; la portion médiane, qui est penniforme, se partie antérieure, et les deux branches de bifurcation vont se por tés des corps caverneux et sur leur face dorsale ; les portions latéra nent les côtés de la portion spongieuse de l'urèthre qui répond aux corps caverneux et à l'angle de réunion de ces deux racines, pour moitié supérieure du cylindre.

Au-dessous des faisceaux décrits ci-dessus, Henle signale 1° des postérieures, provenant soit de la lame fibreuse médiane du pé sphincter de l'anus, du transverse superficiel ou de l'ischio-caverneu rant, après un court trajet, sur la membrane fibreuse qui envelo spongieux (*fig.* 306, Bc²); 2° un anneau musculaire aplati (Bc³), bulbe en avant de sa convexité postérieure, et intimement uni à d'enveloppe.

Chez un sujet, indépendamment des faisceaux longitudinaux qu décrire, j'ai vu le bulbo-caverneux entouré par une couche mince culaires située plus superficiellement que les précédentes, qu'el fibres circulaires qui naissaient du sillon formé par le corps caver thre d'un côté, et se terminaient au sillon correspondant du côté o

Rapports. *Rapports. En bas*, le bulbo-caverneux répond au dartos, dont il l'aponévrose superficielle du périnée ; il répond, en outre, au prolon térieur des fibres les plus inférieures du sphincter. *En haut*, il avec le bulbe et la portion spongieuse de l'urèthre, que ce mus à la manière d'une gaine contractile, semblable aux feuilles enga remarque dans la famille des graminées.

Action du bulbo-caverneux. *Action*. Par ses fibres caverneuses, il comprime les corps caverneu dorsale, et favorise l'érection en gênant le retour du sang par cett ses fibres uréthrales, il comprime la portion de l'urèthre à laquelle il et sert à l'expulsion des dernières gouttes d'urine et de sperme ; no il la comprime, mais il l'étreint circulairement. En se contractant et sur la portion postérieure du corps spongieux, le bulbo-caverneux le sang, qui, refoulé dans le gland, augmente la turgescence de cet

III. — TRANSVERSE SUPERFICIEL DU PÉRINÉE (TRANSVERSO-ANA

Préparation. Inciser transversalement la peau du périnée suivant une lig la partie antérieure de la tubérosité de l'ischion au-devant de l'anus. Enle caution le tissu cellulaire sous-cutané. Ce muscle est sur un plan plus pr chio-caverneux.

Situation. Le *transverse superficiel du périnée* (Tps, *fig.* 302), *transverse du* p teurs (*ischio-périnéal*, Chaussier), que j'appellerai *transverso-anal*, p guer du transverse profond, que j'appellerai *transverso-uréthral*, est transversalement au-devant de la portion inférieure du rectum, à limètres au-devant de l'anus. Plus ou moins développé, suivant les sujet à de nombreuses variations, ce muscle a le plus souvent la triangle isocèle, dont la base est en dedans et le sommet en dehors

Insertions. Il naît de la face interne de la portion la plus antérieu

...iatique, immédiatement au-dessus de l'ischio-caverneux, entre ce ...bturateur interne.

...rare de voir quelques faisceaux naître du tendon de l'ischio-ca- ...l'aponévrose de l'obturateur interne (*fig.* 307, *Tps''*), d'arcades ten- ...ndues entre cette aponévrose et le releveur de l'anus (*Tps'''*), ou ...ponévrose moyenne du périnée (*Tps'*). Insertions.

...es ont lieu par des fibres tendineuses, auxquelles succèdent bientôt ...arnues; celles-ci vont en divergeant, pour constituer un faisceau ... qui se porte de dehors en dedans et se comporte de la manière ... les fibres antérieures, qui sont ...s, vont se confondre avec le trans- ...é opposé, avec le sphincter et avec ...verneux sur la lame fibreuse mé- ...érinée déjà décrite. On peut dire ...continuité entre les deux muscles ... est établie par une intersection ... Mais cette intersection tendi- ...que chez un assez grand nombre ...t dans ces cas, les fibres charnues ...nsverses du périnée se continuent ..., en sorte que, sous ce rapport, ...onsidérer les deux transverses du ...e constituant un seul et même ...i-annulaire, dont la concavité, ...rrière, embrasse la partie anté- ...ectum, disposition éminemment ...voriser l'expulsion des matières ... fibres postérieures du transverse, ...liques d'avant en arrière, s'entre- ... la ligne médiane, au-devant du ...ec celles du muscle opposé, et vont se confondre avec le sphincter, ...peuvent être considérées soit comme une origine, soit comme une ... (1).

Disposition : 1° des fibres antérieures ou transversales ;

2° Des fibres postérieures ou obliques.

Fig. 307.

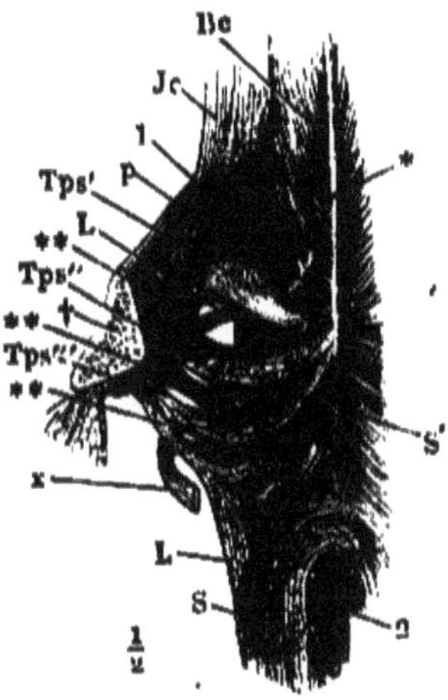

Muscles de la portion antérieure de la région périnéale (*).

(*) ... l'ischion en avant de la tubérosité ischiatique et enlevé la portion postérieure. — +, section ... raphé médian du muscle bulbo-caverneux. — **, faisceaux tendineux qui, de l'aponévrose ...ètrent dans le muscle releveur de l'anus. — 1, artère bulbo-caverneuse. — 2, anus. — ... l'anus. — S', faisceaux d'origine naissant du raphé médian. — Bc, bulbo-caverneux. — ...neux. — *Tps*, transverse superficiel du périnée. — L, releveur de l'anus. — *x*, faisceaux ... terminent à la peau.

(1) ... grand nombre de sujets dont le transverse superficiel du périnée était ... j'ai trouvé la disposition suivante : ...térieur des fibres du transverse se comportait comme je viens de le dire ; ... tiers antérieurs, parvenus sur les côtés de la ligne médiane, changeaient ...t de direction, pour se porter d'arrière en avant et se confondre avec le ...eux, dont ils constituaient une des origines principales. La même disposition ... deux côtés. Ce faisceau bulbo-caverneux des transverses n'est souvent qu'à ...ge. Il suit de là qu'à l'exception des fibres qui s'insèrent à la lame fibreuse ... le transverse du périnée est un muscle d'emprunt, dont les faisceaux pos- ...sont constants, appartiennent au sphincter, et dont les faisceaux antérieurs ...t au bulbo-caverneux.

Rapports. *Rapports.* Le transverse superficiel du périnée (transverso-anal) fo… postérieur d'un triangle, dont le muscle ischio-caverneux constitue… terne, et le bulbo-caverneux le bord interne. Séparé de la peau par… quantité de graisse et par l'aponévrose superficielle du périnée, il… haut, à l'aponévrose moyenne, qui le sépare du transverse profond d…

Action. *Action.* Par ses fibres postérieures, il concourt à la constriction exte…

Fig. 308.

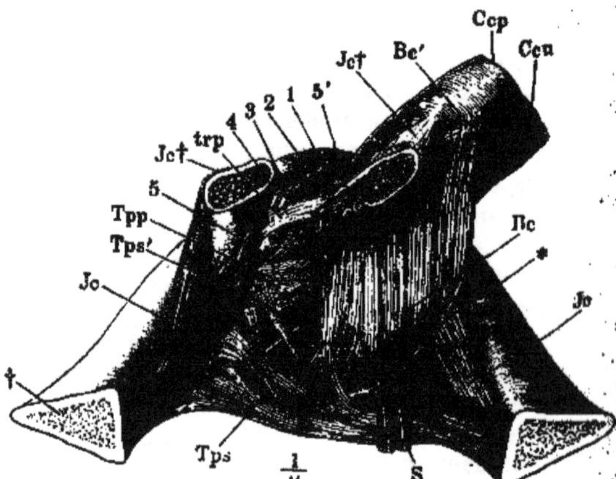

Arcade pubienne avec les muscles qui la remplissent, et racine du pénis…

sphincter et tend à porter en avant l'extrémité inférieure du rectum… fibres antérieures, il tend à comprimer la paroi antérieure du rectum… court ainsi à la défécation; par ses fibres bulbo-caverneuses, quand e… tent, il partage l'action du bulbo-caverneux.

IV. — MUSCLE TRANSVERSE PROFOND DU PÉRINÉE (TRANSVERSO-URÉTHRAL…)

Préparation. Ce muscle est tout préparé par sa face inférieure lorsqu'on a e… névrose périnéale moyenne. Sa surface supérieure ou pelvienne se prépare… les trousseaux fibreux qui unissent la vessie au pubis, le plexus veineux sub… névrose pelvienne et le releveur de l'anus.

Situation. Ce muscle (Tpp), dont quelques portions seulement me paraissent… décrites sous le nom de *muscle de Guthrie*, ou de *compressor urethræ*, … comme le transverse superficiel, est situé au-dessus de ce dernier, … séparé par le feuillet inférieur de l'aponévrose périnéale moyenne o… de Carcassonne (*Voy.* aponévroses périnéales), et sur un plan ant… muscle.

(*) Le corps caverneux droit du pénis (*Ccp*), ainsi que le muscle ischio-caverneux (*Jc*), … travers, près de son origine, et son segment antérieur a été porté en dedans. — 1, symph… 2, 3, 4, veine, artère et nerf dorsaux du pénis, coupés à leur sortie du bassin. — 5, veine… pénis, coupée en travers; le bout antérieur (5') a suivi le pénis. — *trp*, ligament trans… (portion antérieure de l'aponévrose moyenne du périnée).— *Ccu*, corps spongieux de l'urèthre… bulbo-caverneux. — *, raphé médian de ce muscle. — T*ps*, *Tpp*, muscles transverses sup… fond du périnée. — S, sphincter de l'anus.

…eur est variable suivant les sujets. On peut, avec Henle, distinguer …cle trois plans de fibres : un plan supérieur, à fibres transversales, …

Insertions pubiennes et ischiatiques.

Fig. 309.

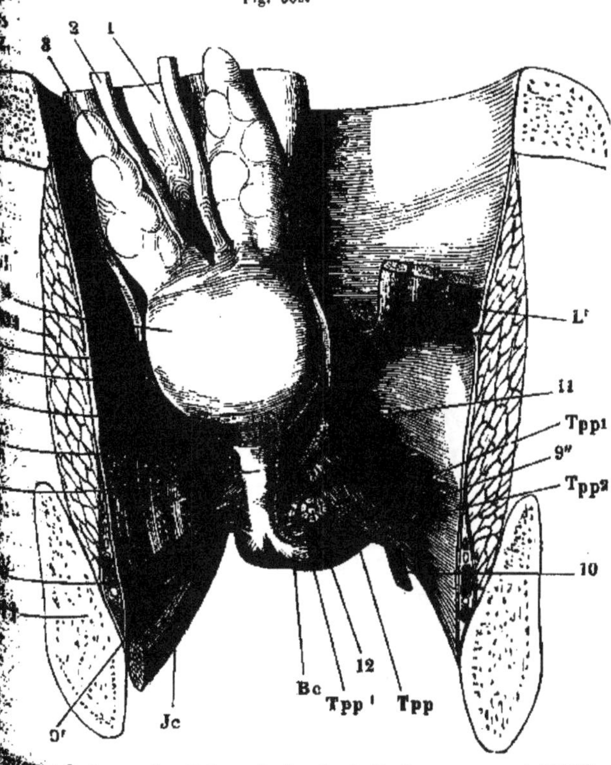

…terne de la paroi antérieure du bassin et diaphragme uro-génital (*).

…yen, à fibres obliques en dedans et en avant, et un plan inférieur ou …rieur ; mais il ne faudrait pas s'attendre à les trouver parfaitement … deux premiers sont surtout distincts vers le bord postérieur et le … du muscle : c'est entre eux que se trouve située la glande de … 309, 12).

…transversales naissent latéralement de la lèvre interne de l'arcade …par une aponévrose entre les feuillets de laquelle cheminent, très- … les vaisseaux et nerfs de la région (fig. 313, 2) ; cette aponévrose se … la face inférieure du muscle transverse profond, en une lame

… de la branche horizontale du pubis. — ††, section de la branche descendante du pubis. — …anal déférent. — 3, vésicule séminale. — 4, prostate. — 5, aponévrose du muscle obtu… — 6, aponévrose inférieure du bassin, divisée verticalement sur le côté de la prostate. … pelvienne supérieure, revêtant l'origine du muscle releveur de l'anus (L). — L', releveur … droit, divisé et renversé en haut. — 8, urèthre. — 9, vaisseaux et nerf honteux. — …bulbo-caverneux. — 9", veine honteuse du côté droit en dedans du diaphragme, dans laquelle … veine profonde du pénis (10) et une veine de la paroi antérieure du bassin (11). — 12, glande … a mise à nu en divisant et en renversant la couche supérieure du muscle transverse …inée (Tpp). — Jc, muscle ischio-caverneux. — Bc, muscle bulbo-caverneux.

épaisse qui fournit des points d'insertion à ce muscle (aponévrose m
périnée). Le muscle est recouvert, en haut, d'un feuillet aponév
nous verrons se continuer, en dehors, avec l'aponévrose de l'obturat
en dedans, avec l'aponévrose latérale de la prostate (*fig.* 320, *tp*[1]). E
l'urèthre, au-dessus du bulbe, les fibres transversales du côté droit e
côté gauche s'insèrent sur la ligne médiane, à la lame fibreuse m
reçoit également des fibres du bulbo-caverneux, du releveur de l'
transverse superficiel (*fig.* 313, *). Au niveau de la portion memb
l'urèthre, elles se
d'un côté à l'autr
courbant en arc
autour de la moitié a
et de la moitié post
la circonférence du
n'est pas rare de
au voisinage imm
dernier, de vérit
ceaux annulaires.
qui passent au-dess
thre, se rattachen
ceaux transverses
tate (*fig.* 278, 9).

Fig. 310.

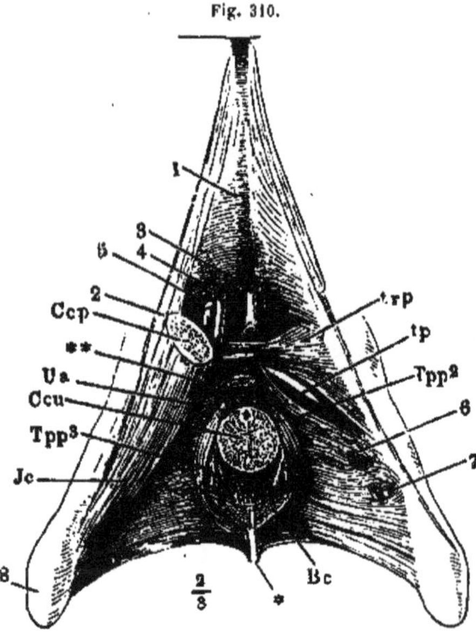

Paroi antérieure du bassin et diaphragme uro-génital (*).

La couche de fib
(Tpp[1]), dont la dir
cipale est celle d
terne du muscle, p
faisceaux externes
rent de distance e
à la paroi osseuse
circonscrivant ains
ces de boutonnières
osseuses, dans lesq
sent les veines pr
caverneuses du pénis, qui gagnent la veine honteuse interne (*fig.*
avant, une portion plus ou moins notable de ces fibres obliques
l'aponévrose moyenne du périnée.

La couche *antéro-postérieure* (310, 320, Tpp[2]) se compose géné
faisceaux isolés, placés au-dessus du bulbe, sur les côtés de l'urèth
tourent. Tous ces faisceaux commencent, en arrière, à la lame fibreu
en avant, les plus internes s'insèrent à la face supérieure du bulbe
se trouvent plus en dehors, atteignent le tissu fibreux qui occupe
réunion des racines du corps caverneux (*fig.* 310, **). En arrière,

(*) Le corps caverneux du pénis (*Ccp*) et le muscle ischio-caverneux (*Jc*) du côté droi
à leur origine ; ceux du côté gauche ont été enlevés complétement. L'urèthre (*Ua*) et
(*Ccu*) ont été coupés également à leur émergence du bassin. — *Bc*, portion restante d
du muscle bulbo-caverneux qui naissent de la lame fibreuse médiane du périnée (*). —
bienne. — 2, portion latérale du ligament suspenseur du pénis. — 3, veine dorsale du
dorsale du pénis. — 5, nerf dorsal du pénis. — 6, veine caverneuse. — 7, artère et v
neuses ; tous ces organes ont été coupés transversalement très-près du bassin. — *trp*, li
du bassin. — T*pp*, muscle transverse profond du périnée. — *tp*, aponévrose de ce muscle

sèrent à l'aponévrose moyenne ou directement à la lame fibreuse mé-
périnée.
souvent ces trois couches sont très-difficiles à reconnaître; le muscle
mposé de lames multiples, entre lesquelles se trouvent les glandes de
t les veines profondes du pénis (*fig.* 311, 5); mais dans chaque lame
faisceaux affectant différentes directions, les uns parallèles, les autres
culaires aux vaisseaux, de sorte que l'ensemble offre l'aspect d'un tissu
x, à trabécules musculaires striées.
nt, le muscle transverse profond se termine quelquefois par un bord

Fig. 311.

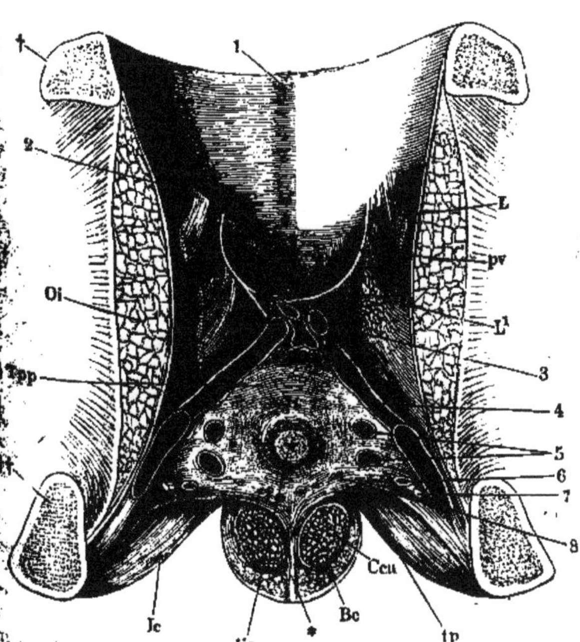

ieure de la paroi antérieure et d'une portion de la paroi inférieure du bassin (*)

al constitué par des fibres qui vont d'une branche descendante du pubis
u bien une portion de ses fibres obliques s'insèrent sur l'aponévrose
du périnée, ou bien ces fibres obliques des deux côtés s'unissent à
ent sous le bord antérieur de l'aponévrose moyenne, gagnent le dos

pé l'urèthre immédiatement au-dessus de son entrée dans le muscle transverse profond du
levé l'aponévrose supérieure de ce muscle. — †, section du pubis. — ††, section de l'ischion.
— *Ccu*, corps spongieux de l'urèthre. — *Oi*, obturateur interne. — Bc, bulbo-caverneux.—
n de ce muscle. — Ic, ischio-caverneux. — *Tpp*, muscle transverse profond du périnée.
postérieur de l'aponévrose de ce muscle. — L, releveur de l'anus, coupé à son origine. —
bio-vésical coupé en avant de son insertion sur la vessie. — 1, symphyse pubienne. — 2,
l'obturateur interne. — 3, veines divisées, appartenant au plexus pubio-vésical. — 4, veine
, ouverte dans le sens de sa longueur. — 5, veines profondes du pénis divisées en travers.
de l'artère caverneuse. — 7, nerf dorsal du pénis. — 8, sections transversales des canaux
la glande de Cowper et des veines bulbo-caverneuses.

de la verge et se confondent avec l'enveloppe fibreuse des corps (*fig.* 312). C'est cette portion antérieure du muscle transverse profond décrite sous le nom de ***muscle de Wilson*** ou ***pubio-prostatique***, muscle de l'urèthre. En arrière, les muscles des deux côtés se confondent l'autre sur la ligne médiane par une sorte de raphé (*).

Action. *Action.* Les deux muscles transverses profonds, qu'on peut consi

Fig. 312.

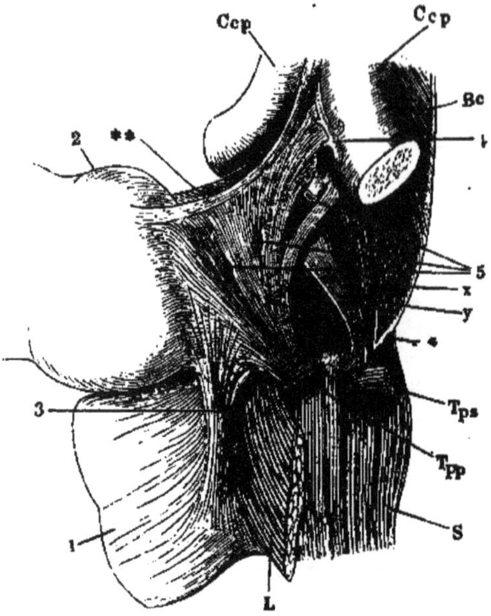

Organes et muscles du bassin et corps caverneux du pénis (Ccp), détachés des os. Vus d'en haut et de droite (*).

Fig. 313.

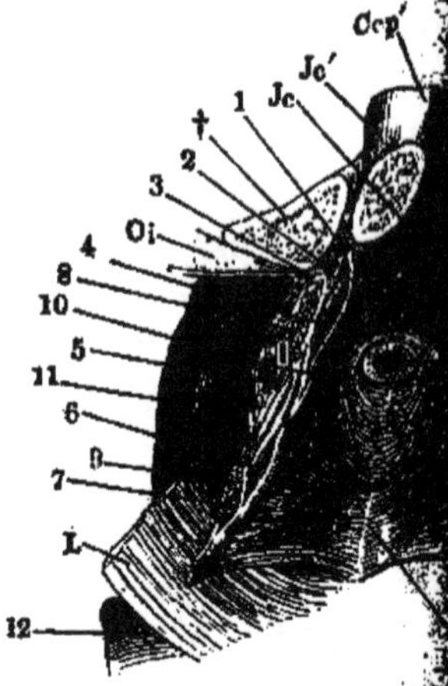

Diaphragme uro-génital vu *rieure* (**).

Wilson, comme un seul et même muscle, ont pour usage de com portion musculeuse de l'urèthre et doivent, sous ce rapport, concour sion de l'urine et du sperme. De plus, comme les veines profondes

(*) 1, rectum. — 2, prostate. — 3, muscle prérectal. — 4, artère dorsale du pénis. — fondes du pénis. — S, sphincter de l'anus. — Bc, bulbo-caverneux. — *Tps*, T*pp*, mus superficiel et profond du périnée. — L, releveur de l'anus. Ces trois muscles ont été coup leur insertion sur le bassin. — *, lame fibreuse médiane des muscles du périnée. — des muscles transverses profonds du périnée. — *x*, faisceau du bulbo-caverneux allant au sp faisceau du transverse superficiel allant au transverse profond du périnée.

(**) L'urèthre (*Ua*) a été coupé au-dessus de son entrée dans le corps spongieux de l'u enlevé. — **, désigne l'étendue dans laquelle la face supérieure du bulbe de l'urèthre inférieure du muscle transverse profond du périnée (T*pp*). — *, raphé médian du profond du périnée. A droite, la branche descendante du pubis a été sciée en travers (†), corps caverneux du pénis et du muscle ischio-caverneux a été enlevée; le reste (*Ccp'* et *Jc'*) organes correspondants du côté gauche, a été incliné à gauche ; le diaphragme uro-gé longitudinalement entre le plan médian et l'insertion pelvienne. — *Oi*, section du muscle terne. — L, releveur de l'anus. — 1, 2, 3, artère, veine et nerf honteux. — 4, 5, ramea profonde du pénis. — 6, 7, veine et artère bulbo-caverneuses. — 8, 9, faisceaux muscul organique. — 10, section du muscle transverse profond du périnée. — 11, vessie. — 12,

...rps caverneux traversent, pour se rendre à la veine honteuse interne, ...x du transverse profond, dont la contraction les comprime, ce muscle ...nsidéré comme l'*agent principal de l'érection*. Il est à remarquer que ...reux dans lequel cheminent les vaisseaux et nerfs honteux internes, ...largi que rétréci par la contraction du muscle transverse profond ; ...sang dans les organes érectiles de la verge est donc toujours possible.

B. — Muscles de la région ano-coccygienne.

...les muscles releveurs et sphincter de l'anus et les ischio-coccygiens.

I. — RELEVEURS DE L'ANUS ET SPHINCTER RÉUNIS.

...ion. Pour préparer le sphincter, remplir de filasse la partie inférieure du rec... avec précaution la peau qui revêt la région anale ; prolonger la dissection, ...jusqu'au coccyx, en avant, jusqu'au scrotum, chez l'homme, et jusqu'à la vulve, ...me. Ne point se contenter de mettre à découvert l'anneau inférieur du sphinc... ...olonger la dissection de chaque côté, en enlevant le tissu adipeux qui entoure ...férieure du rectum.

...urs de l'anus doivent être préparés par le périnée et par le bassin. 1° Par le ...ever avec soin le tissu adipeux qui remplit l'intervalle entre les muscles rele... ...urateur interne. La distension du rectum par la filasse favorise beaucoup ...on, qui établit de la manière la plus positive la continuité entre le sphinc... ...eveurs. 2° Par le bassin : détacher le péritoine qui tapisse les parois latérales ...n pelvienne ; enlever l'aponévrose pelvienne qui recouvre les muscles rele... ...e les muscles avec beaucoup de soin, en arrière et sur les côtés du rectum, ...de la vessie et de la prostate.

...me, pour mieux étudier ces muscles, de scier l'os coxal d'un côté, à 5 centi... ...symphyse, et d'enlever le reste de cet os en le luxant sur le sacrum ; mais ...nière, on est obligé de sacrifier l'un des deux releveurs. Il est bien préfé... ...ver, par deux traits de scie obliques, toute la partie postérieure du bassin, ... préalablement séparé, par un trait de scie horizontal, le coccyx et la por... ...re du sacrum. Les traits de scie obliques n'enlèveront que la partie de l'os ...rticule avec le sacrum et laisseront intacte la partie inférieure de l'os coxal, ...l'épine sciatique. Par cette préparation, il ne reste donc de la paroi posté... ...ssin que le coccyx et la partie inférieure du sacrum. La surface interne de ... du bassin est alors parfaitement accessible à la dissection et à l'étude.

...eurs et le *sphincter de l'anus* constituent un seul et même muscle mé... ...trique, traversé, chez l'homme, par le rectum et par l'urèthre, un ...iaphragme, qu'on pourrait appeler *diaphragme périnéal*, et qui termine ...bassin de la même manière que le diaphragme termine, en haut, la ...minale ; muscle infundibuliforme, dont la portion évasée, qui se voit ...n et par le périnée, mais surtout par le bassin, est formée par les ... dont la portion rétrécie, qui se voit par le périnée seulement, est ...par le sphincter. Les motifs qui m'ont fait réunir dans la même des... ...mme constituant un seul et même muscle, les buccinateurs et l'orbi... ... lèvres, me portent donc à réunir les releveurs et le sphincter de ...une limite précise ne sépare, en effet, le sphincter et les releveurs, ...rons que l'antagonisme d'usage admis relativement à ces muscles .... Nous diviserons le diaphragme périnéal en trois portions, une por... ...ne ou le sphincter et deux portions latérales ou les releveurs.

Les releveurs et le sphincter constituent un seul et même muscle.

a. — Sphincter de l'anus.

Du sphincter de l'anus. Forme elliptique. Origine des fibres de ce muscle.

Le *sphincter de l'anus* est un muscle orbiculaire, situé à l'extrémit… du rectum. Il ne consiste pas en un simple anneau musculeux, ma… zone qui a près de 3 centimètres de hauteur. Sa forme est celle d'u… très-allongée d'avant en arrière.

Origine. Ses fibres naissent, en avant, d'une manière très-compliqu… *plus inférieures* provienn… manière des peauciers, du… du fascia superficialis de la… scrotum, derrière le da… semble également se conti… elles. Il est à remarque… fibres naissent, celles de… gauche de la ligne médi… de gauche, à droite de cet… qu'elles s'entrec-roisent au… l'anus, avant de gagner les… ce canal; 2° les *anneaux d…* *situés plus haut* naissent d… nière suivante : les uns… aux faisceaux inférieurs d… caverneux (*fig.* 312, *x*), les a… *fig.* 314), et ce sont les plus n… naissent de la lame fibreus… du périnée, lame qu'on… appeler *ano-bulbaire ;* 3°… *les plus élevées*, qu'on peut r… aussi bien aux releveu… sphincter, mais qui me p… dépendre du sphincter, pu… concourent à former la zon… toure le rectum, naissent d… tion la plus inférieure et d… interne de la branche des… du pubis (*fig.* 321, S", S'; 314, *x*); 4° j'ai dit que les fibres postér… transverse périnéal superficiel appartenaient bien évidemment au sp… 5° plus en dedans, on trouve une couche musculaire plus pâle (S³), for… devant du rectum un demi-anneau aplati, qui passe directement d'un… canal à l'autre.

Fig. 314.

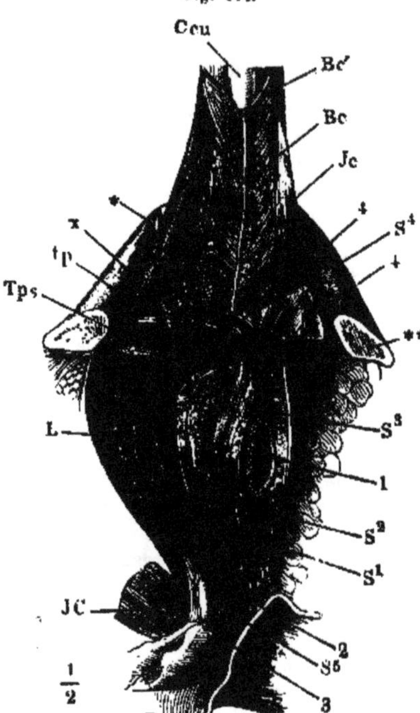

Couche superficielle des muscles du périnée (*).

Direction.

Nées de ces diverses origines, les fibres charnues se portent d'avant e…

(*) Les os iliaques ont été divisés par un trait de scie en avant de la tubérosité ischiati… enlevé le segment postérieur. — **, surface de section de l'ischion. — 1, rectum. — 2, peau… du coccyx. — 3, coccyx. — 4, 4, restes de la peau de la région de la racine du scrotum. — … spongieux de l'urèthre. — Bc, muscle bulbo-caverneux. — *, raphé médian de ce muscle. — … de ce muscle qui passe sur le corps caverneux du pénis. — Ic, muscle ischio-caverneux. — … transverse superficiel du périnée. — S, sphincter de l'anus. — L, releveur de l'anus. — JC, … veur, portion postérieure. — *tp*, feuillet externe du muscle transverse profond du périnée. — … termédiaires entre le sphincter et le releveur de l'anus, naissant de l'aponévrose inférieure… transverse profond du périnée.

de chaque côté du rectum, une demi-ellipse, un demi-sphincter, anneaux musculaires parallèles et superposés, et qui, arrivés derrière minent de la manière suivante : l'*anneau le plus inférieur* se termine du peaucier, au-dessous du niveau du coccyx, soit à la peau (S[1]), soit aponévrotique sous-cutanée qui se détache du sommet de cet os. On ner à cet anneau le nom de *sphincter superficiel*. Les *anneaux situés* nnent se rendre successivement à un raphé fibreux, espèce de , de 4 à 5 centimètres de largeur, qui se détache du sommet du se termine immédiatement derrière l'anus ; *ligne blanche ano-coc* résulte de l'entre-croisement des fibres aponévrotiques terminales et des releveurs. On pourrait appeler *sphincter profond* la réunion aux, qui constituent la presque totalité du muscle. Un certain nombre enfin, passent directement d'un côté à l'autre et forment, à la face du rectum, un demi-anneau analogue à celui qui existe sur sa face

Sphincter superficiel.

Sphincter profond.

La *face interne* de l'espèce de cylindre ellipsoïde que représente embrasse la portion inférieure du rectum, qu'il déborde, en bas, limètres. Pour se faire une bonne idée de cette disposition, il faut précaution le tégument qui revêt intérieurement l'anus et la por- du rectum : on voit alors apparaître, à 3 ou 4 millimètres de l'anus, nneau musculaire des fibres circulaires propres du rectum, anneau qui se distingue du sphincter et par sa couleur pâle et par sa po- plan plus profond, concentrique au sphincter lui-même. Il sem- au premier abord, très-facile d'isoler le rectum de l'espèce de sculaire que lui forme le sphincter ; cela n'est possible, cependant, ment. Il y a, en haut, une sorte de fusion entre la couche la plus fibres du sphincter et les fibres musculaires de l'intestin : les udinales s'entrelacent, et les fibres circulaires semblent se conti- les.

Rapports du sphincter avec la portion inférieure du rectum.

terne du sphincter est en rapport avec le tissu graisseux du périnée. *férence supérieure* ne peut en aucune façon être séparée du releveur

férence inférieure, qui déborde, comme je l'ai dit, le dernier anneau es fibres propres du rectum, adhère à la peau par un certain nombre s'y insèrent et par du tissu cellulaire.

extrémités, dont l'une est antérieure et l'autre postérieure, présen- e-croisement manifeste pour l'anneau superficiel. Quant aux an- nds, l'entre-croisement est probable, en avant, dans la lame fi- bulbaire, et il est démontré, en arrière, dans la ligne blanche ano-

b. — Muscles releveurs de l'anus.

més à cause d'un de leurs usages (*musculus sedem attollens*, Vésale, Alb., Sœmm.), les *releveurs de l'anus* (L, *fig.* 315), vus par l'in- ssin, représentent un plancher musculeux continu, étendu d'avant la symphyse pubienne au coccyx et même au sacrum, et de la du détroit supérieur du bassin à la même partie du côté opposé. considérer les deux releveurs comme un grand muscle médian,

Vue des releveurs de l'anus par l'intérieur du bassin.

curviligne, symétrique, mince et étroit en avant, large en arrière,
sent l'urèthre et le rectum; chez l'homme, le vagin et le rect
femme.

Insertions pelviennes.

Leurs insertions sont très-étendues. Elles ont lieu : 1° *en avant*,
plus inférieure et sur les côtés de la symphyse pubienne ; 2° *en arri*
antérieur et même un peu à la face antérieure de l'épine sciati
tout l'intervalle entre ces points extrêmes, à l'arcade aponévrotiqu
la moitié inférieure de l'orifice interne du trou sous-pubien et, à l'a
névrose pelvienne, au détroit supérieur du bassin (JC, *fig*. 316).
diverses origines, les fibres charnues se portent toutes de haut en
en arrière et de dehors en dedans, et se terminent sur la ligne mé
les côtés de la prostate, de la vessie, du rectum, en arrière du
sur les côtés de la face antérieure du coccyx et même du sacru
dans quelques détails.

Direction d'avant en arrière de toutes les fibres.

Les insertions antérieures ou symphysaires sont cachées par le

Fig. 315.

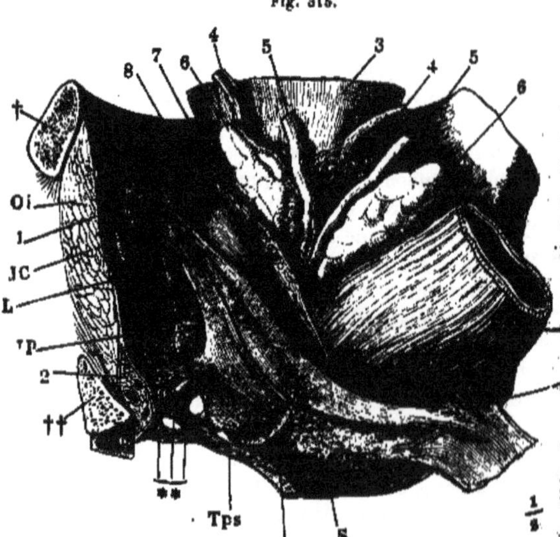

Paroi antérieure du bassin, isolée au moyen d'une section transversale
trou sous-pubien, et viscères du bassin vus par la face interne

tendineux qui donnent insertion aux fibres longitudinales de la
ment pubio-prostatique) ; elles sont peu nombreuses, courtes, curv
gées en arrière et un peu en dedans, et constituent un faisceau in

(*) Le rectum et le releveur de l'anus du côté gauche ont été renversés à droite. — †,
— ††, section de l'ischion. — 1, aponévrose de l'obturateur interne. — 2, vaisseaux et
3, vessie. — 4, 4, uretères. — 5, 5, canaux déférents. — 6, 6, vésicules séminales. —
fermant de la graisse et des vaisseaux, qui s'élève sur le côté de la vessie et du rectum.
9, rectum. — Oi, obturateur interne. — S, sphincter de l'anus. — Tps, muscle transv
périnée. — Tp, aponévrose supérieure du muscle transverse profond du périnée. — L,
— **, arcade tendineuse qui, de l'aponévrose de l'obturateur interne, pénètre entre les
leveur de l'anus. — IC, faisceaux postérieurs du releveur (ischio-coccygien de Henle) coup
— x, faisceaux du releveur allant au sphincter. — Rc, muscle recto-coccygien (v. p. 167)

-prostatique, décrit par Santorini sous le titre de *levator prostatæ* ...w appelle *prostatique supérieur*. Ce faisceau m'a paru appartenir, ...la prostate, dont il contourne les parties latérales, mais bien à la ...voit manifestement, chez certains sujets, quelques-unes de ses ...sur la face antérieure de la vessie, en se réfléchissant de bas en ...continuer avec les fibres longitudinales antérieures de cet organe. ...res musculaires prostatiques qui existent appartiennent au trans...l. — Le releveur n'envoie aucune fibre à la prostate.

...ons au pourtour du trou sous-pubien et au détroit supérieur ont — Quelques fibres du releveur se continuent avec les fibres longitudinales de la vessie.

Fig. 316.

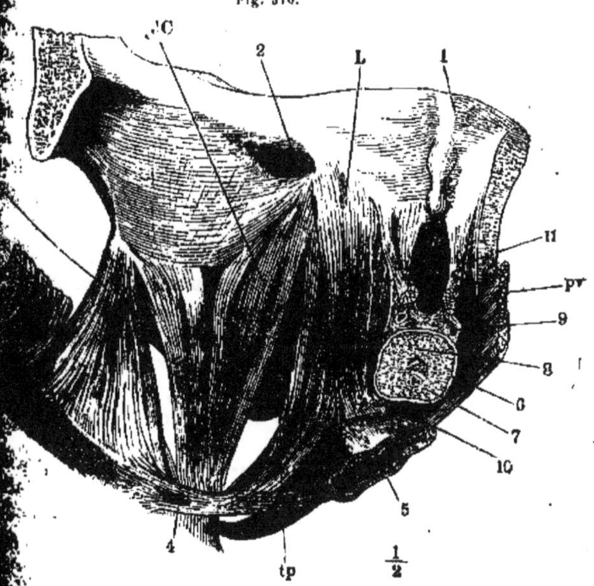

Surface interne du bassin, recouverte de ses muscles (*).

...rmédiaire de l'aponévrose pelvienne supérieure, qui n'est, en ... que l'aponévrose d'insertion et de contention du muscle releveur ...onévrose qui se prolonge sur la face supérieure de ce muscle, en ...parties latérales de la vessie, sur laquelle elle se perd (1). Les ... qui naissent de cette aponévrose, d'autant plus longues et plus ...u'elles sont plus postérieures, se portent toutes en dedans et en

(*) ...ont été coupés immédiatement au-dessus du plancher pelvien ; un trait de scie passant ...lation sacro-iliaque a détaché le sacrum de l'os iliaque ; le premier de ces os a été ... — 1, symphyse pubienne. — 2, entrée du canal sous-pubien. — 3, section du sacrum. ...coccyx. — 5, rectum. — 6, section horizontale de la prostate. — 7, utricule prostatique ... — 8, urèthre divisé transversalement. — 9, veines du plexus vésical antérieur. — ...itué entre la prostate et le rectum. — 11, extrémité antérieure de l'arcade tendineuse. ...-vésical. — tp, aponévrose supérieure du muscle transverse profond du périnée. — ..., coupé à son origine. — L, releveur de l'anus. — IC, faisceaux postérieurs du re... ischio-coccygien.

(1) ... rare de voir des fibres charnues se détacher de cette aponévrose pour ... côtés de la vessie.

arrière, en décrivant une courbe à concavité supérieure, analogue à ... vité du diaphragme, et se divisent en *vésico-rectales*, *précoccygiennes*, et *sacrées*.

Fibres vésico-rectales.

Les *fibres vésico-rectales* se portent sur les côtés de la prostate et de la vessie, pour aller s'entre-croiser au-devant du rectum (*fig.* 31... les ai jamais vues s'insérer sur les côtés de la prostate, encore moins aux vésicules séminales. Quelques-unes de ces fibres se continuent ... ment avec les fibres longitudinales de la vessie et avec celles du re...

Fibres précoccygiennes.

Les *fibres précoccygiennes*, qui constituent la presque totalité du ... portent en arrière et en dedans, sur les côtés du rectum, remplissent ... valle qui sépare le rectum du coccyx, et forment un plan charnu épais ... plète la paroi inférieure ou le plancher du bassin. En passant sur le rectum, il semblerait que quelques-unes des fibres du releveur s'... avec les fibres longitudinales du rectum et se continuent avec elles; ... continuité m'a souvent paru douteuse. Les fibres précoccygiennes se ... sur la ligne médiane, à la *ligne blanche ano-coccygienne*, raphé fibr... du sommet du coccyx au rectum et qui est un véritable entre-croise... mun au sphincter et aux releveurs. Quelques faisceaux se continu... ment avec des faisceaux analogues du côté opposé.

Fibres coccygiennes.

Les *fibres coccygiennes* viennent se terminer au sommet et aux bo... tôt à la partie latérale de la face antérieure du coccyx, immédiatem... sous du muscle ischio-coccygien.

Fibres sacrées.

Enfin, les *fibres sacrées*, qui sont les plus externes, viennent se ... les côtés de la face antérieure du sacrum, au niveau des deux d... sacrés, par deux faisceaux moitié aponévrotiques, moitié charnus, ... au-devant de l'ischio-coccygien, et qui ont été décrits par Sœmmer... nom de *curvator coccygis*.

Rapports.

Rapports. La face supérieure du releveur est recouverte par l'apo... vienne supérieure, qui la sépare du péritoine et des organes conte... bassin. Sa face inférieure, recouverte par une lame celluleuse trè... pond au muscle obturateur interne, ou plutôt à l'aponévrose de ce m... elle est séparée par un vaste espace triangulaire, étroit en haut, l... (excavation pelvienne ou fosse ischio-rectale), que remplit le tissu ce... peux (*fig.* 321). La portion postérieure de la face inférieure de ce m... rapport avec le muscle grand fessier.

Action.

Action. Le sphincter est évidemment un muscle constricteur (co... la contraction de ses fibres, qui constituent deux demi-ellipses, a... l'occlusion complète de l'anus. Cette occlusion a lieu de deux mani... les fibres du sphincter qui débordent en bas le rectum ; 2° par cell... rent la portion inférieure du rectum. La connexion intime qui e... sphincter et les muscles bulbo-caverneux, transverses superficiels et ... périnée et releveurs, rend impossible la contraction isolée du sph... vitable la contraction simultanée de ces muscles.

Le releveur est un muscle constricteur de l'anus comme le sphincter.

Le releveur de l'anus n'est nullement un antagoniste du sphinc... tateur, comme on le dit généralement. La direction antéro-po... fibres curvilignes de ce muscle, qui longent les parties latérales d... paraît établir de la manière la plus positive que ce muscle est c... sphincter dans la constriction de l'anus. Mais tandis que le sphinc... comprimer circulairement le rectum, le releveur élève l'anus. Il ...

direction oblique en bas et en arrière des fibres du releveur que
même temps qu'il est élevé, doit être porté en avant; le sphincter,
plus souvent son point d'insertion fixe en avant, doit produire le
tat. Il n'y a donc point de muscle dilatateur de l'anus et de la partie
rectum. Autour de cette ouverture, il n'était besoin que de con-
dilatation n'exigeait point des muscles spéciaux, car elle a pour
bres propres du rectum, secondées par la contraction si puissante
me et des muscles abdominaux. Le releveur de l'anus est destiné à
e à ces deux muscles; c'est le plancher actif inférieur de l'abdo-
le diaphragme en est le plancher actif supérieur. La continuité
gitudinales de la vessie et du rectum avec le releveur doit concourir
e de la contraction de la vessie et du rectum, en leur fournissant
ppui inférieur.

II. — ISCHIO-COCCYGIEN.

Ce muscle ne peut être bien vu que par la face interne du bassin : on le
rt par la même préparation qui sert pour les releveurs. Pour le voir à
faut couper le bord inférieur du grand fessier et diviser avec précaution le
t ligament sacro-sciatique.

ygien (*coccygien*, Henle, C, *fig*. 316) est un muscle très-court, assez
triangulaire ou plutôt rayonné, situé à la partie inférieure du bas-
mplète le plancher inférieur, au-devant du petit ligament sacro-
e le releveur de l'anus, qui est en avant, et le pyramidal, qui est Situation.

es fibres naissent 1° de l'épine sciatique, non point seulement du
de toute la face antérieure et des bords de cette épine; 2° de toute
face antérieure du petit ligament sacro-sciatique; 3° souvent, par
, de la partie la plus inférieure de l'aponévrose pelvienne. De là
rtent en rayonnant (*triangularis coccygis*, Santorini) de dehors en
e terminer, non-seulement aux bords, mais encore sur les parties
face antérieure du coccyx et de la portion voisine du sacrum, sur
que le pyramidal, auquel il fait suite.

Insertions de ce muscle.

Direction des fibres charnues.

e ce muscle, qui est composé de faisceaux aponévrotiques en- Texture.
ceaux charnus, en proportions à peu près égales, lui donne beau-
rts avec les muscles intercostaux, dont les fonctions ont tant d'a-
alles de l'ischio-coccygien. Chez un grand nombre de sujets, la
rotique domine sur la portion charnue.

face supérieure, qui est légèrement concave, répond au rectum; Rapports.
, légèrement convexe, répond au grand et au petit ligament sa-
au muscle grand fessier. Je ferai remarquer à ce sujet 1° que la
e du muscle ischio-coccygien s'identifie tellement avec le petit
sciatique qu'on pourrait considérer ce ligament comme faisant
e du muscle, dont il constituerait l'aponévrose de contention et
que la partie postérieure de ce muscle est également très-adhé-
ligament sacro-sciatique, au voisinage du sacrum et du coccyx,
nombre de fibres de ce muscle semblent s'y insérer.

Union intime de ce muscle avec le petit ligament sacro-sciatique

eur de l'ischio-coccygien longe le bord inférieur du muscle py-

L'ischio-coccygien semble se continuer avec le releveur de l'anus.

Le *bord antérieur* semble, au premier abord, se continuer sans marcation avec le bord postérieur du releveur de l'anus, en sorte tenté de confondre l'ischio-coccygien et le releveur de l'anus en un muscle, formant un plan non interrompu, depuis le bord inférieur jusqu'à l'arcade du pubis. L'ischio-coccygien comprendrait toute plancher qui s'insère au bord du coccyx, le releveur de l'anus, plancher; mais on reconnaît bientôt que ces deux muscles sont sé l'autre par une lamelle aponévrotique. Chez certains sujets, l'isch empiète sur le releveur de l'anus, dont il recouvre le bord p texture éminemment aponévrotique du muscle ischio-coccygien d'ailleurs de le distinguer du releveur de l'anus, dont les faisce ont un aspect tout différent.

L'ischio-coccygien est distinct du releveur.

On trouve ordinairement, au-devant de l'ischio-coccygien, des fais vrotiques et charnus, verticalement dirigés, sur les parties latérale au coccyx, et qu'Albinus et Sœmmerring ont décrits sous le nom de *cygis*. Ces faisceaux appartiennent au muscle releveur. J'ai vu q de ces fibres charnues verticales se jeter sur le rectum et se conti fibres longitudinales.

Action.

Action. Il concourt à former le plancher du bassin et tend à po de son côté; mais la mobilité de cet os est très-faible. Quand les d ischio-coccygiens se contractent simultanément, le coccyx est main lidité et ne saurait être renversé en arrière. Le nom de *levator coc* avait été donné par Morgagni, ne lui est nullement applicable. L gien, comme le releveur de l'anus, joue le rôle d'un plancher ac bue à fermer inférieurement la cavité pelvienne et qui fait obsta traction du diaphragme, dont l'effet serait de refouler par en bas abdominaux.

§ 6. — DES APONÉVROSES DU PÉRINÉE.

Les *aponévroses du périnée* forment trois plans superposés et sont d aponévrose inférieure ou superficielle, aponévrose moyenne et ap rieure. La première recouvre inférieurement les muscles superficie La dernière revêt la face supérieure des muscles qui tapissent bassin. Quant à l'aponévrose moyenne, elle forme un tout comple dant, en quelque sorte, entre les plans musculeux de la région.

1° Aponévrose superficielle du périnée.

Préparation. Enlever avec beaucoup de précaution, et comme couche tissu adipeux sous-cutané; commencer la dissection le long des bords de l'

Bien distincte de ces lamelles fibreuses interceptant des espa graisse, dont l'ensemble a été appelé fascia superficialis, l'*aponév du périnée* est triangulaire et composée de fibres transversales as

Ses limites.

Son épaisseur varie notablement, suivant les sujets. Générale celluleuse, elle est fixée par son *bord externe* à la lèvre externe ischio-pubienne; par son *bord interne*, elle se perd sur le raphé diane. Son *bord postérieur*, que marque une ligne étendue de l'ischion à l'anus, répond au bord postérieur du muscle transv

derrière lequel l'aponévrose se réfléchit pour s'insérer sur le liga-
rcassonne. Par son extrémité antérieure, l'aponévrose superficielle
avec la gaîne fibreuse de la verge.

Ses rapports.

férieure est recouverte 1° par le prolongement du dartos, prolonge-
onsidérable sur la ligne médiane que sur les côtés; 2° par la couche
us-cutanée, qui est plus épaisse en arrière qu'en avant et avec
e est intimement unie; 3° par le prolongement des fibres superficiel-
incter de l'anus, au-dessus duquel elle se termine sur la ligne
qui semble y prendre des insertions par ses fibres superficielles.
ose superficielle du périnée recouvre les muscles transverse superfi-
et ischio-caverneux. On peut même considérer les gaînes fibreuses
cles comme des prolongements de cette aponévrose. Elle recouvre
vaisseaux et nerfs superficiels du périnée, quelquefois logés dans
eur. La disposition
embrane explique
dans les cas de
de l'urèthre au-
, l'urine s'infiltre,
n avant, dans le
ire sous-cutané de
du scrotum, des
l'abdomen.

e moyenne du pé-
rinée.

a. Enlever avec pré-
uscles ischio-caver-
caverneux et trans-
ciels.

Définition.

om de *ligament*
rcassonne a décrit
omplexe de fibres
et musculaires
gnée sous le nom
riangulaire de l'u-
lles, sous le nom
périnéale moyenne
urs modernes et à laquelle beaucoup d'anatomistes allemands
ujourd'hui la dénomination de *diaphragme uro-génital* (1).

Fig. 317.

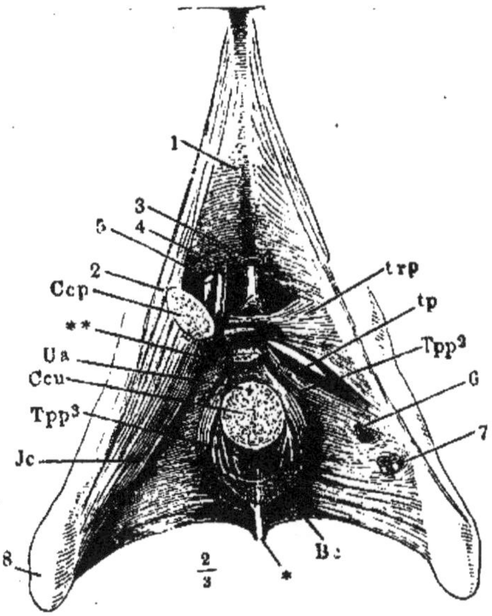

Paroi antérieure du bassin et diaphragme uro-génital (*).

(*) ...verneux du pénis (*Ccp*) et le muscle ischio-caverneux (*Jc*) du côté droit ont été coupés
...x du côté gauche ont été enlevés complétement. L'urèthre (*Ua*) et son corps spongieux
... également à leur émergence du bassin. — *Bc*, portion restante des fibres d'origine
...caverneux qui naissent de la lame fibreuse médiane du périnée (*). — 1, symphyse
...rtion latérale du ligament suspenseur du pénis. — 3, veine dorsale du pénis. — 4, artère
... — 5, nerf dorsal du pénis. — 6, veine caverneuse. — 7, artère et veine bulbo-caver-
...organes ont été coupés transversalement très-près du bassin. — *trp*, ligament transverse
... muscle transverse profond du périnée. — *tp*, aponévrose de ce muscle.

(1) ...ption qui va suivre est empruntée en grande partie à l'excellent ouvrage
...emat. *Anatomie des Menschen*).

Forme. Prise dans son ensemble, cette aponévrose représente une la triangulaire, extrêmement forte, qui ferme le détroit inférieur semble faire suite au ligament sous-pubien. Insertions. Ses *bords latéraux* se fi ment à la lèvre interne des branches ischio-pubiennes, au-dessus des muscles ischio-caverneux. Son *bord postérieur* est situé au-devant au niveau du muscle transverse superficiel. De sa face inférieure fibreuse médiane ano-bulbaire dont j'ai parlé.

Cette *face inférieure* est couverte, en partie, par les racines des neux, sur les côtés, par le bulbe de l'urèthre, sur la ligne médiane, les muscles annexés à ces organes. Sur sa *face supérieure* reposent la vessie.

Cette lame, très-épaisse, renferme dans son épaisseur les glandes elle est traversée par l'urèthre et par une foule de vaisseaux et de la cavité pelvienne, se organes génitaux externes quement. Enfin, le muscle profond ou transverso-uré distinct du muscle transve lement décrit, est conten deux feuillets qu'offre, l'aponévrose moyenne du

Elle est constituée par deux feuillets.

Fig. 318.

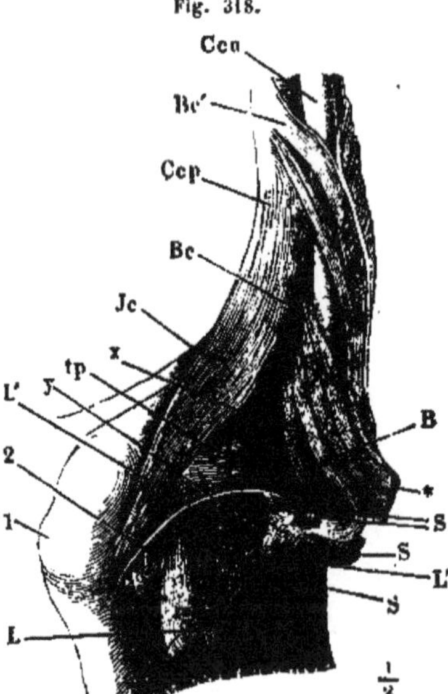

Région antérieure du périnée (*).

Division en deux portions. On peut la diviser en de distinctes : l'une, antérieure ment fibreuse; l'autre, est musculo-fibreuse. La breuse présente, à sa partie l'orifice par lequel la veine pénis (3, *fig.* 317) pénètre sin, latéralement les orifi de l'artère dorsale et du du pénis. La portion musc est traversée par l'urèthr veines profondes des corp et de l'urèthre.

Portion fibreuse. La *portion fibreuse* forme du triangle que représe vrose moyenne; elle est fibres aponévrotiques denses et serrées (*ligament transverse du bassin*, *fig.* 317), étendues transversalement d'une branche descendante l'autre; elle mesure 5 millimètres environ d'avant en arrière, médiane. Son bord antérieur, contigu au ligament sous-pubien, sensiblement dans l'enveloppe celluleuse de la veine dorsale du bord postérieur se distingue nettement, au moins sur la ligne mé

(*) On a enlevé le rectum et coupé à leur origine ou à leur sortie du bassin les faisceaux et du releveur de l'anus (L). — 1, tubérosité ischiatique. — 2, vaisseaux et nerfs du p spongieux de l'urèthre. — B. bulbe du corps spongieux. — Ccp, corps caverneux du p médian des muscles du périnée. — *tp*, aponévrose inférieure du muscle transverse profo Bc, bulbo-caverneux. — Bc', insertion des faisceaux antérieurs de ce muscle sur le cor Ic, ichio-caverneux. — *x*, faisceau du bulbo-caverneux allant au sphincter de l'anus. — releveur allant au sphincter.

…ulo-fibreuse (*tp*). Sur les bords latéraux, elle se confond, en avant, …ment sous-pubien, en arrière, avec la portion musculo-fibreuse.

Portion musculo-fibreuse.

…insi que l'a très-bien décrit Denonvilliers, se compose d'une couche … *musculeuse* et de *deux feuillets aponévrotiques*, l'un inférieur, l'autre … La couche musculeuse, formée de fibres striées, a déjà été décrite : … *transverse profond* du périnée. Le *feuillet aponévrotique inférieur* se … la ligne médiane, avec celui du côté opposé, et constitue de la sorte …rose dense et brillante (*fig.* 318, 319, *tp*), qui continue, en arrière, la …ment fibreuse du diaphragme uro-génital; aponévrose qui, par sa

Feuillet aponévrotique inférieur.

Fig. 319.

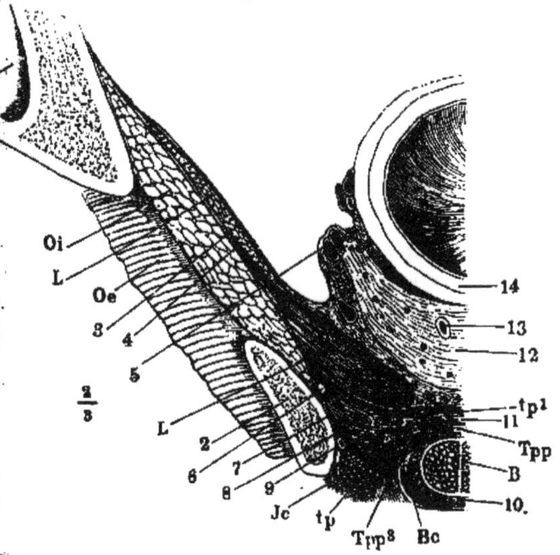

…ersale du bassin et des parties molles, passant par le milieu de la cavité cotyloïde. Moitié droite (*).

…re, fournit des points d'insertion au muscle transverse profond, …ce inférieure, peut donner des faisceaux accidentels à la plupart … la couche superficielle, et qui, en arrière, se recourbe derrière …nsverse superficiel, pour se continuer avec l'aponévrose superfi…ciée.

Feuillet aponévrotique supérieur.

…*aponévrotique supérieur* (319, *tp*¹) se recourbe latéralement pour …avec l'aponévrose de l'obturateur interne; en dedans, il se réflé…ant au-dessous du bord inférieur du releveur de l'anus, sur la … il se confond avec l'aponévrose pelvienne supérieure, puis sur …neux situé sur le côté de la vessie. Il a été décrit par Denonvilliers

(*) …obturateur interne. — L, releveur de l'anus. — *Oe*, obturateur externe. — Bc, bulbo-…ischio-caverneux. — *Tpp*, transverse profond du périnée. — *tp*, aponévrose inférieure …ale. — *tp'*, son aponévrose supérieure. — 1, cavité cotyloïde. — 2, section de l'ischion. …supérieure du releveur de l'anus. — 4, aponévrose de l'obturateur interne. — 5, plexus …sical. — 6, nerf dorsal du pénis. — 7, veine honteuse interne. — 8, veines profondes …re caverneuse. — 10, branches de la veine bulbo-caverneuse entourant le bulbe de …1, veines bulbo-caverneuses. — 12, section transversale de la prostate. — 13, canal … vessie.

sous le nom d'*aponévrose latérale de la prostate* ou *pubio-rectale*. Le muscle transverse profond, les deux aponévroses qui le tapissent, s'... et forment un bord mousse, épais en dehors, où il se confond avec la ... rement fibreuse de l'aponévrose moyenne, mince et celluleuse sur la ... diane, où l'union avec cette dernière est fort lâche. En arrière, entre ... et le rectum, on trouve un plan fibreux transversal, renfermant des fibres musculaires de la vie organique; c'est cette lame qui a été ...

Aponévrose prostato-péritonéale. Denonvilliers sous le nom d'aponévrose *prostato-péritonéale*. Son ... rieur, en effet, adhère à la face inférieure du péritoine, au niveau du ... recto-vésical; son bord inférieur, très-étroit, se confond, au-dessus ... tate, avec la lame supérieure de l'aponévrose moyenne; latéralement ... perd insensiblement dans le tissu cellulaire.

Usages. L'aponévrose moyenne du périnée, si remarquable, sert évidemment ... la cavité pelvienne par en bas, d'où le nom de diaphragme uro-génital ... avec raison qu'elle est un obstacle au cathétérisme et que c'est con... s'arc-boute le bec de la sonde, pour peu qu'on dévie de la direction ...

3° Aponévrose supérieure du périnée ou aponévrose pelvienne.

Des parties latérales et de tout le pourtour du détroit supérieur du ... revêt une couche fibreuse épaisse, destinée à égaliser ce pourtour et ... nous avons vu aboutir l'aponévrose lombo-iliaque, part une lame ap... qui plonge dans l'excavation du bassin, qu'elle tapisse, et qui ne tar... diviser en deux lames bien distinctes : une *externe*, *aponévrose pelv...* ou *obturatrice*, qui continue à tapisser la paroi latérale du bassin et ... cle obturateur interne; une *interne*, supérieure, qui se porte en ded... côtés de la prostate, de la vessie et du rectum, chez l'homme, de la ... vagin et du rectum, chez la femme, pour constituer le plancher du ... l'*aponévrose pelvienne supérieure*, par laquelle nous allons commencer ... cription.

a. Aponévrose pelvienne supérieure ou aponévrose recto-vésicale.

Préparation. Cette aponévrose doit être étudiée et par l'intérieur du ba... périnée. Par l'intérieur du bassin, elle est mise à découvert lorsqu'on a ... toine qui tapisse la cavité pelvienne et le tissu cellulaire lâche qui double ... brane. Cette ablation doit se faire sans le secours de l'instrument tranchant ... il est nécessaire d'enlever tout le tissu adipeux qui remplit l'excavation p...

Elle n'est autre chose que l'aponévrose de contention des muscles. L'*aponévrose pelvienne supérieure* (*fascia pelvia*, *aponévrose périnéale* ... auteurs), est formée par l'aponévrose supérieure de contention des ... cles qui concourent à fermer le bassin, c'est-à-dire les muscles ob... terne, releveur de l'anus, ischio-coccygien et pyramidal, et constitue ... complet au bassin.

Ses attaches. Sa partie antérieure est remarquable par sa brièveté; elle n'... effet, à ce niveau, le détroit supérieur, mais naît de chaque côté ... physe. Là, elle se présente sous la forme de brides ou colonnes ... isolées les unes des autres, qui vont se fixer à la partie antérieure ... et du col de la vessie, chez l'homme, au col de la vessie et au v... femme.

…hors, cette aponévrose forme une arcade résistante, *arcade sous-*… qui complète l'orifice postérieur du canal sous-pubien. Il n'est pas rare …te arcade double et, dans ces cas, l'un des trous donne passage aux … l'autre, aux nerfs. Plus en dehors encore, elle s'attache au détroit … du bassin, de la manière que j'ai indiquée.

…re, l'aponévrose pelvienne, extrêmement mince, se continue au-de… …xus sciatique et se perd sur le sacrum.

…*périeure*, concave, est en rapport avec le péritoine, auquel elle est … tissu cellulaire lâche, plus ou moins chargé de graisse. Sa *face* … convexe, est tapissée par le muscle releveur de l'anus, auquel elle

Rapports de l'aponévrose pelvienne supérieure.

Fig. 320.

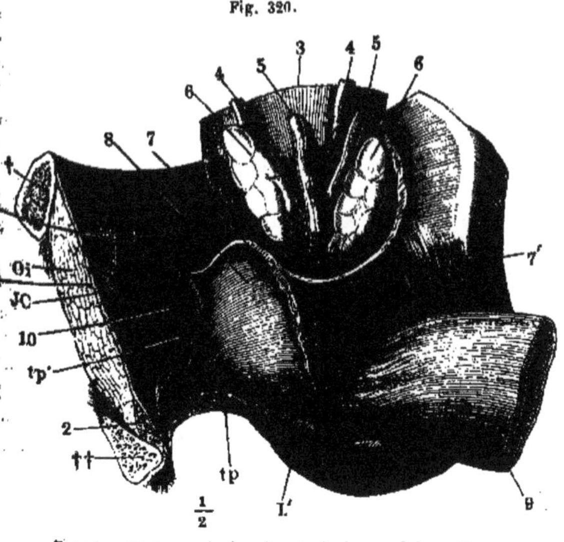

Paroi antérieure du bassin et viscères pelviens (*).

… ses points d'insertion supérieurs ; elle fait partie de la grande ex… …lvienne et répond aux muscles pyramidal et obturateur interne, au … etc.

…névrose présente un grand nombre d'ouvertures : chez l'homme, …cée par la prostate et par la vessie, sur les côtés desquelles elle se … se réfléchissant sur le rectum, d'où le nom d'*aponévrose recto-vésicale* … été donné par Carcassonne. Chez la femme, elle est, en outre, per… le vagin. De chaque côté de la vessie et de la prostate, cette aponé… …rtifiée par *deux bandes aponévrotiques* ou *arcades tendineuses antéro-*… Ces bandes fibreuses, quelquefois très-fortes, vont de la symphyse à

Ses ouvertures

(*) … a été renversé en arrière. — 1, aponévrose obturatrice. — 2, vaisseaux et nerfs honteux … vessie coupée transversalement. — 4, 4, uretères. — 5, 5, vaisseaux déférents. — 6, 6, vé…les. — 7, couche de tissu conjonctif, riche en fibres musculaires lisses, qui remplit l'espace … et le rectum et s'étend jusqu'à la face externe du péritoine. — 8, portion de l'aponé… …re la prostate. — 9, rectum. — 10, veine de la paroi antérieure du bassin. — *tp*, apo… … du muscle transverse profond du périnée. — *tp'*, orifice de cette aponévrose par … (10) gagne la veine honteuse. — *Oi*, muscle obturateur interne. — L, L', releveur de … portion a été excisée. — IC, faisceau postérieur du muscle releveur de l'anus. — †, section … section de l'ischion.

l'épine sciatique, longent la vessie et la prostate, sur les côtés de se réfléchissent.

En avant, plusieurs ouvertures livrent passage aux vaisseaux prostatiques. En arrière, une ouverture en arcade, très-considérab dant au détroit supérieur du bassin, donne passage au nerf lombo vaisseaux fessiers. L'extrémité antérieure de l'arcade répond au bo de l'échancrure sciatique. C'est par cette ouverture ou sous cette arca avoir lieu la hernie ischiatique.

Il n'est pas rare de rencontrer, dans l'aponévrose pelvienne supé ouvertures plus ou moins considérables, oblongues ou circulaires, q sent dans des culs-de-sac de forme conique et remplis de graisse.

Du reste, cette aponévrose est perforée, en arrière, pour le passag seaux ischiatiques et honteux internes. Elle ne paraît pas l'être pour des vaisseaux qui se distribuent dans l'intérieur du bassin, car elle tour d'eux des gaines fibreuses (1).

Usages. L'aponévrose pelvienne supérieure forme le plancher du bassin vrose contentive de tous les muscles de l'excavation, moins l'obtu terne, qui a une aponévrose propre de contention ; refoulée en bas p du diaphragme et des muscles abdominaux, elle s'oppose aux hernies qui, sans elle, seraient extrêmement communes; elle établit une lim tissu cellulaire sous-péritonéal et le tissu cellulaire périnéal, limite pectent les inflammations et les infiltrations urineuses. Pour qu'il tration urineuse au-dessus de l'aponévrose pelvienne, il faut que même de la vessie ait été déchiré. La prostate est presque tout e dessous de cette aponévrose : aussi, dans les opérations de taille pé l'on agit presque exclusivement sur la prostate, l'inflammation et l' de ce tissu cellulaire sont-elles excessivement rares. Pour qu'elles sent, il faut que la section ou la déchirure aient été prolongées jusq de la vessie.

b. Aponévrose pelvienne latérale ou aponévrose du muscle obturateur in

Préparation. On l'étudie bien mieux, au moins dans ce qu'elle a de plus im bas en haut, c'est-à-dire par le périnée, que de haut en bas, c'est-à-dire par du bassin : il suffit, pour la mettre à découvert, d'enlever le tissu adipeux l'excavation périnéale.

Cette aponévrose n'est autre chose que l'aponévrose de contention du muscle obturateur interne. Cette aponévrose naît de la partie supérieure du pourtour du pubien et du détroit supérieur du bassin, en même temps que l'apon vienne supérieure, qu'elle abandonne bientôt pour rester accolée obturateur interne, se continuer, en bas, avec la portion réfléchie ligament sacro-sciatique et se prolonger sur la partie de la face ant muscle grand fessier, qui déborde en bas ce ligament, et sur le mus coccygien.

En dedans et en haut, elle n'est séparée de l'aponévrose pelvienne

(1) Chez la femme, les artères et les veines s'élevant beaucoup au-dessus d périnéal pour atteindre les parties latérales de l'utérus, ces prolongements fib rent une certaine hauteur; ils ont été décrits par Jarjavay (*Arch. gén. de* p. 297) sous le nom d'*aponévroses du ligament large*, parce qu'ils sont co ce double feuillet du péritoine.

muscle releveur de l'anus, qui reste accolé à cette dernière ; plus est séparée par un grand intervalle, qui contient une masse consi- tissu adipeux : c'est cet intervalle qui constitue la *fosse ischio-* dehors, elle est appliquée contre l'obturateur interne, et en bas, aisseaux et nerfs honteux internes.

Usages.

l'obturateur interne, protége les troncs des vaisseaux et nerfs hon- s, qui, à raison de sition, sont rare- s dans les opéra- uées sur le périnée, t, en dehors, la *fosse* , que nous devons

Fosse ischio-rectale.

e releveur de l'anus, dont la face supé- apissée par l'aponé- nne supérieure, et e inférieure est re- couche très-mince ulaire, l'aponévrose latérale ou aponé- bturateur interne, circonscrivent un ne cavité, dont la alle d'un cône aplati ment, et dont le dia- ro-postérieur, par l'emporte de beau- diamètre transver- avité porte le nom o-*rectale.*

Fig. 321.

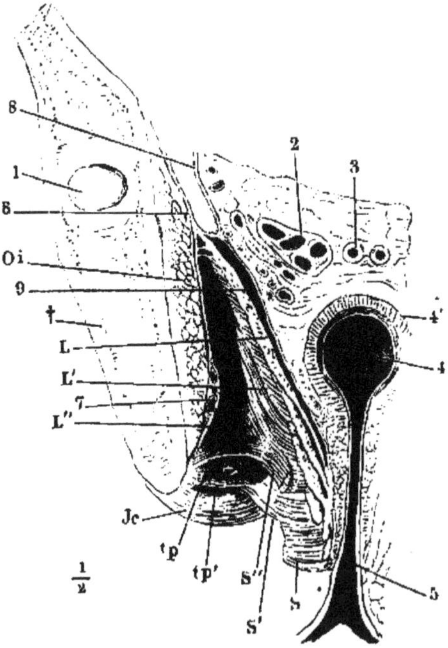

Section transversale du bassin et des parties molles, passant par l'anus (*).

Paroi interne.

interne de la fosse le, constituée par le l'anus et la couche qui le recouvre, est nt mobile, et de là résultent des changements considérables dans la n et les dimensions de la fosse ischio-rectale. La *paroi externe*, au rmée par le muscle obturateur interne et par l'aponévrose qui le e et immobile. Ces deux parois s'unissent à angle en avant et en ferme en ce point la fosse ischio-rectale. Il en est de même en base de cette cavité, qui est inférieure et qui répond à la peau, ne couche épaisse de tissu graisseux, est limitée, en arrière, par le ur du grand fessier, en avant, par le muscle transverse superficiel, ar le releveur de l'anus et l'aponévrose pelvienne supérieure, en

tyloïde. — 2, section de la vésicule séminale. — 3, du canal déférent. — 4, rectum. — leuse du rectum. — 5, anus. — 6, péritoine et aponévrose du muscle obturateur in- vaisseaux honteux internes au-dessous de cette aponévrose. — 8, feuillet péritonéal qui s veineux vésical. — 9, aponévrose du releveur de l'anus (L). — S, sphincter de l'anus. ischio-caverneux. — *tp*, *tp'*, feuillets de l'aponévrose du muscle transverse profond du squels passent les vaisseaux périnéaux, coupés à leur origine. — †, section de l'os iliaque.

dehors par la tubérosité de l'ischion. Son sommet répond au point interne et la paroi externe se réunissent à angle aigu.

Contenu.

Ce creux aponévrotique contient une grande quantité de tissu a versé par des lames fibreuses, dont quelques-unes, verticalement di courent toute l'étendue du diamètre vertical du cône et divisent ce laire adipeux en plusieurs portions distinctes. Prolongement d couche sous-cutanée, ce tissu adipeux est nettement circonscrit parts, excepté au niveau de la base de l'excavation, et ne présente a munication directe avec le tissu cellulaire des régions voisines. En pendant, et sur la ligne médiane, les fibres du releveur de l'anus e vroses qui l'enveloppent laissent, suivant M. Richet, une lacune par pus formé au-dessus de ce muscle peut fuser dans l'excavation péri ce qui a eu lieu dans un cas d'abcès par congestion dépendant d'un des vertèbres sacrées : le pus s'était frayé un passage jusque sur l l'anus (1).

On conçoit que, lorsque des abcès se forment dans cet espace apo il est bien difficile que leurs parois interne et externe arrivent a d'où la théorie des fistules à l'anus et des méthodes de traitement em les guérir.

SECTION III. — ORGANES GÉNITAUX DE LA FEMME.

Les organes génitaux de la femme se composent 1° de deux *ovaires*, dans lesquelles se produisent les œufs ; 2° des *trompes utérines* canaux excréteurs des ovaires ; 3° de *l'utérus*, organe musculeux, dan journe et se développe l'œuf fécondé et qui est l'agent principal de du fœtus ; 4° du *vagin*, canal qui fait communiquer l'utérus avec l' qui reçoit la verge dans l'acte de la copulation ; 5° de la *vulve*, réunio situés extérieurement, au pourtour de l'entrée de l'appareil génital de A la suite des organes génitaux de la femme, on est dans l'habitude comme s'y rattachant directement, les *mamelles*, dont la fonctio à fournir le *lait*, nourriture de l'enfant dans les premiers temps naissance.

§ 1. — DES OVAIRES.

Les ovaires sont les testicules de la femme.

Les *ovaires*, ainsi nommés à cause des petites vésicules ou *œufs* qu dans leur épaisseur, sont aux organes génitaux de la femme ce que le sont aux organes génitaux de l'homme ; c'est-à-dire que les uns, autres, donnent naissance à un produit qu'on regarde à juste titre co pensable pour la reproduction. C'est à raison de cette analogie des o les testicules que les anciens leur avaient donné le nom de tes femme (*testes muliebres*, Galien).

Situation.

Les ovaires, au nombre de deux, sont *situés* au-devant du rectum, souvent séparés par des circonvolutions de l'intestin grêle, de chaque térus, dans cette portion des ligaments larges qu'on appelle leur ai rieur, en arrière des trompes de Fallope. Ils sont maintenus dans le

(1) Richet, *Anatomie médico-chirurgicale*, p. 745.

Moyens de fixité.

ments larges, qui leur forment une espèce de mésentère, et par un ticulier, qu'on appelle *ligament de l'ovaire*.

Variétés de situation.

tion présente des *variétés* suivant les âges et suivant l'état de l'utérus. s, ils sont placés dans la région lombaire, comme le fond de la matient au défaut de développement du bassin. Pendant la grossesse, dans l'abdomen avec le corps de l'utérus, sur les côtés duquel ils és. Immédiatement après l'accouchement, ils occupent les fosses rnes, où ils restent quelquefois durant toute la vie, maintenus par ces accidentelles. Rien n'est plus fréquent que de les trouver renière (1) et adhérents à la face postérieure de l'utérus. Quelquefois, uve l'ovaire dans des hernies inguinales ou crurales, ou même om-

Déplacements.

Absence des ovaires.

oir rencontré des cas dans lesquels les ovaires manquaient de l'un côté, ou même des deux côtés à la fois. Mais il est possible qu'on ait des cas d'absence des ovaires des cas d'atrophie de ces organes, par ravail morbide.

Volume.

des ovaires varie suivant l'âge, suivant l'état de plénitude ou de vatérus, suivant l'état de santé ou de maladie. Chez l'adulte, ils mesucentimètres en longueur, 2 à 3 centimètres en largeur, et 7 à 12 milpaisseur. Leur *poids* moyen est d'environ 6 grammes. Plus volumineux

Poids.

ellement chez le fœtus que chez l'adulte, les ovaires diminuent issance ; ils augmentent notablement de volume, en même temps nnent plus mous et plus vasculaires, à l'époque de la puberté, et dans la vieillesse. Ils acquièrent, dans les derniers temps de la groslume quelquefois double ou triple de celui qu'ils présentent ordi-

Forme.

es ont la *forme* d'un ovoïde un peu aplati d'avant en arrière. Leur blanchâtre. Leur surface est égale et lisse avant l'époque de la pules femmes adultes, elle devient crevassée, rugueuse, comme fenverte de cicatrices noirâtres, qu'on a longtemps regardées comme les déchirures produites dans l'enveloppe de l'ovaire pour le passage ondé. Mais cette manière de voir est réfutée par ce fait positif qu'on cicatricules chez les femmes mariées qui n'ont jamais eu d'enfants, hez les filles vierges. Nous verrons dans un instant qu'il est démontré tricules sont liées à la menstruation, dont chaque époque est accomla rupture d'une vésicule de Graaf, et chaque rupture représentée catrice.

Rapports.

libre en avant, en arrière et en haut, et flottant en quelque sorte dans ienne, est fixé 1° au ligament large par son bord inférieur, qui est dévêtement péritonéal et qui représente le *hile* de la glande. Ce bord,

Hile.

que le bord supérieur, est aussi moins convexe, et presque rectidroit) ; sur toute sa longueur, des vaisseaux sanguins pénètrent dans en émergent ; 2° par son extrémité externe, au pavillon de la enfin 3° par son extrémité interne, au bord latéral correspondant , à quelques millimètres au-dessous de l'angle supérieur de cet aide d'un cordon nommé *ligament de l'ovaire*, cordon fibreux et mus-

Ligament de l'ovaire.

ation des ovaires en arrière des trompes s'oppose à ce qu'ils se renversent culaire, qui a longtemps été regardé comme un canal (*ductus ejacu*... à porter dans l'utérus le produit de la sécrétion de l'ovaire. Le tiss... ment, dont la longueur m'a paru très-variable suivant les sujets,... chose qu'un prolongement du tissu propre de l'utérus (1).

Structure. *Structure.* L'ovaire est constitué par une *enveloppe* et par un tissu... *parenchyme;* il reçoit des vaisseaux et des nerfs.

Enveloppes. 1° *Enveloppes.* On distingue dans l'enveloppe une couche séreuse...

Fig. 322.

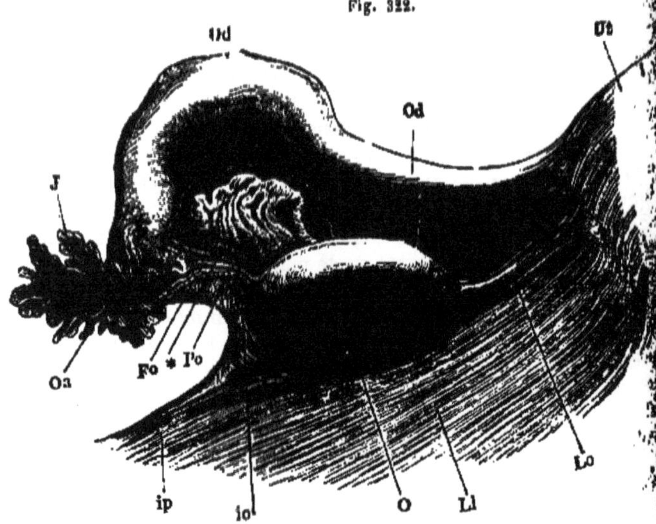

Ovaire et trompe utérine, vus par la face postérieure (*).

che fibreuse, appelée aussi enveloppe propre ou albuginée de l'ovaire... deux couches sont intimement unies l'une à l'autre, tellement qu'il est... ble de les séparer. Il n'est pas plus facile de séparer nettement l'e... fibreuse du parenchyme de l'ovaire. Les faisceaux de tissu conjonctif... posent cette enveloppe, sont disposés sur plusieurs couches, circulaires... gitudinales; leur épaisseur totale ne dépasse pas $0^{mm},1$. La surface... est couverte d'un *épithélium cylindrique* granuleux et opaque, qui lui... aspect mat, notablement différent de celui qu'offre le péritoine.

A la surface interne de l'enveloppe, se voit une couche de tissu... dont les faisceaux sont entre-croisés dans toutes les directions, et qui...

(*) *Ut*, angle supérieur droit de l'utérus. — *Ll*, portion du ligament large. — *Od*, isthme de... *Od'*, ampoule de ce canal. — *J*, pavillon. — *Oa*, orifice abdominal de la trompe. — *Fo*, frange... — *O*, ovaire renversé en bas. — *Lo*, ligament de l'ovaire. — *io*, ligament infundibulo-ovarien... gament infundibulo-pelvien, coupé à son attache au bassin. — *Po*, organe de Rosenmüller,... l'ablation d'une portion du feuillet postérieur du ligament large. — *, rameau vasculaire... bord de l'ovaire.

(1) On a même été jusqu'à dire que le prétendu canal excréteur de l'ovaire s... en deux branches, dont l'une s'ouvrait directement dans l'utérus, et dont l'autre... le bord de cet organe, pour venir s'ouvrir à son orifice inférieur.

...enchyme de l'ovaire, bien qu'à l'œil nu, on ne puisse saisir la limite ...de l'enveloppe fibreuse; en effet, on y rencontre souvent les élé... ...uleux spéciaux de l'ovaire, les *follicules*.

...hyme. Sur une section antéro-postérieure de l'ovaire, on reconnaît Paren-chyme. ...enchyme de ...est formé de ...s distinctes : ...n centrale ou ...et d'une por... ...érique ou *cor*...

...bstance médul... *...vasculaire*) pré... ...ect spongieux ...ation rouge, ...sseaux du hile Substance médullaire.

Fig. 324.

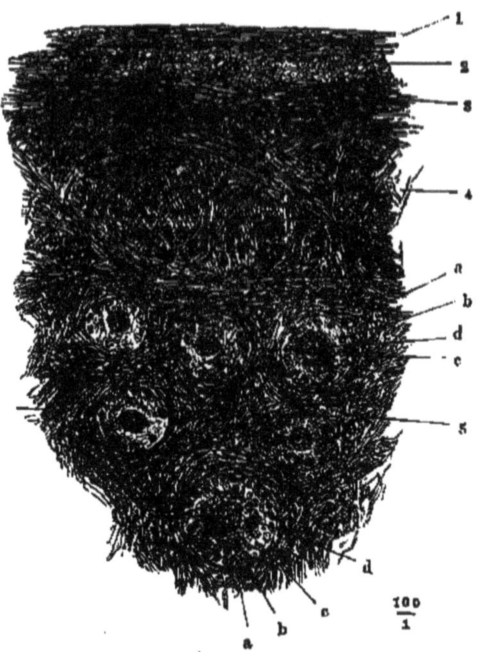

Section antéro-postérieure de la substance corticale d'un ovaire provenant d'une jeune fille de dix-huit ans (**).

...323.

...ro-postérieure ...provenant d'une ...te pendant la ...struelle (*).

...ont dans son intérieur. Cette coloration passe graduellement à une ...grisâtre, à mesure qu'on approche de la substance corticale, qui ...ment blanche, ainsi que les enveloppes de l'ovaire. La substance ...est disposée sous la forme de deux lames unies par un de leurs ...pliquées sur les deux faces d'une lame intermédiaire, composée de ...tif lâche, peu vasculaire, dont elles se distinguent par une limite

...ce médullaire de l'ovaire est formée de tissu conjonctif; les gros Sa texture. ...fibres conjonctives sont étendus parallèlement aux vaisseaux et

(*) ... — 2, 2, 2, follicules de Graaf. — 2', tunique fibreuse du follicule. — 2", tunique ...leuse. — 3, tunique fibreuse du corps jaune. — 5, caillot sanguin. — 6, déchirure du corps jaune en voie d'atrophie. — 8, vaisseaux pénétrant dans l'ovaire par le hile. — ...gament large de l'utérus.

(**) ...reuse et albuginée, intimement unies. — 4, couche fibreuse de la substance corticale. — ...euse de la substance corticale, renfermant des follicules. — *a*, follicule. — *b*, membrane ..., vitellus. — *d*, vésicule et tache germinatives.

donnent naissance à des réseaux de faisceaux plus délicats, qui o
intervalles de ces derniers. Autour des premiers s'enroulent sou
seaux de fibres élastiques très-fines, et au voisinage des artères d
calibre, les fibres
sont quelquefois m
faisceaux parallèle
musculaires lisses,
ment de celles qui
le ligament de l'ova

Fig. 323.

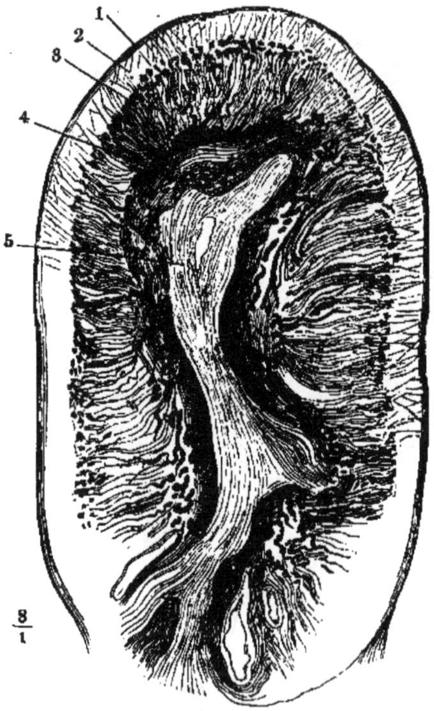

Section antéro-postérieure d'un ovaire provenant d'une personne de dix-huit ans (*).

Suivant M. Rou
fibres musculaires
raient, à part les v
masse principale d
stance médullaire d
Le plus grand nomb
draient de la face p
de l'utérus et arri
l'ovaire soit par le
rond, soit par le liga
d'autres naîtraient
propria de la région
accompagnant les
ovariques, qu'ils en
leurs faisceaux,
raient en grande
l'ovaire par le hile.

Substance corticale.

b. La *portion p*
substance corticale (
chymateuse) de l'ovair
partie essentielle de
celle qui contient le
y distingue 1° les c
ques ou *ovisacs*, ap
nairement *vésicules*
destinés à sécréter et à expulser l'œuf; 2° une substance interm
laquelle les vésicules sont disséminées, et qui porte le nom de
substance corticale.

Immédiatement au-dessous de la membrane d'enveloppe, ce s
que nous l'avons dit, est composé de faisceaux de fibres conjonctiv
ment entre-croisées; au contact de la substance médullaire, il prése
diations des fibres conjonctives de cette substance. Ce qui le distin
tiellement, c'est l'énorme quantité de noyaux interstitiels qu'y dé
acétique. Entre la couche superficielle et la couche profonde, on
une couche intermédiaire, dont l'épaisseur variable détermine en g

(*) 1, albuginée. — 2, couche fibreuse de la substance corticale. — 3, couche cellule
stance. — 4, substance médullaire. — 5, tissu cellulaire lâche intermédiaire aux couches
la substance médullaire.

(1) *Journal de la physiologie*, I, p. 737.

…s de volume de l'ovaire et qui renferme la plupart des follicules …lle consiste surtout en *cellules à noyau* fusiformes, arrondies ou …fortement serrées les unes contre les autres, et munies parfois de …s filiformes, très-courts, qui pénètrent dans les interstices des cel- …Les cellules fusiformes se rencontrent au voisinage de la couche …xterne et autour des vaisseaux qui …substance corticale. Lorsque ces …été détruites par la potasse, il reste …de tissu conjonctif, avec des fibres …-fines placées à intervalles régu- …s cellules, et qui s'irradient dans …onjonctive externe.

Fig. 326.

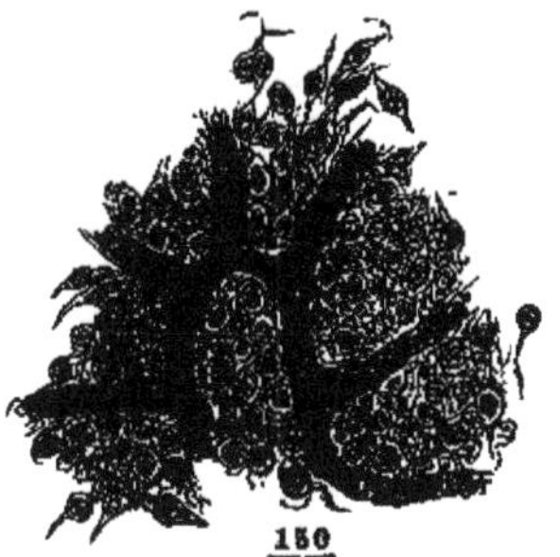

150/1

Section très-fine de la couche celluleuse du stroma de la substance corticale (*).

…les *ovariques*, ou *vésicules de Graaf*, …s dans le stroma de la substance …incipalement dans la couche la plus …de ce dernier, parfois même dans …tissu conjonctif qui la limite exté- Follicules ovariques.

…de la puberté, les follicules ova- …sentent des vésicules de 0^{mm},03 à …amètre, disséminées dans les cou- …ielles de la substance corticale de …s s'avançant parfois dans les couches profondes. Généralement …hés les uns des autres, quelquefois au point de se toucher, ils sont …des faisceaux de tissu conjonctif. Siége.

…re est très-considérable ; pour en donner une idée approximative, …calcul suivant : sur un ovaire d'une personne de dix-huit ans, une …o-postérieure, formant environ un sixième de la périphérie de l'or- …tait 20 follicules ; sur la tranche tout entière, on aurait donc …follicules, et comme il serait possible de décomposer l'ovaire en …semblables, il en résulte que chaque ovaire renfermait 300 fois …0 follicules, ce qui ferait 72 000 follicules pour une même femme. …t arrivé à un nombre bien plus considérable encore : il estime que …e ne renferme pas moins de 200 000 follicules. Nombre.

…les ovariques, d'abord microscopiques (0^{m},03 à 0^{m},01), grossissent …lorsque, après l'âge de la puberté, ils doivent arriver à maturité ; …t ainsi un diamètre de 10 à 15 millimètres, envahissent la sub- …llaire, et forment une saillie hémisphérique à la surface de l'ovaire. …maturation des follicules paraît s'opérer assez rapidement, puis- …contre ordinairement, dans chaque ovaire, qu'un très-petit nom- …ules visibles à l'œil nu, c'est-à-dire en voie de développement, et …ain cependant que chaque mois un follicule, au moins, atteint son …nt complet. Maturation des follicules.

…e follicule se compose d'une *membrane d'enveloppe* et d'un *contenu*. …rane *d'enveloppe* du follicule présente à considérer une couche …nique *fibreuse*, une couche moyenne ou *tunique propre* et une cou- …u *épithéliale*, appelée aussi *couche granuleuse*. La première, assez Structure

(*) … a été prise sur un ovaire conservé dans une solution de chromate de potasse. On y …es remplis de sang.

épaisse, très-vasculaire et très-rétractile, est unie au stroma de l'o
tissu cellulaire assez lâche, ce qui la rend facile à isoler ; elle est
ceaux compactes de tissu conjonctif, disposés en couches concentriq
que propre est composée également de tissu conjonctif, mais ce ti
un état plus embryonnaire et renferme une multitude de *noyaux*
fusiformes ; elle est beaucoup moins rétractile que la tunique
deux tuniques n'existent point dans les jeunes follicules, qui rep
simples masses celluleuses remplissant des lacunes du stroma. L'
tapisse intérieurement la membrane du follicule et qui mesure 0
seur, est constitué par une ou plusieurs couches de cellules poly
fermant un gros *noyau* et quelques granulations graisseuses. L'
l'épithélium est beaucoup plus considérable dans la région qui
à ce niveau, les cellules accumulées constituent un renflement
de $0^{mm},6$ de largeur, qui fait saillie dans la cavité du follicule : ce
Cumulus proligère. porte le nom de *cumulus* ou *disque proligère.* A la surface de l'œuf
couche régulière de cellules cylindriques, dont la base, tournée v
de ce dernier, est garnie d'un bourrelet strié ou canaliculé, analog
l'intestin grêle.

Son siége. Relativement au siége du disque proligère, que M. Coste, en c

Fig. 327.

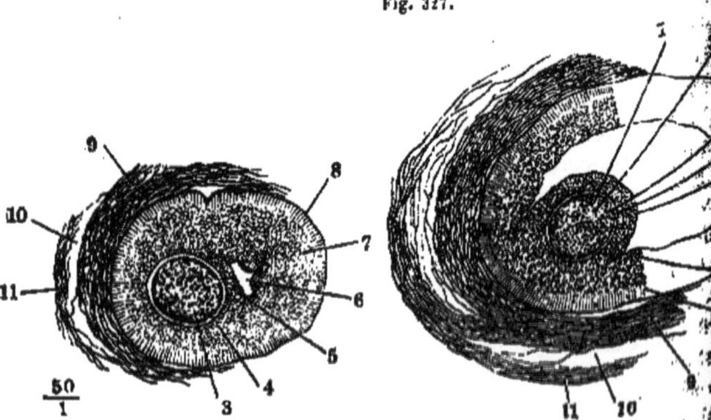

Follicules de l'ovaire d'une brebis qui n'ont pas atteint leur développem

avec M. Pouchet, place dans l'hémisphère superficiel du follicule
tions les plus récentes viendraient plutôt à l'appui de l'opinion qu
disque proligère occupe la partie la plus profonde du follicule ; ma
nombreuses variétés à cet égard.

Œuf. L'*œuf* se trouve situé au milieu des cellules du disque proligère, q
en partie avec lui lorsque, par suite de la déhiscence du follicule,
l'ovaire pour s'engager dans l'oviducte. C'est une vésicule sphériq
à $0^{mm},25$, de diamètre. On peut se le représenter comme une simp
membrane de cellule porte le nom de *membrane vitelline;* elle est

(*) 1, vesicule germinative. — 2, tache germinative. — 3, vitellus. — 4, membrane vit
proligère. — 6, cavité du follicule. — 7, couche de la membrane granuleuse, formée
riques. — 8, couche externe, formée de cellules cylindriques. — 9, tunique fibreuse
10, tissu cellulaire lâche unissant la tunique fibreuse du follicule au stroma de l'ovaire.

...on), parfaitement hyaline et transparente, résistante et très-élastique à un fort grossissement, elle présente des *stries radiées*, d'une ...ne chez les mammifères. Les cellules épithéliales appliquées im... sur la membrane vitelline lui adhèrent très-fortement.

...de la cellule s'appelle *vitellus;* c'est une matière molle, visqueuse, ...de couleur jaunâtre, dans laquelle se voient une multitude de gra...uminoïdes de diverses grosseurs. Un beau noyau vésiculaire, re... par son volume et par son aspect brillant et limpide, est situé ...ent dans ce contenu; il est désigné sous le nom de *vésicule ger*... renferme lui-même un petit nucléole arrondi, appelé *tache germi*... ...mètre de la vésicule germinative est de $0^{mm},05$, celui de la tache ...de $0^{mm},007$. Il est rare de rencontrer deux œufs dans un même

Vésicule germinative.

Tache germinative.

...u du follicule est un liquide transparent, jaunâtre, analogue au sé... et dont la quantité, d'abord extrêmement minime, augmente gra... dans le follicule en voie de maturation, jusqu'au moment où les ...distendues et amincies par cette accumulation de liquide, et aussi ...ppement des cellules, se rompent au niveau de leur point culmi...nt échapper leur contenu.

Contenu du follicule.

...s. Les follicules rompus, après avoir laissé échapper l'œuf qu'ils ..., deviennent le siége d'un travail particulier, d'où résulte ce qu'on ...rps *jaunes*.

Corps jaunes

...anes du follicule, distendues et amincies par leur contenu, re... elles-mêmes aussitôt que ce dernier a été expulsé. Cette rétraction ...ement à la membrane fibreuse, qui obéit à son élasticité; la tuni... et la couche granuleuse, qui ne sont nullement élastiques, mais ...es, par leurs adhérences, à suivre le mouvement de la tunique ...lissent, de la même manière que la muqueuse de l'estomac, sous ...e la contraction de la tunique musculeuse de cet organe. Il en ...cavité du follicule est considérablement rétrécie; une petite quan...qui s'est écoulée de quelques vaisseaux rompus, occupe exception...vant M. Coste, cette cavité, qu'envahit de bonne heure une sécré...lante et gélatiniforme, fournie par la partie enflammée. Bientôt ...uleuse ou granuleuse, dont une portion a été expulsée avec l'œuf, ...e d'hypertrophie, qui lui donne un volume énorme : chaque cel...nviron six fois plus grosse qu'antérieurement. Cet accroissement ...st dû surtout à l'accumulation, dans l'intérieur des cellules, ...de de granulations jaunes, de nature albumineuse, ce qui donne ...u follicule la teinte qui a motivé la dénomination de corps jaune. ...hypertrophie et au plissement de la membrane interne, considé...aissie elle-même et devenue très-vasculaire, la cavité du follicule ...plir complétement; les circonvolutions du feuillet interne, arri...t, ne tardent pas à contracter des adhérences entre elles. Même ...téré la cavité du follicule, elles continuent à se développer et, trop ...la tunique externe rétractée, elles font souvent hernie à travers ...follicule et se présentent au dehors sous l'aspect de bourgeons ...ants.

Formation.

...degré, le follicule rompu est représenté par une tumeur arrondie, ...*jaune*, qui fait saillie à la surface de l'ovaire, et dont le volume égale quelquefois ou même dépasse de beaucoup celui du reste Il présente une partie centrale, généralement rouge au début, suite, qu'entoure une lame plissée, d'un jaune vif, contenue d fibreuse du follicule. La portion centrale consiste, dans les prem une substance conjonctive analogue au tissu muqueux renferm cellules remplies de matière colorante rouge du sang et des cris toïdine. — La portion périphérique est formée, en dedans, de g pâles, finement granulées, provenant de l'épithélium folliculai quelles s'avancent des prolongements vasculaires renfermant de no lules qui forment les plis de la zone jaunâtre.

Le travail particulier qui donne naissance aux corps jaunes, co avant l'expulsion de l'œuf et prend une intensité croissante après que vers le trentième ou le quarantième jour de la grossesse. Les restent ensuite stationnaires jusque vers la fin du troisième mois, cette époque, ils commencent à décliner; les circonvolutions, uni par des adhérences de plus en plus intimes, s'atrophient et laisse bles brides fibreuses; en même temps les granulations jaunes se cellules disparaissent, tandis que les vaisseaux se rétractent et s'a moment de l'accouchement, les corps jaunes sont encore volumi travail de résorption continue après la parturition, et finit par am parition complète. On ne trouve plus alors, à la surface de l'ov cicatrice irrégulière, rugueuse, indiquant la place où la rupture

Il y a, d'ailleurs, des différences considérables dans l'évolution nes : la plus remarquable est celle qui résulte de cette circonstance de l'œuf a été suivie ou non de grossesse. Dans ce dernier cas, les parcourent rapidement toutes leurs périodes et n'atteignent jam développement : on les a désignés sous le nom de *faux corps jaunes* sent de bonne heure, et déjà au bout d'un ou de deux mois, on n'e que des traces à la surface de l'ovaire.

Faux corps jaunes.

Artères.

3° *Vaisseaux*. Les *artères* de l'ovaire lui viennent par un tron commun avec le corps de l'utérus et que j'ai désigné sous le nom *ovarienne*.

Arrivée au bord inférieur de l'ovaire, cette artère, qui naît de veau de la rénale et qui est remarquable par son trajet flexueux, quement dix ou douze branches, qui s'élèvent parallèlement et en nombreuses flexuosités, se divisent, s'enroulent et pénètrent dan son bord inférieur ou hile. Dans l'épaisseur de la substance médu mifications artérielles se subdivisent et s'anastomosent entre elles servant leur disposition en spirale. De ces vaisseaux, enfin, parten qui se répandent dans le stroma de la substance corticale et sur follicules de Graff.

Veines.

Les *veines* de l'ovaire, volumineuses et plexiformes, naissent des laires qui entourent les follicules de Graaf. Leurs radicules se réu tits troncs contournés en spirale, qui se rendent au hile en che les artères. Immédiatement au-dessous de l'ovaire, ces veines for admirable, dont les vaisseaux ont $0^{mm},5$ à 3 millimètres de diam corps spongieux, signalé par Jarjavay en 1852 (1), traversé en tous

(1) Jarjavay, *Anat. chirurg.*, t. I, p. 288.

...ar des fibres musculaires et constituant un organe érectile compa-...be du vagin. De la partie externe de ce bulbe partent deux veines, ...ter directement dans la veine-cave, à droite, et par l'intermédiaire ...rénale à gauche. Les veines ovariennes reçoivent, presque immé-...rès leur sortie de l'ovaire, les veines émanées du corps de l'utérus, ...e nom de veines utéro-ovariennes. Elles sont énormes, comme les ...in de la grossesse et immédiatement après l'accouchement.

...ux *lymphatiques* de l'ovaire suivent les artères et veines ovariennes. ...les, qui sont encore peu connues, se réunissent en petits troncs qui ...vaire par le hile et se rendent aux ganglions lombaires (1) — Vaisseaux lymphatiques.

...de l'ovaire proviennent du plexus ovarique, qui est une émanation ...inal. — Nerfs.

...ent. Les notions que nous possédons aujourd'hui sur le développe-...ires et la formation des follicules ovariques résultent des travaux ...de His, de Pflüger et ... Les ovaires, comme ..., se développent aux ...blastème secondaire qui ...le bord interne du corps ...et qui, chez le poulet, ...la fin du 4e jour de ... Du 4e au 5e jour, on ...jà, au milieu des cel-...mposent ce blastème, ...lules sphériques volu-...à noyau considérable : ...fs *primordiaux*. Au-des-...observe un stroma con-...voie de bonne heure, ..., des trabécules vascu-...divisent en groupes ...s considérables, cylin-...oïdes, puis les séparent ...autres. Ainsi plongés ...du stroma, les œufs, entourés de cellules plus petites, qui forment ...uleuse du follicule, reçoivent une enveloppe fibreuse du stroma. ...rouve deux œufs dans une même loge. — Développement. Leur situation.

Fig. 328.

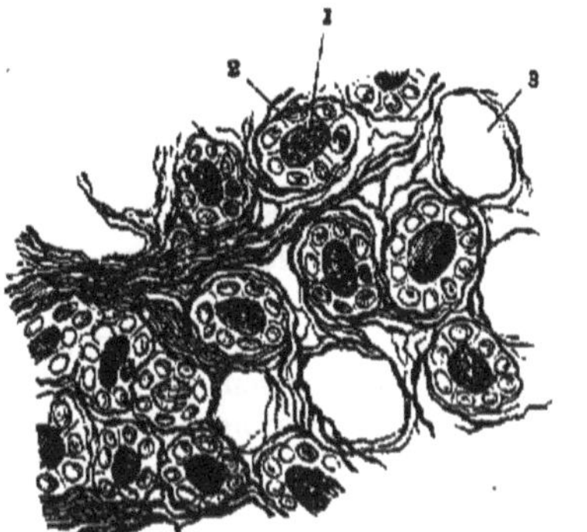

Section de la substance corticale de l'ovaire d'une petite fille nouveau-née (*).

...s ovariques existent donc chez le fœtus ; au moment de la nais-...montrent en couches très-serrées dans toute la substance corticale ...se composent, à cette époque, d'une petite masse arrondie de sub- — Existence des follicules.

(*) ...enveloppe celluleuse. — 3, mailles du tissu conjonctif, d'où les amas globuleux de ...ppés.

(1) ...rouvés bien souvent remplis de pus, et quelquefois énormément dévelop-...de la péritonite puerpérale, qui se complique si souvent d'ovarite et d'in-...vaisseaux lymphatiques. *Anat. pathol.*, avec pl., 17e livr.

...de Wolff ou *reins primitifs* sont des organes temporaires, qui appartien-...iers temps de la vie intra-utérine, et qui s'atrophient aussitôt que les ...nt développés.

stance granuleuse ou protoplasme, entourée d'une simple couche

Structure.

Le stroma de l'ovaire les divise en groupes séparés les uns des autres ceaux de tissu conjonctif, qui envoient des prolongements plus follicules de chaque groupe. Ce sont ces faisceaux, dépendance l'ovaire, qui constituent l'enveloppe fibreuse du folli bientôt, chez l'homme, amorphe. A la face interne loppe fibreuse, on rencon che simple de cellules apl augmentant d'épaisseur, épithélium pavimenteux drique et forme ensuite p ches superposées. La cav cule se montre d'abord dan lium sous la forme d'une lunaire, résultant de l'éc cellules dans une portion

Fig. 329.

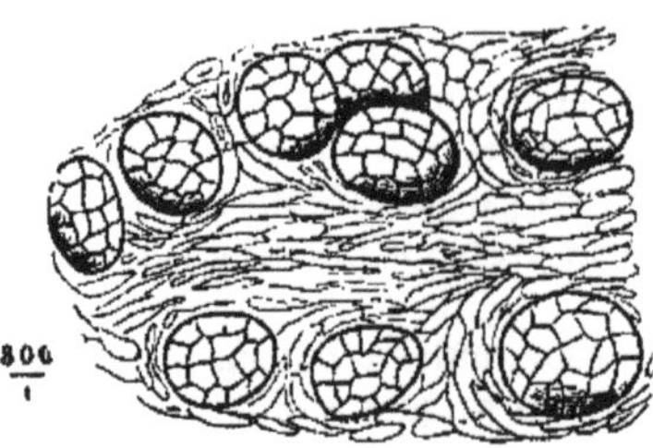

Follicules de la substance corticale de l'ovaire traitée par la potasse, puis lavée à grande eau.

phérie de l'œuf. Cette cavité, remplie de liquide, grandit de plus bablement par suite de la destruction des cellules qui forment finit par occuper la plus grande portion de la cavité du follicule contenu des follicules consiste en une substance finement granulée dans laquelle on distingue une vésicule sphérique, transparente de diamètre.

Volume de l'ovaire chez le fœtus.

Les ovaires sont relativement plus volumineux chez le fœtus que ce grand développement proportionnel porte principalement sur car, au lieu d'être ovoïdes, ils sont minces et aplatis. Leur surface ment lisse et polie.

Précocité du développement de l'ovaire.

Les ovaires sont extrêmement petits après la naissance et ne sub changement jusqu'à l'époque de la puberté. Cette époque est plus les ovaires que pour les autres organes génitaux. Chez des jeunes fi à quatorze ans, dont les organes génitaux externes, et l'utérus lui sentaient encore tous les caractères de l'état fœtal, les ovaires acquis tout leur développement : ils étaient ovoïdes, mous, spongie de sang.

Changements qui se passent dans les ovaires à chaque menstruation.

A l'époque de la puberté, il se passe dans l'ovaire des changem portants, sur lesquels Négrier (1) et M. Gendrin (2) ont les premier tention, et dont les observations de Pouchet, de Bischoff, de Racibor nous ont fait connaître les principaux détails.

Rupture de la vésicule de Graaf.

Il résulte des faits présentés par ces observateurs 1° que cha menstruelle s'accompagne, dans l'ovaire, d'un travail particulier, passer exclusivement dans un follicule de Graaf, lequel augmente ment de volume, devient superficiel, soulève et amincit la coque l'ovaire et finit par la rompre ;

2° Que cette rupture du follicule de Graaf a pour conséquence l'

(1) *Recherches anatomiques et physiologiques sur les ovaires de l'espèce h* dérés spécialement sous le rapport de leur influence dans la menstruation

(2) *Traité philosophique de médecine pratique*, t. II, p. 28. Paris, 1839.

ré des cellules du disque proligère, et son passage dans la trompe

passe donc chez la femme, à chaque période menstruelle et indé- de toute cause particulière, quelque chose d'analogue à la ponte s ovipares;

même phénomène s'opère chez les femelles des mammifères, à l'é-

follicule de Graaf, immédiatement après sa rupture, devient le siége spécifi qui donne naissance au *corpus luteum*, *corps jaune*, rem- rd par une cicatrice ardoisée.

s conservent, pendant toute la période de la vie marquée par la n, le développement qu'ils ont acquis à l'époque de la puberté. Du- tte période aussi, on y rencontre des vésicules de Graaf en voie de en sorte qu'il y a lieu de se demander si les vésicules si nombreuses chez le fœtus, se conservent sans modification aucune jusqu'à l'é- es sortent de cette espèce de léthargie pour se développer complé- -à-dire pendant quinze à cinquante ans, ou bien si ces premières détruisent au bout d'un certain temps, pour être remplacées par nouvelle formation. Une autre question, non moins intéressante, avoir si une seule vésicule arrive à maturité à chaque époque men- plusieurs atteignent à la fois leur développement parfait. L'obser- encore répondu nettement à ces questions (1). Si une seule vésicule que sorte dépensée à chaque menstruation, il faudrait environ trois les pour suffire au même nombre de menstruations qui ont lieu, t, sauf grossesse et allaitement, depuis l'âge de quinze ans, époque la puberté, jusqu'à celui de cinquante, époque ordinaire de la la menstruation. En l'absence de toute formation nouvelle de vé- raaf, il y a donc dans l'ovaire du fœtus infiniment plus de follicules nt pour fournir à tous les besoins de la vie de reproduction de la

oque critique, l'ovaire est privé de follicules. Il se rapetisse, se rata- la vieillesse, il perd sa forme ovoïde, s'aplatit, s'atrophie, devient rugueux, bosselé, et semble réduit à sa coque.

Usages. s ovaires sont les organes essentiels de la génération. Leur extirpa- les femelles de stérilité. Le rôle des œufs de Raër est le même que s des ovipares.

rons, à l'occasion de l'ovaire, à cause de son voisinage immédiat, culier connu sous le nom d'*organe de Rosenmüller*.

quelquefois plusieurs corps jaunes dans le même ovaire : sur une femme ans, j'ai trouvé l'ovaire droit beaucoup plus mou et plus volumineux que ; il contenait trois corps jaunes. Chacun de ces corps jaunes était formé rane plissée en dedans d'elle-même, à la manière de la lame jaune du u bulbe rachidien. Dans la cavité interceptée par les plis de cette mem- petit corps dur et noir, très-adhérent, que j'ai pris pour un caillot san- ces membranes était d'un beau jaune orangé. La femme qui est le sujet ation, avait eu deux enfants. Dans d'autres cas, au lieu de corps jaunes, un corps noir ardoisé, aplati comme un grain de raisin desséché, formé rane plissée sur elle-même ; les deux parois adhéraient fortement l'une de d'une fausse membrane.

Organe de Rosenmüller.

Organe de Rosenmüller. Il existe dans l'épaisseur du ligament l'extrémité externe de l'ovaire et la dernière circonvolution de la petit organe tubuleux, auquel Kobelt (1) a donné le nom de paro a été étudié avec beaucoup de soin par Follin (2). Cet organe, q par transparence dans l'épaisseur du ligament large, mais qu' mieux encore en enlevant le mince feuillet péritonéal qui le recouv en avant des vaisseaux ovariques; il a une forme triangulaire, à so

Sa situation.

Fig. 330.

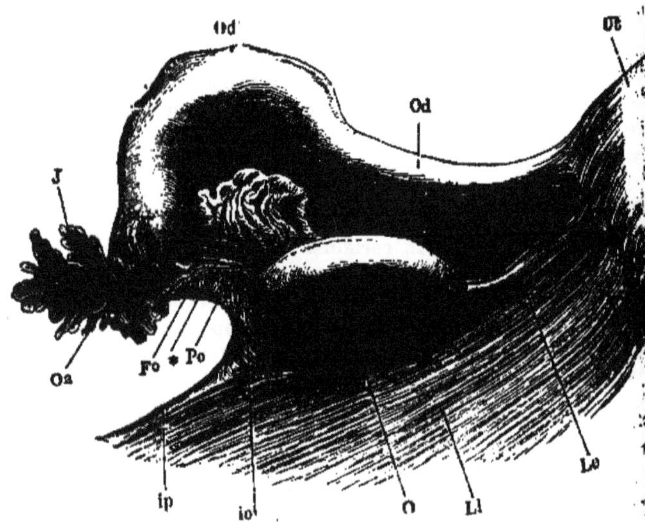

Angle supérieur gauche de l'utérus (Ut) *et portion du ligament large* (Ll) *et l'ovaire, vus par la face postérieure* (*).

Il se compose de quinze à vingt canalicules.

vers l'ovaire, et se compose, en général, de quinze à vingt canalic ment flexueux, inégaux en longueur, qui ont 0mm,3 à 0mm,5 de dia sont séparés les uns des autres par un espace variable.

Chez la femme adulte, cet ensemble de tubes est appendu à la m de l'ovaire; chez le fœtus à terme, il répond au milieu du bord cette glande.

Parmi ces canalicules, on distingue celui qui occupe le bord supé gane de Rosenmüller et qui joue le rôle d'un canal excréteur co transversal à sa partie moyenne et recourbé à angle droit à ses de tés, qui se dirigent vers le bord supérieur de l'ovaire. Les autres

(*) *Od*, isthme de l'oviducte. — *Od'*, ampoule de ce canal. — *J*, pavillon. — *Oa*, orifi la trompe. — *Fo*, frange ovarienne. — O, ovaire renversé en bas. — *Lo*, ligament de l' gament infundibulo-ovarique. — *ip*, ligament infundibulo-pelvien, coupé à son attach *Po*, organe de Rosenmüller, mis à nu par l'ablation d'une portion du feuillet postérieur d — *, rameau vasculaire qui longe le bord de l'ovaire.

(1) *Der Nebeneierstock des Weibes*. Heidelberg, 1847.

(2) *Recherches sur les corps de Wolff*, thèse inaug. Paris, 1850.

rpendiculairement de la portion transversale du canalicule marginal gent légèrement vers l'ovaire. Dans ce trajet, ils sont flexueux, d'un gal, et parfois le siége de renflements kysteux ou hydatiformes. Sou- canalicules s'unissent en un seul avant d'atteindre l'ovaire. Leur ovarique ou inférieure se termine en cul-de-sac et présente un ren- ins ou moins considérable.

Structure des canalicules.

de ces canalicules mesure environ $0^{mm},05$ en épaisseur ; elle se com- e enveloppe externe, formée de fibres annulaires, et d'une tunique fibres longitudinales, doublée à son intérieur par une couche d'épi- vibratile.

Vésicule pédiculée, dépendance de l'organe de Rosenmüller.

dépendance de l'organe de Rosenmüller, il faut mentionner une vési- ou moins pédiculée, située à l'extrémité externe du ligament large et adhérente à l'une des franges du pavillon de la trompe. C'est l'analogue cule de Morgagni, chez l'homme.

recherché s'il existe dans l'épaisseur du ligament large de la femme chose d'analogue au *conduit de Gaertner*, qu'on voit chez certains ani- is, à l'exemple de Blainville, il n'a rien rencontré de semblable à ce nalé A. C. Baudelocque, Gardien, Moreau et Mme Boivin.

L'organe de Rosenmüller est formé par les vestiges du corps de Wolff.

t des recherches de Follin que l'organe de Rosenmüller est formé bris du corps de Wolff, organe transitoire qui remplit très-probable- onctions du rein, avant le développement de ce dernier.

§ 2. — DES TROMPES UTÉRINES OU DE FALLOPE.

pes *utérines* (1), qu'on nomme encore trompes de Fallope, *tubæ Fallo-* nom de l'auteur qui le premier les a bien décrites, ou mieux *oviductes*, conduits placés dans l'épaisseur du ligament large, et qui s'étendent angles supérieurs de l'utérus jusque sur les côtés de l'excavation du in.

Situation.

et direction. Flottantes en quelque sorte dans le petit bassin, entre les ui sont en arrière, et les ligaments ronds, qui sont en avant, les trom- es occupent l'aileron moyen des ligaments larges, dont elles constituent périeur; elles se dirigent d'abord transversalement en dehors, et au de se terminer, s'infléchissent en bas, en arrière et en dedans, pour se er de l'extrémité externe de l'ovaire, auquel elles tiennent par un pro- t fort remarquable. Rectilignes ou à peu de chose près rectilignes oitié interne de ce trajet, elles décrivent le plus ordinairement, dans ié externe et souvent même dans toute leur longueur, des flexuosités certains cas, et surtout lorsque la trompe a été le siége d'une inflam- ronique ou d'une hydropisie, sont tellement considérables qu'elles re- t jusqu'à un certain point les contours sinueux de la partie du canal ui avoisine l'épididyme.

Direction.

Flexuosités de la moitié externe.

Mobilité.

ments larges constituent à l'oviducte une sorte de mésentère très- ui permet d'exécuter des mouvements fort étendus. Aussi n'est-il pas ouver la trompe repliée, soit en avant, soit en arrière, et fixée par des s pathologiques. Ces adhérences accidentelles, si fréquentes, impri- avillon de la trompe une direction toute différente de celle qui lui ap-

(1) G. Richard, *Anat. des trompes utérines*, thèse inaug. Paris, 1851.

partient dans l'état normal. Les trompes peuvent être entraînées da[illegible] nie avec les ovaires, ainsi que j'en ai vu plusieurs exemples; elles pe[illegible] se déplacer indépendamment des ovaires (1). L'utérus ne saurait cha[illegible] sition sans entraîner avec lui au moins leur extrémité interne.

Longueur. La *longueur* des trompes, qui est de 10 à 14 centimètres, varie [illegible] d'un côté à l'autre.

Forme. *Forme.* En raison de sa forme, l'oviducte a été comparé par Fall[illegible] trompe; il commence, en effet, du côté de l'utérus par un canal d'[illegible] extrême, s'élargit graduellement en dehors et se termine par une [illegible] évasée en forme d'entonnoir, qu'on appelle *pavillon* de la trompe. [illegible] interne, très-étroit, conduit dans la cavité utérine; son orifice exte[illegible] dans la cavité péritonéale et présente ce fait, unique dans l'organism[illegible] de la communication directe d'une cavité muqueuse avec une cav[illegible]

Pavillon de la trompe.

Autour de cet orifice libre, qui m'a paru un peu plus rétréci que la [illegible] trompe à laquelle il fait suite, se développe le pavillon de la trompe, [illegible] ment membraneux, qui entoure cet orifice à la manière dont la co[illegible] fleur enveloppe et protége les étamines et le pistil, et qui est découpé [illegible] ou festons irréguliers et comme plissés, d'où le nom de *morceau f*[illegible] lequel il a été désigné. Celles de ces franges qui sont les plus con[illegible] sont elles-mêmes frangées ou dentelées sur leurs bords. Pour bien [illegible] disposition, il faut plonger la trompe dans un liquide : on voit alors u[illegible] tude de franges ou de petits lambeaux inégaux en longueur, flottants[illegible] tués par des plis inégalement découpés, qui forment quelquefois deux [illegible] cercles concentriques.

Des franges du pavillon.

La surface interne des franges présente des plis longitudinaux ou [illegible] très-saillants, qui se prolongent dans l'intérieur de l'oviducte.

Nombre et dimensions. Le *nombre* et les *dimensions des franges* sont extrêmement variable[illegible] elles existent à peine, et alors le bord du pavillon paraît simplement [illegible] tantôt elles sont fort développées, mesurant jusqu'à 3 centimètres en [illegible] et tellement nombreuses qu'elles cachent complétement l'orifice de l'[illegible] Leurs bords, au niveau desquels on admet ordinairement que la sére[illegible] tonéale se continue avec la muqueuse tubaire, sont rarement arrondis[illegible] le plus souvent ils sont festonnés, dentelés ou garnis de petites fran[illegible] daires. Généralement lancéolées, elles sont parfois ovalaires ou filifor[illegible] adhérences, peut-être anormales, unissent quelquefois les extrémités [illegible] deux franges voisines. Souvent la base d'une frange est percée de t[illegible] lui donnent l'aspect d'un treillage.

La longueur des franges varie entre 10 et 15 millimètres. Mais il en[illegible] celle qui constitue la partie postérieure de la corolle, qui se fait rem[illegible] ses grandes dimensions et par le développement des franges secondaires [illegible] garnis ses bords. Beaucoup plus considérable que toutes les autres, ce[illegible] se renverse de dedans en dehors et, soutenue par un petit ligament [illegible] *tubo-ovarien*, qui s'étend du pavillon à l'extrémité externe de l'ov[illegible] va se fixer à cette extrémité. Une disposition curieuse, signalée pa[illegible]

Frange tubo-ovarienne.

(1) Je n'ai jamais vu de hernie de l'ovaire sans hernie de la trompe, et [illegible] hernie de la trompe sans hernie de l'ovaire. L'ovaire serait-il donc entraîné par [illegible] au lieu d'entraîner cette dernière dans son déplacement? Les faits me paraissent [illegible] cette question par l'affirmative.

cette longue et large frange, qui est triangulaire, est repliée en gout-
...rté en arrière et en bas. D'après les recherches de G. Richard, cette
...-ovarienne ne serait pas constante. Tantôt elle s'avance jusqu'à l'ovaire
...lle s'arrête en chemin. Dans ce dernier cas, le bord libre du ligament
...ien, dans sa portion étendue entre l'extrémité de la frange et l'ovaire,
...un aspect muqueux, quelquefois même un sillon médian et une série
...ces aplatis, déchiquetés, com-
...aux laciniures secondaires des
...véritables. Très-rarement l'es-
...e le pavillon et l'ovaire est oc-
...quement par le bord libre du
...large (*io*, *fig.* 330).

...cte peut se diviser en trois
... celle qui est comprise dans
... de la paroi utérine, la por-
...ou le corps de la trompe et le

Fig. 331.

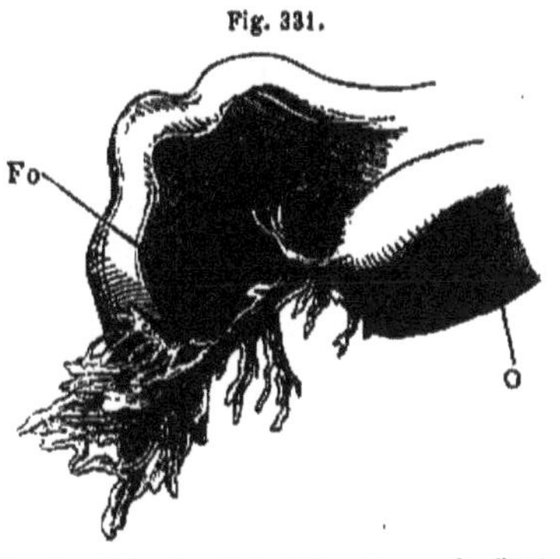

Ovaire (O) *et extrémité externe de l'oviducte, avec franges perforées. Franges ovariennes* (Fo) *garnies de nombreuses franges secondaires.*

Des trois portions de l'oviducte.

Portion intra-utérine.

...tion *intra-utérine* a environ un
... de longueur; elle est recti-
...écrit une légère courbe à con-
...férieure. Sa cavité, assez uni-
...très-étroite, prolonge en dehors
...de corne ou d'entonnoir que
...en haut, de chaque côté, la
...rine. L'orifice de communication entre l'utérus et la trompe (*ostium*
...), ordinairement occupé par du mucus épais, qui empêche le liquide
...ans la matrice de passer dans la cavité du péritoine, est arrondi et
...viron 2 millimètres en diamètre. Il forme une limite nette entre la
... utérine et la muqueuse tubaire : la première est lisse, polie, rosée
...de nombreuses ouvertures glandulaires; l'autre est pâle, blanche et
...ns le sens longitudinal.

Corps de l'oviducte.

...*de l'oviducte* se détache du sommet de l'angle supérieur de l'utérus,
...immédiatement dans l'aileron moyen du ligament large; rectiligne à
...e, dans l'étendue de deux ou trois travers de doigt, il forme ensuite des
...ou circonvolutions, variables quant à leur nombre et à leur étendue,
...plus marquées, en général, que la trompe appartient à un sujet plus
...s circonvolutions sont indépendantes de l'enveloppe péritonéale de l'or-
...persistent quand on insuffle la trompe, après avoir enlevé le péritoine.
...ion rectiligne ou interne du corps de l'oviducte est plus étroite que la
...externe ou onduleuse; la première, à laquelle Barkow a donné le nom
...de la trompe (330, *Od*), a un diamètre de 2 à 3 millimètres; la seconde,
...e propose d'appeler l'*ampoule*, est légèrement aplatie d'avant en arrière
...de 6 à 8 millimètres en diamètre, quelquefois même davantage; sou-
...se rétrécit un peu, près de son extrémité. La transition entre ces deux
...st ordinairement assez brusque.

...nvolution la plus externe de la trompe présente une disposition cons-
...convexité est dirigée en haut et en dehors; l'extrémité périphérique
...ute, en d'autres termes, se dirige d'abord en bas, puis en arrière, de
... l'orifice abdominal regarde en arrière et en bas.

Calibre de l'oviducte.

Ces différences de diamètre entre les deux portions de l'oviducte des différences analogues dans le calibre. Tandis que la portion inte peine admettre dans sa cavité une soie de sanglier, la portion externe cilement l'extrémité d'une sonde de moyenne grosseur. Du reste, les l'oviducte sont habituellement appliquées l'une contre l'autre, et sa ca plétement effacée, se présente sur une coupe transversale, en deda forme d'un point, en dehors, sous celle d'une étoile, dont les branc trent entre les nombreux replis longitudinaux de la muqueuse tubai

Capillarité de sa portion utérine.

Dans la portion de ce conduit qui traverse les parois de l'utérus, le est capillaire, et ce n'est qu'avec beaucoup de difficulté qu'on parvie l'œil nu l'*orifice utérin* de la trompe, *ostium uterinum* (1). Il n'est pas tr trouver le pavillon de la trompe oblitéré. Dans les cas d'oblitération de abdominal, la trompe se dilate à la manière d'un cône à base tournée ses inflexions deviennent alors extrêmement prononcées.

Orifice utérin de la trompe.

Surface interne.

Plis longitudinaux de la surface interne de la trompe.

Toute la *surface interne* de l'oviducte, qui est d'un blanc rosé, se quer par des plis longitudin largeur inégale, qui se tou leurs faces. Ces plis, qui son parallèles à l'axe de la trom mencent dans la région intr par deux ou trois petites crête nent plus nombreux et plus dans la portion interne du corp ducte et prennent leur plus g loppement dans la portion é canal.

Fig. 332.

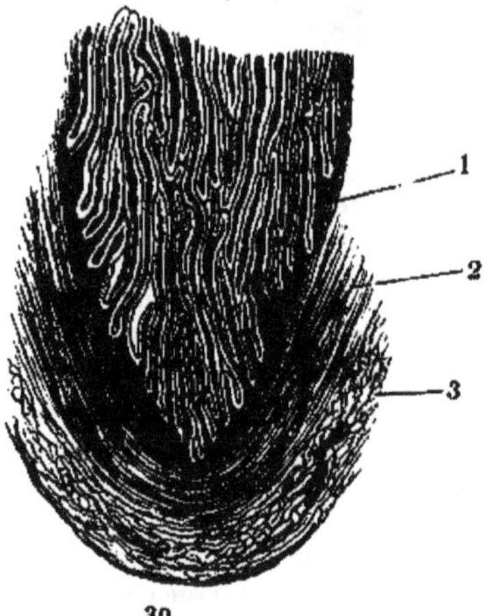

1
2
3

$\frac{30}{1}$

Portion inférieure d'une section transversale de l'ampoule d'un oviducte durci dans l'alcool (*).

Ils sont plus ou moins saill ques-uns dépassent à peine le la muqueuse, d'autres ont jus limètres de hauteur. Leur sect versale donne parfois l'image en cæcum (*fig.* 332), d'autres de villosités arborescentes (*fig.* ce dernier cas, les plis princi garnis, sur leurs deux faces, condaires, qui eux-mêmes pe couverts de plis tertiaires. aussi la surface des plis pr reliefs linéaires, espèces de côtes saillantes, unies entre elles et li champs ou alvéoles irréguliers, qui ne dépassent pas 0mm,03 en largeur on ne rencontre aucune valvule, ni dans le trajet, ni aux orifices de l

(*) Les plis sont juxtaposés et s'emboîtent d'un côté à l'autre. — 1, muqueuse. — 2, tu leuse. — 3, tunique celluleuse.

La trompe fait communiquer la cavité utérine avec la cavité péritonéale.

(1) Le conduit de la trompe s'ouvrant, d'une part, dans la cavité de l'uté part, dans celle du péritoine, il en résulte que ces deux cavités communiq elles, disposition qui a fait conjecturer que certaines péritonites pouvaien pendre du transport dans la cavité péritonéale, à travers les trompes, d'un li tenu dans la cavité utérine.

remarquer que le degré de développement de ces plis varie avec les plus ordinairement ils sont tellement nombreux et saillants, qu'ils

Fig. 333.

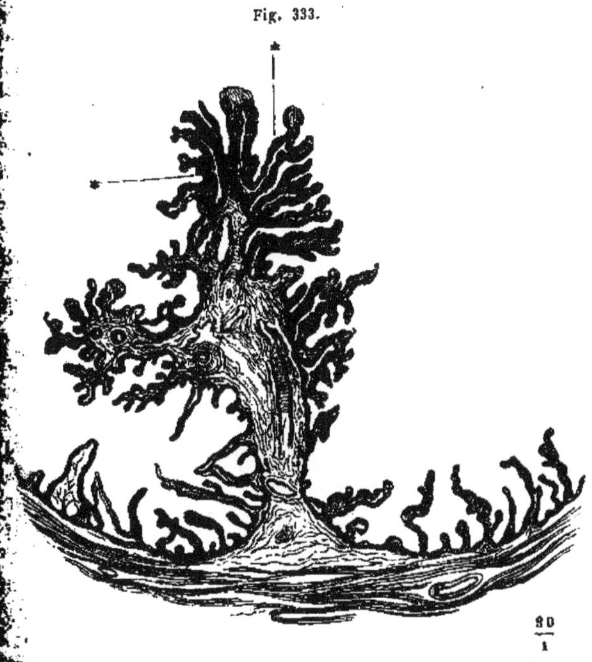

...nsversale d'un pli très-complexe de l'ampoule, avec nombreux plis secondaires (*).

...nt complétement la cavité du canal, ne laissant entre eux que des ...oites; quelquefois ils sont si peu développés et en si petit nombre ...récissent à peine la lumière ...ucte. Il peut arriver que ...voisins se soudent par leur ... libre, de manière à for... parois d'un canal plus ou ...g (fig. 335, *). Dans l'épais... ...ssu conjonctif qui sert de ...s ces plis, Henle a ren... ...s lacunes ou cavités d'une ...ure, qui ne sont point ta... ...r un épithélium et qui se ...nt peut-être au système lym...

Fig. 334.

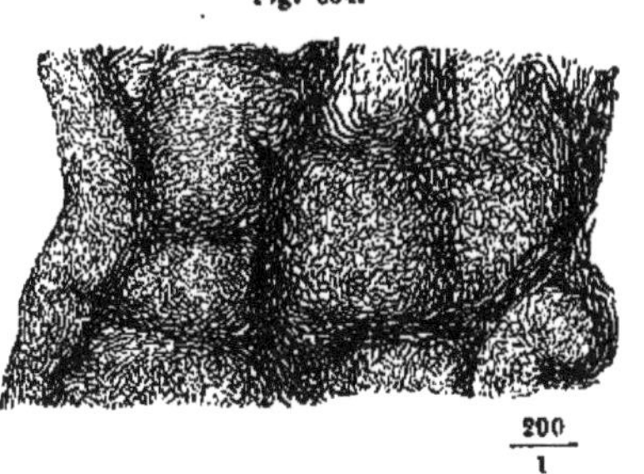

Section horizontale d'un pli de l'ampoule pourvu de plis secondaires.

...portion étroite, la trompe ...au toucher, inextensible, et offre une grande analogie d'aspect avec ...déférent; dans sa portion large, elle est affaissée sur elle-même et ...des parois minces et extensibles.

...acunes dans l'épaisseur du pli.

Pavillons accessoires. Un point des plus intéressants de l'histoire des trompes a été si... G. Richard : il n'est pas extrêmement rare de rencontrer à la surface... ducte un ou deux petits pavillons surnuméraires, formés, comme le pa... minal, par la muqueuse tubaire découpée en franges, et percés d'une o...

Fig. 335.

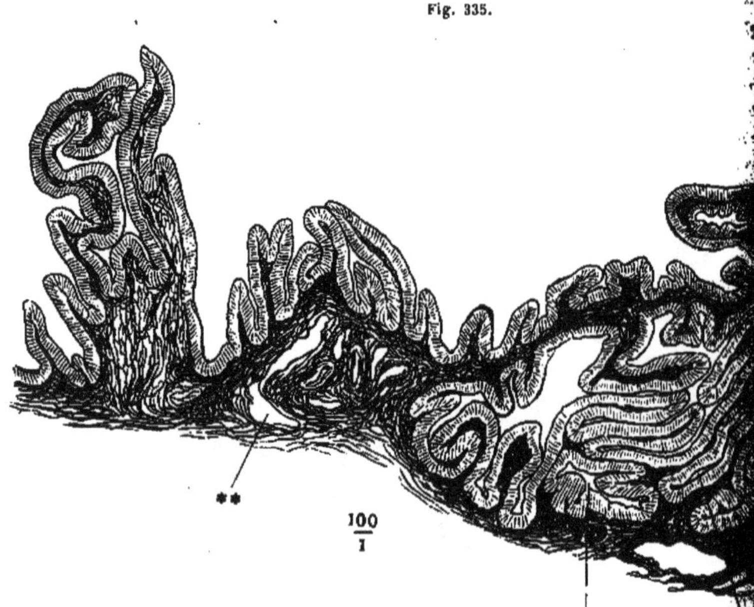

Muqueuse de l'ampoule coupée en travers (*).

qui conduit dans le canal de la trompe. Cette disposition est si fréqu... Richard l'a constatée cinq fois sur trente cas. Quelquefois l'orifice acc... rapproché du pavillon normal; d'autres fois il s'en trouve éloigné et... peu près le milieu de la longueur de la trompe. Dans un cas, cet or... supporté par un pédicule creux. Jamais on n'a rencontré sur une même... plus de trois pavillons.

Structure. ***Structure.*** Trois tuniques constituent la paroi de l'oviducte : une... externe ou séreuse, une tunique moyenne ou musculeuse, et une tu... terne ou muqueuse.

Le ***péritoine*** fournit la tunique séreuse, qui n'adhère que lâchem... trompe utérine et n'enveloppe que les trois quarts de sa circonférence... rence devient plus intime au niveau du pavillon, dont le péritoine... face externe, pour se continuer avec la muqueuse au niveau du b... des franges. Dans le tissu cellulaire très-lâche qui unit la tunique sér... tunique musculaire, on rencontre parfois de petits faisceaux musculair... tudinaux.

(*) On voit en *, *, les sections de canaux résultant de la fusion de plis secondaires. — **, ... *phatique)* creusée à la base des plis.

...*ue musculeuse* de l'oviducte forme une membrane blanche, d'un tissu ...erré. Son épaisseur est d'environ un demi-millimètre dans la portion ...la trompe utérine. Elle est composée, en grande partie, de fibres an- ... sa surface s'appliquent des faisceaux de fibres longitudinales, dont ...ns pénètrent également dans son épaisseur, et qui semblent être une ... des fibres musculaires de l'utérus. En traversant la paroi utérine, la ...usculeuse de l'oviducte reste parfaitement distincte de celle de la ...(fig. 339).

...*ue muqueuse*, qui seule constitue les nombreux plis de la face interne ...ete, n'offre ni glandes, ni villosités ; elle se compose d'une *couche fon-* ...formée de tissu conjonctif et de fibres musculaires longitudinales, et ...*lium vibratile*, dont les cellules ont de 0mm,02 à 0mm,03 de hauteur. ... garnissent la surface libre de ces cellules, exécutent des mouvements ... est de faire cheminer les liquides et l'œuf vers la cavité utérine.

Usages. ...s trompes, qui sont, chez la femme, les analogues du canal déférent ... servent de conduit de transmission, d'une part, au principe fécon- ...e, qui, du vagin, où il est déposé, se porte, par l'utérus et la trompe, ... ; d'autre part, à l'œuf, qui, de l'ovaire, doit être porté dans l'utérus. ... de transmission est démontré 1° par la stérilité des femelles chez ... a lié les trompes ; 2° par l'existence des grossesses tubaires, dans ... germe fécondé, s'arrêtant dans la cavité de la trompe, y parcourt ... de son évolution.

...n de la trompe a pour usage d'embrasser l'ovaire au moment de la ...u follicule de Graaf et de s'appliquer sur le point d'où se détache ... de là que toute adhérence de l'ovaire ou de la trompe qui s'oppose ...organes, est une cause de stérilité. La disposition en gouttière de la ...ienne doit être prise en considération dans l'explication du méca- ...quel s'opère la transmission de l'ovule de l'ovaire à la trompe, ou ...écondant de la trompe de l'ovaire.

Développement. ...*ment*. Les trompes, de même que l'utérus et le vagin, résultent du ...ent des *canaux de Müller*, qui, comme nous l'avons vu, s'étendent ...antérieure des corps de Wolff, avec lesquels ils n'ont aucune con- ...boutissent au pédicule de l'allantoïde, en se confondant sur la ligne

...rincipe, les trompes utérines sont proportionnellement plus dévelop- ...corps de l'utérus, si bien qu'elles paraissent se continuer l'une avec ...ur extrémité utérine. Elles conservent ce développement relatif ...poque de la puberté. Les trompes utérines sont bien plus flexueu- ...les deux derniers mois de la vie intra-utérine qu'elles ne le seront

§ 3. — DE L'UTÉRUS.

...*triculus*, outre) ou *matrice* (*mater*, mère) est l'organe de la gestation ...chement. C'est une espèce de poche, à parois épaisses et muscu- ...inée à servir de réceptacle à l'œuf fécondé, à lui fournir les maté- ...aires à son développement, et à l'expulser au dehors à l'époque de la

Situation. Piriforme et aplati d'avant en arrière, l'utérus est situé dans l'excavation du bassin, sur la ligne médiane, entre la vessie et le rectum, du paquet intestinal, au-dessus du vagin ; il est maintenu dans se suspendu, pour ainsi dire, dans la cavité pelvienne par divers replis du et par des faisceaux musculaires, en grande partie placés dans l'épaiss replis. Ces liens ou *ligaments* de l'utérus sont au nombre de six, trois côté : les ligaments larges, les ligaments ronds et les ligaments utéro-

Moyens de fixité.

1° Ligaments larges. Forme.

1° Les *ligaments larges* sont deux replis péritonéaux transversalem des bords de l'utérus aux parois latérales de l'excavation du bassin.

Les ligaments larges ont une forme quadrangulaire ; leur bord inte au bord de la matrice, ou plutôt les deux feuillets qui les constituent, s pour recevoir celle-ci dans leur écartement. Je ferai remarquer que les larges s'attachent à la lèvre antérieure des bords de l'utérus, si bien l'épaisseur de ces bords se voit derrière les ligaments larges, et que, quent, ces ligaments sont sur le même plan que la face antérieure de Leur bord externe se continue avec le péritoine qui tapisse l'excavation

Au niveau de leur bord inférieur, qui répond à la ligne bisciatique feuillets du ligament large se séparent pour tapisser le plancher p tissu cellulaire à larges mailles et renfermant peu de graisse s'inte niveau, entre ces feuillets et les unit à l'aponévrose pelvienne. Ce laire se continue directement avec celui qui se trouve sur les côtés du rectum, en bas, dans la fosse iliaque, latéralement, autour de la avant ; il communique aussi, à travers l'échancrure sciatique, ave cellulaire profond de la fesse. Cette disposition est de la plus haute dans l'étude des collections de sang et de pus qui peuvent se produire région.

Le bord supérieur des ligaments larges se divise, de chaque côté replis ou reliefs, formés, l'un, postérieur, par l'ovaire et son ligam antérieur, par le ligament rond, et le troisième, moyen, par la tro cette disposition qui a fait considérer au ligament large *trois ailerons* chauve-souris, *vespertilionis alæ*). L'aileron moyen, qui contient les t le plus considérable, le plus élevé, et constitue véritablement le bord des ligaments larges.

Leurs trois ailerons.

Les ligaments larges peuvent être considérés comme formant dans l' du bassin une cloison transversale, dans l'épaisseur de laquelle se trou l'utérus avec ses annexes, cloison qui divise l'excavation en deux m antérieure, qui loge la vessie, et une postérieure, dans laquelle on r rectum et presque toujours, avec lui, des anses de l'intestin grêle et de l'S iliaque du colon.

Les ligaments larges divisent l'excavation du bassin en deux moitiés.

Texture.

Les ligaments larges sont formés par deux lames péritonéales et p che de tissu cellulaire intermédiaire, dans laquelle cheminent les vaisseaux et nerfs destinés à l'utérus et à l'ovaire, ainsi qu'une fibres musculaires émanant de l'utérus. On y rencontre également les *corps de Wolff* ou l'*organe de Rosenmüller*, dont il a déjà été question.

Fibres musculaires des ligaments larges.

Les *fibres musculaires des ligaments larges*, sur lesquelles M. Richet, naître leur véritable nature, avait déjà appelé l'attention (1), et dont une connaissance plus exacte à M. Rouget, partent toutes des bords l'utérus et se dirigent vers la paroi du bassin. Elles sont loin de form

(1) *Traité d'anatomie médico-chirurgicale*, p. 738.

...e; leurs faisceaux, plus ou moins larges, constituent une sorte de ...de canevas à larges mailles, entremêlé de réseaux vasculaires et ner... couvert et masqué par du tissu conjonctif. L'utérus et ses annexes ...suivant M. Rouget, dans l'épaisseur d'une large membrane muscu... ...les ligaments péritonéaux sont une dépendance; les ligaments ronds, ... de l'ovaire, les ligaments tubo-ovariens, les ligaments utéro-sacrés, ...ligaments larges eux-mêmes, ne seraient que les diverses portions de ...rane.

Usages. ...ments larges n'empêchent point l'utérus de s'incliner soit en avant, ...ère; mais, suivant M. Richet, ils s'*opposent aux flexions* du corps sur ... qu'on ne les trouve jamais tendus dans toute leur étendue, ce sont ...t qui mettent obstacle aux déviations latérales de la matrice. Les ...rges permettent à la matrice de s'abaisser notablement, sans être ...ur rôle principal consiste à fournir, par l'écartement de leurs feuil... ...ce suffisant pour le volume considérable qu'acquiert la matrice dans ...: on les voit alors s'effacer presque complétement.

Ligaments ronds. ...*ments ronds* (*cordons sus-pubiens*, Chaussier) sont deux cordons arron... ...tres, étendus des bords de l'utérus à la région pubienne; leur volume ...une plume de corbeau. Le ligament rond droit est, suivant Chaussier, ...que celui du côté gauche; mais cette différence s'applique plus par... ...nt à l'utérus chargé du produit de la conception, à cause de l'obli... ...le droite de cet organe. J'ai eu souvent occasion de voir que cette ...ligament rond gauche, dans l'obliquité latérale gauche, s'accompa... ...mment d'une augmentation notable du volume de ce cordon (1).

Origine, direction et trajet. ...ments ronds naissent, non des angles supérieurs de l'utérus, mais des ...aux de cet organe, au-dessous des trompes et sur un plan un peu an... ...là, ils se portent en avant, en bas et en dehors, en soulevant le feuil... ...ur du ligament large correspondant, gagnent l'orifice abdominal ...guinal, dans lequel ils s'engagent, le parcourent dans toute sa lon... ...aversent l'orifice cutané de ce canal, pour venir se terminer en s'é... ...dans le tissu cellulaire du mont de Vénus, de l'aine et de la grande ...pondante.

Texture. ...ments ronds sont constitués principalement par des fibres musculaires ...sont évidemment une émanation du tissu utérin. Quand on suit ...vers la matrice, on les voit s'étaler en éventail sur toute l'étendue de ...érieure et de la face postérieure de cet organe, mais principalement ...rtion supérieure. Au niveau de l'orifice supérieur du canal inguinal, ...triées, en assez grand nombre, s'ajoutent aux fibres lisses. Ces fibres ...nalées par M. Rouget, remontent vers la matrice et se perdent tan... ...nage de cet organe, tantôt après un trajet de quelques centimètres

Veines. ...mment de ces fibres, le ligament rond contient dans son épaisseur ...ombre de vaisseaux et surtout de veines, qui peuvent devenir vari... ...rticulièrement au niveau de l'orifice externe du canal inguinal, où ...elquefois simulé une hernie (2).

(1) ...cas de grossesse, lorsque l'utérus a franchi le détroit supérieur, les liga... ...sont obliques de haut en bas et d'arrière en avant.

(2) ...mmuniqué à la Société anatomique, en 1826, un cas de dilatation variqueuse

Chez le fœtus, et quelquefois même après la naissance, les ligam sont accompagnés, dans le trajet inguinal, par un prolongement du analogue à celui qui, dans le sexe masculin, accompagne le cordon Ce prolongement ou diverticule, connu sous le nom de *canal de N* tère plus tôt ou plus tard, de même que la portion de tunique vagin pond à l'anneau inguinal. Mais quelquefois cette oblitération n'a p c'est peut-être cette disposition qui explique la fréquence assez g hernies inguinales chez les femmes. Pendant mon séjour comme l'hospice de la Salpêtrière, j'ai rencontré assez souvent le canal de sistant chez les femmes les plus avancées en âge.

Canal de Nück.

Usages.

Les ligaments ronds ne sont jamais tendus et, par conséquent, ne mettre obstacle aux divers déplacements de l'utérus.

Ligaments utéro-sacrés.

3° Les *ligaments postérieurs* ou *utéro-sacrés* s'étendent de la portion du corps de l'utérus aux parties latérales du sacrum; enveloppés p toine, ils figurent deux replis semi-lunaires (*plis de Douglas*) don internes, concaves et tranchants, passent sur les côtés du rectum et l ouverture ovalaire, qui conduit dans une sorte d'arrière-cavité for dépression recto-vaginale du péritoine.

Structure.

Les ligaments utéro-sacrés sont formés de fibres musculaires lisses, tachent de l'utérus, et d'une enveloppe péritonéale.

Usages.

Il résulte des expériences de Malgaigne que ce sont les ligaments crés qui constituent l'obstacle principal à l'abaissement de la mat vulve. Quand on exerce des tractions sur le col, on les voit se tendr après leur section, l'utérus descend notablement. Mais bientôt il est les ligaments larges et par la résistance du plancher pelvien, principa celle du péritoine qui, de la paroi du bassin, se réfléchit sur la vess et le rectum. M. Richet attribue encore un autre rôle aux ligament crés : il les croit destinés à empêcher la matrice d'être refoulée en av la vessie; sans eux, ce réservoir serait exposé à des compressions très contre le pubis, soit lorsque l'utérus est distendu, soit lorsque le remplì de matières fécales, ainsi que cela arrive fréquemment chez l qui sont sujettes à des constipations opiniâtres.

Direction de l'utérus.

Direction. L'*axe* longitudinal de l'utérus est obliquement dirigé de h et d'avant en arrière, c'est-à-dire qu'il se confond avec celui du détroit du bassin et fait avec l'axe du vagin un angle obtus ouvert en avant que le fond de l'utérus regarde en haut et en avant, son sommet, en en bas. Cette direction, qu'on doit considérer comme la direction n sujette à de nombreuses variations, qui, dans certaines limites, n'e pathologique.

Sa mobilité.

En effet, la nature des connexions de l'utérus, qui sont lâches et e permet à cet organe de flotter, pour ainsi dire, dans l'excavation du d'y exécuter des mouvements plus ou moins étendus. La facilité av on peut l'attirer vers la vulve, dans certaines opérations chirurgic déplacement qu'il subit durant la grossesse, où on le voit s'élever d men, prouvent sa grande mobilité (1).

énorme de ces veines, qui, pendant la vie, avaient présenté exactement l'aspec nie inguinale épiploïque.

(1) L'utérus peut être déprimé par une forte pression exercée de haut en b

l'utérus présente de fréquentes déviations, dont l'histoire se rattache l'accouchement ; mais parmi ces déviations, il en est une que l'on comme normale, à cause de sa fréquence : c'est celle qui donne à l'axe une direction oblique de haut en bas et de droite à gauche. Elle endre de la présence du rectum sur le côté gauche du bassin. Dans la cette inclinaison, à peu près constante, est souvent très-exagérée ; elle port avec la position la plus ordinaire du fœtus, celle dans laquelle correspond à la cavité cotyloïde gauche de la mère. Obliquité latérale de l'utérus.

de recherches fort nombreuses que nous devons à Boulard, Aran, et Verneuil, que l'axe de l'utérus, à l'état normal, n'est pas recti-coudé vers sa partie moyenne, ou plutôt qu'il forme une courbe moins régulière, à concavité antérieure. Sa direction curviligne.

courbure ou flexion de l'utérus, suivant Malgaigne, est marquée surtout vessie est vide et diminue à mesure que le réservoir est distendu par état de réplétion ou de vacuité du rectum peut produire un effet in- déterminer avec précision la situation respective des organes et qu'ils peuvent exercer les uns sur les autres, suivant qu'ils sont ou moins par leur contenu, M. Legendre a pratiqué des coupes sur des congelés. Il résulte de ses recherches que le développement plus ou moins de la vessie ou du rectum peut déterminer un déplacement de totalité, en arrière ou en avant, mais paraît être sans influence sur la respective du corps et du col ; ce n'est que dans des cas pathologiques deux portions de l'utérus ont une direction différente et forment entre angle ouvert, soit en avant (antéflexion), soit en arrière (rétroflexion). Effet de la distension de la vessie ou du rectum sur la direction de l'utérus.

considérations que nous avons présentées à l'occasion de la vessie, encore ici leur application. Rien ne prouve que ce que nous rencontrons mort, soit l'expression de ce qui existe pendant la vie. Dans cette der- circonstance, en effet, la tonicité du tissu musculaire et la réplétion des sanguins donnent à la matrice une turgescence qui lui permet de main- forme et sa direction propres beaucoup mieux qu'après la mort.

femmes qui ont eu des enfants, on trouve souvent l'utérus horizon- placé, son fond appliqué sur le rectum et sur le sacrum, les intestins sent sur sa face antérieure, qu'ils dépriment si bien, lorsqu'ils rem- excavation du bassin, qu'il n'est pas rare de voir le fond de l'utérus re- arrière et en bas, et son col en avant et en haut. Chez un certain sujets, on rencontre le corps de l'utérus infléchi en arrière sur le manière du ventre d'une cornue sur son bec (1). Très-souvent l'utérus de la ligne médiane ; il est dévié à gauche, de telle façon que les deux ou quelquefois la totalité de l'organe sont à gauche de cette ligne sur un sujet, la ligne médiane répondait au bord droit de l'utérus ; le fond de l'utérus appuyait sur la symphyse sacro-iliaque gau- primait le rectum ; plus rarement, l'utérus est dévié à droite de la ligne. Variétés de l'axe de l'utérus.

utilise cette circonstance dans les cas de perte utérine produite par une commençante, lorsqu'il est d'un si grand intérêt de compléter le décollement mettre un terme à l'hémorrhagie.

que les praticiens modernes attachent une trop grande importance à toutes de l'axe de l'utérus, soit en avant, soit en arrière, et qu'ils leur rapportent qui tiennent à une tout autre cause.

Nombre. — L'utérus est *unique* dans l'espèce humaine ; il est double chez le
Utérus double. — nombre des animaux. Les prétendus utérus doubles observés dans
maine ne sont que des matrices bifides ou cloisonnées, dépendant d
développement. La bifidité peut exister ou dans le corps de l'utérus
ou bien à la fois dans le corps et dans le col, et même dans le vagin

Absence de l'utérus. — D'autre part, on rapporte dans les auteurs un certain nombre d'
tendant à prouver que l'utérus peut faire défaut. Mais lorsque l'a
mis de constater l'état réel des choses, on a presque toujours trouvé
rudimentaire, interposée entre le rectum et la vessie.

Volume. Ses différences suivant l'âge. — Le *volume* de l'utérus est variable suivant l'âge et suivant certain
physiologiques, qui sont propres à cet organe. Réduit à de très-pe
sions jusqu'à la puberté, il se fait remarquer surtout par la préd
col sur le corps. Au moment de l'éruption des règles, il prend un
loppement ; puis il augmente un peu de volume à chaque période
pour revenir ensuite à ses dimensions primitives. Les grossesses
influence plus durable sur le volume de l'utérus, qui, après l'accou
revient pas complétement à ses dimensions premières. Dans la vieill
s'atrophie, au point d'être réduit quelquefois au volume qu'il offre
fants nouveau-nés.

Les chiffres exprimant les dimensions de l'utérus, dans ses divers
physiologiques, se trouveront plus loin, avec ceux qui se rapportent
sions des cavités utérines.

Poids. — Le *poids* de l'utérus est de 24 à 40 grammes chez les filles pub
64 grammes chez les femmes qui ont eu des enfants ; je l'ai trou
grammes chez de vieilles femmes dont l'utérus était atrophié. A
grossesse, le poids de l'utérus est de 750 à 1500 grammes.

I. — CONFORMATION EXTÉRIEURE.

Forme. — L'utérus a la *forme* d'une petite gourde ou d'une poire, ou plu
cône aplati d'avant en arrière. On le divise en *corps* et en *col* ; un r
ou étranglement plus ou moins prononcé établit la limite respective
parties de l'utérus. Cet étranglement, très-marqué chez les enf
notablement à l'époque de la puberté, et s'efface plus ou moins
après une ou plusieurs grossesses. Le vagin, en prenant ses insert
utérin, le divise en *portion vaginale* et portion *sus-vaginale*.

Comme tous les organes creux, l'utérus présente à considérer un
térieure et une *surface intérieure*.

Surface extérieure. — La *surface extérieure* de l'utérus présente les rapports les plus
connaître. Pour ne rien omettre, nous considérerons à l'utérus de
antérieure, l'autre *postérieure* ; deux *bords latéraux*, un *bord supér*
une *extrémité inférieure*, perforée, proéminente dans le vagin, et
portion vaginale du col ou *museau de tanche*.

Face antérieure. — La *face antérieure*, dans ses trois quarts supérieurs, est convexe
toutes les parties recouvertes par le péritoine, et en rapport médi
postérieure de la vessie, dont elle est souvent séparée par des cir
l'intestin grêle. Suivant la quantité de liquide que renferme la
antérieure de l'utérus est plus ou moins éloignée de la paroi ant
domen, d'où le précepte de commencer toujours par vider le rés

...ut explorer la matrice par la paroi abdominale. Dans son quart in-...est en rapport immédiat avec le bas-fond de la vessie et lui est unie ...cellulaire assez lâche, que le chirurgien peut déchirer avec le doigt ...de d'un scalpel, dans l'opération de la fistule vésico-utérine. Ce der-...t explique la fréquence avec laquelle les affections cancéreuses de ...ropagent au bas-fond de la vessie.

...térieure, recouverte par le péritoine dans toute son étendue, est en ...tat avec la face antérieure du rectum, dont la séparent souvent des ...ons de l'intestin ... face, beaucoup ...xe que l'anté-...tre explorée par ...roduit dans le ... la face posté-...utérus, ou plus ...de la portion de ...i appartient au ...artent deux re-...nes, qui naissent ...côté de la ligne ...se portent sur ...rectum ; ces re-...otaux ou *replis* ...qui se regardent ...rd interne, sont ...ts chez les fem-...nt pas eu d'en- Face postérieure.

Fig. 336.

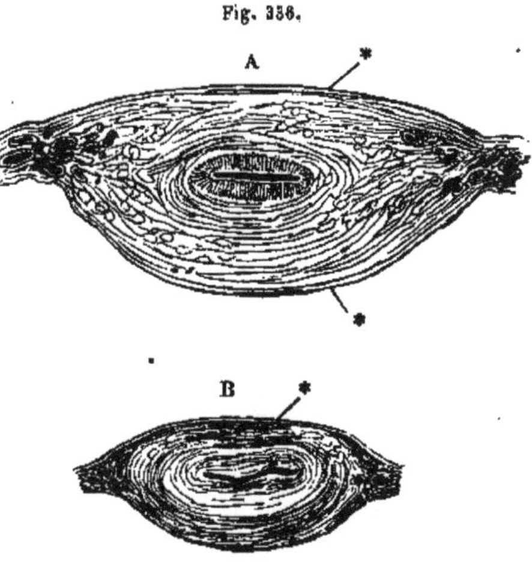

*Sections transversales de l'utérus : — A, au niveau du corps; — B, au niveau du col. — *, péritoine.*

...*téraux* de l'uté-...ent concaves, sont épais et situés entre les deux feuillets des ...es, qui s'en détachent. Ils sont en rapport avec les troncs des ...térus, les plexus veineux, les nerfs et le tissu cellulaire compris ...ur du ligament large. Bords latéraux.

...*rieur* ou *fond de l'utérus*, convexe, épais et arrondi, forme la base ...t que représente cet organe. Tapissé par le péritoine et recouvert ...volutions de l'intestin grêle, il n'atteint jamais, dans l'état de va-...au du détroit supérieur du bassin : aussi n'est-ce que dans l'état ...u'il est possible de le sentir avec les doigts à la région hypogas-...rd supérieur se continue latéralement avec l'origine des oviductes ...s larges. Chez la femme impare, il est presque rectiligne et de ...s trompes ; après un ou plusieurs accouchements, il reste toujours ...un centimètre plus élevé, à sa partie moyenne, que l'origine des Bord supérieur ou fond de l'utérus.

...*férieure* de l'utérus, nommée aussi *museau de tanche*, à raison de ...e sommet du cône tronqué que représente l'utérus. C'est la partie ...ibre, saillante dans le vagin, du col utérin, avec lequel on le con-...uprement dans le langage chirurgical. Le museau de tanche (*os* ...*on vaginale du col*, a la forme d'un cône un peu renflé à sa partie ...ommet inférieur et arrondi. Il a ordinairement de 6 à 12 millimè- Extrémité inférieure. Museau de tanche.

tres de longueur; mais il peut, à l'état pathologique, prendre des beaucoup plus considérables et descendre jusqu'au voisinage de la

La portion vaginale du col diminue de longueur en raison du grossesses et peut même disparaître complétement chez les femmes un nombre considérable d'enfants.

Son orifice.

Le sommet de la portion vaginale est percé d'une ouverture, orifice col, qui conduit dans la cavité de la matrice. Cette ouverture, qui bas et un peu en arrière, a, chez les forme d'une fente transversale, deux lèvres, l'une antérieure, l'a rieure, réunies par des commis dies. Les deux lèvres sont lisses et la première est plus épaisse et p nente que la seconde. Au toucher, du museau de tanche donne la tion que le lobule du nez. La larg fente est de 4 à 7 millimètres, d'ap de 6 à 8, d'après M. Guyon. A l' règles, le col est un peu béant. L terne de la matrice ne présente la culaire que dans les cas où il est ré logiquement, ou lorsqu'il est asse ouvert.

Chez les vierges.

Ses lèvres.

A l'époque des règles.

Fig. 337.

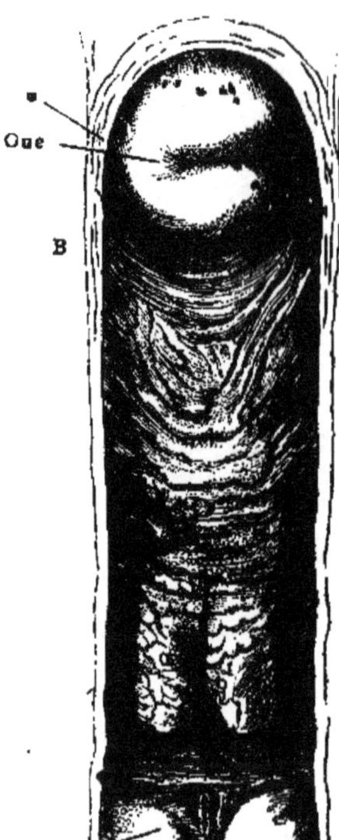

Paroi antérieure du vagin et col utérin (*).

Chez les femmes qui ont eu des enfants.

Chez les femmes qui ont eu des en fice externe du col représente un large, qui mesure de 15 à 18 suivant Huschke, de 10 à 15 suivant M. Guyon; il admet facil la pulpe du doigt indicateur. Les sont plus épaisses, inégales et pré vent des échancrures, traces des qu'elles ont subies pendant le pa fant. Une de ces déchirures se toujours vers la commissure gau s'explique par la fréquence de occipito-antérieure gauche.

Variétés de disposition que présente le museau de tanche.

On conçoit, du reste, que si le tanche présente une disposition régulière chez les femmes qui n'ont pas eu d'enfants, il doit offrir, les conformations les plus variées après l'accouchement. L'épaiss lèvres du museau de tanche, les inégalités du pourtour de l'orific rences qu'il présente dans l'état sain au doigt et à la vue, doivent d'une étude toute particulière de la part du médecin qui veut éviter de diagnostic et ne pas confondre l'état physiologique avec l'état

Effacement complet chez les vieilles femmes.

Il n'est pas rare de voir toute la portion du col utérin qui pro vagin s'effacer complétement. Le vagin se termine alors par un fond duquel on sent, au toucher, un simple bourrelet ou un ress

(*) Colonnes antérieures, divergeant vers le bas. — *Oue*, orifice externe du col. — *Ou*, *, section du cul-de-sac utéro-vaginal.

prononcé, séparant la cavité du vagin de celle de l'utérus. Je dois dire disparition ou plutôt cet effacement de toute la portion vaginale du col extrêmement fréquent chez les femmes avancées en âge, et je ne comcomment il a pu se faire que l'allongement de cette portion du col sidéré pendant si longtemps comme l'état régulier à cet âge de la vie.

II. — CAVITÉ DE L'UTÉRUS.

est creusé d'une cavité extrêmement petite, proportionnellement au l'organe ; cette cavité est plutôt virtuelle que réelle, ses parois étant contiguës l'une à l'état normal, en la grossesse. Elle une sorte de caliér, dans lequel ne une portion, élargie, aplatie arrière : c'est la corps de l'utérus ; rtion inférieure, qui est la *cavité* des deux portions ées l'une de l'aun rétrécissement qui porte le nom *périeur* ou *utérin* que M. Guyon appeler *isthme de* Étroitesse de la cavité utérine.

Fig. 338.

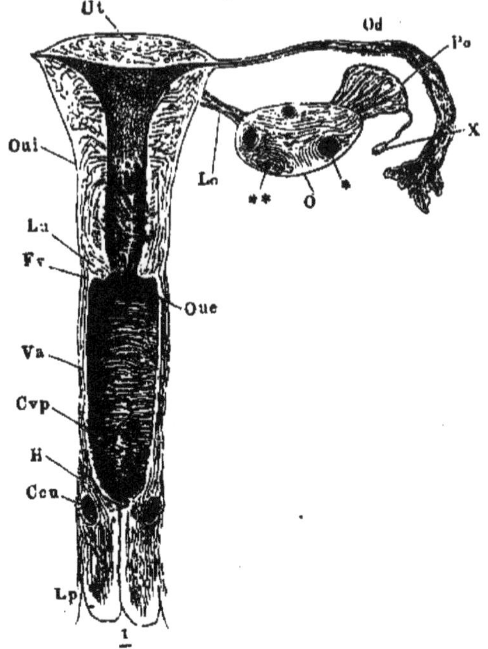

Section transversale des organes génitaux de la femme pratiquée suivant leur axe (*).

ité du corps présme d'un triangle, des angles duquel orifice : un orifice qui établit une ation entre la cacorps et celle du deux orifices latéconduisent dans s. A peine visinu, les orifices utérins des trompes occupent le fond des cavités iformes que présentent les angles supérieurs de l'utérus et qui sont de la division du corps de l'utérus en deux moitiés ou cornes. Cette Cavité du corps. Orifices tubaires.

(*) ... droit et l'ovaire correspondant ont été enlevés. — *Lp*, grande lèvre. — *Ccu*, section ... bulbe du vagin. — H, hymen. — *Cvp*, colonne postérieure du vagin. — *Va*, vagin. — ... vaginal. — *Lu*, lèvre du col. — *Ut*, utérus. — *Od*, oviducte. — *Lo*, ligament de l'ovaire.— *Po*, organe de Rosenmüller. — X, hydatide de cet organe. — *, follicule de Graaf. —

...ration de cet orifice, qui détermine la rétention du mucus et du sang, et distension et le ramollissement du corps de l'utérus, est tellement fréquente la regarder comme normale chez les vieilles femmes.

bifidité du corps de l'utérus, normale chez les animaux, s'observe q dans l'espèce humaine.

Utérus impare.

Chez les femmes qui n'ont point eu d'enfants, la paroi antérieure postérieure de l'utérus, lisses dans la presque leur étendue, présentent sur la ligne média sinage du col, une espèce de colonne plus saillante, qui se bifurque en haut, de telle m les branches de bifurcation se portent du co fices des trompes utérines; quelquefois chaq de bifurcation est divisée en deux faisceaux d trois bords de la cavité utérine sont convexes Un léger rétrécissement, suivant M. Guyon, s fois la cavité utérine de celle de l'oviducte.

Fig. 339.

A

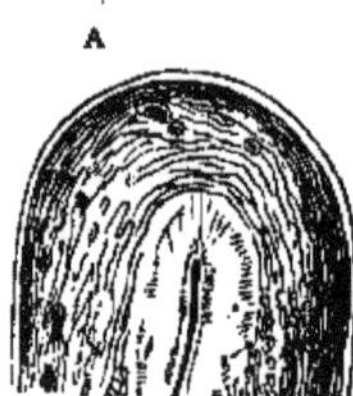

B

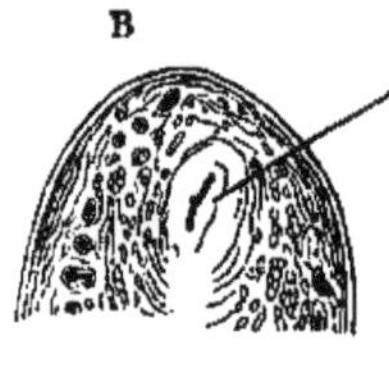

C

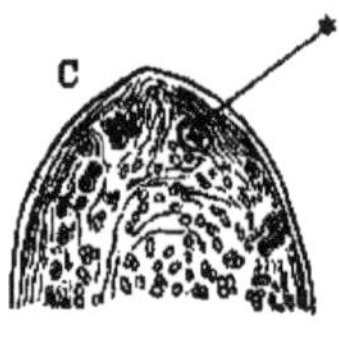

D

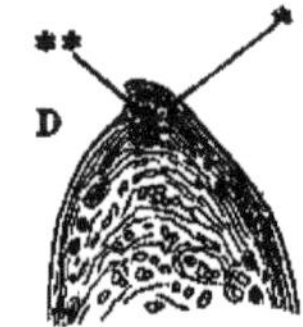

Sections antéro-postérieures du fond de l'utérus (*).

Utérus multipare.

Dans l'utérus multipare, la cavité du corps e veloppée, tandis que celle du col a perdu de les bords sont devenus moins convexes ou p et les angles supérieurs sont élargis (1).

Cavité du col.

2° La *cavité du col* de l'utérus est cylindroï d'avant en arrière, un peu renflée à sa partie et présente sur sa paroi antérieure et sur sa térieure des rugosités ou saillies, qui forme semble assez régulier, connu sous le nom d'a ou *lyre*. On distingue, sur chacune de ces

Ses colonnes.

colonne verticale, qui occupe toute la longu se renfle vers le haut, et se continue avec médiane du corps de l'utérus. Les deux colo ne descendent pas tout à fait jusqu'à son orifi mais s'arrêtent à quelques millimètres au pourtour de cet orifice, qui est toujours lisse. l'a fait remarquer M. Guyon, elles ne sont ja sur la ligne médiane ; l'antérieure est un peu postérieure, un peu à gauche. Il en résulte d'emboîtement des parois du col, surtout ve supérieur de ce conduit. Des deux bords de ces colonnes partent, sous des angles plus ou m un certain nombre de plis (2) plus petits, q relief plus ou moins prononcé, et qui, oblique gés en haut et en dehors, représentent par leur une feuille de fougère. Ces plis obliques ont libre dirigé en bas et circonscrivent des espèces de rigoles, dans les

(*) Elles ont été pratiquées successivement du milieu (A) vers l'angle supérieur et laté pour montrer comment la cavité utérine se continue avec celle de l'oviducte. — *, oviduc tranchant de l'angle de l'utérus, se continuant avec l'oviducte.

Absence congéniale de la cavité du corps.

(1) L'absence congéniale de la cavité du corps de l'utérus est extrêmement r existait pas de trace dans un utérus qui m'a été obligeamment adressé par m le professeur Rostan. Bien que la cavité du col persistât, la femme à laquelle nait n'avait jamais été réglée. Il n'est pas besoin de dire qu'elle avait été stér

(2) Ces ramures, variables dans leur disposition, ont été décrites avec les détails par Haller, Boyer, etc.

...s orifices béants des glandules utérines. Quelquefois ils se bifurquent. ...es de vie disparaissent le plus souvent après un premier accouche... moins il n'en reste que quelques débris. Toutefois il n'est pas très-... trouver dans leur état d'intégrité ...ès plusieurs accouchements, circon... n'est pas à dédaigner pour la mé...ale.

Fig. 340.

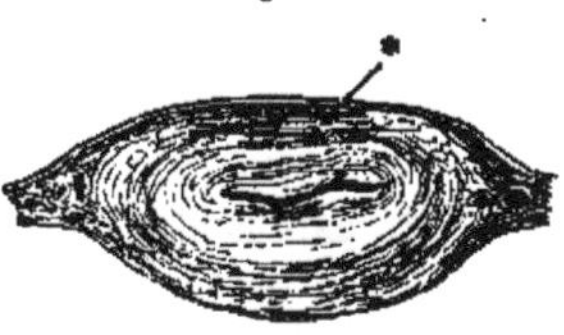

Section transversale du col de l'utérus (*).

Isthme de l'utérus.

...me *de l'utérus*, suivant M. Guyon, a ...ent de 5 à 6 millimètres de lon... millimètres de largeur, et 3 milli... le sens antéro-postérieur, chez les ...pares. Chez les multipares, la lon... l'isthme, qu'on comprend toujours ...nsuration du corps, se réduit à 4 millimètres et même à moins. Une ...mme ordinaire est arrêtée par le rétrécissement de l'isthme et ne le ... avec un certain effort.

Fig. 341.

$\frac{3}{1}$

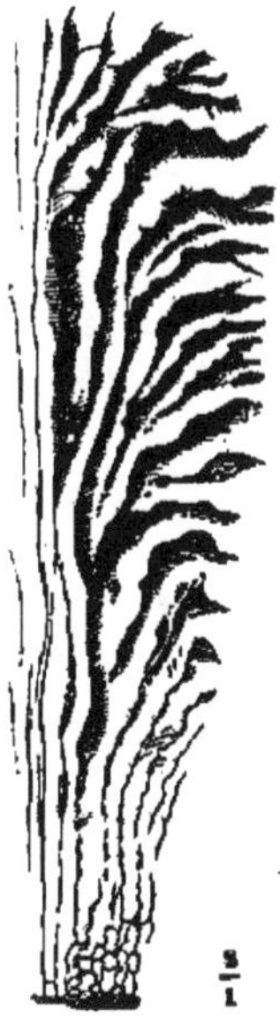

Arbre de vie du col de l'utérus.

Oblitération de l'isthme.

...e de l'utérus se rétrécit beaucoup après la méno...rès-souvent il *s'oblitère complètement*. Sur vingt ...gées de 55 à 70 ans, M. Guyon a trouvé 13 fois ...on absolue de l'orifice interne, 5 fois un rétré... notable, et 2 fois l'isthme parfaitement libre.

Son siége.

...ation, quand elle existe, siége au niveau de ... supérieure des colonnes du col. M. Guyon a ... que l'atrésie de l'orifice vaginal, très-fréquente ...eilles femmes, correspond toujours à l'oblité... isthme.

Différence dans la vascularité de la surface interne du corps et du col.

...e *interne de l'utérus* est beaucoup plus vasculaire ...rps que dans le col ; cette différence s'observe ...ez les femmes qui ont succombé dans la période ...e. Chez elles, en effet, on trouve un développe...laire très-marqué dans le corps, qui est un peu ...molli, tandis que le col conserve sa blancheur ...té accoutumées.

Les orifices des sinus utérins n'existent qu'après l'accouchement.

...che vainement au fond de l'utérus les orifices ...térins admis par les anciens anatomistes. Ces ...e voient qu'après l'accouchement et seulement ... qu'occupait le placenta.

Épaisseur des parois utérines.

... de la cavité utérine, examinées en dehors de ...ossesse, ont de 10 à 15 millimètres d'épaisseur. ...plus épaisses chez la femme qui a eu des enfants ... vierge adulte. La partie la plus mince corres...ertion des trompes utérines. L'utérus n'a guère dans ce point que ...es d'épaisseur. Les parois du col sont plus minces que celles du ...

Dimensions de l'utérus.

...de l'utérus, comme nous l'avons vu, présente des différences consi...déterminées par l'âge, la menstruation, la grossesse. Il importe donc, ...nsurations de la matrice, de tenir compte des diverses circonstances

...nt péritonéal.

physiologiques qui influent sur les dimensions de cet organe. C'est ce
M. Richet (1). Il procédait de la manière suivante : l'utérus étant in
place, il en mesurait d'abord la cavité à l'aide du cathétérisme ; pu
extrait de la cavité pelvienne, il le fendait d'avant en arrière sur la ligne
pour le mesurer de nouveau, du col au fond de la cavité utérine d'a
suite du col au bord supérieur de l'organe. Ces deux modes d'explo
donnaient des résultats sensiblement les mêmes. Le diamètre transv
cavité utérine était pris entre les deux orifices tubaires, et le diamètre
extérieur, dans la plus grande largeur du bord supérieur.

Mensuration.

Sur 40 matrices parfaitement saines et provenant : 1 d'une vierg
20 ans ; 9 de femmes âgées de 18 à 45 ans, ayant eu des rapports sex
point d'enfants ; 30 de femmes âgées de 20 à 50 ans, ayant eu un ou
enfants, M. Richet a trouvé les dimensions suivantes :

	VIERGES.	FEMMES.	MÈR
Diamètre vertical de l'utérus	55mm	55 à 72mm	55 à
— — de la cavité......	45	45 à 65	50 à
— transversal de l'utérus...	30	40 à 50	45 à
— — de la cavité...	15	20 à 35	25 à

Influence de la menstruation.

M. Richet fait remarquer que les chiffres les plus élevés ont tous é
sur des femmes mortes pendant la période menstruelle, ou peu de tem
tandis que les chiffres les plus faibles se rapportent à des femmes q
combé assez longtemps après la cessation des règles. Il en conclut q
atteint son maximum de volume, à l'état physiologique, pendant le
menstruelles, et son minimum dans l'intervalle qui les sépare. En p
moyenne entre les dimensions extrêmes, il arrive aux chiffres suivant

	VIERGES.	FEMMES.	MÈRES
Diamètre verticale de l'utérus.. ..	55mm	63mm	68mm
— — de la cavité.....	45	55	61
— transversal de l'utérus ...	30	45	47,50
— — de la cavité....	27	27	31

Diamètre vertical.

Il importe, dans la pratique, de tenir compte de ce fait que dans l
six jours qui précèdent ou suivent l'apparition des règles, les diamè
dépasseront généralement les moyennes indiquées, tandis que dans
intermédiaire, ils s'abaisseront un peu au-dessous.

M. Guyon (2), de son côté, a examiné 22 femmes, dont 3 vierges de 1
8 nullipares, de 20 à 50 ans, et 11 multipares. Cet examen a été fa
moment des règles, 2 fois chez une nullipare et 2 fois chez une mul
donné pour le *diamètre vertical de la cavité utérine* :

	VIERGES.	NULLIPARES.	M
En dehors de la menstruation.	47, 50 et 55mm	45 à 55mm	5
Pendant la menstruation.....	—	60	6

Le chiffre 54, admis aussi par P. Dubois, exprimerait donc en milli
diamètre vertical moyen de l'utérus nullipare ; mais il est un peu
pour l'utérus de la vierge.

(1) *Traité d'anatomie médico-chirurgicale*, p. 712.
(2) *Études sur les cavités de l'utérus*, Th. inaug., 1858.

fin les mesures trouvées par Aran (1) pour le même diamètre :

	DE 17 A 27 ANS.	DE 45 A 55 ANS.
Vierges.........	45 millim.	
Nullipares.	47 —	65 millim.

mètre *transversal* de la cavité utérine a été mesuré par M. Guyon sur s, dont 3 vierges de 17 à 18 ans, 3 nullipares et 11 multipares ; il a chiffres suivants : Diamètre transversal.

Vierges.............	23 à 25	millimètres.
Nullipares....... ...	20	—
Multipares..........	30 à 33	—

et conclut de ses recherches que le diamètre transversal de la cavité st à peu près la moitié de son diamètre vertical ; et partant de cette l soutient qu'avec la connaissance du diamètre vertical de la cavité uté- t possible de se faire une idée suffisamment exacte de toutes les autres s de la matrice. En effet, il suffirait d'ajouter à ce diamètre l'épaisseur oi supérieure, qui varie entre 5 et 15 millimètres, ce qui donne une de 10 millimètres, pour avoir la hauteur verticale de l'utérus. Prenant moitié de ce diamètre, on aurait le diamètre transverse ; ajoutant à ce deux fois l'épaisseur de la paroi de l'utérus, on trouverait le diamètre al extérieur.

ul ne donnerait pas toujours des résultats exacts. Si l'on prend les chif- . Guyon, on trouve, il est vrai, pour le diamètre transverse de l'utérus une moyenne d'environ 31 millimètres, ce qui est à peu près la moi- diamètre vertical. Mais dans l'utérus impare, le rapport entre les deux n'est pas constant ; chez la vierge, le diamètre transverse est plus e chez la nullipare, tandis que c'est le contraire pour le diamètre verti- uyon a trouvé un cas dans lequel, avec un diamètre vertical normal, le transversal mesurait 29 millimètres ; dans deux autres cas, où ce dernier et 29 millimètres, le diamètre vertical était de 62 et 66 millimètres.

mètre vertical de la matrice est partagé inégalement entre le corps et le lus longue portion appartient, chez la vierge, au col, dont la hauteur énéralement de 3 millimètres environ celle du corps. Chez les femmes , il y a presque égalité entre les deux diamètres, et s'il y a une légère elle est plutôt en faveur du corps. Ainsi, par le seul fait du coït, il se n accroissement de la cavité du corps de la matrice. Chez les multipa- orps a continué à se développer, tandis que le col a subi une diminution r qui a ramené son diamètre vertical, dans quelques cas, au-dessous il était chez le fœtus. Diamètre vertical du corps et du col.

les chiffres qui viennent à l'appui de ces propositions :

	VIERGES.	NULLIPARES.	MULTIPARES.
e vertical du col	28mm (Aran).	25 à 26mm	21 à 28mm (Guyon).
	26 à 29 (Guyon).	—	24,50 en moyenne.

vieilles femmes, M. Guyon a trouvé la cavité du corps mesurant de 30 à

es sur *la statistique de l'utérus*, in *Arch. gén. de méd.*, 1858, t. I, p. 139 et 310.

48 millimètres en hauteur. En moyenne, elle a de 10 à 12 millimètr… que celle du col.

III. — TEXTURE DE L'UTÉRUS.

Texture de l'utérus.

La texture de l'utérus doit être examinée dans deux circonstances… tinctes : 1° dans l'état de vacuité ; 2° dans l'état de plénitude.

Une enveloppe séreuse, dépendance du péritoine, un tissu propre… musculeuse, une membrane interne ou muqueuse, des vaisseaux et… telles sont les parties constituantes de l'utérus.

Membrane péritonéale.

A. *Membrane externe ou péritonéale.* Le péritoine qui a revêtu la face p… de la vessie, se réfléchit sur la face antérieure de l'utérus, dont il re… trois quarts supérieurs seulement, le quart inférieur répondant immé… à la vessie. Arrivé sur le fond de l'utérus, il gagne la face postérieure,… en entier, se prolonge un peu sur le vagin, au-dessous des ligaments… crés, et se réfléchit sur le rectum. C'est le prolongement transvers… même tunique péritonéale qui constitue les *ligaments larges.* Dans l'… qui sépare la vessie de l'utérus, cette membrane forme deux replis… très-petits, qui portent le nom de *ligaments vésico-utérins.* Deux aut… beaucoup plus considérables, étendus de la face postérieure du col de… sur les côtés du sacrum, constituent les *ligaments utéro-rectaux* ou *utéro…* replis de Douglas.

Ligaments larges.

Ligaments vésico-utérins.

Utéro-sacrés.

Adhérence de la tunique péritonéale.

Très-lâche au niveau du col et vers les bords de l'utérus, l'adhérence… toine devient d'autant plus intime qu'on se rapproche davantage de la… diane. Elle est aussi plus marquée sur la face postérieure que sur la… rieure de l'organe. En se développant pendant la grossesse, l'utérus s'… les feuillets péritonéaux des ligaments larges, espèces de mésentères,… doublent pour se prêter à son ampliation (1).

Tissu propre de l'utérus.

B. *Tissu propre.* Hors l'état de grossesse, il est grisâtre, très-dense,… tant et criant sous le scalpel comme le tissu fibreux. Si la consistance… de l'utérus paraît moindre que celle du col, cela provient uniquement… le premier est plus fréquemment que l'autre le siége d'une fluxion sang…

Le tissu propre de l'utérus, qui constitue la portion principale de… utérine, est composé de fibres appartenant au tissu muscula… l'examen microscopique a mis fin à toutes les discussions qu'on avait… à ce sujet. D'ailleurs, si, à l'œil nu, il pouvait rester des doutes sur la… tissu fibroïde de la paroi de l'utérus à l'état de vacuité, il n'en est pas… dans les conditions différentes. Pendant la grossesse, ou par suite du dé… ment de tumeurs, d'une accumulation de liquide dans la cavité utérine… propre de l'utérus revêt tous les attributs extérieurs du tissu muscu… qu'on le trouve dans les appareils de la vie organique.

Nature du tissu propre de l'utérus.

Direction des fibres de l'utérus.

La *direction* des fibres musculaires de l'utérus a fait l'objet de recher… nombreuses. Malpighi et Monro prétendaient qu'il n'y a rien de réguli… disposition de ces fibres, dont l'entrelacement serait inextricable. On d… que dans l'état de vacuité de l'utérus, il paraît en être ainsi : les fibres…

(1) La laxité de l'adhérence du péritoine au niveau du col et des bords… explique pourquoi, dans le cas d'une déchirure considérable du col utérin, le… participe rarement à la lésion, et pourquoi l'épanchement de sang se fait alo… tissu de l'utérus et le péritoine. J'ai vu deux cas de ce genre.

...errées les unes contre les autres que tous les faisceaux semblent con...t que c'est en vain qu'on chercherait à ...ouiller à l'œil nu. A peine peut-on, sur ...es pratiquées dans diverses directions, ...une idée générale de la disposition des ...ns de faisceaux musculaires. Mais dans ...gestation, les éléments musculaires ayant ...développement considérable, l'intrication ...eaux devient relativement facile à dé..., au moins pour un certain nombre ...ux (1).

...ut admettre que la paroi musculeuse de ...est formée de *trois couches* ou plans de ...: une couche *externe*, une couche *moyenne* ...uche *interne*. Ces trois couches ne sont ...ement séparées l'une de l'autre, comme ...erve dans la paroi du cœur; loin de là, ...ontinuent entre elles et s'envoient fré...nt des faisceaux de communication. Néan...omme les fibres qui les composent présen... chacune d'elles une direction différente, ...ible de les décrire isolément. Cette di...u reste, n'est pas absolument invariable, ...ans les muscles de la vie de relation; mais ...approche toujours d'un type déterminé, ...iste une foule de variétés.

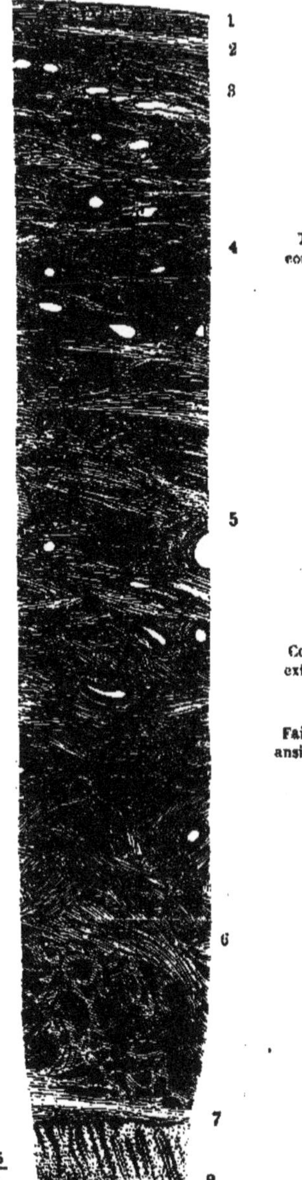

Fig. 342.

Section de la paroi utérine, perpendiculaire à sa surface (*).

Trois couches.

...*ouche externe* ou superficielle comprend ...u longitudinal, ou plutôt une large bande ..., et des fibres transversales.

Couche externe.

...*e médiane*, *faisceau ansiforme* de Hélie (2), ...suivrons la description, naît sur la face ...re de l'utérus, au niveau de l'union du ...du col, par des fibres qui se continuent ...fibres transversales. Elle est souvent re... à son origine, par une mince couche de ...res. Dans son trajet ascendant sur la face ...e de l'utérus, elle est renforcée succes... par des fibres semblables qui s'ajoutent ..., et par des fibres nouvelles qui naissent

Faisceau ansiforme.

(*) ...ement péritonéal. — 2 à 7, tunique musculeuse. —

(1) ...ter, *Anatomia uteri*; Rosenberger, in Schlegel, ... *minor. ad artem obstetric.* Lipsiæ, t. II, ... Boivin, Bulletin de l'Académie de médecine, ...21, et Deville, Bulletin de la Société anato...

(2) ...*ches sur la disposition des fibres musculaires ... développé par la grossesse.* Avec atlas de .... Paris, 1864.

dans l'écartement des fibres anciennes. Elle se recourbe ensuite sur l'utérus, où ses fibres, jusque-là parallèles, vont en divergeant, de peut y distinguer, de chaque côté, trois portions : une portion portion externe et une portion intermédiaire. La portion interne s'e souvent partiellement avec celle du côté opposé de la ligne médiane tion externe se dirige vers les angles de l'utérus et se mêle aux fib versales; les fibres de la portion intermédiaire descendent sur la rieure, puis se recourbent successivement en dehors, pour se continue fibres qui constituent les ligaments ronds. Quelquefois les fibres les ternes de ce faisceau descendant atteignent le niveau de l'isthme de et se recourbent à leur tour en dehors, pour se mêler aux fibres trans

Fibres transversales.

Les *fibres transversales* forment la masse principale de la couche ext la moitié inférieure du corps, elles sont directement transversales; elles deviennent convergentes vers les angles de l'utérus. Vers la ligne les plus superficielles se recourbent quelquefois pour devenir longitu se continuer avec le faisceau ansiforme; celles qui sont plus profondes directement d'un côté à l'autre de l'utérus. En dehors, les fibres sup se prolongent dans les ligaments larges, sur les oviductes et dans les ronds et ovariques; les fibres plus profondes se recourbent sur les l'utérus et passent d'une de ses faces sur l'autre. Dans ce trajet, elles trent les artères et les veines de l'utérus, qu'elles entourent d'anne tractiles. En même temps, les fibres passent d'un plan dans un autre, que, superficielles en avant, elles sont souvent profondes en arrière, et quement.

Fibres du col.

Les *fibres du col* sont généralement transversales, un peu obliques en bas et en dedans, et souvent entre-croisées sur la ligne médiane; voient des expansions, en dehors, dans les ligaments larges, en arrière, ligaments utéro-sacrés, et quelquefois, en avant, dans les ligaments caux.

Couche moyenne.

2° La *couche moyenne* des fibres musculaires de l'utérus se fait re sur les coupes de la paroi utérine, dont elle forme environ un tiers, lume considérable des vaisseaux, principalement des veines, qui la tr Elle se compose de faisceaux musculaires qui se croisent dans toutes tions et qui s'envoient fréquemment des branches de communication, crivant plus ou moins complétement de larges trous ou canaux, dans sont contenus les vaisseaux sanguins. Cette texture est la même dan corps de l'utérus; elle est surtout manifeste dans la région qui corr l'insertion du placenta. Rien de semblable n'existe dans le col.

Couche interne.

3° La *couche interne* se compose principalement de fibres annulair l'isthme de l'utérus jusqu'au voisinage des orifices des trompes. Mais sont recouvertes, sur chacune des faces de l'utérus, par un faisceau épais de fibres longitudinales, faisceau triangulaire, dont la base, su s'étend d'un orifice tubaire à l'autre, et dont le sommet, dirigé en bas jusque près de l'orifice interne du col. Ce faisceau doit naissance à transversales qui se recourbent de bas en haut, parcourent un cert dans le sens longitudinal, puis redeviennent transversales.

Sphincter de l'orifice interne du col.

Un faisceau annulaire très-puissant, et toujours un peu saillant, ent fice interne du col et y forme un véritable sphincter, qui explique le ment habituel de cet orifice. Des anneaux musculaires, dont le diam de dedans en dehors, entourent les infundibulums de la cavité uté- ligne médiane de la paroi antérieure et de la paroi postérieure, les droite et ceux de gauche s'adossent et même s'entre-croisent. Leurs térieures forment des arcs antéro-postérieurs qui constituent la voûte utérine; par leur moitié inférieure, ils commencent la série des versales circulaires.

Faisceaux ramifiés des arbres de vie.

, sur le milieu de chaque paroi, un faisceau musculaire ramifié dé- saillie de l'arbre de vie; il s'élève de la partie moyenne de chaque une des arcades à droite et à gauche. Au-dessous de ce faisceau, mais idément, les fibres sont transversales ou annulaires et se confondent de la couche externe (1).

anatomistes, parmi lesquels nous citerons Hélie, admettent qu'il dessous du péritoine, une lame fibreuse très-mince, mais très-résis- laquelle s'insèrent un grand nombre de fibres superficielles de la culaire. Cette lame n'est autre chose que le tissu cellulaire qui unit à la couche sous-jacente.

Structure des faisceaux musculaires.

e musculeuse de la matrice est composée de faisceaux de *fibres lis- cellules*. Ces fibres sont fusiformes, à noyau ovalaire; elles ont de ^{mm},07 de longueur et sont unies entre elles par du tissu conjonctif re, qui les rend très-difficiles à isoler.

développement des parois utérines pendant la grossesse tient en e à l'accroissement de volume des fibres-cellules de la tunique squelles, suivant Kœlliker, deviennent environ 7 à 11 fois plus lon- fois plus larges; en même temps il se formerait des éléments mus- uveaux dans les couches internes de cette tunique, et le tissu con- médiaire deviendrait beaucoup plus abondant.

Muqueuse utérine.

ne *interne ou muqueuse*. Les anatomistes qui ont étudié la surface utérus après l'accouchement, et en particulier Morgagni et Chaus- testé l'existence de la muqueuse utérine, de même que ceux qui une muqueuse que là où la dissection peut la montrer distincte taine étendue.

ui que le microscope a mis fin définitivement à toutes les polémi- uscitées ce point d'anatomie, il est inutile de rappeler les divers uves qu'ont apportées à l'appui de leur opinion les auteurs favo- de l'existence d'une muqueuse utérine. Cette muqueuse est incon- bien dans la cavité du corps que dans celle du col de la matrice; présente avec des caractères spéciaux, qui n'appartiennent qu'à qui sont d'ailleurs différents suivant qu'on l'examine dans l'une ou e ces cavités.

Muqueuse du corps de l'utérus.

l'utérus. La muqueuse du corps de l'utérus est d'un blanc grisâtre rface est lisse et finement ponctuée. Son *épaisseur*, dans la période

Concordance des faits fournis par l'anatomie comparée.

ées fournies par l'anatomie comparée sont parfaitement en rapport avec qui précède. Ainsi, l'utérus d'une truie qui venait de mettre bas, m'a dé- col est exclusivement composé de fibres circulaires; 2° que les cornes eoffroy Saint-Hilaire), qui remplacent le corps de l'utérus de la femme, par deux couches de fibres : l'une extérieure longitudinale, l'autre pro- En étudiant cette disposition, on est conduit à reconnaître que le corps la femme, résulte évidemment de deux aduterum adossés, qui commu- ux, au lieu de s'ouvrir isolément dans la cavité du col.

intermenstruelle, ne dépasse pas, en général, 1 millimètre, et... points, elle n'est que de 0mm,5 ; *à l'époque des règles*, elle augmen... blement et peut atteindre jusqu'à 3 millimètres et même davanta...

Contrairement à ce qui s'observe pour la plupart des muqueuses, la... utérine n'est point séparée de la tunique musculeuse par une cou... moins épaisse de tissu conjonctif, permettant de la faire glisser sur ce... ou du moins de reconnaître immédiatement les limites exactes en... tuniques. Ces limites ne peuvent être appréciées convenablement q... cope, qui montre, de plus, qu'un certain nombre de faisceaux mu... nètrent dans l'épaisseur de la muqueuse, entre les glandes utérines.

Structure. — Deux couches distinctes composent la muqueuse utérine : une é... *liale* et une *couche fondamentale*; celle-ci renferme dans son épaisseur... des vaisseaux et des nerfs.

Épithélium. — L'*épithélium* de la muqueuse utérine est composé d'une simple co... *lules cylindriques* pâles, de 0mm... teur et garnies à leur surface... extrêmement déliés, qui se m... dehors en dedans. L'*épithélium*... prolonge jusqu'au milieu de la... col; plus bas, il est remplacé pa... lium pavimenteux. Comme les ci... qu'en se redressant, il est impo... aient pour fonction, comme on l... de faire cheminer le sperm... ovaires.

Fig. 343.

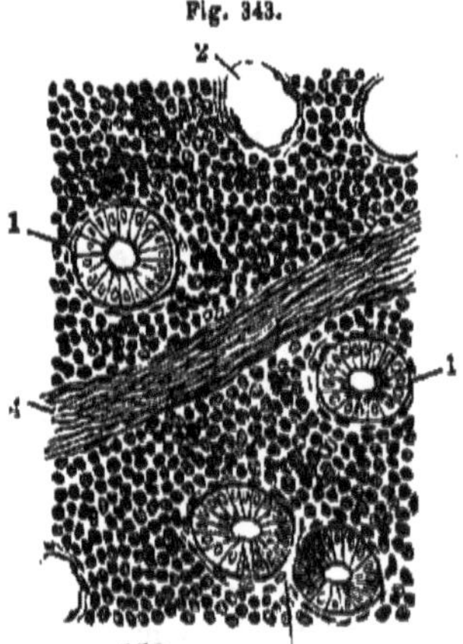

Section horizontale de la muqueuse du corps de l'utérus (*).

Couche fondamentale. — La *couche fondamentale* se co... le corps de l'utérus, d'un tis... embryonnaire dans lequel se... noyaux très-serrés et des fibres... lamelles aplaties.

Glandes utérines. — Les *glandes utérines* sont d... simples ou bifurqués, qui on... d'analogie avec les glandes de... de l'intestin. Leur longueur es... par l'épaisseur de la muqueuse et varie avec elle; leur largeur e... à 0mm,07. Souvent leur extrémité en cul-de-sac est recourbée en... contournée en tire-bouchon. Elles s'ouvrent isolément ou par grou... ou trois, par un orifice de 0mm,07 de diamètre, au fond des petites... qu'on observe à la surface de la muqueuse utérine. Lorsque l... s'hypertrophie sous l'influence de la menstruation, les glandules... développement relativement plus considérable encore.

Structure. — Les glandes utérines sont formées d'une *membrane amorphe* très-... intérieurement d'une couche d'*épithélium cylindrique*, qui ne se... celui de la surface libre de la muqueuse que par l'absence de cils... cellules de cet épithélium ont 0mm,02 de hauteur dans les gla... 0mm,05 dans les glandes larges.

(*) 1, section d'une glande utérine. — 2, dépression produite par l'ablation de l... glande utérine divisée en travers. — 3, dépression avec deux glandes utérines... sanguin.

...ules sont extrêmement nombreuses ; elles ne sont généralement sé... par un intervalle de $0^{mm},1$ à $0^{mm},2$.

...utérus. La muqueuse du col offre une consistance beaucoup plus ... celle du corps ; elle ...nche, plus dense et ...le. Son épaisseur est ...ètre, mais elle s'ac...érablement au niveau ...la paroi antérieure et ...postérieure. Muqueuse du col.

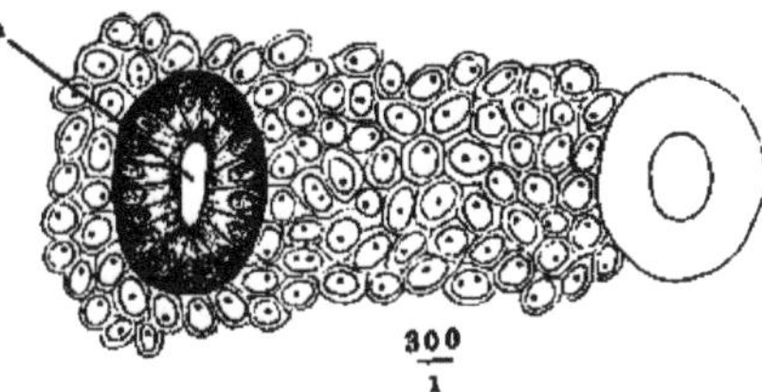

Fig. 344. Épithélium du corps de l'utérus vu de face (*).

...queuse du col est gar...son tiers ou sa moitié ... de *papilles* verru... filiformes, qui ont ...$0^{mm},7$ de hauteur, et ...-nombreuses à la surface externe du museau de tanche. Formées ...ance amorphe renfermant une multitude de noyaux, et parcourues ... deux anses vasculaires, elles ne font aucune saillie à la surface de ...m. Papilles.

... plis de la muqueuse se voient une foule d'orifices arrondis ou ova... ...^{m},3 à $0^{mm},4$ de largeur, disposés en séries linéaires et qui conduisent ...ités anfractueuses tapissées d'un épithélium cylindrique. Le diamètre ...tés, qui occupent toute l'épaisseur de la muqueuse, n'est guère plus ...le que celui de leur ouverture. Elles représentent des follicules rudi... dans lesquels on rencontre cependant le mucus transparent et vis... remplit habituellement la cavité du col. Follicules.

...ueuse du col se compose d'un *chorion* muqueux, formé presque exclusi... du tissu conjonctif, et d'un *épithélium*, formé de cellules cylindri...les deux tiers supérieurs du col, de cellules pavimenteuses, dans son ...eur (1). Structure.

(*) ... surfaces libres des cylindre vibratiles se voit l'orifice d'une glande utérine.

(1) ...ontre souvent, à la surface de la muqueuse utérine, des vésicules sphériques, ..., en nombre plus ou moins considérable, qui ont été prises pour des ovules (*œufs de Naboth*). Ces vésicules ne sont autre chose que des follicules muci... rencontrent dans la cavité du corps aussi bien que dans celle du col, mais ... surtout dans le col, au voisinage de l'orifice. Quand elles sont d'un petit vo... leur diamètre ne dépasse pas 1 ou 2 millimètres, elles restent enfouies dans ... sans paraître au dehors. Elles ne deviennent apparentes que dans le cas ... s'accumule dans leur cavité en quantité notable, par suite de l'oblitération ...s. Leur développement, qui est parfois considérable, a fait croire, dans cer... des maladies plus graves. Elles sont formées par une membrane d'enve...tenant au tissu conjonctif, et d'un épithélium cylindrique ; elles renferment ...ansparent, vitreux ou colloïde. Des prétendus œufs de Naboth. Ils abondent dans le col.

... de Naboth résultent probablement de l'oblitération accidentelle de l'orifice ... muqueux, qui dès lors se laissent distendre par leur produit de sécrétion. ... rencontre également sur les lèvres du col, où ces glandules font défaut. ...ppement des follicules mucipares de l'utérus est extrêmement considérable ... polypes muqueux, si fréquents chez les vieilles femmes. Ces polypes mu... sont autre chose qu'une végétation formée aux dépens de la muqueuse, ... souvent dans leur épaisseur plusieurs follicules très-développés. Dans des

Artères utérines.

D. *Vaisseaux et nerfs*. Les *artères* de l'utérus proviennent de de les unes naissent de l'hypogastrique et prennent le nom d'*arté* placées d'abord sur les côtés du vagin, elles pénètrent dans les lig au voisinage du col utérin, montent le long des bords de l'utérus et sent avec les utéro-ovariennes. Les autres, non moins considérabl au corps de l'utérus, viennent des artères ovariennes, que j'ai ap peler pour cette raison *utéro-ovariennes*; elles gagnent les angles s l'utérus, puis descendent le long des bords de cet organe, pour s' avec les artères utérines.

Artères utéro-ovariennes.

Les branches fournies par les deux artères qui, de chaque côté bord de la matrice, cheminent d'abord sous le péritoine, entourées ceaux musculaires qui émanent de l'utérus, puis, après un cer plongent dans l'épaisseur de la tunique musculeuse, où elles se rami nastomosent entre elles et avec celles du côté opposé. Toutes ces bra

Flexuosités.

nombreuses, se font remarquer par leurs flexuosités en tire-bouchon se distribuent pas d'une manière égale à toutes les parties de l'ut n'en reçoit qu'un petit nombre; au voisinage de l'angle supérieur de au contraire, l'artère utéro-ovarienne fournit tout à coup de dou bouquets d'artères enroulées en spirale, qui couvrent de leurs r toute cette région de l'organe. Au niveau du sillon qui sépare le co Huguier a signalé l'existence d'un cercle artériel formé par les anas artères du côté droit avec celles du côté gauche.

Les dernières ramifications des artères de l'utérus se distribuent d queuse utérine. Celle-ci n'offre des vaisseaux d'une certaine impo dans ses couches profondes; au-dessous de l'épithélium, on trouve capillaire fin et serré, dont les mailles logent les orifices des glandul

Veines.

Les *veines* de l'utérus sont remarquables par leur énorme dévelop sont de larges canaux, creusés dans l'épaisseur de la substance mu fréquemment anastomosés entre eux. On leur a donné le nom de s et leur ensemble a été désigné par M. Rouget sous celui de *corps* s l'utérus.

Sinus utérins.

Les sinus utérins occupent tout le corps de la matrice et cessent br au niveau de l'orifice supérieur du col, organe qui présente un dév veineux bien moins prononcé. Entre les sinus utérins, on rencon paroi de la matrice, des conduits veineux enroulés en spirale, comme et analogues aux réseaux admirables du gland et du corps spongieux de l'homme.

Plexus veineux ou pampiniformes.

Sur les bords latéraux de l'utérus, ces sinus communiquent ave *plexus veineux*, situés dans l'épaisseur des ligaments larges et conti avec le plexus vaginal, en haut, avec le plexus sous-ovarique; on le le nom de *plexus pampiniformes*. De ces plexus partent, en bas, les teuses, au milieu, les veines utérines, en haut, les veines ovarienn nières vont se jeter, à gauche, dans la veine rénale, à droite, dans l

cas de ce genre, j'ai rencontré des follicules mucipares qui occupaient l'épa propre de l'utérus, à un ou deux millimètres de profondeur.

(1) On a dit que ces flexuosités avaient pour but de favoriser le développ térus. J'ai dit ailleurs que cette opinion était sans fondement et que les art étaient aussi flexueuses lorsque cet organe était distendu par le produit d tion que dans l'état de vacuité.

...utes ces veines ne présentent que de rares valvules et n'acquièrent ...ement complet qu'après la puberté.

Vaisseaux lymphatiques.

...s *lymphatiques*, que je n'ai bien étudiés que pendant la grossesse ...couchement, époque à laquelle je les ai souvent trouvés pleins de ... comme les veines, un volume extrêmement considérable (1) et ...s l'épaisseur de l'utérus, divers plans dont les superficiels sont ...loppés. Ils se divisent en deux groupes : ceux du col, qui vont se ... les ganglions pelviens, et ceux du corps, qui aboutissent aux gan...ires. Ces derniers accompagnent les veines utéro-ovariennes.

Nerfs.

... très-bien décrits et représentés par Tiedmann, tels qu'on les voit ...e grossesse, et plus tard par Jobert de Lamballe, proviennent, les ...xus rénaux et mésentérique inférieur, pour arriver à l'utérus ac...tères utéro-ovariennes, les autres, du plexus hypogastrique. Ces ... formés par quelques branches antérieures des nerfs sacrés et par ... provenant des ganglions lombaires du grand sympathique. Ces ... s'anastomosent ensemble dans l'épaisseur des ligaments larges, ...es filets sur les deux faces de l'utérus, filets qui pénètrent dans l'é...organe, en restant accolés aux artères ou en cheminant dans leurs ...'est à l'union du corps et du col qu'on rencontre les filets les plus

... de savoir si la portion vaginale du col utérin manque de nerfs, ...olue négativement par Jobert (2), a reçu une solution affirmative

...*atomie pathologique*, avec planches, 14e livr.

...ésultat des recherches de Boulard, ancien aide d'anatomie de la Faculté, ... l'utérus. Ces recherches ont été faites sur des pièces qui avaient macéré dans ...de quantités variables d'acide nitrique, excellent moyen d'isoler les nerfs ..., au milieu de la gangue celluleuse et fibreuse, qui en impose si souvent, ... filets nerveux les plus ténus jusqu'à leur point de départ. Les résultats ...hes ont été constamment en désaccord avec ceux de Robert Lee et tout ... aux travaux de Lobstein et à ceux de Beck (*Transactions philosophiques*, ... conclusions de ce travail.

... de l'utérus sont en très-petit nombre.

...mentent pas de volume pendant la grossesse, si bien que nous ne pouvons ... que nous disait M. le professeur Cruveilhier, qui, pendant quelques ins... témoin de nos recherches : « C'est, je crois, une difficulté de plus que ... les nerfs de l'utérus sur cet organe préalablement développé par le tra...ception. » Ce qui nous a suggéré l'idée de préparer ces nerfs comparati...utérus d'une enfant de 12 ans environ et sur celui d'une femme morte au travail de l'accouchement, et nous avons vu que les principales modifica...nt, non pas tant sur le volume des nerfs, qui est à peine différent, que ... plexus.

...fant, les éléments de ces plexus, rapprochés, serrés les uns contre les ...ent constituer une véritable membrane nerveuse ; de là partent des nerfs ...ui se rendent à l'utérus et aux ligaments ronds, pour y distribuer des ...it capillaires.

...emme dont l'utérus est développé, le plexus, ainsi que l'observe Beck, est ...éléments en sont écartés et constituent des mailles plus ou moins larges, ...nerfs qui en partent, ils ne diffèrent que par une plus grande longueur, ...c une ténuité plus grande, si on les compare à ceux qui se rencontrent sur ... d'une femme adulte.

... émanent du plexus et du ganglion hypogastriques, ainsi que de l'anneau des recherches de MM. R. Lee, Lud. Hirschfeld et Richet. Ce dernier assure avoir pu, à différentes reprises, suivre des filets nerveux jus tie moyenne du col, et tout porte à croire que les lèvres du museau n'en sont pas complétement dépourvues, bien qu'il ait été impossi ce jour de les mettre en évidence.

IV. — DÉVELOPPEMENT DE L'UTÉRUS.

Développement de l'utérus et du vagin.

L'utérus et les oviductes, ainsi que le vagin, résultent des trans de deux canaux particuliers qu'on trouve chez le fœtus et qui por de *canaux de Müller*. D'abord situés au côté externe des corps de W naux, légèrement renflés à leur extrémité supérieure, se dirigent en arrière au voisinage de leur extrémité inférieure, pour s'ouvrir tion inférieure de la vessie, qui constitue, à ce moment, le sinus Cette communication a lieu d'abord par deux orifices distincts; ma canaux de Müller se rapprochent graduellement à leur extrémité in soudent entre eux et, par la destruction de la double cloison qui cavités, constituent une cavité commune et unique, qui est la cavit *nale*. De plus, l'orifice supérieur de ces canaux s'évase et forme le p reste distinct de l'ovaire.

Séparation de l'utérus et du vagin. Prédominance du col sur le corps.

Il n'existe d'abord aucune limite entre l'utérus et le vagin. La ne se montre qu'à la fin du cinquième mois : un bourrelet circulai à la face interne de la paroi du canal utéro-vaginal et s'accroît dans mois de la grossesse, pour former la *portion vaginale du col*. Les paroi ne commencent à s'épaissir qu'au sixième mois, et pendant longte l'emporte sur le corps sous le rapport des dimensions et de l'ép parois.

Contraste entre le corps de l'utérus et les trompes utérines sous le rapport de la précocité du développement.

La portion la plus large de l'utérus correspond à son extrémité portion la plus étroite répond à son fond, si bien que les deux trom semblent se toucher. Sur un fœtus de sept mois, l'intervalle qui sé trémités utérines des trompes, est d'environ 3 millimètres. Je ferai contraste qui existe, sous le rapport de la précocité, entre le dévelop trompes utérines et celui du corps de l'utérus ; l'utérus de la femm tivement bicorne, comme celui des mammifères. Il est évident

« ou ganglion nerveux qui entoure l'uretère à son entrée dans la vessie.
« parties latérales de l'utérus, et là, suivent en partie la distribution
« tout cas, ils sont constamment accompagnés par une artériole très-fine.
« très-fins, gagnent les faces antérieure et postérieure, ainsi que le fond
« 6° Quant au col, imitant la sage réserve de M. Longet, nous ne nous
« de trancher absolument la question, en raison de la difficulté de cette dis
« dant nous croyons être arrivé à nous convaincre que le col utérin (por
« nale) n'est pas complétement privé de nerfs et qu'il est, sous ce rapport
« état que le reste de l'organe. Nous croyons du moins avoir pu suivre
« ramifiait manifestement dans la lèvre antérieure du museau de tanche.
« 7° Jamais nous n'avons trouvé ni ganglions ni plexus utérins. Il suffit
« jeter les yeux sur les parois d'un utérus développé, après avoir préalab
« le péritoine, pour reconnaître combien l'erreur est facile et combien on
« comme nerfs et ganglions des fibres musculaires, des veinules, des va
« tiques, etc., surtout après une immersion un peu prolongée. »

…aque trompe doit être considérée comme constituant une moitié …l'utérus.

…nce, le corps de l'utérus est encore rudimentaire, et si on représente … l'utérus par l'unité, le corps ne forme que le quart, et le col les … du volume de l'organe. Le corps n'est vraiment qu'un appendice

Il est stationnaire jusqu'à la puberté.

…aissance et jusqu'à la puberté, le développement de l'utérus est, …ire, stationnaire ; en sorte que, d'après les observations de Rœderer, …par celles de Dugès, l'utérus, qui a de 25 à 30 millimètres de lon… l'enfant naissant, n'a que 40 millimètres chez l'enfant de dix ans.

Il se développe à la puberté.

… *de la puberté*, l'utérus acquiert en peu de temps les dimensions …onserver par la suite, et le corps prend un développement propor…idérable, si bien que, inférieur au col peu de mois avant la puberté, … supérieur après cette époque et forme les deux tiers du volume de … développement du corps est en rapport avec la menstruation, qui …ette époque de la vie de la femme et dont le siége est bien manifes… le corps de l'utérus (1). Le tissu de l'utérus, qui est décoloré et … dur jusqu'à la puberté, devient plus vasculaire et moins dur sur… portion qui répond au corps. L'état de grossesse et l'accouchement … l'utérus des changements de volume, de forme, de texture, qui … cet organe des traces ineffaçables et qui permettent toujours de …utérus d'une femme qui a eu des enfants, de l'utérus d'une femme …rile.

Il s'atrophie dans la vieillesse.

…llesse, l'utérus s'atrophie, se déforme. Un rétrécissement plus mar…utres âges de la vie sépare le col et le corps ; ces deux parties de …blent devenir plus indépendantes l'une de l'autre. Les lèvres du …nche s'effacent le plus souvent chez les vieilles femmes, au lieu de …omme on le croyait généralement. Le tissu du corps conserve sou…taine mollesse, celui du col devient d'une extrême densité.

Situation de l'utérus aux divers âges de la vie.

… de l'utérus présente des différences notables dans les divers âges. …, l'utérus déborde de beaucoup le détroit supérieur et plonge dans …ominale ; si bien que les trompes et les ovaires occupent les fosses …ue le fond de l'utérus répond à la cinquième vertèbre lombaire. …issance et par suite du développement du bassin, l'utérus paraît …en à peu dans l'excavation. A l'âge de dix ans, le fond de l'utérus …veau du détroit supérieur; plus tard il est sur un plan inférieur. …illes femmes, on le trouve ordinairement incliné à droite ou à …renversé en arrière, sur le rectum.

Usages.

…utérus est l'organe de la gestation; c'est dans sa cavité que le germe …mis en dépôt et trouve les conditions les plus favorables à son déve… L'utérus est aussi l'agent de l'expulsion du fœtus, et c'est là sa …cipale, puisqu'on sait que l'œuf peut se greffer sur un point quel…la cavité abdominale et s'y développer normalement, tandis que

(1) …its qui démontrent cette proposition, c'est l'absence complète de mens…une femme dont le corps de l'utérus était plein, sans cavité, tandis que la …istait à l'état normal. Un autre fait, c'est que l'utérus d'une femme morte …nstruation m'a présenté une injection très-considérable, avec mollesse de la …corps utérin ; la muqueuse du col ne participait nullement à cette turgescence.

l'accouchement ne peut avoir lieu que lorsque l'œuf s'est dévelop matrice.

§ 4. — DU VAGIN.

Le *vagin* est un conduit membraneux qui s'étend de la vulve à l' *duit vulvo-utérin*), et qui est à la fois l'organe de copulation de la canal qui donne passage au sang menstruel, d'une part, au produit ception, d'autre part.

Situation.

Situé dans l'excavation du bassin, entre la vessie et le rectum, ma sa position par des adhérences assez intimes avec les parties enviro vagin n'est pas tellement fixe qu'il ne puisse subir un renversem même à la manière d'un doigt de gant, ou une invagination (1).

Direction.

Sa *direction* est oblique d'arrière en avant et de haut en bas, et celle de l'utérus un angle à sinus antérieur. Lorsque le vagin est et le vagin ont à peu de chose près le même axe.

Forme et dimensions. Longueur. Brièveté congéniale.

Le vagin a la *forme* d'un cylindre aplati d'avant en arrière, à pa contiguës, comme on le voit lors de l'application du spéculum. Sa naire est de 9 à 11 centimètres, mais quelquefois elle est beaucoup l'ai vue réduite à 4 centimètres. Cette brièveté congéniale du vag distinguée de la brièveté apparente due à l'abaissement de l'utérus remarquer que la paroi antérieure du vagin est plus courte que sa rieure; la différence est de 1 à 2 centimètres.

Largeur. Ampoule supérieure.

Le vagin n'a pas la même *largeur* dans les divers points de sa lo orifice inférieur ou vulvaire est la portion la plus étroite; son ext rieure a des diamètres bien plus considérables. Chez les femmes qu enfants, le fond du vagin forme une vaste ampoule, dans laquelle peut décrire les mouvements les plus étendus, et dans laquelle au tité considérable de sang peut s'accumuler dans les cas d'hémorrha

Dilatabilité du vagin. Son élasticité.

Du reste, ce conduit est éminemment dilatable, comme le prouve tion; il est en même temps élastique, et après l'accouchement, il re même, au point de recouvrer à peu près ses dimensions première la plus dilatable et la moins élastique est, sans contredit, la portion

(1) Le déplacement connu sous les noms d'abaissement, de prolapsus, de rus, n'est autre chose qu'une invagination du vagin. L'utérus y est complète

(2) Tous les jours, dans la pratique, cette brièveté congéniale du vagin avec l'abaissement de l'utérus, au grand détriment des malades. Rien plus facile à distinguer; car, dans le cas de brièveté, l'utérus ne peut être le cas d'abaissement, au contraire, l'utérus cède sans résistance au doigt et reprend sa position naturelle. Cette brièveté congéniale est souvent une rilité, souvent aussi la cause de douleurs très-vives dans l'acte de la copula d'engorgements inflammatoires aigus ou chroniques de l'utérus. J'ai vu un cissement considérable du vagin, dans lequel l'orifice du museau de tanche par l'acte de la copulation, au point d'admettre largement le doigt indic souvent, dans ce cas, qui est, je le répète, très-fréquent, l'acte répété de a pour conséquence une sorte de vagin artificiel qui se fait en arrière du che, aux dépens de la paroi postérieure du vagin. Si l'on touche la femme museau de tanche en avant, à 3 ou 4 centimètres de l'orifice du vagin, et le rière ce museau de tanche est reçu dans un vagin dont la paroi antérieure face postérieure de l'utérus. Ce vagin artificiel est quelquefois plus long que le

laquelle on pourrait donner le nom d'*ampoule vaginale*, de même rait appeler *détroit vaginal* l'orifice inférieur du vagin. nce de dilatation par un corps étranger, les parois du vagin se tou-

Fig. 345.

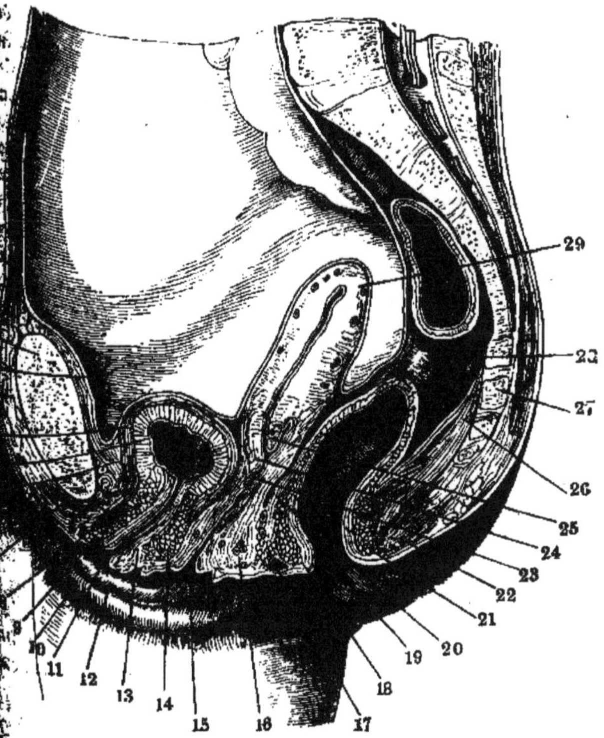

diane de la portion inférieure du tronc d'un cadavre de femme congelé (*).

té part, de sorte que sa cavité est complétement effacée. Une section de l'organe présente cette dernière sous la forme d'une fente trans qui n'est pas toujours exactement la même. Généralement cette rement curviligne, à convexité antérieure, et chacune de ses deux mbe sur une fente antéro-postérieure, ce qui donne à l'ensemble e H. Cette forme s'adapte parfaitement à celle des parties voisines,

grêle a été enlevé. — 1, symphyse pubienne. — 2, péritoine. — 3, couche externe de la se de la vessie contractée. — 4, couche interne. — 5, tissu cellulaire sous-péritonéal. — veine dorsale du clitoris. — 8, section transversale du muscle transverse profond du pé- circulaires de l'urèthre, paroi antérieure. — 10, grande lèvre. — 11, méat urinaire. — 13, fibres longitudinales de l'urèthre, paroi postérieure. — 14, fibres circulaires de cette es du vagin. — 16, tissu musculaire compacte dans l'épaisseur du périnée. — 17, sphinc- anus, section antérieure. — 18, sphincter interne, section antérieure. — 19, orifice anal. ulaires longitudinales du rectum. — 21, sphincter interne de l'anus, section postérieure. externe de l'anus, section postérieure. — 23, vagin. — 24, lèvre antérieure du col de l'u- re postérieure. — 26, muscle recto-coccygien, dans lequel sont disséminées des fibres a vie animale. — 27, coccyx. — 28, rectum. — 29, utérus.

attendu que dans l'écartement antérieur des branches latérales se p… thre, et dans l'écartement postérieur, le rectum. La branche tra… environ 24 millimètres de long… l'adulte ; chez l'enfant, elle… courte (*fig.* 346), et la section… prend plutôt la forme d'une …

Fig. 346.

Ua

Va

L

R

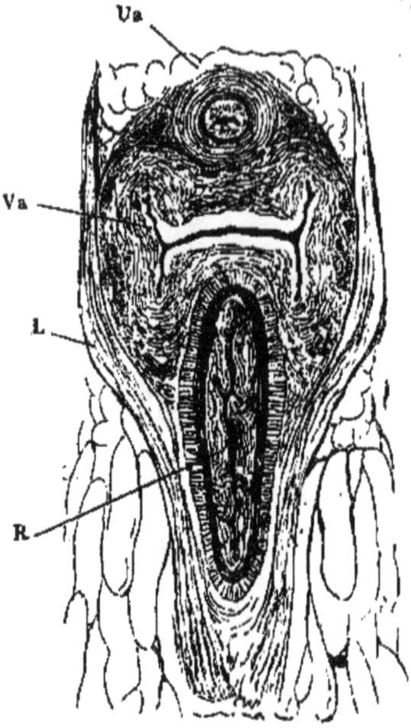

Section horizontale des parties molles, au niveau du détroit inférieur du bassin (*).

Rapports du vagin : En avant ;

La *face antérieure* du vagin… sente une concavité légère da… transversal, répond, en haut, a… de la vessie, auquel le vagin… un tissu cellulaire filament… plus bas, à l'urèthre, et ce r… tellement intime que l'urèth… creusé dans la paroi antérieur… L'adhérence intime du vagi… vessie et l'urèthre explique p… derniers organes sont const… traînés dans les déplacements… La *cloison vésico-vaginale* a env… limètres d'épaisseur. Elle per… ration facile de la vessie par… vaginal.

En arrière.

La *face postérieure* du vagin… rectum, par l'intermédiaire d… dans son tiers ou quart supé… médiatement dans ses deux tie… quarts inférieurs (1).

Laxité des adhérences du vagin avec le rectum.

Le vagin adhère au rectu… tissu cellulaire beaucoup plus… celui que nous avons dit exister entre la vessie et le vagin, en s… rectum n'est pas entraîné dans les déplacements du vagin.

Cloison recto-vaginale.

On appelle *cloison recto-vaginale* la cloison formée par l'adossement… postérieure du vagin et de la paroi antérieure du rectum. Cette cloi… 3 à 4 millimètres d'épaisseur au niveau du col. Le rectum s'éloign… rement de la face postérieure du vagin, il s'ensuit qu'il existe en… vagin et le rectum, un espace triangulaire à base inférieure, dont… antéro-postérieur, correspondant à l'épaisseur du périnée chez la… de 20 à 25 millimètres.

Rapports sur les côtés.

Les *bords latéraux* du vagin donnent attache, en haut, aux ligam… en bas, à l'aponévrose pelvienne ; ils sont croisés par les muscles r… l'anus, dont quelques faisceaux se continuent avec les fibres mus… vagin, et répondent au tissu adipeux du périnée et à des plexus vein…

(*) *Ua*, urèthre. — *Va*, vagin. — *R*, rectum. — *L*, releveur de l'anus.

(1) On conçoit que lorsque la paroi postérieure du vagin est déchirée da… quart supérieur, les intestins puissent se précipiter à travers la déchiru… encore, dans les cas d'ascite ou d'hydropisie enkystée de l'ovaire, la poss… la ponction par le vagin.

...*interne* ou muqueuse du vagin, lisse dans sa portion supérieure, ...deux parois des tubercules aplatis, arrondis, mesurant de 1 à 3 mil... diamètre, et serrés les uns contre les autres (*fig.* 347, B), ou bien ...ou saillies transversales imbriquées, qui représentent assez bien les ...peu régulières de la voûte palatine (A). Ces diverses saillies partent ...e *crête médiane*, qui s'étend sous la forme d'un raphé proéminent sur ...du vagin. Les deux raphés médians sont appelés *colonnes du vagin*. Ils ...de grandes différences individuelles, relativement à leur forme et à ...e, et paraissent être un vestige du vice de conformation qui consiste ...cloison vaginale médiane, vice de conformation qui coïncide le plus ...ec la bifidité de l'utérus, mais qui en est quelquefois indépendant. — Surface interne du vagin. — Colonnes du vagin.

...e *antérieure* commence tantôt immédiatement derrière le méat uri... ...tôt à une faible distance de cet orifice, sous la forme d'un gros *tuber*... ...ert de guide au chirurgien dans l'opération ...risme à couvert. Très-développée et très... ...ce niveau, elle diminue graduellement de ...t se perd insensiblement vers le tiers supé... ...vagin. La colonne antérieure est souvent ...r une scissure médiane plus ou moins pro... ...deux portions latérales, qui tantôt sont ...s immédiatement l'une contre l'autre, et ...t séparées par une dépression. Dans ce der... ...les deux colonnes secondaires peuvent con... ...le bas ou vers le haut. — Colonne antérieure. Son tubercule inférieur.

Fig. 347.

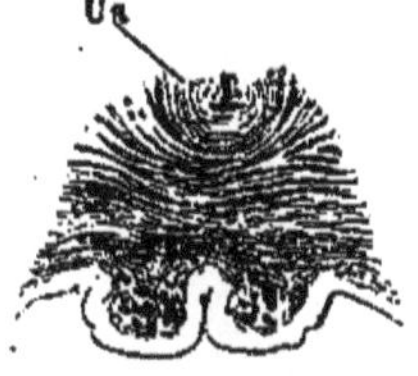

Section horizontale de la paroi antérieure du vagin et de l'urèthre (Ua).

...e *postérieure* est généralement moins sail... ...l'antérieure. Il arrive fréquemment que les deux colonnes sont ...peu sur les côtés de la ligne médiane, de sorte que, dans l'occlusion ...elles se juxtaposent dans le sens transversal. — Colonne postérieure.

...nes du vagin sont formées d'une sorte de tissu caverneux ou spon... ...plexus veineux situés au pourtour du vagin envoient dans l'épaisseur ...que musculeuse, et même dans la tunique muqueuse, de nombreux ...ents, autour desquels les faisceaux de fibres musculaires s'entre-croi... ...toutes les directions, représentant ainsi les trabécules des tissus — Structure.

...es ou plutôt les rugosités transversales du vagin, très-multipliées chez ...nouveau-né et chez les vierges, s'effacent en partie après l'accouche... ...la portion supérieure du vagin ; mais elles persistent toujours dans ...inférieure, notamment à l'orifice vulvaire et en avant ; ce sont de ...*pilles*, extrêmement saillantes, qu'on peut considérer comme destinées ...er les frottements dans l'acte de la copulation. La différence très... ...ble que présentent, sous le rapport du développement de ces papilles, ...ostérieure et la paroi antérieure du vagin, n'est pas sans importance ...ratique. Ces rugosités, n'étant pas des plis, ne peuvent pas servir à ...ion du vagin. — Rides transversales du vagin.

...*extrémité supérieure* ou utérine, le vagin embrasse le col de l'utérus, ...il se prolonge sans ligne de démarcation, formant autour du museau ...une rigole circulaire, plus profonde en arrière qu'en avant. Cette in... ...met de distinguer dans le col de l'utérus deux portions, l'une sus... ...l'autre sous-vaginale. — Extrémité supérieure.

Extrémité inférieure.

L'*extrémité inférieure* ou orifice vulvaire (*anneau vulvaire*) présente une saillie transversale extrêmement rugueuse. Cette saillie, qui s'ap[illegible] sitôt qu'on écarte les grandes et les petites lèvres, rétrécit et semble m[illegible] rer l'entr[illegible] gin; elle [illegible] à la colo[illegible] rieure du vaginal. [illegible]

Orifice vulvaire.

L'orifi[illegible] n'est pas centre [illegible] inférieu[illegible] il avoisin[illegible] pubienne[illegible] trouve [illegible] coccyx p[illegible] tervalle [illegible] plus co[illegible] Bien plu[illegible] le reste [illegible] il conser[illegible] vie cette [illegible] relative, [illegible] après l'[illegible] ment (1). [illegible]

Fig. 348.

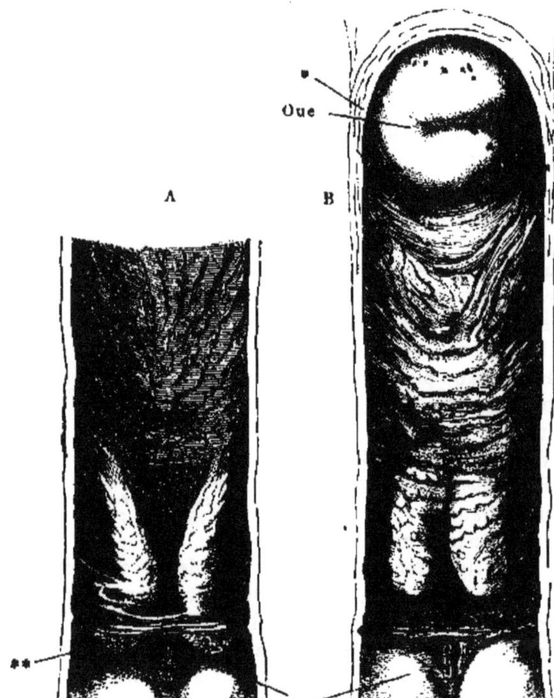

Paroi antérieure du vagin (*).

Hymen.

Chez le[illegible] l'orifice vu[illegible] pourvu d'u[illegible] brane, do[illegible] tence est [illegible] à l'état [illegible] mais do[illegible] me est su[illegible] nombreuses variations : c'est l'*hymen* (de ὑμήν, pellicule), espèce de diap[illegible] interposé entre les parties génitales internes, d'une part, les organes [illegible] externes et l'orifice de l'urèthre, d'autre part.

Forme.

Variétés.

Cette membrane a ordinairement la forme d'un croissant à conca[illegible] rieure, qui occupe la moitié postérieure de la circonférence de l'ori[illegible] vaire du vagin, et dont les extrémités viennent se perdre sur les côté[illegible] urinaire ; rarement elles se continuent au-dessus du méat, en formant [illegible] ges à son pourtour. L'hymen représente quelquefois les deux tiers d[illegible] ou même un cercle complet, perforé près de la partie antérieure de [illegible] férence. Le bord adhérent de l'hymen en est la portion la plus ép[illegible]

(*) La paroi postérieure a été enlevée. — A, colonne antérieure du vagin dont les deux moi[illegible] vers le haut. — B, colonne antérieure dont les deux moitiés divergent vers le bas. — Ou, mé[illegible] Oue, orifice externe du col utérin. — *, section du cul-de-sac vaginal. — **, caroncules hy[illegible]

(1) Les spéculums, pour être bien faits, doivent être disposés de manière à p[illegible] ter le fond du vagin sans en élargir l'orifice vulvaire.

ou sa circonférence interne, mince, concave, est souvent irrégulière, en lambeaux ou franges qui retombent au-devant du méat urilargeur, qui est plus ou moins considérable, suivant les sujets, établit,

Fig. 349.

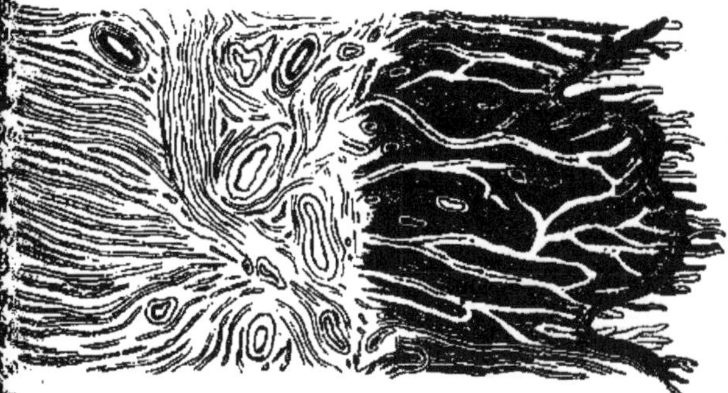

...rizontale d'une colonne antérieure du vagin, dont on a enlevé l'épithélium.

vierges, des différences dans les dimensions de l'orifice du vagin. Il très-rare de voir l'hymen former une membrane qui obture complète-

Fig. 350.

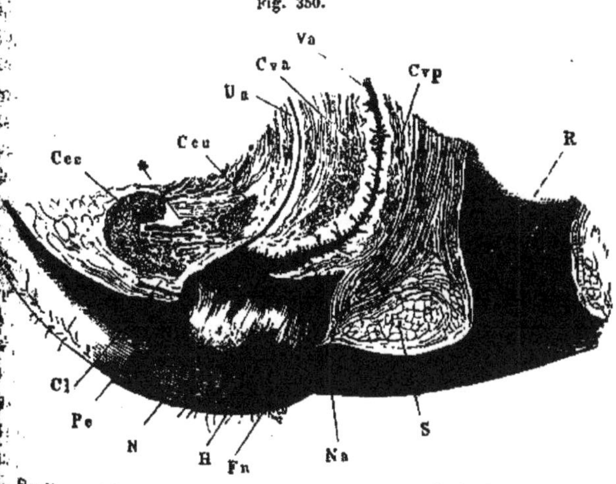

... Section médiane des organes génitaux externes de la femme (*).

...fice inférieur du vagin, et déterminer ainsi le vice de conformation le nom d'imperforation du vagin. Mais il existe habituellement, cas, une ouverture centrale, de dimensions variables, ou bien le diaest criblé d'une foule de petits trous, en pomme d'arrosoir. Rareobserve deux orifices placés l'un à côté de l'autre.

...ris. — Pc, prépuce du clitoris. — N, petite lèvre. — H, hymen. — Fn, fosse naviculaire. ...e. — Cec, corps caverneux du clitoris. — Ceu, bulbe du vagin. — *, plexus veineux in... clitoris et au bulbe du vagin. — Va, vagin. — Cva, Cvp, colonnes antérieure et posté...gin. — S, sphincter de l'anus. — R, rectum.

L'hymen est ordinairement mince et fragile, et se rompt dans le coït. Mais il peut être très-résistant, d'une consistance fibreuse ou mén[illegible] gineuse; il rend alors la copulation impossible. Il est arrivé quelq[illegible] l'hymen, très-relâché ou muni d'une large ouverture, a pu être refo[illegible] ment par le pénis, sans se déchirer, et persister intact jusqu'au m[illegible] l'accouchement.

Caroncules myrtiformes ou hyménales.

Quand l'hymen a été déchiré, ses lambeaux saignants se rétractent [illegible] catrisant, se ratatinent et donnent naissance à des tubercules appe[illegible] *cules myrtiformes*, nom auquel Devilliers a proposé de substituer celu[illegible] *cules hyménales*. Le nombre, la forme et la situation de ces caron[illegible] extrêmement variables. Le plus souvent elles sont au nombre de trois [illegible] et charnues, et occupent, l'une [illegible] postérieure, les deux autres, [illegible] latérales de l'entrée du vagin. [illegible] fois, au lieu de tubercules, on [illegible] lambeaux allongés, ou bien [illegible] éminences à bords dentelés, en [illegible] coq, ou encore de petits poly[illegible] culés.

Fig. 351.

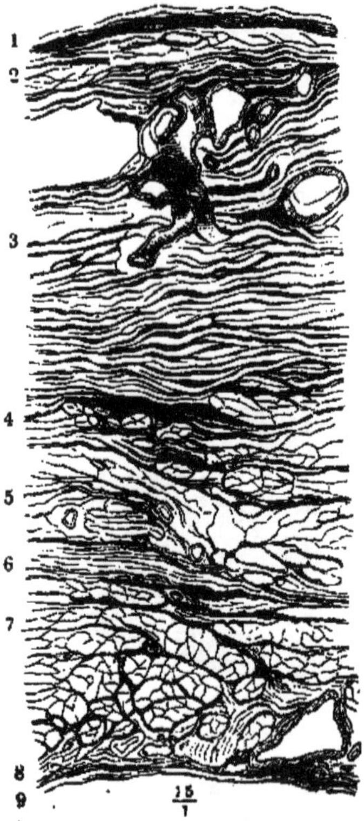

1 2 3 4 5 6 7 8 9 15/1

Section horizontale de la paroi postérieure de la vessie et de la paroi antérieure du vagin (*).

La déchirure de l'hymen peut [illegible] tielle : il persiste alors un de[illegible] complet, étroit et à bord déch[illegible] avec des fissures allant jusqu'à [illegible]

Structure de l'hymen.

L'hymen est constitué par [illegible] muqueux plus ou moins résista[illegible] de nombreuses papilles coniqu[illegible] tenant entre ses deux feuillets [illegible] de tissu cellulaire qui renferm[illegible] breuses fibres élastiques et que[illegible] ceaux musculaires de la vie [illegible] Quelques vaisseaux sanguins [illegible] fient dans son épaisseur et un é[illegible] pavimenteux stratifié de 0mm [illegible] d'épaisseur, recouvre ses deux [illegible]

Épaisseur des parois du vagin.

Mince dans sa portion supé[illegible] vagin s'épaissit beaucoup au [illegible] l'urèthre et se termine par [illegible] ment rugueux très-considér[illegible] forme, à l'entrée du vagin, la [illegible] mentionnée.

Texture.

Texture du vagin. Le vagin, [illegible] arrière, dans une faible éten[illegible] péritoine, a des parois mem[illegible] qui ne ressemblent nullemen[illegible] de l'utérus. Elles se composent essentiellement d'une *couche interne* [illegible]

(*) 1, épithélium de la vessie. — 2, muqueuse vésicale. — 3, fibres musculaires annulaires [illegible] — 4, fibres musculaires longitudinales de ce réservoir. — 5, tissu conjonctif lâche. — 6, [illegible] laires annulaires du vagin. — 7, fibres musculaires longitudinales du vagin. — 8, [illegible] 9, épithélium.

couche externe ou musculeuse, qu'il est impossible d'isoler au moyen mais qui, sur une coupe, se distinguent assez nettement par leur première étant blanche, la seconde présentant une coloration rou- ur épaisseur va en augmentant à mesure qu'on approche de l'orifice inal. Autour de ces deux tuniques s'étend une couche assez mince de lo-fibreux, plus ou moins serrée suivant les sujets, et dans laquelle on de nombreuses *fibres élastiques* ainsi que des *plexus veineux*.

que *musculeuse* du vagin est composée de faisceaux juxtaposés, ana- entre eux et entre-croisés de manière à former des réseaux à larges mblées par du tissu conjonctif. C'est tantôt ce dernier tissu, et tantôt usculaire qui l'emporte en abondance. Couche musculeuse.

sition des faisceaux musculaires ne présente rien de bien régulier; longitudinales et les fibres circulaires ne forment point des couches . Cependant, les premières dominent au voisinage de la muqueuse t une couche bien plus épaisse que les dernières, qui sont plus abon- s la surface interne du vagin. D'après M. Rouget, les fibres longitudi- obliques s'entre-croisent d'un côté à l'autre sur les parois du vagin; d'entre elles se continuent, en haut, avec les fibres longitudinales de l'utérus; les autres, en plus grand nombre, se portent en bas et sur les côtés du rectum, et participent à la formation des ligaments rés. Sur les côtés du vagin, les faisceaux musculaires, assez nombreux, entre les grosses veines, réunies en plexus serrés, qui se trouvent dans on.

queuse *vaginale* est formée d'un tissu conjonctif très-dense, extrême- e en fibres élastiques. C'est ce qui explique sa lidité et l'énorme distension qu'elle peut subir, mpre, dans l'acte de l'accouchement. De nom- papilles vasculaires, coniques ou filiformes, gar- surface de cette muqueuse; mais elles sont et cachées dans l'*épithélium pavimenteux stra-* a recouvre, et dont l'épaisseur atteint $0^{mm},6$. contre aussi bien dans l'intervalle des saillies queuse vaginale qu'à leur surface; elles ne t qu'au voisinage du col utérin. Muqueuse. Papilles.

Fig. 352.

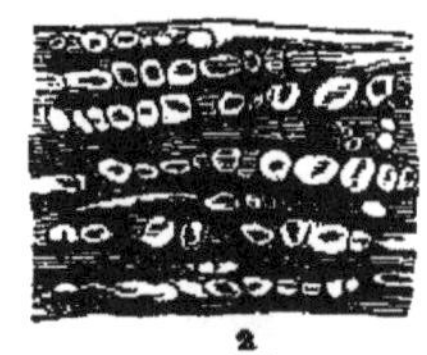

$\frac{2}{1}$

Portion de la muqueuse de la partie supérieure du vagin, pourvue de follicules clos.

te point de *glandules* dans la muqueuse vagi- ceptionnellement on y trouve, suivant Henle, les clos analogues aux follicules solitaires de particulièrement dans sa portion supérieure et sur le col utérin Follicules clos.

vagin. Indépendamment du tubercule rugueux que présente, en fice du vagin, il existe autour de cet orifice un renflement ou corps considérable, remplissant l'intervalle qui sépare l'entrée du vagin du clitoris : c'est le *bulbe du vagin*. Peu épais en avant, où il est le méat urinaire et le clitoris, ce bulbe se renfle progressivement à ette portion moyenne, et se termine en bas, sur les côtés du vagin, xtrémité arrondie. La partie postérieure de l'orifice du vagin est seule de bulbe. Bulbe du vagin.

peut être plus exact d'admettre deux bulbes du vagin, un de chaque deux bulbes, situés l'un à droite, l'autre à gauche de l'orifice, ont été

comparés par Kobelt à deux sangsues gorgées; ils commencent, en ar
une extrémité renflée, puis ils vont en diminuant d'arrière en avant,
nissent sur la ligne médiane, entre le méat urinaire et le clitoris.

Dimensions. Les *dimensions* du bulbe injecté sont les suivantes, d'après Kobelt :

Longueur...........................	36 millim.
Largeur...........................	14 à 20 —
Épaisseur...........................	9 à 14 —

Ces dimensions, du reste, sont très-variables, suivant l'âge, la
des rappor
celle des
ments, l'ép
dernières
enfin suiva
dividus.

Rapports. La *face*
bulbe est
recouverte
muscle co
du vagin;
pond à la
ischio-pub
face intern
est appliq
de l'orifice

Communications veineuses avec le clitoris. Les deu
du bulbe
entre elle
extrémité
d'où part
veines n
qui font
quer le b
le gland e
caverneux
ris (1);
reçoivent
celles qu
nent du
petites

Fig. 353.

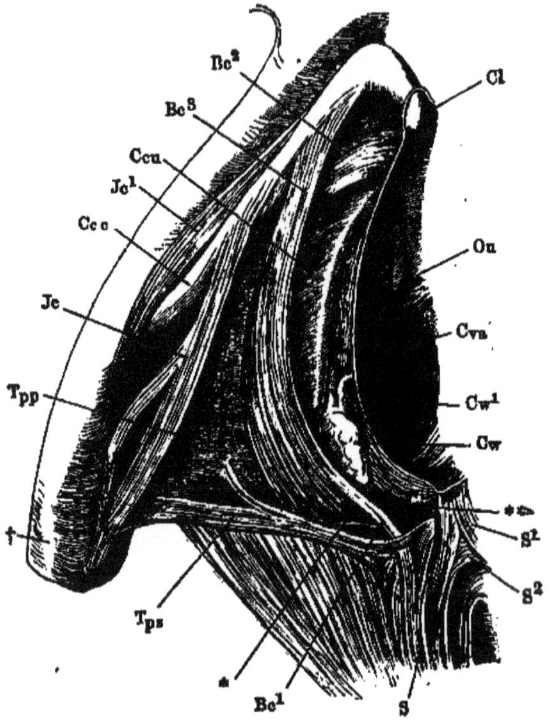

Parties molles de la portion antérieure du détroit inférieur du bassin de la femme (*).

avant, des grandes lèvres, en arrière. Quelques-unes aboutissent di
la veine dorsale.

(*) On a enlevé la peau et le tissu adipeux. Le clitoris (*Cl*) et la paroi droite du vestib
versés à gauche. — *Ccc*, corps caverneux du clitoris. — *Ccu*, bulbe du vagin. — *Bc*, muscl
neux ou constricteur du vagin. — *Jc*, ischio-caverneux. — *Tps*, *Tpp*, muscles transverses su
fond du périnée. — S, sphincter de l'anus. — *, **, couche musculaire de la vie organique,
au vagin et au rectum. — †, limite du pubis et de l'ischion. — *Cva*, colonne antérieure
Ou, orifice uréthral. — *Cw*, glande vulvaire. — *Cw*[1], son canal excréteur.

(1) Cette communication se voit parfaitement sur deux pièces déposées à la
que au Musée de la faculté, l'une par Deville, l'autre par Jarjavay ; elle a été
Kobelt sous le nom dé *réseau intermédiaire*.

le bulbe fournit des veines non moins nombreuses, qui communi-
celles du vestibule, de la vulve, de l'urèthre, et avec des réseaux
és au pourtour de la vessie. Du renflement terminal, enfin, partent veineux, véritables vaisseaux bulbe, qui se rendent à la use interne et communiquent morrhoïdales externes. (Veines postérieures.)

du vagin, qui représente le eux de l'urèthre de l'homme, comme lui, d'une *membrane* très-mince, et d'un *tissu spon*olaire, dont les mailles, assez limitées par des trabécules tissu conjonctif et de fibres lisses. (Structure.)

du vagin reçoit de l'*artère hon*une branche considérable qui son renflement postérieur. artérielle supporte quelques *veux* très-fins, qui se distrielle dans le bulbe.

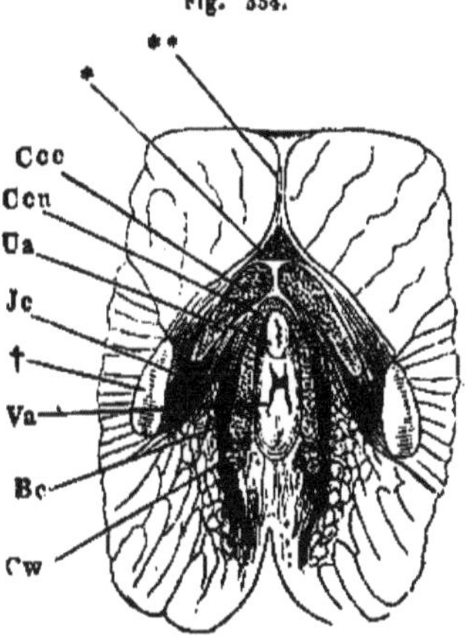

Section oblique des organes génitaux externes d'une jeune fille, pratiquée parallèlement à la paroi antérieure du bassin (*).

et nerfs du vagin. Les artères du vagin ou *artères vaginales*, de l'hypogastrique. Les ar-, vésicales et honteuses internes donnent également des branches (Artères du vagin.)

branches se portent, soit sur la face antérieure, soit sur la face du vagin, se ramifient dans l'épaisseur de la tunique musculeuse, elles fournissent de nombreux ramuscules, et se terminent dans de la muqueuse.

naissent du réseau capillaire de la muqueuse, forment dans le queux un réseau à mailles allongées, d'où partent des rameaux la tunique musculeuse, gagnent les bords du vagin et se jettent si riches qui l'entourent. Ces veines communiquent, en bas, avec be, en haut, avec celles de l'utérus. (Veines.)

lymphatiques, faciles à injecter par le réseau lymphatique de la portent aux ganglions lymphatiques du bassin. (Vaisseaux lymphatiques.)

iennent du plexus hypogastrique. Sur leur trajet, on a trouvé de ons. (Nerfs.)

nt du vagin. L'origine du vagin a été étudiée en même temps que rus. Suivant Meckel, les rides et rugosités du vagin ne commencent manifestes que vers le cinquième mois de la vie intra-utérine; du euvième mois, elles sont proportionnellement beaucoup plus dévees ne le seront par la suite. Des rides transversales, pressées les es autres, se voient dans toute la longueur du vagin. (Développement.)

dorsaux du clitoris. — **, ligament suspenseur du clitoris. — Ccc, corps caverneux du bulbe du vagin. — Ua, urèthre coupé transversalement. — Va, vagin, idem. — Jc, muscle — Bc, muscle constricteur du vagin. — Cw, glande vulvaire. — †. section de la branche ubis.

L'existence de l'hymen est constante.

L'hymen n'apparaît que vers le milieu de la vie fœtale; il est diri
en avant, rugueux, épais et bien plus notablement dentelé qu'il n
la suite. Son existence chez le fœtus est constante.

Le vagin, inerte comme le reste des organes génitaux jusqu'à l'é
puberté, se développe sans présenter de modifications notables. Pa
gements inévitables qui ont lieu par suite de l'accouchement, le
quable est la dilatation qu'il subit et qu'il conserve pendant toute
tation qui est relativement bien plus considérable à la partie supé
la partie inférieure du vagin.

§ 5. — DE LA VULVE.

Définition.

On comprend sous le nom de *vulve* l'ensemble des parties génital
de la femme, savoir : le pénil ou mont de Vénus, les grandes et
lèvres, le clitor
urinaire, auxqu
rait ajouter l'orif
déjà décrit.

Fig. 355.

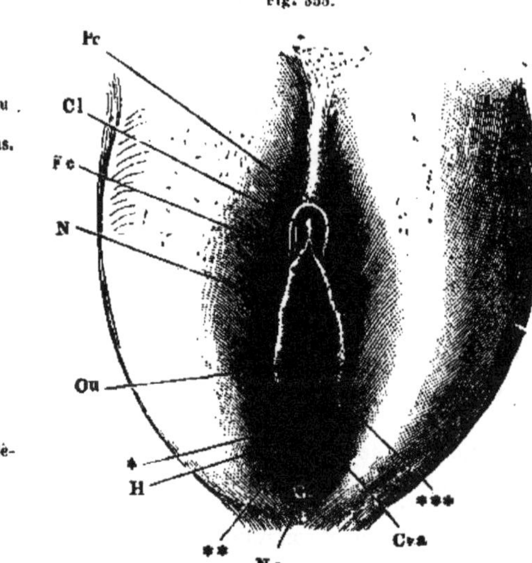

Vulve étalée par l'écartement des grandes lèvres (*).

Pénil ou mont de Vénus.

1° *Pénil ou mo*
On appelle ains
nence arrondie
moins saillante
sujets, située au
pubis, au-dessus
La saillie de cet
est due en partie
os, en partie au t
qui soulève la p
couvre de poils
de la puberté.

Grandes lèvres.

2° *Grandes lè*
deux replis cuta
qui limitent un
antéro-postérieu
la plupart des
donnent le nom
Aplaties trans
plus épaisses en avant qu'en arrière, les grandes lèvres présente
externe, recouverte de poils, une face interne, humide et lisse, e
face interne de la grande lèvre du côté opposé ; un bord libre, co
de poils ; une extrémité antérieure, qui se continue avec le mont
une extrémité postérieure, qui se réunit à celle du côté opposé po

(*) *Cl*, clitoris. — *Pc*, prépuce du clitoris. — *Fc*, frein du clitoris. — N, petites lè
urinaire. — *Cva*, colonne antérieure du vagin. — H, hymen. — N*a*, fosse naviculaire.
glande vulvaire. — **, paroi postérieure du vestibule. — ***, lacunes glandulaires au
urinaire.

(1) Il n'y a pas de commissure antérieure ; les grandes lèvres ne se réuni
avant, mais laissent entre elles un intervalle dans lequel se voit la saillie
corps du clitoris.

...ssure ou bride appelée *fourchette*, laquelle se déchire souvent dans ...ment. L'intervalle entre la fourchette et l'anus constitue le *périnée* ...heurs, qui mesure de 16 à 20 millimètres d'avant en arrière, chez ...nd nombre des sujets. L'intervalle qui sépare la fourchette de l'en-...n, porte le nom de *fosse naviculaire*. Fourchette. Périnée des accoucheurs. Fosse naviculaire.

...et cutané et un feuillet muqueux revêtent les deux faces des grandes ... premier sont annexées des glandes sudoripares très-développées, ... Texture des grandes lèvres.

Fig. 356.

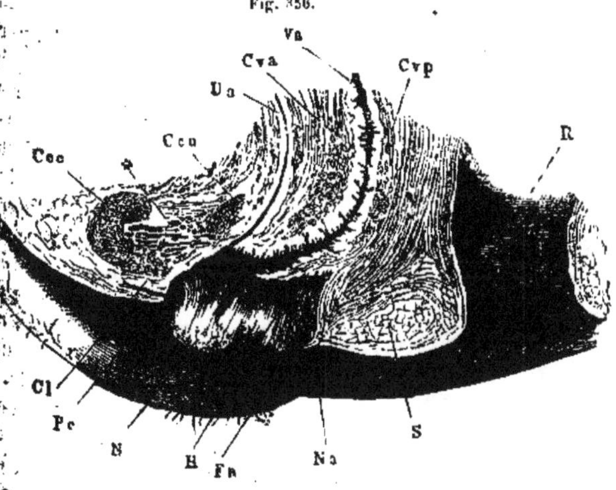

...Section médiane des organes génitaux externes de la femme (*).

...tre sont pourvus de glandes sébacées très-nombreuses qui, se dis-...par leur volume : elles atteignent jusqu'à ½ millimètre de dia-...les du feuillet cutané s'ouvrent dans les follicules pileux dont ce ...garni, celles du feuillet muqueux s'ouvrent parfois directement à la ...la muqueuse (1). Une grande quantité de tissu adipeux est inter-...deux feuillets chez les sujets qui ont de l'embonpoint. Le feuillet ...est recouvert, à sa face adhérente, d'une couche considérable d'un ...e, dont les fibres, dirigées longitudinalement, sont surtout des fibres ...mais dans lequel on rencontre aussi des faisceaux longitudinaux de ...ulaires lisses, tandis que le tissu adipeux est appliqué contre le ...né. On trouve enfin, dans les grandes lèvres, des vaisseaux artériels, ...lymphatiques et des nerfs.

...les lèvres ont beaucoup d'analogie avec le scrotum de l'homme : ... Analogie des grandes lèvres avec le scrotum.

(*) ... — Pc, prépuce du clitoris. — N, petite lèvre. — H, hymen. — Fn, fosse naviculaire. — ... Ccc, corps caverneux du clitoris. — Ccu, bulbe du vagin. — *, plexus veineux intermé-...et au bulbe du vagin. — Va, vagin. — Ua, urèthre. — Cva, Cvp, colonnes antérieure ...du vagin. — S, sphincter de l'anus. — R, rectum.

(1) ...pas rare de voir de petits poils très-courts naître des follicules sébacés de ...de la grande lèvre : ces poils sont analogues à ceux des caroncules lacry-...est pas là le seul exemple de poils naissant d'une membrane muqueuse. M. Mas-... à l'école d'Alfort, a présenté à la Société anatomique plusieurs cas de ...de la surface interne du gros intestin, chez le cheval.

l'étude de l'embryogénie établit cette analogie d'une manière évide[...] dissection attentive conduit au même résultat. Depuis longtemps [...] connu, dans l'épaisseur des grandes lèvres, un tissu qui, par tous ses [...]

Sac dartoïque.

ressemble au dartos de l'homme, lorsque M. Broca a décrit dans ce[...] sac membraneux qui, par sa sim[...] disposition, ses rapports, repro[...] ment le dartos de l'homme (1).

Fig. 357.

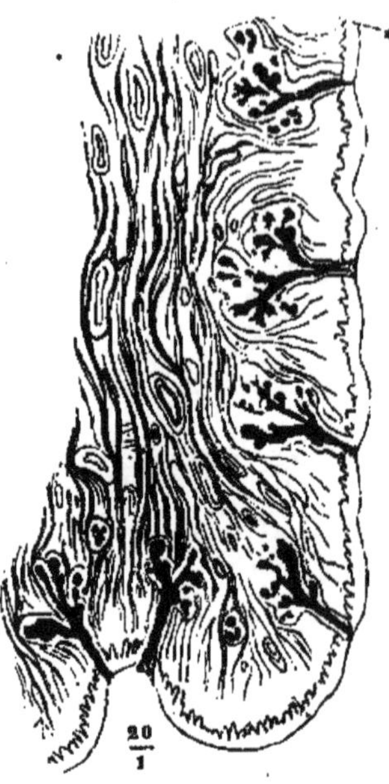

Section transversale et verticale des petites lèvres. Glandes sébacées.

Qu'on se figure une bourse mem[...] à goulot long et étroit et à fond apla[...] en arrière ; qu'on l'introduise, par l[...] entre la peau et l'aponévrose péri[...] perficielle, de telle sorte que son [...] tourné vers la fourchette et que s[...] ture, dirigée en haut et en dehor[...] aboutir à l'anneau inguinal exte[...] aura une idée exacte du *sac dar*[...] femme. La paroi antérieure de ce s[...] sous la peau, dont elle est séparée [...] ques vésicules adipeuses ; sa face p[...] libre dans sa moitié supérieure, a[...] mement, dans sa moitié inférieure[...] névrose périnéale superficielle. [...] bords latéraux sont libres d'adhér[...] leur moitié supérieure ; dans leur [...] férieure, ils adhèrent, l'externe, à l[...] ischio-pubienne, l'interne, à la [...] vulvaire, au niveau du sillon qui [...] grande lèvre de la petite. L'extr[...] rieure du sac dartoïque s'applique [...] sur le pourtour de l'anneau inguin[...] son extrémité postérieure s'amincit, s'efface par la juxtaposition de[...] parois opposées et se continue insensiblement avec le fascia sup[...] périnée.

Cavité du sac dartoïque.

Enfin, la cavité du sac est remplie de graisse ; c'est dans son inté[...] contenu le bourrelet adipeux de la grande lèvre, bourrelet qui se [...] les sujets les plus maigres. Ce bourrelet adhère peu aux parois du s[...] dans sa partie inférieure. En outre, le ligament rond de l'utérus, [...] jeté une partie de ses fibres sur les piliers de l'anneau, s'engage da[...] du sac et s'éparpille en plusieurs petits faisceaux blancs, qu'on peu[...] que dans la grande lèvre. Chez le fœtus, le prolongement péritonéa[...]

Canal de Nück.

pagne le ligament rond, et qu'on appelle le *canal de Nück*, se term[...] de-sac dans le goulot du sac dartoïque.

Structure des parois du sac dartoïque.

Les parois de ce sac ont une structure évidemment fibrillaire [...] fibres sont parallèles, obliques en bas et en dedans ; les supérieur[...] de l'anneau inguinal et du fascia superficialis de l'abdomen, les inf[...] la branche ischio-pubienne, quelques-unes même sont fournies par [...] suspenseur du clitoris. Toutes sont d'un blanc jaunâtre ; elles devi[...]

(1) Voyez *Bulletin de la Société anatomique*, 26e année, p. 92 (mars 1851).

les femmes récemment accouchées. Elles possèdent une grande c'est à cette élasticité qu'il faut attribuer la formation de la gouttière les nymphes des grandes lèvres.

Petites lèvres.

lèvres ou *nymphes*. Elles apparaissent, lorsqu'on écarte les grandes la forme de deux replis muqueux. Étroites en arrière, où elles la face interne des grandes lèvres, elles s'élargissent en avant d'une progressive, en convergeant l'une vers l'autre. Parvenues au niveau elles se rétrécissent un peu et se bifurquent avant de se terminer : inférieure de la bifurcation va s'attacher au bord postérieur du clilequel elle se continue et dont elle constitue le *frein*; la branche s'unissant à celle du côté opposé, forme au-dessus de ce corps un forme de capuchon, qu'on nomme *prépuce du clitoris*. Les faces des lèvres sont lisses ou légèrement chagrinées, particulièrement l'interne ; libre est convexe, tranchant ou mousse, souvent dentelé irrégu(1).

Leur bifurcation.

Frein du clitoris.

Son prépuce.

Les dimensions des petites lèvres sont variables.

ment à leurs dimensions, les petites lèvres offrent de nombreuses suivant l'âge : chez les enfants nouveau-nés, elles débordent les lèvres, ce qui tient surtout au défaut de dévede ces dernières ; 2° suivant les individus ; chez femmes, elles sont extrêmement petites; chez elles dépassent les grandes lèvres; 3° suivant les chez certaines peuplades de l'Afrique, chez les Hottentotes, par exemple, elles ont une longueur et constituent ce qu'on a désigné chez elles nom de *tablier*.

Longueur démesurée des petites lèvres.

Texture.

par un repli de la muqueuse vulvaire, les pecontiennent dans leur épaisseur du tissu celluvasculeux; de gros faisceaux de fibres élastiques, en réseaux, et des fibres musculaires lisses ce tissu cellulaire.

Fig. 388.

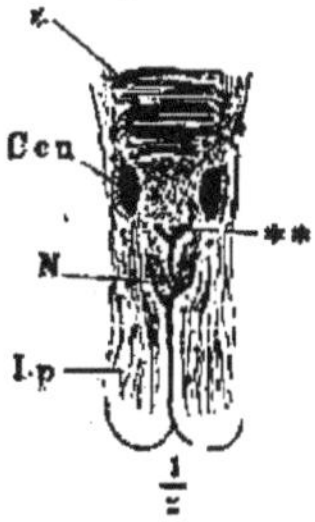

Section transversale et verticale des organes génitaux externes de la femme, immédiatement en avant du méat urinaire (*).

Derme muqueux.

muqueux est recouvert, comme celui de toute un épithélium pavimenteux stratifié, ou plutôt le épiderme, car on rencontre, à la surface, de lamelles épidermiques, dépourvues de noyau. garni de *papilles* simples, la plupart vasculaires conique. Lorsque les petites lèvres font saillie au dehors, la muqueuse les constitue prend tout à fait l'aspect du tégument cutané.

Glandes sébacées.

les *sébacées*, analogues à celles de la face interne des grandes lèvres, petites, s'ouvrent sur ses deux feuillets, mais principalement sur le interne, où elles forment une couche serrée.

(*) ... lèvres. — N, petites lèvres. — Ccu, section transversale du bulbe du vagin. — *, couche ... paroi antérieure de l'urèthre. — **, paroi supérieure du vestibule.

(1) ... contré un grand nombre de fois la disposition suivante des petites lèvres : au lieu de se terminer comme en mourant sur la face interne des grandes lèvres, elles ... gent en arrière, se réunissent pour constituer une commissure, laquelle ... jusqu'à l'anus, sous la forme d'un raphé ou d'un repli cutané saillant, une ... Dans ce cas, les grandes lèvres ne prennent aucune part à la formation ... ure et se terminent comme en mourant, de chaque côté. Souvent la petite ... droit est plus ou moins longue que celle du côté gauche.

Vaisseaux.

Le réseau *artériel* de la muqueuse est extrêmement développé; il
par des branches de l'artère honteuse interne. Les *veines* qui n
vaisseaux, sont très-nombreuses et forment un plexus logé dans
laire intermédiaire aux deux feuillets des petites lèvres, ce qui
dernières une sorte d'apparence érectile.

Clitoris.

4° *Clitoris.* On connaît sous ce nom un organe érectile qui rep
exactement, aux dimensions près, les corps caverneux de la verge.
libre
partie
la vulve
mètres
arrière
mité
grande
la form
cule
coiffe
petites
se
leurs
rieures
tion.
qu'on
gland,
toris,
imperf
ralemen
dévelop
A l'é
dité, le
dinair
mètres
sur 7 à
de
quelq
beau
dispos
croire
de l'h

Fig. 359.

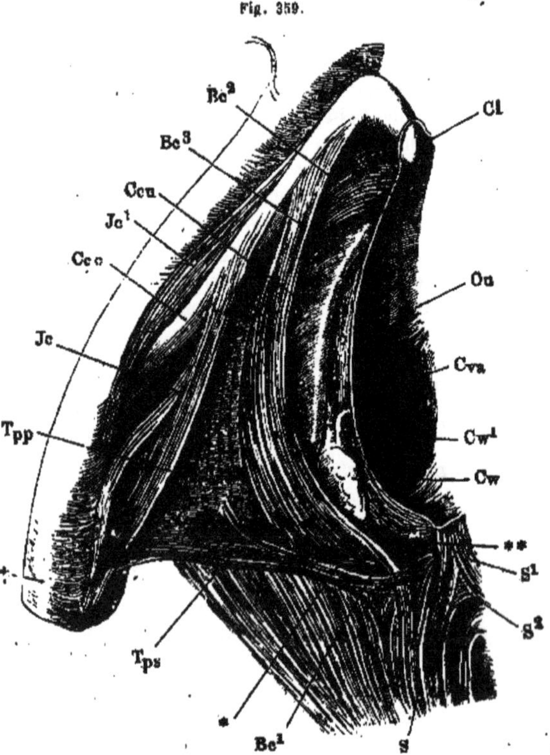

Parties molles de la portion antérieure du détroit inférieur du bassin (*).

Gland du clitoris.

me. Chez une femme que j'ai eu occasion d'observer, la portion
mesurait 5 centimètres et demi; elle était extrêmement grêle.

Racines du clitoris.

De même que les corps caverneux de l'homme, le clitoris naît
ischio-pubiennes par deux racines, qui vont en se renflant et en
jusqu'à ce qu'elles soient arrivées au niveau de la symphyse; là,

(*) On a enlevé la peau et le tissu adipeux. Le clitoris (*Cl*) et la paroi droite du v
versés à gauche. — *Ccc*, corps caverneux du clitoris. — *Ccu*, bulbe du vagin (corps spon
— *Bc*, muscle bulbo-caverneux (constricteur du vagin). — *Jc*, ischio-caverneux. —
transverses superficiel et profond du périnée. — S, sphincter de l'anus. — *, **, couche
laires lisses entre le vagin et le rectum. — †, limite entre le pubis et l'ischion. — Ou
Cw, glande vulvaire. — *Cva*, colonne antérieure du vagin.

Forme recourbée du clitoris.

stituer un corps unique, aplati d'un côté à l'autre, et qui, après un elques millimètres au-devant de la symphyse, s'en détache, se re- et en arrière, et devient de plus en plus grêle jusqu'à son extré- e clitoris conserve toujours cette forme recourbée ; même à l'état il se redresse fort peu et reste couvert par les grandes lèvres.

Analogie du clitoris et des corps caverneux de la verge.

caverneux du clitoris font en avant, entre les deux grandes lèvres, ongitudinale, étendue depuis l'extrémité antérieure de ces grandes au gland du clitoris. Du reste, il existe pour le clitoris un *ligament* out à fait semblable à celui de la verge, et un muscle *ischio-caver-* semble également, au volume près, à celui de l'homme.

circonstance vient compléter l'analogie entre le clitoris et les corps e la verge, c'est la réception de l'urèthre dans l'espèce d'Y que for- réunissant, les deux racines des corps caverneux du clitoris.

y a analogie, ou plutôt identité de structure, entre le clitoris et les eux de la verge. Dans l'un et dans l'autre de ces organes, on voit oppe fibreuse pour chaque corps caverneux; 2° une cloison médiane, iure, séparant celui de droite de celui de gauche, cloison moins in- s le clitoris, les ouvertures dont elle est perforée y étant bien moins 3° un tissu caverneux, formé de trabécules très-fines, dans les- ment musculaire est très-abondant.

Gland du clitoris.

du clitoris, dont on ne peut apprécier la forme qu'après l'avoir injecté ressemble exactement à celui de la verge, si ce n'est qu'il est im- même que ce dernier, il coiffe la partie antérieure conoïde des corps ui s'avancent dans son intérieur et lui servent de point d'appui. A sa e ou postérieure, il présente deux crêtes, qui donnent attache aux du frein. La texture du gland du clitoris est également la m me gland du pénis.

Vaisseaux.

du clitoris sont les *artères caverneuses* et les *artères dorsales*; ces partiennent presque exclusivement au gland.

ont très-nombreuses ; les unes émergent du pourtour de la couronne sous son bord postérieur, et forment les radicules antérieures de ale du clitoris; d'autres naissent de la concavité des corps caver- ris, et établissent des communications entre le gland et les corps clitoris, d'une part, le bulbe du vagin, d'autre part; d'autres, t des racines du clitoris et de leur angle de réunion et se jettent s pubio-vésical.

clitoris viennent des nerfs honteux internes, sous le nom de nerfs itoris; ils sont principalement destinés au gland, dans lequel ils lexus serrés.

Méat urinaire.

aire. A 2 centimètres environ du clitoris, et toujours d'avant en t, sur la ligne médiane, immédiatement au-dessus du bourrelet rifice du vagin, le *méat urinaire* ou orifice de l'urèthre, qui se pré- lement sous l'aspect d'une fente longitudinale ou étoilée, dont les ment dentelés, sont plus ou moins saillants et qui est entourée de landes muqueuses ; ce sont des tubes ramifiés, de 0^{mm},5 à 2 milli- mètre, dont les vésicules sont garnies d'une couche d'épithélium r.

Muqueuse de la vulve.

la vulve. La muqueuse qui revêt la vulve, se continue, d'une part, des grandes lèvres, d'autre part, avec la muqueuse du vagin. Elle se compose d'un chorion muqueux très-mince, formé de faisceaux du jonctif et de fibres élastiques fines, et recouvert d'une couche de doit être rangée plutôt parmi les épidermes que parmi les épithéliu puisque ses couches superficielles se font remarquer par leur for lamelleuse et par leur défaut de noyau. Des *papilles* vasculaires, or simples et de forme conique, garnissent en grand nombre la surfa muqueux. Au niveau des petites lèvres et du clitoris, ce dernier se quer par le grand nombre de fibres nerveuses qu'il présente ; sur les

Follicules sébacés. — les petites lèvres, on rencontre des *follicules sébacés* très-multipliés l'œil nu, et qui fournissent une matière caséiforme, odorante ; les fo

Follicules muqueux. — cules abondent autour du méat urinaire et dans le vestibule, c'est cette partie située entre le clitoris et le méat. Quelques-uns s'ouvr parties latérales du vagin ; mais l'orifice le plus remarquable est cel respond à la glande vulvaire.

Glande vulvaire. — *Glande vulvaire* ou *glande de Bartholin*. Cette glande, décrite pa Cowper, Duver mieux étudiée p qui lui a donné *glande vulvo-vag* située de chaque partie postérieure ture vaginale. Elle arrondie, réniform tie. Son volume est celui d'une aman n'est pas rare de tr ce rapport, des notables entre ce droit et celle du c Quelquefois aussi des lobules glan tachés, en quelq la glande et dis les muscles voisi

Fig. 360.

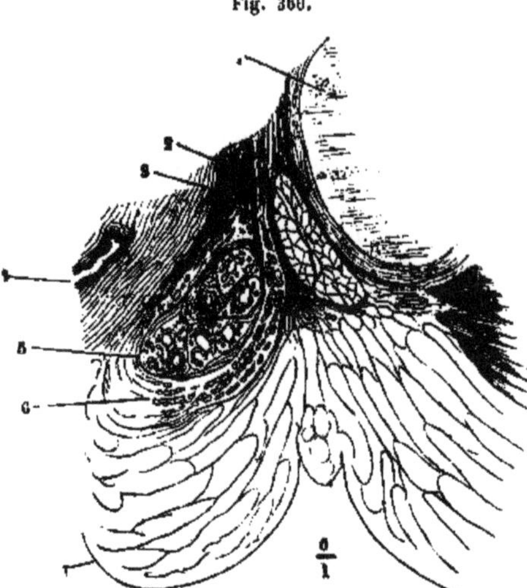

Section verticale et transversale des organes génitaux externes d'une petite fille nouveau-née, passant dans la région de la commissure postérieure des grandes lèvres (*).

Rapports. — La glande vul *rapport*, en deda vagin, auquel elle un tissu cellulai dehors, avec le stricteur du vagin. Les granulations glandulaires donnent naissa

Conduit excréteur. — duits, qui se réunissent successivement en branches de plus en pour constituer le canal excréteur de la glande. Ce canal, qui a en

Lieu où il aboutit. — limètres de longueur, se dirige de bas en haut, d'arrière en avant en dedans, et s'ouvre à la surface de la muqueuse vulvaire, en avant ou des caroncules myrtiformes, dans l'angle rentrant que formen

(*) On n'a figuré que la moitié gauche du segment postérieur. — 1, section de la bra du pubis. — 2, muscle ischio-caverneux. — 3, muscle constricteur du vagin, section 4, vagin. — 5, glande vulvaire. — 6, constricteur du vagin ; faisceaux coupés transver quement. — 7, grande lèvre.

…tour de l'ouverture du vagin. L'orifice de ce canal, souvent difficile …r, est quelquefois assez large pour admettre l'extrémité d'un stylet.

Structure.

…loppe fibreuse, des lobules, formés par la réunion d'un grand nombre …ations d'où partent les conduits excréteurs, des artères, des veines, …tiqués et quelques filets nerveux : telles sont les parties constituantes …de vulvaire. Cette glande est l'analogue des glandes de Méry ou de … l'homme, et présente exactement la même structure et le même développement, de sorte que tout ce que nous avons dit relativement …ous des glandes de Cowper, s'applique également aux glandes vul…

Vaisseaux.

…rioles viennent de la clitoridienne, les *veines* plexiformes qui en par… …dans les veines honteuses et dans les plexus veineux du vagin et du …lymphatiques vont se rendre dans les ganglions inguinaux. Les filets …anent du nerf honteux interne. La sécrétion de la glande vulvaire a …la lubréfaction de la vulve.

Développement de la vulve.

…ment. Chez le fœtus, les grandes lèvres, peu développées, sont écar… …de l'autre 1° par les petites lèvres, qui sont proportionnellement plus …les ; 2° surtout par le clitoris, qui déborde les grandes lèvres dans une …tant plus grande que l'embryon est plus jeune. Cette prédominance …est encore telle, à l'époque de la naissance, qu'elle a pu induire en …le véritable sexe de l'enfant.

…DES MUSCLES ET APONÉVROSES DU PÉRINÉE CHEZ LA FEMME.

…femme, les muscles du périnée présentent des modifications dignes …s, moins considérables, cependant, que ne semblerait l'indiquer la …de structure de la région périnéale dans les deux sexes.

… — MUSCLES DE LA RÉGION ANO-COCCYGIENNE CHEZ LA FEMME.

L'ischio-coccygien est identique dans les deux sexes.

…coccygien ne présente aucune différence dans les deux sexes. …é de réunir dans une description commune le *sphincter* et les *rele*… …ne constituant un plancher inférieur, analogue au plancher supé… …é par le diaphragme, n'est pas moins évidente chez la femme que …e.

Sphincter chez la femme.

…mme, l'anneau inférieur ou sous-cutané du sphincter, qui a reçu *sphincter externe*, m'a paru plus considérable que chez l'homme. …mi-ellipses qu'il décrit s'entre-croisent au-devant de l'anus, sous la … qui revêt le périnée, dans une masse de tissu conjonctif et élas… … par des vaisseaux et par de nombreux faisceaux de fibres élas… … *transverse*, Henle, *fig.* 360, **), et se continuent, sous la forme de …e, dans l'épaisseur des grandes lèvres, dont la moitié postérieure … tissu ; ce même tissu se prolonge entre la partie inférieure du rec… …stibule.

Continuité du sphincter et du tissu dartoïque des grandes lèvres.

…femme récemment accouchée, l'anneau inférieur du sphincter for… …ne horizontale de plusieurs lignes de largeur ; d'un autre côté, l'an… …mine les fibres circulaires propres du rectum, était sur le même …te zone ou sphincter externe. La portion du sphincter qui entoure,

comme dans une gaîne musculaire, l'extrémité inférieure du rect[illegible]
plus développée chez la femme que chez l'homme.

Releveur de l'anus chez la femme.

La portion antérieure du releveur de l'anus est moins dévelop[illegible] l'homme. Le releveur se comporte à l'égard du vagin comme no[illegible] pour la prostate; ses fibres s'infléchissent sur les côtés de ce canal[illegible] sent en[illegible] d'avant[illegible] Cepend[illegible] tain nom[illegible] muscula[illegible] tudinale[illegible] pénètre[illegible] faisceau[illegible] veur. La[illegible] fibres d[illegible] qui est[illegible] au rectu[illegible] ru, chez[illegible] récemm[illegible] chée, pl[illegible] pée que[illegible] me.

Fig. 361.

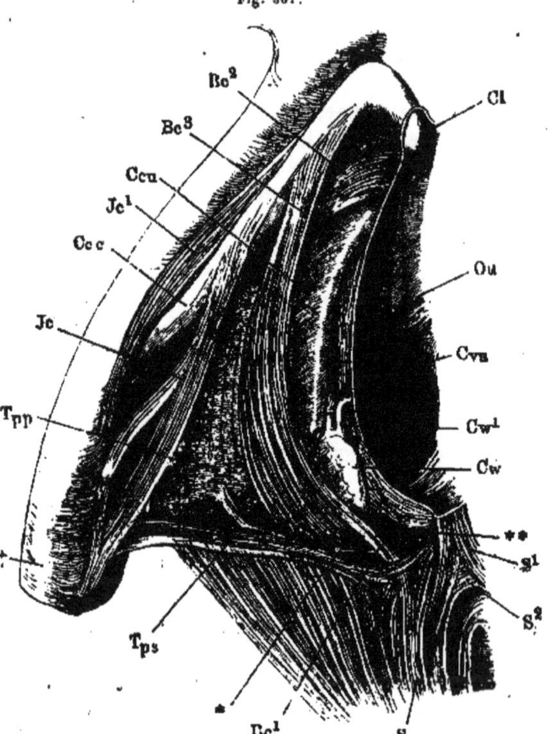

Parties molles de la portion antérieure du détroit inférieur du bassin (*).

Transverso-anal.

c. Le m[illegible] *verse* [illegible] *périnée*, [illegible] *so-anal*, [illegible] la fem[illegible] chez l'[illegible] présente[illegible] dispositi[illegible] paru se[illegible] avec le [illegible] du vagi[illegible]

Transverso-uréthral.

Le *tr*[illegible] *fond* [illegible] *uréthra*[illegible] chez la f[illegible] l'état de vestige. Il se continue, sur la ligne médiane, avec les tu[illegible] culeuses du vagin et du rectum, et, dans l'intervalle entre ces d[illegible] avec le muscle correspondant du côté opposé. Il est en grande pa[illegible] de fibres musculaires lisses. Les faisceaux sont séparés les uns de[illegible] des rameaux veineux qui émergent des corps caverneux du clitor[illegible]

Les plus antérieurs sont transversaux et passent en avant de l'[illegible] fibres obliques se continuent avec les fibres du constricteur, en [illegible]

(*) On a enlevé la peau et le tissu adipeux. Le clitoris (*Cl*) et la paroi droite du vesti[illegible] versés à gauche. — *Ccc*, corps caverneux du clitoris. — *Ccu*, bulbe du vagin (corps spo[illegible] — *Bc*, muscle bulbo-caverneux. — *Jc*, ischio-caverneux. — *Tps*, muscle transverse super[illegible] névrose périnéale moyenne (feuillet inférieur). — S, sphincter de l'anus. — *, **, couche[illegible] culaires lisses entre le vagin et le rectum. — †, limite entre le pubis et l'ischion.

... en haut. Ces dernières ont été décrites par Luschka sous le nom de ... *du vagin*.

II. — MUSCLES DE LA RÉGION GÉNITALE CHEZ LA FEMME.

... *-caverneux* présente, chez la femme, la même disposition que chez ... il entoure comme dans une gaîne aponévrotique et musculeuse la ... espondante du clitoris et vient se terminer en partie sur les côtés, ... sur la face dorsale de cet organe. Son action est absolument la même ... l'homme. Ischio-caverneux.

... ulbo-caverneux de l'homme est remplacé, chez la femme, par le *cons-... vagin*. Muscle pair, situé sur les parties latérales de l'orifice du vagin, ... arrière, de l'espèce d'entrelacement musculeux que forment les fibres Constricteur du vagin.

Fig. 362.

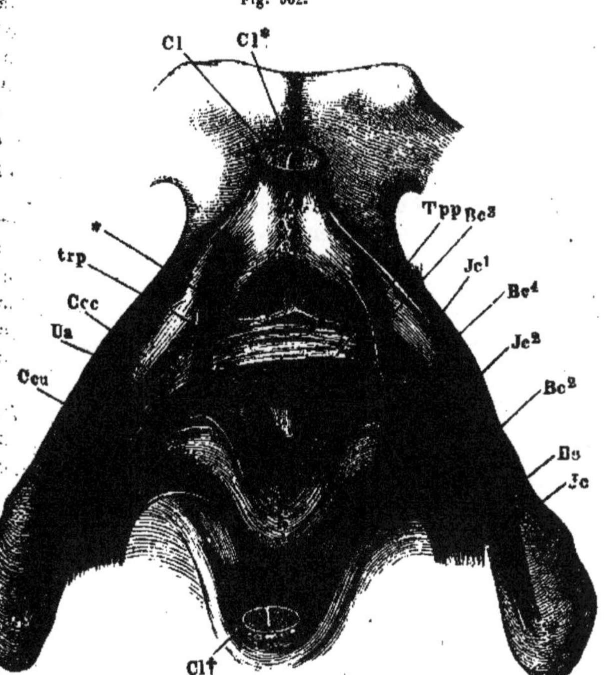

... pubienne avec les corps caverneux du clitoris (Ccc', la portion antérieure du bulbe du vagin (Ccu) et leurs muscles (*).

... au-devant de l'anus. Les fibres du constricteur font évidemment ... fibres entre-croisées des zones supérieures du sphincter, en sorte que ...

... (Cl) a été divisé près de son sommet (Cl†), lequel a été renversé en bas, ainsi que la muqueuse ... commissure antérieure des deux moitiés du bulbe du vagin a été renversée de même, ce qui ... leur face supérieure. — † branche du pubis. — Cl*, cloison du clitoris. — *, branches symétriques ... sale du clitoris, coupée en travers, lesquelles pénètrent dans le bassin en passant entre le ... pubien et le ligament transverse du bassin (*trp*). — Ua, urèthre. — Bc, muscle bulbo-... Jc, ischio-caverneux. — Tpp, transverse profond du périnée.

le sphincter de l'anus et le constricteur du vagin réunis représenter de chiffre, dont une moitié, d'un diamètre plus petit, appartiendrait l'autre moitié, d'un diamètre plus considérable, appartiendrait au même que le bulbo-caverneux de l'homme, le constricteur du vagin suite aux faisceaux les plus antérieurs du muscle transverso-anal, fais térieurs qui constituent les insertions ischiatiques de ce muscle.

Chaque constricteur gagne immédiatement la partie latérale corre de l'orifice ou plutôt de l'extrémité inférieure du vagin, et se présente pect d'un faisceau aplati d'un côté à l'autre, qui se moule sur la face bulbe du vagin, auquel il forme une sorte de gaîne, continue son rière en avant, se porte sur la partie latérale correspondante du clito couvrant l'ischio-caverneux, qu'il croise.

Sa terminaison sur le ligament suspenseur du clitoris.

A sa partie antérieure, le constricteur du bulbe se divise en trois aplaties, dont l'une se porte sur le bord et sur la face inférieure du cl se perd dans l'albuginée (Bc³) : quelquefois une partie de ses faisceaux aponévrotiques, s'unissent au-dessus du clitoris avec des faisceaux ana nus du côté opposé; une autre se perd de la même façon sur la face du bulbe du vagin (Bc⁴); la troisième se perd dans la muqueuse vulva le clitoris et le méat urinaire (Bc⁵).

Rapports.

Recouvert par une lame aponévrotique très-prononcée, qui le sépa adipeux des grandes lèvres, il recouvre lui-même le bulbe du vagin, il semble destiné et qu'il déborde un peu en avant et en arrière.

Action.

Action. Son action est évidemment de comprimer fortement le bulbe dont le sang est chassé dans le gland, de rétrécir, par sa contraction inférieur du vagin, de comprimer latéralement le clitoris et de tendre ser. Le faisceau qui remonte sur le dos du clitoris comprime la veine cet organe. L'action du constricteur du vagin est intimement liée sphincter de l'anus, en sorte que la contraction des deux muscles est rement simultanée.

Jarjavay a signalé un petit muscle qu'il désigne sous le nom d'isc Ce muscle s'attache à la tubérosité de l'ischion par des fibres tendine quelles succèdent des fibres charnues qui vont s'insérer sur le bulbe

III. — APONÉVROSES DU PÉRINÉE CHEZ LA FEMME.

Les aponévroses du périnée, chez la femme, sont analogues à celles avons décrites chez l'homme. Les modifications que leur impriment qui les traversent chez la femme, méritent cependant de fixer l'atten

Aponévrose superficielle.

L'aponévrose *superficielle* s'insère, par ses bords latéraux, à la lèvre de la branche ischio-pubienne; par son bord postérieur, situé, co l'homme, au niveau d'une ligne étendue de la tubérosité de l'ischion à celle du côté opposé, elle s'insère au bord postérieur de l'aponé fonde; par son extrémité antérieure, elle se résout en tissu cellul continue avec celui du mont de Vénus. La présence de l'orifice vulva dans cette aponévrose, un bord interne, qui adhère au derme dans repli muceso-cutané de la grande lèvre. Cette aponévrose recouvre des corps caverneux, le muscle ischio-caverneux, le constricteur du glande vulvaire ; elle est en rapport, par sa face inférieure, avec le fa ficialis.

Aponévrose moyenne.

...évrose *moyenne*, l'analogue du *ligament de Carcassone*, est, comme celle ...ne, composée de deux feuillets ; cette séparation est bien plus nette ...inférieur, qui est mince, s'insère à la face interne de la branche ischio-... et se perd, en dedans, sur le bulbe du vagin, dont il constitue la char-... supérieur, bien plus épais, s'insère à la lèvre postérieure de cette ...anche osseuse, d'une part, sur le vagin, d'autre part. Entre ces deux ...ouvent l'artère et la veine honteuse interne, le nerf honteux, une ...de quantité de veines qui ont une apparence plexiforme, ainsi que les ...musculaires qui composent le transverse profond.

§ 7. — DES MAMELLES.

...melles (en grec μαστός, de μαστεύω, qui signifie je cherche, parce que ... cherche le lait) sont des organes glanduleux annexés à l'appareil de ...tion, qui sont destinés à la sécrétion du lait, et qui établissent, même ...aissance, des rapports intimes entre la mère et l'enfant.

...melles appartiennent à la peau, dont elles peuvent être considérées ... dépendance ; elles versent leur produit directement à la surface ...s l'enveloppe cutanée.

Importance des mamelles en zoologie.

...important que remplissent les mamelles, a conduit les zoologistes à ... la même classe, sous le nom de *mammifères*, tous les animaux qui ... l'appareil de la lactation. Un caractère propre à cette classe, et que ...tionnons ici parce qu'il est intimement lié à l'existence des mamelles, ...tous les mammifères sont vivipares, c'est-à-dire donnent naissance à ... qui naissent libres de leurs enveloppes fœtales.

Elles existent dans les deux sexes.

...melles existent dans les deux sexes ; mais rudimentaires et atrophiées ...me (1), elles appartiennent essentiellement à la femme, chez laquelle ... développent complétement qu'à l'époque de la puberté.

Nombre. Le nombre des mamelles est double de celui des petits.

... Au nombre de deux dans l'espèce humaine, qui est unipare, elles ...alement, chez les animaux, en nombre double de celui des petits. Les ... de mamelle triple ou quadruple, dans l'espèce humaine, sont rares, ...melles surnuméraires ne sont le plus souvent que de simples mamelons ...des masses de tissu adipeux (2).

Situation.

...n. Les mamelles occupent la partie antérieure et supérieure de la poi-...t l'élargissement transversal dans l'espèce humaine est si favorable au

...u dans mon service, en 1850, un jeune homme de vingt-cinq ans qui avait, à ... mamelle de femme d'un volume moyen ; cette mamelle était granuleuse, glan-...uellement pourvue de graisse. Elle ne s'était développée qu'à l'âge de vingt ... elle était alors tellement douloureuse que ce jeune homme avait voulu la ...er.

...néral, les mamelles surnuméraires ne sont autre chose qu'un mamelon plus ...veloppé, entouré d'une auréole ; point de glande subjacente. Chez une femme ...gt-huit ans, que j'ai observée en 1844, il existait une véritable petite mamelle ...e, semblable à une mamelle d'homme et située à la partie inférieure et un ...e de la mamelle droite. Ce mamelon présentait plusieurs pertuis ; au centre ...pression qui semblait le confluent des canaux galactophores. Cette femme ...le avait eu un enfant, qu'elle l'avait allaité, que pendant l'allaitement, le petit ...sentais sous le mamelon avait grossi et durci notablement, et que la pres-...ait jaillir du lait.

développement du sein; chez les animaux, les mamelles occupent abdominale.

Situées sur les côtés de la ligne médiane, au niveau de l'espace com la troisième et la septième côte, placées ainsi à la hauteur des mem ciques, elles occupent cette région, dit Plutarque, pour que la mère p brasser et soutenir son enfant, en même temps qu'elle l'allaite.

Volume.

Volume. Rudimentaires chez l'homme durant toute la vie, et che jusqu'à la puberté seulement, elles prennent, à cette époque, un acc qui est en rapport avec le développement de l'appareil génital. Les augmentent encore de volume pendant la grossesse et surtout apr chement; elles s'atrophient dans la vieillesse.

Il n'est pas en rapport avec la force du sujet.

Le volume des mamelles n'est pas toujours en rapport avec la stature et la constitution du sujet, et il n'est pas rare de rencontrer des femm phthisiques, avec des mamelles très-volumineuses. Au milieu de no variétés individuelles, on ne saurait cependant s'empêcher de recon certaines familles, et même certaines populations, se font remarq grand développement des mamelles chez les femmes qui en font parti que, dans quelques peuplades africaines, les femmes sont pourvues de longues et pendantes, qui souvent descendent jusqu'aux aines et perm mères de porter le mamelon dans la bouche de l'enfant qu'elles tie leur dos. Les manipulations répétées, l'allaitement, tendent à modifie et le volume des mamelles, qu'une compression prolongée peut atrop ou moins complétement.

Il peut tenir au tissu adipeux.

Dans l'appréciation du volume de la mamelle, il ne faut pas confon tient au volume de la glande elle-même avec ce qui dépend du tiss Aussi bien les mamelles les plus volumineuses ne sont-elles pas touj qui fournissent le plus de lait, parce que c'est souvent au tissu adip dû le volume exubérant qu'elles présentent, tandis que la glande elle peu considérable.

Presque toujours la mamelle gauche est un peu plus volumine droite.

Forme.

Forme. Les mamelles représentent une demi-sphère, surmontée par papille qu'on appelle *mamelon*, et au sommet de laquelle s'ouvrent les galactophores. Chez quelques femmes, les mamelles ont la forme d' dont la base est appliquée contre la poitrine et dont le sommet répo melon; on dit que cette dernière conformation est la plus favorable tement.

Surface libre.

Auréole.

La *surface libre* ou *cutanée* de la mamelle est convexe, d'un blanc douce au toucher et couverte de poils très-fins. Autour du mamelon est nettement circonscrit, appelé *aréole* ou *auréole*, rosé chez les jeunes qui prend une teinte brunâtre après la conception et constitue un trè de la grossesse. L'auréole offre un aspect rugueux, qui se manife

Glandes ou follicules sébacés.

pendant la gestation; cet aspect est dû à une multitude de glandes sé surtout à des glandes spéciales, au nombre de 5 à 15, rangées circulair tour de la base du mamelon, ou disséminées irrégulièrement dans l'é l'auréole, et faisant à sa surface un relief de 2 à 4 millimètres de diam le nom de *tubercules de Morgagni*, sous lequel on les désigne habitu Morgagni, Winslow et Meckel assurent en avoir vu sortir du lait. Mai pas eu erreur dans ces observations, faut-il admettre, avec quelques an duit galactophore venait, par une anomalie peu commune, s'ouvrir à de ces petites glandes? Chez quelques femmes, indépendamment des sébacées, il existe, au pourtour de l'auréole, des follicules pileux, d'où poils plus ou moins longs. Le diamètre de l'auréole est de 2 à 3 centimètres chez l'homme, de 3 à 5 centimètres chez la femme.

melon, légèrement dirigé en dehors et en bas, répond ordinairement au espace intercostal, chez l'homme. De couleur rosée ou brune, rugueux, crevassé à son sommet et susceptible d'une sorte d'érection, qui ne ressemble point à celle des corps caverneux de la verge ou du corps spongieux de il présente une forme et des dimensions qui varient chez les différents longueur moyenne est de 10 à 15 millimètres, et sa largeur, de 8 à mètres à sa base. Tantôt cylindrique, tantôt conoïde, il est quelquefois court que les lèvres de l'enfant ne peuvent pas l'embrasser; dans cer- il est même déprimé et comme invaginé au dedans de lui-même. La mamelon est inégale et couverte de grosses papilles très-serrées, ou mamelonnées; beaucoup de ces papilles présentent des papilles se- de $0^{mm},06$ à $0^{mm},08$ de hauteur, qui ne font aucun relief à la surface me et qui renferment une anse vasculaire. Entre les grosses papilles par des orifices microscopiques, les petites glandes sébacées du ma- sommet du mamelon, enfin, se voient plusieurs dépressions ou une unique, dans laquelle viennent s'ouvrir les conduits galactophores nombre variable d'orifices (1). — Variétés de forme et de dimensions du mamelon.

volumineux chez les vierges que chez les femmes qui ont eu des en- mamelon grossit un peu pendant la période menstruelle, pendant la les attouchements, les idées voluptueuses le rendent momentané- saillant, ce qui est dû à la contraction des fibres musculaires qui en- la composition de l'auréole et du mamelon.

— La mamelle se compose 1° d'une enveloppe cutanée; 2° d'une tissu adipeux; 3° de la glande mammaire. Toutes ces parties sont elles par du tissu conjonctif très-résistant. — Structure.

La *peau* qui recouvre la portion périphérique de la mamelle, ne pré- de particulier dans sa structure; son derme, qui est très-mince, ren- petits follicules pileux, auxquels sont appendues de petites glandes sé- — Peau.

de l'auréole, la peau présente des caractères spéciaux; outre la grande de son épiderme, elle se fait remarquer par la quantité con- de pigment accumulée dans les couches profondes de son corps mu- le grand nombre de glandes sébacées et sudoripares qui lui sont an- des follicules pileux rudimentaires chez la femme, souvent très- chez l'homme, et enfin par les glandes dont la saillie à l'extérieur les tubercules de Morgagni. Ces glandes, qui manquent très-rarement, pent pendant la grossesse dans les mêmes proportions que la glande Ce sont de *petites glandes en grappe*, composées de plusieurs lobules — Au niveau de l'auréole. — Glandes ou tubercules de Morgagni.

consulté en 1845 par une femme âgée de cinquante-trois ans, dont les ma- complétement dépourvues de mamelon; à la place de cette saillie était cavité qui occupait le centre de l'auréole, laquelle était lisse et nullement tu- Cette femme avait eu quatre enfants qu'elle avait été incapable de nourrir. accouchement, le lait avait coulé pendant six semaines du fond du petit godet ait le mamelon.

irréguliers, qui sont eux-mêmes formés de vésicules glandulaires. Elles naissance à un petit canal excréteur, qui s'ouvre au sommet des tube l'auréole, et fournissent un liquide qui présente exactement les caractè

Au-dessous de la peau de l'auréole et appliquées contre la face pro

Couche musculaire. derme, on trouve une *couche de fibres musculaires* lisses; disposées concentriques autour du mamelon, d'autant plus nombreuses et plu qu'on se rapproche davantage de ce dernier, elles se perdent gradue la périphérie de l'auréole. Outre ces fibres annulaires, il existe, suiv holtz, des fibres radiées, qui naissent de la peau de l'auréole, au voi mamelon, convergent vers cet organe et se rencontrent dans le tissu situé au-dessous de lui, en formant des espèces d'arcs de cercle à tournée vers la peau et dont la contraction a pour effet d'augmenter du mamelon.

Peau du mamelon. La *peau* du mamelon, fine et pigmentée, excepté au sommet de ce est intimement adhérente, par sa face profonde, aux parties sous-jace

Fig. 363.

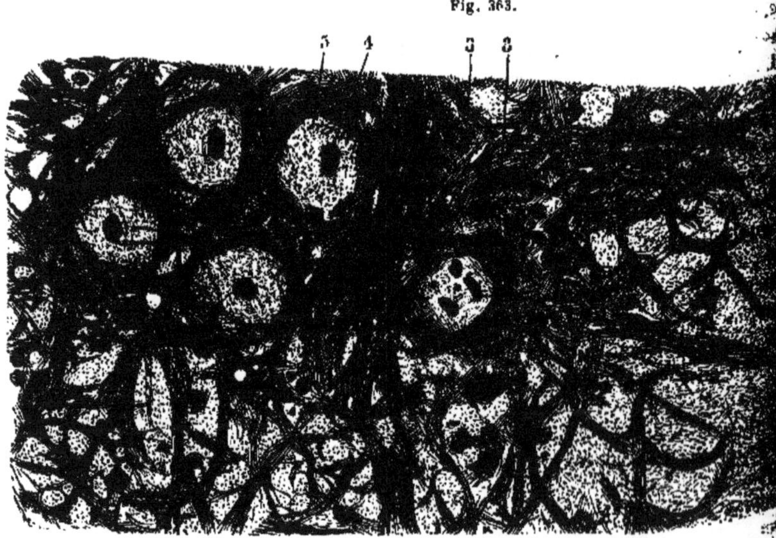

$\frac{150}{1}$

Portion d'une section verticale et transversale d'un mamelon d'homme sou tion (*).

glandes sébacées très-nombreuses sont annexées à ce tégument et s'ou rectement à sa surface, privée de poils.

Canaux galactophores. Au-dessous de la peau, on rencontre les *canaux galactophores*, au no 15 à 20, réunis en faisceau et occupant l'axe du mamelon. Chez l'enfa l'homme adulte, ils n'ont que $0^{mm},1$ de diamètre et leurs parois sou par une couche mince de tissu conjonctif, tapissée d'un épithélium cyli

(*) 1, épiderme. — 2, peau. — 3, 3, section transversale de fibres musculaires antéro-p 4, cavité d'un canal galactophore rempli de graisse et d'épithélium éliminé. — 5, paroi conj canal.

...me pubère, ils mesurent entre $0^{mm},4$ et 1^{mm} en diamètre, et l'on peut ...dans leur paroi deux couches : l'une, externe, est formée de tissu ...l'autre, interne, plissée longitudinalement tant que le canal est re...lui-même, est composée d'une *membrane amorphe*, renfermant des ré...iques à mailles longitudinales, et d'un *épithélium*, qui est pavimenteux ...au voisinage des orifices du mamelon, cylindrique dans la profondeur.

Fibres musculaires.

... *musculaires* du mamelon entourent les canaux galactophores en ...sant dans toutes les directions. Les unes sont parallèles à la surface ...e : elles forment une sorte de treillage, à travers lequel passent les ...lactophores, et se perdent dans le tissu cellulaire sous-cutané ; d'au...parallèles à l'axe du mamelon (*fig.* 362, 3).

Tissu adipeux.

...*adipeux*. La mamelle est vraiment une dépendance de la peau, car ...sée dans le tissu ...ous-cutané ; bien ...su adipeux pé... l'épaisseur de la ...mmaire, la di...etites masses et, ...sonnes pourvues ...mbonpoint, sem...s'insinuer entre ...landuleux.

Fig. 364.

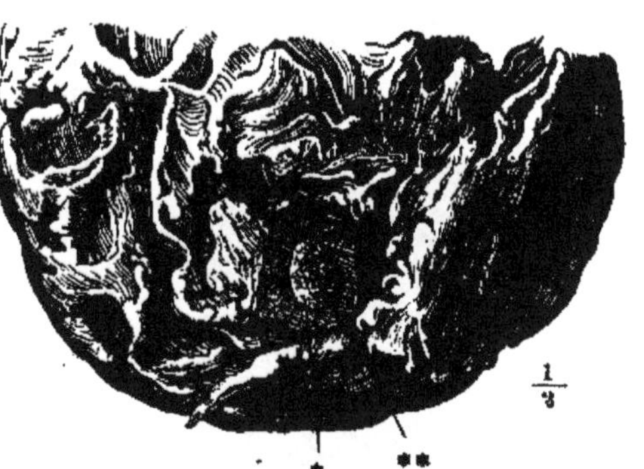

Surface externe de la mamelle d'une femme en couches (*).

...es d'alvéoles ou ...résente la sur...e de la mamelle, ...es par des mas...s adipeux, que ...s lamelles fi...endues de la ...mmaire à la peau.

Les loges fibreuses du tissu adipeux ne communiquent pas entre elles.

...breuses qui contiennent ces masses adipeuses, ne communiquent pas ...circonstance qui explique la fréquence des inflammations et des ...scrits de la mamelle. Le développement du tissu adipeux et celui ...de mammaire sont en raison inverse l'un de l'autre. C'est à ce tissu ...e les mamelles de quelques hommes doivent le volume considérable ...sentent.

Glande mammaire.

...*mammaire*. Débarrassée de la graisse au milieu de laquelle elle est ...ngée, la glande mammaire se présente sous la forme d'une masse ...ant en arrière, plus épaisse au centre qu'à la circonférence, qui est ...t découpée, mais moins irrégulièrement circonscrite en dedans qu'en ...base, qui est plane et même légèrement concave, appuie sur le grand ...quelquefois, en dehors, sur le grand dentelé ; une lame fibreuse, ...ec le fascia superficialis et renfermant de gros faisceaux de fibres ...la sépare de ces muscles, auxquels elle n'adhère que par un tissu ...reux très-lâche, ce qui lui donne une grande mobilité. Les mailles ...ellulaire, parfois très-larges, ont pu figurer, dans quelques cas, une ...se incomplète.

(*) ... le tissu adipeux ont été enlevés. — *, mamelon. — **, auréole.

Sa mobilité.

Alvéoles de cette glande.

Densité de la glande mammaire.

La face cutanée de la glande mammaire est très-inégale, creusé
que séparent des prolongements en forme de crête ; ces alvéoles

Fig. 365.

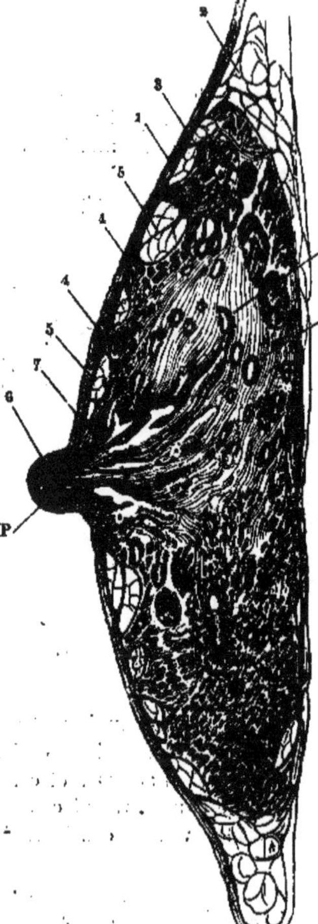

Section antéro-postérieure de la mamelle d'une femme en couches, passant par le milieu du mamelon (P) (*).

par du tissu adipeux, qui
inégalités de cette face.

Le tissu glandulaire pro
offre, dans la mamelle, une
considérable que celle de la
organes glanduleux. Il doit
pendant la lactation et en l'
cette fonction.

De la glande mammaire hors de la lactation.

a. *Hors de la lactation*, la
sente l'aspect d'un tissu
compacte, d'une couleur
divisé en lobules inégaux, qu
mieux comparer qu'à ce
meurs fibreuses de l'utérus
sition granuleuse propre
glandes n'y existe pas d'u
sensible. En effet, quand
ramifications de plus en plu
canaux galactophores, on
qu'elles se terminent, chez
des deux sexes, par des cul
flés. *A l'époque de la puberté*

Puberté.

vésicules, au nombre de
l'homme, et tapissées d'un
cylindrique, se groupent a
culs-de-sac; ces vésicules s
pées d'une couche de tissu
renfermant une multitude
allongés, dont le grand axe
aux canalicules. Là s'arrête
ment, dans le sexe mascu
loppement de la mamelle,
s'atrophie de nouveau. Chez
au contraire, le développem
progrès continuels, les
deviennent de plus en plus
et ténues; elles s'étendent
périphérie de la glande et
d'une multitude de vésicul

Pendant la lactation.

b. Mais c'est *pendant la lactation* que la disposition granuleuse dev
évidente. Voici ce que j'ai observé à cette époque : les grains glan

Division en lobules et en grains glanduleux.

mesurent 1 à 2 millimètres en diamètre, sont réunis en petits group
aplatis et superposés. De chaque petit groupe part un conduit

(*) 1, peau. — 2, pannicule graisseux. — 3, corps de la mamelle. — 4, 4, saillies de
forme de crête. — 5, 5, amas de tissu adipeux dans les intervalles de ces saillies. — 6,
phores dans le mamelon. — 7, ampoules de ces canaux remplies de lait. — 8, 8, section
tophores dans l'épaisseur de la mamelle, et entourés de tissu glandulaire.

...à sa couleur blanche, facile à injecter, et qui résulte de la réunion ...de radicules proportionnel au nombre des grains glanduleux. ...sion de disséquer la mamelle d'une femme récemment accouchée, ...elle le tissu cellulaire interlobulaire était infiltré de sérosité, j'ai ...s eux-mêmes ...orte disséqués ...iltration, et les ...actophores in-...n lait coagulé ...s grains glan-...nt, les uns, ...me pédiculés, ...agglomérés en ...uliers ou irré-...de ces groupes ...en cercle, et ...rains glandu-...le émanaient ...conduits ex-...s dirigeaient de la circonférence au centre, à la manière de rayons, ...à un conduit excréteur commun, partant du point central. D'autres ...nt allongés et renflés ...espace. Au centre était ...alactophore qui recevait ...icules excréteurs prove-...ne granulation. Chaque ...leux offrait une cavité ...aquelle on pouvait ex-...orte de ver formé par ...éeuse coagulée. Exa-...roscope, chacun de ces ...composé de vésicules ...analogues à celles des ...res.

Ces grains glanduleux sont isolés ou agglomérés.

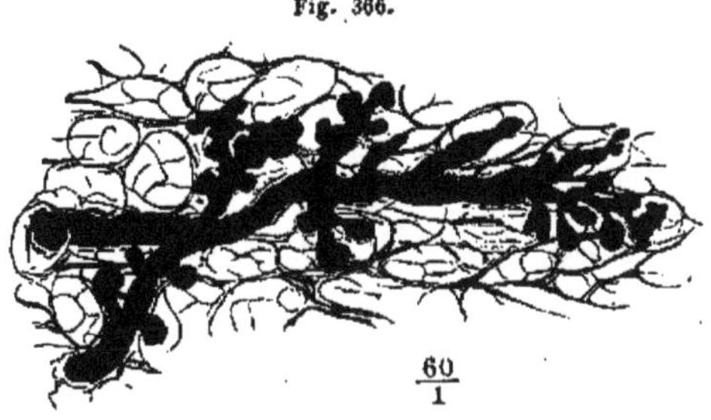
Fig. 366.

Ramifications terminales d'un canal galactophore dans la mamelle d'une femme de 40 ans, qui avait été mère longtemps auparavant.

Cavité centrale de chaque grain glanduleux.

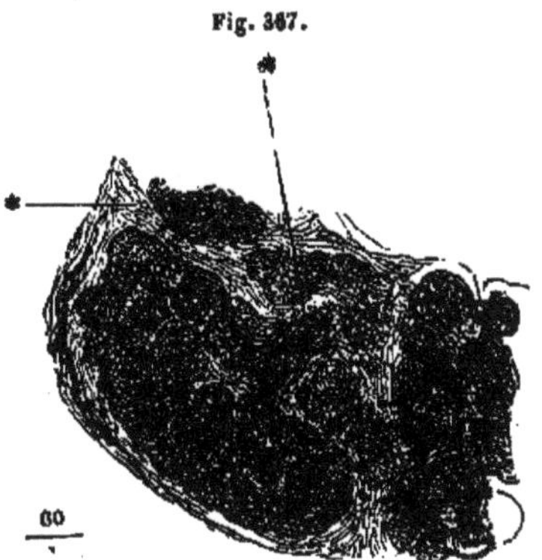

Fig. 367.

Section de la substance glandulaire de la mamelle (*).

...mation du tissu glan-...ence à la périphérie ...t dans les espèces de ...nvoie vers la surface. ...iennent plus larges, ...s face profonde de la mamelle revêt un aspect granuleux. En ...e tissu de la glande perd de sa consistance et prend une couleur ...

Vésicules glandulaires.

...glandulaires ont en moyenne $0^{mm},06$ de largeur et se composent ...e d'enveloppe, extrêmement mince et sans structure appréciable, ...formé de globules graisseux analogues à ceux du lait. Si l'on ...tière grasse au moyen de la soude, on reconnaît que la paroi de ...apissée d'une couche de cellules épithéliales.

(*) ...al d'un canal galactophore. — **, stroma formé de tissu conjonctif.

Tissu fibreux mammaire.

Indépendamment des granulations, il entre encore dans le tissu une grande quantité de tissu fibreux, lequel, après lui avoir form loppe complète, envoie dans son épaisseur des prolongements p lâches qui en réunissent les lobule grande quantité de tissu fibreux q mammaire doit sa dureté. Quelque loppement qu'éprouve la mamell de la puberté, porte exclusivemen fibreux, et alors la mamelle peut volume monstrueux; dans quelque glanduleux disparaît, et la mamel formée en une masse fibreuse m qu'on a prise quelquefois pour u généré.

Hypertrophie de ce tissu.

Fig. 368.

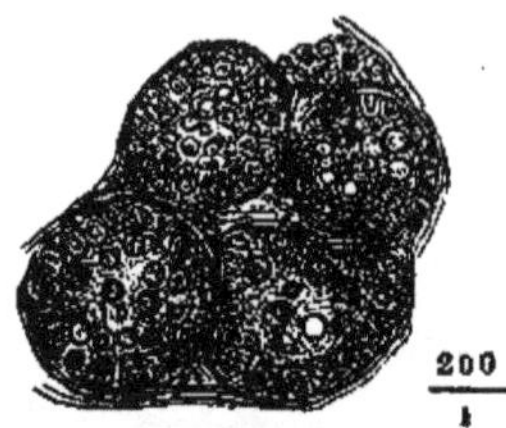

200/1

Vésicules glandulaires de la mamelle d'une femme en couches.

Conduits galactophores.

Conduits galactophores. Si l'on d melle sur une femme morte pendan on voit sourdre le lait d'une multitude de points, comme à tra d'une éponge; ces points sont autant de coupes de conduits min tres, demi-transparents, canaux e la glande mammaire, qu'on app *lactifères* ou *galactophores*.

Fig. 369.

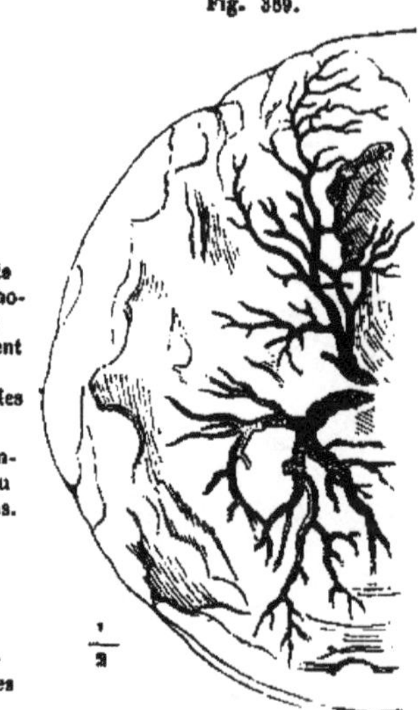

1/2

Ramifications de deux canaux galactophores, injectés.

Les conduits galactophores se comportent à la manière des veines.

Ces conduits naissent des granul nissent successivement entre eux, des veines, convergent de la circo le centre, traversent l'épaisseur de pour former un nombre indétermin qui aboutissent au centre de cett niveau de l'auréole. C'est là qu'ils considérables et qu'ils forment des *dilatations*, qui ne laissent presqu tervalle entre elles.

Leurs ampoules ou dilatations.

Le nombre de ces ampoules (*sinus* des canaux galactophores) dessous de vingt, suivant quelque je n'en ai jamais compté plus de inégales en volume. Arrivés à la melon, les canaux se rétrécissent nent rectilignes et marchent p pour s'ouvrir au sommet du mam orifices bien plus étroits que les mêmes.

Rétrécissement des canaux lorsqu'ils arrivent au mamelon.

Ainsi, bien qu'il n'existe pas de réservoir proprement dit pour la maire, on peut considérer comme faisant fonction de réservoirs des canaux galactophores. Il y a cette seule différence, qu'à la p voir unique des autres glandes, il existe, pour la glande mamm voirs multiples.

Distendues par le lait, les ampoules ont de 5 à 8 millimètres Leurs parois sont irrégulières, bosselées et formées principale conjonctif: au voisinage de leur face interne est une couche de fi direction est circulaire et qui envoie des prolongements dans le tissu tif voisin ; un épithélium cylindrique, enfin, tapisse leur intérieur.

nduits galactophores ne communiquent entre eux en aucun point de jet, ni dans leur canal de terminaison, ni dans leur ampoule, ni dans cines, ainsi que vent les injec- mercure et les ns de ces divers- par des ma- versement colo- La glande mam- mme d'ailleurs rt des glandes, en un certain de départe- istincts, qui remplir leurs indépendam- ans des autres. rquoi les ma- lades peuvent u lait qui pré- les caractères plus normal.

Fig. 370.

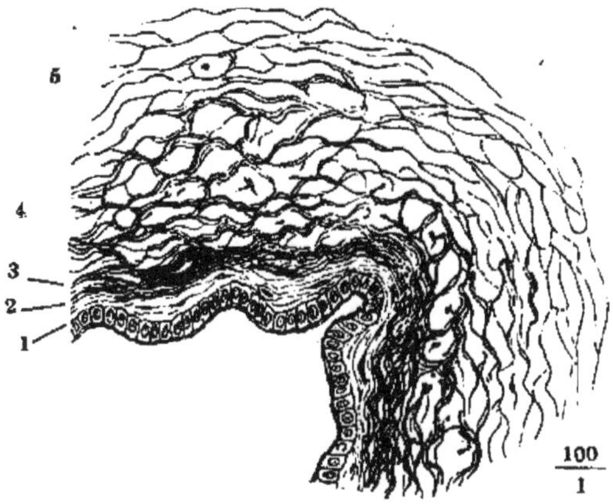

Fragment d'une section transversale d'un canal galactophore d'un certain volume (*).

tions montrent, en outre, que les conduits galactophores sont dépour- valvules. **Absence de valvules.**

sseaux. a. Les *artères* de la mamelle viennent 1° des thoraciques, en par- celle qui a reçu le nom de *mammaire externe;* 2° des intercostales ; 3° de la mammaire interne. Les branches fournies à la mamelle par aire interne et par les intercostales acquièrent un volume considérable lactation. J'ai vu l'une de ces branches provenant de la mammaire ésenter le volume de l'artère radiale. Ces branches hypertrophiées t extrêmement flexueuses. **Artères.**

ai que les branches de la mamelle qui viennent de l'artère mammaire , par conséquent, de l'artère sous-clavière, se portent de haut en bas ns en dehors, et que celles qui viennent de l'artère axillaire par la longue, se portent de haut en bas et de dehors en dedans. Toutes ces ennent se placer entre la peau et la glande et forment des aréoles très- bles, qui acquièrent un grand volume pendant la lactation. De ces rtent les ramifications qui pénètrent dans l'épaisseur de la glande e. **Disposition générale des artères.**

lium. — 2, couche de substance conjonctive à fibres annulaires. — 3, couche de fibres laires. — 4, tissu conjonctif renfermant des réseaux élastiques. — 5, tissu conjonctif t le stroma.

dire cependant que P. Dubois m'a assuré qu'il avait fait injecter les canaux chez des femmes récemment accouchées, et qu'il avait vu ces conduits r largement entre eux, à la manière de losanges, avant de se porter dans le uivant M. Duval (*Du mamelon et de son auréole*, Th. inaugurale, Paris, 1861), ications n'ont lieu qu'exceptionnellement.

Veines.

b. Les *veines*, très-développées, se divisent en deux ordres : les unes
cutanées, les autres profondes ; celles-ci accompagnent les artères. Les
se dessinent à travers la peau et forment, sous l'aréole, un cercle souve
plet, qu'on appelle *cercle veineux de Haller*.

Vaisseaux lymphatiques.

c. Les *vaisseaux lymphatiques* de la mamelle sont très-multipliés ; les
superficiels, les autres profonds. Les premiers naissent des réseaux cutan
finesse et d'une richesse extrêmes, qui couvrent le mamelon, l'auréo
pourtour ; ils se rendent aux ganglions axillaires. Les lymphatiques
proviennent des lobules glandulaires et se dirigent tous vers l'auréol
forment un plexus, composé de vaisseaux volumineux, d'où partent
troncs qui aboutissent également aux ganglions de l'aisselle.

Nerfs.

5° *Nerfs*. Ils viennent des intercostaux et des branches thoraciques
brachial.

Développement.

Développement. Les mamelles deviennent apparentes dès le troisièm
la conception. D'après les recherches de Langer (1) et de Kœlliker (2),
d'elles est représentée, dans l'origine, par une excroissance verru
corps muqueux de l'épiderme, entourée d'une couche de tissu derm
sixième au septième mois, un certain nombre de bourgeons pirifor
ments des lobes de la glande, se montrent à la surface de cette excr
mais ce n'est que vers la fin de la vie fœtale que ces bourgeons s'isole
des autres et s'ouvrent au dehors, tandis qu'à leur extrémité profonde,
ou oblongue, commencent à pousser de nouveaux bourgeons solides.

A la naissance.

Au moment de la naissance, la mamelle se compose déjà de lobes
pourvus chacun d'un conduit excréteur, simple ou présentant deux ou
mifications. Le canal excréteur est creux ; mais ses extrémités renflées
de cavité. En même temps que de nouveaux bourgeons poussent sans
surface des anciens, la cavité du canal excréteur s'étend de plus en pl
périphérie, par suite de la liquéfaction des cellules centrales des b
Mais, avant la puberté, on ne trouve point, dans la mamelle, de vérit
cules glandulaires, et jusqu'à cette époque, la mamelle ne diffère dan
sexes que par une largeur plus grande du mamelon et par un volum
plus considérable de la glande chez les enfants du sexe féminin.

A l'époque de la puberté.

A l'époque de la puberté, la mamelle acquiert graduellement le volum
doit conserver par la suite ; son développement coïncide avec celui de
génitaux. Le plus souvent il précède, quelquefois il suit l'apparition
Les vésicules glandulaires se montrent à cette époque, mais ne pren
leur développement que pendant la première grossesse. En même te
produit, dans les cellules épithéliales qui tapissent ces vésicules, des

Sécrétion du lait.

tions remarquables, d'où résulte la sécrétion du lait : des globules
dont la quantité augmente de plus en plus, s'amassent dans les cellul
liales, qui, devenues plus grosses, finissent par remplir complétemen
des vésicules glandulaires. De plus, il se forme, près de la paroi de
nières, de nouvelles vésicules, qui, en se développant, repoussent les
dans le conduit excréteur. Là, elles s'accumulent et se détruisent
pour être expulsées au dehors dans les premiers jours qui suivent la p

(1) C. Langer, *Ueber den Bau und die Entwickelung der Milchdrüsen*, in
Wiener Akad. T. III, Vienne, 1851.

(2) A. Kœlliker, *Éléments d'histologie humaine*, trad. de M. Sée, p. 596.

liquide jaunâtre qui porte le nom de *colostrum*. Après l'accouchement, ction de cellules dans les vésicules glandulaires prend une activité linaire; ces cellules, remplies de globules graisseux, disparaissent com- nt dans les conduits galactophores, car dans le lait, on ne reconnaît au- ce de leur membrane d'enveloppe. On n'y trouve qu'une multitude de ules arrondis, brillants, de nature graisseuse, tenus en suspension dans ma qui contient en dissolution de la caséine, du sucre de lait et une variable de sels inorganiques. Ainsi constitué, le *lait* forme un liquide nc opalin, d'une saveur douce et sucrée, et qui réunit tous les éléments limentation complète. — Colostrum. — Lait.

l'homme, les mamelles participent aussi au développement des organes x, à l'époque de la puberté; quelquefois même ce développement est ssez loin pour déterminer une sécrétion lactée. Mais généralement il de bonne heure, pour faire place à une véritable atrophie.

mamelles s'atrophient dans la vieillesse; les vésicules disparaissent et on ne trouve plus, à la place de la glande mammaire, qu'un peu de tissu . Chez plusieurs vieilles femmes, j'ai vu les conduits galactophores dis- par un mucus noirâtre, de consistance gélatineuse, qui m'a permis de les jusque dans leurs radicules les plus déliées. — Leur atrophie dans la vieillesse.

CHAPITRE V

PÉRITOINE

ritoine (περί, autour, τείνω, j'étends) est une membrane séreuse qui, d'une pisse les parois de l'abdomen et, d'autre part, fournit tout à la fois des pes à la presque totalité des viscères contenus dans cette cavité et des qui les assujettissent. — Le péritoine est une membrane séreuse.

ritoine, faisant partie constituante des viscères qu'il recouvre, a déjà dié, mais par portions ou fragments séparés, à l'occasion des viscères s dans l'abdomen. Il s'agit maintenant de démontrer la continuité de ments, et pour cela, nous supposerons que cette membrane part d'un terminé et nous la suivrons sans interruption dans un trajet circulaire, ce que nous soyons revenus au point de départ.

rtion du péritoine qui appartient aux parois abdominales, a reçu le *péritoine pariétal;* celle qui est déployée sur les viscères abdominaux, celui de *péritoine viscéral.* — Péritoine pariétal. — Péritoine viscéral.

ritoine est la plus vaste et la plus compliquée des membranes séreuses; itue, comme elles, un sac sans ouverture, une espèce de ballon, répon- r sa surface externe, aux parties sur lesquelles il se déploie, libre et a surface interne (1).

e le péritoine, c'est suivre le trajet si compliqué de cette membrane s les points de la cavité abdominale sur lesquels elle est déployée. Pour — En quoi consiste la description du péritoine.

hat compare la disposition des membranes séreuses, par rapport aux viscères, un bonnet de coton double, qui forme une enveloppe à la tête, sans la contenir cavité. Cette comparaison est parfaitement juste et mérite d'être conservée.

cet objet, Bichat, dont les travaux sur les membranes séreuses, et sur le toine en particulier, sont un des plus beaux titres de gloire, divisait cette brane en trois portions, correspondant aux trois grandes zones de l'abd et les décrivait dans l'ordre suivant : région ombilicale, région hypogas région épigastrique.

Division du péritoine en deux portions.

Il m'a paru plus simple et peut-être d'une intelligence plus facile de le trajet du péritoine en deux portions seulement : l'une *supérieure* ombilicale, l'autre *inférieure* ou *sous-ombilicale*. Un plan horizontal pass niveau de l'ombilic servira de ligne de démarcation.

I. — PORTION INFÉRIEURE OU SOUS-OMBILICALE DU PÉRITOINE.

Replis falciformes pour l'ouraque et les artères ombilicales. Manière dont le péritoine se comporte par rapport à la vessie.

Le péritoine, que nous supposerons partir de l'ombilic, se porte de ha bas, pour tapisser toute la portion sous-ombilicale de la paroi abdomina rieure. Il est soulevé, à ce niveau, par l'ouraque et les artères ombil ou par les ligaments qui les remplacent après la naissance, et de ce sou ment résultent *trois replis falciformes*, un médian et deux latéraux, qui, de l'ombilic, se portent, en divergeant, vers la vessie. Le péritoine ensuite dans l'excavation du bassin, où il rencontre la vessie. Il ne s'a pas entre la symphyse du pubis et la face antérieure de ce réservoir; re comme détourné par l'ouraque, il revêt la partie postérieure du somm la vessie, la face postérieure et les régions latérales du même organe, comportant un peu différemment, suivant l'état de plénitude ou de vac la vessie. Quand celle-ci est revenue sur elle-même, le péritoine de jusque derrière la symphyse ; quand, au contraire, la vessie distendue dans l'abdomen, elle refoule devant elle le péritoine et vient répondre diatement à la paroi antérieure de l'abdomen, circonstance qui la rend sible aux moyens chirurgicaux, sans lésion du péritoine.

La présence de l'ouraque ne suffirait pas pour expliquer l'absence du toine à la face antérieure de la vessie; ce ligament fibreux une fois sec la séreuse n'a aucune tendance à s'interposer entre la paroi abdomina réservoir urinaire. Suivant Retzius, le *fascia transversalis*, après avoir tracté des adhérences avec le bord inférieur du feuillet postérieur de la g muscle droit, feuillet formé par l'aponévrose du transverse, irait tapiss portion de péritoine qui, des muscles droits, se porte sur la face post de la vessie, et se continuerait ensuite avec l'aponévrose pelvienne supé

Cavité prépéritonéale de Retzius.

Il résulterait de cette disposition un espace ou une cavité dans laq vessie pénètre de bas en haut lorsqu'elle est distendue par l'urine et à la Retzius donne le nom de *cavité prépéritonéale*.

De la face postérieure de la vessie, le péritoine se réfléchit sur les organes contenus dans le bassin, et se comporte différemment chez l'h et chez la femme.

Réflexion du péritoine de la vessie sur le rectum chez l'homme.

Chez l'homme, le péritoine, avant de se réfléchir de la vessie sur le re revêt une portion plus ou moins considérable du bas-fond de la ve même, chez quelques sujets, la portion postérieure des vésicules sémin forme, 1° de chaque côté, un repli semi-lunaire ou falciforme, impropr nommé *ligament postérieur de la vessie*, mieux nommé *repli vésico-rectal du* *toine*, repli considérable lorsque la vessie est revenue sur elle-même, s'étend horizontalement des parties latérales du bas-fond de la vessie

rectum; 2° à la partie moyenne, entre les deux replis vésico-
un cul-de-sac
moins profond,
laire au bas-
la vessie et au
et qui s'étend
is jusqu'à la
mais le plus
dans l'état de
de la vessie,
ne ne descend
iron 2 centi-
u bord posté-
la prostate (1).
s'effacent en
rtie et le cul-
sico-rectal du
diminue de
r; lorsque la
distendue.

femme, le pé-
e réfléchit de
ostérieure de
sur le col de
à la réunion
quarts supé-
ec le quart in-
ce col, en for-
cul-de-sac in-
re; en sorte
as-fond de la
trouve, chez
plétement dé-
de péritoine et
immédiatement
ion inférieure
érin. Après s'être ainsi réfléchi, le péritoine se porte de bas en haut,

Fig. 371.

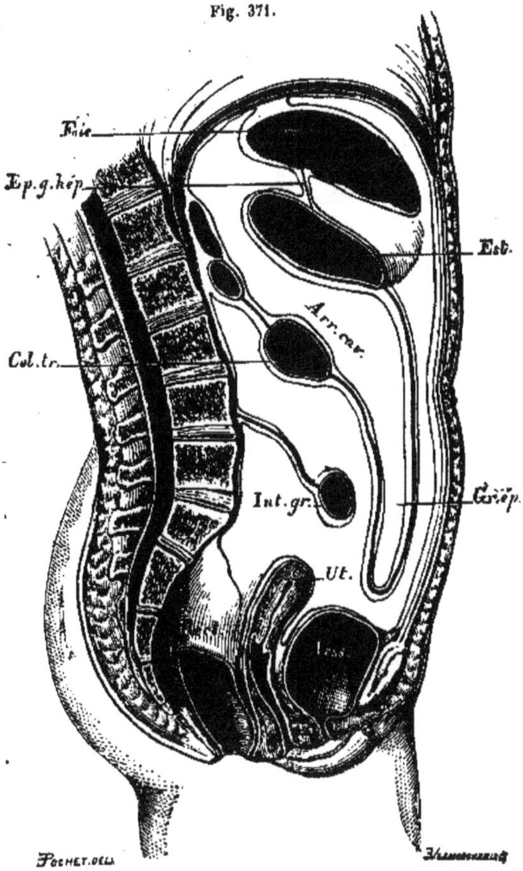

Coupe médiane antéro-postérieure de l'abdomen, chez la femme. Fig. schématique (*).

Sa réflexion de la vessie sur l'utérus chez la femme.

(*) Est., estomac. — Gr. ép., grand épiploon. — Vess., vessie. — Ut., utérus. — Rect. Col. tr., colon transverse. — Ep. g. hép., épiploon gastro-hépathique. — Arr. cav., arrière épiploons. — Int. gr., intestin grêle.

péritoine qui forme le cul-de-sac intermédiaire à la vessie et au rectum, pré- quefois des éraillements assez analogues à ceux des parois abdominales, chez qui ont eu beaucoup d'enfants. Chez les individus dont la vessie, très-ample, sur elle-même, j'ai vu un repli péritonéal horizontalement étendu de la partie de la face postérieure de la vessie sur les côtés du bassin. Chez quelques su- la vessie est revenue sur elle-même, les replis vésico-rectaux ne suivent pas dans son retrait; ils restent à la place qu'ils occupent dans l'état de distension de ce réservoir, et constituent par leur réunion un vaste repli falciforme hori- concavité postérieure. Il semble qu'un peu de tissu fibreux existe entre les deux ce repli, qu'il soutient.

pour revêtir toute la face antérieure de l'utérus, moins le quart revêt son bord supérieur, puis sa face postérieure dans toute sa h

Ligaments larges.

bords latéraux, et forme, de chaque côté, un large repli transversal *large*, subdivisé supérieurement en trois replis moins considérable *ailerons du ligament large :* un *antérieur*, qui répond au ligament rond, à la trompe et un *postérieur*, à l'ovaire. Un quatrième aileron, quelque prononcé, part des ovaires ; il est destiné aux vaisseaux utéro-ovari suit jusqu'au-dessus du détroit supérieur.

Il est bon de rappeler ici que, tandis que le péritoine est lâchem vessie, il adhère intimement à la surface externe de l'utérus, dont être détaché que par lambeaux ; encore entraîne-t-il constamment fibres les plus superficielles de cet organe.

Rapports avec le vagin.

Tout à fait étranger au vagin en avant, le péritoine recouvre ce arrière, dans une portion variable de sa hauteur. Si l'on s'en r M. Legendre, c'est à peine si la séreuse tapisserait quelques millim paroi vaginale ; tandis que mes dissections me l'ont montrée re tiers supérieur du conduit vaginal, et que Bichat l'a vue descend

Réflexion du péritoine du vagin sur le rectum.

15 millimètres au-dessous de l'orifice du col utérin. De là, le périto chit sur le rectum et sur la paroi postérieure de l'excavation du b cette particularité que, chez la femme, il forme deux replis falcifo dus de la face postérieure du col utérin sur les côtés du rectu falciformes qui sont les analogues des replis vésico-rectaux de l'h que nous avons désignés (voyez *utérus*, p. 492) sous le nom de *rectaux*.

A partir du rectum, le péritoine se comporte de la même manière deux sexes. Inférieurement, il se borne à revêtir la face antérieure du mais supérieurement, il en enveloppe toute la circonférence, excepté

Mésorectum

où il se forme un repli connu sous le nom de *mésorectum*.

Arrivé au détroit supérieur du bassin, le péritoine, continuant sa ascendante, va recouvrir la paroi postérieure de l'abdomen ; mais c trajet, au niveau de sa paroi postérieure, est extrêmement c vu la multitude des organes qu'il rencontre, nous examinerons s ment sa disposition à la partie moyenne et de chaque côté de cette térieure.

Mésentère

A la partie moyenne de la région postérieure de l'abdomen, le p porte au-devant de l'angle sacro-vertébral, puis au-devant de la co baire, jusqu'au niveau d'une ligne oblique étendue de la portion latér de la deuxième vertèbre lombaire à la fosse iliaque droite ; là, il s d'arrière en avant, pour constituer le feuillet gauche du *mésentère* est au milieu ; ἔντερον, intestin), et s'élargit immédiatement pour r pondre à toute la longueur de l'intestin grêle. Il recouvre la moit gauche de la circonférence de cet intestin, son bord convexe, sa moit droite ; puis, se portant d'avant en arrière, il s'adosse au feuillet préc indiqué et constitue le feuillet latéral droit du *mésentère*. Déjà, en p l'intestin grêle (p. 137), nous avons appelé l'attention sur ce repl considérable de ceux que forme le péritoine et si remarquable par sa manchette.

Mésocolon iliaque.

Dans la *région gauche* de la paroi abdominale postérieure, le périto avoir formé le *mésorectum*, constitue le *mésocolon iliaque*, repli consid l'S iliaque du colon une très-grande mobilité. De l'S iliaque, il se pro- le colon lombaire gauche, qu'il revêt dans les cinq sixièmes antérieurs

Fig. 372.

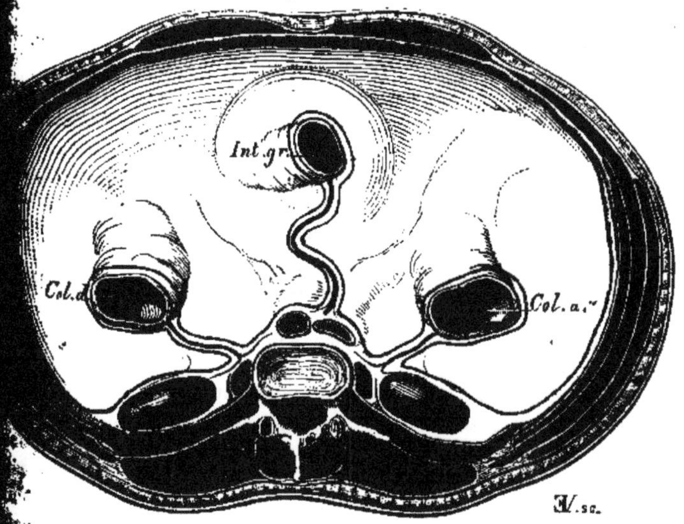

...on transversale de l'abdomen, au niveau de l'ombilic (*). (*Schématique.*)

...onférence, et qu'il applique contre le rein gauche, sans lui former de ...orte que le rein et le colon sont en rapport immédiat. Lorsque le ...baire gauche est fortement revenu sur lui-même, le péritoine, qui ne ...intestin dans son retrait, lui forme une espèce de mésentère, qu'on ...guer sous le nom de *mésocolon lombaire gauche*; mais il est remarquable ...bstant ce mésentère, la portion postérieure du colon est toujours ... de péritoine, et que, par conséquent, les rapports de la paroi posté- ...l'abdomen et du colon lombaire gauche sont toujours immédiats, au ...s une certaine étendue. Mésocolon lombaire gauche.

...ajet du gros intestin, le péritoine forme, le plus ordinairement, de ...is chargés de graisse et disposés par rangées le long des bandes lon- ...s du gros intestin; ces replis, quelquefois très-considérables, portent ...*ppendices graisseux, appendices épiploïques.* Appendices épiploïques.

...*portion droite* de la paroi postérieure de l'abdomen, le péritoine ren- ...æcum et se comporte avec lui d'une manière différente suivant les ...tôt il l'enveloppe en totalité, en sorte que cette partie du gros intes- ...de toutes parts, jouit d'une très-grande mobilité; tantôt, au contraire, ...disposition la plus habituelle, il se borne à passer au-devant du cæ- ...pplique contre la fosse iliaque droite, à laquelle cet intestin adhère ...u cellulaire séreux assez lâche. Quant à l'appendice vermiculaire, ...éritoine lui forme un petit mésentère, tantôt il l'applique soit contre ...stérieure du cæcum, soit contre l'iléon, soit enfin contre la partie Disposition du péritoine sur le cæcum; Sur l'appendice vermiculaire.

(*) ... intestin grêle. — *Col. a.*, colon ascendant. — *Col. d.*, colon descendant.

inférieure du mésentère. Au-dessus du cæcum, le péritoine revêt lombaire droit, sur lequel il présente la même disposition que su lombaire gauche.

Tel est le trajet de la moitié sous-ombilicale du péritoine.

II. — PORTION SUPÉRIEURE OU SUS-OMBILICALE DU PÉRITOINE.

Nous adopterons, pour la description de la moitié supérieure ou sus cale du péritoine, le même ordre que pour la moitié sous-ombilicale, que nous suivrons circulairement cette membrane, 1° de bas en ha l'ombilic, d'où nous la supposerons partir, jusqu'au diaphragme; en bas, depuis le diaphragme jusqu'à la région lombaire, au niveau d tère et des colons lombaires droit et gauche, où nous avons abandonné sous-ombilicale.

A partir de l'ombilic (*fig.* 371), le péritoine, remontant vers le dia tapisse la paroi abdominale antérieure. Il rencontre, à droite, la vei cale ou le cordon fibreux qui la remplace chez l'adulte, l'enveloppe et

Ligament suspenseur du foie.

un repli falciforme qui porte le nom de *ligament suspenseur du foie, veine ombilicale.* Ce repli a la forme d'un triangle, dont le sommet l'ombilic, et dont la base tient à la face supérieure du foie, qu'elle div lement en deux parties, l'une droite, l'autre gauche, nommées lob lobe gauche du foie. Si nous rapprochons de ce repli falciforme du pér trois replis dont nous avons parlé à l'occasion de la portion sous-om nous verrons que de l'ombilic, comme d'un centre, partent quatre re tonéaux, un supérieur ou ascendant, pour la veine ombilicale, et tro dants, dont un pour l'ouraque et deux pour les artères ombilicales.

De la paroi abdominale antérieure, le péritoine se continue sur la rieure du diaphragme et se comporte différemment : 1° à gauche; 2° au 3° à droite.

Péritoine dans la région splénique.

A gauche ou dans la région splénique, le péritoine, après avoir tapiss inférieure du diaphragme jusqu'à la colonne vertébrale, rencontre les spléniques et se réfléchit de dedans en dehors sur la face postérieu vaisseaux, qui le conduisent sur la rate; il tapisse successivement postérieure de la face interne de cet organe et son bord postérieur, sa face externe, et enfin la moitié antérieure de sa face interne; il se sur la face antérieure des vaisseaux spléniques, d'où il gagne, de d dedans, la grosse tubérosité de l'estomac, pour se continuer avec le fe revêt la face antérieure de cet organe et auquel fait suite le feuillet du grand épiploon. Les deux feuillets du péritoine qui s'adossent entre au devant, l'autre en arrière des vaisseaux spléniques, constituent

Épiploon gastro-splénique.

péritonéal par lequel la rate est comme attachée à la grosse tub l'estomac; ce repli est connu sous le nom d'*épiploon gastro-splénique*.

L'arrière-cavité des épiploons, comme nous le verrons plus loin, se entre les deux feuillets de l'épiploon gastro-splénique, le plus souvent point où les vaisseaux courts se détachent de l'artère splénique. Sur horizontale, il y aurait donc trois feuillets péritonéaux en avant de splénique et un seul en arrière.

Au-dessous de la rate, le péritoine forme un repli horizontal, une cloison, qui établit une séparation entre la rate et les organes placés le péritoine qui s'est porté d'avant en arrière sur la face infé-diaphragme, trouvant un obstacle dans l'extrémité cardiaque de se réfléchit de haut en bas et d'arrière en avant sur la face anté-estomac, qu'il recouvre en entier. Parvenu au bord convexe de cet continue sa marche descendante, passe au-devant de l'arc du colon volutions de l'in-, sans contracter érence avec ces onstitue le *feuillet grand épiploon.*

Feuillet antérieur du grand épiploon.

trajet descendant s prolongé, sui-ividus et suivant rs la partie infé-bdomen, le péri-atteint générale-oit supérieur du replie brusque-lui-même en ar-se porte verticale-nt, pour former *térieur du grand épiploon*, sans toutefois s'adosser immédiatement précédent, dont nous verrons plus tard qu'il est séparé par deux lets. Le feuillet postérieur du grand épiploon se prolonge jusqu'au e de l'arc du colon; à ce niveau, le péritoine se réfléchit d'avant revêt la moitié inférieure de la circonférence de l'arc du colon voir franchi, se porte horizontalement d'avant en arrière jusqu'à ombaire, pour constituer le *feuillet inférieur du mésocolon transverse.* il a atteint la colonne vertébrale, le péritoine se réfléchit de haut évant de cette colonne, et se continue avec le feuillet latéral droit re.

Fig. 373.

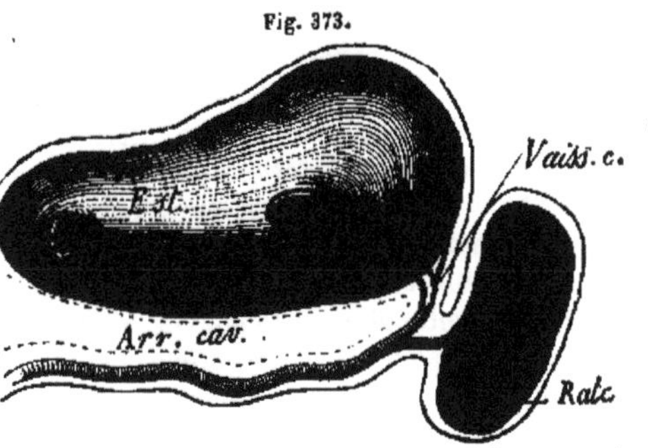

Prolongement que l'arrière-cavité des épiploons envoie entre les deux feuillets de l'épiploon gastro-splénique (schématique).

Feuillet postérieur du grand épiploon.

Le feuillet postérieur du grand épiploon se continue avec le feuillet inférieur du mésocolon transverse.

s connaissons déjà deux feuillets du grand épiploon : un *feuillet scendant* ou *direct*, qui fait suite au péritoine qui a revêtu la face de l'estomac, et un *feuillet postérieur*, *ascendant* ou *réfléchi*, qui par-me trajet que le précédent, mais en sens inverse, jusqu'au niveau vexe du colon, et qui se continue avec le feuillet inférieur du méso-verse. Ces deux feuillets forment une espèce de poche séreuse, aut, fermée en bas, dans laquelle se trouvent circonscrits l'estomac, le duodénum et l'arc du colon. Nous verrons dans un instant que s feuillets est doublé par un autre feuillet péritonéal, qui lui adhère en sorte que le grand épiploon est évidemment constitué par quatre tonéaux, bien que ces feuillets soient souvent dificiles à démontrer a main, au moins dans toute l'étendue du grand épiploon.

Péritoine dans la région hépatique.

dans la région hépatique, le péritoine se réfléchit du diaphragme onvexe du foie, en constituant le feuillet antérieur du repli périto-sous le nom de *ligament coronaire du foie;* ce feuillet se continue ent falciforme ou ligament de la veine ombilicale, déjà décrit, dont est perpendiculaire à la sienne.

Ligament coronaire.

Péritoine sur la face inférieure du foie.

ir tapissé la face convexe du foie, le péritoine passe sur la face concave de cet organe, jusqu'au sillon transverse, et fournit un[...] la vésicule du fiel. Quelquefois cette enveloppe est presque com[...] habituellement elle est limitée à la face inférieure de ce réservo[...] du sillon transverse, le péritoine, arrêté en quelque sorte par[...] biliaires, se réfléchit de haut en bas au-devant de ces vaisse[...] petite courbure de l'estomac et se continue sur la face antérieure [...] et sur la première portion du duodénum. La portion du périto[...] depuis le sillon transverse à la petite courbure de l'estomac, cons[...] *antérieur de l'épiploon gastro-hépatique* ou *petit épiploon*. A droite [...] verse, le péritoine revêt la face inférieure du foie jusqu'à son b[...] constitue le feuillet inférieur du ligament coronaire, se réfléchit [...] au-devant de la partie inférieure du rein droit et se continue d[...] la portion du péritoine qui revêt le colon lombaire droit.

Feuillet antérieur de l'épiploon gastro-hépatique.

Ligament triangulaire du foie.

En se réfléchissant du diaphragme sur le foie, le péritoine for[...] côté, un repli qui porte le nom de *ligament triangulaire du foie.*

Pour compléter la description de la région sus-ombilicale du p[...] reste à décrire, en montrant sa continuité avec le reste de c[...]

Fig. 274.

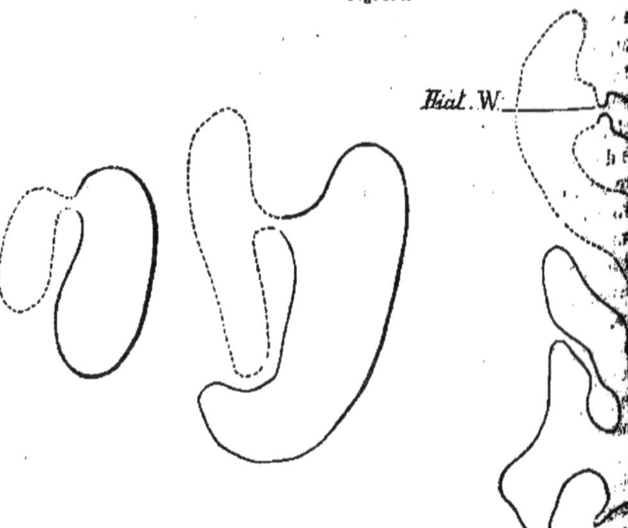

Figures schématiques destinées à montrer la disposition de l'arrière-ca[...] et de l'hiatus de Winslow (d'après Lauth) (*).

une seconde portion du péritoine, celle qui revêt la face postérie[...] mac, forme le feuillet supérieur du mésocolon transverse, tapiss[...] Spigel du foie et constitue les deux feuillets moyens du grand [...]

(*) Le trait continu dans les trois figures limite la grande cavité péritonéale ; [...] rière-cavité des épiploons. Le rétrécissement qui sépare les deux cavités est l'hiatus [...] A, les deux cavités sont simplement juxtaposées. — En B, la grande cavité comm[...] petite. — En C, l'enveloppement est plus complet, et les deux poches sont repliées [...] péritoine.

...on de la grande poche péritonéale, ou *arrière-cavité des épiploons*, enveloppée par la première (*fig.* 374), et en est séparée par un ...ou rétrécissement, qui, vu par la face interne de la séreuse, a ...un trou, connu sous le nom de *hiatus* de Winslow. La figure ci- ...évidente cette disposition remarquable.

...ni. — HIATUS DE WINSLOW, ARRIÈRE-CAVITÉ DES ÉPIPLOONS.

Hiatus de Winslow.

...des vaisseaux biliaires ou, plus exactement, entre la veine porte, ...ant, et la veine cave, qui est en arrière, est une ouverture, par ...igt pénètre librement dans une cavité située derrière l'estomac et ...stro-hépatique. Cette ouverture, appelée *hiatus de Winslow*, est ...collet d'une vaste poche séreuse qui, d'une part, sépare l'estomac ...vertébrale et, d'autre part, se prolonge dans l'épaisseur du grand ...ur se terminer en bas par un cul-de-sac. Cette poche séreuse, enve... grande cavité séreuse formée par le péritoine, a été appelée ...péritonéale, *arrière-cavité des épiploons* (*fig.* 371).

Arrière-cavité des épiploons.

...e Winslow, demi-circulaire, quelquefois triangulaire, a 27 milli...ron dans son plus grand diamètre, qui est vertical. Il est limité en ...s vaisseaux biliaires et la veine-porte, en arrière par la veine-cave ...n bas par le duodénum, en haut par le col de la vésicule biliaire, ...r la racine antérieure du lobe de Spigel. A ces rapports vasculaires, ...outer un autre, celui de l'artère hépatique, qui, pour venir se pla...isseur de l'épiploon gastro-hépatique, contourne la demi-circonfé...ure de l'hiatus. C'est par l'hiatus de Winslow que le péritoine se ...e l'arrière-cavité des épiploons (*fig.* 374).

...rons de l'hiatus de Winslow pour suivre le trajet de cette seconde ...péritoine, et nous devrons être ramenés sans interruption au point ...Or, la lame péritonéale qui s'est portée de l'extrémité droite du ...erse du foie au-devant des vaisseaux biliaires, se réfléchit sur ...d'avant en arrière, à droite de l'espèce de pont formé par ces vais... recouvrir leur face postérieure, s'appliquer ensuite contre la face ...du feuillet antérieur, déjà décrit, de l'épiploon gastro-hépatique ou ...n, et former le *feuillet postérieur de cet épiploon*. Au niveau de la ...ure de l'estomac, ce feuillet postérieur abandonne le feuillet anté...apisser la face postérieure de l'estomac ; puis il continue son trajet ...au-dessous de l'estomac, s'accole au feuillet descendant ou anté...nd épiploon, derrière lequel il est placé, et descend avec lui jus... supérieur du bassin. Comme lui aussi, il se réfléchit de bas en ...veau, pour s'accoler au feuillet postérieur du grand épiploon, au...l il est placé. En continuant son trajet ascendant, ce feuillet atteint ...exe de l'arc du colon, revêt la moitié supérieure de la circonfé...intestin, et se porte ensuite horizontalement en arrière, jusqu'à la ...brale, pour constituer le *feuillet supérieur du mésocolon transverse*, ...u feuillet inférieur, déjà décrit.

Feuillet postérieur de l'épiploon gastro-hépatique.

...devant de la colonne vertébrale, le péritoine qui a formé le feuil...du mésocolon transverse, abandonne le feuillet inférieur de ce mé... réfléchit de bas en haut, revêt la partie supérieure de la troisième ...uodénum, au-dessus de laquelle il passe comme une tangente, la

Feuillet supérieur du mésocolon transverse.

face antérieure du pancréas, les vaisseaux spléniques, la veine-ca
l'aorte et les piliers du diaphragme ; à gauche, cette lame forme
qui s'avance parfois jusqu'au hile de la rate, en dedans de l'épi
splénique (*fig.* 373) ; en haut, elle forme une enveloppe au lobe de S
ainsi à la scissure transverse du foie, et de là à l'hiatus de Winslow
l'avons supposé partir.

Le grand épiploon est constitué par quatre lames ou feuillets.

Il suit de là que le grand épiploon ou épiploon gastro-colique, ma
d'épaisseur et sa transparence, est formé de quatre lames ou feuill
tincts ; que ces quatre lames, réunies deux à deux, constituent les
cavité nommée *arrière-cavité péritonéale* ou *épiploïque* et représent
inclus l'un dans l'autre ; que le sac extérieur est formé par le prol
péritoine qui a revêtu la face antérieure de l'estomac, le sac inté
prolongement du péritoine qui a revêtu la face postérieure de l'estom

Idée sommaire du grand épiploon et de l'arrière-cavité péritonéale.

Nous pouvons maintenant présenter la description du grand et
ploon de la manière suivante : deux lames péritonéales adossées
sillon transverse du foie : c'est le petit épiploon ; elles s'écartent au
petite courbure pour embrasser ce viscère, se réunissent de nouve
de la grande courbure et continuent leur trajet descendant. Arrivé
supérieur du bassin, elles se réfléchissent sur elles-mêmes d'avan
et se portent verticalement en haut. Au niveau du bord convexe du
deux lames péritonéales se séparent pour recevoir cet intestin dans
ment, se réunissent à son bord concave pour former le mésocolon
puis s'éloignent définitivement l'un de l'autre. Le feuillet inférieu
en bas, pour aller se continuer avec le feuillet droit du mésentère
supérieur se réfléchit en haut, pour recouvrir la troisième portio
num, le pancréas, le lobe de Spigel, et se continuer, par l'hiatus d
avec le reste du péritoine (1). Indépendamment de cette portion p
l'arrière-cavité des épiploons, nous en avons signalé une autre dans
de l'épiploon gastro-splénique, qui s'étend jusqu'au voisinage de
figure qui a été consacrée à cette disposition, nous dispense de reve
description.

IV. — DESCRIPTION GÉNÉRALE DU PÉRITOINE.

Continuité du péritoine

Il résulte de la description qui précède que le péritoine forme un
continue ; en sorte que si l'on pouvait développer tous ses replis et l
sans solution de continuité, de la surface de tous les organes qu'il re
rait un grand sac membraneux sans ouverture, divisé en deux por
étranglement qui répond à l'hiatus de Winslow. Toutefois, il exist
la femme seulement, un orifice bien remarquable, dans le point qui
à l'extrémité de la trompe : là, par une exception unique dans l'é
voit une membrane séreuse se continuer avec une membrane muqu

On considère au péritoine deux surfaces, *l'une externe*, *l'autre in*

(1) On peut, chez un grand nombre de sujets, démontrer l'existence de la
des épiploons en introduisant une grosse sonde dans l'hiatus de Winslow et
avec précaution : l'air pénètre alors entre les deux lames antérieures et les
postérieures du grand épiploon et forme une grande vessie plus ou mo
Pour que cette expérience réussisse, il faut que l'épiploon soit parfaite
libre d'adhérences, ce qui n'a lieu généralement que chez les jeunes sujets.

Surface interne.

...ace *interne* est libre, lisse et humide, ce qui permet le glissement facile ...es abdominaux les uns sur les autres.

Surface externe.

...ace *externe* ou *adhérente* est unie soit aux parois abdominales (*péritoine* ...) soit aux viscères abdominaux, dont le péritoine forme la tunique ...u commune (*péritoine viscéral*), soit enfin à elle-même, au niveau des ...plis que constitue le péritoine.

...érences du péritoine sont déterminées par un tissu cellulaire dont les ...s varient dans les diverses régions du péritoine.

Péritoine pariétal.

...oine *pariétal*. 1° Sur le diaphragme, l'adhérence a lieu par un tissu cel...s-serré ; elle ne résiste pas toutefois aux tractions qu'on exerce sur ...brane pour la préparation anatomique de la face inférieure du dia... 2° sur la *paroi antérieure* de l'abdomen, l'adhérence est plus forte au ... la ligne blanche et de la gaîne du muscle droit, plus lâche au niveau ...es crurales que dans les autres points de cette paroi. Il n'est pas très-...cependant, d'isoler complétement toute la portion du péritoine qui ...ux parois abdominales. Une belle préparation consiste à enlever toute ...abdominale antérieure, moins le péritoine, et à insuffler cette mem...euse à l'aide d'un chalumeau ; 3° dans la *région lombaire*, l'adhérence ...ement lâche, ainsi que dans les fosses iliaques et au-devant de la ...ertébrale. Il en est de même de l'excavation pelvienne.

Tissu cellulaire extérieur au péritoine.

...u cellulaire extérieur au péritoine, que plusieurs auteurs ont consi...me formant la couche externe de cette membrane, envoie des pro...ts à travers les nombreuses ouvertures dont sont percées les parois ...les. Ces prolongements établissent des communications, d'une part, ...issu cellulaire sous-péritonéal et le tissu cellulaire des membres ab...x ; d'autre part, entre le tissu cellulaire sous-péritonéal et celui qui est ... à la plèvre.

Lamelle fibreuse sous-péritonéale.

...toine pariétal est soutenu dans toute son étendue par une *lamelle fi*... qui rend compte de la difficulté avec laquelle les abcès des parois abdo... s'ouvrent dans l'intérieur du péritoine.

Le péritoine forme aux intestins tantôt une tunique complète, tantôt une tunique incomplète.

...toine *viscéral*. Parmi les viscères abdominaux, les uns reçoivent du ... une enveloppe complète, à l'exception toutefois du point par lequel ...t les vaisseaux : à cette classe appartiennent la rate, l'estomac, l'intes... etc. D'autres ont une enveloppe incomplète, en sorte qu'une portion ...rface se trouve en rapport immédiat avec les parties environnantes : ... les colons ascendant et descendant, le cæcum, etc. D'autres, enfin, ... des rapports limités avec le péritoine, qui se borne à passer au-de...et leur semble étranger : tels sont la vessie, la portion inférieure du ...e pancréas, les deux dernières portions du duodénum et les reins. Le ...n'est en rapport avec ces derniers viscères que par un tissu cellulaire ...

...uelque intérêt à étudier, d'une manière générale, les rapports du ... avec les appareils renfermés dans la cavité abdominale.

...les *organes digestifs*, le pancréas seul ne reçoit pas d'enveloppe de la ... séreuse, si ce n'est à son extrémité splénique. Seule de tout le tube ... la troisième portion du duodénum n'est tapissée par le péritoine que ...partie de sa circonférence ; la seconde portion du duodénum est sou...prise dans l'épaisseur des deux feuillets du mésocolon iliaque droit. ...s *organes urinaires*, nous ne signalerons que la vessie, tapissée par la séreuse au niveau de son fond, de sa face postérieure et d'une part latérales. Quant au rein, enveloppé dans son atmosphère celluleuse, aucun rapport direct avec le péritoine.

Les organes génitaux de l'homme, après la descente du testicule, rapports avec la séreuse que par les vésicules séminales. Chez la ligaments larges enveloppent la trompe et l'ovaire; l'utérus, sauf restreinte de la face antérieure de son col, est recouvert par la me reuse, ainsi qu'une petite portion de la face postérieure du vagin.

Les gros troncs vasculaires, aorte, veine-cave, sont placés en deho toine. Les vaisseaux qui vont se rendre aux diverses portions du tub aux annexes, sont seuls compris entre les feuillets de la séreuse. déjà signalé, au sujet de l'épiploon gastro-splénique, la disposition l'aide de laquelle les vaisseaux courts abandonnent l'artère spléniq river à la grosse tubérosité de l'estomac. L'artère hépatique offre, da ports avec l'hiatus de Winslow, une disposition fort curieuse : sit plan postérieur à l'arrière-cavité des épiploons, cette artère, pour ve cer entre les deux feuillets du petit épiploon, contourne l'hiatus de décrit autour de lui une courbe qui embrasse la demi-circonférence de cet orifice.

La portion viscérale du péritoine n'est pas doublée par la lamelle fi nous avons rencontrée dans la portion pariétale; aussi la perfo tunique séreuse des viscères est-elle beaucoup plus fréquente que séreuse pariétale.

Ligaments formés par le péritoine.

C. *Replis du péritoine.* Nous avons dit que le péritoine, outre qu'il ler les viscères et à faciliter leurs glissements, fournit des liens qu aux parois de l'abdomen. C'est surtout en vue de ce second ordr qu'existent les divers replis de la membrane séreuse connus sous le ligaments, mésentères; d'autres replis constituent les épiploons et épiploïques.

1° *Ligaments péritonéaux.* Ce ne sont pas des ligaments dans l'acc l'on donne à ce mot. Bien qu'ils servent, jusqu'à un certain point, les organes dans leurs rapports, c'est surtout à la pression des mu minaux qu'est due cette action. Il n'y a, du reste, entre les ligam mésentères, d'autre différence que l'étendue des replis.

Les ligaments appartiennent, les uns, à la portion sus-ombilicale, à la portion sous-ombilicale du péritoine. Parmi les premiers, on ceux du foie, de la rate, de l'estomac et du duodénum.

Le *foie* nous offre à considérer : 1° le *ligament suspenseur,* qui s'éten bilic au foie; il est formé par deux feuillets qui s'écartent de plus qu'au ligament coronaire, avec lequel ils se continuent. Il présente deux bords et deux extrémités. Des deux faces, l'une, la gauche, est avec le lobe gauche du foie; la droite répond à la face inférieu phragme. L'un des bords est postérieur, libre et concave : il contie épaisseur la veine ombilicale; l'autre bord est antérieur, adhérent abdominale et convexe. Des deux extrémités, l'inférieure répond à l' supérieure se termine au ligament coronaire. Chez l'adulte, ce liga le cordon fibreux qui résulte de l'oblitération de la veine ombilicale petits vaisseaux qui, dans les affections du foie, peuvent se développ rablement. 2° Le *ligament coronaire.* On peut le regarder comme for épanouissement du ligament suspenseur. Il part du diaphragme et cher au bord postérieur du foie. A chacune de ses extrémités, le li-ronaire affecte une forme triangulaire ; aussi a-t-on admis deux *liga-gulaires*, l'un droit, l'autre gauche. 3° Le *ligament hépato-duodénal.* tion droite du petit épiploon, qui forme le bord antérieur de l'hiatus w. 4° Le *ligament hépato-colique.* C'est un repli qui part du lobe droit se rend à l'angle droit du colon. 5° Le *ligament hépato-surrénal.* Il face inférieure du foie et va se fixer à la capsule surrénale.

offre un ligament suspenseur qui part du diaphragme et se fixe à supérieure de l'organe.

est maintenu à son extrémité cardiaque par deux ligaments phré-ques verticaux, à bord tranchant antérieur ; le gauche est plus dé-le droit.

um est uni au rein par un repli transversal qui part de sa première se fixe à l'extrémité supérieure du rein droit.

ments qui appartiennent à la portion sous-ombilicale du péritoine pport avec le rectum, les organes génitaux de la femme, et enfin la

donne naissance, par ses parties latérales, aux *plis de Douglas*, qui, zontalement, divisent en deux portions, l'une supérieure, l'autre in-cavité du petit bassin, et se terminent, chez l'homme à la vessie, me sur les parties latérales de la matrice.

et aux *ovaires* appartiennent les *ligaments larges*, replis tendus trans-t des parois latérales du bassin aux faces latérales de la matrice. nts ont deux faces, un bord libre, un bord adhérent et deux extré-admet trois ailerons ou plans au niveau du bord libre : l'antérieur du ligament rond, le moyen ou aileron de la trompe, et le postérieur de l'ovaire.

présente trois replis du péritoine, qui partent, l'un, de la partie du sommet de la vessie, *ligament suspenseur* de la vessie, les autres, es latérales, et qui vont se réunir à l'ombilic. C'est l'ouraque et les bilicales oblitérées qui déterminent ces replis. Les fossettes inguinales externe, décrites par Cloquet, sont situées, la première, en dedans, en dehors du ligament latéral de la vessie ou du vestige de l'artère

tères. Ce sont les ligaments de l'intestin ; ils servent à fixer le tube paroi postérieure de l'abdomen.

grêle ne nous offre à étudier qu'un mésentère ; c'est le *mésentère* pro-, dont la ligne d'insertion s'étend de la deuxième vertèbre lombaire iliaque droite. Ce repli a la forme d'un triangle dont le sommet une largeur de 15 à 20 centimètres, serait représenté par la ligne la base du triangle répond à l'intestin. Des deux feuillets du mé-supérieur se confond avec le feuillet inférieur du mésocolon trans-rieur descend au-devant de l'aorte et de la colonne vertébrale.

testin est retenu par un mésentère qui a reçu différents noms, sui-verses portions du canal digestif qu'il soutient : c'est le *mésocolon* it, puis le *mésocolon transverse*, le *mésocolon lombaire gauche*, le *méso-iliaque* et le *mésorectum.*

former le *mésocolon lombaire droit*, le péritoine passe au-devant du cæcum, dont il ne tapisse que le sommet et la face antérieure; ... térieure du colon ascendant manque aussi de séreuse, excepté au ... l'angle droit du colon transverse. L'appendice cæcal possède un ... quelquefois long de plusieurs centimètres.

Le *mésocolon transverse* affecte, à sa racine, la forme d'une lame ... dont la portion moyenne est la plus élevée; c'est aussi à ce niveau ... pli offre la longueur la plus grande et que, par conséquent, l'intestin ... mobile.

Le *mésocolon descendant* présente, à sa partie supérieure, une atta... phragme : c'est ce qu'on a appelé le *ligament pleuro-colique*. Ses deux ... continuent, l'interne, qui recouvre le rein gauche, avec le feuillet ... mésentère ; l'externe, sur l'aponévrose qui réunit les muscles tr... iliaques. Assez peu étendu à la partie supérieure, le repli du périto... plus large à mesure que se prononcent les inflexions de l'S iliaque.

Le *mésorectum* enveloppe d'abord complétement le rectum; puis ... s'écartent l'un de l'autre, et la séreuse applique contre le sacrum ... qu'elle abandonne bientôt pour se porter en avant, vers la vessie che... vers l'utérus chez la femme.

Les mésentères contiennent, dans leur épaisseur, les vaisseaux ... destinés aux organes qu'ils soutiennent; ce sont les replis les plus ...

3° *Épiploons*. Ce sont des replis qui, au lieu de fixer l'intestin à la p... rieure de l'abdomen, comme les mésentères, s'étendent entre deux ...

Il existe quatre épiploons principaux; trois d'entre eux partent de ... ce sont les épiploons gastro-colique ou grand épiploon, gastro-hépa... tit épiploon, et gastro-splénique; le quatrième est l'épiploon panc... nique.

Grand épiploon. a. *Grand épiploon*. Le *grand épiploon*, nommé aussi *épiploon gastro-co...* qu'il est fixé, chez l'adulte, à l'estomac d'une part, au colon de l'a... à peine chez le nouveau-né; il grandit avec l'âge et s'étend, vers l... développement complet, jusqu'au détroit supérieur du bassin. On ... qu'il descend un peu plus bas à gauche qu'à droite. Lorsque l'est... colon sont extrêmement distendus, l'épiploon est réduit à une zone ... plus ou moins étroite, qui longe l'arc du colon.

Ses faces et ses bords. Le grand épiploon, irrégulièrement quadrilatère, étendu, comme ... au-devant des intestins grêles, qu'il sépare des parois abdominales, p... *face antérieure* et une *face postérieure*, toutes deux libres. Son *bord* ... adhérent, se dédouble, pour s'attacher par sa lame antérieure à la g... bure de l'estomac, et par sa lame postérieure à l'arc du colon. C'es... deux lames, dont chacune comprend deux feuillets du péritoine, ... longe l'arrière-cavité des épiploons. Le *bord inférieur* ou libre du ... ploon, convexe, plus ou moins sinueux, répond aux arcades crurales ... fices internes des anneaux sus-pubiens: aussi le rencontre-t-on ... dans les hernies. Ce bord inférieur est, de toutes les parties de l'ép... qui présente le plus souvent des adhérences. Les *bords latéraux* n'off... remarquable; ils marchent parallèlement à la direction des colons ... et descendant, qu'ils recouvrent même quelquefois.

Le grand épiploon présente, d'ailleurs, une multitude de vari... duelles : tantôt il est comme étalé d'une manière très-régulière au... circonvolutions intestinales, et tantôt, replié sur lui-même, il est ...

...utre côté. Quelquefois, tendu comme une corde par des adhérences de ...d inférieur, il peut devenir cause d'étranglement. Il n'est pas excessive-...e de trouver le grand épiploon renversé de bas en haut, entre le dia-... d'une part, l'estomac et le foie d'autre part.

Variétés du grand épiploon.

...ité, la transparence du grand épiploon, sont telles parfois, qu'on a peine ...oir qu'il puisse entrer quatre lames péritonéales dans sa composition. ...tains individus on trouve même l'épiploon percé à jour et criblé de ...la manière d'une dentelle. En opposition avec cette extrême ténuité, on ... les sujets chargés d'embonpoint, le grand épiploon pénétré d'une ...quantité de graisse, qui se dépose principalement le long des vaisseaux, ...qu'il peut acquérir un volume très-considérable et un poids de plu-...res.

Transparence et ténuité du grand épiploon.

...s Hausen, l'adhérence des deux feuillets postérieurs du grand épiploon ...n transverse ne se produit que consécutivement. L'anatomie comparée, ... l'étude du péritoine chez le nouveau-né, démontre la disposition sui-...e deux feuil-...térieurs ou ... du grand ... au lieu de ...uer avec le ...n transver-...ent en avant ...ssus de lui ... le feuillet ...ntérieur ta-... face anté-... pancréas et ...er la paroi ...re du petit ... le feuillet ...stérieur ta-...ujours dans ...ine étendue ...stérieure du ...et redescend ... confondre ...lame supé-... mésocolon ... Le pan-... serait donc ...si que la troisième portion du duodenum, compris entre les deux ...du mésocolon transverse, mais entre les feuillets réfléchis du grand ...Plus tard, ces deux feuillets postérieurs se soudent au colon trans-...si qu'au mésocolon, si bien qu'ils semblent alors s'écarter l'un de ...ur recevoir l'intestin dans leur intervalle.

Fig. 375.

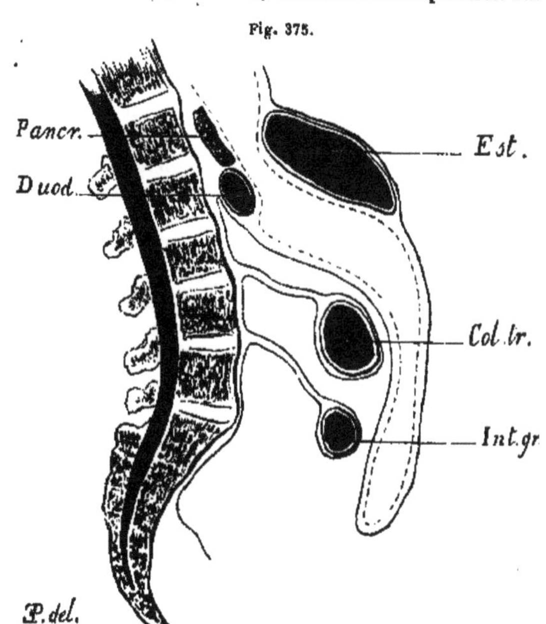

(Disposition du grand épiploon chez le fœtus (*).

...à dit que l'arrière-cavité des épiploons, facile à démontrer chez les ...jets, devient d'une démonstration généralement impossible chez les

Difficulté de la démonstration de l'arrière-cavité de l'épiploon.

(*) ...x feuillets postérieurs du grand épiploon passent au-devant du colon transverse (*Col tr.*) ...er d'adhérences avec lui.

sujets avancés en âge. Il en est de même de l'existence des quatre fe
n'est appréciable qu'au voisinage de l'estomac et de l'arc du colon.

Artères. Les *artères* du grand épiploon sont fournies par les artères gastro-é droite et gauche; elles descendent verticalement entre les deux la rieures du grand épiploon et diminuent à peine de calibre. Parven inférieur de cette toile membraneuse, elles se replient de bas en montent entre ses deux lames postérieures jusqu'à l'arc du colo communiquent avec les artères de cet intestin.

Veines. Les *veines* suivent la même direction que les artères et vont con formation de la veine porte.

Ganglions lymphatiques. On trouve des *ganglions lymphatiques* dans l'épaisseur du grand é long des courbures de l'estomac et de l'arc du colon.

Nerfs. On suit sur les artères épiploïques des *ramifications nerveuses* qui é plexus solaire.

On ignore les *usages* de ce grand épiploon, dont les dimensions ne lement en rapport avec les changements de volume de l'estomac.

Petit épiploon. b. *Petit épiploon.* Le *petit épiploon, épiploon gastro-hépatique,* pré faces, une antérieure, qui répond au foie, et une postérieure, qui form antérieure de l'arrière-cavité des épiploons ; un bord inférieur conv la petite courbure de l'estomac ; un bord supérieur, fixé 1° à la sciss verse du foie et à la portion du sillon antéro-postérieur située en la scissure; 2° à l'œsophage et au diaphragme. A droite, il est bo vaisseaux hépatiques et les conduits biliaires : c'est derrière ce bord l'hiatus de Winslow; à gauche, il est limité par l'œsophage. Ses bo gauche sont formés par deux ligaments, le droit par le ligament h dénal, le gauche par le repli phrénico-œsophagien. L'épiploon gastro est constitué par deux feuillets seulement, dont l'antérieur se conti face antérieure de l'estomac, et dont le postérieur va revêtir la f rieure de cet organe. La démonstration anatomique de ces deux feu facile qu'au voisinage de l'estomac.

Épiploon gastro-splénique. c. *Épiploon gastro-splénique.* Il faut l'examiner dans l'état de di l'estomac et lorsque ce viscère est revenu sur lui-même. Dans le pr l'épiploon gastro-splénique n'existe presque pas et la rate paraît appen tie postérieure de la grosse tubérosité stomacale. Dans le second, on ter quatre feuillets dans l'épiploon gastro-splénique, car dans son ép trouve, comme nous l'avons vu, un prolongement de l'arrière-cavi ploons qui, chez la plupart des sujets, s'avance jusqu'à la face intern

d. *Épiploon pancréatico-splénique.* Il est plus ou moins long suivant l un peu variable, qui existe entre la queue du pancréas et la face in rate. Sa disposition n'offre, du reste, rien de particulier.

4° *Franges épiploïques.* Ce sont des appendices formés uniquement revêtue d'une couche péritonéale. La longueur et le nombre de ces sont très-variables ; ils paraissent augmenter avec l'âge. Leur us connu ; on les regarde comme servant de réservoir au tissu adipeux

V. — STRUCTURE DU PÉRITOINE.

Structure. Le péritoine est formé de deux lames, une externe ou celluleuse, terne ou épithéliale.

externe est surtout prononcée au niveau des régions rénales et des ques ; elle présente le moins d'épaisseur au niveau de l'ombilic et blanche. Certaines portions de la séreuse paraissent constituées uement par un feuillet épithélial : ce sont celles qui répondent à de l'intestin et à certaines portions des viscères, comme la face foie.

de vue *histologique*, le péritoine est constitué par des faisceaux de fibres conjonctives, auxquels sont mélangés des réseaux de tiques ; ces réseaux sont plus abondants dans le feuillet pariétal. est composé de cellules polygonales, aplaties, disposées en une ique.

les auteurs, le péritoine contient peu de vaisseaux sanguins ; leur difficile. Sur une pièce que nous avons sous les yeux, on voit que vasculaires ont la forme d'un rectangle dont le grand côté est ver- disposition se présente assez régulièrement sur toutes les portions pariétal ; la vascularisation est notablement plus prononcée dans lvienne.

hatiques appartiennent au tissu sous-séreux.

ne sont pas très-nombreux ; c'est dans l'épiploon et le mésentère oit le plus facilement (1).

VI. — DÉVELOPPEMENT DU PÉRITOINE.

du développement du péritoine jette un si grand jour sur l'en- cette séreuse, dont la disposition compliquée est tout à fait incom- sans elle, que l'on est étonné qu'elle n'ait pas encore pris place aités classiques.

oppement du péritoine est intimement lié à celui du tube digestif, et re que ce sont les modifications que ce dernier éprouve dans les ases de son évolution qui déterminent et rendent inévitables les ns, si étranges au premier abord, que présente la membrane séreuse e.

nous l'avons dit précédemment (V. *Splanchn.*, p. 173), le canal d'abord un tube droit, étendu le long du rachis auquel il est fixé entère vertical comme lui ; la portion de ce mésentère qui répond à la stomacale peut être désignée sous le nom de *mésogastre*. Formé de dont l'une regarde à droite, l'autre à gauche, le mésogastre est d postérieur de l'estomac, qui deviendra plus tard la grande cour- organe. Lorsque celui-ci, de vertical qu'il était, se rapproche de la horizontale, le mésogastre, obligé de suivre ce mouvement, devient lui-même et représente alors une cloison transversale dont un des garde en haut et l'autre en bas. Ce mésogastre horizontal (D, *fig.* 376) dans l'origine, que la distance qui sépare la grande courbure de

Formation du grand épiploon.

J'ai présenté à la Société anatomique, en 1827, une variété anatomique fort du péritoine : c'est une grande poche séreuse contenant la totalité de l'in- renfermée elle-même dans la cavité péritonéale. Cette anomalie de forme été observée pour la première fois par Neubauer et décrite par lui sous le *issimum peritonæi receptaculum*.

l'estomac de la colonne vertébrale. Mais, dans la suite, il s'allonge c
blement, et, pour se prêter à l'espace étroit qu'il occupe, il forme
descend vers la cavité du bassin (E). Ce pli, qui n'est autre chose qu
épiploon, se compo
lames, formées d
deux feuillets, et
appliquées l'une c
tre, de telle sorte q
conscrivent de to
une vaste cavité
(*arrière-cavité des*
ouverte à la partie s
où elle est prolon
paroi postérieure
mac. Cette ouvert
au niveau de la p
bure de l'estomac,
très-large ; plus t
sure que le foie
portion duodénale
tin grêle, elle se
considérablement
l'*hiatus de Winslow*,
temps, l'arrière-c
épiploons se trouve
derrière le foie,
point où cette glande contracte des adhérences avec le diaphrag

Fig. 376.

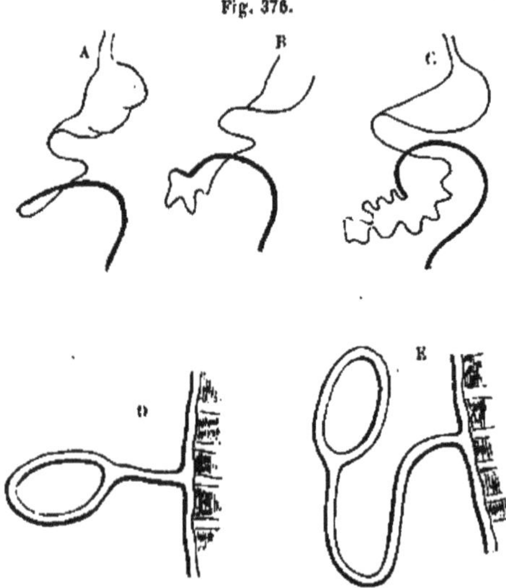

Développement des circonvolutions du canal intestinal et du grand épiploon (schématique) (*).

Le mouvement de torsion que subit la première anse intestinale
mouvement d'ascension qu'exécute le gros intestin en passant au
l'intestin grêle, font comprendre la disposition des mésocolons
transverse et descendant.

Nous avons vu plus haut (*fig.* 375) comment les deux feuillets post
grand épiploon, d'abord sans connexion avec le colon transverse,
ensuite à la moitié supérieure de sa circonférence et semblent l'e

(*) On voit dans la figure A la première anse intestinale qui se montre chez le fœtus. —
la portion de l'anse qui répond à l'intestin grêle décrit quelques circonvolutions, et le gros
au-devant de l'intestin grêle et s'élève vers l'estomac. — Dans la fig. C, les circonvolutions
grêle sont plus nombreuses, et le gros intestin, rapproché de l'estomac, présente un colon
colon transverse et un colon descendant. — La figure D montre l'estomac uni à la colonne
un simple mésogastre. — Dans la figure E, le mésogastre est déprimé pour former le gra

V. APPAREILS DES SENS

Appareils des sens.

reils des sens, destinés à nous mettre en relation avec le monde ma-prennent des organes nombreux et divers, que l'on peut diviser en pes : 1° les *organes des sens*, chargés de recevoir les impressions des ieurs ; 2° les *nerfs sensitifs*, qui ont pour mission de transmettre ces de la périphérie au centre ; 3° des *organes nerveux centraux*, des-percevoir et à les transformer en *perceptions*.

reils des sens, composés de parties très-complexes qui reçoivent des ns vasculaires et nerveuses, trouvent naturellement leur place à la ppareils décrits en splanchnologie. Quant aux autres nerfs et aux ntraux, leur description fait partie de la névrologie.

Leurs caractères généraux.

reils des sens étant chargés de recevoir les impressions du monde t de les transmettre au cerveau par l'intermédiaire des nerfs, leurs communs ou généraux sont : 1° d'occuper la périphérie du corps ; uniquer, par des nerfs plus ou moins volumineux, avec la partie l'appareil nerveux ; 3° de présenter une structure propre, en har-c les qualités physiques des corps qu'ils sont appelés à nous faire Sous ce rapport, on peut distinguer dans chaque appareil sensorial ons : l'une fondamentale, ou sensitive, sur laquelle se produit l'im-autre accessoire ou de perfectionnement, appareil physique destiné s les conditions les plus favorables l'*agent* qui doit produire l'im-Cet appareil physique « est d'autant plus complexe que le point de e où il a son siége doit moins contribuer à l'accomplissement onctions. Ainsi, pour ce qui concerne le tact, qui réside dans la peau, que particule remplit plusieurs fonctions, l'appareil physique, afin gêner ces fonctions, est presque nul ; il est déjà un peu modifié pour er, qui n'est lui-même qu'une modification du tact porté à un degré . Pour la langue, organe appelé à remplir plusieurs fonctions, mais ombreuses que celles de la peau, l'appareil physique est déjà plus e, sans qu'il perde pourtant certains caractères de simplicité. Le nez, nt encore moins de fonctions que la langue, possède un appareil plus compliqué que celui du goût. Les nerfs sensoriaux des trois des sens dont nous venons de parler n'ont besoin, pour recevoir de leurs excitants, que de plonger par leur extrémité périphérique dans brane où ils puissent présenter à ces excitants le plus grand nombre de points de contact. Des papilles, des plis et des replis suffisent à cet es nerfs optique et acoustique, au contraire, se rendant chacun à un

« lieu où il ne doit y avoir qu'une seule fonction, ont chacun aussi « physique des plus complexes, et c'est grâce à lui que les ondes « et sonores sont recueillies, conduites, concentrées, réfractées, réflé (Longet, *Traité de physiologie*, t. I, 2e partie, p. 218).

Les organes des sens sont au nombre de cinq.

On admet généralement cinq sens, qui ont leur siége dans autant distincts. Ce sont : la *peau*, appareil du tact et du toucher ; la *lang* du goût ; le *nez*, appareil de l'olfaction ; l'*œil*, appareil de la vue, appareil de l'ouïe. C'est dans cet ordre que nous allons en faire la

Situation générale des sens spéciaux.

Il est à remarquer que quatre de ces appareils, ceux des *sens spéciau* la tête, pour être aussi rapprochés que possible du cerveau, et qu du *sens général*, la peau, enveloppe comme un vêtement tout l'org bien qu'aucun objet extérieur ne peut être mis en contact avec notre que nous en soyons immédiatement avertis.

§ 1. — DE LA PEAU.

La *peau*, siége du tact et du toucher, est une membrane soupl résistante, qui sert d'enveloppe, de tégument commun à l'organis moule exactement sur toute la surface du corps, dont elle rend les fo en en voilant les inégalités. En effet, elle comble partiellement les qui séparent les diverses parties, émousse les saillies que présente nières et arrondit ainsi les formes, d'autant plus que le tissu sous plus développé.

La peau n'est point perforée. Sa continuité avec les membranes muqueuses. Usages de la peau.

La peau n'offre point d'interruption dans sa continuité ; au niveau tures naturelles du corps, au lieu d'être perforée, elle se déprime, sur elle-même et se prolonge, modifiée, dans les cavités intérieures forme le tégument interne, sous le nom de *membrane muqueuse* *rentrée*, suivant l'ingénieuse dénomination proposée par quelq mistes (1).

On peut considérer la peau comme une limite à la fois sensible de l'organisme, limite qui, par sa sensibilité, nous met en rapport av lités tactiles des corps extérieurs et, par sa résistance, nous garan un certain point, de leur action. La peau est, en outre, un *organe de s* lequel l'économie se débarrasse de certains matériaux devenus inutil sibles, et une *voie d'absorption* toujours ouverte à l'introduction des appliquées à sa surface (2).

Étendue de la peau.

Il n'est pas indifférent, au point de vue physiologique, de connaît exacte de la peau ; mais les procédés de mensuration dont on s'est se but sont trop défectueux pour donner quelque résultat sérieux : c surface de la tête à celle d'une sphère, sans tenir compte des irrég la face, et surtout sans défalquer la surface par laquelle la tête ti

(1) C'est par la peau que quelques auteurs anciens, Marc-Aurèle Séverin, fidèles à l'ordre de superposition, qu'on appelle quelquefois l'ordre anatom mençaient la description du corps humain ; c'est encore par elle que de Bl mence la description dans son *Anatomie comparée*.

(2) Il est à remarquer que la peau se prolonge un peu dans l'intérieur canaux qui viennent s'ouvrir à sa surface, et que le point où elle se conti muqueuses se trouve à une certaine distance de cette ouverture : c'est ce l'anus, au conduit auditif, au nez, etc.

le tronc, les membres, comme des cylindres, c'est se montrer aussi ...nt que de mesurer le tégument externe après l'avoir détaché et cloué ...ble, *en lui conservant exactement sa longueur et sa largeur*, car le difficile, ...sément de remplir cette dernière condition.

...iver à un résultat satisfaisant, il faut diviser toute la superficie du ...triangles, dont on calcule ensuite l'étendue, en ayant soin, dans les ...tement convexes ou concaves, de faire les triangles assez petits pour ...se, sans inconvénient, les considérer comme des surfaces planes. On ...se servir du procédé suivant, qui est plus expéditif : couvrir exacte... la surface du corps de morceaux de papier dont on a préalablement ...l'étendue, et que l'on colle sur la peau après les avoir découpés de ...ils s'y appliquent aussi bien que possible. Chaque région peut ainsi être ...parément.

...homme de cinquante-deux ans, d'une belle constitution, et dont la ...rait 1m,62, ce dernier procédé m'a donné les résultats suivants :

	cent. carrés.
...face du crâne	690 »
— de la face	328 »
— des oreilles	84 »
— totale de la tête	1,102 »
— du cou	486 »
— du tronc	3,826 »
— de l'épaule et du bras	760,5
— de l'avant-bras	432 »
— du poignet et de la région métacarpienne	189,5
— des cinq doigts	226 »
— totale d'un membre supérieur	1,608 »
— totale d'un membre inférieur (y compris la région fessière)	3,356 »
— du périnée	41 »
— des bourses	128 »
— de la verge	66 »
— totale du corps	15,641 »

A. Caractères physiques.

... membrane dense, résistante et élastique, présente à étudier une ...e ou *superficielle* et une *surface adhérente* ou *profonde*.

1. Surface libre.

...ce *libre* de la peau nous offre : 1° une coloration variable, suivant les ...aines, suivant les individus et suivant les régions qu'on examine ; ...et des sillons ; 3° des productions cornées, ongles et poils, annexes ...; 4° des pertuis, par lesquels s'échappent les produits de diverses ...et qui appartiennent, les uns aux glandes sudoripares, les autres aux ...lleux ; la plupart des glandes sébacées s'ouvrent dans ces derniers. ...tions cornées, les pertuis et la coloration de la peau, seront étudiés à ...de sa structure. (Objets que présente la surface libre de la peau.)

...sur les *plis* divers dont la surface de la peau est sillonnée. Ils sont de ...ordres. (Plis de la peau.)

1° Plis de locomotion ;

Il est des *plis de locomotion*, qui sont permanents, en quelque sorte à la constitution de la peau, et en rapport avec les divers mouvements correspondantes. Ils se divisent en *grands* et en *petits*. Les *grands plis* s' autour des articulations, tant dans le sens de la flexion que dans celui tension : tels sont ceux qui répondent aux articulations des phalanges de la paume de la main. Les *petits plis*, étendus entre les orifices des pileux, sillonnent toute la surface de la peau, qu'ils divisent en los réguliers : c'est à ces plis, qui disparaissent par la tension, que la peau aspect mat caractéristique ; les régions dépourvues de poils et celles fortement tendues paraissent lisses et brillantes.

2° Plis par froncement;

Il est des *plis par froncement*, ou *plis musculaires*, qui résultent de la c des muscles subjacents : tels sont les rides transversales qui résultent traction du frontal, les plis verticaux dus à celle des sourciliers, les diés produits par la contraction de l'orbiculaire des paupières, du sph plis, d'abord temporaires, comme la contraction des muscles qui le naissance, deviennent permanents à un certain âge, lorsque la contr fréquemment répétée. Leur direction est perpendiculaire à celle des fi culaires qui les produisent. Nous devons ranger dans la même catégori du scrotum, déterminés par la contraction du dartos.

3° Plis séniles, plis par amaigrissement.

Les *plis séniles*, les *plis par amaigrissement*, résultent de ce que la vieillard, dépouillée du tissu adipeux qui la doublait dans le jeune âge, relativement trop étendue pour les surfaces qu'elle doit recouvrir. Vo quoi la maigreur des jeunes sujets ne ressemble nullement à celle du Ces plis dérivent surtout du défaut d'élasticité de la peau ; ils sont d'au considérables que la peau a plus perdu de son ressort et que les org jacents à la peau ont plus diminué de volume.

Vergetures.

Après une distension forcée de la cavité abdominale, la peau du ve la partie supérieure des cuisses, altérée dans sa texture et comme éra sente, outre une grande laxité, des marques blanches ressemblant à trices, au niveau desquelles l'épiderme semble aminci, mais qui n'o commun avec les plis séniles : elles portent le nom de *vergetures* et s'o chez les femmes après la grossesse, dans les deux sexes après une as

Sillons des papilles de la paume des mains et de la plante des pieds.

Il faut bien distinguer des plis de la peau dont il vient d'être q *sillons* superficiels, plus ou moins réguliers, qui séparent les papilles. fois ces saillies du derme sont complétement effacées par l'épid passe au-dessus d'elles sans que sa surface présente la moindre dép niveau de l'espace qui les sépare. D'autres fois, elles sont plus ou moi naissables à la surface de la peau, l'épiderme étant soulevé par elles sant à l'extérieur, non point chaque papille individuellement, mais longitudinales qu'elles constituent : c'est là ce qui s'observe à la face des doigts et à la face plantaire des orteils. Les papilles de la pulpe parfaitement figurées par Arnold (1), sont disposées, les unes en sp *et sulci vorticosi*), les autres en arcs (*lineæ et sulci arcuati*), les autres salement (*lineæ et sulci transversi*). Ces sillons des papilles contrastent plis de locomotion situés sur les parties latérales des phalanges.

Dans les régions autres que la paume des mains et la plante des

(1) *Icones organorum sensuum*, fascic. 2.

à la loupe, offre une multitude de petites éminences qui lui don-
[illegible] grenu de la surface d'une orange. Ces saillies inégales, qui sont
[illegible] par des papilles, forment des groupes irréguliers séparés par des plis
[illegible]. Il faut bien distinguer ces éminences papillaires des saillies for-
[illegible] les follicules sébacés et les follicules pileux, saillies très-variables
[illegible] individus et qui apparaissent à leur maximum de développement
[illegible]énomène connu sous le nom de *chair de poule*.

Ils sont bien distincts des sillons ou plis losangiques du reste de la peau.

2. Surface adhérente.

[illegible] peau de l'homme se voit une couche de tissu cellulaire, *couche sous-*
[illegible] fois plus ou moins chargée de tissu adipeux, ce qui l'a fait appeler
[illegible] *graisseux*. Les cellules adipeuses sont contenues dans les mailles
[illegible] par les faisceaux fibreux qui se détachent du derme et qui tantôt
[illegible] aux aponévroses d'enveloppe, auquel cas la peau est dite adhé-
[illegible] tantôt s'épanouissent profondément en une membrane très-mince, ap-
[illegible] *superficialis*, et alors la peau est mobile. La quantité de tissu adi-
[illegible] cutané et l'adhérence ou la mobilité de la peau sont dans un rapport
[illegible] nécessaire avec les fonctions que doit remplir telle ou telle région.
[illegible] dant à la paume de la main et à la plante des pieds, où il forme un
[illegible] *graisseux*, le tissu adipeux est nul aux paupières et à la verge, etc.

Pannicule graisseux.

[illegible] la peau qui avoisine une surface osseuse doit être à la fois et très-
[illegible] exposée à des frottements habituels, on trouve au-dessous d'elle des
bourses ou *capsules séreuses*, dont les unes sont congénitales et se ren-
[illegible] chez tous les sujets, et dont les autres sont accidentelles et résultent
[illegible] ent.

Bourses séreuses sous-cutanées.

[illegible] considérer le tissu adipeux sous-cutané comme une dépendance et
[illegible] me une partie constituante de la peau, car il est impossible de l'en
[illegible] plètement. Le tissu adipeux pénètre, en effet, les espaces aréolaires
[illegible] qu'il remplit entièrement.

Le tissu adipeux pénètre la peau.

[illegible] que la peau des mammifères est doublée, dans la plus grande portion
[illegible] due, par une couche musculeuse destinée à la mouvoir, *peaucier*,
charnu, celle de l'homme n'en présente que des vestiges, tels que le
[illegible] du cou, les muscles de la face, le palmaire cutané. Les peauciers de
[illegible] sont, en grande majorité, concentrés à la face, où leur contraction
[illegible] physionomie ces caractères si variables, expression visible de ce qui
[illegible] dans l'encéphale. Dans quelques régions, on trouve, au-dessous de la
[illegible] couche de *fibres musculaires lisses* qui pourrait être considérée comme
[illegible] rtie intégrante de ce tégument : c'est ce qui s'observe au pourtour du
[illegible] au scrotum.

Les peauciers sont concentrés à la face chez l'homme.

[illegible] sa face adhérente, et plus particulièrement par ses aréoles, que la
[illegible] et émet ses vaisseaux et ses nerfs. Aussi, toutes les fois que la peau
[illegible] dans une certaine étendue, ou bien elle tombe en gangrène, ou bien
[illegible] mènes de nutrition y sont tellement altérés qu'elle ne saurait suffire
[illegible] de la cicatrisation.

C'est par sa face adhérente que la peau reçoit ses vaisseaux et ses nerfs.

[illegible], par sa face profonde, est en *rapport* avec des organes variés.
[illegible] souvent, comme nous l'avons vu, elle recouvre l'aponévrose d'en-
[illegible] des muscles, avec laquelle elle est plus ou moins adhérente. Dans
[illegible] régions très-limitées, elle est directement en contact avec le squelette,

Rapports.

comme au niveau de la crête du tibia, de la clavicule, de l'épine de l'o du sternum. Un grand nombre de saillies osseuses, telles que l'épi l'épicondyle de l'humérus, les malléoles, l'épine iliaque antérieure rieure, etc., soulèvent la peau, qui glisse sur elles au moyen de bourses plus ou moins développées. A l'occasion des vaisseaux, nous étudie connexions qu'offre la peau avec les artères, veines et lymphatiques.

B. Texture de la peau.

Parties constituantes de la peau.

La peau est essentiellement constituée par deux couches superposées séparent spontanément, sur le cadavre, par les progrès de la putré dont la séparation peut être opérée, sur le vivant, par l'application d toire (1) ; l'une de ces couches est profonde : c'est le *derme* ou *chorion* *papilles* sont une dépendance ; l'autre est superficielle : c'est l'*épiderme* se rattachent les *ongles*.

La limite qui sépare les deux couches de la peau est parfaitement une coupe, surtout lorsque l'épiderme a été coloré préalablement, a l'acide nitrique, par exemple : c'est une ligne onduleuse ou dentelée,

Fig. 377.

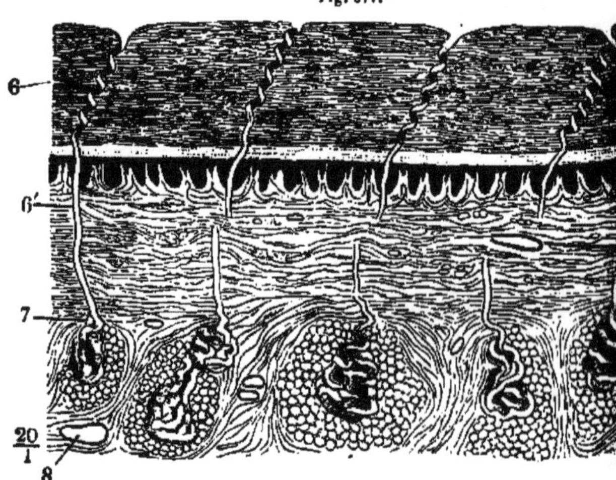

Section de la peau pratiquée au niveau de la pulpe d'un doigt, parallèlement

que le derme et l'épiderme se pénètrent mutuellement ; cette circo de nature à augmenter les adhérences qui les relient l'un à l'autre.

Annexes de la peau.

Comme annexes de la peau, nous trouvons les *follicules pileux*, *sébacés* et les *glandes sudoripares*.

(*) 1, couche cornée de l'épiderme. — 2, couche muqueuse. — *, portion profonde de née, formée de cellules moins aplaties. — 3, papilles. — 4, derme. — 5, tissu adipeux 6, canaux excréteurs des glandes sudoripares dans l'épiderme. — 6', les mêmes dans le glomérules des glandes sudoripares. — 8, section d'un vaisseau sanguin.

(1) Il est à remarquer que cette séparation ne se fait jamais d'une mani toujours une notable portion du corps muqueux reste appliquée à la surfa

la peau reçoit un très-grand nombre de *nerfs* et d'*artères*; elle émet un ...on moins considérable de *veines* et de *vaisseaux lymphatiques*. ...lons étudier successivement ces diverses parties.

a. — DERME OU CHORION.

...e ou *chorion* est une membrane fibro-élastique, riche en vaisseaux ...fs, qui constitue la partie fondamentale, la charpente de la peau; c'est ...que la peau doit sa ré... son extensibilité et son ... Des deux membranes ...ées dont se compose la ...derme est la plus pro...

Le derme est la charpente de la peau.

Fig. 378.

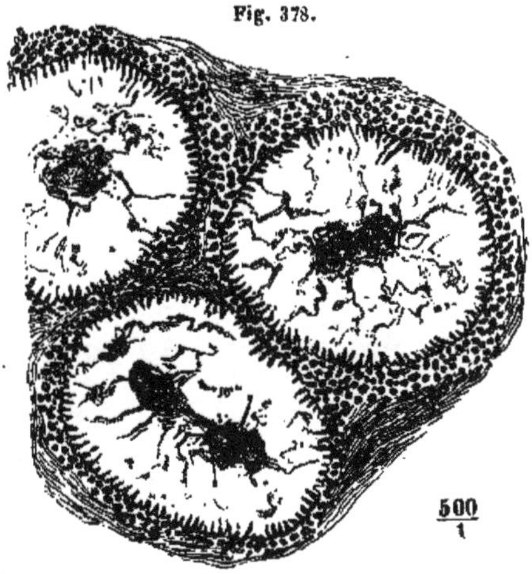

500/1

Section horizontale de la peau du bord cubital de la main (*).

...eur du derme est varia... les régions : au crâne, ...rès-considérable, et le ...ésente une très-grande ...la face, cette épaisseur ...lement moindre qu'au ...ais variable dans les di...gions : comparez la ...vres, dense et épaisse, ... paupières, si mince et ... Sur le tronc, le derme ...e deux fois plus épais ...à la région antérieure, ...te dernière la peau de la verge, du scrotum et de la mamelle est ...ne que celle des autres parties. Aux membres, l'épaisseur du chorion ...p moindre dans les régions qui sont placées vers la ligne médiane ...sens de la flexion, que dans celles qui sont situées du côté de l'ex... ...squelles sont plus exposées à l'action des corps extérieurs. A la paume ... et à la plante des pieds, qui sont sans cesse en contact avec les corps ... le derme a une épaisseur très-considérable.

Son épaisseur est variable suivant les régions;

...après Krause, les chiffres qui expriment l'épaisseur du derme dans ...es régions de la peau :

	mm.
Gland	0,24
Paupières, prépuce, face interne des grandes lèvres.	0,56
Face, oreille, pénis, scrotum, auréole du mamelon.	0,76 à 1,12.
Front	1,52
Dos, siége, paume de la main, plante du pied	2,25 à 2,80.

...eur du chorion varie avec l'âge, le sexe et la profession. Chez l'enfant ... de sept ans, le derme offre à peine la moitié de l'épaisseur qu'il a

Suivant les âges.

...illes, avec les vaisseaux qui en occupent l'axe, ont été coupées en travers. Dentelures de l'é... ...ées suivant leur longueur sur les bords des papilles, transversalement dans l'intervalle des chez l'adulte. Chez le vieillard, le derme participe à l'atrophie des sus ; il devient tellement mince qu'il acquiert une sorte de translucid met d'entrevoir, dans certaines régions, l'aspect nacré des tendons e rougeâtre des muscles sous-jacents. Le derme est plus épais chez que chez la femme, chez le nègre que chez l'individu de race cauc

Enfin, le genre de vi dité, amènent de gran rences dans l'épais derme.

Fig. 379.

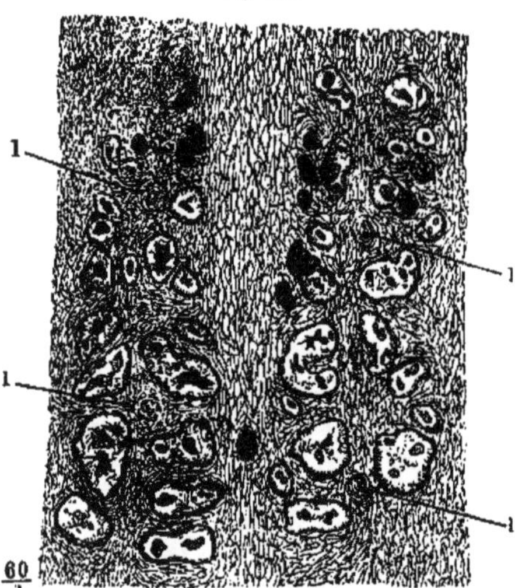

Section un peu oblique de la peau de la pulpe d'un doigt (*).

Alvéoles coniques du derme. La face profonde d qu'il est impossibl complétement du tiss sous-cutané, présent d'*alvéoles* ou d'espac dont la base répond à adipeuse et dont le s dirigé vers la surfa la peau. Ces alvéole qu'on trouve à leur de développement à la pied et à la paume d sont remplis par des ments ou paquets a noïdes, dont l'inflam été considérée com tuant le furoncle et grène formerait le C'est dans ces mêmes alvéoles coniques que sont reçus les vaisseaux de la peau. Dans beaucoup de régions, des adhérences plus ou moi unissent le derme aux membranes situées plus profondément, partic aux aponévroses d'enveloppe et au périoste. Là où la peau est très-mo posée à de fortes pressions, on trouve au-dessous d'elle des poches sér ou moins développées, appelées *bourses séreuses sous-cutanées.*

Structure du derme. Examiné dans sa *structure*, le derme est constitué par une mem breuse extrêmement résistante, membrane élastique d'un blanc mat moins nacrée que les tendons et les aponévroses, et composée d'un *jonctif* traversé et entouré de nombreuses *fibres élastiques*. Le tissu co disposé en *faisceaux* cylindriques ou prismatiques, qui s'entre-cro toutes les directions et forment un réseau serré dont les mailles so à des fentes étroites. A mesure que les faisceaux de fibres conjo vancent vers la surface du derme, ils se divisent en groupes de petits, lesquels finissent par se réduire en fibres isolées. Les faisce parés les uns des autres par des *fibres élastiques* anastomosées en manière à constituer des réseaux, et d'autant plus fines et plus n

(*) Dans la portion inférieure de la figure, la base des papilles se trouve intéressée, ta portion supérieure, ce sont les sommets des papilles, avec leurs anses vasculaires. A la dans le sillon intermédiaire aux deux séries doubles, se voit une papille simple. — transversale des canaux excréteurs des glandes sudoripares.

observe plus près de la surface du derme. Ce sont ces faisceaux qui vent, à la face profonde du derme, les espaces aréolaires dont il a été

Fig. 380.

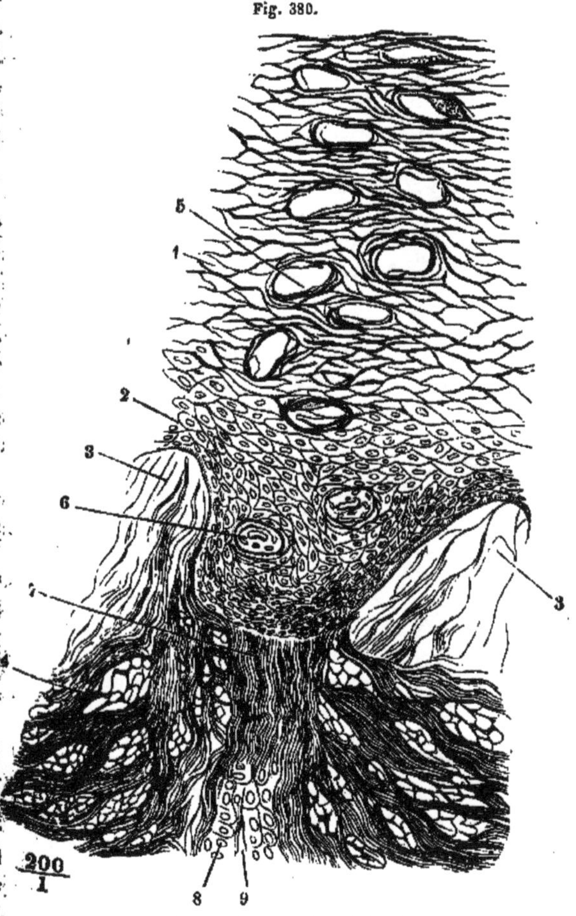

Section de la peau d'un doigt (*).

espaces remplis par du tissu adipeux, et logeant, en outre, les follicules et les glandes de la peau.

ve, de plus, dans le derme, des éléments celluleux diversement : ce sont des cellules fusiformes dans l'épaisseur des faisceaux con- cellules étoilées et anastomosées dans les interstices des fais- cellules arrondies au voisinage des vaisseaux sanguins. Le nombre les est surtout considérable chez les jeunes sujets.

Éléments celluleux du derme.

(*) cornée. — 2, couche muqueuse. — 3, papilles. — 4, derme. Les conduits excréteurs spi- des sudoripares ont été sectionnés plusieurs fois, tant dans la couche cornée (5) que dans queuse (6). — 7, couche de tissu conjonctif de la paroi de ces conduits dans l'épaisseur du pithélium du canal excréteur. — 9, lumière de ce canal, que la section a ouvert dans un profondément.

Portion papillaire.

La portion superficielle ou *papillaire* du derme, située immédiat dessous de l'épiderme, se fait remarquer par sa densité plus gr le peu de netteté des fibres qui la traversent; elle se continue sans tincte avec la portion profonde ou Mais ce qui la caractérise essentielle sont les *papilles* qui garnissent sa sur

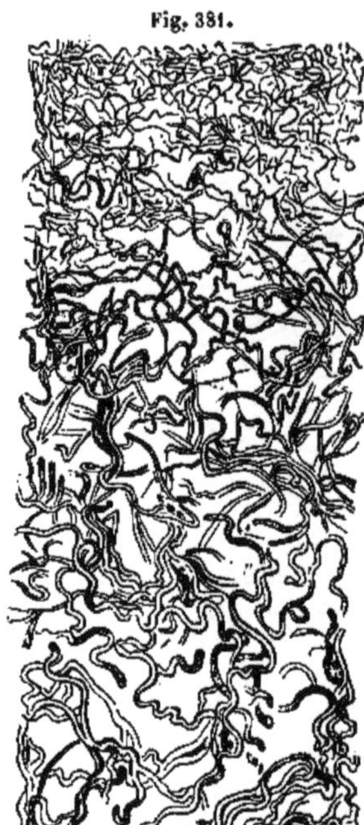

Fig. 381.

200/1

Réseaux des fibres élastiques de la peau (*).

Des papilles.

On appelle ainsi de petites éminen transparentes, flexibles, offrant la for villosité allongée, d'un cône ou d'un Pour en avoir une bonne idée, il faut coupe d'une portion de peau apparte paume de la main ou à la plante du pi coupe devra être perpendiculaire linéaires des papilles : on voit alors hérissé de petites saillies conoïdes q cent dans l'épaisseur de l'épiderme, distingue des papilles par sa transpa son aspect corné. Ces papilles, fixée base sur le derme, dont elles ne pe séparées par aucun procédé anatomiq raissent mieux encore sur la peau de son épiderme par la macératio diée à la loupe sous une couche mi quide.

Les papilles les plus développ celles de la couronne du gland, de de la main et de la plante du pied; disposées, dans ces deux dernières r séries linéaires doubles, supportée par une sorte de bourrelet ou crête et séparées des crêtes voisines par un profonde, que remplit la couche p l'épiderme. Il n'est pas rare de trouver trois papilles situées sur la transversale. Entre les deux rangées de papilles qui constituent ch double passent les canaux excréteurs des glandes sudoripares. L

Leurs dimensions.

des papilles varie généralement entre 0mm,1 et 0mm,2, et atteint ju sur la dernière phalange des doigts, sous le bord libre de l'ongle. est cylindrique et offre 0mm,12 à 0mm,15 de diamètre; elle supp cylindres à sommet arrondi, qui vont en divergeant et qu'on p dérer comme des subdivisions ou des *papilles secondaires*. Ces cyl foncent dans l'épaisseur de l'épiderme, qu'ils pénètrent jusqu'à surface.

Les papilles d'une même série se touchent par leur base; à l doigts, j'ai compté, sur 25 millimètres carrés de peau, 8 séries do posées chacune de 65 papilles en moyenne, ce qui fait 520 papille ou 21 en moyenne, par millimètre carré. Ce résultat concorde p avec celui qu'a obtenu Weber.

(*) Une section de la peau du dos a été traitée par l'eau bouillante, puis par une solu potasse.

plupart des autres régions de la peau, les papilles sont isolées et ...s irrégulièrement : tantôt elles sont très-rapprochées, comme sur le pénis, aux petites lèvres, au mamelon, et tantôt très-écartées, comme ...res, au cou, sur la mamelle, l'abdomen, etc.

Structure des papilles. Papilles nerveuses.

...de vue de leur *structure*, les papilles se distinguent en *vasculaires* et ...; les premières renferment ...vasculaire, les secondes con...n corpuscule ovoïde, appelé ...*u tact*, et reçoivent seules des ...ment une papille complexe ...la fois l'une et l'autre espèce ...s. Ce sont les papilles vaseu...forment la grande majorité : ...trouvé, sur 100 papilles de la ...oigts, 27 papilles nerveuses. ...res sont bien moins nom...ore à la deuxième phalange ...à la première. Sur la face ...lles disparaissent presque ...ent. On trouve des papilles isolées dans la paume de la main. La répartition de ces deux espèces est fort irrégulière ; cependant, d'après Henle, sur une coupe per...re à la direction des séries de papilles des doigts, on rencontre géné...ou 5 papilles nerveuses par ligne.

Fig. 382.

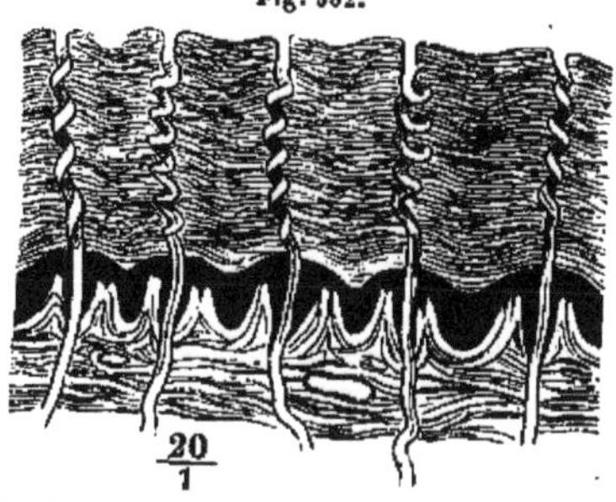

Section de la peau de la pulpe d'un doigt, perpendiculaire aux crêtes qui supportent les papilles.

Corpuscules du tact.

...uscules du tact n'ont pas été observés seulement dans les papilles de ...de la main et de la ...ied : on les a trou...ment dans celles ...n, chez l'homme ...t chez la femme ...), des lèvres (Meiss...s la peau de la ...use).

...différentes ré...rpuscules du tact ...nt pas toujours le ...é de développe...ns la pulpe des doigts; souvent ils sont moins distincts, plus pâles, ...moins pourvus de stries transversales. Plus fréquemment encore, ...e dans les papilles nerveuses de ces régions, comme dans celles de ...uqueuses, des corpuscules plus simples, qu'on pourrait considérer ...corpuscules du tact rudimentaires et auxquels Krause a donné le ...*ements* ou *bulbes terminaux* (*fig.* 384) : ce sont de petits corpuscules ...ovoïdes, qui sont formés d'une substance molle, dépourvue de ...t l'axe est occupé par une fibre nerveuse très-pâle et qu'entoure ...pe extrêmement fine.

Renflements ou bulbes terminaux.

Fig. 383.

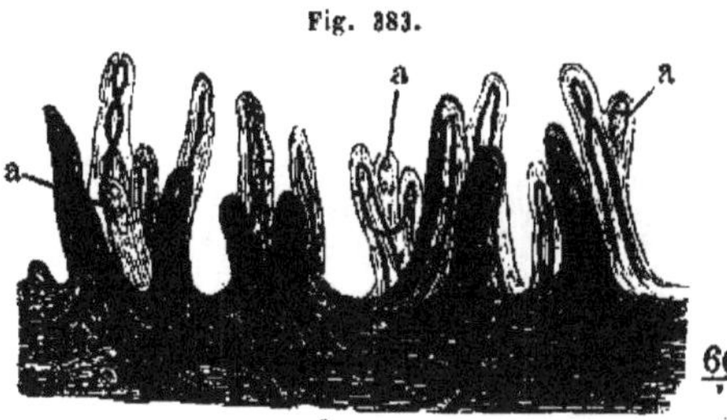

Section de la peau de la tête (*).

(*) ... a été détaché par la macération. — *a, a, a,* corpuscules du tact.

Les *corpuscules du tact* occupent le sommet des papilles. Leur dia versal varie entre $0^{mm},02$ et $0^{mm},045$, leur diamètre longitudinal e trois fois plus considérable; leurs bords sont souvent dentelés. De ferme, ils se composent d'un dense, fibreuse, et d'un *conten* nulé, formé d'une substance hy granulations extrêmement fines

Structure des corpuscules du tact.

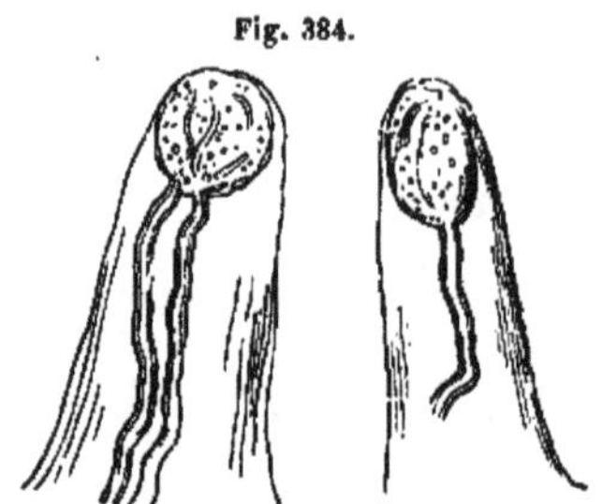

Fig. 384.

Papilles du bord des lèvres, contenant des bulbes terminaux (*).

L'enveloppe des corpuscules d sente de *fines stries transversal* moins nombreuses. La longu stries est fort variable, car tant tendent sur toute la largeur du et tantôt elles ne mesurent que cette largeur; leurs extrémités tues ou renflées. Ces stries ont ment interprétées : les uns, av ont voulu y voir des fibres élastiques peu développées, mais Henle quer qu'elles sont dissoutes par la potasse et la soude. D'autres, ave les ont considérées comme des subdivisions des tubes nerveux; e effet, quelque chose de brillant qui rappelle les nerfs. Sur des me lysés Meissner a trouvé les corpuscules du tact atrophiés, atteints de cence graisseuse, et W. Krause, ayant, sur des singes, pratiqué la nerfs, constata, au bout de huit jours, que les corpuscules du tact av leurs stries transversales. L'opinion de Meissner paraît donc extrê bable ; il serait possible que quelques-unes de ce sent dues à des noyaux d jonctif, puisque Gerlach qu'elles sont colorées pa ammoniacale de carmin.

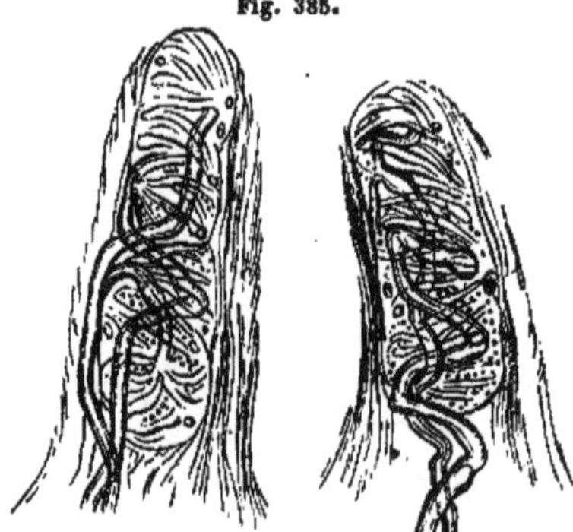

Fig. 385.

Papilles de la face palmaire du doigt indicateur renfermant des corpuscules du tact.

Les papilles nerveuse des ramifications des br veuses situées au-dessou chacune d'elles est pén ou 2, rarement 3 ou 4 tu pourvus de myéline, qui divisent dichotomiquem épaisseur. Ces tubes ner nent en ligne droite ou d flexuosités dans la papi l'extrémité inférieure du corpuscule du tact et se dérobent à la vu hauteurs par suite de la disparition de la myéline. Quelquefois les versales semblent diverger à partir du point où le tube nerveux ce sible; d'autres fois celui-ci s'élève jusqu'au sommet du corpuscule cend en s'enroulant en spirale autour de lui; d'autres fois, enfi pénétrer dans l'intérieur du corpuscule et s'y terminer par une libre.

(*) Elles ont été rendues transparentes au moyen de la soude.

Papilles vasculaires.

pilles vasculaires renferment chacune une anse vasculaire, provenant capillaire du derme et s'élevant jusqu'au voisinage du sommet de la ses deux branches de l'anse occupent l'axe de cette dernière; elles posées, rectilignes ou onduleuses, quelquefois enroulées l'une sur e diamètre de ces vaisseaux varie entre $0^{mm},02$ et $0^{mm},05$, suivant nt vides ou remplis de sang. Dans le premier cas, on observe autour du une substance fibroïde, qui parait composée d'éléments élastiques. pilles vasculaires constituent l'immense majorité des papilles; dans de régions, elles existent exclusivement.

b. — ÉPIDERME.

L'épiderme est une lamelle cornée.

rme (*cuticule*) est la couche la plus superficielle de la peau, la *surpeau*, ne expression vulgaire : c'est une lamelle demi-transparente, dépour- aisseaux et de nerfs, qui s'applique sur le derme à la manière d'un ver- rantit les papilles, organes essentiels de la sensibilité tactile, contre sion trop vive des corps extérieurs.

Surface libre de l'épiderme.

ace externe de l'épiderme n'est autre chose que la surface libre de la résente, en conséquence, les plis et sillons déjà décrits, ainsi que des pores, dont les uns livrent passage aux poils et dont les autres sont les es follicules sébacés ou des glandes sudoripares. Nous verrons, à l'oc- ces diverses parties, de quelle manière l'épiderme se comporte à leur uant aux papilles, tantôt la surface externe de l'épiderme n'en pré- une trace, comme au bord des lèvres, tantôt elle est soulevée plus ou r ces saillies du derme, dont elle traduit, jusqu'à un certain point, la la disposition : c'est ce qui s'observe à la paume de la main.

Surface interne ou papillaire.

face interne de l'épiderme adhère à la surface papillaire du derme, dont duit tous les détails de configuration; cette adhérence est vaincue, sur par l'insolation, un érysipèle, l'action d'un vésicatoire, en un mot, inflammation érythémateuse de la peau, et, sur le cadavre, par la ma- ce qui permet de séparer les deux membranes et de les étudier à part. ès cette séparation, on examine la face profonde de l'épiderme (et l'épi- la paume des mains et de la plante des pieds se prête admirablement men), on voit qu'elle est inégale, comme chagrinée, et une simple loupe e reconnaître qu'elle est creusée d'une multitude innombrable de fos- d'alvéoles, dans lesquels sont reçues, comme dans un moule, les pa- la peau. Le grand développement des papilles de la paume de la main lante des pieds donne aux fossettes ou alvéoles correspondants de l'é- l'aspect de tubes ou d'étuis cornés, disposition qu'on voit parfaitement, upant l'épiderme perpendiculairement à la surface de la peau, soit en ces tubes par dilacération.

Des alvéoles et des tubes papillaires de l'épiderme.

Prolongement épidermique en forme de piquants.

intervalle des séries linéaires de fossettes ou alvéoles, l'épiderme pré- saillies linéaires, qui répondent aux dépressions de la surface libre , et entre les fossettes de la même série se voient des espèces de pi- nsibles au doigt, qui reconnaît des rugosités, sensibles à l'œil nu et l'œil armé d'une loupe. Ces espèces de piquants ne sont autre chose prolongements épidermiques tubulés qui s'enfoncent dans les orifices s conduits glandulaires.

Si l'on examine la surface interne de l'épiderme appartenant à autres que la paume des mains et la plante des pieds, on voit que papillaires, beaucoup moins profonds, sont irrégulièrement disposés, papilles, et réunis en groupes inégaux, séparés par des lignes saill gulières, quelquefois rameuses, qui ne sont autre chose que des derme répondant aux sillons de la surface externe.

Épaisseur de l'épiderme.

L'*épaisseur* de l'épiderme ne varie pas moins que celle du derme tion faite des dépressions qui logent les papilles,

	mm.		mm.
l'épiderme de la plante du pied, qui est le plus épais, mesure	1,7	à	2,8
celui de la paume de la main	0,6	à	1,2
celui des paupières, du conduit auditif, du pénis	0,03	à	0,05
celui des membres, côté de la flexion	0,08	à	0,1
celui de la face, des membres, côté de l'extension	0,1	à	0,18

Ces différences tiennent presque exclusivement à la couche corn seur de la couche muqueuse variant peu dans les diverses régions.

Presque partout la couche muqueuse est deux fois plus épaisse que cornée. Celle-ci s'épaissit dans les points où la peau est exposée à des répétées, comme à la face dorsale du tronc et des membres; à la pieds, elle devient trois, quatre fois plus épaisse que la couche muq

Sa division en deux couches.

Structure. L'épiderme est composé de deux couches, qui se distingu ment sur une coupe et que l'on sépare l'une de l'autre par la macéra l'eau pure ou additionnée d'un acide faible : la couche profonde ou la couche superficelle ou *cornée*, ou *épiderme proprement dit*.

Corps muqueux de Malpighi.

La *couche muqueuse* de l'épiderme, *corps muqueux* ou *réticulaire de* (*corpus reticulosum* seu *cribrosum*), est appliquée directement à la derme. Plus épaisse au niveau des intervalles qui séparent les pap n'est point interrompue cependant à la surface de ces dernières : l' d'un réseau dont les mailles contiendraient les saillies du derme ne point à la réalité. Granuleux à la loupe, le corps muqueux, examiné grossissement, se montre composé d'*éléments celluleux*, disposés p d'autant plus nombreuses qu'il est plus épais. Dans les couches les ficielles du corps muqueux, ces éléments sont de larges *cellules à noyau* plus profondément, les noyaux se rapprochent de la forme sphérique, les cellules deviennent de plus en plus petites relativement aux noyaux nent la forme cubique ; immédiatement au-dessus du derme, enfin, sont ordinairement allongés, implantés perpendiculairement à la derme et libres dans le protoplasme granulé qui les entoure, ou étroitement enveloppés d'une membrane de cellule que celle-ci complétement défaut. Ces éléments allongés, disposés sur une seule ont de 0mm,007 à 0mm,013 de longueur, suivant Kölliker, et 0mm,005 de largeur, tandis que les cellules superficielles mesurent 0mm,013

Cellules du corps muqueux.

Les cellules du corps muqueux sont difficiles à isoler les autres, ce qui tient à ce que la plupart ont leurs surfaces garnies de épines ou de crêtes qui pénètrent entre les saillies analogues des cell sines. Elles sont constituées par une *membrane* délicate et hyaline, un liquide transparent, très-finement granulé, et un *noyau* sphérique

...es sont peu altérées par l'acide acétique, mais se dissolvent rapidement ...otasse ou la soude.

...u corps de Malpighi que sont dues principalement les diverses *colora-...la peau* que l'on observe, dans certaines régions ou dans certaines cir-...es, chez les individus de race caucasique, et sur toute la surface du corps, ...x de race éthiopienne. Ces colorations, qui offrent toutes les nuances ...couleur blanche et la couleur noire, d'une part, le rouge cuivré, d'autre ...t déterminées par le dépôt, dans les couches profondes du corps mu-...d'une certaine quantité de matière pigmentaire, sous la forme d'une ...ce homogène ou granuleuse, noire ou brune, dans laquelle Berzelius a ...es chlorures et des phosphates de soude et de chaux, ainsi que de ...de fer. Cette substance colorante n'occupe point le derme, qui est ...nc chez le nègre que chez l'Européen; *elle n'est point contenue* non plus ...*cellules spéciales*, qui n'existeraient que chez le premier ou dans les ré-...gmentées du second. Elle se rencontre sur tous les sujets, quelle que ...origine, sauf les albinos, *dans les cellules les plus profondes du corps mu-...ais* en quantité très-variable, suivant les diverses colorations de la

Coloration de la peau.

...es *individus de race blanche*, les régions dont la coloration est le plus ...ont le mamelon et son auréole, surtout chez les femmes qui ont été ...uis viennent les petites lèvres, le scrotum, le pénis, la cavité axillaire, ...our de l'anus. Mais cette coloration, qui est généralement en rapport ...e du système pileux, peut aussi se développer accidentellement sur ...points, comme, par exemple, dans les régions habituellement décou-...ous l'influence d'un soleil ardent ou plutôt d'une vive lumière, ou par ...fluences pathologiques.

Races blanches.

...outes ces circonstances, la matière colorante s'observe dans les cellules ...sent immédiatement sur la face externe du derme. Suivant l'intensité ...oration, elle est simplement déposée à la surface du noyau, le reste de ... conservant son aspect transparent et incolore; ou bien celle-ci est ...out entière et la membrane d'enveloppe seule reste incolore. Enfin, ...e se borner à une seule couche de cellules, la matière pigmentaire ...endre à deux ou plusieurs couches, mais ce sont toujours les plus pro-...ui en renferment le plus.

...cette dernière disposition qui s'observe chez le *nègre* : la couche la ...fonde du corps muqueux, composée d'éléments allongés, perpendicu-...la surface du derme, est remplie d'un pigment brun très-foncé ou noir, ... sur une coupe de la peau, une ligne foncée qui tranche nettement ...ouleur blanche du derme. Plus superficiellement, les cellules con-...une matière brune, accumulée surtout dans les dépressions qui sé-...es papilles, mais existant également dans les autres portions du corps ... La coloration est moindre au voisinage de la couche cornée, mais ...jours autour du noyau, dans chaque cellule, qu'elle est le plus accen-

Race nègre.

...e *cornée* est cette portion dure et sèche de l'épiderme qui forme la ... corps et qui résiste à la putréfaction, alors que la couche muqueuse ...e derme ont subi déjà des altérations profondes.

Couche cornée.

...he cornée est incolore et demi-transparente; examinée sur une ...pendiculaire à ses faces, elle paraît striée, lamelleuse, ce qui est dû à

sa composition. Elle est formée, en effet, d'écailles aplaties, polyg… $0^{mm},02$ à $0^{mm},03$ de diamètre, fortement unies entre elles par leurs… par leurs faces. Ces lamelles ne sont autre chose que des cellules apl… dans les couches profondes, conservent encore une certaine analogie… éléments du corps muqueux, dont elles dérivent, mais qui, vers la sur… peau, deviennent irrégulières et prennent des contours déchiquetés… Sous l'influence de la potasse ou de la soude, elles se gonflent, redevie… siculeuses et montrent même une trace du noyau. Dans les régions où… se continue avec une muqueuse, les lamelles sont plus larges, plus dis… munies toutes d'un noyau très-apparent.

Les couches superficielles de l'épiderme sont éliminées d'une mani… sante, en même temps que des cellules nouvelles se produisent à la su… derme, aux dépens des matériaux versés par les vaisseaux de cette me… Ces cellules, repoussées graduellement vers la surface par celles qui… loppent au-dessous d'elles, subissent des transformations progressi… font passer par les diverses formes que nous trouvons dans les deux co… l'épiderme. Allongées primitivement, elles croissent d'abord en larg… rapprochent de la forme sphérique. Arrivées sur la limite de la couche… elles s'aplatissent brusquement et revêtent l'apparence d'écailles, … quelles, en général, le noyau a complétement disparu.

La couche cornée, qui est parfaitement incolore chez l'Européen, … chez le nègre, une teinte jaunâtre ou brunâtre, mais qui n'est poin… rable à celle du corps muqueux.

Il faut donc admettre que la matière pigmentaire, développée dans… lules profondes du corps muqueux, se détruit petit à petit, à mesure… cellules se portent vers la superficie, pour disparaître à peu près comp… lorsqu'elles se transforment en lamelles cornées.

C. — DES ONGLES.

Les ongles sont une dépendance de l'épiderme.

Les *ongles* sont des lames cornées qui recouvrent les trois quarts in… de la face dorsale de la dernière phalange des doigts et des orteils, appe… cette raison *phalange unguéale.* Enchâssés dans une gouttière parabolique… le derme de cette région, les ongles sont une dépendance de l'épiderme, … de vue anatomique et physiologique, comme sous le rapport de la com… chimique. Ce sont des portions d'épiderme épaissies, condensées et …

Ce sont des lames cornées.

Les ongles sont peu développés chez l'homme.

Les ongles de l'homme sont des écailles dures, flexibles et élastiqu… transparentes et ayant l'aspect d'une lame de corne. Ils paraissent bi… destinés à soutenir et à protéger la pulpe de cette phalange qu'à … moyens d'attaque, de défense ou de préhension. Aussi l'homme civili… t-il généralement la portion de l'ongle qui dépasse le bout du doig… d'instruments, créés par son intelligence, armeront sa main, po… puisse faire le sacrifice de cette arme naturelle, qui, d'ailleurs, n'est che… l'état de vestige et dont le développement pourrait nuire à la perfec… tact.

Nous verrons également, en traitant des poils, que les productions… qui couvrent la surface du corps de l'homme sont plutôt, chez lui, un o… qu'une protection, en sorte que, de tous les animaux soumis aux … fluences atmosphériques, l'homme est celui dont les productions pile…

...ont au minimum de développement; ses vêtements suppléent au pe... la nature a été si prodigue pour les animaux.

Caractère propre de l'ongle humain.

...ctère propre de l'ongle humain, c'est de ne recouvrir que la face dor... dernière phalange des doigts et de présenter ...r considérable, proportionnée à l'espèce de ...d que figure cette même phalange. Il ré... cette disposition que la pulpe digitale tout ...t employée au toucher (1).

Fig. 386.

I
80

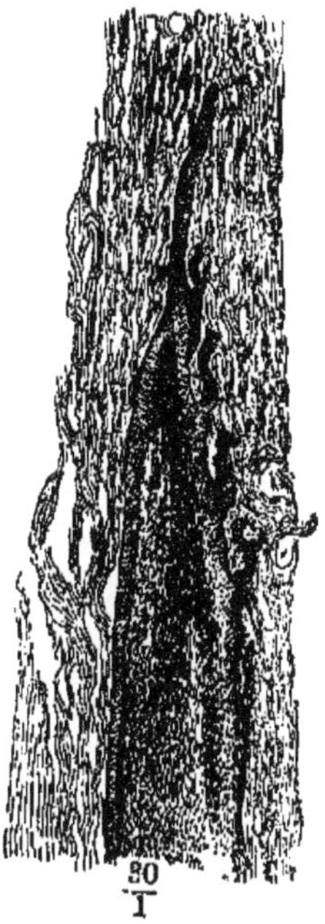

Section verticale antéro-postérieure de la rainure unguéale d'un doigt (*).

...les représentent des lames cornées de $0^{mm},3$ d'épaisseur, fortement recourbées dans le ...sversal, droites ou légèrement convexes ...ns longitudinal. Leur face libre est mar... ...stries ou de légères cannelures parallèles à ...et qui sont une trace des papilles de la ma... lesquelles se moule la lame cornée.

Diverses parties de l'ongle.

...ngue dans l'ongle une *racine*, un *corps* et une ...é. La *racine* est cette portion de l'ongle qui ...e implantée dans la peau, dont elle est re...par ses deux faces; le *corps* est la portion qui est libre par une de ses deux faces; la ...e, enfin, est celle qui déborde la phalange en qui tend à se recourber en crochet, lors... abandonnée à son accroissement naturel.

Disposition de la racine et du corps de l'ongle.

...voir une bonne idée de la disposition de ...faut, sur un cadavre, soumettre à une coupe antéro-postérieure et à diverses coupes ...les la phalange unguéale du pouce ou du ... On voit alors : 1° que la racine de l'ongle ...quart environ de la longueur du corps de ... qu'elle est la portion la plus mince de ...e son épaisseur diminue à mesure qu'on ...de son bord postérieur, qui est légèrement dentelé, et que le corps de ...sente à peu près la même épaisseur dans toute son étendue, à l'ex... ses bords; 3° que l'ongle tout entier est appliqué sur le derme de la ...e et que sa racine est recouverte par un pli de la peau qui s'avance ...e dorsale; qu'il est très-adhérent au derme au niveau de son corps, ...lsion duquel il faut user d'une grande violence; que les adhérences

(*) ... de l'ongle, dont la face palmaire est dirigée à droite sur la figure, est garnie de pointes ...pénètrent entre les papilles pointues ou en bulbe du derme sous-unguéal.

(1) ...ot, dont le cheval offre un type très-complet, n'est autre chose qu'un ongle qui ...e toutes parts les phalanges unguéales réunies, à la manière du sabot de bois ...quefois de chaussure; la *griffe* du carnassier est un ongle qui recouvre les ...e la phalange unguéale effilée, dont les moitiés latérales sont appliquées ...l'autre, et qui se termine par un crochet pointu. L'ongle proprement dit ...qu'à l'homme et au singe, et encore, chez ce dernier, l'ongle se rapproche... ... La division des mammifères en ongulés et en onguiculés est extrêmement ...correspond à des différences corrélatives et constantes dans tous les autres organes. (V. *Anatomie comparée* de Blainville.)

sont bien plus faibles au niveau de la face dorsale de la racine, pr au niveau de la face inférieure de cette dernière et au niveau du bord de l'ongle, au point qu'il semble y avoir simple contiguïté; 4° qu très-épais sépare l'ongle de la phalange; 5° que ce derme présente blanche, qui se prolonge même un peu au delà de la racine, sous la tache blanche semi-lunaire, visible par transparence à travers l'ong appelle *lunule;* 6° que le derme qui répond au corps de l'ongle mement vasculaire, d'où la couleur rosée de l'ongle, lequel, à demi-transparence, permet d'apercevoir la couleur de la peau circonstance qui n'est pas à dédaigner en séméiotique.

Extrême vascularité de la peau subjacente au corps de l'ongle.

Un des points les plus importants dans l'étude de l'ongle est la dét de ses connexions avec la peau. La peau de la face dorsale de phalange des doigts et des orteils se prolonge sur la face corresp l'ongle; arrivée au niveau du bord parabolique qui sépare le corps de sa racine, elle se réfléchit d'avant en arrière, en s'adossant à elle-même niveau du bord adhérent de cette production cornée. Là, elle se nouveau sur elle-même, d'arrière en avant, en passant derrière le bo de l'ongle, puis entre sa face inférieure et la face dorsale de la ph cette double réflexion résultent : 1° un pli que forme la peau sur la f

Connexions de la peau avec l'ongle.

Fig. 873.

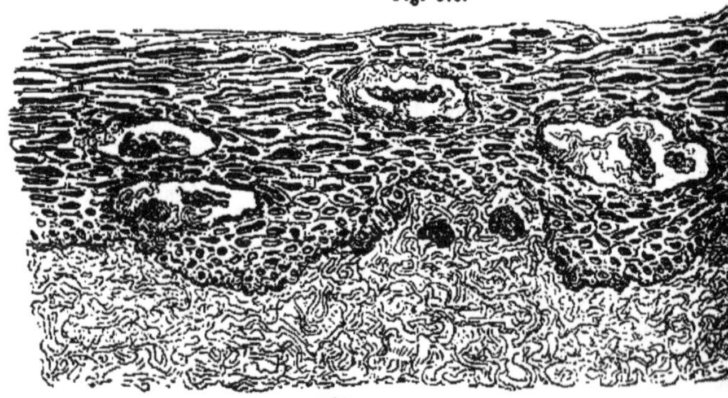

$\frac{500}{1}$

Section horizontale à travers la portion la plus élevée de la rainure ung

de l'ongle, *pli sus-unguéal,* composé de deux feuillets, dont l'un l'autre profond; 2° un cul-de-sac ou une *rainure* qui sépare le pli de la portion du derme qui supporte l'ongle (*derme sous-unguéal*). Cet qui loge la racine et les bords latéraux de l'ongle, présente la forme cheval; elle a de 4 à 7 millimètres de profondeur à sa partie moyen graduellement sur les côtés et finit en mourant vers ses extrém elle qu'on désigne vulgairement sous le nom de *matrice de l'ongle.*

Derme sous-unguéal.

Le *derme sous-unguéal* recouvre presque toute la face dorsale de gette jusqu'au voisinage de l'insertion du tendon du muscle exten texture dense et serrée, il est remarquable par la disposition réguli ceaux de tissu conjonctif qui le composent : ces faisceaux sont tous

(*) La couche muqueuse de l'ongle contient des sections transversales des papilles.

diculaires à l'axe du doigt et forment des mailles rectangulaires. rioste par un tissu cellulaire serré, dans lequel on ne trouve que très-aisse, le derme sous-unguéal peut se diviser en deux portions : celle ecouverte par le pli sus-unguéal et qui fait partie de la matrice de celle qui n'est recouverte que par l'ongle et constitue le derme al *proprement dit*. La première est garnie, à sa surface, de fortes *papillaires*, inclinées en avant, mesurant de 0mm,1 à 0mm,2 en longueur, à 0mm,06 en diamètre, et reposant sur de petites élevures du derme. Le us-unguéal proprement dit, qui répond au corps de l'ongle, est cou-êtes antéro-postérieures, parallèles entre elles et à l'axe de l'ongle. Ces mposées de fibres de tissu conjonctif et de cellules fusiformes inter-étendent sur toute la longueur du derme sous-unguéal; elles ont 0mm,1 Papilles. Crêtes.

Fig. 388.

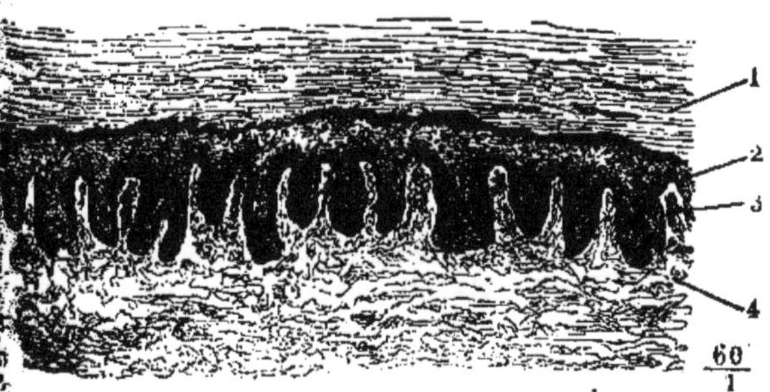

Section transversale de l'ongle et du derme sous-unguéal (*).

hauteur et 0mm,02 de largeur; elles deviennent plus saillantes à elles approchent du bord libre de l'ongle. Leur bord adhérent est ur bord libre, plus épais et dentelé. Séparées les unes des autres ons dont la largeur est généralement double de celle des crêtes, elles mbre de 50 à 90 pour chaque doigt, et peuvent être considérées, le, comme des séries de papilles soudées entre elles, mais dont on encore les limites, sur des sections horizontales, dans des rétrécisse-arant les régions dans lesquelles pénètrent les anses vasculaires. vers l'extrémité du doigt, ces papilles s'isolent de nouveau. Les vais-vont à ces crêtes du derme sous-unguéal sont plus nombreux que région couverte de papilles; vu à travers l'ongle, le derme sous-un-ente une coloration rouge limitée, en arrière, par une ligne courbe antérieure qui la sépare de la *lunule*.

inférieure du *pli sus-unguéal* ne présente point des crêtes analogues à derme sous-unguéal; on y trouve seulement quelques papilles iso-marquées. Le feuillet supérieur ou libre de ce repli n'a rien qui le u reste de la peau.

de la *rainure unguéale*, ou l'angle que forme le pli sus-unguéal avec ous-unguéal, paraît aigu quand on l'examine à l'œil nu sur une il se montre arrondi ou tronqué sous le microscope. Le bord pos- Rainure unguéale.

(*) ...es plus profondes de la couche cornée. — 2, couche muqueuse de l'ongle. — 3, crêtes ...guéal. — 4, derme.

térieur de l'ongle, moulé sur cette rainure, est donc lui-même arron-qué, ou même creusé en gouttière (*fig.* 386).

Fig. 389.

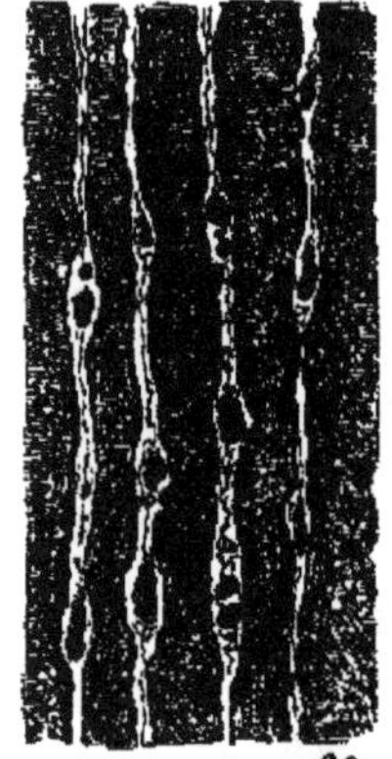

Section du derme sous-unguéal, faite parallèlement à la surface de l'ongle (*).

Les vaisseaux sanguins forment, dans la p- térieure du derme sous-unguéal, un résea- mailles, d'où s'élèvent des anses qui pénètre- papilles; dans le derme sous-unguéal propr- ce réseau est beaucoup plus serré et fourni- breuses anses vasculaires aux crêtes dont il

Des *nerfs* pénètrent dans toutes les portions qui ont des connexions avec l'ongle; ceux qu- derme sous-unguéal sont même assez nom- cheminent d'abord dans le tissu sous-derm- s'élèvent dans le chorion, où l'on a pu les suiv- la surface de cette membrane. On ignore en- mode de terminaison.

Manière dont se comporte l'épiderme par rapport à l'ongle.

Qu'est devenu l'*épiderme* dans cette double r- la peau au niveau de la racine de l'ongle? Pou- à cette question, il importe d'examiner sép- couche muqueuse et la couche cornée.

Mode de continuité de l'épiderme et de l'ongle démontré par la macération.

Une préparation bien simple établit de la m- plus positive les rapports de continuité entre- et l'ongle : elle consiste à faire macérer un doi- l'épiderme et l'ongle se détacheront ensem- obtiendra une gaîne épidermique et cornée, s- on peut constater que l'épiderme s'est prolongé un peu au devant d- parabolique de réflexion du derme, en formant une espèce de zone o- delette semi-circulaire qui se termine par un bord bien net et qui s- blement à l'ongle; qu'il se réfléchit ensuite d'avant en arrière et sur la face dorsale de la racine de l'ongle, dont il est facile néan- séparer, tandis qu'en avant, aux limites du corps de la portion libre ce même épiderme se continue manifestement avec la couche la plu- de la lame cornée.

Le feuillet profond du pli sus-unguéal a donc son épiderme prop- couche muqueuse va se confondre, au fond de la rainure unguéale, de l'ongle, et dont la couche cornée va en diminuant d'épaisseur dep- libre du pli jusqu'au fond de la rainure.

Structure.

Structure de l'ongle. L'ongle ne diffère de l'épiderme que 1° parce qu- épais, plus dur et plus cassant, propriété qui serait due, d'après L- proportion plus considérable de phosphate de chaux, et 2° parce qu'il facilement attaqué par la potasse caustique.

De même que l'épiderme, l'ongle se compose de deux couches, - *muqueuse* et une *couche cornée.*

Couche muqueuse.

La *couche muqueuse* du derme sous-unguéal ne se distingue en rie- des autres parties de la peau ; elle entoure de toutes parts les papille- sous-unguéal, couvre les crêtes qui le garnissent et les sillons parent (*fig.* 386), et continue celle des parties voisines. Au niveau d-

(*) Les crêtes du derme présentent, dans les régions renflées, des anses vasculaires. - des crêtes sont remplis par la couche muqueuse.

elle se réunit à la couche muqueuse qui tapisse le feuillet inférieur
nguéal, et forme un épaississement contigu au bord postérieur de
est une substance molle et blanchâtre, dont l'épaisseur, suivant Son épaisseur.
st de 0mm,27 sur la face inférieure de la racine de l'ongle, près de son
érieur ; de 0mm,31 sur la face supérieure de la racine; de 0mm,54 à
partie antérieure de la racine, et de 0mm,09 à 0mm,2 sous le corps de

ompose des mêmes éléments que la couche muqueuse de l'épiderme, Sa composition
e de *cellules à noyau*, dont les plus
perpendiculaires à la surface du
disposées sur plusieurs couches,
une membrane d'enveloppe peu
et qui deviennent un peu plus
uses et plus aplaties en approchant
e cornée. Toutes sont munies d'un
parfaitement délimité. La limite
deux couches de l'ongle est insen-
niveau du bord postérieur de la
tte et tranchée au niveau du corps
, où elle est marquée par une
e parallèle à la surface de l'ongle.
e *cornée*, ou l'ongle proprement Couche cornée.
ace la couche cornée de l'épi-
la plus grande partie du derme
al; ce n'est que sur les côtés du
uéal et au niveau de la portion
du corps de l'ongle qu'on voit,
che cornée de l'ongle et la couche
une couche de lamelles plus
oins aplaties, plus faciles à atta-
s alcalis et qu'on doit considérer
continuation de la couche cornée
me (*fig.* 391 et 392).
ur du corps de l'ongle n'aug-
sensiblement d'arrière en avant; elle va en diminuant rapidement
d libre de la racine, et aussi sur les côtés, dans les portions conte-
la rainure unguéale.

Fig. 390.

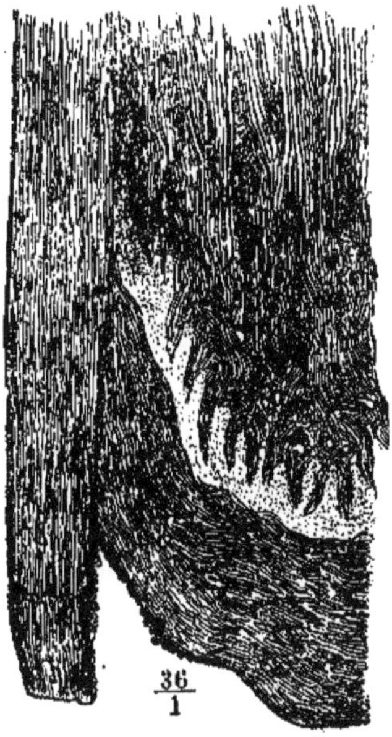

36/1

Section antéro-postérieure du bout du doigt (*).

que celle de l'épiderme, la couche cornée de l'ongle résulte de la Points où se forme la couche cornée.
tion en lamelles cornées des cellules épidermiques qui composent la
queuse. Cette transformation a lieu partout où les deux couches
act, mais principalement au niveau du bord postérieur et sur la face
e la racine. Cependant il se forme également un peu de substance
le derme sous-unguéal proprement dit, puisque le corps de l'ongle
ès-légèrement depuis la racine jusqu'à la portion libre, et qu'après
ion de la matrice le derme sous-unguéal se recouvre d'une mince

nion de l'ongle avec la couche cornée de l'épiderme. Les surfaces correspondantes de la
a l'ongle et du bout du doigt sont couvertes d'écailles épidermiques irrégulières, desséchées
comme déchirées.

lame cornée qui ne change point de place, n'étant plus refoulée en parties qui normalement se développent à son bord postérieur. En que de nouvelles cellules du corps muqueux se produisent, le

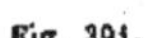
Fig. 391.

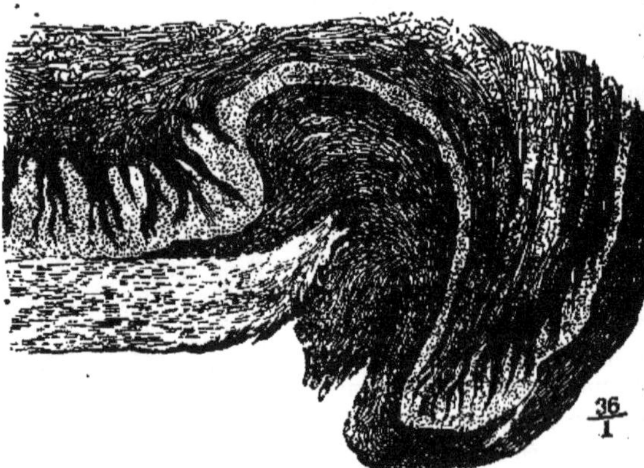

Section transversale de la portion latérale de la rainure et de l'on

métamorphosées en lamelles cornées, poussent vers le bout du déjà formé.

Les points où de nouvelles quantités de substance cornée s'ajou déjà formé, sont le bord libre de la racine et la portion la plus derme sous-unguéal. Les papilles et crêtes qui garnissent les térieures du derme sous-ungéal n'ajoutent presque rien à l'é l'ongle.

Les ongles ne sont point un produit de sécrétion.

Les ongles ne sont donc pas, non plus que l'épiderme, un produit privé de vie. Le développement des cellules du corps muqueux et formation en lamelles cornées sont des actes essentiellement vi rien de commun avec cette dessiccation d'une sorte de vernis organ par le derme, qu'on a admise pendant longtemps. Les ongles, il est l'épiderme, ne reçoivent ni vaisseaux ni nerfs, et leurs altérations n de maladies inhérentes à l'ongle lui-même, mais d'une lésion de mateur. Ces raisons ne suffisent point pourtant pour faire co ongles comme des produits privés d'organisation et de vie.

Structure de la couche cornée.

La *structure* de la couche cornée de l'ongle ne peut être dévoilée de réactifs. De fines sections de l'ongle, faites dans divers sens et microscope, ne présentent qu'une vague apparence de lamelles sans structure, ou avec des traces peu distinctes de noyaux. Mais humecte ces sections avec de la potasse ou de la soude caustique on a fait préalablement bouillir l'ongle dans l'un de ces réactifs, le melles apparaissent sous la forme de cellules à noyau parfaite d'autant plus aplaties qu'elles sont plus superficielles.

Accroissement continu de l'ongle en longueur.

L'ongle croît indéfiniment en longueur, si on le coupe de temps Sinon, il atteint une longueur de 4 à 5 centimètres, qu'il ne dépas

(*) Rapports de la couche cornée de l'épiderme avec celle de l'ongle.

...s il se recourbe autour de l'extrémité du doigt ou de l'orteil. Il ne ...ensiblement en épaisseur, à moins d'un état morbide de la matrice. ...ce des ongles est soumise aux conditions générales qui règlent la ... tous les tissus et organes : aussi éprouve-t-elle fréquemment, à l'état ...ne, des ralentissements qui se traduisent à l'extérieur par des irré... la surface libre de l'ongle et que l'on a souvent utilisés pour la ...ce des maladies.

C. — Annexes de la peau.

...prenons sous ce nom les poils avec leurs follicules pileux, les folli...és et les glandes sudoripares.

a. — POILS ET FOLLICULES PILEUX.

...sont des productions épidermiques, filiformes, implantées et dé...ans des dépressions tubulées du derme qui sont connues sous le ...cules *pileux* (1). **Définition.**

...surface du corps de l'homme, excepté la paume des mains, la plante ...la face dorsale de la dernière phalange des doigts et des orteils ...es lèvres, est recouverte de poils très-fins et très-courts, consti...uvet léger, et connus sous le nom de *poils follets* (lanugo) : mais ...oprement dits sont groupés sur certaines régions de la surface du ...s sont affectés à des usages particuliers. Ainsi, on les trouve en ... quantité sur le crâne, où ils ont reçu le nom de *cheveux*, et à la ...constituent la *barbe*. Les poils qui bordent l'une et l'autre paupière ...*cils* ; la rangée arquée qui surmonte les paupières s'appelle *sourcil* ; ... trouvent à l'entrée des narines portent le nom de *vibrisses* ; les ...lèvre supérieure constituent la *moustache*, etc. Au tronc, les poils ... massif autour des parties génitales ; on en trouve également aux ...ns les deux sexes ; sur le thorax, entre les deux mamelles, chez ... **Parties dépourvues de poils.**

...e pileux est moins développé chez l'homme que chez les autres ...i vivent dans l'air, d'où la nécessité des vêtements. La sensibilité ... en raison inverse de la protection, on conçoit pourquoi, dans l'es...ne, celle-ci a été sacrifiée à la première. Les poils paraissent des...ement à garantir la peau contre la température extérieure, de ...es follicules sébacés paraissent destinés à la garantir contre le des...

... présentent des différences très-marquées, suivant le sexe, suivant ...ant les races humaines. La race caucasique est celle qui offre le ...ux le plus développé ; la race nègre, au contraire, le présente à son ...s développement. **Différences que présente le développement des poils.**

...nc et les membres, les poils sont généralement isolés ; sur la tête,

...*nts* du hérisson, les *soies* du sanglier, le *crin* du cheval, la *laine* du mou...e de la plupart des mammifères, sont des productions analogues aux poils. ...même des plumes des oiseaux.

ils sont réunis en groupes de deux à cinq, séparés par des esp
garnis de papilles.

Disposition des poils.

Les poils sont implantés obliquement dans le derme et dispos
ment en séries linéaires dont la réunion donne lieu à des figur
par Eschricht sous les noms de *tourbillons*, *courants*, *croix*. Un tour
stitué par des séries linéaires curvilignes de poils partant toutes d'u
tral et se dirigeant dans tous les sens ; les tourbillons sont divergent
gents, suivant que les follicules ont leur cul-de-sac ou leur orifice
le point central. Les courants sont des séries doubles de lignes par
touchent sur la ligne médiane. Il existe des tourbillons et des croi
vergents dans le creux de l'aisselle, sur le crâne, à l'angle interne
tourbillons à poils convergents sur la ligne médiane du dos, de l
de l'abdomen, etc.

La longueur et la direction des cheveux prouvent la destination de l'homme à l'attitude bipède.

Les cheveux peuvent acquérir une grande longueur : on en a vu
daient jusqu'à la partie moyenne de la jambe et qui, disséminés
tronc, pouvaient le couvrir comme un vêtement. La longueur des
leur direction prouvent manifestement la destination de l'homme
bipède : car, dans la station quadrupède, ils traîneraient à terre et
sur la face.

Différences des cheveux.

Les cheveux présentent d'ailleurs un grand nombre de variét
qui sont lisses et longs, d'autres qui sont crépus et comme laineux
nière disposition est propre à la race nègre, dont les cheveux n'
mais beaucoup de longueur.

Diamètre des poils.

Le *diamètre* des poils est sujet à des variations énormes :
d'une finesse excessive, d'autres sont volumineux et roides. Géné
grosseur des poils est proportionnelle à leur longueur ; les poils d
ceux de la région pubienne font exception à cette règle ; il en es
quelquefois, de ceux de l'aisselle : tous ces poils ont un diamètre
supérieur à celui des cheveux. Le diamètre des cheveux varie ent
0mm,1 ; celui des poils follets est de 0mm,013 environ. Les cheveu
sont plus gros, généralement, que ceux des hommes, les cheveux f
cheveux clairs. Mais on observe des différences entre les cheveux
tête et, pour un même cheveu, sur les divers points de sa long

Wilson (1) a trouvé les dimensions moyennes suivantes des p
homme châtain :

Sur le menton et aux joues ....
Sur la poitrine et au sourcil....................
Aux paupières et dans l'aisselle....................
Sur la tête....................
Sur la cuisse....................
Sur la jambe.................... 0,

Les poils follets les plus fins du rebord labial d'un homme n'av
Henle, que 0mm,005 de diamètre.

Abondance des poils.

En général, les cheveux sont plus nombreux chez la femm
l'homme, comme si l'activité du système pileux se concentrait, ch
cuir chevelu.

(1) On the management of the skin. London, 1847, p. 80.

homme dont le système pileux présentait un développement moyen, a constaté qu'il y avait, sur une étendue d'un quart de pouce carré :

sinciput	293 cheveux.
l'occiput	225
le frontal	211
menton	39 poils.
mont de Vénus	34
l'avant-bras	23
dos de la main	19
la face antérieure de la cuisse	13

même région, les poils sont d'autant plus nombreux qu'ils sont plus ... les cheveux blonds sont-ils généralement plus nombreux que les noirs.

...r des cheveux établit entre les hommes des différences importantes. ...euses nuances de coloration des cheveux se rallient autour de trois ...: le *noir*, le *blond* et le *rouge de feu*. Le *blond* appartient spécialement ...nts du Nord et aux tempéraments dits lymphatiques ; le *noir*, aux du Midi et aux tempéraments dits bilieux ; le *rouge de feu* n'appartient ...mpérament en particulier, et, dans nos idées de beauté, cette couleur, ...mpagne ordinairement d'une transpiration d'odeur désagréable, a été comme une disgrâce de la nature. Couleur des cheveux.

... est propre au sexe mâle ; elle occupe la portion inférieure de la ...r conséquent, laisse à découvert les régions qui servent éminemment ...ion de la physionomie, savoir : les régions oculaire, nasale et fron... ...saurait trop insister sur la relation qui existe entre le développement ...s génitaux et celui de la barbe : l'eunuque est presque imberbe. De la barbe.

...s minutieux que nécessitent une longue barbe et une longue cheve... ...orté l'homme à s'en affranchir, en se soumettant à la coupe pério... cheveux et de la barbe. Il est assez remarquable que les peuples les ...nés, les Orientaux, par exemple, soient précisément ceux qui ... plus de prix à une longue barbe. L'hygiène s'occupe, non sans de ...tifs, de l'influence de ces diverses habitudes sur la santé.

... des poils est généralement cylindrique, quelquefois un peu aplatie ...que : mais on rencontre des poils dont la section est triangulaire, ...gulaire à angles mousses, ou réniforme. Plus les poils s'écartent ... cylindrique, plus ils ont de tendance à friser ; chez le nègre, les présentent un aplatissement tel que leur section est deux ou trois étendue dans un sens que dans l'autre. Forme des poils.

... *pileux*. Ce sont des espèces de tubes allongés, fermés en cul-de-sac ...leurs extrémités et légèrement élargis en entonnoir à l'autre. La por... ...e des follicules est limitée par une sorte d'étranglement ou de col, ... s'ouvrent les glandes sébacées annexées au follicule. Logés dans ...r de la peau, les follicules pileux ont une longueur qui varie entre 2 et ...tres, de sorte que tantôt ils ne dépassent pas la face profonde du tantôt s'étendent jusque dans le tissu cellulaire sous-cutané. Follicules pileux. Siége.

... die Lehre von den Haaren, II, p. 54.

Direction des follicules pileux.

Leur axe longitudinal est toujours oblique par rapport à la surface d'où la direction inclinée des poils.

Papille pileuse.

C'est du fond du follicule que naît la *papille pileuse*, papille coni adhérente, à sommet libre, qui pénètre immédiatement dans la b veu, creusée en cône pour la recevoir. C'est par son fond que le folli

Fig. 392.

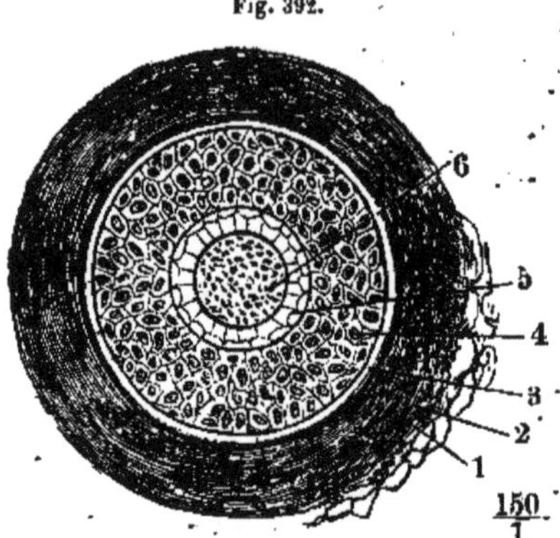

Section transversale d'un follicule pileux, traitée par l'acide acétique (*).

Fig.

3
5

Follicule pile chevelu ave isolé par la macération (

les vaisseaux et les nerfs destinés essentiellement à la papille et chargés de fournir à la nutrition et à l'accroissement du poil. Le grand nombre de vaisseaux et de nerfs qui se rendent aux parties abondamment pourvues de poils établit combien est active la nutrition des follicules pileux et explique la douleur qui résulte de l'arrachement des poils.

Structure des follicules pileux.

Les follicules pileux, représentant des dépressions en doigt de gant de la peau, sont formés de deux parties distinctes : une externe ou *fibreuse*, qui correspond au derme ; l'autre interne ou *celluleuse*, qui se continue avec l'épiderme.

Tunique fibreuse.

1° La première, *tunique fibreuse* du follicule, ou *follicule* proprement dit, n'est facile à isoler que dans les portions de cet organe qui occupent le tissu cellulaire sous-cutané ; elle a une épaisseur de 0mm,03 à 0mm,05, et l'on y distingue trois couches superposées.

La *couche externe*, très-mince, est formée de fibres longitudinales de tissu conjonctif, qui se continuent, en haut, avec du derme, en dehors et sans limite précise, avec les faisceaux con derme (*fig.* 392, 1). C'est seulement dans la portion du follicule dans le tissu adipeux sous-cutané que cette couche constitue une dépendante, d'environ 0mm,02 d'épaisseur.

(*) 1, couche de fibres longitudinales. — 2, couche de fibres annulaires. — 3, membrane follicule. — 4, couche muqueuse. — 5, couche cornée de l'épiderme du follicule. — 6, poi

(**) 1, follicule pileux. — 2, couche muqueuse. — 3, couche cornée de son épiderme. — papille du poil. — 6, glande pileuse. — *, col du follicule pileux.

...e externe renferme des vaisseaux et des nerfs. Les vaisseaux sont ...e et une veinule longitudinales, unies d'espace en espace par des ...s transversales; les nerfs sont des tubes à myéline qui se bifurquent ...t.

...e *moyenne* (2), plus épaisse, est composée d'une substance homogène, ...euse, dans laquelle cheminent quelques fibres conjonctives trans-...res annulaires qui, d'après Henle, ne manqueraient pas d'analogie ...de la tunique moyenne des vaisseaux, et dans laquelle l'acide acétique ...ir de nombreux noyaux transversaux, disposés autour du poil. En ...e substance par le nitrate d'argent, on voit se dessiner autour des ...espaces fusiformes, qu'on a considérés comme des fibres-cellules ...s.

...eaux de la tunique externe y envoient des prolongements qui ...réseau de capillaires assez serré.

...e *interne* (3), enfin, est une lame homogène, extrêmement mince, ...fractaire aux acides ainsi qu'aux alcalis, et dans l'épaisseur de la-...stingue des fibres très-fines, parallèles ou anastomosées entre elles. ...de nitrate d'argent y produit des lignes anastomosées, comme à la ...rne des lymphatiques. Cette tunique ne contient ni vaisseaux ni nerfs.

...tion *celluleuse* du follicule représente l'épiderme de la peau. Ce der- Tunique celluleuse ...e dans le follicule avec ses deux couches.

...*muqueuse* (*gaine externe* de la racine, Kœlliker [*fig.* 392, 4]) a les ...ctères qu'à la surface de la peau; bien plus épaisse que la couche ...mesure $0^{mm},05$; ses cellules sont disposées sur plusieurs couches

Fig. 394.

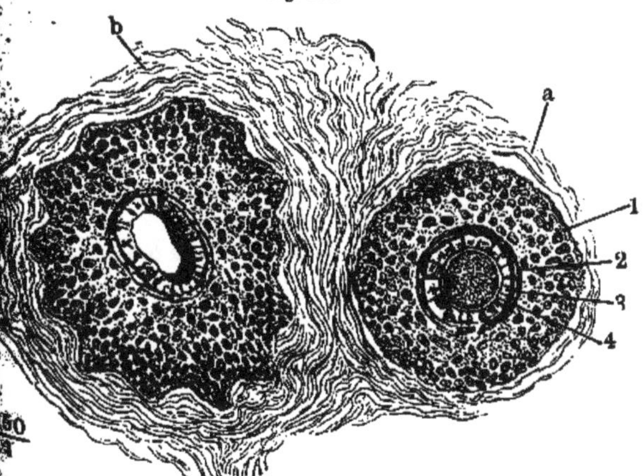

...rsale *de deux follicules du cuir chevelu, au-dessous des glandes pileuses* (*).

...s superficielles sont allongées dans le sens perpendiculaire à l'axe ...et renferment un noyau arrondi; plus en dedans, les cellules ...polyédriques, tandis que les plus internes sont aplaties, avec un

(*) ... pileux contenant son poil. — *b*, follicule pileux dont le poil est tombé et qui est un peu ...uche muqueuse de l'épiderme du follicule pileux. — 2, 3, 4, feuillets externe, moyen et ...uche cornée de l'épiderme du follicule pileux.

noyau ovulaire. Cette couche s'étend depuis l'orifice des follicu niveau de la papille, où elle se termine par un bord arrondi ou tr des pièces traitées par le chlorure d'or, on voit, entre les cellu ments ténus et variqueux, que l'on a considérés comme des tub Langerhans a voulu y trouver aussi des cellules nerveuses.

La *couche cornée* (5, *fig.* 392), au contraire, diffère considérablem l'épiderme cutané. Elle diminue d'abord d'épaisseur, depuis l'ouvert cule jusqu'à l'embouchure des glandes sébacées, dans lesquelles elle en même temps que la couche muqueuse. Plus bas, elle s'amin finit par se réduire à une simple couche de petites squames aplaties sur la tige du poil. Puis elle s'épaissit subitement, non-seulem de la multiplication des couches de cellules, mais surtout par suite cations spéciales que subissent les lamelles épidermiques et qui son tiques : toutes ces cellules des parties profondes des follicules pileu parentes, hyalines, molles et dépourvues de noyau. Elles sont dis lièrement sur trois plans ; les deux plans externes sont formés quadrilatères, à grand diamètre parallèle à l'axe du follicule (*fig.* *fig.* 395) ; le plan interne constitue une couche homogène très- cule épidermique de la gaîne interne de la racine (Kœlliker), qu fluence de la potasse ou de la soude, se décompose en lamelles r posées perpendiculairement à l'axe du follicule et au grand di couches situées en dehors d'elle (*fig.* 395).

Racine du poil.

Papille.

Au voisinage du fond du follicule, les deux couches épidermique sent, ce qui élargit d'autant la cavité du follicule et lui permet de log ment par lequel commence le poil et qu'on appelle *sa racine*. Celle-c une sorte de *papille* de forme ovoïde ou conique, à base large ou rét face lisse, qui s'élève du fond du follicule (*fig.* 393). Dépendance de fibreuse du follicule, la papille du poil se compose de fibres conj tre lesquelles se trouvent de nombreux noyaux sphériques, ainsi lules à noyau arrondies. La tunique hyaline du follicule semb prolonger au delà de son pédicule. La papille est pourvue de vai riels et veineux anastomosés en réseau et reçoit également des veux. C'est elle qui fournit les matériaux du poil.

Diverses parties du poil.

On distingue dans un *poil* une portion libre, ou la *tige*, terminée une portion contenue dans le follicule pileux, ou la *racine*.

Celle-ci repose sur la papille par une extrémité renflée, un bo appelle aussi *bulbe du poil* et dont la largeur est double ou triple de tige : c'est une substance molle, comme gélatineuse, dans laquelle une multitude de noyaux aplatis, circulaires, et, chez les personne foncés, des amas de granulations pigmentaires. Lorsque le poil cess ce bulbe se transforme lui-même en une substance analogue à c

Immédiatement au-dessus du bulbe, et dans une étendue peu c la racine du poil conserve encore une grande mollesse, mais se bulbe par ses noyaux en bâtonnets, parallèles à l'axe du poil.

Composition des poils.

Deux substances composent la tige des poils, la *substance cortic* *stance médullaire*.

Substance corticale.

1° La *substance corticale*, incolore dans les cheveux blancs, color ment ou sous forme de taches dans les autres, est striée longitud peut être divisée, surtout sous l'influence de l'acide sulfurique

fibres parallèles ; les fibres elles-mêmes se décomposent en *fibres-*
...laties, fusiformes, très-
... mesurant de 0mm,05 à
... longueur et renfermant
... un noyau foncé presque
... Ces noyaux procèdent
...x sphériques du bulbe,
... les fibres-cellules pro-
... de la substance intermé-
... 392, 394).

Fig. 395.

200/1

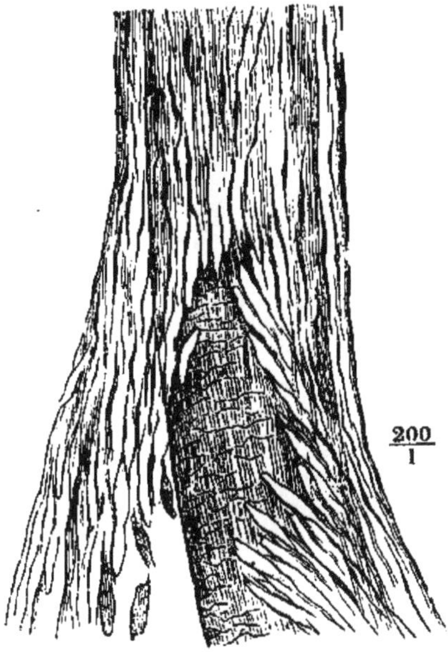

Couche cornée du follicule pileux, arrachée avec le poil (*).

Substance médullaire.

...*substance médullaire*, qui
... chez l'adulte, dans les
...ins, et chez l'enfant, jus-
... de six ans, dans tous les
... mesure environ le tiers
...ur totale du poil. Elle
... homogène et transpa-
...ôt granuleuse et opaque.
... aspect est dû aux bulles
...pénètrent dans l'intérieur
...posé à l'air ; il disparaît
... poil s'imbibe d'eau ou
...de quelconque, et reparaît
...ssiccation. La substance
... est formée, d'après
... d'une double rangée de
...lyédriques, granulées,
...ment visibles quand on a fait bouillir un cheveu dans une solution
...caustique.

Épiderm du poil.

Fig. 396.

400/1

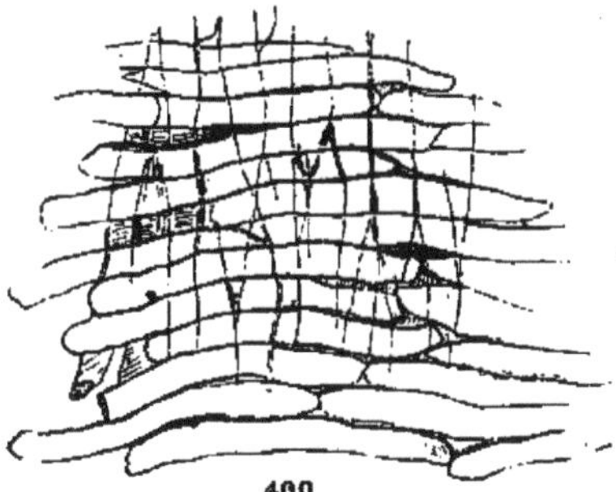

Épiderme du follicule pileux vu par sa face interne (**).

...rface de tous les poils,
...ption, on trouve de petites
...laties, imbriquées de telle
... les plus inférieures re-
...en partie celles qui sont
... et constituant ce qu'on
...*piderme* ou la *cuticule* du
... cuticule commence au
...llicule et ne s'y distingue
... mollesse. Sur la tige du
...d supérieur des écailles
... un peu déjeté en dehors,
...ne une apparence den-
...rds du poil. C'est la pré-
... lamelles qui avait fait
... les poils sont composés d'une multitude de cônes creux, emboîtés

... externe, traité par une solution étendue de potasse, s'est divisé en lamelles sous l'influence

... détaché du poil au moyen d'une solution de potasse. A travers les lamelles du plan interne
...rnée on voit par transparence celles du plan moyen.

les uns dans les autres, comme des cornets. En traitant un poil sulfurique concentré, on décompose cet épiderme en ses éléments.

Mue.

Les poils, arrivés à une longueur déterminée, variable pour chaque cessent de croître, par suite des modifications indiquées plus haut, dans les éléments contact immédiat pille. Dès lors le libre, en quelque le follicule, et ne être expulsé par un veau qui s'y produit qui s'opère pério chez les animaux, lieu également che mais d'une mani lière; tous les jou on trouve des poils pubis, aux moust barbe, aux sourcil Henle fait remarq les cheveux que l'o gulièrement, et qu trace des ciseaux, contre toujours qu nés en pointe.

Fig. 397.

400/1

Cheveu arraché de force (*).

Fig. 398.

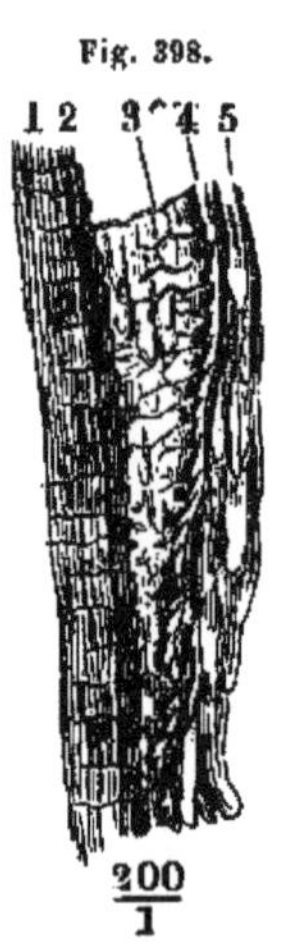

200/1

Bord latéral de la tige d'un poil avec un petit lambeau de l'épiderme du follicule pileux, écarté du poil et replié (**).

Muscles annexés aux follicules pileux.

Aux follicules annexés des faisce *musculaires lisses*, Eylandt *arrectores* bres naissent des portions superficielles du derme, immédiatement de l'épiderme, et se réunissent en faisceaux aplatis, qui se dirige ment vers le fond d'un follicule pileux, en couvrant une des faces sébacée annexée à ce follicule (*fig*. 387). En se contractant sous l'i froid ou de certaines émotions, ces petits muscles redressent les pileux et font saillir leur orifice au-dessus de la surface de la pe qui constitue le phénomène de la chair de poule.

Développement.

Les cheveux, les cils et les sourcils, existent avant la naissance naissance aussi, tout le corps est revêtu d'un duvet très-épais, qui les premiers mois de la vie extra-utérine. A l'époque de la pube pubienne et le creux axillaire de l'un et de l'autre sexe, les gra chez la femme, le scrotum et le pourtour de l'orifice anal, chez couvrent de poils. En outre, chez l'homme, la barbe paraît; la régio du tronc et les membres se revêtent de poils plus ou moins long individus. Je ferai remarquer que le développement des poils n'est

Un système pileux très-développé n'est pas toujours un signe de vigueur.

en rapport avec la constitution de l'individu, ainsi que l'ont av auteurs, qui regardent un système pileux abondant comme un a

(*) Les petites écailles épidermiques de la portion inférieure de la tige sont renversées

(**) 1, substance corticale. — 2, épiderme du poil. — 3, surface interne de l'épiderme leux. — 4, 5, section de cet épiderme, 4, plan interne de lamelles épidermiques; 5, pl

de la virilité. Si, parmi les hommes velus, il en est qui soient doués ...pérament athlétique, il en est un grand nombre qui sont grêles et ...ectés de phthisie tuberculeuse.

b. — GLANDES SÉBACÉES.

...uve dans la peau de petites glandes blanchâtres, qui sécrètent une ...e grasse, onctueuse, appelée *matière sébacée* (*sebum cutaneum*), et qui, ...motif, portent le nom de *glandes sébacées*. Logées le plus souvent dans Définition.

Fig. 399.

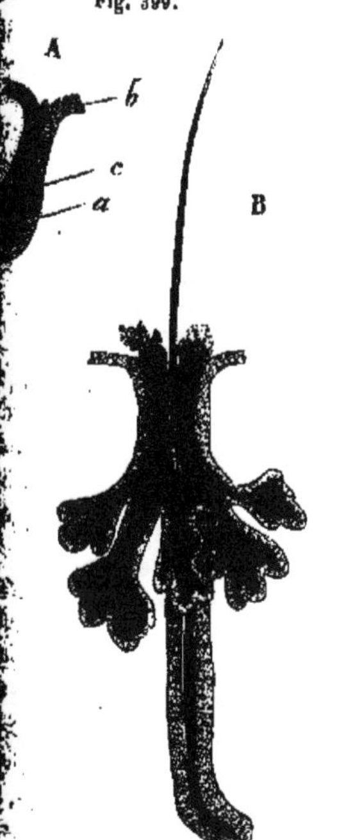

...bacées du nez, vues à un grossissement d'environ 50 diamètres (*).

Fig. 400.

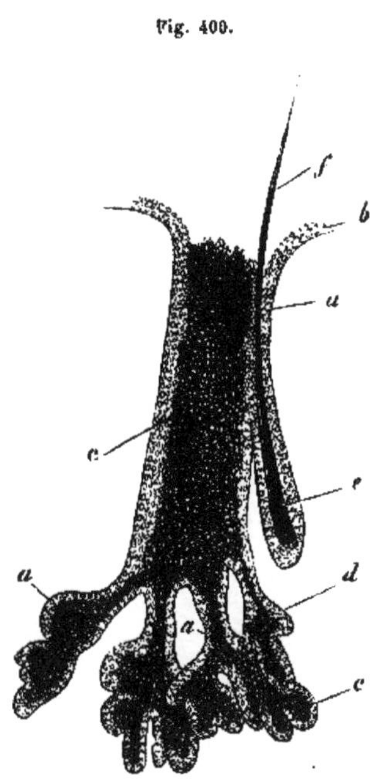

Glande très-volumineuse, avec un follicule pileux s'ouvrant dans sa cavité (**).

...r du derme, dont elles occupent les couches superficielles, elles s'a-...généralement avec un follicule pileux; rarement elles s'ouvrent direc-...l'extérieur, par un très-petit orifice, visible à la loupe, et même à l'œil ...quelques individus. C'est par cet orifice qu'est incessamment versée ...ace de la peau une matière grasse qu'on exprime, chez quelques in-...ous forme de petits vers, en comprimant certaines régions, et plus ...ement les ailes et le dos du nez.

...de utriculaire simple, sans poil. — B, glande composée, s'ouvrant à l'extérieur par un ori-...avec un follicule pileux.

...hélium glandulaire, se continuant avec la couche de Malpighi (*b*). — *c*, contenu des ...les graisseuses et graisse libre. — *d*, lobules de la glande composée. — *e*, follicule pileux.

Siége des glandes sébacées.

Les glandes sébacées existent dans toutes les régions du corps cou
poils, et leur conduit excréteur s'ouvre généralement dans le follic
autour du
sont rangé
le nom de
pileuses, so
on les a q
désignées.
existe poi
paume de
ni à la pl
pied, mais
autres rég
vées de p
dent néan
glandes
tels sont
le gland,
lèvres, le
labial. On
surtout c
au creu

Fig. 401.

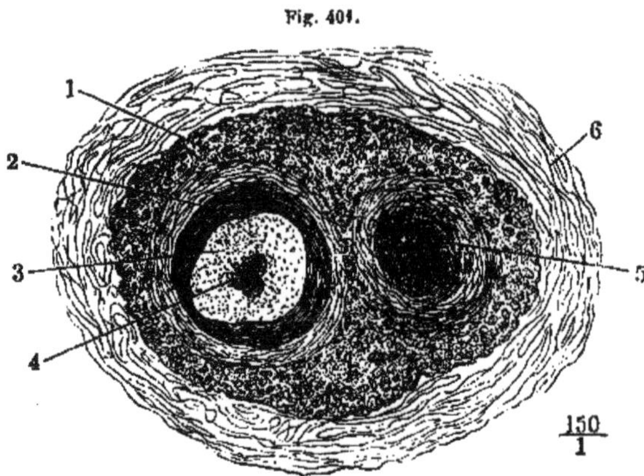

Section horizontale du cuir chevelu, perpendiculaire à un follicule pileux et comprenant, dans une couche muqueuse commune, le cheveu et la glande pileuse, entourés tous deux de leur couche cornée (*).

selle, au cuir chevelu, autour de l'anus, de la vulve, des ouvertures
de la bouche, des
dans le conduit a
sont très-dévelop
le nouveau-né.

Volume.

Le *volume* des
bacées est génér
raison inverse d
follicules pileu
elles sont annexé
grosses sont c
rencontre au n
conque de l'ore
nis, au mont de
grandes lèvres
tum, où elles me
à 2 millimètres
et sont situées a
derme, dans le
laire sous-cutan
nent celles de l

Fig. 402.

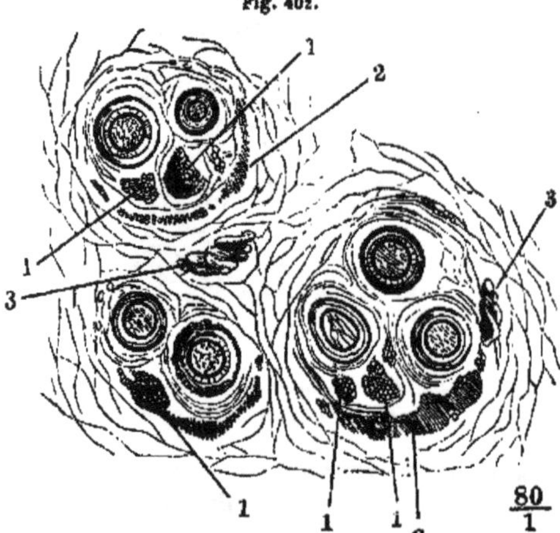

Section horizontale du cuir chevelu, à travers la couche la plus profonde du derme (**).

laire, du menton, qui ont de 0mm,4 à 0mm6, celles des paupières et

(*) Sur la section du poil on distingue la substance corticale et la substance médullai
muqueuse. — 2, couche cornée du follicule pileux. — 3, substance corticale du poil.
médullaire. — 5, contenu graisseux de la glande pileuse. — 6, tissu conjonctif du derme

(**) Le tissu conjonctif a été rendu transparent par la coction. — Groupes de follicu
glandes pileuses (1, 1), couverts en partie par les fibres musculaires étalées (2, 2). — 3, 3,
pares.

…celles qui sont annexées aux cheveux, au nombre de deux, sont les …s (0mm,2 à 0mm,3).

Structure des glandes sébacées.

…ées sous le point de vue de la *structure*, les glandes sébacées pré…aucoup de variétés : les plus petites représentent de simples utricules …; d'autres, plus complexes, sont formées de plusieurs utricules abou… court canal excréteur commun ; les plus grosses, enfin, constituent …es glandes en grappe composées, qui résultent de l'union d'un …mbre de lobules insérés sur un même pédicule.

Vésicules glandulaires.

…les *glandulaires* ont des dimensions fort variables : elles peuvent me…15 ou 0mm,16 dans leur plus grand diamètre, ou seulement 0mm,07 ; …uits excréteurs ne varient pas moins dans leurs dimensions soit en …oit en largeur.

…ingue : 1° une *enveloppe* extérieure, très-mince, formée de tissu con…astique en dehors, doublée intérieurement d'une pellicule hyaline, …lle le nitrate d'argent décèle des cellules distinctes. Un réseau de ca…nguins est étendu dans la portion externe ; 2° des *cellules* diverses, …sent presque complétement la cavité vésiculaire ; ce sont, immédiate…e l'enveloppe externe, plusieurs couches de cellules à noyau arron…ygonales, tapissant la face interne de cette membrane ; ces cellules, …mbre diminue à mesure qu'on approche des vésicules glandulaires, … dans ces dernières, une quantité considérable de granulations …. Vers l'axe du conduit, et surtout dans la partie centrale de la ca…sicules glandulaires, la graisse est bien plus abondante et réunie … gouttelettes, ou même en une seule goutte, comme dans les vési…uses ; les cellules sont beaucoup plus grosses et le noyau semble avoir …ent disparu, mais se montre de nouveau après l'extraction de la … cavité glandulaire est remplie d'une substance grasse amorphe, …mbreux débris de cellules.

Matière sébacée.

…es cellules internes, incessamment refoulées vers l'orifice extérieur …qui se forment contre la paroi de la vésicule, qui constituent la *ma…*, substance jaunâtre, demi-liquide, qui est d'abord versée dans le …leux (à part les glandes indépendantes), pour être ensuite déposée à …du derme. Examinée à l'état frais, cette matière paraît homogène …ide ; les cellules, accolées entre elles et aplaties, semblent avoir … membranes d'enveloppe, mais, sous l'influence d'une solution éten…sse ou de soude, ces membranes redeviennent évidentes, et les cel…araissent sous la forme de vésicules arrondies, renfermant de peti…ttes de graisse.

…les volumineuses sont entourées d'un réseau vasculaire très-dis…

Rapports des glandes sébacées avec les follicules pileux.

…es sébacées semblent être des excroissances des follicules pileux, …lles elles s'ouvrent obliquement, de telle façon que les cellules de … continuent avec la gaine externe de la racine du follicule.

… poils sont gros, les glandes sébacées semblent être de simples ap…éraux des follicules pileux. Dans les régions couvertes de poils fol…ve souvent que le canal glandulaire et le follicule pileux ont … dimensions et se terminent par un canal commun, qu'on peut con…différemment comme appartenant à l'un ou à l'autre organe. Enfin, …ndulaire peut l'emporter en volume, et alors le follicule pileux se

présente sous l'apparence d'un appendice de la glande sébacée, et sem
vrir dans la cavité de cette dernière.

c. — GLANDES SUDORIPARES.

Les *glandes sudoripares* sont les organes qui président à la sécré
sueur (1).

Des glandes sudoripares.

Rien de plus facile à démontrer que la présence des glandes sudo
de leurs canaux spiroïdes à la paume des mains et à la plante des pie
d'étudier à la loupe, et même quelquefois à l'œil nu, une coupe perp
de la peau : on voit alors qu'il existe, soit dans les couches les plus
du derme, soit dans le tissu cellulaire sous-cutané, une sorte de p
arrondi, qui est formé par un canal capillaire contourné plusieurs fo

Fig. 403.

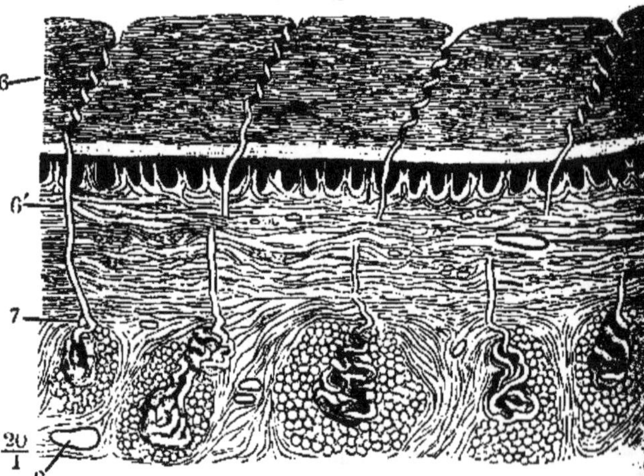

Section de la peau de la pulpe d'un doigt (*).

même. De ce corps arrondi, *glomérule glandulaire*, part un canal
canal sudorifère, qui traverse le derme en ligne droite ou en décrivan

(*) 1, couche cornée de l'épiderme. — 2, couche muqueuse. — *, portion profonde de la
formée de cellules moins aplaties. — 3, papilles. — 4, derme. — 5, tissu adipeux sous-c
naux sudorifères dans l'épiderme. — 6', les mêmes dans le derme. — 7, glomérules g
8, section d'un vaisseau.

(1) Sténon, Malpighi et autres, avaient admis des *glandes sudorifères* sit
tissu cellulaire adipeux, sortes de tubes s'ouvrant à l'extérieur par un orifice
valvule (Haller, *Elementa physiologiæ*, t. V, lib. XII, p. 42). Fontana avait p
seaux serpentins qu'il avait vus sous l'épiderme à l'aide du microscope. Le
pertuis de la peau qui donnent issue à la sueur, signalés en 1717 par L
avaient été reconnus depuis par tous les observateurs. N. Eichhorn avait
appelé l'attention sur les conduits sudorifères, qu'il a décrits comme des c
rampant obliquement sous l'épiderme : mais c'est à Breschet et Roussel d
(*Recherches sur la structure de la peau*, 1835, p. 26, 72, 90) que nous devons
description exacte de l'appareil sécréteur de la peau.

...uosités, traverse ensuite l'épiderme en spirale et vient s'ouvrir obli... à la surface de la peau. Dans les régions garnies de poils, le canal ...re, suivant Henle, s'ouvre exceptionnellement dans la portion supé... d'un follicule pileux.

...landes et canaux sudatoires existent dans toutes les régions de la peau, ...ièrement dans celles qui sont pourvues de papilles. Il faut en excepter ...interne du prépuce, la surface du gland, le voisinage du bord des lèvres ...upières. Les régions où elles sont le plus nombreuses sont la paume de ..., la plante du pied et la face dorsale de ces organes. On en trouve plus à ...antérieure du corps qu'à la face postérieure, et du côté de la flexion que ...de l'extension. En coupant par tranches l'épiderme de la plante des ... de la paume des mains, on peut y voir, même à l'œil nu, les coupes des ...spiraux. Siége des glandes sudoripares.

...*lomérules glandulaires* sont de petits corpuscules arrondis ou ovoïdes, ...ransparents, de couleur jaune rougeâtre, et dont le volume varie suivant ...ions; leur diamètre ordinaire est de 0mm,2 à 0mm,4. Les plus gros sont ... creux de l'aisselle, qui mesurent 1 à 2 millimètres et même 5 millimè... ...s glandes volumineuses se rencontrent aussi parfois, mais isolées, dans ... régions, telles que l'aine, les faces antérieure et latérale du thorax. ...s petites sont celles des paupières, du nez, du fourreau du pénis, du ...m, qui n'ont que 0mm,2 de diamètre. Glomérules glandulaires

...ue glomérule est généralement constitué par un canal unique, replié ...même et enroulé en peloton. Ce canal commence par une extrémité en ...sac, cachée dans la portion centrale de la glande; ce n'est que dans les ... volumineuses qu'on voit parfois des culs-de-sac latéraux sur le trajet ...al glandulaire, ou même de véritables ramifications de ce canal. Rare... ...eux glomérules distincts sont réunis par un canal excréteur commun. Leur texture.

...t l'extrémité en cul-de-sac, qui est ...ment renflée, le canal glandulaire pré... ...le même calibre dans tout son trajet. Ce ..., du reste, varie considérablement dans ...verses glandes; il est de 0mm,02 à 0mm,06 ...les petites glandes, et atteint jusqu'à ... et 0mm,2 dans les grosses glandes de ...lle. Calibre du canal sudoripare.

Fig. 404.

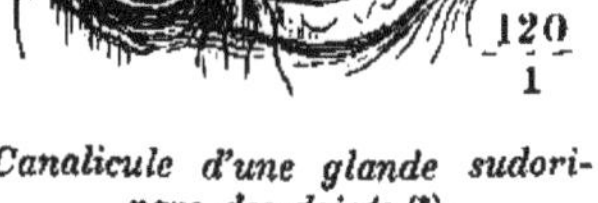

Canalicule d'une glande sudoripare des doigts (*).

...s différences de calibre répondent des ...nces non moins considérables dans la ...*e des parois* et dans la *composition du* ... Parois.

...*aroi* des canaux sudoripares est consti... ...sentiellement par une mince couche de ...onjonctif, ou *tunique fibreuse*, dans la... ...sont distribués des *noyaux* allongés, et ...pisse intérieurement un *épithélium pavi...*...m. Cet épithélium est composé d'une ou de deux couches de *cellules* ...*ales*, dans lesquelles on trouve souvent des granulations plus ou moins ..., en général de nature graisseuse.

...lumière du canal. — 2, couche de cellules. — 3, tissu conjonctif du derme.

Contenu des glandes sudoripares. *Dans les petites glandes*, l'épithélium glandulaire limite une cavité ass remplie d'un liquide transparent; au contraire, *dans les grosses glandes* selle, de la racine du pénis, et aussi dans quelques glandes de la paum main, la lumière du canal glandulaire est moins distincte, et l'on trou dedans des cellules représentant l'épithélium, une substance molle, de jaunâtre, renfermant des granulations plus ou moins foncées, avec des de cellule libres ou même des cellules complètes. Dans ces dernières

Fig. 405.

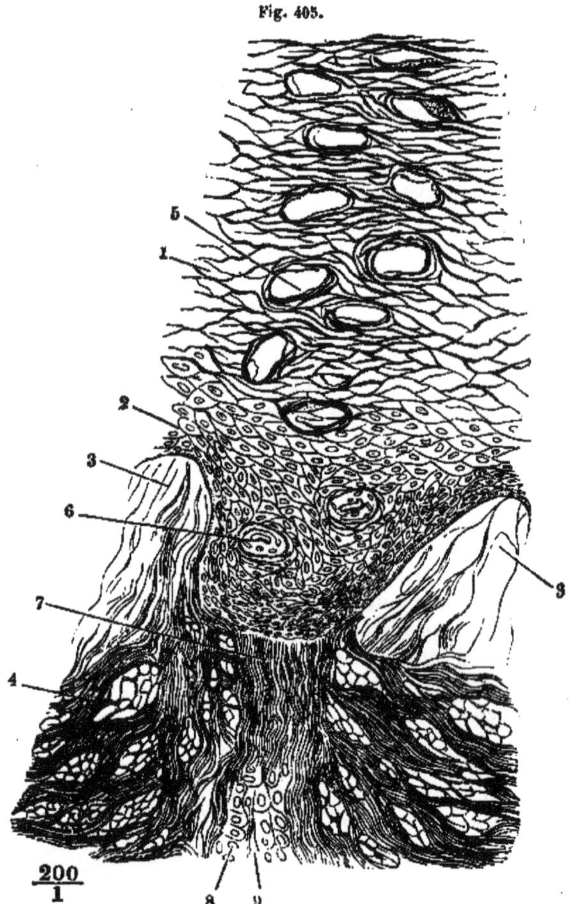

Section de la peau d'un doigt (*).

la paroi du canal est aussi beaucoup plus épaisse et présente une forte de *fibres musculaires lisses*, dirigées dans le sens longitudinal.

(*) 1, couche cornée de l'épiderme. — 2, couche muqueuse. — 3, papilles. — 4, derme. Les excréteurs spiroïdes des glandes sudoripares ont été sectionnés plusieurs fois, tant dans la couche que dans la couche muqueuse (6). — 7, couche de tissu conjonctif de la paroi de ces l'épaisseur du derme. — 8, épithélium du canal excréteur. — 9, lumière de ce canal, que le ouvert dans un point situé plus profondément.

...rte d'atmosphère celluleuse entoure les glomérules des glandes sudo-... elle sert de support aux vaisseaux qui s'y distribuent et envoie, entre ...volutions du canal glandulaire, des prolongements qui les relient en-... et les maintiennent dans leur position.

Canal excréteur du glomérule glandulaire.

...al *excréteur* du glomérule, ou *canal sudorifère*, naît habituellement de ...on supérieure du glomérule, traverse le derme en ligne droite ou en dé-... légères flexuosités, passe entre les éminences papillaires et s'en-... l'épiderme. En traversant la couche muqueuse, il est un peu ondu-...ns la couche cornée, il décrit des tours de spire très-rapprochés, d'autant ...mbreux que l'épiderme est plus épais. On en a compté jusqu'à vingt ...piderme de la paume de la main et de la plante du pied; toutes ces spi-...ant Welker, ont lieu de droite à gauche, comme celles d'un tire-bou-... s'ouvre, enfin, à la surface de la peau, par un pertuis évasé ou infundi-...e, de 0mm,05 à 0mm,1 de diamètre et facile à reconnaître, quelquefois ... l'œil nu.

Sa texture.

...on trajet à travers le derme, le canal sudorifère, dont le calibre est un ...ieur à celui du canal sudoripare, conserve sa paroi propre, constituée ...s comme celle de ce dernier. En passant dans la couche muqueuse de ...a, il s'élargit considérablement, en même temps qu'il perd son enve-... tissu conjonctif; il n'est plus limité, dès lors, que par des cellules, qui ... peu des cellules environnantes. Dans la couche cornée, enfin, la lu-... canal, ordinairement anguleuse et très-irrégulière, est entourée de ... couches de cellules aplaties renfermant des granulations graisseuses.

Dénombrement des glandes sudoripares.

...ait diverses tentatives pour déterminer le nombre des glandes sudori-... chaque région et celui de toutes les glandes du corps humain, afin de ...une idée aussi exacte que possible de l'importance du rôle que jouent ...es d'élimination. Leeuwenhoek évaluait à 2 milliards le nombre to-... glandes sudoripares, qu'Eichhorn portait à 10 millions. Krause, tenant ... dans cette détermination, des différences de volume et comptant les ... glandes pour 2 à 4 unités, tandis qu'il réunissait en une seule deux ... glandes, a trouvé par pouce carré :

Dans la paume de la main et la plante du pied.......	2,700 glandes.
Sur le dos de la main...	1,500 »
Au front, au cou.	1,300 »
Sur le thorax, l'abdomen, le bras......	1,100 »
Sur le dos du pied...........	900 »
Sur la joue, la cuisse............	500 à 600 »
A la nuque, au dos, au siége	4,600 »

...ant la surface totale du corps à 15 pieds carrés, et le nombre moyen ...des à 1,000 par pouce carré ; évaluant ensuite séparément les glandes ...s et plantaires, à cause de leur grand nombre, et excluant de ses ap-...ons les glandes de la cavité axillaire et du conduit auditif, en raison de ...me exceptionnel, Krause arriva, pour la peau de tout le corps, au chif-... ximatif de 2,400,000 glandes, ayant $\frac{1}{5}$ de ligne de diamètre, et dont le ... total est d'environ 4 pouces cubes.

...écemment, M. Sappey, après avoir trouvé pour l'ensemble de la peau ... 700,000 glandes sudoripares, en comptant directement les corpuscules ...ires dans quelques régions, est arrivé au chiffre de 2 millions en se servant d'une méthode nouvelle, qui consiste à déterminer le nombre des glandulaires de l'épiderme. Ce qui paraîtra singulier, c'est qu'il n'en moins que la première méthode *donne aussi des résultats très-satisfais*

D. — Vaisseaux et nerfs de la peau.

Rôle des vaisseaux de la peau.

La peau est un organe très-vasculaire, et la grande quantité de sa reçoit est destinée à un triple rôle : 1° conserver l'intégrité des divers dont elle se compose, en réparant l'usure qu'elles éprouvent, princ par l'exercice de la sensibilité ; 2° fournir les matériaux de l'épide poils et des diverses sécrétions dont elle est le siége ; 3° entretenir la ture de la surface du corps.

Vascularité différente des diverses régions.

C'est en tenant compte de ces trois fonctions du sang dans le tégu terne qu'on s'explique la vascularité très-différente que présentent les régions de la peau. Ainsi, les parties les plus riches en vaisseaux so qui sont le plus abondamment garnies de papilles, telles que la pa main et la plante du pied, et celles qui présentent les follicules pil glandes les plus nombreuses, comme le cuir chevelu. Les vaisseau sont plus abondants au pourtour des grandes articulations qu'à moyenne des segments de membres, et dans les portions éloignées d circulatoire que dans son voisinage.

Artères.

Les *artères* destinées à la peau serpentent d'abord au-dessous de ce loppe, dans le tissu cellulaire sous-cutané, où elles se divisent de pl et fournissent des rameaux aux lobules de graisse, aux follicules pilé glandes sudoripares qui s'y rencontrent. A la face profonde du derme, ment un réseau d'où partent des rameaux qui pénètrent dans les a cette face, donnent quelques ramuscules aux follicules sébacés, au lui-même, et s'élèvent enfin jusqu'à la portion superficielle ou papill peau ; là, ils forment, par leurs anastomoses, un second réseau ca mailles plus étroites. Ce réseau, qui s'étend au-dessous de l'épiderm lieu de départ d'une multitude d'anses vasculaires qui pénètrent dan seur des papilles.

Veines.

Les *veines* de la peau proviennent des réseaux capillaires que l'on dans tous les organes désignés ci-dessus ; les radicules veineuses s'a sent entre elles au-dessous du derme et forment un réseau à larges ma partent les troncs destinés à ramener définitivement le sang vers le centr toire. Les veines sous-cutanées sont remarquables par leur calibre, plus rable que celui des artères correspondantes, et par le grand nombre de qu'elles présentent quelquefois, celles du membre inférieur particuli

Lymphatiques.

Les *vaisseaux lymphatiques* sont fort inégalement distribués dans les portions de la peau : tandis que certaines régions de ce tégument sont de réseaux lymphatiques tellement serrés, qu'injectées au mercure, blent recouvertes d'une lame argentée continue, d'autres ne présent très-petit nombre de vaisseaux de cette nature. Ce sont encore les rég trouvent les papilles les plus nombreuses, la face palmaire des mains plantaire des pieds, qui tiennent la première place sous ce rapport ; l scrotum, celle du pavillon de l'oreille, des ailes du nez, fournissent des réseaux très-serrés.

Tous ces réseaux, placés dans la couche la plus superficielle du der

...ués par des vaisseaux pourvus de parois propres, ou ne représentent-...s lacunes entre les éléments de la peau? C'est une question que nous ...ons à l'occasion des vaisseaux lymphatiques en général.

...'il en soit, de ces réseaux superficiels partent des rameaux qui tra-...le derme, en y formant un réseau plus lâche, et qui donnent naissance ...ain nombre de petits troncs, lesquels cheminent dans le tissu cellu-...s-cutané.

...s de la peau, destinés principalement aux papilles nerveuses, sont ...plus nombreux que ces papilles sont plus multipliées. Ils cheminent ...ans le tissu cellulaire sous-cutané et s'y ramifient, pénètrent ensuite ...aréoles de la face profonde du derme et gagnent le voisinage du corps ..., pour y former des réseaux d'où partent les nerfs destinés aux pa-...outre, un certain nombre de fibres nerveuses se terminent dans les ...de la peau, dans les muscles lisses annexés aux follicules pileux et dans ...les eux-mêmes. Nerfs.

... des recherches récentes, il existe dans la peau un réseau de tubes ...dépourvus de myéline, réseau d'où partent des ramuscules qui se ... par des extrémités libres entre les cellules de la couche muqueuse ...rme, après avoir cheminé avec les vaisseaux des papilles vasculaires ...ans).

...uve sur beaucoup de nerfs cutanés, particulièrement sur ceux de la ...la main et de la plante du pied, au milieu du tissu sous-cutané, des ...les spéciaux, généralement désignés sous le nom de *corpuscules de Pa-*...ne manquent pas d'analogie avec les corpuscules du tact, bien qu'ils ...s volumineux et d'une structure plus complexe. Ils sont formés, en ...ne *série de capsules* emboîtées les unes dans les autres et dans l'axe ... chemine, entourée d'une petite quantité de liquide, une *fibre ner-*... provenant d'un rameau nerveux voisin; cette fibre se termine vers ... supérieure du corpuscule, en se divisant en deux ou trois branches, ...n bouton à leur extrémité. Les corpuscules de Pacini ont 1 à 4 mil-...de longueur; ils sont supportés par un court pédicule constitué par le ...ent de leurs capsules et logeant la fibre nerveuse destinée à chacun ...anes. On ignore encore leur destination : ceux qui siégent près de la ...raient être rattachés à l'exercice du tact; mais que penser des cor-...de Pacini qu'on trouve sur le trajet des nerfs du mésentère ou du ...iploon ? Corpuscules de Pacini.

CHAPITRE VI

DE LA LANGUE

...ue (1), organe du goût, que nous avons décrite précédemment (voy. ...de tous les organes des sens spéciaux, celui dont la structure a le

...que, par des expériences ingénieuses, on ait voulu prouver que diverses par-...cavité buccale, et plus particulièrement le voile du palais et ses piliers, sont ...s de recevoir l'impression de certaines saveurs, il n'en est pas moins certain ...gue est l'organe essentiel du goût.

plus d'analogie avec celle de la peau. Aussi la langue, en même tem
est l'organe du goût, est-elle un organe de tact et de toucher.

Le sens du goût réside dans la membrane papillaire.

Le sens du goût réside essentiellement dans la membrane papill
vêt la face supérieure de la langue. Nous avons vu que les éminences
qui occupent la base de la langue ne sont pas des papilles, mais de
les, et nous avons divisé les papilles proprement dites en papilles g
caliciformes, disposées en V à la base de la langue, et en papilles pet
peut subdiviser en papilles filiformes ou coniques et en papilles fon
La texture musculaire de la langue, qui semble n'avoir trait qu'à d
relatifs à la mastication, à la déglutition et à l'articulation des so
timement liée à la gustation, qui serait très-imparfaite, si la membr
tive ne pouvait pas être promenée sur les corps sapides. Une membr
laire étendue sur un organe musculeux très-compliqué, suscept
mouler, de glisser légèrement sur les corps ou de s'appliquer for
leur surface, membrane maintenue dans un état habituel d'humidité
à l'entrée des voies digestives : tel est l'appareil de la gustation.

Idée générale de l'appareil de la gustation.

La muqueuse linguale, très-épaisse sur la face dorsale de l'organe,
la partie moyenne de cette face, s'amincit vers les bords et vers les
et devient assez fine sur la face inférieure ; très-adhérente aux mus
jacents, elle n'est pas moins remarquable par sa consistance ferme, q
difficile à diviser par le scalpel

On trouve dans la membrane gustative, comme dans la peau, un
superficielle ou *épithéliale*, et une couche profonde ou *derme muqueu*

L'épithélium de la langue est différent sur la face supérieure ou
sur la face inférieure de cet organe. Sur la première, c'est un ép
pavimenteux stratifié, qui produit et même exagère, par les prol
qu'il fournit aux papilles filiformes, les saillies que forment ces papil
seconde, l'épithélium est lisse, et les papilles qui garnissent le derme
point jusqu'à la surface de la langue et ne font aucune saillie à l'e

Densité du chorion lingual.

Le *derme* ou *chorion* de la langue ne le cède en rien, quant à la densité,
cutané ; il reçoit les insertions d'un très-grand nombre de fibres mu
Il s'ensuit que la muqueuse linguale est extrêmement adhérente
charnu de l'organe et qu'elle peut éprouver non-seulement des mouv
masse, mais encore des mouvements isolés dans chacune de ses pa

Papilles linguales.

Les *papilles* qui hérissent la surface de la langue représentent le
pillaire de la peau à son summum de développement. Nous les avons
avec la bouche. (V. *Splanchn.*, p. 42 et suiv.)

Leurs nerfs.

Les *nerfs* des *papilles*, avant de pénétrer dans leur intérieur, for
plexus dans le tissu sous-muqueux ; leur présence dans les papilles de
est bien plus facile à démontrer que dans les papilles cutanées. Ordin
5 à 10 tubes nerveux à double contour pénètrent dans une papille
les papilles fongiformes en reçoivent un plus grand nombre. Tous ces
divisent en plusieurs branches dans leur trajet intra-papillaire. Les tr
plus récents permettent de croire que les nerfs de la langue n'aboutis
à des corpuscules analogues aux corpuscules du tact des papilles cuta
vant Axel Key, les ramifications des tubes nerveux gustatifs se termin
de petits organes spéciaux, en forme de bâtonnets, situés entre les ce
théliales et munis, sur leur face libre, de prolongements filiformes fa
lie à la surface de la langue.

...eaux *et nerfs de la muqueuse linguale*. Les *artères* qui se ramifient dans ...ueuse linguale sont des branches de l'artère *linguale*; après s'être divisées ...tomosées au-dessous de cette membrane, elles envoient des vaisseaux ..., en forme d'anse, dans chacune des papilles.

Artères de la muqueuse linguale.

...eines qui naissent des papilles se réunissent à leur base en un réseau à ... serrées, d'où partent un nombre assez considérable de petites veinules. ...i se dirigent en arrière et en dedans et, arrivées au niveau des papilles ...rmes, se réunissent successivement pour former un ou deux troncs de ... côté, lesquels se portent transversalement en dehors et se jettent dans ...aire interne. Outre ces veines dorsales, il existe, dans les parties latérales ...ngue, un certain nombre de veinules qui se portent transversalement en ... et se terminent dans les veines ranines.

Veines.

...ymphatiques de la muqueuse linguale, forment un réseau serré sur les ...iers antérieurs de la face dorsale et des bords de la langue, en avant ...illes caliciformes. En arrière de ces papilles, les vaisseaux lymphatiques ...s-rares.

Limphatiques.

...erf *glosso-pharyngien*, ou nerf de la neuvième paire, se distribue prin...ment à la partie postérieure de la muqueuse linguale; le *nerf lingual*, ... volumineuse de la cinquième paire, se ramifie dans ses deux tiers ...urs; le *nerf laryngé supérieur*, enfin, branche du pneumogastrique, ... constamment à la base de la langue un filet destiné à la partie de ...ueuse située près de l'épiglotte. J'ai vu une fois le *nerf facial* envoyer ...ngue un rameau assez considérable; d'ailleurs, la *corde du tympan* se ...ns la langue, vers sa face dorsale. Il faut ajouter, enfin, des filets du ...nd *sympathique*, qui suivent l'artère linguale et émanent du plexus ...rotidien.

La langue est très-abondamment pourvue de nerfs.

Le nerf laryngé supérieur envoie constamment à la base de la langue un filet.

Le nerf facial y envoyait un rameau dans un cas particulier.

...est celui ou quels sont ceux de ces nerfs qu'on doit considérer comme ...ustatifs ? Ce sont évidemment ceux qui se distribuent aux papilles lin... A ce titre, depuis Galien, le nerf lingual était regardé comme le nerf ... Ce nerf, en effet, pénétrant la langue par ses bords, s'épanouit en ra...qui se portent verticalement en haut, gagnent la membrane papillaire ...tribuent seulement à la moitié antérieure ou libre de la langue. Le nerf ...haryngien, d'autre part, va se rendre aux papilles caliciformes. Il paraît ...atomiquement démontré que le nerf lingual et le nerf glosso-pharyn...nt les nerfs gustatifs de la langue.

Le nerf lingual et le nerf glosso-pharyngien sont les nerfs gustatifs.

CHAPITRE VII

...ORGANE DE L'ODORAT OU DE L'OLFACTION

...ne *de l'odorat*, destiné à nous faire connaître certaines particules vola...s'échappent des corps, est situé à la face, comme d'ailleurs tous les ...ciaux, dans deux grandes cavités creusées, en quelque sorte, dans ...ur de la portion moyenne de cette dernière, à l'entrée des voies res...es, au-dessus de la cavité buccale et, par conséquent, de l'organe du ...ec lequel il a tant de points de contact. Double, quoique situé sur la ...édiane, l'organe de l'odorat comprend :

Sa situation.

Ses parties constituantes.

1° Deux cavités anfractueuses, séparées par une cloison verticale et qui se prolongent, par des arrière-cavités, dans l'épaisseur de plusieurs os du crâne et de la face; ces deux cavités, qui portent le nom de *fosses* sont tapissées par une membrane muqueuse molle et spongieuse, la sur laquelle se déposent les molécules odorantes et qui constitue la sentielle de l'appareil de l'olfaction;

2° Un appareil extérieur, destiné à protéger l'organe olfactif, à le dans des conditions d'humidité favorables à ses fonctions et à diriger vers la région de l'organe qui est douée de la sensibilité olfactive : cet extérieur, espèce d'auvent protecteur, est le *nez* proprement dit.

I. — DU NEZ.

Position. Le *nez* représente une pyramide triangulaire dont la base regarde ment en bas; espèce de chapiteau saillant à la partie moyenne de la telle sorte que l'organe de l'odorat est, de tous les sens spéciaux, est le plus antérieur.

Variétés de forme. L'étude des variétés de forme et de volume qu'il présente appartient peintres plutôt qu'aux anatomistes, car ces variétés influent bien plus physionomie que sur l'exercice des fonctions (1).

Faces latérales du nez. Les faces latérales du nez présentent, vers leur tiers inférieur, une demi-circulaire, à concavité inférieure, qui limite l'*aile du nez* (*alæ* c'est de cette rainure que part, le *sillon naso-labial* des séméiologistes. faces latérales constituent, en se réunissant à angle, le *dos du nez*, rectiligne, convexe ou concave, suivant les sujets, et détermine en grande les formes nationales ou individuelles de cet organe. On appelle *lobe du nez* l'éminence arrondie, quelquefois limitée par un sillon superficiel termine inférieurement le dos du nez.

Dos du nez.

Lobe du nez.

Racine et base du nez. Le sommet de la pyramide ou la *racine* du nez est séparée de la bosse par une rainure transversale. La *base* du nez présente deux orifices ou semi-lunaires, à grosse extrémité postérieure, et qui forment l'o inférieure ou l'entrée des *narines*. Ces orifices, horizontalement dirigés et en dehors, séparés l'un de l'autre par une cloison antéro-postérieure *sous-cloison*, sont garnis à leur pourtour de poils roides ou *vibrisses*, arrêter les corpuscules qui voltigent dans l'air (2).

Le nez limite deux petites cavités appelées *narines*, qui se continuent arrière, avec celles des fosses nasales et leur servent en quelque sorte tibule.

Direction des narines. La *direction* des narines atteste la destination de l'homme à l'attitude car, dans l'attitude quadrupède, le dos du nez eût seul été dirigé vers odorants. La situation des narines au-dessus de l'orifice buccal explique aucune substance alimentaire ne peut être introduite dans la cavité

(1) Il n'en est pas de même des altérations de forme qui résultent de certaines dies, telles que la syphilis : souvent ces altérations produisent une anosmie

(2) Cette destination des vibrisses est surtout démontrée dans les maladies que, la respiration étant extrêmement fréquente, les corpuscules atmosphériques humectés s'attachent à ces poils à la manière d'une poussière. Souvent la des narines donne l'éveil au praticien sur la gravité des maladies.

...été préalablement soumise à l'exploration de l'organe de l'odorat.

...du nez. Le nez présente une charpente solide, servant de support ...es parties qui le composent, et des muscles destinés à les mouvoir; ...tu, à l'extérieur, par la peau, à l'intérieur, par une membrane mu... ...il reçoit, enfin, des vaisseaux et des nerfs. Texture.

...pente du nez. La charpente du nez comprend une *portion osseuse*, une ...rtilagineuse et une *portion fibreuse*. Charpente osseuse;

...ortion osseuse occupe la partie supérieure de l'organe; elle est consti... ...les os propres du nez et par les apophyses montantes des os maxillaires ..., les uns et les autres fortement appuyés sur le frontal, qui les sou... ...*Ostéologie*, p. 125 et 136).

...tre os, en se réunissant, forment une voûte dont les divers diamètres ...nt de haut en bas et qui est soutenue, à sa portion moyenne, par la ...ticale de l'ethmoïde. Très-épaisse en haut, où elle s'articule avec le ...a charpente osseuse du nez s'amincit de plus en plus et se termine par ...tranchant, concave, qui donne attache aux cartilages latéraux du nez.

...ortion cartilagineuse du nez prolonge en bas et la cavité limitée par la ...osseuse et la cloison des fosses nasales; elle comprend : 1° les *cartilages* ...*du nez*, auxquels on peut joindre 2° le *cartilage de la cloison*; 3° les *carti*... ...*narines* : en tout, cinq cartilages. Ajoutez à cela des noyaux cartilagi... ...rmédiaires à ces derniers et au cartilage de cloison (1). Cartilagineuse;

...te de cette structure que, inflexible en haut, le nez est flexible à sa par... ...ne et extrêmement mobile inférieure... ...position qui a le triple avantage de ...les fractures de la portion la plus ...te du nez, de permettre des mouve... ...dilatation dans les orifices, en même ...la solidité de la partie la plus supé... ...plus étroite des fosses nasales assure ...bre à l'air atmosphérique et une pro... ...cace à la membrane fondamentale de ...le l'odorat.

Fig. 406.

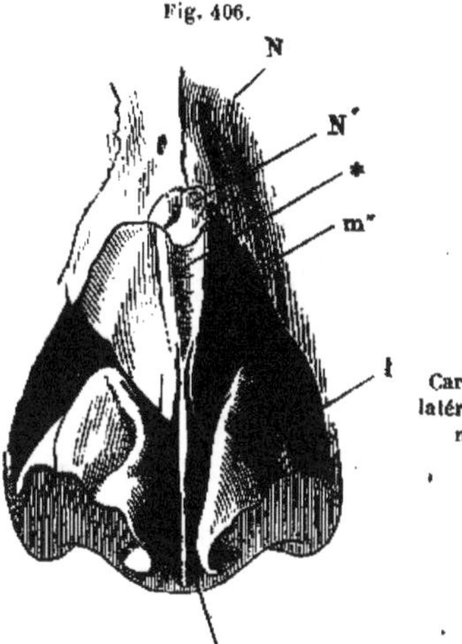

Cartilages du nez, vus par la face antérieure (*).

...*lages latéraux du nez*. Triangulaires, ...leur bord antérieur, qui est épais en ...s le cartilage de la cloison, et formant ...un angle aigu, qui constitue le dos du ...sorte de rainure superficielle, sensible ...ravers la peau, se voit sur la ligne de ...s bords antérieurs des cartilages laté... ...406). Le *bord supérieur* de ces carti... ...ni aux os propres du nez par du tissu ...é qui leur donne une assez grande ...Leur *bord inférieur*, convexe, répond, ...au cartilage de l'aile du nez; en arrière, au tissu fibreux qui remplit Cartilage latéral du nez.

(*) ...pres du nez. — N', os internasal de Mayer. — m', cartilage de la cloison. — m'', carti... ...nez. — l, cartilage de la narine.

(1) ...ni a décrit dans le nez onze cartilages, sans doute parce qu'il a considéré ...ant de cartilages distincts de très-petits noyaux cartilagineux (*cartilagines sesamoideæ*) développés accidentellement dans l'épaisseur du tissu fibreux.

Modes d'articulation des bords du cartilage latéral du nez.

les vides des cartilages. Les cartilages latéraux du nez sont intime[...] sur le dos de cet organe, avec le cartilage de la cloison ; en sorte q[...] rait considérer ces trois pièces cartilagineuses comme ne formant [...] cartilage. Mais quelquefois elles ne sont unies entre elles que pa[...] chondre.

La portion la plus épaisse du cartilage latéral du nez est en h[...] avant.

Cartilages des narines.

2° *Cartilages des narines* (*cartilagines alares* seu *pinnales; fibro-ca[...] ailes du nez*, Bichat). Un seul cartilage, de chaque côté, est destiné [...] nez, au lobule et à la sous-cloison ; il représente une lame irrégulièr[...] en ellipse et entourant l'extrémité antérieure de l'orifice inférieur de[...] Nous lui considérerons deux branches, l'une externe, l'autre interne[...]

Branche externe.

La *branche externe* ou *pinnale proprement dite* du cartilage des narines [...] est généralement décrite, mais à tort, comme appartenant à l'aile du [...] est située au-dessus de cette dernière, si bien que son bord inférieur [...]

Fig. 407.

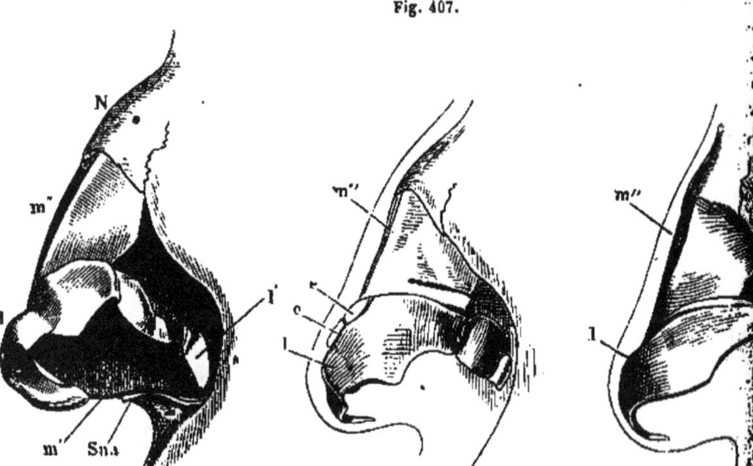

Cartilages du nez, vus de profil (*).

sillon curviligne qui limite supérieurement l'aile du nez. Nous [...] l'aile du nez est essentiellement constituée par un repli de la peau, [...] seur duquel sont contenues des fibres musculaires très-remarqu[...] branche externe est plus large que l'interne. Elle atteint sa plus [...] teur en avant, où son bord supérieur recouvre le bord inférieur [...] latéral ; elle diminue beaucoup de largeur en arrière, pour se te[...] pointe à la base de l'apophyse montante du maxillaire supérieur. Le [...] rieur est uni au cartilage latéral du nez au moyen d'un tissu fibreux, [...] à cette branche de jouer facilement, soit sur le cartilage latéral [...] cartilage de la cloison. Cette branche a des faces irrégulières, comme [...]

(*) N, os du nez. — *Sna*, épine nasale antérieure. — *m'*, cartilage de la cloison. — *m''*, [...] ral. — *l*, cartilage de la narine. — *e, e*, cartilages supplémentaires.

présentent souvent des entailles, qui peuvent même diviser le carti-
sieurs fragments.

he *interne* du cartilage des narines (*cartilage mobile de la sous-cloison*), e, mais moins haute que la branche externe, se trouve sur un plan elle représente une bandelette allongée dont la face interne, verticale, la branche interne du côté opposé ; elle est séparée supérieurement, rnière, par le cartilage de la cloison, qu'elle déborde en bas. Les deux internes sont unies l'une à l'autre par un tissu cellulaire assez lâche, sse mobiles l'une sur l'autre et qui permet de pénétrer entre elles artilage de la cloison, sans les intéresser en aucune manière. La terne ne se prolonge pas jusqu'à l'épine nasale antérieure : elle se rusquement, à une certaine distance de cette épine, par une saillie ncée, surtout chez quelques sujets, saillie souvent inégale des deux soulève d'une manière sensible la muqueuse de l'entrée des narines en partie l'inégalité des orifices de ces cavités. Au point de réunion nche interne et de la branche externe, c'est-à-dire au sommet de la écrite par chaque cartilage des narines, ce cartilage s'élargit et s'ex- rière, pour constituer le lobule du nez. Les deux sommets des carti- ssent, en avant, le bord antérieur du cartilage de la cloison, et con- uls le sommet du nez, qui est divisé llon médian plus ou moins marqué, à leur intervalle (*, *fig.* 408). **Branche interne ou cartilage de la sous-cloison.** **Excavation du lobule du nez.**

Fig. 408.

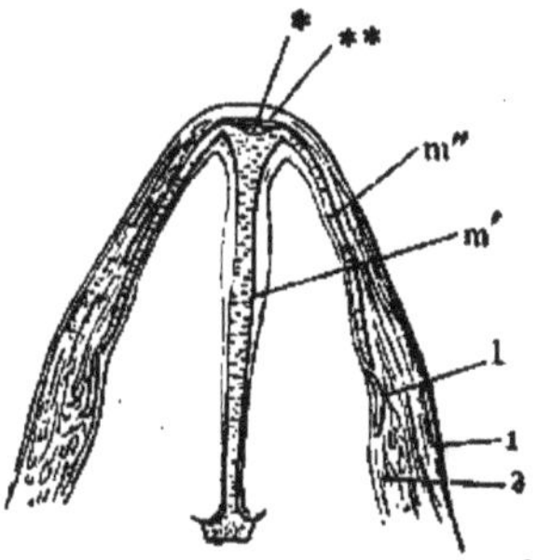

Section de la portion cartilagineuse du nez, suivant un plan parallèle à l'orifice antérieur des fosses nasales osseuses (*).

s des cartilages des narines sont iné- écoupés et comme festonnés. Le bord de la branche interne est recouvert de la sous-cloison ; le bord supérieur le bord inférieur du cartilage de la angle ouvert en haut.

s *cartilagineux* (*cartilages sésamoïdes* s). Entre les cartilages des narines et de la cloison, au niveau du lobule voit, de chaque côté, un tubercule ux (*e,e, fig.* 407), qui semble n'avoir jet que de favoriser les mouvements ur la cloison. **Tubercules cartilagineux.**

vent les cartilages que nous venons sont interrompus dans leur continuité par des scissures au milieu se trouvent d'autres tubercules cartilagineux sésamoïdes. On en ujours le long du bord supérieur de la branche externe des carti- rines (*fig.* 407).

ge *de la cloison*. Il complète la cloison des fosses nasales, en rem- tervalle triangulaire laissé, en avant, par la lame verticale de l'eth- vomer. Il est constitué par deux parties : l'une large et libre, c'est éralement décrite ; l'autre étroite, qu'on peut appeler *prolongement* *tilage* et qui est contenue dans l'épaisseur de la portion osseuse n, entre les deux lamelles du vomer. **Cartilage de la cloison.**

1mm,5, de forme triangulaire à angle antérieur tronqué, placé

ge de la cloison. — *m''*, cartilage latéral. — *l*, cartilage de la narine. — 1, peau. — 2. ez.

Portion libre du cartilage de la cloison. Ses faces et ses bords.

de champ comme la cloison osseuse, le cartilage de la cloison 1° *deux faces*, recouvertes par la pituitaire, ordinairement planes, concaves et convexes en sens opposés ; 2° un *bord supérieur et* répond au dos du nez ; dans sa rieure, ce bord se continue avec les latéraux ; dans sa moitié inférieure, convexe et situé entre les deux narines, qui le débordent un peu ; *supérieur et postérieur*, qui est épais et rugueux, et qui s'unit int bord, également épais et rugueux, verticale de l'ethmoïde. Le mode d' bord a lieu, non par articulation, tinuité de tissu, à la manière des costaux avec les côtes ; 4° un *bord* est reçu dans l'intervalle des deux vomer ; cette réception est extrêm fonde. Comme les deux lames du vo tent d'autant plus l'une de l'autre examine plus antérieurement, le pondant du cartilage va s'épaississ saillie, quelquefois très-considérable l'extrémité inférieure de la cloison ou l'autre narine, saillie telle qu' imposer pour un polype.

Fig. 409.

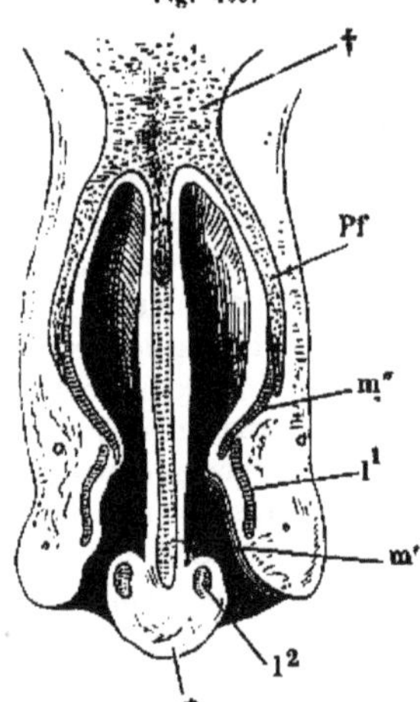

Section verticale et transversale du nez ; surface de section antérieure.

Prolongement caudal du cartilage de la cloison.

Si l'on examine avec attention l'angle rentrant que la lame perp de l'ethmoïde forme avec le vomer, on verra qu'au niveau de cartilage de la cloison envoie un prolongement considérable, en for delette, qui remplit l'intervalle des deux lames du vomer et s'avance jusqu'au rostrum du sphénoïde. Cette bandelette cartilagineuse est contenue dans l'épaisseur de la portion osseuse de la cloison, au partie moyenne ; son *bord supérieur* est mince et comme dentelé, son *rieur* est épais et arrondi. Les deux nerfs naso-palatins sont cont même canal osseux que le cartilage et placés de chaque côté (1).

Charpente fibreuse.

c. Portion fibreuse. Tous ces cartilages sont unis entre eux et à osseuse du nez par une membrane fibreuse, qui n'est elle-même q gement du périoste de cette dernière. Cette membrane, simple da valles qui séparent les diverses pièces de la charpente ostéo-cartil dédouble au niveau des cartilages, pour les recevoir dans son épai servir de périchondre. Il résulte de cette disposition que le nez, fix sa partie supérieure, devient souple et mobile dans sa portion inféri

Couche musculaire du nez.

B. *Couche musculaire du nez.* Elle est située sous la peau, à laquelle

(*) †, Section de la racine osseuse du nez. — Pf, apophyse montante du maxillaire sup tilage de la cloison. — *m"*, cartilage latéral. — *l¹*, section de la branche externe du car nes. — *l²*, section de la branche interne de ce cartilage. — *, sous-cloison.

(1) Le cartilage de la cloison et son prolongement caudal, qui n'est autre portion du vomer non envahie par l'ossification, représentent assez exactem forme, un papillon dont les ailes seraient rapprochées.

..., et comprend (1) : 1° les *pyramidaux*, languettes charnues qui font ...rontal et recouvrent la partie supérieure du dos du nez ; 2° le *transverse* ...*ulaire du nez*, qui recouvre la partie moyenne de cet organe; 3° le *pinnal* ..., qui appartient essentiellement à l'aile du nez ; 4° le *pinnal radié*, qui se ... sous-cloison et à la partie postérieure de l'aile du nez. Nous devons ...outer à cette couche musculaire le faisceau nasal d'origine de l'élévateur ...al et de l'élévateur profond de l'aile du nez et de la lèvre supérieure.

Couche cutanée.

...*he cutanée.* La peau qui répond aux os du nez et aux cartilages latéraux ...te aucun caractère particulier; elle a peu d'épaisseur, elle est mobile, ...due. La peau qui répond aux ailes du nez et au lobule est très-épaisse ...ent dense qu'elle crie sous le scalpel et qu'on avait admis des cartilages ...isseur des ailes du nez. Or, nous avons fait remarquer que les car...s narines ne se prolongent pas dans l'épaisseur des ailes du nez, ... sont essentiellement constituées par une peau très-résistante, qui se ...n dedans d'elle-même au niveau de l'orifice des narines.

... du nez est garnie de petites *papilles* peu développées et de *poils* très-... est remarquable par le grand développement des *follicules sébacés*, ... des follicules pileux rudimentaires, qu'on y rencontre. L'orifice de ...les, qui plongent dans le tissu sous-cutané, se manifeste chez un grand ... individus par des points noirs, qui ne sont autre chose que la matière ...einte par la poussière. C'est cette matière sébacée qu'on peut faire ...s la forme de petits vers par une pression latérale. Il existe également ...eau du nez des glandes sudoripares très-petites, mesurant 0mm,15 ...en diamètre.

... se réfléchit au niveau des ouvertures des narines, pour s'appliquer à ... et se continuer ensuite avec la pituitaire. Il suit de là que l'aile du ...entiellement constituée par un repli de la peau, dans l'épaisseur duquel ...nues des fibres musculaires très-remarquables, qui expliquent les ...ts de dilatation et de resserrement de ces orifices, soit pour les be... respiration, soit pour l'expression des passions. La peau réfléchie ...ncore les caractères du tissu cutané dans la partie de la face interne ...u nez, qui est garnie de poils. Au-dessus de cette partie, qui comprend, ... toute la face interne de l'aile du nez, et, en dedans, une lisière non ...sidérable de la cloison, l'épiderme cesse brusquement et la peau ré...end immédiatement tous les caractères des membranes muqueuses.

Structure musculaire de l'aile du nez.

...*rane pituitaire.* La *membrane pituitaire* ou *muqueuse olfactive*, *mem*...*chneider* (2), est une membrane fibro-muqueuse, qui tapisse les fosses ...ns toute leur étendue et qui se prolonge, en subissant de notables ...ons de texture, dans les cellules et sinus qui viennent s'ouvrir dans ...

Configuration des fosses nasales revêtues de la pituitaire.

... par la pituitaire, les fosses nasales présentent une configuration ... quelques égards de celle qu'elles offrent sur le squelette. Un grand ... trous et de conduits sont bouchés par la membrane, plusieurs sont

(1) ...*ologie*, t. II, p. 233.

(2) ...der, Conrad Victor (*de Catarrho*), a attaché son nom à cette membrane, parce ...mier, réfuté victorieusement l'erreur des anciens, qui faisaient descendre ...es du cerveau le produit des sécrétions nasales. Le nom vulgaire de rhume ...est encore un vestige de cette erreur.

rétrécis; les rugosités de la surface des cornets sont en quelque sort- lées. En outre, la muqueuse, en se réfléchissant sur elle-même, form

Fig. 410.

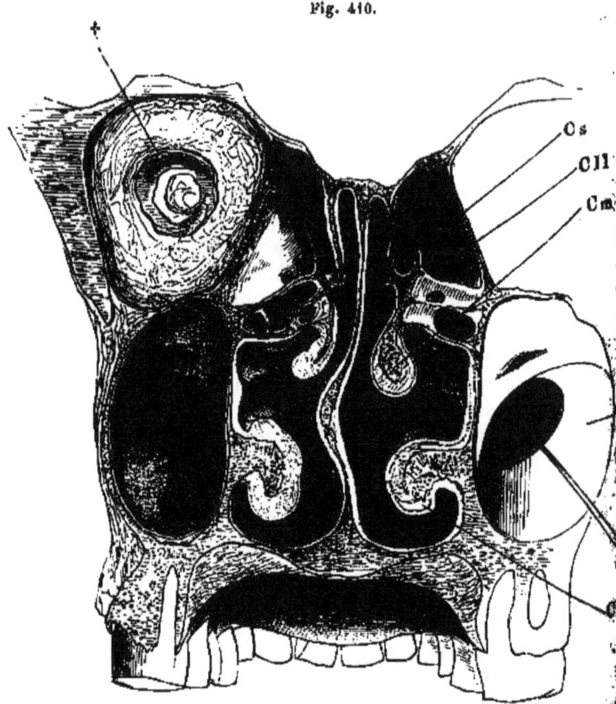

Section verticale et trasversale des fosses nasales; surface de section ant-

dont les uns prolongent les cornets et dont les autres rétréciss- moins les orifices de communication des sinus et cellules avec les fos-

Trajet de la pituitaire. I. ***Trajet de la pituitaire.*** Tirant son origine de la peau réfléchie de poils qui tapisse la surface interne de la narine, la pituitair- nue, sans ligne de démarcation, avec la muqueuse du pharynx, palais, de la trompe d'Eustache et du canal nasal. Voici, du reste, larités les plus remarquables qu'elle présente dans son trajet sur les fosses nasales.

Disposition de la pituitaire à la voûte des fosses nasales. 1° A la *voûte* des fosses nasales, la pituitaire tapisse, en avant, les du nez, la lame criblée de l'ethmoïde, dont elle ferme tous les trou- que les vaisseaux et nerfs qui traversent ces trous pénètrent la mu- sa face externe. En arrière, elle couvre le corps du sphénoïde et, niveau de l'orifice du sinus sphénoïdal, elle forme, avant de pénét- sinus, un repli qui rétrécit singulièrement cet orifice et lui donne arrondie ou celle d'une fente verticalement dirigée, située à la partie et antérieure du sinus.

(*) +, Section de l'orbite. — *Cs*, cornet supérieur. — *Cm*, cornet moyen. — *Ci*, cornet in- cellules ethmoïdales. — *Sm*, sinus maxillaire. — * stylet passant du sinus maxillaire nasale.

la *paroi externe* des fosses nasales, la pituitaire revêt un grand nombre ..., que nous examinerons de bas en haut :

Sur la paroi externe.

...s le *méat inférieur*, à la partie antérieure et supérieure de cette cavité, ...ontre l'orifice inférieur du canal nasal ; elle forme, autour de cet ori-

Valvule semi-lunaire de l'orifice inférieur du canal nasal.

Fig. 411.

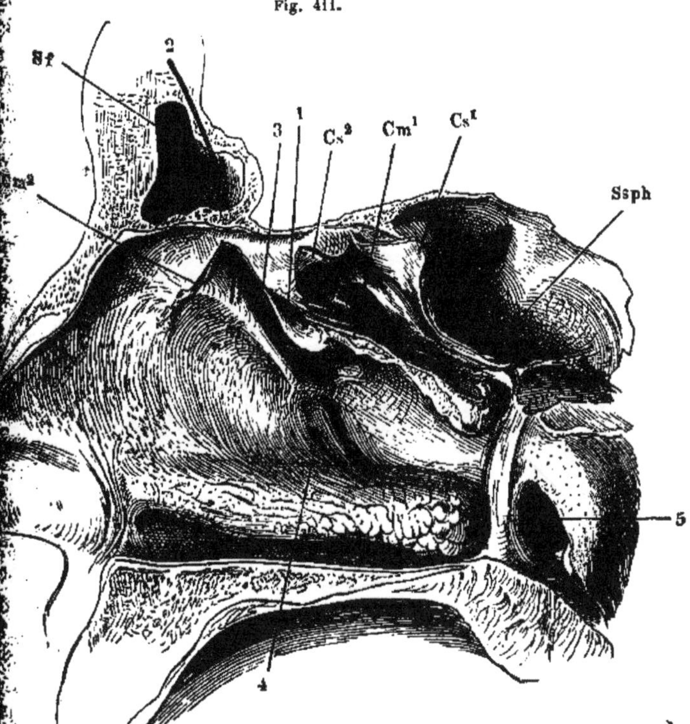

Paroi externe des fosses nasales (*).

...repli valvulaire à bord libre semi-lunaire, qui prolonge le canal nasal ...moins, suivant les sujets ; en sorte que, chez ceux qui ont cette valvule ...loppée, on est quelquefois embarrassé pour découvrir l'orifice inférieur ...nasal, même lorsque le cornet inférieur est relevé ou brisé. On con-...ntre, que chez ces mêmes individus le cathétérisme du canal nasal par ...inférieur doive presque nécessairement déchirer cette valvule. Du ...rieur la pituitaire se réfléchit sur le *cornet inférieur*, qu'elle pro-...un repli en avant, et surtout en arrière. C'est sur ce cornet inférieur ...uitaire présente sa plus grande épaisseur.

...s le *méat moyen*, la pituitaire fournit trois prolongements destinés au

...levé le cornet moyen. — *Cm*¹, *Cm*², bord où se fixait le cornet moyen. Le cornet supérieur ...par une section verticale et renversé des deux côtés (*Cs*¹, *Cs*²), pour rendre visibles les orifices ...ethmoïdales supérieures. — Sf, sinus frontal. — *Ssph*, sinus sphénoïdal. — 1, orifice des ...moïdales inférieures. — 2, stylet qui conduit du sinus frontal dans le méat moyen. — ...communication constant du sinus maxillaire avec les fosses nasales. — 4, orifice de com-...son constant entre ces cavités. — 5, ouverture pharyngienne de la trompe d'Eustache.

sinus maxillaire, aux cellules ethmoïdales antérieures et au sinus fr[illegible] revêt, à la partie antérieure de ce méat, l'*infundibulum*, dirigé obliq[illegible] avant et en haut, dont l'extrémité supérieure s'ouvre dans le sinus [illegible] qui présente à son extrémité inférieure une ampoule ou dilatation,

Fig. 412.

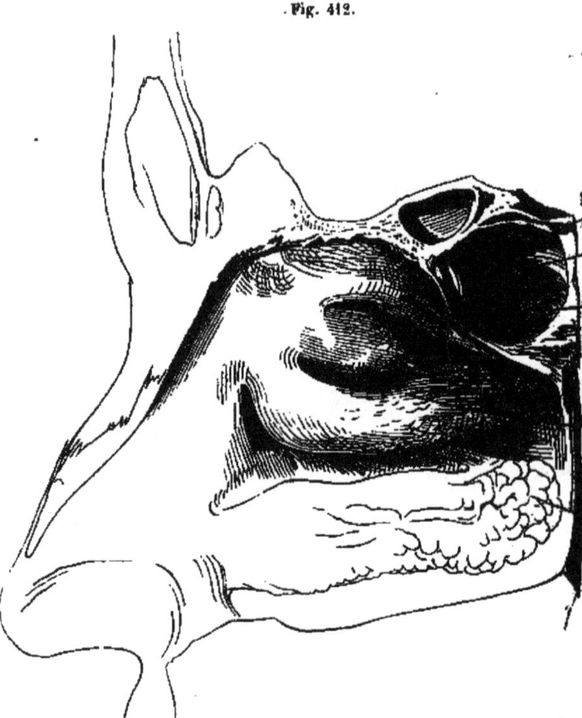

Paroi externe des fosses nasales (*).

Variétés dans la situation de l'orifice du sinus maxillaire.

quelle se voit le plus ordinairement l'*orifice du sinus maxillaire*. Cet [illegible] bien loin d'offrir le même aspect que sur le squelette : il a la forme [illegible] allongée, qui, vue du côté du sinus, paraît circulaire ; il répond à [illegible] supérieure et interne de cette cavité et se trouve, par conséquent [illegible] conditions très-défavorables pour évacuer au dehors le liquide qu[illegible] s'accumuler dans le sinus. Cet orifice est ordinairement le seul qui [illegible] muniquer le sinus maxillaire avec les fosses nasales ; quelquefois on [illegible] un second, au niveau de la partie moyenne du bord adhérent du [illegible] rieur. Le vaste orifice qui, sur l'os maxillaire supérieur isolé, existe [illegible] de la base du sinus maxillaire, mais qui, sur la tête intacte, est rétré[illegible] rablement, en arrière, par l'os palatin, en bas, par le cornet inférieur, [illegible] en général, complétement fermé par la pituitaire ; dans quelques cas [illegible] trouve à ce niveau un orifice circulaire extrêmement petit.

(*) Les cornets supérieur et moyen (Cs et Cm) ont été divisés suivant leur longueur. — [illegible] rieur. — Ssph, sinus sphénoïdal. — *, orifice de communication entre ce sinus et les fosses [illegible]

...fundibulum la pituitaire se prolonge dans les cellules antérieures de ...de, dans les sinus frontaux et dans le sinus maxillaire. En soulevant ... moyen, on voit dans le méat moyen, qu'elle rétrécit singulièrement, ...lle considéra-...limite en haut ...bulum et qui ...à une grande ...e l'ethmoïde. ... cette saillie, ...elle se moule ... moyen, que ... souvent, en ... une ouver-... communique ...e grande cel-...en avant, une ...ieurs ouver-...ui communi-... directement ... cellules eth-... antérieures ...ieures.

Anomalies dans les ouvertures du méat moyen.

Fig. 413.

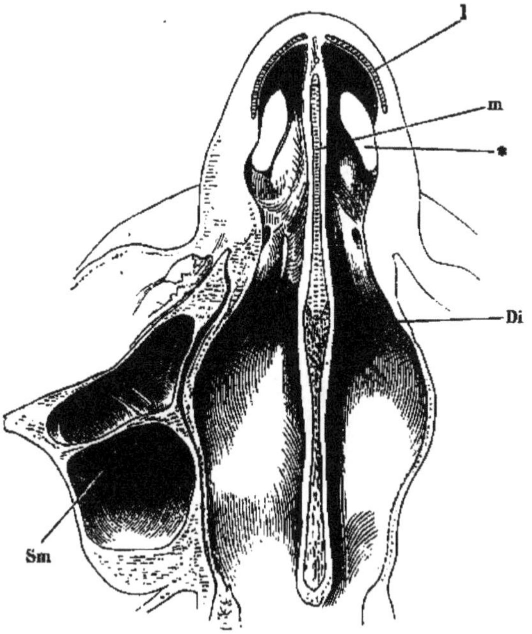

Section horizontale des fosses nasales, immédiatement au-dessus du plancher; surface de section inférieure (*).

...cornet moyen, ... prolonge un ...tout en ar-... pituitaire se ...ns le *méat su-*... d'où elle en-... prolongement ... cellules du ...périeur et postérieur de l'ethmoïde, par un orifice unique ou multiple. ...sieurs fois rencontré quatre ou cinq ouvertures communiquant avec ...e cellules postérieures de l'ethmoïde, lesquelles, dans ces cas, ne ...iquaient nullement entre elles; j'ai même vu une cellule ethmoïdale ...sur le cornet supérieur. La pituitaire s'enfonce dans toutes les cellules ...ales et dans les sinus frontaux, soit directement, soit médiatement, ...e ne pénètre en aucune manière dans le trou sphéno-palatin, qu'elle ...au contraire, complétement. Elle tapisse le cornet supérieur, la surface ...ière qui est en avant de ce cornet et qui répond aux cellules ethmoï-...érieures, et la gouttière qui se trouve en arrière.

Anomalie dans les ouvertures du méat supérieur.

...la *cloison*, la pituitaire, régulièrement étalée, est remarquable par son ..., plus grande en haut qu'en bas et qui ne le cède qu'à celle de la por-...cette membrane qui revêt le cornet inférieur. Adhérente au squelette ...ison, elle peut cependant en être détachée assez facilement.

De la pituitaire sur la cloison.

... le *plancher* des fosses nasales, la pituitaire revêt les os qui le com-...se déprime et fournit un prolongement en cul-de-sac au niveau du

(*) ...lage des narines. — *m*, cartilage de la cloison. — *, orifice des fosses nasales. — *Di*, entré... ...sif. — *Sm*, sinus maxillaire.

conduit palatin antérieur et supérieur (canal incisif), de chaque côté cloison, prolongement qui, en général, ne dépasse pas la portion moyenne ce conduit, mais qui, dans quelques cas, s'ouvre sur la muqueuse palatine un orifice étroit situé sur un petit tubercule muqueux, en arrière des incisives moyennes (1).

Structure de la pituitaire.

II. *Structure de la pituitaire.* La muqueuse pituitaire, dont la surface molle, rouge et criblée de trous, par lesquels on peut exprimer une quantité de mucus, est intimement unie, par sa surface adhérente, au périoste et au périchondre qui revêtent les os et les cartilages des fosses nasales, est-elle rangée parmi les membranes *fibro-muqueuses.*

Ses deux portions.

La muqueuse qui tapisse les fosses nasales doit être divisée en deux portions, l'une supérieure, dans laquelle se distribuent les ramifications nerfs olfactifs et qui constitue la *muqueuse olfactive* proprement dite; inférieure, qui ne reçoit filet de ces nerfs et à laquelle peut, à l'exemple de K réserver le nom de *mem* *Schneider.* La limite qu ces deux portions n'est p nette ; elle se trouve à p au niveau du bord infé cornet moyen, aussi bie cloison que sur la paroi

Fig. 414.

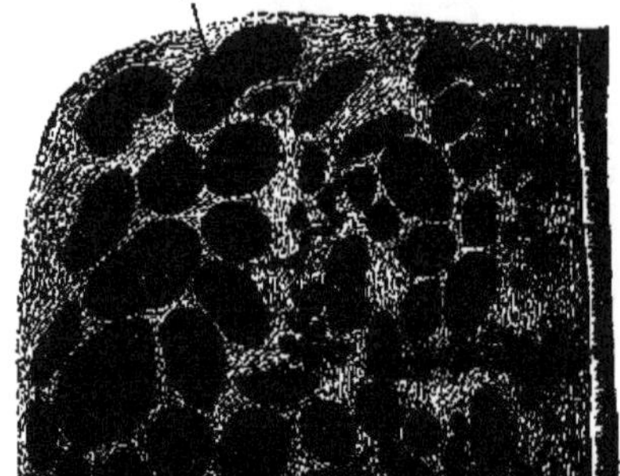

15/1

Section transversale de la muqueuse du cornet inférieur, dont les vaisseaux ont été injectés (*).

Portion inférieure ou membrane de Schneider.

a. La *portion infé* la pituitaire ou *mem* *Schneider*, rosée ou mêm suivant le degré de co des vaisseaux, est trè dans les fosses nasale ment dites, surtout sur la et sur le cornet inférieu atteint plus de 4 millim paisseur, les vaisseau vides de sang. Cette é augmente encore lorsqu jection distend les nombreux vaisseaux veineux qui parcourent la me et lui donnent un *véritable aspect érectile.* Sa surface présente un velouté ou mamelonné, dû à de petites anses vasculaires qui s'élè réseau veineux. On y distingue de nombreux *orifices glandulaires*; plupart sont visibles à l'œil nu et donnent à la muqueuse l'appare crible. Ces orifices sont de différentes grandeurs : les plus considéra

(*) 1, épithélium. — 2, muqueuse proprement dite et section des veines. — *, ramuscules **, glandules.

(1) Chez beaucoup de mammifères, deux canaux muqueux, correspondant aux incisifs, établissent une communication entre les fosses nasales et la bouche connus sous le nom d'organes de Stenson, du nom de l'anatomiste qui en a fait verte. Il faut les distinguer de l'organe de Jacobson, tube membraneux et car placé entre le vomer et la pituitaire et qui communique avec les canaux de Ste

...mètre d'un grain de millet; les plus petits, situés entre les premiers, ne ...ent être vus qu'au moyen d'instruments grossissants.

...membrane de Schneider est formée d'un *derme muqueux*, recouvert d'un ...lium et renfermant de nombreuses *glandes* dans son épaisseur. Structure.

...ithélium qui couvre la membrane de Schneider est partout un *épithélium* ...e *stratifié*, offrant une assez grande analogie avec celui qui tapisse le ... Il est composé de *cellules* pâles, finement granulées, dont les plus su...lles mesurent 0mm,06 en longueur et sont garnies, à leur surface libre, ...*vibratiles*, qui déterminent un courant dirigé d'avant en arrière, et dans ...ités accessoires, vers leurs orifices de communication avec les fosses ...s. Épithélium.

...*derme muqueux* est formé de tissu conjonctif fibrillaire, renfermant de nom... éléments celluleux, mais ...ue complétement dépourvu ...ents élastiques. Derme.

...*glandules* contenues dans ...eur de ce derme sont ...ement nombreuses. Ce ... *petites glandes en grappe*, ...me arrondie ou allongée, ...nt étendues profondément ...les plexus veineux. Com... d'un nombre plus ou ...considérable de lobules, ...onnent naissance chacune ...nduit excréteur commun, ...vre à la surface de la mu... par un orifice arrondi, ...iamètre variable. La plu...cependant, sont visibles à ... Souvent ils prennent ...nd développement à la ...antérieure et inférieure ...ses nasales, en avant des ... Sur un sujet j'ai vu cette ...de la muqueuse présen...e apparence caverneuse. ...ire défaut d'une manière ... dans les prolongements ...membrane de Schneider ... aux cavités accessoires ...es nasales, ces glandes y sont cependant infiniment moins nombreuses : ...a rencontré sur le plancher du sinus maxillaire, dans le sinus sphé...au pourtour de son orifice, et dans les cellules ethmoïdales. On a pré...n avoir vu également dans le sinus frontal. Glandes.

Fig. 415.

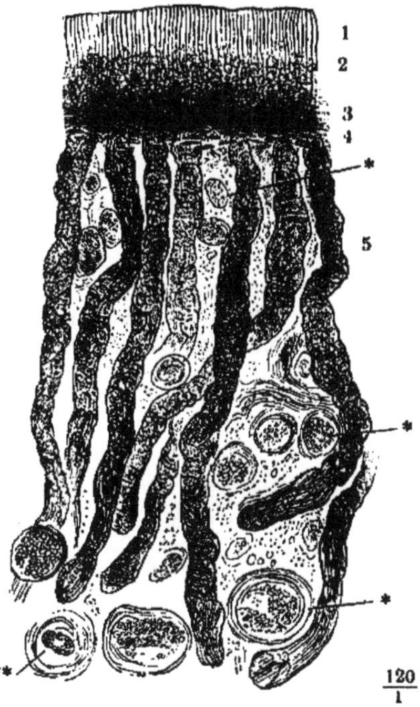

1 2 3 4 * 5 * * ** $\frac{120}{1}$

Section de la muqueuse olfactive du mouton (*).

(*) ...ouche transparente de l'épithélium, répondant aux portions prismatiques des cellules cylin...— 2, couche granuleuse. — 3, couche profonde de cellules allongées, perpendiculaires à la ...la muqueuse. — 4, derme muqueux, avec ses noyaux en bâtonnet. — 5, glandes au cœcum. ...ions de nerfs. — **, section d'une artère.

Portion supérieure ou olfactive. *b.* La *portion supérieure* de la pituitaire ou *muqueuse olfactive* propre[illegible] se distingue généralement de la portion inférieure, chez les anima[illegible] *couleur brun jaunâtre*, par son épaisseur plus grande, par son *épithéli*[illegible] ses *glandules*. Mais ces caractères, extrêmement tranchés chez cert[illegible] maux, le sont beaucoup moins chez l'homme, ou du moins sont sou[illegible] ce dernier, à des variations très-grandes, ce qui explique les résultats [illegible] dictoires auxquels les observateurs ont été conduits.

Épithélium. L'*épithélium* de cette région se fait remarquer par son altérabilité [illegible] qui ne permet de l'observer que très-peu de temps après la mort, [illegible] suppliciés, par exemple. Beaucoup plus épais que celui de la mem[illegible] Schneider, il se compose d'une couche unique de *cellules très-longues*, [illegible] *vues de cils vibratiles*, et de couches nombreuses de *petites cellules* [illegible] *sphériques*, reposant sur le chorion muqueux. Vues de face, ces cellules [illegible] une mosaïque régulière. L'extrémité adhérente des grandes cellules, [illegible] en pointe, s'avance profondément entre les petites cellules, jusqu'à la [illegible] du derme, et se divise ordinairement en deux ou plusieurs branches, [illegible] fois anastomosées entre elles. Ces grandes cellules renferment un *noyau* [illegible] occupant à peu près le milieu de la longueur de la cellule et entou[illegible] *substance granuleuse*, dans laquelle se distinguent une multitude de *gra*[illegible] *jaunâtres*, qui contribuent à donner à cette portion de la muqueuse sa [illegible] tion particulière.

Cellules olfactives. Il n'est pas rare de rencontrer, chez l'homme, des portions plus [illegible] étendues de la muqueuse olfactive tapissées d'un épithélium vibratile. Quelquefois même celui-ci la recouvre tout entière.

Autour des cellules épithéliales de la région olfactive, on rencontre, d'après les belles re-

Fig. 416.

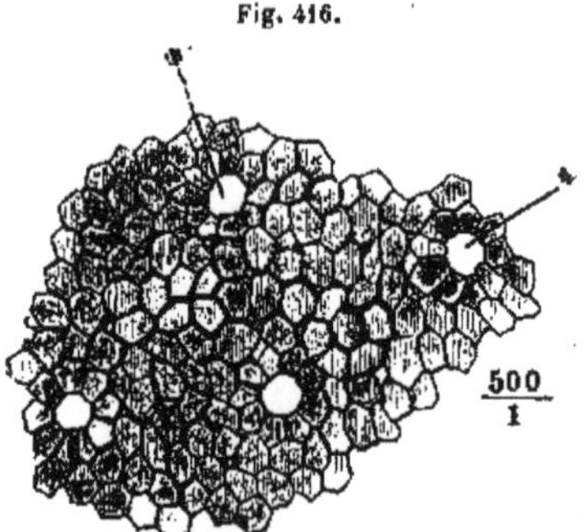

Épithélium de la muqueuse olfactive du mouton, vue par sa face libre (*).

Fig. 417.

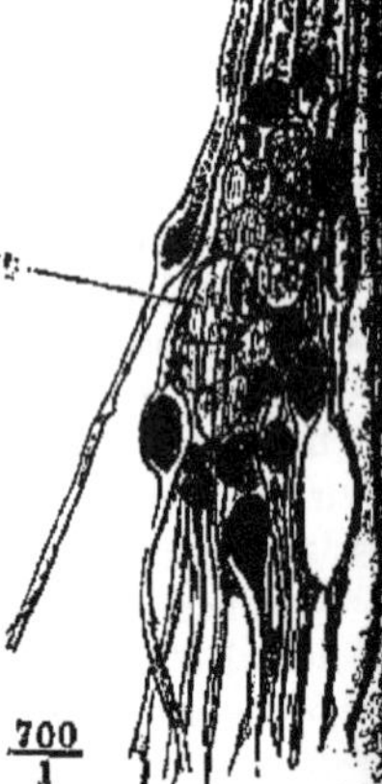

Éléments qui composent l'é[illegible] *de la muqueuse olfactive* [illegible] *traitée par une solution* [illegible] *d'acide chromique* (**).

cherches de Max Schultze, des organes spéciaux, dans lesquels se te[illegible] les ramifications des nerfs olfactifs et auxquels on a donné le nom de [illegible]

(*) *, Ouvertures des glandes.
(**) *, Gouttelette d'albumine.

Ce sont des éléments fusiformes, très-allongés, présentant à leur
moyenne un *noyau arrondi*, transparent, avec un *nucléole* distinct, et
ongeant en fibrille à leurs deux extrémités. Le prolongement externe,
ais, passe entre les cellules de l'épithélium et arrive jusqu'à la surface
ernier (*fig.* 417 et 419); le prolongement interne, bien plus mince, pré-
ne série de nodosités ou de renflements variqueux sur son trajet, et

Fig. 418.

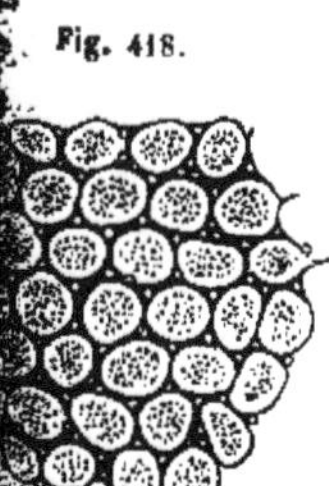

...n de la région olfac-
...cheval, vu de face.

Fig. 419 (*).

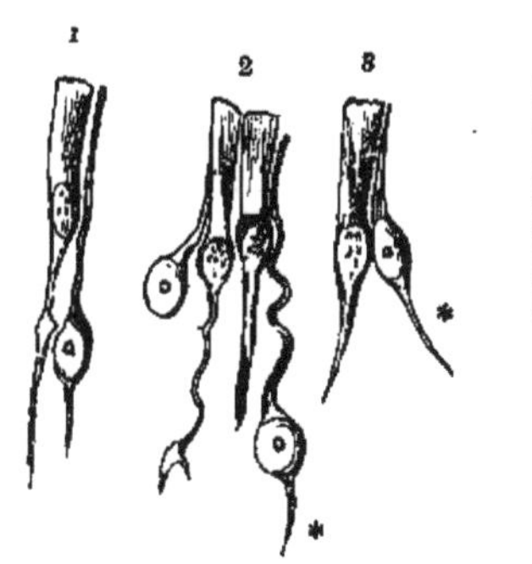

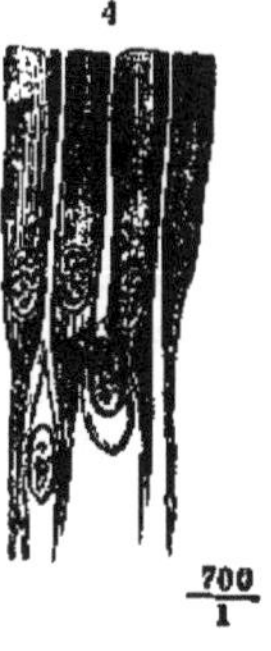

Éléments qui composent l'épithélium de la membrane olfactive du veau, isolés au moyen d'une solution de potasse (*).

e continuer avec les fibres du nerf olfactif. Les cellules et noyaux des profondes de l'épithélium de la région olfactive seraient donc les corps ules olfactives.

ndes de la muqueuse olfactive, *glandes de Bowman*, sont, chez les animaux, -de-sac allongés, légèrement onduleux, dont l'épithélium est formé de cellules arrondies, finement granulées, qui deviennent polygonales vers chure. Chez l'homme, ces glandes sont remplacées par des glandes en rès-allongées, rappelant fort bien les glandes de Meibomius. Glandes.

andes sont séparées les unes des autres par du tissu conjonctif ordi- qui se continue profondément avec le périoste et dans lequel cheminent seaux et les ramifications des nerfs olfactifs.

VAISSEAUX ET NERFS.

ères. La pituitaire reçoit un très-grand nombre de vaisseaux artériels, énètrent par plusieurs points et qui, d'ailleurs, émanent presque tous me source, de l'artère maxillaire interne; ce sont : la spléno-palatine, orbitaire, l'alvéolaire supérieure, la palatine et la ptérygo-palatine. s-unes viennent de l'artère ophthalmique : ce sont les sus-orbitaires et oïdales; d'autres viennent de la faciale : ce sont les dorsales du nez, de l'aile du nez et l'artère de la sous-cloison. Artères de la pituitaire.

nes. Le système veineux de la pituitaire est tellement considérable stitue dans l'épaisseur de cette membrane, ainsi que nous l'avons sorte de tissu érectile. Des réseaux à mailles serrées qui leur servent Veines de la pituitaire.

(*) ... 3, 4, diverses formes des cellules olfactives, accompagnées de cellules épithéliales.

d'origine partent des branches qui se portent dans diverses dire de la portion inférieure et antérieure du réseau naissent plusieurs volumineuses qui se dirigent en avant, vers les trous dont sont p os propres du nez ou vers la base de l'apophyse montante du ma qu'elles contournent, pour se jeter dans la veine faciale. D'autres br moins importantes, émergent de la partie supérieure de la pituitaire, tent en haut, traversent le trou borgne du frontal et forment l'origine du longitudinal supérieur. Il y a donc une communication entre ces veine sinus de la base du crâne, à travers le trou borgne. Quelques-unes se dans la nasale antérieure, branche d'origine de l'ophthalmique. Les plu sidérables, enfin, et les plus nombreuses, provenant de toute la région rieure de la pituitaire, se dirigent en arrière, vers le trou sphéno-palatin jettent dans le plexus veineux de la fosse zygomatique, dans les veines laire interne, faciale et ophthalmique; quelques petites veinules se jett le plexus pharyngien.

C'est pour recevoir les divisions artérielles et veineuses que la surface des fosses nasales, et plus particulièrement des cornets, présente ce spongieux qui la caractérise. A la vue des nombreux vaisseaux artériel neux que reçoit la pituitaire, on se rend facilement compte de la fréqu de l'abondance des hémorrhagies de cette portion du système muqueux

Vaisseaux lymphatiques.

3. *Vaisseaux lymphatiques.* Je ne connais que le réseau lymphatique ficiel. Pour l'injecter, il faut en quelque sorte égratigner la membr un tube à injection. J'ai déjà dit que c'est sur la pituitaire qu'en p

Son réseau lymphatique.

pour la première fois et par hasard, injecté le réseau lymphatique. seau, dont l'existence a été niée bien à tort par M. Sappey, a été in nouveau par Ed. Simon et ensuite par M. Panas (1); il couvre de ses les cornets, les méats et la cloison tout entière. Il donne naissance de côté, sur la pièce de M. Panas, à deux troncs qui se dégagent au ni pavillon de la trompe, traversent l'espace maxillo-pharyngien, passent en du bouquet de Riolan et vont se rendre dans un ganglion situé sur les p térales du pharynx, au-dessous et en arrière de l'angle de la mâchoire pièce de E. Simon, il existe également deux vaisseaux lymphatiques, d aboutit à un ganglion placé sous l'apophyse basilaire, l'autre à un gangli sous le muscle sterno-cléido-mastoïdien.

4. *Nerfs.* De même que tous les organes des sens spéciaux, la pitui pourvue d'un nerf spécial, appelé *nerf olfactif* ou *nerf de la première pa*

Du nerf olfactif.

entrer ici dans la description du nerf olfactif, qui nous occupera ailleu devons dire que ses branches, nées du bulbe olfactif, s'expriment, en sorte, à travers les trous et canaux de la lame criblée de l'ethmoïde, veloppant de gaînes fibreuses ou d'un névrilème stratifié; qu'elles p la pituitaire par sa face externe et qu'elles s'épanouissent dans so seur.

Ces branches se divisent en deux plans, l'un interne, destiné à la

Sa distribution.

l'autre externe, destiné à la paroi externe des fosses nasales. Le plan est constitué par une dizaine de branches, qui s'écartent en diverge se divisent chacune en *un pinceau* de rameaux et de ramuscules. externe se compose de six à huit branches seulement, qui occupent d'a

(1) Panas, *Thèse inaugurale.* Paris, 1860.

...es creusées sur la face interne des masses latérales de l'ethmoïde, et ...épandent ensuite sur le cornet supérieur et le cornet moyen, en se ra... de plus en plus et ...ant par leurs ana... des *plexus serrés*, ... disposition est es...ment différente de ...ue présentent les ...tions du plan in... On ne suit pas ces ... delà du cornet ... d'une part, et de la ...oyenne de la cloi... autre part. Aussi ... portion supérieure ...es nasales, qui est ... excessivement ... est-elle le siége ... de l'olfaction, tan... la portion infé... plus spacieuse, est ... à livrer passage à ... l'acte de la respi... à diriger le cou...rgé de principes ... vers les régions ...

Fig. 420.

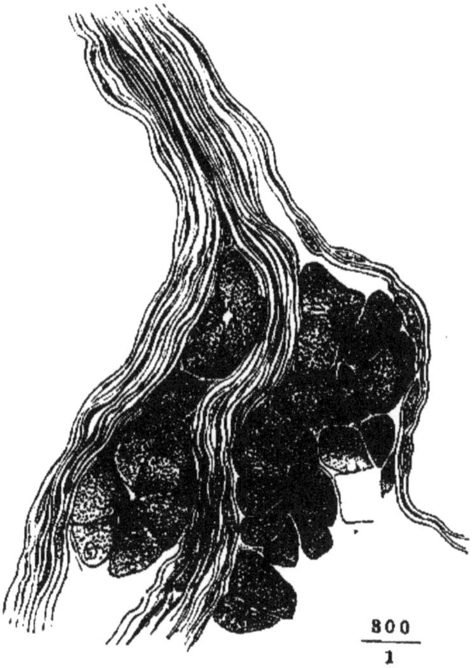

800/1

Section horizontale de la muqueuse olfactive du mouton (*).

...mifications du nerf ...ont d'autant plus ...on les observe plus ... la surface. Les ...rveux qui les composent sont remarquables par leur aspect parti...ui les fait ressembler aux tubes du grand sympathique; ils sont, en ...artir du bulbe, dépourvus de moelle nerveuse et, par conséquent, de ...oncés, et parsemés dans tout leur trajet de *noyaux allongés*, comme ... de Remak.

Caractères des tubes du nerf olfactif.

...ode de *terminaison* est encore peu connu. Ekhard et Ecker avaient ...que les extrémités des fibres olfactives étaient en connexion avec les ...pithéliales, et plus récemment M. Schultze a exprimé l'opinion qu'elles ...ent par les éléments qu'il a décrits sous le nom de *cellules olfactives*. ...e continuité n'a pas encore pu être observée directement.

Leur terminaison.

...ndamment de son nerf spécial, la pituitaire reçoit d'autres filets ner...viennent tous de la *cinquième paire*, savoir, de la branche ophthalmique ... par le filet ethmoïdal du rameau nasal et par le rameau frontal; du ...e supérieur, par le sphéno-palatin, le grand nerf palatin, le nerf vidien ...s dentaires antérieurs. C'est principalement à la membrane de Schnei...ont destinés ces filets : mais la *muqueuse olfactive* en reçoit également

Branches fournies par le nerf de la cinquième paire.

(*) ...voit des faisceaux nerveux et des sections transversales de glandes.

un certain nombre, qui se distinguent des ramifications du nerf ol[illegible] leurs contours foncés.

Les expériences des physiologistes modernes ont démontré que [illegible] de ces diverses branches de la cinquième paire était nécessaire pour [illegible] des fonctions olfactives. Il y a loin de cette manière de voir à celle [illegible] la sensibilité spéciale dans la cinquième paire.

CHAPITRE VIII

APPAREIL DE LA VISION

Situation. Les *yeux*, organes de la vision, sont situés à la partie la plus éle[illegible] face, d'où ils peuvent exercer au loin leurs fonctions exploratrices.

Ils sont au nombre de deux, mais, solidaires dans leurs fonctions, [illegible] sent, pour ainsi dire, à la manière d'un seul, bien que, par la vision [illegible] laire, nous acquérions des notions que ne peut nous donner la vue [illegible] seul œil.

Des parties accessoires de l'œil. Les yeux, protégés par les cavités orbitaires, dans lesquelles ils sont [illegible] sont recouverts par les *paupières*, que surmontent les *sourcils*. *Six muscl*[illegible] les entourent et leur impriment des mouvements de rotation dans tous [illegible] ce sont les *muscles droits et obliques de l'œil*. Une aponévrose très-rem[illegible] l'*aponévrose orbito-oculaire*, isole et suspend, en quelque sorte, l'œil à [illegible] antérieure de l'orbite. Un appareil de sécrétion, *appareil des voies la*[illegible] est destiné à lubrifier la surface antérieure du globe oculaire et à [illegible] l'exercice de ses fonctions.

L'étude de l'appareil de la vision comprend donc, indépendamment [illegible] lui-même, celle 1° des moyens de protection, cavités orbitaires (vo[illegible] LOGIE), paupières et sourcils; 2° des muscles, organes de locomot[illegible] l'aponévrose orbito-oculaire, organe d'isolement et de sustentation; 4° [illegible] lacrymales, organes de lubrifaction. L'ensemble de ces parties acce[illegible] l'organe de la vision a été désigné par Haller sous le titre de *tuta*[illegible] C'est par elles que nous allons commencer la description de l'app[illegible] vision.

A. **Parties accessoires.**

1. Sourcils.

Situation. Direction. Poils. Les *sourcils* sont deux éminences arquées, à concavité inférieure, [illegible] de poils roides et courts, dirigés de dedans en dehors et comme imbri[illegible] occupent le bas du front et limitent la paupière supérieure. Leur di[illegible] exactement la même que celle de l'arcade orbitaire. Leur saillie est [illegible] avec le développement des sinus frontaux : aussi est-elle plus gr[illegible] l'adulte et surtout chez le vieillard que chez l'enfant, chez l'homme [illegible] la femme. Les poils qui les recouvrent sont plus nombreux et plu[illegible] interne, qui porte le nom de *tête*, qu'à l'extrémité opposée, qui porte *queue du sourcil*. Leur couleur est habituellement la même que celle ux, ou plutôt elle est en rapport avec la couleur des yeux. C'est ainsi les cas de cheveux blonds coïncidant avec des yeux noirs, les sourcils airement noirs. Les têtes des sourcils sont séparées l'une de l'autre ervalle, qui répond à la racine du nez ; quelquefois, cependant, ces confondues. Tous ces poils sont munis de glandules sébacées qui dans leur follicule.

dans laquelle sont implantés les poils des sourcils est épaisse et très- Structure. nt unie à une couche musculaire formée par le *frontal*, l'*orbiculaire* llier, qui y prennent leurs insertions mobiles (voy. *Myologie*, t. I,). Ce dernier est sur un plan subjacent aux précédents. Les vaisseaux urciliers, émergeant par le trou sus-orbitaire, croisent perpendicu- l'arcade sourcilière, pour gagner la peau du front et le cuir chevelu. rbitaire et l'arcade sourcilière, répondant aux sinus frontaux, servent et de base aux sourcils.

es *du sourcil* proviennent 1° des branches sourcilière et nasale de Vaisseaux. ique ; 2° de la temporale. Les *veines sourcilières* ne suivent point le rtères et se réunissent, en dehors, à la temporale, en dedans, à la en bas, aux veines de la paupière supérieure, pour se jeter dans la le ou dans la veine ophthalmique. Les *vaisseaux lymphatiques* du dirigent en dehors et aboutissent aux ganglions parotidiens.

fort nombreux, viennent du facial et du trijumeau : les filets éma- Nerfs. mier appartiennent à la couche musculeuse ; les rameaux émanés appartiennent à la couche cutanée.

es sourcils, qui sont un des attributs de l'espèce humaine, protégent ceptent, en s'abaissant au-devant de lui, un grand nombre de rayons Ils servent, en outre, à empêcher la sueur qui coule du front de aupière supérieure et de là le globe oculaire. Ils concourent enfin ent à l'expression de la physionomie.

2. Paupières.

ières sont des voiles membraneux placés au-devant du globe de l'œil, vrent plus ou moins complétement, suivant qu'ils sont rapprochés

ières sont au nombre de deux : l'une *supérieure*, l'autre *inférieure*. ombre d'animaux possèdent une troisième paupière, rudimentaire me et qui se meut de dedans en dehors : on l'appelle *membrane cli-*

ées au pourtour de la base de l'orbite et unies entre elles par les orrespondantes de leur bord libre, les paupières se continuent par uperficielle, la supérieure avec la peau du front, l'inférieure avec oue.

e supérieure est limitée par le sourcil et par l'arcade orbitaire, qui Limites des paupières. xactement ; la limite de la paupière inférieure, moins nette, est mar- sillon qui la sépare de la joue et qui est situé un peu au-dessous du aire inférieur.

sions des paupières sont assez considérables pour fermer complé- Les paupières peuvent recouvrir le globe de l'œil. e de l'orbite et pour intercepter entièrement le passage des rayons lumineux. La hauteur de la paupière supérieure est beaucoup plus co que celle de la paupière inférieure ; la première mesure 22 à 25 milli seconde 10 à 13 millimètres.

Portion oculaire. I. *Conformation extérieure.* — La *face antérieure* ou *cutanée* présente que paupière, deux portions, séparées par un sillon ; l'une, voisine du et répondant au globe de l'œil, sur lequel elle est moulée, est soutenue rigide, *cartilage tarse*, qui l'empêche de changer de forme : c'est *oculaire* ou *tarsienne* de la paupière ; l'autre, qui correspond à l'orbite membraneuse, et se plisse avec une grande facilité : c'est la portion

Portion orbitaire. ou *membraneuse* de la paupière. Cette dernière n'est nullement forme de l'œil ; à la paupière supérieure, elle est concave en avant, bas et même transversalement ; quand celle-ci se soulève, la p taire forme un pli au-dessous duquel va se cacher la portion tarsien qui s'efface quand la paupière s'abaisse au-devant de l'œil ou quand tion frontale soulève le sourcil, devient permanent dans la vieillesse un des éléments de la physionomie à cet âge de la vie. Le sillon de entre la portion tarsienne et la portion orbitaire est peu marqué à inférieure, du moins dans le jeune âge.

La *face postérieure* des paupières, moins étendue que leur face est limitée par le cul-de-sac que la conjonctive palpébrale forme chissant sur le globe oculaire ; elle est concave et moulée sur la con dernier.

Le *bord libre* des paupières est concave quand l'œil est ouvert quand il est fermé. Leur longueur moyenne est d'environ 4 centim elle varie considérablement suivant les sujets. Il s'ensuit que l'espa dans lequel les paupières écartées laissent le globe de l'œil à déc dans le même sens ; c'est ce qui a motivé les expressions de *petits yeux*, qui ne se rapportent nullement aux dimensions réelles

Leurs bords libres ne sont pas taillés en biseau. lement aux dimensions apparentes du globe de l'œil. Le bord li pières a 2 millimètres d'épaisseur ; il est coupé carrément, et no comme on l'a cru, aux dépens de leur face postérieure, de manière à quand les paupières sont rapprochées, un espace ou canal trian serait complété en arrière par la surface du globe de l'œil, canal qu s'élargir de dehors en dedans pour conduire les larmes vers les point Ce bord forme avec la peau en avant, avec la conjonctive en arriè tantôt rectiligne, tantôt mousse ; il est couvert d'épiderme, et c'e de l'angle postérieur que la peau se continue avec la muqueuse. La que forment les bords des paupières rapprochées est située bien du diamètre horizontal du globe oculaire.

Ces bords offrent à leur lèvre antérieure une triple ou quadruple gulière de poils durs et roides, arqués, plus nombreux et plus lo pière supérieure qu'à la paupière inférieure, plus longs à la partie

Direction des cils. chaque paupière qu'aux extrémités : ce sont les *cils*. Leur directi quable : à la paupière supérieure, ils sont d'abord dirigés en ba recourbent en avant, puis en haut, en décrivant un arc de cercle supérieure ; le contraire a lieu pour la paupière inférieure. Il suit cils de l'une et l'autre paupière s'opposent leur convexité et que, sion de l'œil, ils se touchent sans pouvoir s'entre croiser jamais. cils se dévient et se renversent en dedans, leur contact avec la cor

...ites graves; lorsqu'ils manquent, les bords libres des paupières sont ...d'une inflammation chronique.

...e postérieure du bord libre de la paupière, ou plutôt l'angle de réunion

Série des orifices des glandes de Meibomius.

Fig. 421.

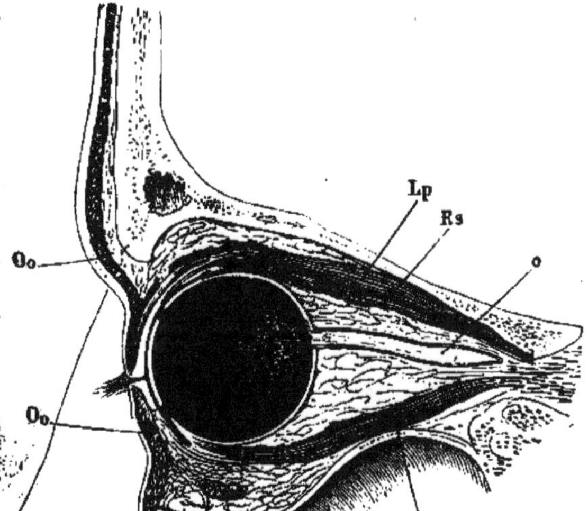

...verticale antéro-postérieure de l'orbite et des organes qu'elle contient, les paupières étant closes (*).

...avec la face postérieure de la paupière, présente une série assez ré... ...trous, au nombre de 30 à 40 pour la paupière supérieure, de 20 à 30 ...upière inférieure, et à travers lesquels la pression fait suinter une ...ébacée, provenant des glandes de Meibomius.

...union des cinq sixièmes externes avec le sixième interne, le bord libre ...paupière présente un tubercule très-remarquable, *tubercule lacrymal*, ...percé d'un trou visible à l'œil nu: c'est le *point lacrymal*, orifice du ...crymal correspondant. La portion du bord libre de la paupière qui ...ans du tubercule lacrymal, dont la longueur est de 5 à 6 millimètres, ...ince, arrondie, et garnie seulement de poils extrêmement fins; elle ...port avec la *caroncule lacrymale*.

Tubercules et points lacrymaux.

...e, la paupière supérieure ayant une hauteur à peu près double de ...nférieure, son bord libre abaissé descend au-dessous du niveau du ...ransverse de l'œil.

...lle *angles de l'œil*, ou mieux *commissures des paupières*, les angles que ...ar leur réunion, les extrémités correspondantes des bords libres des

Commissures des paupières.

...maxillaire. — *o*, nerf optique. — *Oo*, muscle orbiculaire des paupières. — *Lp*, releveur ...e. — *Rs*, *Ri*, muscles droits supérieur et inférieur. — *Oi*, muscle oblique inférieur.

paupières. L'angle externe, *commissure externe* ou *temporale*, connu nom de *petit angle* (*canthus minor*), est aigu et appliqué sur le globe ne répond pas à l'extrémité externe du diamètre transverse de la bite, mais de 5 à 7 plus en de la nécessit la comm terne, po l'extirpatio de l'œil. terne, *com terne* ou propreme *grand an* (*canthus* arrondi et bord pos l'apophyse de l'os ma périeur, à limètres en globe ocu situé da

Fig. 422.

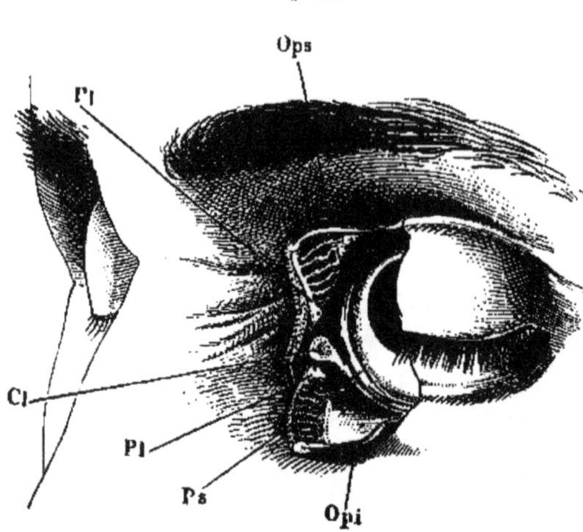

Paupières fendues verticalement; les moitiés internes sont renversées en haut et en bas (*).

un peu inférieur à celui de l'angle externe quand l'œil est ouv

Structure des paupières.

II. *Structure des paupières.* — Une charpente cartilagineuse, formée tilages tarses, une membrane fibreuse, une couche musculeuse, ments, l'un muqueux et l'autre cutané, des follicules, des vaisseau et du tissu cellulaire : telles sont les parties qui entrent dans la paupières.

Couche cutanée des paupières.

a. *Couche cutanée.* Remarquable par son excessive ténuité et par parence ; les *cils* en sont une dépendance. On trouve, au voisin libre et sur ce bord, de petites *papilles* coniques, ensevelies da muqueuse de l'épiderme, dont la couche cornée n'est point elles.

Des *glandes sudoripares* ordinaires, un peu plus grosses à la p rieure qu'à la supérieure, des *follicules pileux* peu développés, donn à des *poils follets* et auxquels sont annexées de petites *glandes pil* contrent dans la peau des paupières.

Couche celluleuse.

Une couche celluleuse extrêmement mince, remarquable par tissu adipeux dans toute sa portion oculaire, unit la peau à la co leuse.

Couche musculeuse.

b. *Couche musculeuse.* Elle mesure environ 1 millimètre d'ép formée par la portion palpébrale de l'orbiculaire (voy. t. II, p. traste par sa pâleur avec la portion orbitaire du même muscl rouge. Indépendamment de cette couche musculeuse, les paup

(*) *Ops*, *Opi*, portions palpébrales supérieure et inférieure de l'orbiculaire. — *Pl*, *Pl* supérieur et inférieur. — *Cl*, caroncule lacrymale. — *Ps*, pli semi-lunaire.

...trinsèque, l'élévateur de la paupière supérieure, dont le tendon, ...aponévrose, s'insère au bord supérieur du cartilage tarse, et un muscle ...cle *palpébral* (H. Müller), annexé à ce tendon. Le droit supérieur en-

Fig. 423.

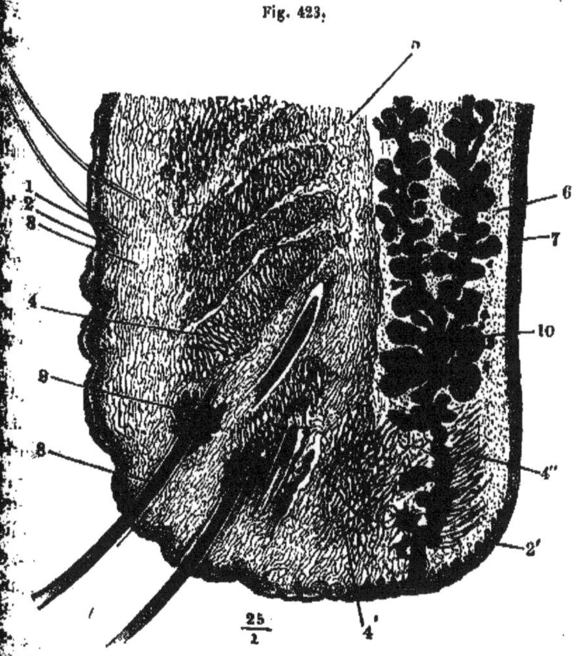

...téro-postérieure de la portion inférieure de la paupière supérieure (*).

...ent à la paupière supérieure, et le droit inférieur à la paupière ... une petite expansion aponévrotique.

...ges *tarses*. Semblables, pour leurs usages, à ces cylindres de bois ...ce au bas des tableaux pour les empêcher de se plisser, les cartilages ...nombre de deux, un pour chaque paupière, sont des lames cartilagi- ...viron 1 millimètre d'épaisseur, qui occupent la portion ciliaire des ... Le cartilage tarse supérieur, beaucoup plus considérable, est semi- ...mesure 1 centimètre de hauteur à sa partie moyenne. Le cartilage ...eur représente une petite bandelette dont la largeur uniforme est ...ètres. Leur face antérieure, convexe, est recouverte par les fibres ...orbiculaire, dont elle est séparée par un peu de tissu cellulaire très- ...face postérieure, concave, répond à la conjonctive, qui lui adhère inti- ...est dans l'épaisseur de ces cartilages que sont logés les follicules de ... Le bord adhérent des cartilages tarses est mince et donne attache à ...e fibreuse des paupières et à l'aponévrose orbitaire ; en outre, le ...ent du cartilage tarse supérieur, qui est convexe, reçoit l'insertion

Cartilages tarses.

...me. — 2, derme. — 3, tissu sous-cutané. — 4, muscle orbiculaire. — 4', 4", faisceaux de ...r à la surface muqueuse. — 5, tissu conjonctif lâche entre la couche musculeuse et le ... — 6, cartilage tarse. — 7, conjonctive palpébrale. — 8, cils. — 9, glande ciliaire. — ...Meibomius.

du tendon du releveur de la paupière supérieure. Leur bord libre, le bord libre de la paupière, est leur partie la plus épaisse et prés des orifices des glandes de Meibomius.

Les extrémités des cartilages tarses sont solidement fixées au rebo les internes par le tendon du muscle orbiculaire, les externes par d tendineux très-résistants qui s'insèrent un peu en arrière du bord cette cavité.

Structure des cartilages tarses.

Les cartilages tarses, de même que les ménisques intra- sont formés de *faisceaux* entre-croisés de *tissu conjonctif*, entre lesq contrent un petit nombre de fibres élastiques très-fines et une *cellules de cartilage* (*fig.* 424).

Couche fibreuse. Ligaments larges.

d. *Couche fibreuse. — Tendon du releveur* et *muscles palpébraux.* brane fibreuse, à laquelle on a donné le nom de *ligaments larg* pourtour de l'arcade orbitaire et vient s'insérer aux bords correspo cartilages tarses. Cette membrane, très-forte et très-résistante au la moitié externe de la base de l'orbite, diminue d'épaisseur au la moitié interne de cette base, surtout en dedans de la paupière où elle dégénère en tissu cellulaire.

Ligament de la commissure externe des paupières.

On peut appeler *ligament palpébral externe* cette portion épaissie d fibreuse horizontalement étendue de l'angle externe des paupières l'orbite. Ce ligament, qui se bifurque pour aller s'insérer à l'extrém de l'un et de l'autre cartilage tarse, représente assez bien, en dehors du muscle orbiculaire, qui se bifurque également, pour aller se r trémité interne des mêmes cartilages. Si l'on divise cette couche voit qu'il existe au-dessous d'elle des trousseaux fibreux extrêmemen qui naissent de la paroi externe de l'orbite, et qui viennent s'ép l'épaisseur de la paupière supérieure (1).

On trouve trois couches fibreuses bien distinctes dans les paupières.

Indépendamment de la membrane fibreuse propre, les paupières dans leur épaisseur : 1° pour la paupière supérieure, une deuxi formée par le tendon membraneux du muscle releveur de la pa rieure; 2° pour les deux paupières, un muscle lisse, qu'on peut dé le nom de *muscle palpébral;* 3° une troisième couche, formée par palpébrale de l'aponévrose orbito-oculaire. Les cartilages tarses même plan que la première couche fibreuse.

Le tendon membraneux du releveur de la paupière supérieure s portion charnue du muscle au bord adhérent du cartilage tarse su envoie, de chaque côté, une expansion qui se fixe au rebord orbitair

Muscles palpébraux.

Sur la face inférieure ou profonde de ce tendon s'étend un mu *muscle palpébral supérieur,* qui lui est intimement uni en arrière. Ce crit pour la première fois par H. Müller (2), est situé sur le prolong

(1) Ce trousseau fibreux a été parfaitement décrit par Tenon, sous le titr *ungulaire externe des paupières.* On sent distinctement, dit-il, ce ligament vivant, en appuyant un peu fortement le bout du doigt entre le bord d l'angle externe des paupières. Tenon a également mieux décrit qu'on ne l ligaments de l'angle interne des paupières. (*Mémoires sur l'anat.*, 1806

(2) M. Sappey s'en attribue la découverte. « Le *muscle orbito-palpébral* », qu'il lui donne, « *que j'ai découvert en* 1867, et dont *l'existence vient d'être* *H. Müller...* » (*Traité d'anat. descr.*, t. III, 1871, p. 677). Or, la note de

musculaires striées et s'étend, en avant, jusque près du bord convexe du cartilage tarse, sur les côtés, jusqu'au rebord orbitaire, où il prend des insertions. Ses fibres naissent entre les fibres striées et se terminent au voisinage du cartilage tarse par des tendons élastiques qui se fixent à ce cartilage ou se perdent dans le tissu fibreux. La longueur des fibres du muscle palpébral supérieur est d'environ 1 centimètre. Aux fibres longitudinales sont mêlées quelques faisceaux isolés dirigés transversalement, parallèlement au bord du cartilage tarse. — La face profonde du muscle est en rapport avec la conjonctive dont la sépare le prolongement fourni à la paupière par la gaîne du droit supérieur.

Le muscle *palpébral inférieur*, moins développé que le supérieur, s'étend du cul-de-sac de réflexion de la conjonctive au bord inférieur du cartilage tarse, où il se termine également par des tendons élastiques. Ses fibres sont antéro-postérieures d'une manière générale, mais disposées en réseau.

Ces deux muscles, ainsi que l'ont prouvé les expériences de H. Müller sur les animaux et de R. Wagner sur un supplicié, sont sous la dépendance du grand sympathique, dont l'excitation au cou produit l'ouverture lente et soutenue des paupières, lorsqu'on les avait préalablement rapprochées.

Membrane muqueuse ou *conjonctive palpébrale*. La face postérieure des paupières est tapissée par une membrane qui recouvre aussi l'hémisphère antérieur du globe de l'œil. Cette membrane s'appelle *conjonctive, adnata*, parce qu'elle unit les paupières au globe de l'œil. Pour en faciliter la description, on peut supposer qu'elle part de l'angle postérieur du bord libre de la paupière supérieure, où elle se continue avec la peau; elle recouvre la face postérieure du cartilage tarse auquel elle adhère intimement, puis continue son trajet ascendant, en arrière du muscle palpébral supérieur, jusque sous l'arcade orbitaire. Là, elle se réfléchit sur la partie antérieure du globe oculaire, en formant entre celui-ci et la paupière supérieure un *cul-de-sac conjonctival supérieur*, revêt toute la partie antérieure de l'œil et se réfléchit une seconde fois sur la face postérieure de la paupière inférieure, en formant un *cul-de-sac conjonctival inférieur* analogue au supérieur. Devenue ascendante, la conjonctive tapisse la face postérieure de la paupière inférieure, revêt le cartilage tarse et se continue avec la peau. Conjonctive. Réflexion de la conjonctive.

On peut donc distinguer dans la conjonctive deux portions, la *conjonctive palpébrale* et la *conjonctive oculaire*.

En dedans du globe de l'œil, la conjonctive forme un petit repli semi-lunaire, à concavité dirigée en dehors et qu'on peut regarder comme le vestige de la troisième paupière des animaux : on l'appelle improprement *membrane clignotante*. C'est une simple duplicature de la conjonctive, destinée à faciliter les mouvements de latéralité du globe oculaire, et qui s'efface en grande partie quand l'œil se dirige en dehors. Les deux feuillets qui la constituent ne sont séparés que par un peu de tissu conjonctif, dans lequel H. Müller a trouvé des fibres musculaires lisses. En dehors, la conjonctive s'enfonce profondément entre les paupières et le globe de l'œil, pour former un *cul-de-sac* externe remarquable. Au niveau des tubercules lacrymaux, elle pénètre Membrane clignotante. Cul-de-sac conjonctival externe.

antérieure à la prétendue découverte de M. Sappey (v. *Würzb. Werh.*, t. IX, et, chose singulière, M. Sappey y fait allusion dans sa communication à l'Académie des sciences (v. *Comptes rendus*, 1867, t. LXV, p. 678).

dans les points du même nom, pour aller tapisser les voies lacry continuer, par leur intermédiaire, avec la pituitaire.

La conjonctive n'est point une séreuse. La conjonctive représenterait un sac sans ouverture, comme les les paupières étaient réunies. Comme les séreuses, elle est destin deux surfaces qui glissent l'une sur l'autre, et, en effet, sa ténuité, rence, les adhérences filamenteuses qu'on observe quelquefois en faces contiguës, l'avaient fait rayer du nombre des muqueuses, pou parmi les séreuses. Mais sa continuité avec la peau, sa structure, qui occupent son épaisseur ou sa face profonde, doivent la fair parmi les membranes tégumentaires internes ou membranes muq

Face externe. Par *sa surface extérieure*, la conjonctive adhère, d'une part, à la rieure des paupières; d'autre part, à la face antérieure du globe adhérences sont très-intimes dans toute la portion palpébrale de la qui est fixée d'une manière invariable aux autres parties de la pau ont lieu, dans la région orbitaire des paupières, par l'intermédiaire che très-mince de tissu conjonctif serré, dans la région tarsienne, position d'une couche intermédiaire, de sorte que, sur une coupe, des tissus établit la limite entre le cartilage tarse et la muqueuse vre (*fig.* 424). Au niveau du cul-de-sac conjonctival et surtout dans la répond à la sclérotique, les adhérences de la conjonctive sont lâches et permettent des déplacements faciles et étendus de cette elles sont produites par des tractus de tissu conjonctif, mélangés de fibres élastiques et de quelques cellules adipeuses. Au pourtour de les adhérences redeviennent intimes, ou plutôt la couche fondam conjonctive, de même que la sclérotique, se continue avec le tissu cornée, tandis que son épithélium seul se prolonge au-devant de ce

Face interne. La *surface interne* ou libre de la conjonctive, incessamment hum produits de sécrétion des glandes conjonctivales et par les larmes, premier abord, un aspect lisse analogue à celui des séreuses. En y près, cependant, on reconnaît qu'au niveau des cartilages tarses est inégale, comme chagrinée, ce qui dépend de nombreuses dépr duisant dans de véritables glandes en tube. Dans la portion orbit pières, la surface de la conjonctive est irrégulière, mamelonnée, de nombreuses papilles qui soulèvent l'épithélium, surtout vers culs-de-sac.

Structure. Deux couches superposées constituent la conjonctive : une couche tale, ou *derme muqueux*, qui se continue avec le derme au niveau des paupières, et une *couche épithéliale*, qui se continue avec l'épide

Derme. Le *derme muqueux* de la conjonctive, dont l'épaisseur est d'envir compose d'une couche serrée de tissu conjonctif réticulé, dans les quel sont déposées une multitude de cellules analogues aux corp phatiques (*cellules lymphoïdes*). A sa surface, ce tissu, que Henle dés nom de *substance glandulaire conglobée*, est limité par une couche substance homogène supportant l'épithélium.

Papilles. La portion tarsienne de ce derme est dépourvue de *papilles* dites, si ce n'est vers le bord adhérent des cartilages, où l'on tr quelques petites saillies papillaires, enfouies complétement dans l'é ne faisant aucun relief à la surface de la muqueuse. Dans le reste jonctive palpébrale, on trouve de véritables papilles, en forme de

…non, soulevant l'épithélium et présentant en moyenne 0mm,2 de hau… …s papilles sont surtout développées au voisinage du cul-de-sac con… A la surface du globe oculaire, la conjonctive est lisse et dépourvue …les.

…*élium* de la conjonctive présente des caractères différents suivant les …on l'observe. L'épiderme de la peau se prolonge, en s'amincissant, …rd libre des paupières jusqu'à la lèvre postérieure de ce bord; là il se … avec un *épithélium pavimenteux stratifié*, qui occupe toute la portion …e des paupières. Cet épithélium, dont l'épaisseur est de 0mm,025 (Henle), …osé de 3 ou 4 couches de petites cellules, aplaties à la surface, sphéri… …s la profondeur; au delà du bord adhérent des cartilages tarses, il est …é par un *épithélium cylindrique stratifié*, qui mesure jusqu'à 0mm,08 d'é… Au niveau de la conjonctive bulbaire, enfin, on retrouve un *épithélium* …*eux*, de 0mm,06 d'épaisseur, et qui s'amincit de plus en plus à mesure …'approche de la cornée, sur laquelle il se continue et représente toute la …ve cornéenne. Épithélium.

…*ndes* annexées à la conjonctive sont de divers ordres: outre les *petites* …*sébacées* annexées aux follicules des cils, outre les glandes de *Meibomius*, …ns l'épaisseur des cartilages tarses, et la caroncule lacrymale, on dis… Glandes.

…*glandes en tube*, sortes de dépressions en cul-de-sac de la couche homo… Glandes en tube.

Fig. 424.

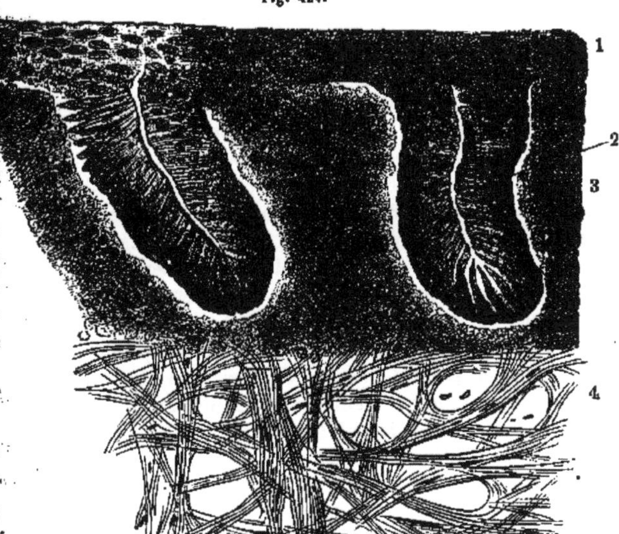

Section de la portion tarsienne de la conjonctive (*).

…derme muqueux, tapissées intérieurement d'un *épithélium cylindrique* …lier, dont les cellules tranchent nettement sur les cellules arrondies

…ithélium. — 2, glande au cæcum. — 3, muqueuse. — 4, tissu du cartilage tarse.

de l'épithélium superficiel. Ces glandes, qui sont très-nombreuses, l'épaisseur du derme muqueux; elles sont dirigées, en général, plus obliquement par rapport à la surface de la conjonctive, et mesurent, en 0^{mm},4 en longueur (*fig.* 424).

Glandes en grappe.

2° Des *glandes en grappe*, situées sous la muqueuse (glandes sous-vales[1], et qu'on rencontre en assez grand nombre (jusqu'à 20) au niveau de-sac conjonctival supérieur; il en existe moins à la paupière inférieure sont de petits grains glanduleux, de 0^{mm},1 à 0^{mm},5 de diamètre, de forme culaire ou sphérique, composés d'un certain nombre de lobules parfaitement analogues à ceux des glandes lacrymales, et donnant naissance à un petit excréteur commun, qui s'ouvre dans le cul-de-sac conjonctival. On les gnées aussi sous le nom de *glandules lacrymales accessoires*.

Glande lacrymale palpébrale.

3° La *glande lacrymale palpébrale*, séparée de la glande lacrymale orbitaire plusieurs trousseaux fibreux, qui occupe le côté externe de la paupière rieure et atteint le bord supérieur du cartilage tarse. Cette glande, loppée chez quelques sujets, est recouverte par une lame fibreuse assez et par la conjonctive, à travers laquelle ses granulations se manifestent renverse et qu'on tend fortement cette paupière. Du reste, cette glande

Ses conduits excréteurs.

mée par des grains juxtaposés, mais bien distincts, pourvus de conduits teurs, qui s'ouvrent en grande partie dans les canaux excréteurs provenant de la glande lacrymale orbitaire.

Glandes de Meibomius.

4° Les *glandes de Meibomius*, vrais follicules sébacés, situés sur la térieure des deux paupières, dans l'épaisseur des cartilages tarses, ment une série simple. Ces glandes se présentent sous l'aspect (*fig.* lignes jaunâtres, verticales et parallèles, tantôt droites, tantôt curvilignes font nullement relief à la face postérieure des paupières, et dont la mesurée, en général, par celle des cartilages. Quelquefois, cependant glande de Meibomius, arrivée au voisinage du bord adhérent du cartilage se réfléchit sur elle-même, pour se terminer, après un certain trajet, glandes voisines. Chacune de ces lignes, dont le nombre est de 30 à 40 paupière supérieure, de 25 à 30 pour la paupière inférieure, est constituée un canal rectiligne ou légèrement tortueux, de 0^{mm},1 de diamètre environ lequel viennent s'ouvrir, en affectant une disposition régulièrement alt nombre considérable de petites branches, terminées par un petit nombre

Chaque série des follicules s'ouvre dans un canal tortueux.

vésicules glandulaires. Tous ces canaux viennent eux-mêmes s'ouvrir lièrement près de la lèvre postérieure du bord libre des paupières, par gée d'orifices disposés suivant une seule ligne. On voit quelquefois canaux linéaires communiquer entre eux au niveau du bord adhérent cartilage tarse; d'autres fois, ils se bifurquent.

Structure.

Les glandes de Meibomius appartiennent à la classe des glandes sébacées sécrètent une matière grasse finement granulée. Un *épithélium pavimenteux* une *membrane propre* très-mince en constituent la paroi, qu'il est impossible séparer de la substance des cartilages tarses. C'est la cire des glandes bomius qui s'oppose à ce que les larmes coulent au-devant des paupières sécrétion surabondante et morbide porte le nom de *chassie*.

Caroncule lacrymale.

5° La *caroncule lacrymale*, petite éminence arrondie, occupant l'angle des paupières, en dedans du repli semi-lunaire de la conjonctive volume est celui d'un grain de blé. Interposée aux bords libres des dans cette espèce d'appendice du bord libre qui est intermédiaire à la

...terne et aux tubercules lacrymaux, la caroncule lacrymale occupe un ...stérieur à ces bords, en sorte que sa présence ne s'oppose pas à leur ... mutuel. Revêtue par un repli de la conjonctive, qui lui donne un aspect ...tre, elle présente à sa sur... grand nombre de per... lesquels on voit suinter ...pèce de cire, et plusieurs ...oils qui peuvent acquérir ...taine longueur et devenir ...d'ophthalmie. Pour bien ... orifices et les poils, tou...fonds et quelquefois très...aux, de la caroncule la..., il faut la couvrir d'une ... d'encre ou de solution ...min, et l'examiner ensuite ...pe. La caroncule limite, ...ans, un espace pyramidal ...sommet est en arrière et ...en avant, et que circon..., en dehors, le globe de ... haut, le bord de la pau...upérieure, en bas, celui ...paupière inférieure. Cet ... dans lequel les larmes ...ulent, est désigné sous le ... *lac lacrymal*; les points ...aux sont dirigés vers le ...rymal, où ils absorbent ...mes.

Procédé pour mieux voir les petits poils de la caroncule.

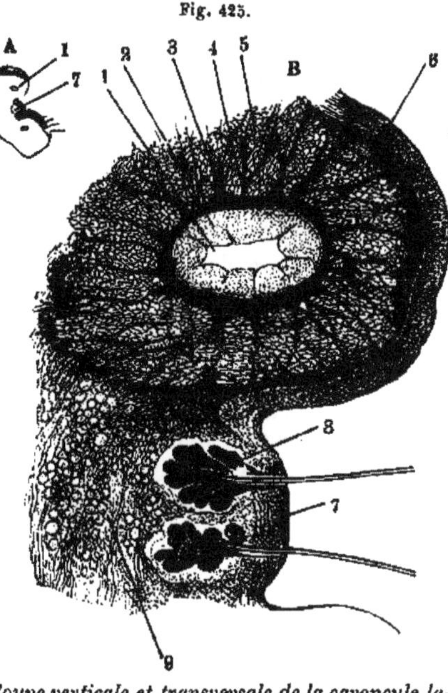

Fig. 425.

Coupe verticale et transversale de la caroncule lacrymale et des conduits lacrymaux : A, *grandeur naturelle ;* — B, *moitié supérieure grossie* (*).

Lac lacrymal.

...roncule lacrymale est constituée par un groupe de *follicules pileux,* au ... de quinze environ, dans lesquels viennent s'ouvrir de petites *glandes* ...lobulées; le tout est entouré d'une quantité notable de graisse.

...sseaux et nerfs des paupières. Les *artères* des paupières sont extrêmement ...euses; elles forment, pour chaque paupière, une arcade placée entre le ...orbiculaire et le cartilage tarse, à quelques millimètres du bord libre ...derniers.

Artères palpébrales

...rcades sont formées principalement par les *artères palpébrales*, branches ...hthalmique (v. t. III, p. 100 et 101), qui s'anastomosent, vers l'angle ex...es paupières, avec la *branche palpébrale* de la *temporale superficielle* (t. III, ...t la *branche palpébrale* de la *lacrymale* (t. III, p. 98), qui parcourent un ...exueux le long du bord adhérent des cartilages tarses et se ramifient ...couche musculeuse et dans la peau. En outre, les paupières reçoivent ...mifications de toutes les artères des régions voisines : de l'artère fron... haut, de la temporale antérieure, en dehors, de la faciale et de la na-

(*) ...ulière du conduit lacrymal. — 2, épithélium, couche superficielle à petites cellules. — 3, le ...uche profonde. — 4, propria. — 5, coupe transversale du faisceau du muscle orbiculaire pal... 6, conjonctive. — 7, revêtement conjonctival de la caroncule lacrymale. — 8, poils de la ... — 9, graisse.

sale externe, en dedans, de la sous-orbitaire et de la transversale de... en bas. Enfin, l'artère lacrymale et les ciliaires antérieures ou les mu... fournissent de nombreux vaisseaux à la conjonctive palpébrale et aux... de Meibomius.

Veines. Les *veines des paupières* naissent principalement des bords libres... forment deux réseaux séparés par le cartilage tarse. Le plexus veine... ficiel ou sous-cutané, situé au-devant du cartilage tarse, résulte des nom... anastomoses entre les veinules émanées des follicules ciliaires et de l... dules sébacées ; de sa périphérie partent une multitude de rameaux q... tour, communiquent entre eux par des anastomoses et se jettent, c... paupière supérieure, dans une arcade veineuse située au niveau du s... qui unit entre elles la veine temporale et la veine ophthalmique ; c... paupière inférieure, dans la veine faciale. Le plexus veineux sous-co... provient en grande partie de la conjonctive et fournit de petites bra... vont se jeter dans le tronc de la veine ophthalmique, après s'être ré... veines ciliaires antérieures et avoir traversé avec elles les insertions... cles droit supérieur et droit inférieur de l'œil.

Lymphatiques. Les *lymphatiques* des paupières proviennent de la couche cutanée... se jeter dans les troncs qui suivent le trajet de la veine faciale et ab... les uns, aux ganglions maxillaires, les autres, aux ganglions parotidie...

Nerfs palpébraux. Les *nerfs* des paupières viennent de trois sources : 1° du facial, ce... filets destinés à l'orbiculaire ; 2° des branches de la cinquième paire... les nerfs sensitifs qui se ramifient dans la peau et dans la conjoncti... grand sympathique, ce sont des filets qui se distribuent dans les musc... des paupières.

Tissu cellulaire. Une petite quantité de *tissu cellulaire* séreux unit entre elles les d... couches dont se composent les paupières. Ce tissu cellulaire, extr... ténu et presque entièrement dépourvu de graisse, est remarquable p... lité avec laquelle s'y infiltrent le sang, la sérosité, le pus.

Usages protecteurs des paupières. *Usages*. Les paupières protégent l'œil contre l'action de la lumiè... celle de l'air et des corpuscules qui y voltigent ; elles balayent, en... sorte, la surface de l'organe, sur lequel elles ont aussi pour office d... fluide lacrymal, autre manière de protéger le globe de l'œil contre l... l'air. Les paupières, en s'interposant entre l'œil et les objets extérie... tent l'exercice de la vision sous l'empire de la volonté. La présence de... lacrymale palpébrale explique pourquoi l'œil est resté humide et l... ont pu être sécrétées après l'extirpation de la glande lacrymale pr... dite.

3. Muscles de l'œil et releveur de la paupière supérieure.

Le globe oculaire se meut dans l'orbite comme la tête d'une énarth... sa cavité de réception. Ces mouvements, qui ont pour centre un point... l'axe optique, s'exécutent autour de l'axe vertical, de l'axe horizont... l'axe antéro-postérieur de l'œil, ce qui nécessitait six muscles, c'e... deux pour les mouvements autour de chaque axe.

Les muscles de l'œil sont, en effet, au nombre de six, et se disti... *droits* et en *obliques* ; il y a quatre muscles droits et deux obliques. No... rons, en même temps que ces muscles, le *releveur de la paupière* su...

également dans la cavité orbitaire et présentant des connexions fort ...s à celles des muscles moteurs de l'œil.

Préparation des muscles de l'œil.

...tion. Enlever la voûte de l'orbite par deux traits de scie qui se réunissent à ... sur le trou optique ; ...ntion à ce que le trait ...terne n'intéresse pas la ...rtilagineuse du grand ...et que le trait de scie ...asse au-dessus de l'apo...bitaire externe. Dissé...o de minutieuses pré...les insertions de ces ...u fond de l'orbite. Ces ...sont disposées suivant ...cles fibreux, dont l'un ...e nerf optique et l'autre ...oteur commun. Les in... qui ont lieu au-dessus ...optique tiennent à la ...e et au périoste, et nul...ux os ; celles qui ont ...essous de ce nerf tien...s fortement aux os. ...inférieur ou petit obli...e seul qui ne s'insère ...d de l'orbite. ...ien voir les *insertions antérieures* de ces ...il faut, à l'exemple de Tenon, les disséquer en écartant ou séparant les parties, ...les divisant avec le scalpel.

Fig. 426.

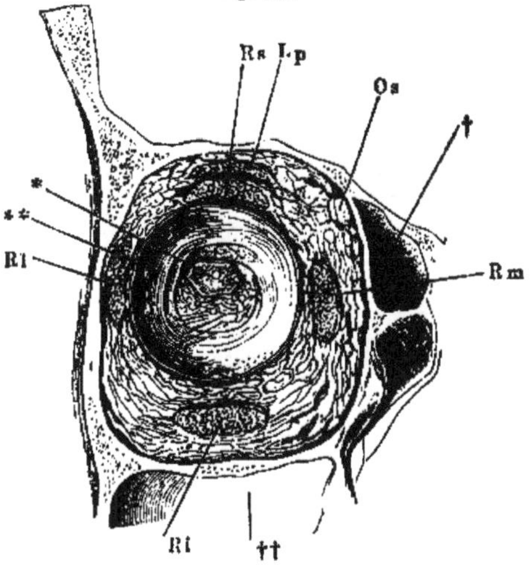

Section verticale et transversale de l'orbite, passant par l'équateur du globe oculaire ; surface de section postérieure (*).

...ceaux orbitaires des muscles droit externe et droit interne de l'œil avaient été ...par Zinn ; ceux des muscles droit supérieur et droit inférieur ont été indiqués .... Ces faisceaux, oubliés ou négligés par les anatomistes, ont dû être recherchés ...és à l'occasion de la strabotomie.

a. RELEVEUR DE LA PAUPIÈRE SUPÉRIEURE.

Origine.

...oup plus mince et plus étroit que le détroit supérieur de l'œil, qui lui ...cent, le *releveur de la paupière supérieure* (*orbito-palpébral*, Chauss.) naît du ...l'orbite, à la partie supérieure du pourtour du nerf optique, ou plutôt ...ne fibreuse que la dure-mère envoie autour de ce nerf. Cette origine a ... des fibres aponévrotiques courtes et radiées, auxquelles succèdent ...charnues ; celles-ci forment un faisceau mince, aplati, triangulaire, ...rte, en s'épaississant, d'arrière en avant, parallèlement au grand axe ...te, s'épanouit en une aponévrose qui mesure toute la largeur de la ...itaire et se comporte de la manière suivante : 1° la plus grande partie ...aponévrose vient s'insérer au bord supérieur du cartilage tarse (*inser-*

Direction.

1° Ses insertions tarsiennes ;

...e oculaire a été enlevé complètement, sauf une portion de la sclérotique donnant insertion ...ique (*). — *, aponévrose orbito-oculaire. — †, fosse nasale. — ††, sinus maxillaire. — ...du releveur de la paupière supérieure. — Rs, Rm, Ri, Rl, section des muscles droit supérieur, ..., droit inférieur et droit externe. — Os, section du tendon du muscle oblique supérieur.

2° Son faisceau orbitaire externe; *tion tarsienne*), après s'être réfléchie sur le globe de l'œil; 2° les fibres les externes constituent un petit faisceau tendineux (*faisceau orbitaire externe*) va se fixer à la base de l'orbite, immédiatement au-dessous de la glande male, au niveau de la sut l'apophyse orbitaire exter frontal avec l'angle supéri l'os malaire; 3° les *fibres* 3°Son faisceau orbitaire interne. *internes* forment un faisceau dineux moins considérable *ceau orbitaire interne*), qui va sérer au côté interne de la de l'orbite, autour de la troc grand oblique. Une arcade fi d'où naissent les fibres du m palpébral supérieur (v. F est étendue du faisceau or externe au faisceau interne

Fig. 427.

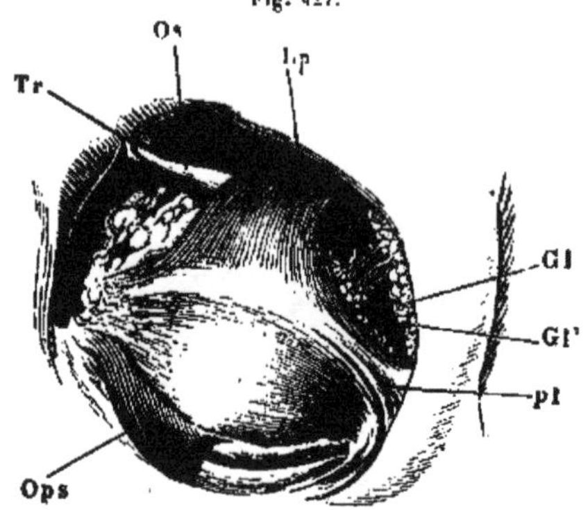

Orbite gauche, vue par la face antérieure (*).

Rapports. *Rapports*. Recouvert par rioste de la voûte orbitair quement croisé, à son in postérieure, par le nerf ophthalmique de Willis, le releveur de la p supérieure recouvre le droit supérieur de l'œil.

Action. *Action*. Ce muscle est releveur de la paupière supérieure, qu'il p même temps en arrière, de telle sorte que le bord supérieur de cette p se cache sous l'orbite. Le mouvement de la paupière, singulièrement li les côtés par les insertions orbitaires de ce muscle, est un mouvemen tation qu'elle exécute autour de l'axe transversal de l'œil, à la manière d sière d'un casque.

b. MUSCLES DROITS DE L'ŒIL.

Analogie entre les quatre muscles droits; origine; Les quatre muscles droits viennent du fond de l'orbite et se term l'hémisphère antérieur du globe de l'œil, à une distance variable de la Dans leur ensemble, ils représentent une pyramide creuse à quatre f pliquées contre les parois correspondantes de l'orbite et contenant optique et le globe oculaire. Le sommet de cette pyramide est dans le l'orbite, sa base embrasse l'équateur de l'œil.

et forme; Rapports. Leur gaine aponévrotique. La forme des quatre muscles droits est identique : ils représentent un triangle isocèle allongé, dont la base est en avant et le sommet en arrière rapports sont également les mêmes : ils correspondent, d'une part, au de l'orbite, de l'autre, au nerf optique et au globe de l'œil, dont ils sont par de la graisse et des vaisseaux. Tous sont pourvus d'une gaine c

(*) La peau de la paupière supérieure a été enlevée, et la portion palpébrale supérieure de (*Ops*) renversée en bas. — Insertion du releveur de la paupière supérieure (Lp) sur cette p le ligament palpébral externe (*pl*). — Os, tendon du muscle oblique supérieur. — *Tr*, troc *Gl'*, glandes lacrymales orbitaire et palpébrale.

(1) Cette description est qualifiée de *non-sens anatomique* par M. Sappey, q naissant le tendon du muscle releveur et ne considérant que le muscle lisse annexé, nous signale cette *rareté anatomique* d'un muscle strié se terminant, tendon, par un muscle lisse.

…sistante en avant, où elle se continue avec une aponévrose très-remar… que j'appellerai *aponévrose orbito-oculaire* ou aponévrose de *sustentation* …il. Dans leur portion antérieure, ils se rapprochent du globe oculaire et

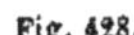

Fig. 428.

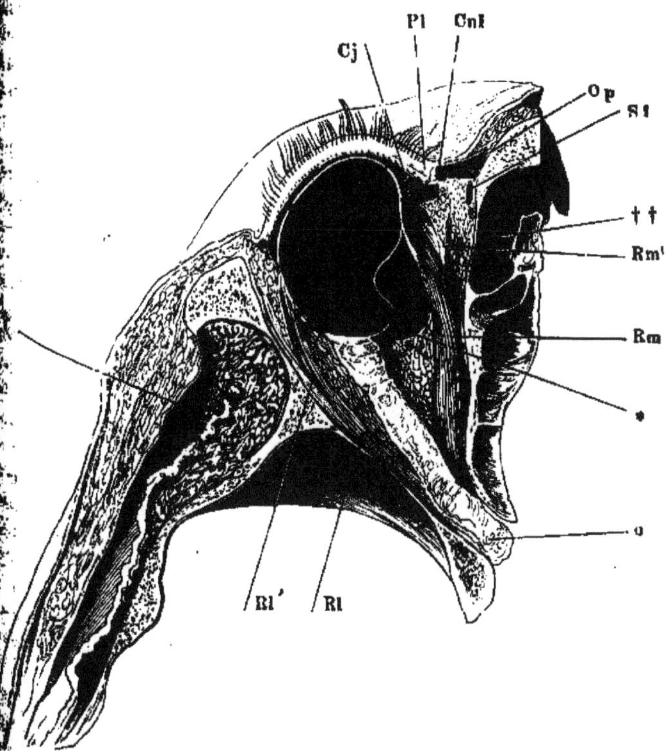

Section horizontale de l'orbite et de son contenu (*).

…parés des parois orbitaires par un espace rempli de graisse, et de la sclé… par un tissu cellulaire séreux, à larges mailles, offrant comme des …ents de bourse séreuse.

…eur insertion au-devant de l'équateur de l'œil, tous sont des muscles ré… autour du globe oculaire, et cette réflexion est surtout considérable lors… …il est porté dans un sens opposé à l'action du muscle que l'on examine.

Tous sont des muscles réfléchis.

1. Droit supérieur ou élévateur de la cornée.

…oit *supérieur* présente deux origines distinctes : la première a lieu, comme … muscle précédent, à la partie supérieure de la gaîne fibreuse qui revêt

…globe oculaire est vidé et la sclérotique écartée de l'aponévrose (*). — †, section du muscle … — ††, sinus frontal ouvert. — Cj, conjonctive. — Pl, point lacrymal de la paupière supé… Cnl, conduit lacrymal. — Op, muscle orbiculaire des paupières. — Rm, Rl, muscles droit … droit externe. — Rm', Rl', faisceaux orbitaires de ces muscles. — o, nerf optique.

Double origine. le nerf optique (*fig.* 429), mais sur un plan inférieur; le deuxième se partie interne de la fente sphénoïdale, entre cette fente et le trou Cette dernière insertion, qui fait suite aux insertions du muscle droit paraît avoir lieu à la gaine que la dure-mère fournit au nerf moteur commun.

Direction. Nées par des fibres aponévrotiques radiées, les fibres charnues for faisceau aplati, triangulaire, qui se dirige en avant et en dehors, suiv de l'orbite (*fig.* 430), se réfléchit sur le globe de l'œil, où le muscle dég

Portion oculaire. un tendon aplati, mince, qui vient s'insérer sur la sclérotique au voisi la cornée.

Portion orbito-palpébrale. De la gaîne fibro-celluleuse qui entoure le muscle droit supérieur trois prolongem un *moyen* ou p qui va se confon le tendon du rele la paupière sup un *prolongement* *externe*, qui va immédiatement sous de l'attache externe du relev paupière supéri un *prolongement* *interne*, dont l'i

Insertion remarquable du faisceau orbitaire interne. est bien remar cette insertion à la trochlée d oblique, non au sur le tendon grand oblique, a traversé la trochlée. Il en résulte que la portion orbitaire du droit s et la portion directe du grand oblique forment une anse susceptible d dans la trochlée. Le muscle droit supérieur et le grand oblique sont d daires.

Fig. 429.

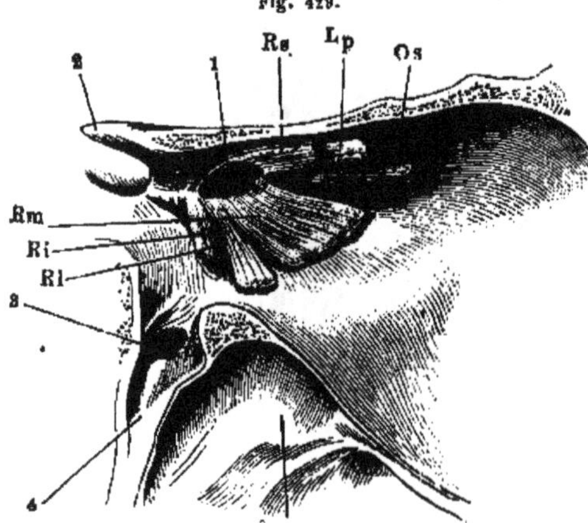

Origine des muscles de l'œil (*).

Ce muscle répond, comme tous les autres muscles droits, au périost bite, dont il est séparé, en dedans, par le muscle releveur de la pau périeure; il recouvre le nerf optique et le globe de l'œil.

2. Droit inférieur ou abaisseur de la cornée.

Tendon commun ou ligament de Zinn. Le *droit inférieur*, situé sous le nerf optique et le globe oculaire, su cher de l'orbite, naît d'un tendon qui lui est commun avec les musc interne et droit externe, *tendon* ou *ligament de Zinn*, qui s'insère à la férieure du pourtour du trou optique, et plus particulièrement dans

(*) Section verticale antéro-postérieure de l'orbite; moitié interne. Toutes les parties mol enlevées, à l'exception des origines musculaires. — 1, canal optique, orifice antérieur. — clinoïde antérieure. — 3, trou sphéno-palatin. — 4, entrée du canal ptérygo-palatin. — oblique supérieur. — Lp, muscle releveur de la paupière supérieure. — Rs, Rm, Ri, Rl, mu supérieur, interne, inférieur et externe.

qui se voit en dedans de la fente sphénoïdale. Ce tendon se trifurque immédiatement après sa naissance, et c'est de sa branche moyenne le droit inférieur, qui se porte horizontalement en avant et en dehors, graduellement, se réfléchit sur le globe de l'œil et se termine de la manière que le précédent, à une distance un peu plus grande de la cor- prolongement *orbitaire* émané de la gaîne du droit inférieur, quoique sidérable, mérite cependant le nom d'orbito-palpébral : une partie dans la paupière à la manière du droit supérieur ; l'autre partie va sur le plancher de l'orbite, à côté du petit oblique. Faisceau orbito-palpébral.

3. Droit interne ou adducteur de la cornée.

interne, le plus fort des muscles de l'œil, naît, par deux origines bien du tendon de Zinn et de la partie interne de la gaîne fibreuse du Double origine. Double terminaison :

Fig. 430.

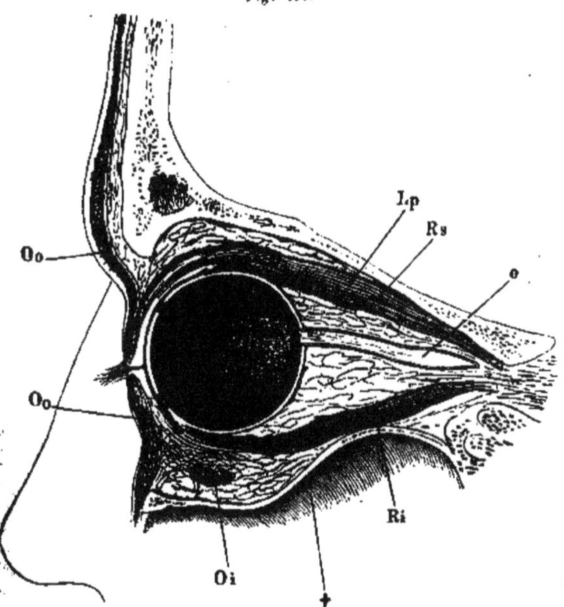

verticale antéro-postérieure de l'orbite et des organes qu'elle contient (*).

...ue. Cette dernière origine continue la série des insertions du muscle ...rieur. De là ce muscle se porte d'arrière en avant, le long de la pa- de l'orbite, se réfléchit sur le globe de l'œil et se termine, comme ...ents, à quelques millimètres de la cornée. Un *faisceau orbitaire* (Rm, ce muscle va se fixer à la crête de l'os unguis. J'ai déjà dit que ce signalé par Zinn, avait été plus explicitement indiqué par Tenon. Oculaire ; Orbitaire.

...pières sont closes. — †, sinus maxillaire. — *o*, nerf optique. — Oo, muscle orbiculaire des Lp, releveur de la paupière supérieure. — Rs, Ri, muscles droits supérieur et inférieur. — ...ique inférieur.

4. Droit externe ou abducteur de la cornée.

Double origine : Le *droit externe* naît également par une double origine, l'une inférie[ure] est fournie par le ligament de Zinn, l'autre supérieure, qui vient de [la gaine] fibreuse du nerf moteur externe et fait suite aux insertions externes [du droit] supérieur. Une arcade fibreuse, sous laquelle passent des nerfs, réunit [ces] insertions et devient elle-même point d'insertion.

Portion oculaire. De là ce muscle se porte obliquement en avant et en dehors, le lo[ng de la] paroi externe de l'orbite, se réfléchit sur le globe de l'œil et se termine, [comme] les précédents, sur la sclérotique, à 6 ou 7 millimètres de la cornée, ap[rès avoir] fourni un prolongement *orbitaire* (RI', *fig.* 428) qui va s'insérer à la partie [externe]

Portion orbitaire. de la base de l'orbite, immédiatement au-dessous du faisceau orbitaire [du droit] supérieur, par conséquent au niveau de l'articulation de l'apophyse [orbitaire] externe de l'os frontal avec l'os malaire.

Le droit interne et le droit externe, s'insérant aux extrémités du m[éridien] horizontal du globe oculaire, portent l'œil directement en dedans et en d[ehors], sans élever ni abaisser la cornée.

Les muscles droits présentent entre eux des différences qui se rapp[ortent à] la longueur et à l'épaisseur. Ainsi, le droit interne est le plus court, l[e droit] externe est le plus long, le droit supérieur est le moins volumineux.

Différences déduites de la portion orbitaire de ces muscles. D'autres différences sont relatives à la disposition de la portion orbi[taire de] ces muscles. Cette portion orbitaire appartient-elle aux muscles eux-mê[mes, ou] ne serait-elle pas plutôt constituée par quelques trousseaux fibreux dét[achés de] la gaîne aponévrotique de ces muscles ? Des dissections répétées ont [démontré] qu'il existe des variétés sous ce rapport : ordinairement le petit te[ndon qui] appartient à la portion orbitaire est un simple prolongement de la g[aîne que] l'aponévrose orbito-oculaire fournit aux muscles. Mais quelqu[efois un] faisceau charnu se détache du corps du muscle et constitue un chef m[usculaire] indépendant.

Le droit supérieur et le droit inférieur émettent un faisceau orbi[to-pal]bral, et, en outre, le droit supérieur s'implante sur le tendon réfléchi [du grand] oblique. Le droit externe et le droit interne émettent chacun un [faisceau] orbitaire.

Les insertions scléroticales des muscles droits ne se font pas à l[a même] distance de la circonférence de la cornée : c'est le droit interne qui s'en [approche] le plus; ensuite viennent le droit inférieur, puis le droit externe et enfin [le droit] supérieur. Ces insertions, qui ont lieu, pour chaque muscle, suivant u[ne ligne] parallèle ou non à la circonférence de la cornée, forment par leur en[semble] un cercle d'environ 12 millimètres de rayon, dont le centre est situ[é à près] d'un millimètre en dehors et près d'un demi-millimètre au-dessus du [centre]

Différences dans les insertions scléroticales. de la cornée. Mais on rencontre de nombreuses variétés à cet égard.

Dans le tableau suivant sont consignées les *distances*, mesurées sur [...] entre les *insertions des muscles droits* (partie moyenne) et le *bord de la co[rnée]*

	I	II	III	IV	V (1)	VI
	mm.	mm.	mm.	mm.	mm.	mm.
…périeur.	7.50	7.75	8. «	8.25	11 »	11 » (2)
…terne.	6.75	6.25	7. »	7.25	9 »	8.75 (3)
…férieur.	6 »	7. »	7. »	6.50	9 »(4)	9 » (5)
…terne.	5 »	5.25	5. 5	6. »	8 »	8 »

…rgeur des tendons par lesquels s'insèrent les muscles droits varie entre … millimètres.

Largeur des tendons.

… à remarquer que ces insertions ne répondent pas aux extrémités du …re horizontal et du diamètre vertical de la cornée. Les muscles droit su… et droit inférieur se trouvent dans un plan vertical situé en dehors du …re vertical de la cornée. En outre, le droit interne et le droit externe sont …n plan horizontal plus rapproché du droit inférieur que du droit posté… comme le montrent les chiffres suivants :

DISTANCES ENTRE LES MILIEUX DES INSERTIONS DES TENDONS.

	I	II	III	IV	V	VI
	mm.	mm.	mm.	mm.	mm.	mm.
…droit interne et le droit supérieur.	16 »	16 »	17 »	16.75	18 »	18.50
— inférieur.	13.25	13.75	14. 5	14 »	16 »	17 »
…droit externe et le droit supérieur.	16 »	15 »	14. 5	15. 5	16. 5	16 »
— inférieur.	12.75	14 »	13. 2	14 »	16 »	17. 5

… Si ces muscles n'étaient pas réfléchis autour du globe de l'œil, leur …e bornerait à porter fortement le globe vers le fond de l'orbite, mais …flexion a pour effet de lui imprimer un mouvement de rotation. Ainsi, … supérieur et le droit inférieur font rouler le globe de l'œil autour d'un …izontal, oblique de dedans en dehors et d'avant en arrière, faisant un …e 70° avec l'axe de l'œil (Ruete), de sorte que, si l'on veut obtenir, pour un …ent de bas en haut, un axe de rotation dirigé de droite à gauche, il faut …r l'action du droit supérieur avec celle de l'oblique inférieur; pour un …ent de haut en bas, il faut faire concourir le droit inférieur et l'oblique …ur. Le droit interne et le droit externe font rouler l'œil autour de son …e vertical. L'observation a démontré que tous les mouvements du globe … se réduisent à des mouvements de rotation autour d'un centre parfai… immobile qui, d'après les recherches faites par Donders en 1862, se … 10mm,937, en moyenne, en arrière du plan passant par le bord de la cor… à 13mm,557 en arrière du sommet de cette membrane, et à 10 millimètres …t de la face postérieure de la sclérotique. Le centre de rotation de l'œil …e donc plus rapproché de l'extrémité postérieure de l'axe du globe ocu-

Les muscles droits agissent à la manière des muscles réfléchis.

Centre de rotation de l'œil.

…œil et le suivant appartenaient à un vieillard atteint de cataracte. Tous deux …rquables par l'écartement exceptionnel qui existe entre les insertions muscu… …s cornée.

…rtion très-oblique : le bord externe est à 18mm,5 de la cornée, le bord interne …eulement.

…tion oblique : bord supérieur à 10mm,5, bord inférieur à 9mm de la cornée.

…rtion très-oblique en bas et en dehors : le bord externe est à 12mm,75 de la …

…e d'insertion courbe à convexité tournée vers la cornée.

laire que de son extrémité antérieure ; cela tient à ce que ce centre est [...] miné uniquement par la forme de l'hémisphère postérieur de l'organe, [...] repose sur la cupule de l'aponévrose orbito-oculaire.

L'œil peut exécuter un mouvement d'environ 90° dans le sens ver[...] peu plus étendu dans le sens horizontal.

Combinaisons d'action de ces muscles.

Lorsque deux muscles droits se contractent simultanément, l'œil [...] diagonale des forces qu'ils représentent : d'où il résulte que l'œil, par [...] quent la pupille, peut parcourir dans ses mouvements tous les ra[...] cercle que forme la base de l'orbite, disposition qui favorise les fonctio[...] ratrices de cet organe, en même temps qu'elle concourt à mettre la vi[...] l'influence de la volonté, puisque l'œil peut échapper par ses mouve[...] une sensation qu'il repousse.

Les muscles droits de l'œil, et cet usage leur est commun avec les [...] obliques, servent encore à l'expression des passions : de là les dénom[...] suivantes, qui leur avaient été imposées par les anciens : le droit supéri[...] pelait *superbus* (*mirator*, Haller) ; le droit inférieur, *humilis* ; le droit [...] *indignatorius* ; le droit interne, *amatorius* seu *bibitorius*.

Simultanéité d'action et coordination des muscles de l'œil.

Du reste, un fait de physiologie très-remarquable, c'est l'action né[...] ment simultanée et coordonnée des muscles, tantôt homologues, tan[...] rents, dans les deux yeux. Ainsi, la contraction du droit supérieur de l[...] s'accompagne inévitablement de celle du droit supérieur de l'œil ga[...] contraction du droit externe de l'un des yeux s'accompagne de celle du [...] droit interne de l'œil opposé ; la contraction des deux droits intern[...] quand nous voulons regarder des objets très-rapprochés, et la volonté ne[...] soit pour empêcher, soit pour coordonner dans un sens différent cet[...] tion. Cependant on peut, même sans beaucoup d'habitude, échapper [...] ports de coordination, c'est-à-dire, loucher, en cherchant à regarder so[...]

Il n'est pas sans intérêt de remarquer que le muscle droit externe [...] seul une paire de nerfs, la sixième, et qu'une seule et même paire, la [...] se distribue aux trois autres muscles droits, à l'élévateur de la paup[...] rieure et au petit oblique. Aucun muscle ne reçoit des nerfs propor[...] ment aussi considérables que ceux des muscles de l'œil.

Usage présumé de la portion orbitaire.

Quels sont les usages de la portion orbitaire de ces muscles ? Tено[...] que la contraction de la portion orbitaire des muscles droits, du dro[...] en particulier, « force le tendon de ce muscle à se couder ; en chang[...] « sa direction, il fait, par rapport à ce tendon et au muscle entier, l'o[...] « poulie de renvoi (2). » Il ajoute que, par ce mécanisme, la pressio[...] ceraient ces muscles sur le globe de l'œil est empêchée.

Telle n'est pas ma manière de voir sur l'action de ces muscles. Il [...] que la portion orbitaire des muscles droits n'avait d'autre usage que [...] leur action.

Les faisceaux palpébraux des muscles droit supérieur et droit inf[...]

(1) On avait pensé que les muscles de l'œil pouvaient, par la compre[...] exercent sur cet organe, faire varier l'intervalle qui sépare la rétine du c[...] avait même déduit de la possibilité de cette compression une théorie [...] faculté que nous avons de voir les objets à des distances très-différentes. C[...] qui reposait sur une base erronée, est aujourd'hui complétement abandonnée.

(2) Tenon. *Mém. sur l'Anat.*, t. I, p. 197.

...lidaires les mouvements d'élévation et d'abaissement de l'œil et des ...res.

f. MUSCLES OBLIQUES DE L'ŒIL.

...ombre de deux, distingués en *supérieur* ou *grand oblique* et en *inférieur* ... *oblique*.

α. Oblique supérieur de l'œil ou grand oblique.

... fusiforme, réfléchi, pourvu d'une trochlée (*muscle trochléaire*), l'*oblique* ...*r de l'œil* ou *grand oblique* naît de la gaîne fibreuse du nerf optique, entre ... supérieur et le droit interne, de la même manière et sur le même plan ... muscles (*fig.* 429). De là il se porte d'arrière en avant, au niveau de ... supérieur et interne de l'orbite, sous la forme d'un faisceau arrondi qui ...re en un tendon, également arrondi, au voisinage de la poulie qui lui est ...e ; il traverse cette poulie, se réfléchit à angle aigu sur lui-même, de ...anière qu'il se dirige en bas, en dehors et en arrière, passe au-dessous ...scle droit supérieur de l'œil, s'épanouit et s'insère à la sclérotique en ...de l'équateur de ...r un plan posté... ...par conséquent, ...rtion des mus... ...roits. Cette in... ... a lieu sur une ...urbe à concavité ...ure et interne, ... de 8 à 10 milli... ... et dirigée obli... ...nt d'arrière en ... et de dedans ...ors. L'extrémité ...eure et interne ... insertion, dis... ... 7-8 millimètres ... optique, est re... ... par le muscle ...upérieur ; l'ex... ... antérieure et ... est à 15-16 mil... ... de distance du ...ique, et à 6 mil... ... en dehors de ... droit supérieur.

Origine.

Direction.

Sa réflexion dans une poulie.

Fig. 431.

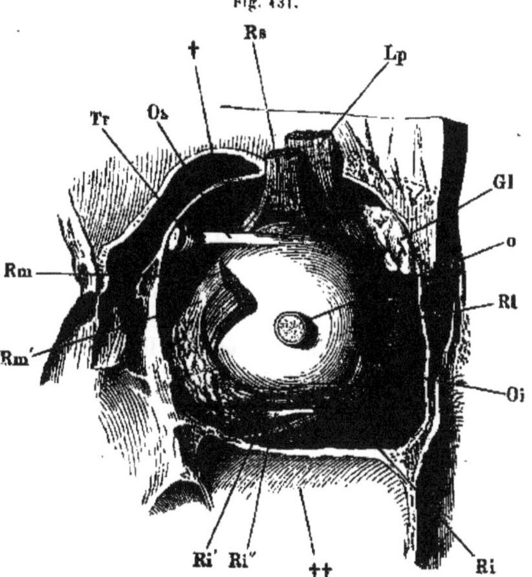

Orbite ouverte par derrière ; face postérieure de l'œil dont les muscles sont coupés (*).

...and oblique est le plus long des muscles de l'œil. Il n'a pas de portion ... proprement dite ; la disposition que j'ai signalée à l'occasion du droit

(*) ...inus frontal, et ††, sinus maxillaire, ouverts. — *o*, nerf optique, sectionné très-pres de son ...ur le globe oculaire. — *Gl*, glande lacrymale. — *Lp*, releveur de la paupière supérieure, et ...upérieur, renversés en haut. — *Rl*, droit externe. — *Ri*, *Rm*, droit inférieur et droit interne. ... *Rm'*, faisceaux orbitaires de ces muscles. — *Oi*, oblique inférieur. — *Os*, tendon de l'oblique ... — *Tr*, trochlée.

supérieur, et qui consiste dans l'insertion d'un faisceau du droit supé
la portion réfléchie du grand oblique, me paraît en tenir lieu.

Poulie du grand oblique.

La *poulie du grand oblique* est un petit fibro-cartilage formant une a
les cinq sixièmes d'un anneau; les extrémités de cette anse sont attach
l'aide de fibres élastiques, aux crêtes qui limitent la petite dépression de
supérieure de l'orbite, de telle manière que la poulie elle-même jouit d'u
taine mobilité. Une *synoviale*, qui revêt le tendon et la poulie et se p
en avant et en arrière de celle-ci, facilite le glissement. Plus en avant, u
filamenteux blanchâtre remplace la synoviale.

Rapports.

Les *rapports* du grand oblique sont les mêmes que ceux des muscles

Action.

Action. De même que pour tous les muscles réfléchis, l'action du
oblique doit être prise à partir du point de réflexion. Il en résulte
contraction a pour effet de porter son insertion mobile en dedans, en a
en haut. Il fait donc rouler l'œil autour de son axe antéro-postérieur, de
en dedans; en même temps la cornée est portée en dehors et en bas
quité d'avant en arrière que présente son tendon après sa réflexion
met de porter l'œil en avant et de tendre à l'amener hors de l'orbite.

On regarde le grand oblique comme concourant à l'expression des
tendres (*patheticus*). Une paire nerveuse, la quatrième paire ou le ne
tique, lui est exclusivement destinée.

β. Oblique inférieur ou petit oblique.

L'*oblique inférieur* ou *petit oblique* est le plus court des muscles de l'œ
aussi le seul qui ne s'attache pas au fond de l'orbite. Son insertion fixe
la partie interne et antérieure du plancher de cette cavité et, par con
à la face orbitaire de l'os maxillaire supérieur, immédiatement derrière

Le petit oblique s'enroule sur la face inférieure de l'œil.

de l'orbite, et souvent même au sac lacrymal. De là le muscle se porte
en haut, de dedans en dehors et d'avant en arrière, forme un faisceau
qui s'enroule sur la face inférieure du globe de l'œil, qu'il sépare du d
férieur d'abord, puis du droit externe, et s'épanouit en un tendon a
s'insère sur la sclérotique suivant une ligne courbe à convexité supérieu

Son insertion scléroticale.

mesure 8 à 9 millimètres de longueur, dirigée suivant l'axe du droit
et dont la partie moyenne est à 9 millimètres de distance du nerf
Entre les milieux des insertions des deux obliques il y a 9 à 10 millim
distance (*fig.* 431).

Le muscle petit oblique est complétement dépourvu de portion ob
par conséquent, de muscle modérateur.

Son action.

Action. En attirant son insertion postérieure en dedans, en avant et
il fait rouler l'œil de dedans en dehors, en même temps que la cornée
tée en dehors et en haut.

L'axe de rotation des deux muscles obliques de l'œil est horizontal e
un angle de 35° environ avec la ligne de regard (Helmholtz), l'extré
terne étant en avant. Ce muscle est rotateur de l'œil dans un sens op
celui du grand oblique. Son enroulement autour du globe de l'œil ren
action extrêmement efficace.

L obliquité d'avant en arrière des deux muscles obliques leur perm
rer l'œil un peu en avant et d'agir, par conséquent, en sens inverse des
droits, qui tendent à le porter vers le fond de l'orbite.

évrose orbito-oculaire, ou aponévrose d'isolement et de sustentation de l'œil.

lée d'abord par Tenon (1), sous le titre de *nouvelle tunique de l'œil*, dé-nsuite par Bonnet, Hélie, Lenoir et Richet, l'aponévrose orbito-ocu-st une membrane fibreuse qui naît de tout le pourtour de la base de où elle se continue avec le périoste de cette cavité; adossée d'a-u ligament large des paupières, puis à la conjonctive, dans le point le-ci se réfléchit de la paupière sur le globe oculaire, elle accompagne embrane jusqu'à quel-millimètres de la cor-elle se porte en ar-pour recouvrir l'hémi-postérieur du globe e, sur lequel elle se en lui formant une de coque ou de cupule. oque est traversée à sa centrale et la plus re-par le nerf optique, névrilème est inti-t uni avec elle, et par sseaux et nerfs ciliai-lle est traversée, en par les tendons des six s de l'œil, auxquels elle une gaîne celluleuse hérente, qui se pro-en arrière, sur la por-rnue de ces muscles, perd insensiblement. par sa face anté-qui n'est unie à la sclérotique que par un tissu cellulaire tellement qu'on pourrait le considérer comme une bourse séreuse imparfaite, onévrose fournit à l'œil un appui résistant, mais souple, le suspend, insi dire, à l'entrée de l'orbite, en le liant aux paupières, et le sépare ement des muscles et des graisses de l'orbite. Cette séparation, cette ation est telle que, si l'on divise la conjonctive circulairement autour rnée et si l'on coupe les tendons des six muscles de l'œil et le nerf en rasant la sclérotique, on peut enlever l'œil sans pénétrer en aucune ns la portion de l'orbite qui est remplie par les muscles, les nerfs aisse. Cette préparation permet de voir parfaitement la face antérieure ire de l'aponévrose.

Idée générale de l'aponévrose orbito-oculaire.

Fig. 432.

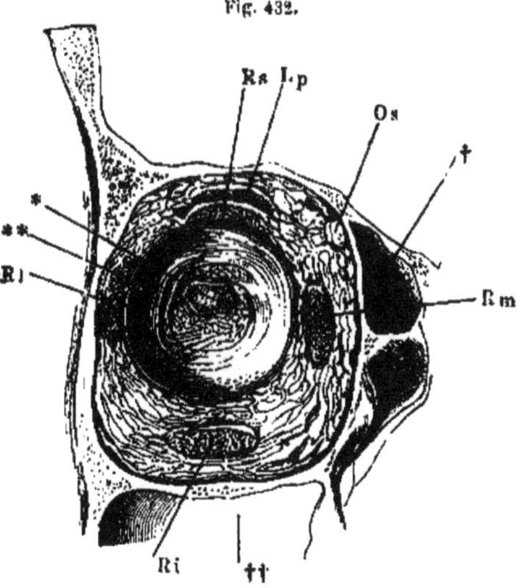

Section verticale et transversale de l'orbite, passant par l'équateur du globe oculaire; surface de section postérieure (*).

(*) ...be oculaire a été enlevé complétement, sauf une portion de la sclérotique donnant insertion ...que. * — **, aponévrose orbito-oculaire — †, fosse nasale. — ††, sinus maxillaire. — *Lp*, ...releveur de la paupière supérieure. — *Rs*, *Rm*, *Ri*, *Rl*, section des muscles droit supérieur, ...e, droit inférieur et droit externe. — *Os*, section du tendon du muscle oblique supérieur.

(1) ... *sur l'œil et les paupières*, dans un *Mém. sur l'Anat.*, 1806, p. 200.

Face orbitaire.

Pour en voir la face postérieure ou orbitaire, il faut enlever la paroi et la paroi externe de l'orbite, en laissant intacte l'arcade orbitaire également soin de respecter et de laisser en place le périoste de l'orbi rioste incisé, on dissèque les muscles en les écartant, sans se serv touri ; on enlève avec précaution les flocons graisseux, les nerfs et seaux ; on arrive ainsi peu à peu jusqu'au globe oculaire, sur lequel l'aponévrose, qui le sépare complétement des parties profondément

L'aponévrose orbito-oculaire forme une espèce de diaphragme

D'après ce qui précède, on voit que l'aponévrose orbito-oculaire fo la cavité orbitaire, une espèce de diaphragme qui divise cette cavit chambres : une chambre antérieure ou oculaire, qui est limitée en les paupières, dans tout le reste de son étendue par l'aponévrose, exclusivement destinée au globe de l'œil ; une chambre postérieure vement destinée au tissu adipeux de l'orbite, aux muscles, aux va aux nerfs.

Mode de perforation de l'aponévrose par les tendons et par le nerf optique.

Le mode de perforation de l'aponévrose par les tendons des propres de l'œil est digne d'être noté. Vue par la face antérieure, l'a semble perforée directement par les tendons ; vue par sa face post profonde, on reconnaît que cette aponévrose envoie autour de cha un prolongement en forme de gaîne, qui dégénère en tissu cellul avoir recouvert le tiers environ du muscle ; chaque gaîne représente noir dont la partie rétrécie est en avant. Une gaîne analogue est petit oblique et se prolonge jusqu'à l'insertion fixe du muscle. Quan oblique, son tendon réfléchi seul est enveloppé par un prolongement névrose orbito-oculaire.

Au niveau de la portion orbitaire des muscles droits, l'aponévrose cette portion orbitaire un prolongement qui voile le tendon : ce so longements aponévrotiques que Tenon appelle *ailes ligamenteuses*.

Outre les muscles striés dont il vient d'être question, il existe da des *fibres musculaires lisses* ou de la vie organique, qui ont été décri par H. Müller. Ces fibres, qui rappellent la membrane musculaire q mammifères, ferme l'orbite du côté de la fosse temporale, sont accum ticulièrement dans la portion interne de la fente sphéno-maxillair forment une masse charnue de près d'un millimètre d'épaisseur. Ell diminuant en avant ; leur direction est surtout antéro-postérieure. décrit aussi des fibres musculaires lisses sur la paroi supérieure ainsi que dans le pli semi-lunaire de la conjonctive.

5. Appareil lacrymal.

Parties constituantes des voies lacrymales.

L'appareil *lacrymal* comprend les organes de sécrétion et d'exc larmes. Il présente cette particularité que le produit de sécrétion ou sont versées par les canaux excréteurs des glandes à la surface du laire, où une partie s'évapore, tandis que le reste est repris par spéciaux, qui le conduisent dans les fosses nasales. Cet appareil donc : 1° d'un organe sécréteur, la *glande lacrymale*, dont les cond teurs déposent les larmes sur la conjonctive ; 2° d'un second ordre de destinés à absorber les larmes et à les transporter dans les fosses qui présentent à considérer les *points lacrymaux*, les *conduits lacry*

...et le *canal nasal*. C'est dans cet ordre que nous allons décrire cet ap-

a. GLANDE LACRYMALE.

...de *lacrymale, glande innominée* des anciens, se compose de deux por-...distinctes : l'une supérieure, ***portion orbitaire,*** qui occupe la fossette ...le orbitaire : c'est la glande lacrymale proprement dite ; l'autre infé-...qui occupe l'épaisseur de la paupière supérieure, ***portion palpébrale,*** et ...déjà mentionnée à l'occasion de la structure des paupières : c'est la ...accessoire de la glande lacrymale.

...de lacrymale proprement dite, ***glande lacrymale orbitaire*** ou supérieure, ...la seule décrite, se présente sous la forme d'un demi-ovoïde peu ré-...grand diamètre transversal. Son volume, variable suivant les sujets, ...alement égal à celui d'une aveline. Elle mesure 15 à 20 millimètres ...grand diamètre, dirigé transversalement, avec une légère obliquité ...s et en haut. Son poids est de 11 grains, suivant Krause. Par sa face su-...convexe, elle répond à ...e du frontal (*fig.* 433), ...elle adhère, surtout en ...r des trousseaux fibreux ...oncés ; par sa face infé-...concave, elle répond au ...droit externe, et un peu ...eur de la paupière supé-...son bord antérieur répond ...de orbitaire, ou plutôt à la ...ne fibreuse de la pau-...errière laquelle elle est ...tement située : d'où la ...té de la mettre à décou-...une incision pratiquée le ...cette arcade. Par son ...stérieur, la glande reçoit ...eaux et nerfs. Glande lacrymale orbitaire. Son volume. Ses rapports.

Fig. 433.

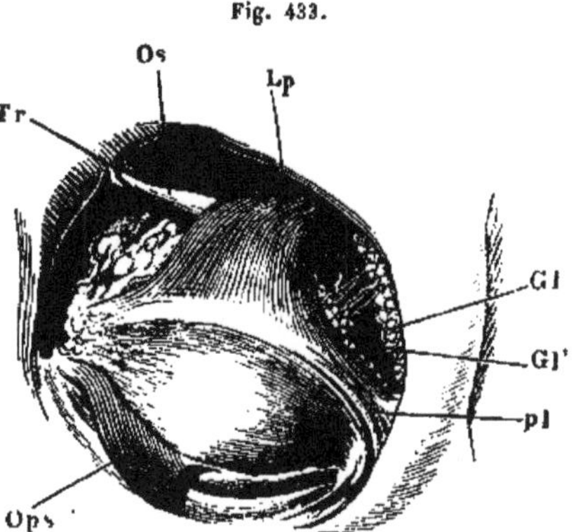

Orbite gauche vue par la face antérieure (*).

...tion *palpébrale* de la glande lacrymale, ou ***glande lacrymale accessoire*** ...constituée par un groupe aplati de lobules glandulaires, situé au ni-...cul-de-sac conjonctival supérieur et s'avançant sur la lame antérieure ...brale de ce cul-de-sac jusqu'à 5 millimètres environ du bord adhérent ...ge tarse. Recouverte par le tendon épanoui du releveur de la pau-...périeure et par le muscle palpébral supérieur, elle se continue avec ...lacrymale orbitaire par son bord postérieur. Glande lacrymale palpébrale.

...de lacrymale appartient à la classe des glandes en grappe et ressem-...itement, relativement à sa structure, aux glandes salivaires. Des vési-...ndulaires, réunies en lobules, portent de petits conduits excréteurs Structure.

(*) ...u de la paupière supérieure a été enlevée, et la portion palpébrale supérieure de l'orbicu-...renversée en bas. — Insertion du muscle releveur de la paupière supérieure (*Lp*) sur celle ...sur le ligament palpébral externe (*pl*). — *Os*, tendon du muscle oblique supérieur. — *Tr*. ...*Gl, Gl'*, glandes lacrymales orbitaire et palpébrale.

qui se réunissent successivement avec ceux des lobules voisins, pour co des ramifications plus grosses, puis des troncs, qui émergent du bord a de la glande, traversent la portion palpébrale et s'ouvrent à la surfa conjonctive, au niveau du cul-de-sac conjonctival supérieur, à plusieu mètres au-dessus du bord supérieur du cartilage tarse correspondant de l'extrémité externe de ce bord (1).

Il résulte des recherches de M. Gosselin que le nombre des canaux ex de la glande lacrymale proprement dite ou orbitaire n'est pas aussi con qu'on l'admet depuis Sténon ; que des dix à douze pertuis qu'on regard appartenant aux orifices des conduits excréteurs de cette glande le p nombre appartient à la glande lacrymale palpébrale. Ainsi M. Goss constaté que deux conduits excréteurs chez le mouton, que cinq chez et que deux chez l'homme : ils venaient de la glande lacrymale orbit vu que six ou huit canaux, extrêmement étroits et courts, apparten glandules qui constituent la portion accessoire ou palpébrale de cette que, le plus souvent, le canal excréteur de chacune de ces glandules isolément, mais qu'il s'unit quelquefois à l'un des conduits plus gra traverser avec lui la conjonctive (2). La plupart des canaux indépenda suivant Béraud) s'ouvrent en dedans des orifices des canaux excréte nant de la portion orbitaire de la glande ; quelques-uns seulement dehors de ces orifices.

Plusieurs des conduits excréteurs appartiennent à la glande lacrymale palpébrale.

Le nombre des canaux excréteurs de la glande lacrymale orbitaire e à cinq, suivant M. Sappey ; injectés, ils ont $0^{mm},35$ de diamètre.

L'orifice le plus inférieur est situé immédiatement en arrière de l' terne des paupières, et les embouchures des autres conduits proven glande orbitaire sont placées à 3 millimètres les unes des autres, sur courbe à concavité inférieure.

Des conduits excréteurs de la glande lacrymale. Procédés pour la démonstration de ces conduits excréteurs.

(1) Avant la découverte des *conduits excréteurs de la glande lacrymale*, ce par induction qu'on pouvait considérer la glande dite *innominée* comme sé sécrétion des larmes. Ce fut en 1661 que Sténon démontra ces canaux chez le put y introduire des soies de sanglier. Il en décrivit treize ou quatorze La di voir ces conduits chez l'homme est suffisamment établie par ce fait que Morg et Haller, n'ont jamais pu les y découvrir. Il n'en est pas de même de Monro pu les remplir avec du mercure et les a parfaitement décrits. Suivant cet aute au nombre de dix à douze, qui marchent parallèlement entre eux sous la palpébrale et viennent s'ouvrir à la face interne de la paupière supérieure, d'ouvertures très-régulièrement placées à une distance de $2^{mm},25$ environ du car au niveau de la moitié externe de ce cartilage. Chaussier et Ribes sont parvenus à les injecter avec du mercure, en dirigeant l'injection de la glande vers les Ayant inutilement cherché à voir, soit à l'œil nu, soit à la loupe, les orifices excréteurs de la glande lacrymale dans l'espèce humaine, j'imaginai de plong les paupières tantôt dans une solution de carmin, tantôt dans de l'encre un peu je vis alors manifestement une douzaine de pertuis disposés linéairement dans où la conjonctive palpébrale se réfléchit pour devenir conjonctive oculaire, et d moitié externe de la longueur des paupières.

Je lis dans Haller que c'est sur un œil humain qui avait macéré pendant temps dans de l'eau teinte de sang que Monro fils avait découvert ces orifices tuis une fois découverts, rien de plus facile que d'y faire pénétrer un tube lymphatique.

(2) *Arch. de médec.*, octobre 1843, p. 202.

nduits principaux, provenant de la glande orbitaire, reçoivent, chemin tous les canalicules qui émanent des lobules adjacents de la portion le. Quant aux lobules qui occupent les bords supérieur et inférieur de mière, ils fournissent deux ou trois *conduits accessoires* et indépendants, chent parallèlement aux conduits principaux et s'ouvrent par autant distincts à la surface de la conjonctive.

Texture.

es conduits se composent d'une *tunique externe*, formée de tissu con-ont les faisceaux sont longitudinaux en dedans, annulaires en dehors, *pithélium cylindrique*, qui tapisse la surface interne de cette tunique.

b. POINTS ET CONDUITS LACRYMAUX.

Points lacrymaux.

points lacrymaux, au nombre de deux, un pour chaque paupière, sont is, *foraminula*, visibles à l'œil nu, que présente le centre des tuber-rymaux. Parfaitement cir- toujours béants, faciles à ls sont dirigés en arrière ; eur regarde en bas, l'infé-arde en haut. Le premier, roché de la ligne médiane, n 0mm,25 de diamètre ; le situé plus en dehors, est peu plus large. Ces pertuis, tenus à distance par la de la caroncule lacrymale, orifices capillaires de petits connus sous le nom de *lacrymaux*.

Conduits lacrymaux.

conduits lacrymaux sont ux capillaires étendus des rymaux au sac lacrymal. au nombre de deux, l'un , l'autre inférieur. Ils cent par une petite dilata-*mpoule* piriforme, creusée paisseur des tubercules la-et dont le sommet répond lacrymal ; dans le reste de t, leur *calibre* est un peu idérable que celui du point correspondant. Les con-ymaux naissent de la paroi e ces ampoules et se dirigent de dehors en dedans, en convergeant l'autre et en décrivant une légère courbe, à convexité supérieure onduit supérieur, à convexité inférieure pour le conduit inférieur. La

Fig. 434.

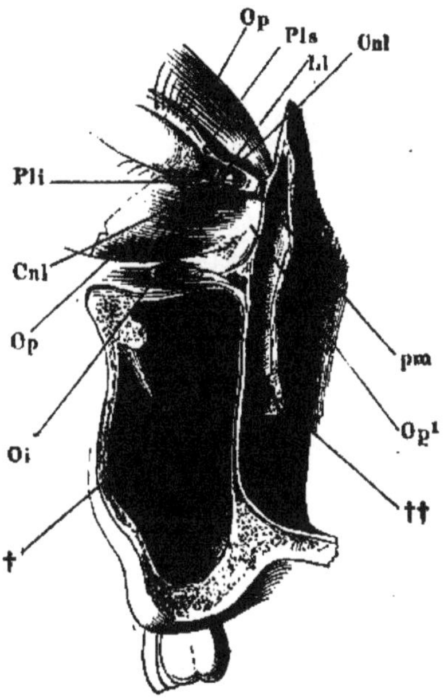

Section verticale et transversale de la face à travers l'orbite, le sinus maxillaire (†) *et le canal lacrymo-nasal* (*).

muscle orbiculaire des paupières. — *Op'*, faisceaux de ce muscle qui naissent de la paroi al. — *Pls*, *Pli*, points lacrymaux supérieur et inférieur. — *Cnl*, *Cnl*, conduits lacrymaux. crymal. — *pm*, section du ligament palpébral interne. — *Oi*, origine du muscle oblique l'œil. — ††, cellules ethmoïdales.

direction générale des conduits lacrymaux varie, d'ailleurs, suivant q pières sont rapprochées ou écartées : légèrement obliques de ba pour la paupière inférieure, et de haut en bas pour la supérieure, m le rapprochement le plus complet des paupières, ils acquièrent un grande obliquité lorsque les paupières sont écartées. Or, cet étant principalement déterminé par l'élévation de la paupière sup en résulte que l'obliquité est surtout très-prononcée pour le condu supérieur.

Conduit commun. Au niveau du tendon interne de l'orbiculaire, les deux conduits se en un canal unique dont la longueur varie entre 1 à 3 millimètres e vre dans le sac lacrymal par un orifice situé à l'union du tiers sup les deux tiers inférieurs de ce dernier. Il arrive quelquefois que ce commune des deux conduits lacrymaux n'existe point, et que s s'ouvrent dans le sac lacrymal par deux orifices distincts; mais ces décrivait comme constitua ordinaire, paraissent ne de rares exceptions.

Fig. 435.

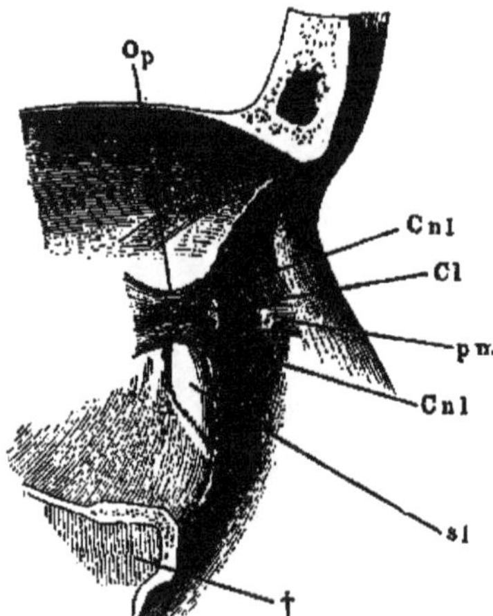

Section verticale antéro-postérieure de la cavité orbitaire; surface de section interne (*).

Longueur. La *longueur* des conduits est de 7 à 9 millimètres; le mesure environ un demi mais il est susceptible de considérablement. La portio est d'un calibre tantôt ég supérieur à celui des deu qui lui donnent naissance.

Structure. Deux tuniques princip tuent les parois de ces co *tunique muqueuse* et une *breuse*. La première est *épithélium pavimenteux str* rant 0mm,1 à 0mm,15 en dont les cellules profonde et perpendiculaires à la s muqueuse, reposent sur brane conjonctive à fibr tinctes. La *tunique fibreuse*, est presque uniquement c fibres élastiques et ne renferme que très-peu de tissu conjonctif. C est recouverte, en avant, par les fibres du muscle orbiculaire, ent le tissu élastique envoie des prolongements.

Muscle de Horner. En arrière des conduits lacrymaux se voient des fibres muscula dance d'un petit faisceau musculaire connu sous le nom de *muscle* de *Rosenmüller*, ou de *muscle lacrymal*, et qui serait destiné, suiva tirer en dedans les conduits lacrymaux (*tensor sacci lacrymalis*) (1

(*) *Op*, origine du muscle orbiculaire des paupières sur l'os lacrymal, muscle de Hor section transversale des conduits lacrymaux supérieur et inférieur. — *Cl*, caroncule la ligament palpébral interne. — *sl*, sac lacrymal. — †, sinus maxillaire ouvert.

(1) Pour le préparer, renverser les paupières de dehors en dedans et précaution une lame fibreuse qui revêt ce muscle sur le sac lacrymal.

ou plutôt cette languette musculaire, naît de l'unguis, sur la crête ver-borne, en arrière, la gouttière lacrymale; de là il se porte transver-en dehors, couché sur le tendon postérieur du muscle orbiculaire, et en deux languettes plus petites, l'une supérieure, l'autre inférieure, dent chacune au con-ymal correspondant, et n'ont pas paru se ter-au niveau de l'orifice lacrymal, mais bien uer avec la couche la onde du muscle orbicu-

Le muscle de Horner est une dépendance du muscle orbiculaire.

rde donc le petit fais-sculaire décrit sous le uscle de Horner comme nt les insertions pos-s du muscle orbiculaire ières.

Fig. 436.

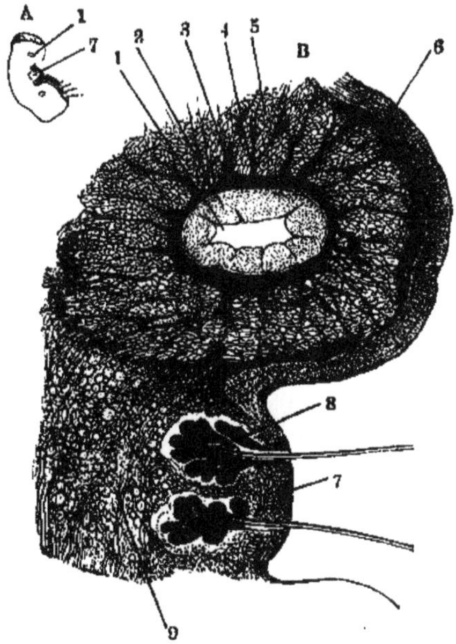

Coupe verticale et transversale de la caroncule lacrymale et des conduits lacrymaux (*).

CRYMAL ET CANAL NASAL, NDUIT LACRYMO-NASAL.

lacrymal et le *sac nasal* nt un seul et même *conduit lacrymo-nasal*, la partie supérieure ttière lacrymale de l'os u méat inférieur des sales.

Rapports du sac lacrymal.

c lacrymal est la por-nal lacrymo-nasal qui occupe la gouttière lacrymale, et représente la un cylindre terminé en cul-de-sac supérieurement. Creusé, pour e, dans l'épaisseur de la paroi interne de l'orbite, immédiatement la base de cette cavité, le sac lacrymal est en rapport avec l'angle les paupières, la caroncule lacrymale, le tissu adipeux de l'orbite et le muscle orbiculaire. Ce dernier rapport est un des points les plus ts de l'étude du sac lacrymal. Si l'on détache les paupières circulai-partir de leur angle externe, de manière à pouvoir les renverser de dedans, et si l'on prépare avec soin le tendon du muscle orbiculaire, e ce tendon se trifurque ; que la branche antérieure, appelée *tendon* sère au-devant de l'apophyse montante; que la branche postérieure, s considérable que l'antérieure, s'insère à la crête de l'os unguis, et anche moyenne, ascendante, va s'attacher à la partie supérieure ttière lacrymale. Enfin, de la partie inférieure de ce tendon part une n fibreuse qui forme le côté externe du sac lacrymal et qu'on pourra

Rapports du tendon de l'orbiculaire avec le sac lacrymal.

ndeur naturelle; — B, moitié supérieure grossie. — 1, lumière du conduit lacrymal. — 2, couche superficielle, à petites cellules. — 3, le même, couche profonde. — 4, membrane propre. transversale des faisceaux du muscle orbiculaire palpébral. — 6, conjonctive. — 7, revête-nctival de la caroncule lacrymale. — 8, poils de la caroncule. — 9, graisse.

considérer comme un quatrième épanouissement tendineux. C'est ... tendon postérieur qu'est couchée la languette musculaire connue sous ... de muscle de Horner.

Le tendon de l'orbiculaire répond à la partie supérieure du sac lacry... ne le déborde en haut que par son cul-de-sac. La plus grande portion ... donc située au-dessous.

Le sac lacrymal, dont la hauteur est de 11 à 13 millimètres, est un ... dans le sens transversal; son diamètre antéro-postérieur est de 7 millim... diamètre ... versal, ... mètres ... antéro-...

membr... est in... unie a... direct... culaire, postéro... osseuse, mée pa... tière la... que co... l'apoph... tante ... laire ... en ava... unguis... rière.

Cette ... elle-m... respond... des f... sales, ... à cette ... quadri... se trou... vant d... périeur...

Fig. 437.

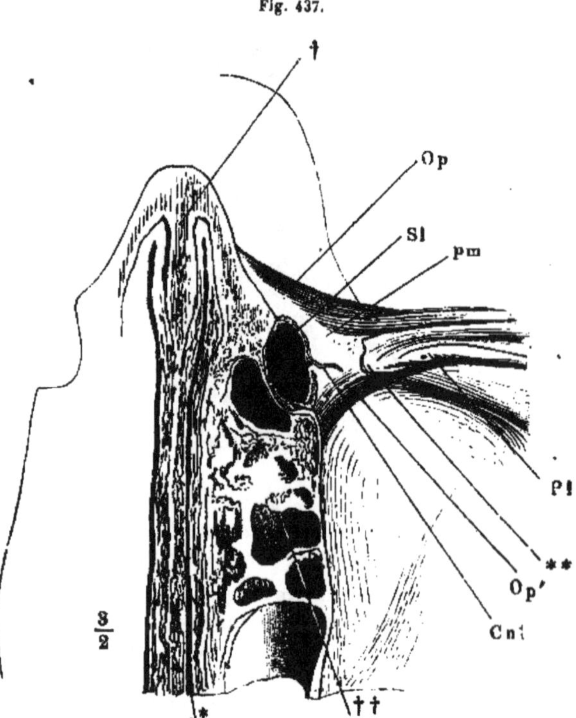

Section horizontale de la face à travers le sac lacrymal; surface de section inférieure (*).

au bord adhérent du cornet moyen, inférieurement, à la portion la plus ... méat moyen. C'est donc la portion inférieure de cette paroi interne du ... mal qu'il faut perforer, quand il s'agit d'établir une communication en... lacrymal et les fosses nasales dans les cas de tumeur ou de fistule la...

Portion fibreuse. La *portion fibreuse* forme le côté externe, aplati, de ce canal; elle ... fortement constituée, inextensible, ou plutôt ne cédant qu'à une cause ... tension permanente.

(*) †, cloison des fosses nasales. — ††, cellules ethmoïdales. — *, fosse nasale droite. — ... la conjonctive. — *Op*, muscle orbiculaire des paupières, naissance du ligament palpébral ... — *Op'*, insertion du muscle orbiculaire des paupières sur l'os lacrymal. — *Sl*, sac lacrymal ... lacrymal. — *Cnl*, embouchure du conduit lacrymal.

sa face interne, le sac lacrymal présente l'aspect de tous les conduits par des membranes muqueuses : on y rencontre souvent beaucoup de À la partie antérieure de sa paroi externe, près de la crête de l'os unguis uteur du tendon de l'orbiculaire, se voit un orifice arrondi par lequel les conduits lacrymaux. Sa cavité, terminée par un cul-de-sac étroit rement, se rétrécit un peu en bas, où elle se continue avec celle du sal. Un soulèvement de la muqueuse, ou plutôt un épaississement du simulant une valvule plus ou moins complète, marque souvent la érieure du sac lacrymal (1). Surface interne du sac lacrymal.

queuse du sac lacrymal est rougeâtre et comme pulpeuse, et présente d'analogie avec la membrane pituitaire, avec laquelle elle se continue termédiaire nasal; elle ssez forte-une part, au de la paroi du canal, art, à la fi-e la paroi ex-ur mériter e *membrane queuse*. Un *vibratile* a recouvre, rouve ordi-t quelques *landules* aci-analogues à a pituitaire. palpébrale fournit rameau qui ue au sac Membrane fibro-muqueuse.

Fig. 438.

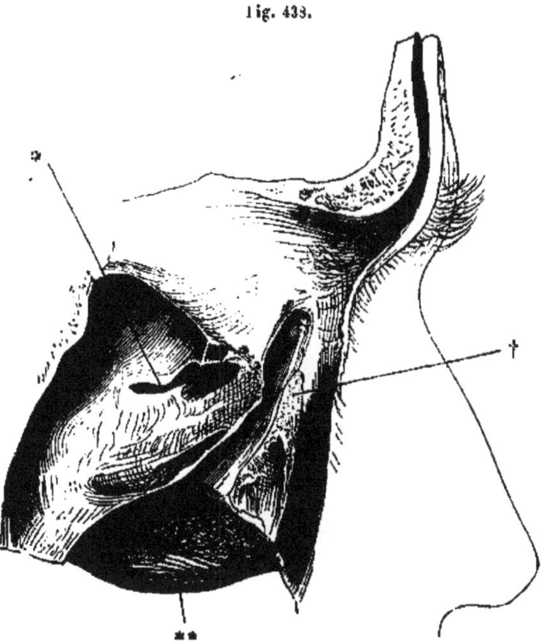

Canal nasal vu de profil (*).

anal nasal, t considé-me creusé aisseur de la paroi externe des fosses nasales, s'étend du sac lacrymal e antérieure du méat inférieur des fosses nasales. Sa direction est Canal nasal. Sa direction.

(*) ...levé la paroi externe. — †, limite entre le sac lacrymal et le canal nasal. — *, orifice de ...n entre le sinus maxillaire et la cavité nasale. — **, face interne du cornet inférieur.

(1) ...t les variétés que présente cet épaississement qui expliquent les divergences relativement à cette valvule, espèce de diaphragme admis par Zinn, rejeté ...ni, et que Haller dit n'avoir rencontré qu'une fois. Un rétrécissement, dû à ...e valvule circulaire, existerait, selon Lecat et Malgaigne, à la réunion du ...l et du canal nasal. Suivant Béraud, qui a fait des recherches étendues sur ...anatomie, il y aurait, dans la moitié des cas au moins, au lieu d'une bande ...une valvule oblique en haut et en dedans, adhérente à la moitié externe de ... canal.

oblique de haut en bas, de dedans en dehors et d'avant en arrière,
que la paroi externe des fosses nasales; elle répond extérieurement à
qui du milieu du tendon de l'orbiculaire irait gagner le sillon naso-

Forme du canal nasal.

Le canal nasal est de *forme* cylindroïde, légèrement aplati sur les cô
plus étroit à sa partie moyenne qu'à ses extrémités. Une section perpe
à son axe représente un cercle de 3 millimètres environ de diamèt
une légère courbure dont la convexité regarde en avant et en dehors.

Sa longueur

d'ailleurs, que l'élargissement ou le rétrécissement de la racine du n
influer sur la direction de ce canal. Sa *longueur* varie notablement,
la muqueuse qui le tapisse se prolonge ou non au-dessous du bord
de son squelette osseux; elle est en moyenne de 14 millimètres.

Rapports.

Il répond, *en dedans*, au méat moyen des fosses nasales et au cornet
en dehors, au sinus maxillaire, dont le sépare une lame osseuse for
très-fragile. C'est sa
rapport et la facilité
ture de la lame de
du canal nasal et du s
laire qui ont fait dire
tomiste que le canal
vrait à la fois et dans
maxillaire et dans
nasales.

Fig. 439.

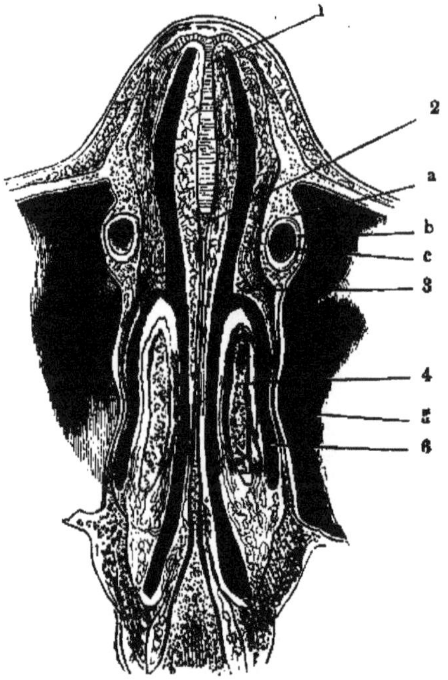

Section horizontale de la face, passant par le canal nasal; surface de section supérieure (*).

Orifice inférieur.

L'*orifice inférieur*
nasal se trouve dans
inférieur, à l'union
antérieur avec les tr
postérieurs de ce mé
timètres et demi
mètres en arrière de
narines.

Sa forme variable.

Suivant la
que présente la mu
orifice est circulaire
au sommet de la vo
par le méat, ou bien
plus ou moins près d
des fosses nasales,
lequel il est figuré pa
plus ou moins étroite

Texture.

Le canal nasal est
un conduit osseux
une membrane fibro

Conduit osseux.

Le *conduit osseux*
et constitué par l'os maxillaire, l'os unguis et le cornet inférieur; tr
dans la partie qui répond à l'os maxillaire, excepté au niveau du s
os, le canal nasal est très-mince et très-fragile dans celle qui ré
unguis et au cornet inférieur.

(*) *a*, paroi osseuse du canal lacrymal osseux. — *b*, paroi membraneuse. — *c*, lumi
1, cloison cartilagineuse des fosses nasales. — 2, cloison osseuse. — 3, reste du cornet
cornet moyen sectionné. — 5, sinus maxillaire. — 6, méat moyen.

mbrane qui tapisse le canal nasal est une fibro-muqueuse, qui adhère parois du canal et qui se continue, d'une part, avec la muqueuse du ymal, d'autre part, avec la pituitaire. Cette membrane prolonge souvent urs lignes en bas le canal nasal, en formant un repli valvulaire. Dans ù ce repli existe, l'orifice inférieur du canal nasal est toujours affaissé même et difficile à apercevoir, même lorsqu'on a emporté ou luxé le férieur ; en sorte que, pour le découvrir, on est obligé d'avoir recours uction du stylet par la partie supérieure des voies lacrymales. Dans le sme du canal nasal de bas en haut, suivant la méthode de Laforest, on essairement déchirer ce repli muqueux, quand il existe. On a dit que inférieur du canal nasal est précédé par une ampoule ou dilatation uliforme : j'ai rencontré cette disposition, mais je l'ai regardée comme

Muqueuse.

Du repli valvulaire du canal nasal.

queuse du canal nasal présente des caractères qui la rapprochent de celle du sac lacrymal et de celle des fosses nasales. L'*épithélium* couvre, vibratile dans la portion supérieure du canal, devient pavi-

Structure.

Fig. 440.

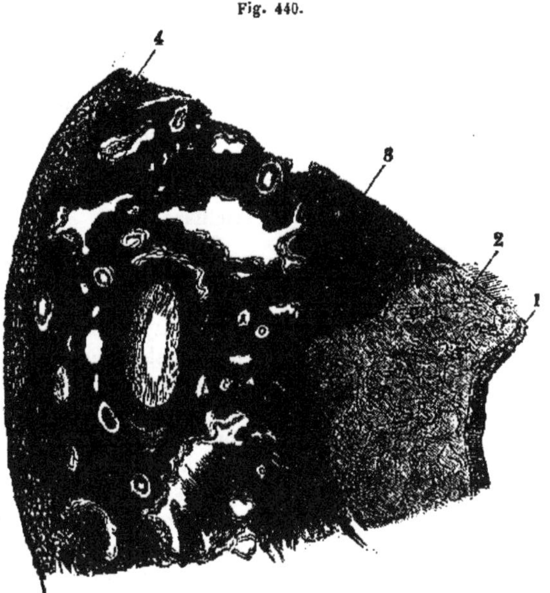

ne section transversale de la muqueuse du canal nasal près de l'orifice inférieur de ce canal (*).

et stratifié en bas. Plus profondément se voit, suivant Henle, une sez épaisse de ce tissu qu'il appelle *conglobé* et qui est formé de analogues aux globules lymphatiques. La *membrane fibreuse* est , comme celle de la pituitaire, par de nombreux canaux veineux sés, qui lui donnent un aspect caverneux. Des *glandules* en grappe,

(*) ...hélium. — 2, muqueuse. — 3, couche caverneuse. — 4, couche périostique de la membrane

plus ou moins nombreuses suivant les individus, sont plongées au sei membrane.

B. — Globe de l'œil.

Situation. Moyens de fixité.

Le *globe de l'œil* est un sphéroïde irrégulier, *situé* dans la partie de la cavité orbitaire, à 2 centimètres environ du sommet de cette ca maintenu dans sa position par le nerf optique, par les muscles dro ques, par la conjonctive, qui l'unit aux paupières, par les paupiè fente, plus ou moins large suivant les sujets et toujours un peu plus le diamètre transverse de l'œil, ne le laisse pas sortir sans quelqu et enfin par l'aponévrose orbito-oculaire. Ces moyens de contention, sujettir l'œil d'une manière fixe, lui laissent au contraire une grand mais ne lui permettent de se mouvoir que sur place, autour de ses d Les déplacements de l'œil en arrière et en avant sont à peine sen l'état normal.

Volume de l'œil.

Son *volume*, peu considérable par rapport à la capacité de l'orbite, lué à un tiers de pouce cube. Il présente d'ailleurs, chez les divers su ques légères différences qui n'ont pas encore été bien appréciées. Le *grands* et *petits yeux*, usités dans le langage vulgaire, s'appliquen globe de l'œil lui-même, mais bien à l'ouverture des paupières. L'œ portionnellement plus v chez le fœtus et chez l'en veau-né que chez l'adulte vieillard.

Fig. 441.

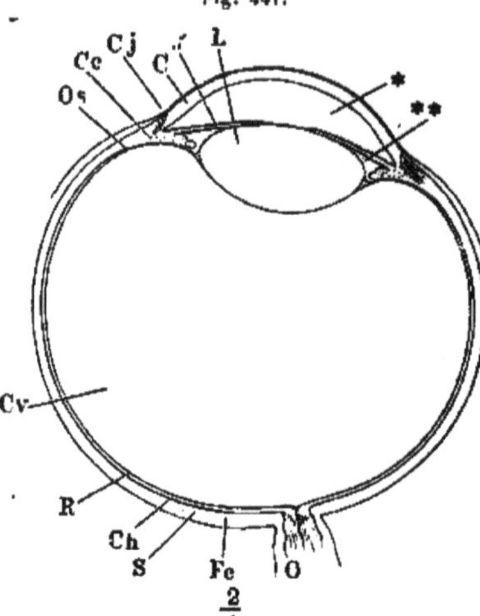

Section horizontale de l'œil droit; surface de section supérieure (*).

Sa forme sphéroïdale

Sa *forme* est celle d'un irrégulier, surmonté en un segment d'un sphé petit, disposition qui acc mètre antéro-postérieur d La contraction des muscl ne peut nullement mod forme. Il n'en est point de certaines influences path qui, en augmentant la pre oculaire, déterminent l de l'angle rentrant qu'o extérieurement à l'union née avec la sclérotique et l'œil une forme plus rég sphéroïdale.

Ses rapports généraux.

Les *rapports généraux* d l'œil sont les suivants : répond aux paupières, qui, en se rapprochant ou en s'éloignant l'une en recouvrent plus ou moins complétement la partie antérieure d

(*) O, nerf optique. — Fc, fossette centrale. — S, sclérotique. — Ch, choroïde. — R, corps vitré. — Os, ora serrata. — Cc, corps ciliaire. — Cj, conjonctive. — C, cornée. chambre antérieure. — **, chambre postérieure de l'œil.

la lumière et les corpuscules qui voltigent dans l'air. Il résulte, en ... la coupe oblique de la base de l'orbite, qu'en dehors l'œil déborde de ... la base de cette cavité, disposition qui le rend facilement vulnérable ... sens. *En arrière*, l'œil est en rapport avec le coussinet graisseux du fond ... ; il en est séparé par l'aponévrose orbito-oculaire, sur laquelle il ... l'aide d'une membrane synoviale rudimentaire favorisant ses mouve- L'aponévrose orbito-oculaire le sépare du coussinet graisseux.

... des six muscles qui sont destinés à le mouvoir, le globe oculaire est ... en rapport, en dedans, avec la terminaison de l'artère ophthalmique ... nasal ; en dehors, avec la glande lacrymale ; en haut, avec le nerf fron- ..., avec le nerf sous-orbitaire.

... contenu dans une cavité osseuse protectrice, l'œil se trouve donc ... plus particulièrement en rapport avec une membrane fibreuse qui ..., et avec les paupières, voiles mobiles qui l'encadrent en avant.

...éterminer les dimensions des divers diamètres du globe oculaire, il im- ... choisir des yeux aussi frais que possible, car l'évaporation, en faisant ... rapidement à l'œil une partie de son contenu, en altère en même temps ... Il va sans dire qu'on évitera les déformations que produiraient des ... exercées à la surface de l'organe. Il faut, enfin, tenir compte des diffé- ... présentent, sous ce rapport, les deux sexes, l'œil de la femme étant, ..., plus petit que celui de l'homme. Les dimensions moyennes des di- ...mètres de l'œil sont les suivantes (1) : Dimensions.

Diamètre	antéro-postérieur	24mm,5
—	transverse	24
—	vertical	23,5
—	oblique en bas et en dedans	24
—	oblique en bas et en dehors	24

... moyen de l'œil est d'environ 7gr,5. Pour le déterminer, on ne peut ... que d'yeux parfaitement frais : un œil de supplicié, examiné deux ... après la mort, pesait 8gr,25 ; un autre, enlevé six heures après la mort, ... que 7gr,33. Poids.

...ciliter la description, nous appellerons *axe de l'œil* son diamètre an-

... critiquer un auteur et en triompher aisément, il n'est pas de procédé plus ... que de lui prêter des opinions insoutenables, dont en réalité il est parfaite- ...ent. Ainsi fait M. Sappey à l'égard de C. Krause : « *Pour cet anatomiste si* ... dit-il, le diamètre transverse de l'œil est le plus long : or, l'observation dé- ... de la manière la plus nette, que le diamètre antéro-postérieur est, au con- ... plus long que tous les autres ! et que sa prédominance sur le diamètre trans- ... s'élever jusqu'à 2 millimètres ! » (*)

...ppey avait lu le mémoire de C. Krause, il aurait vu que cet anatomiste, très- ...vérité, dit au contraire : L'axe de l'œil, allant du milieu de la cornée au milieu ...ure postérieure de la sclérotique, est de 10''',2 à 11''', plus souvent au-dessous ... diamètre vertical est généralement égal ou un peu plus petit : 10''',1 à 10''',75 ; ...*que de même du diamètre horizontal qui coupe le plan vertical à angle droit.* ...use, les diamètres les plus considérables sont les diamètres obliques : l'externe ... égal à l'axe, l'interne est ordinairement de 0''',2 à 0''',7 plus long que l'axe. (*Meckel's Archiv*, 1832, p. 90).

... curieux de remarquer que, dans le tableau des mesures prises par M. Sappey,

(*) *Traité d'anatomie descriptive*, 1re édit., t. II, p. 622 ; 2e édit., t. III, p. 707.

téro-postérieur, dont les deux extrémités seront le *pôle antérieur* et le *[illegible]térieur* de l'œil ; le grand cercle perpendiculaire à l'axe sera l'*équateur* et les grands cercles passant par cet axe seront des *méridiens*.

Composition de l'œil.

Composition. De même que tous les autres organes des sens, l'œil est [illegible] essentiellement par une membrane sensible dans laquelle se termi[illegible] spécial, et par un appareil particulier en rapport avec l'agent ext[illegible] membrane sensible, organe immédiat de la vue, est la *rétine*; le rest[illegible] n'est autre chose qu'un appareil dioptrique très-compliqué, une [illegible] chambre obscure destinée à réfracter les rayons lumineux et à les co[illegible] de façon qu'ils produisent sur la rétine une image nette des objets ex[illegible]

Sa division en membranes et en humeurs.

Sous un point de vue plus anatomique, on divise l'œil en membr[illegible] humeurs ou milieux. Les membranes sont, dans l'ordre de superposi[illegible] *membrane fibreuse* de l'œil, divisée en *sclérotique* et en *cornée*; 2° la [illegible] *musculo-vasculaire*, comprenant la *choroïde* et l'*iris*; 3° la *membrane* n[illegible] *rétine*. Les humeurs ou milieux sont : 1° le *corps vitré*, renfermé dans la [illegible] *hyaloïde*; 2° le *cristallin*, entouré de sa *capsule*; 3° l'*humeur aqueuse*.

§ 1. — MEMBRANE FIBREUSE.

I. — SCLÉROTIQUE.

Préparation. Isoler le globe de l'œil, en laissant les muscles attachés à la [illegible] diviser circulairement cette membrane, en évitant d'entamer la choroïde; [illegible] avant et en arrière les deux hémisphères de la sclérotique, dont la section, [illegible] la choroïde, se fait plus facilement sur un œil un peu flétri que sur un œil fr[illegible]

La *sclérotique* (σκληρὸς, *dur*), *cornée opaque*, *tunique albuginée de l'*[illegible] membrane la plus extérieure de l'œil, dont elle forme, en quelque [illegible] coque; très-résistante, blanc nacré chez l'adulte, elle est bleuâtre [illegible] fant et souvent un peu jaunâtre chez le vieillard. Elle est perforée [illegible] pour laisser passer le nerf optique, et présente, en avant, une ouver[illegible] laire, dans laquelle est enchâssée la cornée.

Surface externe de la sclérotique.

Sa *surface externe*, qui forme environ les 5/6 de la surface exté[illegible] globe de l'œil, présente les mêmes rapports que ce globe. Ainsi, elle [illegible] verte, en avant, par la conjonctive, qui lui adhère au moyen d'un [illegible] laire très-lâche et susceptible d'infiltration ; c'est sur elle que s'im[illegible] muscles droits et obliques de l'œil. Une sorte de bourse séreuse r[illegible]

l'œil n° 1 du 1er groupe a un diamètre transverse plus grand que le dia[illegible] postérieur (24mm,2 contre 23mm,0); de même l'œil n° 8 (27mm,1 contre 26[illegible] yeux nos 10 et 11, la différence n'est que d'un dixième de millimètre à l'ava[illegible] mètre antéro-postérieur, différence qu'on peut très-bien mettre sur le compt[illegible] de mensuration.

Dans le 2e groupe, l'œil n° 5 a un diamètre transverse de 25mm,9, un dia[illegible] postérieur de 24mm,7; dans l'œil n° 10, ces diamètres sont tous deux de [illegible] l'œil n° 11, de 24mm,9. M. Sappey ne rapporte pas un seul exemple où la [illegible] été de 2 millimètres.

Quant aux diamètres obliques, M. Sappey ne les a mesurés que sur deu[illegible] le n° 4 et le n° 7 des hommes. Nous ne pouvons prendre au sérieux cette ass[illegible] *pression exercée dans le sens vertical* rend aux yeux flasques leurs dimensio[illegible] en ce qui concerne les diamètres obliques moins encore que pour les autres[illegible]

...e de la conjonctive, d'une part, de l'aponévrose orbito-oculaire, d'autre ...lui donne un aspect lisse.

...face interne présente un aspect terne et rugueux, tout à fait étranger à ...e externe; ...e, en outre, ...uleur brune ...noncée, qui ...au pigment ...ien. Elle ré... la choroïde, ...est unie par ...n cellulaire ...et par les ...x ciliaires. ...rfs ciliaires ...nt librement ...e en avant ...s deux mem... et sillon...gèrement la surface interne de la sclérotique.

Aspect terne et rugueux de la surface interne de la sclérotique.

Fig. 442.

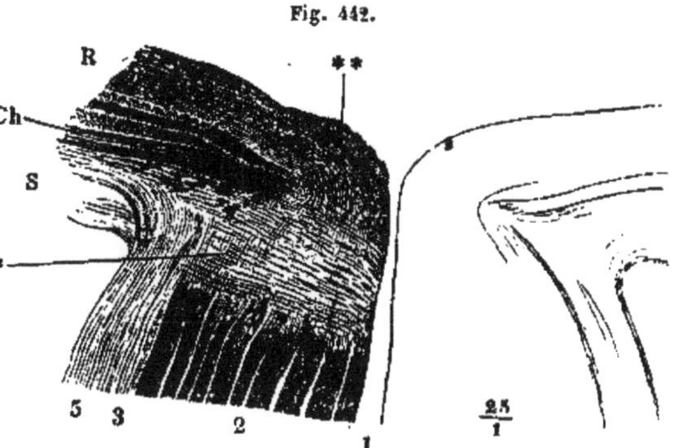

Section de l'insertion du nerf optique suivant un méridien (*).

...isseaux et les nerfs ciliaires traversent très-obliquement l'épaisseur ...érotique.

...pports de la sclérotique avec la cornée seront examinés à l'occasion de ...ière membrane. Quant à ses *connexions avec le nerf optique*, voici ce ...serve : le nerf s'insère sur le globe oculaire à 3 millimètres en dedans ...llimètre au-dessous du pôle postérieur de l'œil. Sur une section passant ...du nerf optique, la sclérotique paraît perforée d'une ouverture en forme ...oir pour livrer passage au nerf, qui semble s'étrangler au niveau de cet ... Cette apparence est due aux circonstances suivantes : 1° le névrilème ...du nerf optique se continue directement avec la sclérotique, les fibres ...mposent se coudant à angle droit; 2° le névrilème interne se continue ... avec la choroïde et en partie s'applique contre la face interne de la ...ue; 3° les tubes nerveux qui constituent le nerf optique s'amincissent ...ent et perdent leur réfringence, d'où résulte une diminution consi...du diamètre de ce nerf pendant son trajet à travers la sclérotique (1).

Rapports avec le nerf optique.

...érotique est une des membranes fibreuses les plus épaisses et les plus ... l'économie ; son épaisseur n'est pas uniforme dans tous les points de ...

La sclérotique est un type de membrane fibreuse.

(*) ...l des vaisseaux centraux. — 2, faisceaux nerveux. — 3, névrilème interne. — 5, névrilème ... S, sclérotique. — Ch, choroïde. — R, rétine. — *, région où les fibres du nerf optique perdent ...réfringence. — **, section transversale de quelques faisceaux nerveux.

(1) ...nt Arnolt, il existerait, entre la sclérotique et la choroïde, une membrane sé...logue à la membrane de l'humeur aqueuse, membrane dont le feuillet externe ...ical serait la source de la couleur brunâtre de la surface interne de la scléro... ...xistence de cette membrane, qu'Arnolt nomme membrane arachnoïdienne ... *arachnoïdea*), est impossible à concilier avec l'aspect tomenteux de la surface ... la sclérotique et de la surface externe de la choroïde.

... décrit aussi, en dedans de la sclérotique, une membrane que l'on ne pourrait ...ue sous la forme d'une toile d'araignée. Composée de pigment et de fibres de ...laire, elle est connue sous le nom de *lamina fusca*.

La présence d'une membrane séreuse sclérotico-choroïdienne n'est pas démontrée.

son étendue ; sa partie la plus épaisse répond, en arrière, à l'entrée optique, et mesure 1 millimètre. La sclérotique s'amincit graduelle rière en avant, jusqu'au niveau des insertions des tendons des muscl où elle n'a que 0mm,3 à 0mm,4 d'épaisseur ; puis elle augmente de nou

Fig. 443.

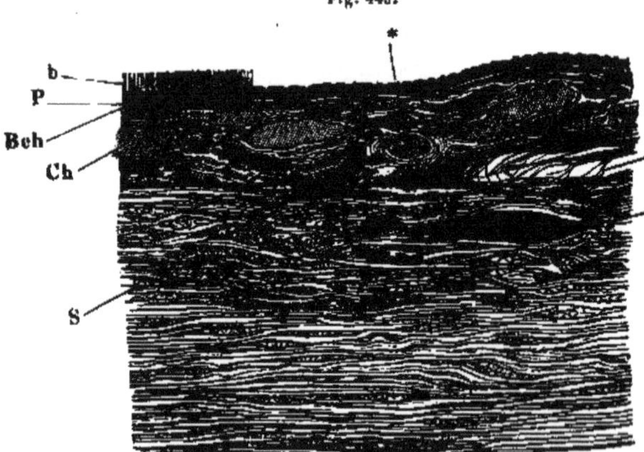

Section de la sclérotique et de la choroïde, suivant la direction d'un méri

rement, par suite de l'épanouissement de ces tendons à sa surface toutes les membranes fibreuses, elle est inextensible, ce qui donne degré de fermeté et de tension qui le caractérise. C'est encore à cette bilité que tiennent les douleurs atroces qui accompagnent l'inflamm l'intérieur de l'œil et certaines hydrophthalmies.

Elle n'est pas composée de deux lames distinctes.

Les anciens considéraient la sclérotique comme composée de de dont l'interne serait, d'après Zinn, le prolongement de la pie-mère, Meckel, le prolongement de l'arachnoïde. Mais la division de la sclé deux lames est purement artificielle. Enfin, on a considéré la sclérotiq la continuation de la dure-mère, par l'intermédiaire du névrilème d tique ; cette manière de voir n'est nullement contredite par la disse montre la gaîne fournie au nerf optique par la dure-mère se prolong nifestement sur la sclérotique et se confondant avec elle.

Structure.

Couches de faisceaux conjonctifs.

Structure. La sclérotique est constituée par des couches superp faisceaux fibreux transversaux et antéro-postérieurs, qui s'entre-cro la plupart à angle droit (*fig.* 443). Ces faisceaux sont aplatis et comm entre eux par des branches anastomotiques dans les diverses cou sont loin d'être parfaitement distinctes. En avant, les expansions te des muscles droits s'ajoutent aux faisceaux antéro-postérieurs ; e celles des muscles obliques fortifient les fibres transversales. A peut s'en assurer sur des coupes, les couches antéro-postérieur minent dans la portion extérieure de la sclérotique ; les couches

(*) S, sclérotique. — *Ch*, choroïde. — *Bch*, membrane fondamentale de la choroïde. — P mentaire. — *b*, couche des bâtonnets de la rétine. — *, section d'une artère. — **, fibres d la sclérotique et la choroïde. — †, section d'un petit rameau nerveux.

ont plus nombreuses dans les portions internes de cette membrane. éseaux *de fibres élastiques fines* sont étendus à travers toute l'épaisseur de otique; ces réseaux sont plus serrés au voisinage de la surface interne mbrane. Des *éléments celluleux*, analogues à ceux de la cornée, sont dis- dans la sclérotique et dans les couches internes on rencontre égale- ntre les faisceaux de fibres conjonctives, de petites masses *pigmentaires* forme rappelle parfois celle des cellules pigmentaires de la choroïde.

Réseaux de fibres élastiques. Éléments celluleux.

isseaux de la sclérotique sont assez nombreux. Les *artères* sont four- arrière, par les ciliaires courtes postérieures, en avant, par les ciliaires antérieures. Les premières forment un cercle artériel autour de l'in- nerf optique, à la surface externe de la sclérotique; de ce cercle de nombreux rameaux qui perforent la gaîne du nerf optique et s'ana- nt avec l'artère centrale. Le réseau capillaire auquel aboutissent les ar- la sclérotique est situé dans l'épaisseur de cette fibreuse et se com- vaisseaux très-fins, unis en larges mailles. Ce réseau devient très-serré nage de l'union de la sclérotique avec la cornée ; au pourtour de cette et dans une zone de 2 à 4 millimètres de largeur, on rencontre un nt les mailles, polygonales en arrière, se réduisent à de simples fentes et qui, vu à l'œil nu, semble constitué par un canal unique : c'est ce qui a été désigné improprement sous le nom de *sinus veineux* ou de *cercle* de Hovius(1). Il fournit les veines ciliaires antérieures et ne commu- ullement avec les veines de l'iris. A sa face interne existe un canal aplati, oure la cornée, et dont la paroi interne donne insertion au muscle ci- est le *canal de Schlemm* (fig. 451 et 457), qui paraît appartenir au sys- phatique. (V. Lymphatiques de l'œil.)

Vaisseaux. Sinus veineux ou cercle de Hovius. Canal de Schlemm.

nes de la sclérotique se jettent en partie dans les vasa vorticosa, et en rendent dans un réseau situé à la surface externe de la sclérotique et nnique, en avant, avec les veines ciliaires antérieures, en arrière, veines choroïdiennes.

Veines.

ce interne de la sclérotique cheminent les *nerfs* ciliaires. Ces nerfs ent-ils quelques rameaux à la membrane fibreuse de l'œil, ainsi qu'on ne? Le fait est loin d'être démontré.

Nerfs.

ages de la sclérotique sont surtout relatifs à la protection de l'œil, dont mbrane constitue l'enveloppe résistante et inextensible, et dont elle e la forme.

Usages.

II. — CORNÉE TRANSPARENTE.

née *transparente*, ou simplement la *cornée*, complète en avant la coque de l'œil, dont elle représente environ un onzième. Elle figure un seg- sphère d'un rayon plus petit surajouté à la sphère scléroticale.

isseur est plus considérable, chez l'adulte et le vieillard, à la périphé- centre : dans ce dernier point, elle est généralement de 0mm,8 à 0mm,9 ; portions périphériques de la cornée, elle atteint 1 millimètre à 1mm,1. érence n'existerait point, suivant M. Sappey, chez l'enfant et se mon- sens inverse chez le fœtus.

Épaisseur.

ppey, après avoir, dans la première édition de son Traité d'anatomie, confondu e Fontana, le canal de Schlemm et le cercle de Hovius, en est arrivé aujour- e plus confondre que ces deux derniers.

Face antérieure. La *face antérieure* de la cornée, convexe, représente un segment [illegible] pris sur le grand axe (Herschell, Chossat). Le contour de cette face est [illegible] à grand diamètre dirigé transversalement et mesurant de 11mm,5 [illegible] mètres, à petit diamètre vertical et mesurant 10 millimètres. Le [illegible] courbure de cette face est de 7 à 8 millimètres (Lamé); mesuré sur [illegible] par Helmholtz, il a présenté 7mm,3 à 8mm,1 à la partie centrale de [illegible] qui est la plus convexe. Suivant Knapp, les plans méridiens pass[illegible] centre de la cornée tracent sur cette membrane des courbes se[illegible] symétriques, qui représentent à peu près des ellipses.

Face postérieure. La *face postérieure* de la cornée, concave, forme la paroi antérie[illegible] pace occupé par l'humeur aqueuse ; le contour de cette face est rég[illegible] circulaire. Sa courbure n'a pas encore été déterminée avec précisi[illegible] centre, elle est sensiblement la même que celle de la face antérieu[illegible] périphérie, elle est plus considérable, d'où l'épaisseur plus gran[illegible] dernière région.

Circonférence. La *circonférence* de la cornée, enchâssée en quelque sorte dans l'o[illegible] la sclérotique, est coupée en biseau aux dépens de sa face antérieure [illegible] sulte que la cornée est en partie recouverte par la sclérotique, sur[illegible] et en bas. Chez le vieillard, la portion périphérique de la cornée [illegible] envahie par des granulations graisseuses qui sont déposées dans l'ép[illegible] son tissu et le rendent opaque : l'anneau blanchâtre qui en résulte [illegible] sous le nom de *cercle sénile*.

L'*indice de réfraction* de la cornée est de 1,3525 (Krause).

Structure. *Structure*. La cornée est formée d'un tissu dense et serré, parfaite[illegible] parent, beaucoup plus difficile à déchirer que celui de la scléroti[illegible]

Fig. 444.

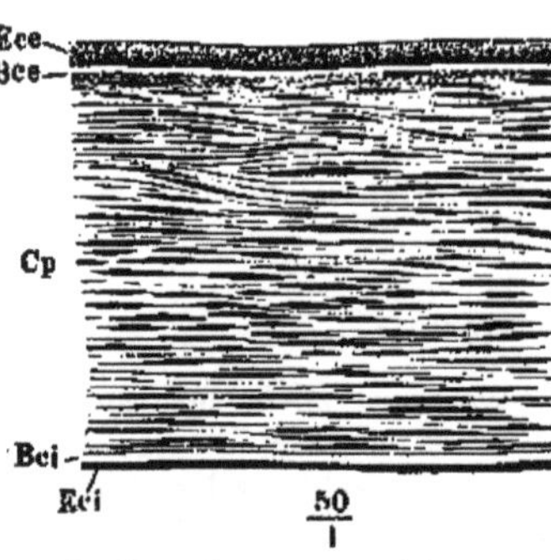

Fig. 445.

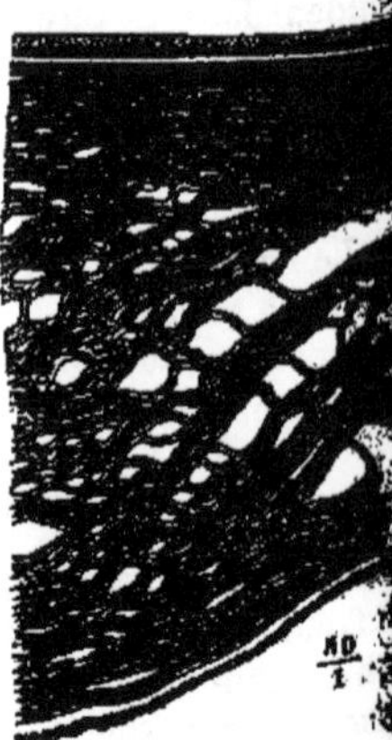

Sections d'une cornée sèche qui ont été ramollies ensuite dans l'eau [illegible]

Caractères chimiques. gonfle dans l'eau bouillante et dans l'acide acétique ; tous les agents [illegible] lent l'albumine la rendent opaque et blanchâtre. L'action de l'eau bo[illegible] dissout et la transforme en une substance analogue à la chondrine.

(*) Fig. 444, état naturel. — Fig. 445, après une traction dans le sens de l'épaisseur. — [illegible] cornéen externe. — *Bce*, couche amorphe externe. — *Cp*, cornée proprement dite. — *Bci*, [illegible] phe interne (membrane de Demours). — *Eci*, épithélium cornéen interne.

...istingue dans la cornée trois couches : la *cornée proprement dite*, la *con-*...*cornéenne* et la *membrane de Demours* ou *de Descemet*.

Couches de la cornée. Cornée proprement dite.

...*rnée proprement dite*. Elle constitue la plus grande épaisseur de la mem-...et se compose d'un tissu lamelleux fibroïde, qui, suivant Koelliker, est ...isin du tissu conjonctif. On y décrivait autrefois un certain nombre de ...séparables au moyen du scalpel; mais ces lames sont purement arti-... : aussi leur nombre est-il indéterminé.

Lames.

...e d'elles se compose de faisceaux de fi-...plus ou moins distinctes, extrêmement fines, ...es et légèrement onduleuses, qu'on peut ...par la macération de la cornée dans une solu-...permanganate de potasse, ou de chlorure de ... à 10 p. 100. Ces faisceaux, qui mesu-...,005 en épaisseur, sont aplatis et s'unissent ...ux pour former des lamelles parallèles aux ...s de la cornée, lamelles qui sont elles-mêmes ...ntre elles par des fibrilles et s'entre-croisent ...s angles plus ou moins ouverts, souvent à ...roit.

Faisceaux de fibrilles.

Fig. 446.

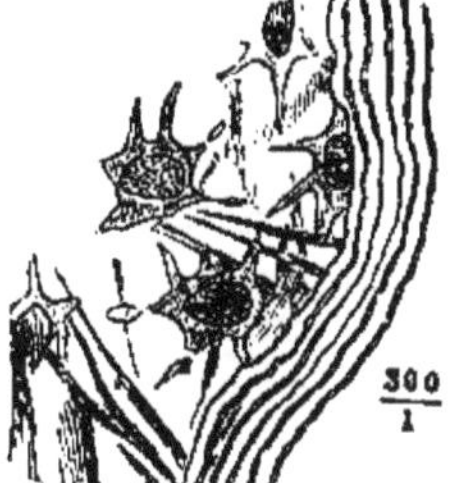

Cellules de la cornée (*).

Lamelles.

...spaces en forme de fente que laissent entre ...faisceaux de fibres et les lamelles de la cornée sont diversement con-...suivant le mode de préparation employé pour les mettre en évi-...peut-être aussi suivant les individus. Ils renferment, d'après Koelliker, ...mbre considérable de *cellules à noyau* étoilées, anastomosées entre ...r leurs prolongements et constituant par leur union un réseau ...à travers ...s lamelles.

Cellules cornéennes.

...*ules cor-*...plus nom-...chez le fœ-...es l'enfant ...z l'adulte, ...difficiles ...sont apla-...enferment ...eur trans-..., avec un ...istinct. Sur ...ites de la ... elles se ...ent insen-...nt avec les ...ts de la ...que.

Fig. 447.

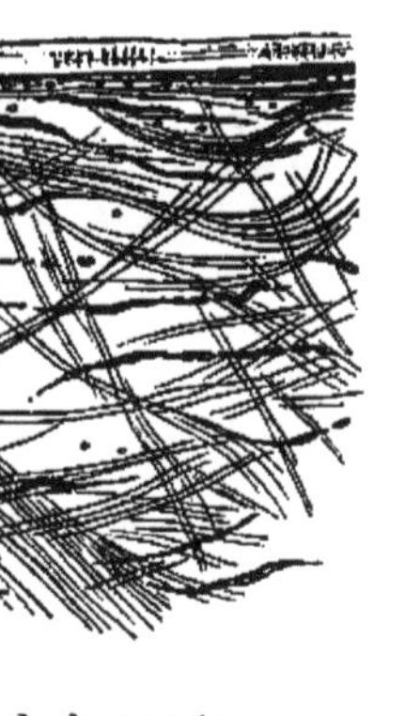

Section des couches superficielles de la cornée, traitée par l'acide acétique (**).

...trouvé, en outre, dans la cornée *vivante*, des *corpuscules migrateurs*, ...ables par leurs changements de forme et leurs déplacements, analogues

Corpuscules migrateurs.

(*) ...ion prise sur une cornée durcie dans l'acide chromique. Les lignes parallèles marquent les li-... lamelles.

(**) ... épithélium cornéen externe. — Bce, couche amorphe externe.

aux mouvements amiboïdes des globules blancs du sang. L'origine de c[illegible] puscules est encore controversée : tandis que certains auteurs les font [illegible] des cellules cornéennes, d'autres pensent qu'ils proviennent du sang et p[illegible] tout formés dans la cornée.

Fig. 448.

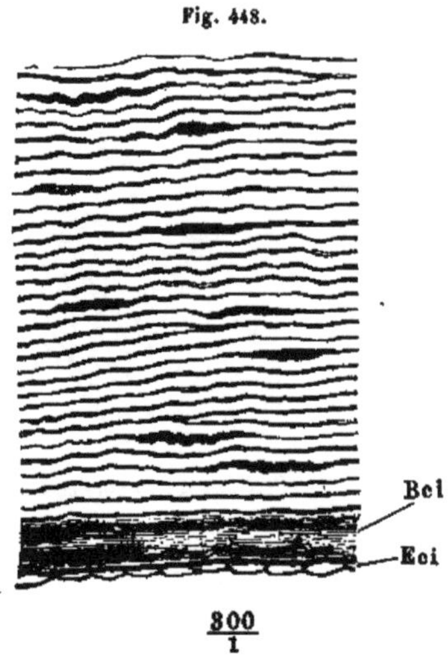

$\frac{300}{1}$

Couches profondes de la cornée et membrane de Demours (*).

Les portions superficielles de la [illegible] proprement dite sont traversées p[illegible] faisceaux obliques de fibres qui [illegible] minent dans la membrane élastiq[illegible] rieure (*fig.* 447) en s'étalant en p[illegible] Sur les bords de la cornée, ces fi[illegible] continuent avec celles de la sclé[illegible]

Conjonctive cornéenne. 2° *Conjonctive cornéenne.* Conti[illegible] de la conjonctive scléroticale, el[illegible] prend un *épithélium* et une *couch*[illegible] stance amorphe qui lui sert de [illegible]

L'*épithélium* est *pavimenteux* [illegible] *tifié*, et mesure 0mm,03 en épaiss[illegible] trouble après la mort et sous l'i[illegible] de l'eau ou de l'acide acétique[illegible] lules les plus profondes sont [illegible] perpendiculairement à la surfa[illegible] cornée; les cellules moyennes [illegible] rondies ; les plus superficielles, [illegible] beaucoup les plus nombreuses, [illegible] ties. Toutes sont inégales, rug[illegible] leur surface et hérissées de peti[illegible] tes par lesquelles elles s'engrènent mutuellement.

Lame élastique antérieure. La *couche amorphe* de la conjonctive cornéenne (lame élastique an[illegible] intimement adhérente à la cornée, est souvent peu distincte et pe[illegible] manquer complétement ; elle est toujours très-mince. Elle se go[illegible] l'eau bouillante et dans la soude; détachée de la cornée, elle s'en[illegible] dedans (His). A sa surface extérieure, on voit de petites fossettes lo[illegible] extrémités des cellules épithéliales les plus profondes.

Membrane de Demours. 3° La *membrane de Demours* ou *de Descemet, membrane de l'humeur* [illegible] qui forme la couche la plus profonde de la cornée, est très-nettement li[illegible] se compose, comme la conjonctive cornéenne, d'une *couche amorphe* [illegible] *épithélium.*

Lame élastique postérieure. La couche amorphe ou *lame élastique postérieure* est constante ; son ép[illegible] plus considérable que celle de la couche amorphe antérieure, augme[illegible] l'âge et varie entre 0mm,016 et 0mm,020. Assez difficile à détacher de la [illegible] fraîche, cette couche est hyaline, homogène, parfaitement transparente [illegible] élastique. Isolée, elle s'enroule sur elle-même. Ses caractères chimiq[illegible] analogues à ceux de la capsule cristalline : l'eau bouillante, les acides, ne [illegible] blent en aucune façon. Vers le bord de la cornée, la surface interne [illegible] membrane se trouble légèrement et présente l'aspect du verre dépo[illegible] est dû à de petites saillies verruqueuses qui s'élèvent de cette sur[illegible]

(*) Un segment de la cornée a été plongé dans l'eau bouillante, puis desséché. Une secti[illegible] la pièce sèche a été ensuite ramollie de nouveau dans l'eau. — *Bci*, lame élastique interne. [illegible] thélium cornéen interne.

qui manquent chez l'enfant, qui grossissent et se multiplient avec l'âge, ...t plusieurs rangées régulières ...ules au bord de la cornée. Chez le ...rd, elles s'avancent parfois jusque

Fig. 449.

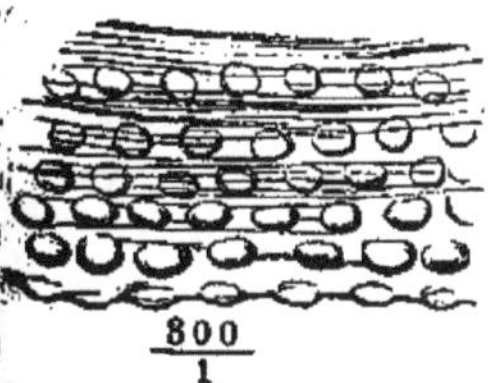

$\frac{800}{1}$

...de la face postérieure de la mem-... élastique interne, au voisinage de ...onférence de la cornée.

Fig. 450.

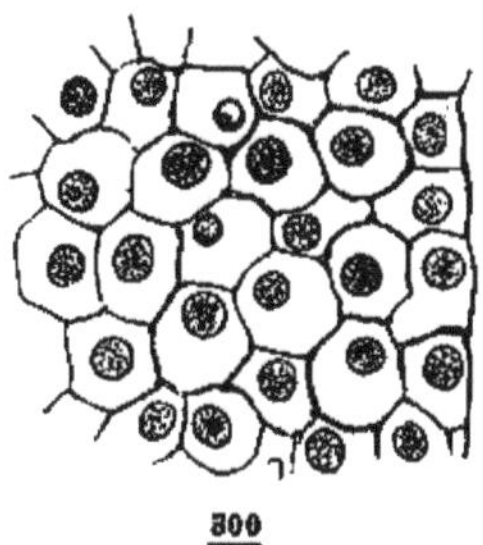

$\frac{300}{1}$

Épithélium interne de la cornée, vu de face. — Pièce conservée dans l'acide chromique.

...centre de la cornée et présentent 0mm,02 de diamètre et 0mm,01 de hauteur. ...la périphérie de la cornée, ...brane de Demours change ...ctère : des fibrilles extrê-...t fines se montrent d'abord ...face antérieure et finissent ...vahir toute l'épaisseur de ...mbrane, qui dès lors se ...convertie en un système ...s formées de réseaux de ...lastiques et dont les unes, ...échissant sur la face anté-...de l'iris, constituent le ...t pectiné de ce dia-...e, tandis que les autres ...nt dans le muscle ciliaire ...erdent dans la paroi in-...u canal de Schlemm.

Fig. 451.

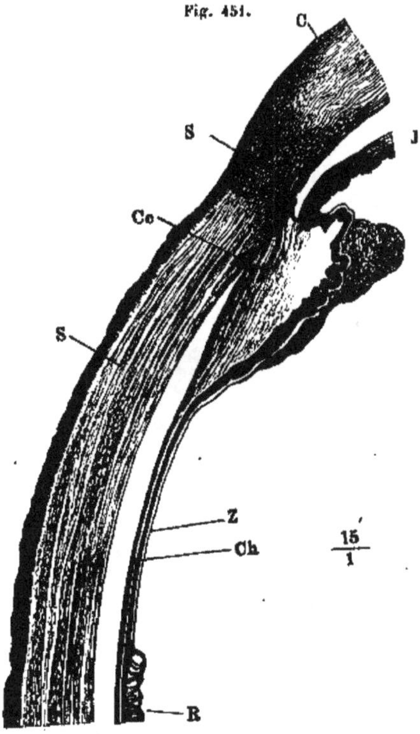

Section de la région ciliaire des membranes de l'œil, dans le sens d'un des méridiens (*).

Épithélium.

...ithélium de la membrane ...ours (*fig.* 450) se compose ...mple couche de *cellules po-*...s très-régulières, aplaties, ... 0mm,025 de diamètre et ...d'épaisseur. Les cellules ...ent une substance pâle, ...t granulée, et un beau ...phérique. Cet épithélium ...ue avec celui qui revêt ... antérieure de l'iris, en

(*) ...rnée. — S, canal de Schlemm. — Cc, corps ciliaire. — S. sclérotique. — R, rétine. — Ch, ... — Z, zone de Zinn.

passant sur le ligament pectiné, où il cesse de former une couche co

Vaisseaux. *Vaisseaux.* Chez le fœtus, les artères de la conjonctive scléroticale pa la face antérieure de la cornée, où elles constituent un réseau serré, ma s'étend pas jusqu'au centre de cette membrane. Ce réseau est oblitéré à sance, excepté dans une étendue de 1 millimètre environ à la périphé cornée. Les capillaires très-fins qui le composent se recourbent en an retourner vers la sclérotique. Malgré des recherches assez nombreus ne savons rien de bien certain sur les *lymphatiques* de la cornée.

Nerfs. *Nerfs.* Découverts par Schlemm, les nerfs de la cornée proviennent d ciliaires. Un nombre très-considérable (24 à 36, suivant Koelliker) d rameaux de diverses grosseurs pénètrent dans la cornée par sa périph rameaux, formés de tubes nerveux à bords foncés, s'anastomosent fréq entre eux pour produire un réseau étendu surtout dans les couches cielles de la cornée, et qui, selon Koelliker, donne également des tions à la face profonde de cette membrane. Il résulterait des rech Hoyer et de Cohnheim que les ramifications ultimes de ce réseau pénètrent dans l'épaisseur de l'épithélium cornéen.

§ 2. — MEMBRANE MOYENNE DE L'ŒIL OU MEMBRANE MUSCULO-VAS

Préparation. Inciser circulairement la sclérotique au niveau de l'équate Il suffit, pour cela, de saisir avec la pince un pli de la sclérotique et de le qu'à sa base ; les adhérences entre cette membrane et la choroïde sont tellem que cette dernière n'est jamais soulevée avec la tunique fibreuse. Elles som mes en arrière, au pourtour de l'insertion du nerf optique, et surtout en avan de la sclérotique avec la cornée. Cependant une traction modérée suffit pour séparation assez nette des deux membranes.

Fig. 452.

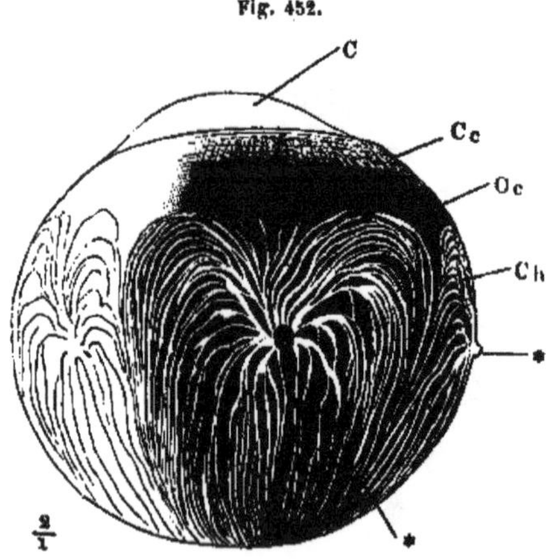

Surface extérieure de la choroïde (*).

Cette membrane, de la membrane fibreu loppe complétement le laire, si ce n'est à la p rieure, où elle est per ouverture arrondie, q nom de pupille. Elle en deux parties conti elles, mais faciles à sép de l'autre : une par rieure, appelée *choroï* tend de l'insertion du que au bord antérieur rotique, et une partie plus petite, située en cristullin et qu'on ap

1. — CHOROÏDE

La choroïde, ainsi cause de sa grande vascularité, est une membrane située à la face

(*) C, cornée. — Cc, corps ciliaire. — Oc, cercle ciliaire. — Ch, choroïde proprement troncs veineux.

…otique et qui se fait remarquer par sa teinte sombre. On peut y dis-… deux régions, l'une postérieure ou la *choroïde proprement dite*, l'autre …ure ou la *région ciliaire*.

Choroïde proprement dite.

…oroïde proprement dite. Son épaisseur est bien inférieure à celle de …otique, mais de beaucoup supérieure à celle de la rétine; elle varie …m,05 et 0mm,08 suivant le degré de distension des vaisseaux. Sa consis-…t faible, plus forte, cependant, que celle de la pie-mère, dont la choroïde … considérée comme le prolongement.

Face externe.

…e externe est unie à la sclérotique par un tissu cellulaire extrêmement … se déchire avec la plus grande facilité et dont une portion reste … appliquée sur la sclérotique. Cette face, qui est plus ou moins … présente un aspect tomenteux, dû à des fibrilles élastiques qu'on …tter sous l'eau. Sur ses parties latérales cheminent directement … en avant et dans des sillons superficiels les artères ciliaires longues, …gnées de nerfs satellites. Sur le reste de la périphérie, les nerfs ci-… font remarquer par leur couleur blanche.

Face interne.

…ce interne de la choroïde, lisse et simplement appliquée sur la rétine, …il y ait la moindre adhérence entre les deux membranes, est revêtue …uche épaisse de pigment, surtout à la partie antérieure : aussi sa …t-elle beaucoup plus foncée que celle de la face externe; elle varie, …, avec l'âge et suivant les individus. Chez un grand nombre d'animaux, …bœuf, par exemple, ce …de la face interne fait …la partie postérieure, …nte un brillant métal-…stituant le *tapis*. Dé-…de son pigment, cette … un aspect lisse, qui … avec l'aspect tomen-…la surface externe; sa …est gris-blanc et de-…me blanche en avant. …rière, la choroïde est …'une ouverture circu-… 1mm,5 de diamètre, …passage du nerf opti-… pourtour de cet ori-…ontinue avec la gaine … du nerf et adhère à …otique.

Tapis des animaux.

Fig. 453.

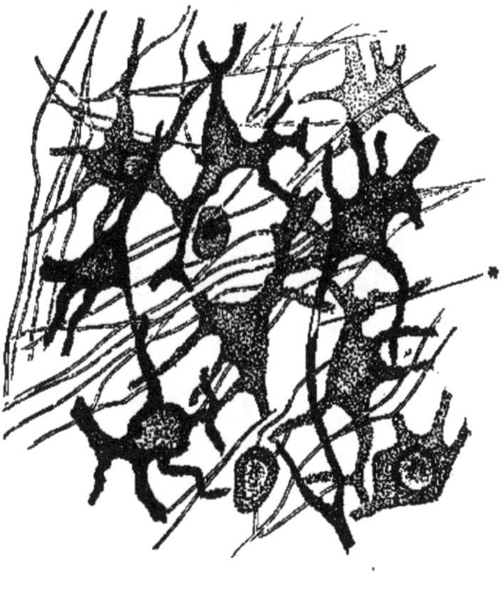

$\frac{600}{1}$

Cellules étoilées claires et foncées de la membrane sus-choroïdienne.

Structure.

…ure. Deux couches … composent la cho-…une *couche vasculaire* …s, et une *couche pig-*… en dedans.

Couche vasculaire.

…che vasculaire. Com-…entiellement de vais-…nguins, elle renferme, en outre, une certaine quantité d'un tissu …tiel qui dépasse, en dehors, les gros vaisseaux superficiels et constitue

Fig 454.

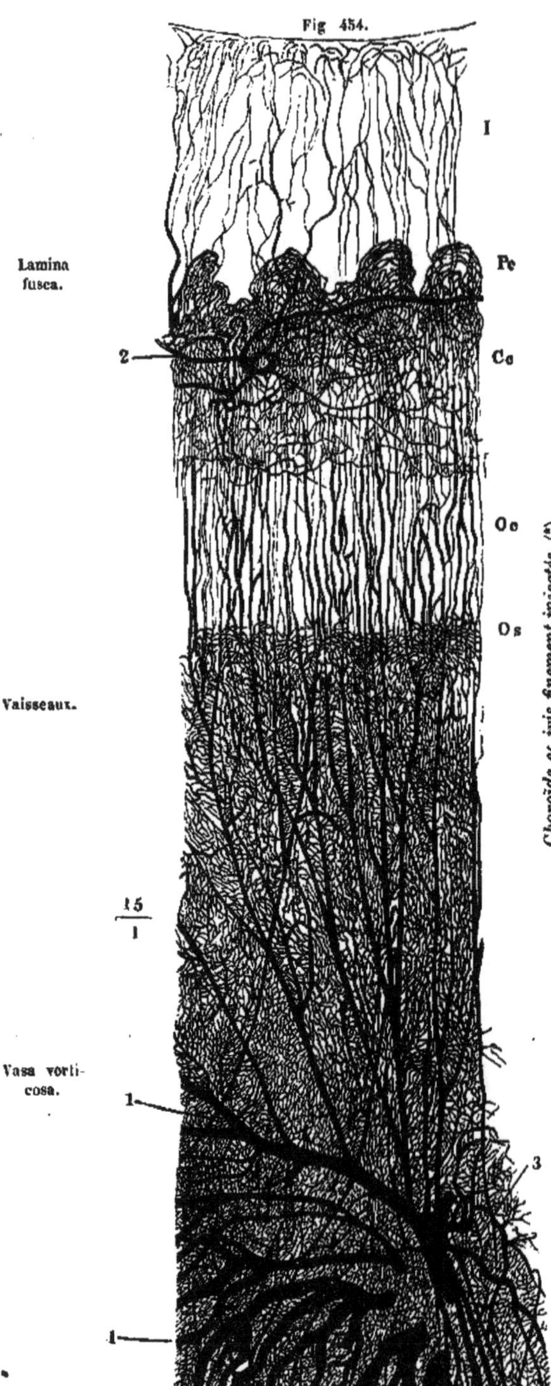

Choroïde et iris finement injectés (*).

le moyen d'union
choroïde et la sclé
Cette portion externe
interstitiel forme une
continue à la surfa
choroïde et reste
adhérente à la scl
quand on sépare ar
ment les deux mem
elle porte le nom de
fusca ou membra
choroïdienne (arachn
laire, Arnold). Elle
pose de fibres élasti
plus fines, formant
anastomoses des rés
rés, et unies entre
une *substance amorph*
de trous. Des cellules
en nombre variable
incolores, les aut
plies de pigment,
séminées dans l'épai
la lamina fusca et
nent sa teinte spéci

Les *vaisseaux* de
che sont disposés
plans distincts : le
terne comprend les
seaux artériels et ve
plan interne est
ment formé de capi

1° *Gros vaisseaux*
nes de la choroïde
ment le plan superfi
surtout remarqua
leur disposition en
lons, d'où le nom
vorticosa, qui leur a
né. Des rameaux de
diamètre, nés du r
pillaire de la chor
réunissent, au nom

(*) Os, région de l'ora
Ocercle ciliaire. — Cc,
aire. — Pc, procès ciliaires
— 1, 1, troncs des artères
courtes postérieures. — 2,
liaires courtes antérieures
troncs veineux.

convergeant vers quatre, rarement cinq ou six points centraux, situés même cercle parallèle et à égale distance de l'insertion du nerf optique et rd postérieur de la région ciliaire. De chacun de ces points centraux part d'une veine ciliaire, qui perfore immédiatement la sclérotique, pour ir à la formation de la veine ophthalmique. A la partie antérieure, les ux veineux ont une direction antéro-postérieure.

Artères.

rtères sont fournies par les *ciliaires courtes postérieures* et par des rameaux nts des *ciliaires longues* et des *courtes antérieures*, qui s'anaent avec les précédentes. Les courtes postérieures naissent troncs situés en dedans et rs du nerf optique et qui, en sant, forment de 15 à 20 rade 0mm,2 de diamètre, lesraversent la sclérotique et chedirectement d'arrière en à la surface externe de la ; dans ce trajet, ils se biplusieurs fois à angle aigu ent successivement vers la fonde de la choroïde des raes qui se jettent dans le réseau re. Ces artères se distinguent ines par une couche assez de fibres musculaires annu-

Fig. 455.

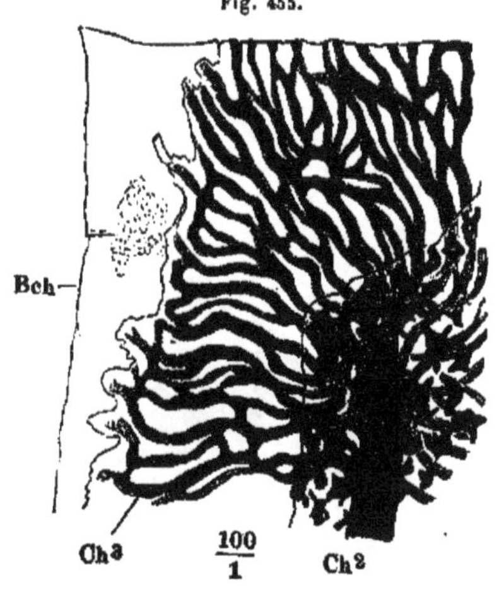

Couches de la choroïde (*).

Tissu conjonctif.

eau de tissu conjonctif à faisceaux longitudinaux entoure tous ces vais-Suivant H. Müller, les nerfs ciliaires donneraient à cette couche des raes plus ou moins nomunis en réseau et ofs *cellules ganglionnaires* ur trajet. Enfin, des *pigmentaires*, d'autant mbreuses et plus fonn'on les observe plus lément, et des *cellules* es, fort analogues aux s blancs du sang et nt des mêmes mouvemiboïdes, se renconns ce tissu conjonctif.

Fig. 456.

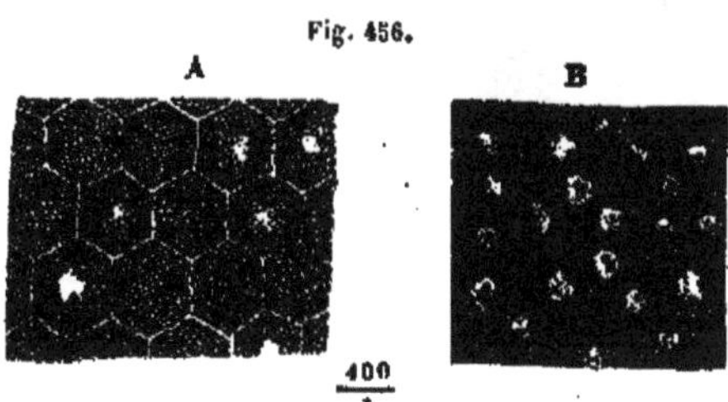

Fragments de la couche pigmentaire de la choroïde (**).

Réseau capillaire.

réseau capillaire de la choroïde (couche chorio-capillaire, membrane enne), appliqué sur la face interne de la couche des vaisseaux, est un serrés qui existent dans l'économie; il se compose de vaisseaux de de diamètre, disposés en étoiles et séparés par des intervalles en forme

couche vasculaire pigmentée. — Ch^3, couche capillaire dépourvue de pigment. — *Bch*, couche

région postérieure. — B, région de l'ora serrata.

de fentes étroites. La paroi de ces vaisseaux est formée d'une substance [...]line et ne renferme pas de noyaux : ce sont donc des espèces de canaux [...]sés dans l'épaisseur d'une substance amorphe.

Couche pigmentaire.

b. *Couche pigmentaire*. Cette couche, qui mesure 0mm,010 à 0mm,015 en [...]seur, forme une sorte d'épithélium pavimenteux à la surface interne [...] réseau capillaire. Les cellules qui la composent sont aplaties, polyg[...] très-régulières, et renferment une multitude de *granulations pigmentaires*

Fig. 457.

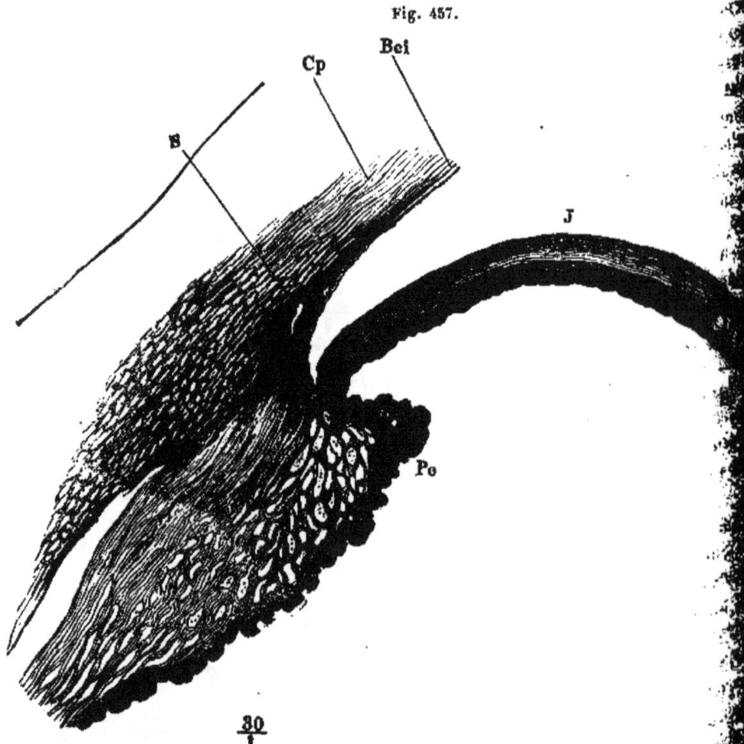

Section antéro-postérieure des membranes externe et moyenne de l'œil, dans [...] de la circonférence de la cornée. — Muscle ciliaire (*).

mineuses, accumulées surtout vers la face profonde de la choroïde [...] face externe de ces cellules on observe une tache blanche formée par le [...] Ces cellules existent également chez les albinos, et dans la région du ta[...] les animaux, mais elles sont dépourvues de granulations pigmenta[...] niveau de la fossette centrale de la rétine, la coloration est plus foncée [...] cellules pigmentaires sont plus hautes que larges.

Région ciliaire.

2° *Région antérieure ou ciliaire* de la choroïde. Cette région forme, à la [...] antérieure de la choroïde, un anneau de 6 millimètres de largeur en [...] de 4mm,5 en dedans. Sa face externe, correspondant à la sclérotique, es[...]

(*) *Cp*, cornée proprement dite. — *Bci*, membrane élastique interne. — *S*, canal de S[...] *J*, iris. — *Sp*, sphincter pupillaire. — *Lp*, couche pigmentaire. — *Pc*, procès ciliaire.

...ière, d'un blanc grisâtre en avant. Sa face interne, de couleur très-foncée, ...à la zone de Zinn, à laquelle elle adhère intimement ; quand on sépare ...x membranes, toujours une portion du pigment reste appliquée sur cette ...e. Cette face présente, dans sa moitié antérieure, des plis qui s'engrè... ...ec ceux de cette zone. Son bord postérieur, continu avec le reste de la ...le, est finement festonné, d'où le nom de *bord dentelé*, *ora serrata*, sous ...il est désigné. Le bord ...eur, remarquable par sa ...e épaisseur (1 millimètre ...n), se continue avec l'iris ...procès ciliaires et adhère ...lérotique. Bord dentelé ou ora serrata

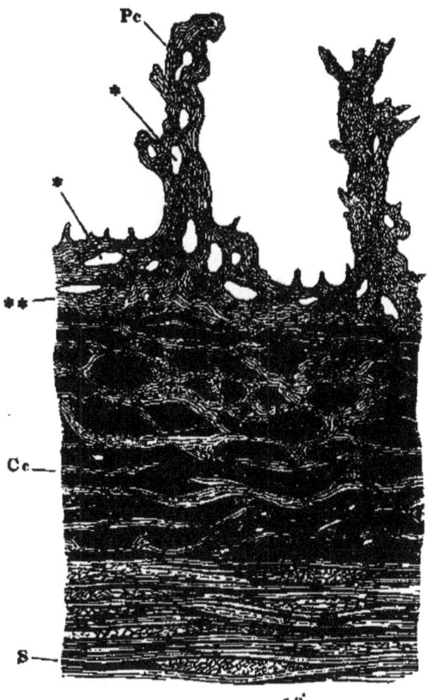

Fig. 458.

Section de la membrane moyenne de l'œil, suivant un plan parallèle à l'équateur et passant par le muscle ciliaire (*).

...artie *postérieure* de cette ..., à laquelle on peut don...om de *zone ciliaire* (*cercle* ... *orbiculus ciliaris*, Henle), ...te les caractères géné... ...la choroïde, avec quel...odifications cependant. ...ouche capillaire y fait ...puisqu'elle s'arrête au ...e l'ora serrata. 2° Les ...sseaux ont une direction ...postérieure et sont pa... ...entre eux. 3° Le tissu ...tiel est formé de fais...parallèles de tissu con... 4° La lamina fusca est ... par les ramifications ...rfs ciliaires et par de ...ux faisceaux de fibres ...laires lisses faisant par...uscle ciliaire. Zone ciliaire.

...artie *antérieure* ou le *corps* ...se compose de deux cou... ...l'une externe, blanche, ... par le *muscle ciliaire*; ...interne, noire et plissée, ...itue la *couronne ciliaire*. Corps ciliaire.

...ière consiste principalement en *fibres musculaires lisses*, réunies en fais...us ou moins serrés et séparés par du *tissu conjonctif*; la seconde se ...surtout de veines provenant de la base des procès ciliaires et de l'iris.

...uscle ciliaire, qu'on avait appelé *tenseur de la choroïde, muscle de Brücke*, ...nneau prismatique dont la coupe représente un triangle rectangle : ...oit de ce triangle est antérieur et externe ; l'angle postérieur est très... ...ôté antérieur, très-court et concave, est libre, excepté en dedans, où ...insertion à l'iris. La face externe du muscle ciliaire répond exactement Muscle ciliaire.

(*) ...otique. — *Cc*, corps ciliaire. — *Pc*, procès ciliaire. — *,*, sections de vaisseaux. — **, couche interne du corps ciliaire.

à la face interne de la sclérotique, dont elle est séparée par une couche mi... de tissu conjonctif, continuation de la lamina fusca; sa face interne est... port avec les p... ciliaires. Sa... grande épaisseu... de 0mm,0 à 1 milli... tre; sa largeur... sure de 3 à 4 milli... tres.

Fig. 459.

Distribution de la substance musculaire dans le muscle ciliaire.

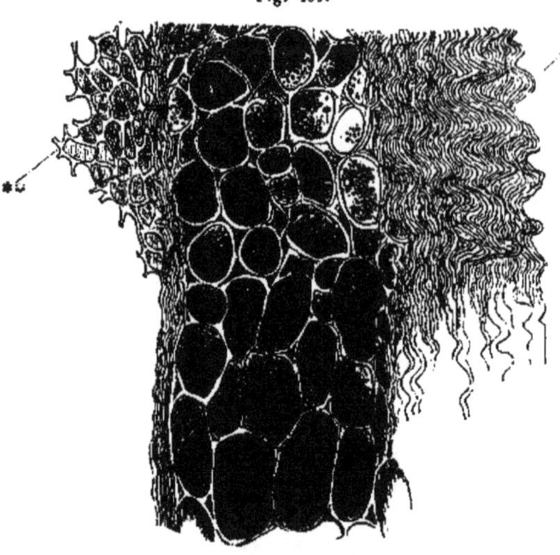

200/1

Surface interne du muscle ciliaire (*).

La *substance* ... *laire* est fort ... ment distribu... les diverses p... ce muscle; elle ... une couche co... de faisceaux ... seulement p... fentes très-é... au niveau de ... antérieur ex... de la face sup... du muscle. P... fondément, le... ceaux muscul... mincissent g... ment, tandis ... fentes deviennent de plus en plus larges et nombreuses, de sorte que ... stance musculaire ne rep... plus qu'un réseau à larges ... Près de la surface interne, ... substance musculaire rede... abondante, sans former ... une couche continue.

Fig. 460.

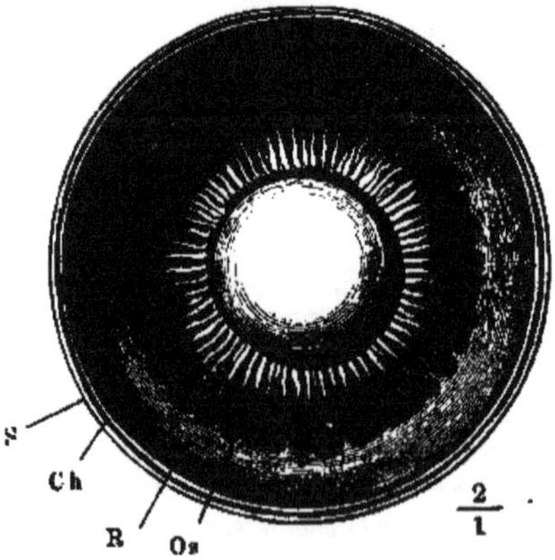

Direction des fibres musculaires.

S, Ch, R, Os — 2/1

Surface interne de l'hémisphère antérieur de l'œil (**).

La *direction* des fibres qui ... dans la composition de ce ... se reconnaît surtout d'ap... des noyaux en forme de ... que renferment les fibres ... Dans la portion compacte a... toutes les fibres sont parallèl... elles et dirigées dans le se... méridiens de l'œil; cette por... téro-postérieure du muscle ... forme le quart ou le tiers de ... seur totale de l'organe. Plus ... dans, les fibres se dirigent ... ment en arrière et vers l'axe du globe oculaire et laissent entre el...

(*) *, Couche fondamentale de tissu conjonctif. — **, couche amorphe.
(**) S, sclérotique. — *Ch*, choroïde. — R, rétine. — *Os*, ora serrata.

...lles fusiformes remplis de tissu conjonctif. Près de la face profonde, enfin, ...res sont dirigées transversalement; ce sont elles qui constituent le *muscle* ...ire de H. Müller. Le passage d'une direction à l'autre est tout à fait insensible. ...tes les fibres musculaires, soit antéro-postérieures, soit obliques, nais-...au niveau de l'angle antérieur ...erne, de l'extrémité postérieure ...nal de Schlemm; elles se conti-...en avant, par un tissu conjonctif ...et résistant, avec la paroi in-...de ce canal et avec le tissu élas-...qui termine la membrane de ...rs. La couche superficielle se ...ue, en arrière, avec le stroma ...choroïde, dans lequel les fibres ...rdent graduellement; au côté ...e et au côté externe, des fais-...musculaires accompagnent les ...ciliaires longues jusqu'à l'ou-...de la sclérotique. Les couches ...s s'unissent en un réseau qui ...mine, en dedans, par le réseau ...es transversales. Le tissu mus-...ne pénètre point dans les pro-...aires.

Muscle annulaire.

Origine.

Fig. 461.

Pc

J

†

Oo

Oo

Oc'

15/1

Os

Ch

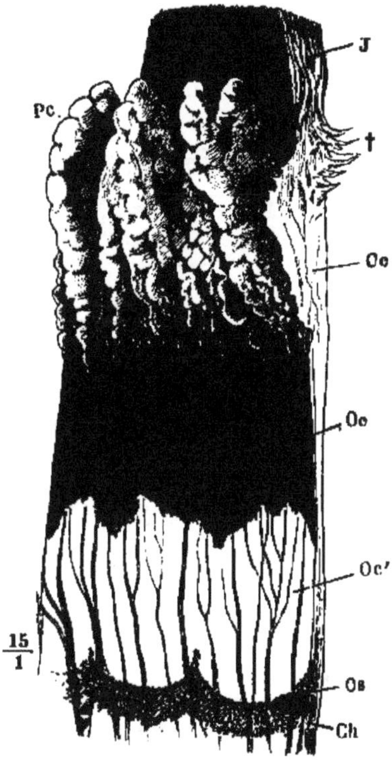

Portion antérieure de la choroïde vue par sa face interne (*).

...bstance *conjonctive* du muscle ...remplit toutes les mailles, tous ...ces laissés par le tissu muscu-...lle forme des cloisons dont le ... et l'épaisseur vont en aug-...t de dehors en dedans et d'a-...arrière. Sur la face interne du ...elle constitue une couche con-...de 0^{mm},1 d'épaisseur, d'où part ...ance fondamentale des procès .... Il en est de même sur le ...érieur, où elle se continue avec le tissu conjonctif de l'iris; à ce niveau, ... en outre, un réseau de fibres élastiques fines qui, de la cornée, se ...ent sur la face antérieure de l'iris et envoient des prolongements ...paisseur du muscle ciliaire (*ligament pectiné de l'iris*).

Substance conjonctive dans le muscle ciliaire.

...rfs ciliaires pénètrent dans le muscle ciliaire et se divisent en plu-...branches qui s'anastomosent entre elles et forment un plexus ren-...des *cellules ganglionnaires* à deux ou trois prolongements. Les *ar-*...t fournies par les ciliaires longues et par les ciliaires courtes anté-...Des anastomoses entre les divisions de ces artères résulte un réseau ...communiquant avec celui des procès ciliaires. Les *veines* se jettent en ...ns les vasa vorticosa, en partie dans le cercle vasculaire de Hovius.

Nerfs ciliaires.

Vaisseaux.

Veines.

(*) ...oroïde proprement dite. — *Os*, ora serrata. — *Oc*, cercle ciliaire. — *Cc*, corps ciliaire. — *J*, ...procès ciliaires. On a enlevé le pigment de ces derniers et d'une portion du cercle ciliaire (*Oc*). ...ux des fibres qui unissent le corps ciliaire à la circonférence de la cornée.

Couronne ciliaire. Procès ciliaires.

b. La *couronne ciliaire* est formée d'une foule de plis rayonnés ento cristallin et désignés sous le nom de *procès ciliaires.* Le nombre de ces de 60 à 70 ; leur longueur moyenne est de 3 millimètres. Mais on pou admettre de grands et de petits ; ces derniers occupent l'intervalle des Tous vont en grossissant à mesure qu'ils approchent de la grande rence de l'iris, derrière lequel ils se prolongent sans y adhérer. Leur fo celle d'une pyramide triangulaire dont la base arrondie ou *tête* du pr liaire est dirigée en avant et fait saillie dans la chambre de l'humeur a au-devant de la circonférence tallin. Le sommet, quelquefo qué, est dirigé en arrière ; la périeure est unie au muscle les faces latérales répond zone de Zinn, à laquelle elle rent assez intimement, et s vertes d'une couche épaisse ment.

Fig. 462.

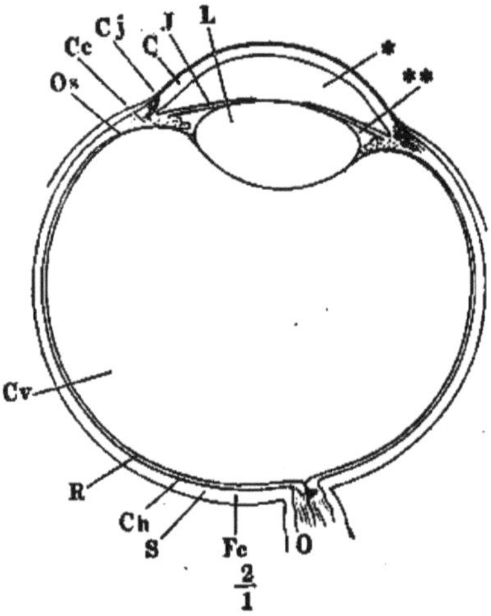

Coupe horizontale de l'œil droit; surface de section supérieure (*).

Texture des procès ciliaires.

Les procès ciliaires sont co principalement par des plexus laires très-fins que supporte un de canevas formé de faisceau mosés de tissu conjonctif. Ce sont alimentés par des artères nant du grand cercle artérial et qui, en pénétrant dans les ciliaires, au nombre de 1 à chaque procès, se divisent multitude de rameaux parall veinules qui proviennent de ce se réunissent successivemen vaisseau plus gros, qui chemine le long du bord libre des procès et se continue avec les vasa vorticosa. Une couche épaisse de *pigment* face interne des procès ciliaires.

II. — IRIS.

Pupille.

Ainsi nommé à cause des couleurs variées qu'il présente, l'iris est un membraneuse, espèce de diaphragme actif, perforé à sa partie centr ouverture circulaire qui porte le nom de *pupille* ou *prunelle.* Cette ou un peu plus rapprochée du côté interne de l'iris que du côté externe serre sous l'influence d'une vive lumière ou lorsque nous regardons d rapprochés, et se dilate dans l'obscurité, quand nous portons la vue sur jets éloignés, par l'action de la belladone, ou enfin à la suite de la p soit du nerf optique, soit du nerf moteur oculaire commun. Les dimen la pupille sont donc extrêmement variables ; à l'état de dilatation moy mesure 3 à 4 millimètres en diamètre. L'iris lui-même a un diamètre d limètres. Son épaisseur, un peu plus grande que celle de la choro

(*) O, nerf optique. — *Fc*, fossette centrale. — S, sclérotique. — *Ch*, choroïde. — R, ré corps vitré. — *Os*, ora serrata. — *Cc*, corps ciliaire. — *Cj*, conjonctive. — C, cornée. — cristallin. — *, chambre antérieure. — **, chambre postérieure de l'œil.

0mm,2, et 0mm,4 ; le bord pupillaire est ordinairement plus mince que le ...de la membrane.

...sa *grande circonférence* l'iris adhère au muscle ciliaire; cette adhérence ...par du tissu conjonctif compacte en certains points, lâche en d'autres, et ...de nombreuses divisions vasculaires, provenant de la choroïde. La sépara... des deux membranes s'opère avec une grande facilité et par la plus légère ...on; mais, quoique très-nette en apparence, elle ne s'accompagne pas ...s de la déchirure de nombreux filaments conjonctifs et vasculaires. ...re part, la grande circonférence de l'iris est unie à la périphérie de la ...e par le ligament pectiné. Grand circonférence de l'iris.

...petite *circonférence* de l'iris, qui entoure l'orifice pupillaire, présente un as...nement dentelé et une couleur noire, due à une couche épaisse de pigment. ...aire chez l'homme, elle est elliptique, à grand diamètre vertical ou trans... chez les animaux, où elle prend la forme d'une fente en se contractant. Petite circonférence.

...deux *faces* de l'iris ne sont point planes, comme avait cherché à le faire Faces.

Fig. 463.

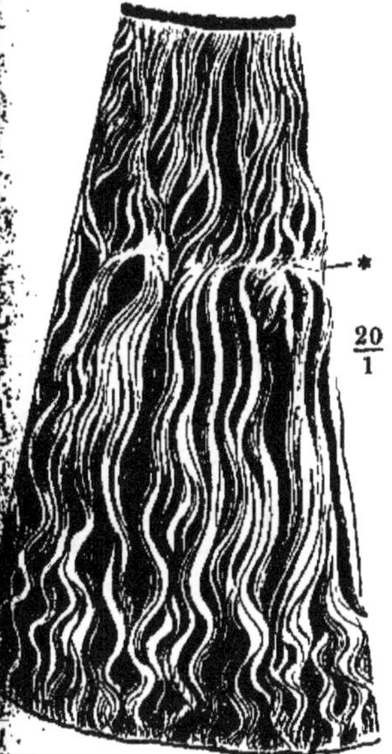

Face antérieure de l'iris.

Fig. 464.

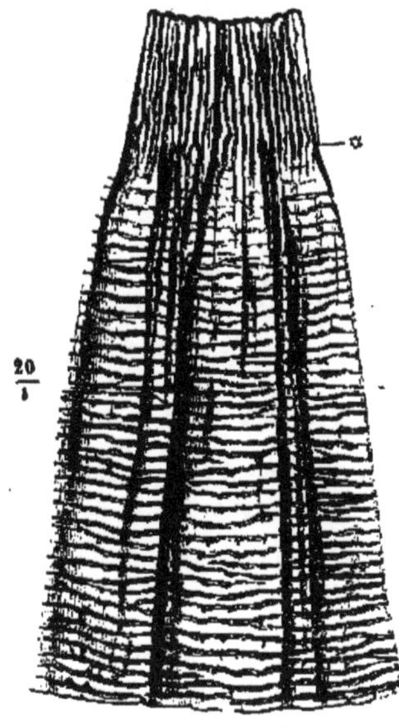

Face postérieure de l'iris (*).

...re Petit, suivi encore de quelques modernes (1). Appliqué directement sur ...antérieure du cristallin, au moins dans sa portion voisine de la petite ...férence, l'iris est convexe en avant, et cela d'autant plus que le cristallin ...me est plus saillant dans la chambre de l'humeur aqueuse. Sa *face anté*... présente, chez les différents individus, des couleurs variables, qui sont Face antérieure.

(*) ...mite entre la zone externe et la zone interne.

(1) ... Sappey, dans une discussion qui a eu lieu à la Société de Biologie, a entassé ...eur preuves pour démontrer que l'iris est plan. Il n'est plus question de tout ... la seconde édition de son Traité d'anatomie et aujourd'hui M. Sappey s'est ... l'opinion générale.

généralement en rapport avec celles des cheveux et des sourcils et qui ... établir la distinction des yeux en bleus, noirs, gris. Ces couleurs sont ... nées par la couche antérieure de l'iris. Le bleu s'observe particulièreme... les blonds et dépend du défaut de pigment dans cette couche ; il est, ... Henle, un effet d'interférence, produit par les fibrilles très-fines dont elle ... pose. La couleur brune, plus ou moins foncée, offrant souvent une tei... nâtre, accompagne généralement des cheveux noirs et résulte d'un dé... riable de pigment, soit dans les couches superficielles de l'iris, soit dan... l'épaisseur de cette membrane. Chez les albinos, l'iris est rouge. Du ... coloration de l'iris n'est point uniforme : on y distingue, en général, deux

Fig. 465.

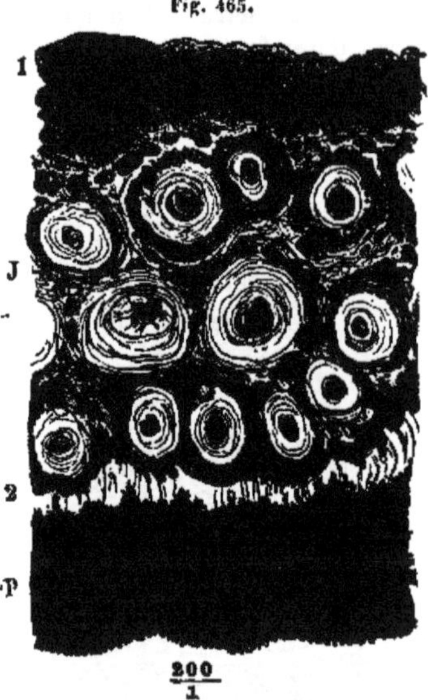

Section de l'iris faite perpendiculairement à sa surface et parallèlement à ses bords (*).

Fig. 466.

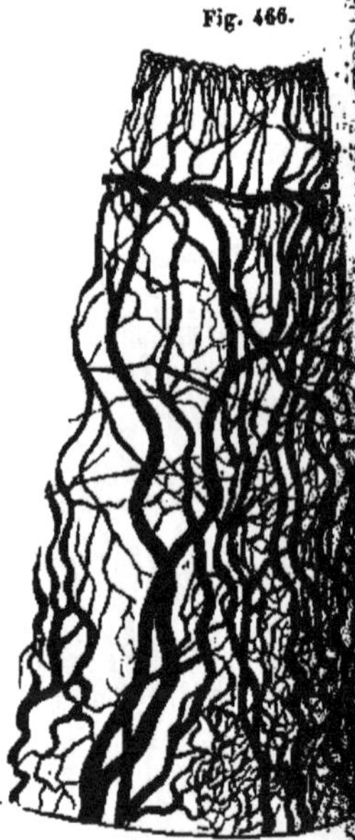

Vaisseaux de l'iris (**).

l'une interne, de 1 millimètre de largeur, l'autre externe, de 3 à 4 milli... qui diffèrent entre elles, tant sous le rapport de la couleur que sous ce... texture. Chez certains individus, la couleur de l'iris est distribuée par ... irrégulières. Il n'est pas rare d'observer des différences de coloration ... les deux yeux, quelquefois même dans les divers points d'un seul œil.

La face antérieure de l'iris présente, surtout dans la zone externe et ... yeux bleus, des stries qui rayonnent vers la pupille ; droites quand celle ... très-petite, ces stries, qui répondent aux vaisseaux sanguins, deviennent ... leuses quand l'ouverture pupillaire s'agrandit. Très-souvent cette face ... gale, creusée de petites fossettes ou comme tomenteuse.

Face postérieure. La *face postérieure* de l'iris est couverte d'une couche épaisse de pigm...

(*) J, tissu spongieux et vasculaire. — 1, portion membraneuse antérieure. — 2, portion me... postérieure. — Lp, couche pigmentaire.

(**) *, limite entre la zone externe et la zone interne.

...inue avec le pigment choroïdien. A sa périphérie, elle répond, dans l'é... de 1 millimètre, à la base des procès ciliaires, qui s'appliquent sur elle ... adhérer.

...ure. L'iris se compose de deux couches, l'une antérieure ou *tissu propre* ..., l'autre postérieure ou *couche pigmentaire*, ou *uvée*. Texture.

...e *tissu propre de l'iris* est mou, facile à déchirer et formé surtout de *vais-*... *sanguins*, unis entre eux par une *substance spongieuse* de nature spéciale. Tissu propre de l'iris.

...vaisseaux sanguins sont des artères et des veines; dans la zone externe, ... une direction rayonnée et sont légèrement onduleux. Quand la pupille ...ilatée, ils décrivent des zigzags. En avançant vers la partie centrale de ... ils se bifurquent plusieurs fois à angle aigu; mais ils émettent aussi des ...ux latéraux plus fins qui se jettent dans les réseaux capillaires existant ...une et l'autre face de l'iris. A l'union des deux zones, des branches volu...ses se détachent à angle droit des artères de l'iris, prennent une direc- Vaisseaux.

Fig. 467.

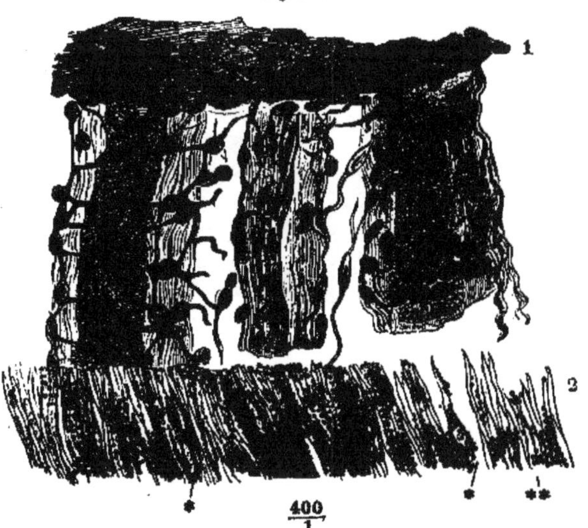

...ection de l'iris dans le sens de l'épaisseur, comme dans la figure 463 (*).

...ansversale, concentrique au bord pupillaire et forment ainsi la ligne de ...cation entre la zone externe et la zone interne. Dans cette dernière, enfin, ...sseaux, devenus plus fins, s'anastomosent entre eux par des branches trans-..., de plus en plus nombreuses à mesure qu'on approche du bord pupil-... finissent par former, autour de ce dernier, un réseau capillaire uniforme.

...ssu *interstitiel*, peu abondant, se compose de faisceaux de tissu conjonc-...allèles, en général, à la direction des vaisseaux, et de cellules étoilées ...nt granulées, pourvues de deux ou de plusieurs prolongements anasto-... Entre ces éléments on rencontre, dans les iris bruns, des cellules iso-...en anastomosées, renfermant des granulations pigmentaires analogues ... de la choroïde; dans les iris bleus, des cellules étoilées sans granulations Tissu interstitiel.

(*) ... couche pigmentaire n'est pas représentée. Les diverses couches ont été renversées et étalées ...que possible par la pression.

pigmentaires, ainsi que des cellules arrondies, analogues aux cellules lym

Épithélium. La face antérieure de l'iris est recouverte par un *épithélium* pavi formé de cellules aplaties, régulières, analogues à celles de la memb Demours, mais plus petites et moins régulières, et qui manquent souv l'adulte. Cet épithélium est supporté par une couche mince de tissu co fortifiée par des fibres rigides comme les fibres élastiques, qui sont le gement du ligament pectiné et qui s'étendent jusqu'à la limite de la zone

Sur la face postérieure, Henle décrit, sous le nom de *membrane limi térieure*, une couche transparente, finement striée dans le sens des ra qui se divise en fibres-cellules munies chacune d'un noyau. Cette co s'étend sans interruption du bord ciliaire au bord pupillaire, serait, Henle, de nature musculaire et constituerait le *muscle dilatateur de la* D'après Kœlliker, ce muscle est formé, chez le lapin, de nombreux f étroits, cheminant entre les vaisseaux au voisinage de la face posté l'iris et s'insérant au bord du sphincter pupillaire ou passant derrière l atteindre le bord de la pupille.

Dilatateur de la pupille.

Sphincter de la pupille. Le *muscle constricteur* ou *sphincter de la pupille*, beaucoup plus d l'homme que le muscle dilatateur, se compose d'une couche épaisse

Fig. 468.

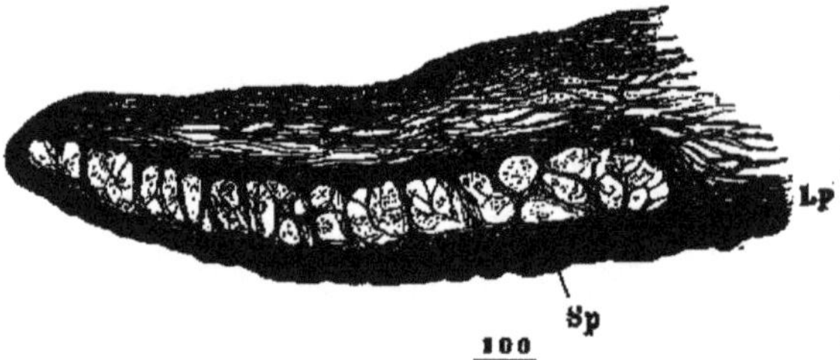

Lp

Sp

$\frac{100}{1}$

Section dans le sens de l'épaisseur de la zone interne de l'iris (*).

ceaux musculaires lisses, située sur la face postérieure de la zone inte représente un anneau aplati, de 1 millimètre environ de largeur, ento petite circonférence de l'iris. Il est plus mince à son bord interne qu'à so externe, qui atteint 0mm,25 d'épaisseur. Il n'est séparé de la couche pig que par un peu de tissu conjonctif et par la couche musculaire très-m partenant au muscle dilatateur de l'iris.

Nerfs de l'iris. De nombreux *rameaux nerveux*, provenant des plexus logés dans le ciliaire, pénètrent dans le tissu de l'iris et s'anastomosent entre eux p mer des arcades, d'où partent des ramuscules plus fins, qui constitu toute l'étendue de l'iris un réseau nerveux très-serré. La termin ces nerfs est encore inconnue.

Pigment. b. La *couche pigmentaire* de l'iris, qui se continue avec celle des procès ci se compose de cellules polygonales, aplaties, semblables à celles de la ch mais plus remplies de granulations pigmentaires, cachant complètem noyau. Très-souvent ces cellules sont peu distinctes les unes des autr sont reconnaissables qu'à leurs noyaux.

Vaisseaux de l'iris. c. *Vaisseaux*. Les *artères* de l'iris se distinguent par la grande épaiss

(*) *Lp*, couche pigmentaire. — *Sp*, sphincter pupillaire.

aroi, principalement de leur tunique celluleuse ; elles proviennent des es longues et des ciliaires courtes antérieures. Les premières, au nombre ux, l'une externe, l'autre interne, naissent de l'ophthalmique, traversent rotique à quelques millimètres de distance du nerf optique, puis cheminent re en avant, appliquées à la surface de la choroïde. Parvenues à 3 milli- environ du bord postérieur du muscle ciliaire, elles se bifurquent, et ranches, s'écartant à angle obtus, s'anastomosent entre elles par inoscu- dans l'épaisseur du muscle, pour former le *grand cercle artériel de l'iris*, té en haut et en bas par les ciliaires antérieures. De la convexité de ce se détachent des rameaux destinés au muscle ciliaire ; de sa concavité t de nombreuses branches destinées à l'iris. Ces dernières convergent pupille, se bifurquent et forment par leurs anastomoses le *petit cercle* bien moins distinct que le grand.

Ciliaire longues. **Grand cercle artériel de l'iris.** **Petit cercle artériel.**

Ciliaires courtes antérieures.

ciliaires courtes antérieures, branches des musculaires, traversent les s des muscles droits près de leurs insertions, et convergent vers la cir- rence de la cornée ; dans leur trajet flexueux, elles fournissent des ra- lles à la conjonctive oculaire et à la sclérotique, perforent cette dernière s'être divisées en deux ou trois branches et pénètrent dans le muscle pour former, en s'anastomosant avec les branches postérieures des ci- longues, un réseau d'où partent des rameaux antérieurs, qui contri- à former le grand cercle artériel de l'iris, des rameaux postérieurs, mosés avec les ciliaires courtes postérieures, et des rameaux internes, jettent dans les procès ciliaires.

Veines.

veines de l'iris, plus rapprochées de la face postérieure de la membrane, rès-nombreuses et souvent anastomosées entre elles ; elles s'unissent aux des procès ciliaires pour se rendre aux vasa vorticosa. Les veines ci- antérieures naissent du cercle vasculaire de Hovius et n'ont aucune tion avec l'iris.

Membrane pupillaire.

le fœtus, la pupille est occupée par une membrane, *membrane pupillaire*, erte et parfaitement décrite par Wachendorf, mieux décrite encore par puis par Sœmmerring et par M. J. Cloquet. Elle peut être aperçue dès le e mois de la vie intra-utérine et atteint son plus grand développement ème mois. Dès le mois suivant, elle s'atrophie à sa partie centrale, et r se déchirer ; au moment de la naissance, ordinairement toute trace de stence a disparu. Sa persistance est une cause de cécité congénitale. Ses ux sont une continuation de ceux de l'iris et sont disposés en arcades. Les vasculaires, qui se regardent par leur convexité, ne s'anastomosent vec celles qui leur sont diamétralement opposées et laissent entre elles, centre de la pupille, un espace irrégulier dans lequel la membrane pu- dépourvue de vaisseaux, n'est constituée que par une simple couche conjonctif, laquelle se prolonge sur l'une et l'autre face de la mem- A mesure que cette dernière s'atrophie, les arcades ou anses vascu- se rétractent de plus en plus et finissent par occuper la petite circonfé- de l'iris.

s de l'iris. L'iris est destiné à mesurer à l'œil la quantité de rayons lu- qui doit arriver jusqu'à la rétine. On lui avait attribué également, tort, un rôle dans le phénomène de l'adaptation.

§ 3. — MEMBRANE NERVEUSE DE L'ŒIL OU RÉTINE.

La rétine ou membrane nerveuse de l'œil est la portion essentielle et du globe oculaire, sur laquelle se forme l'image des objets extérieurs communique avec l'encéphale par l'intermédiaire du nerf optique. Te surface du corps vitré, qui est destiné principalement à la mainteni elle se trouve appliquée contre la face interne de la choroïde, à laqu n'adhère que très-faiblement. Elle s'étend, en avant, jusqu'à l'ora se fournit, à ce niveau, un prolongement membraneux, nullement nerv fixe son bord antérieur sur la zone de Zinn et qui est désigné sous le *portion ciliaire de la rétine.*

Rétine proprement dite.

A. *Rétine proprement dite.* D'une transparence presque parfaite à l'é sauf une tache blanche de 1mm,5 de diamètre qui répond à l'inse nerf optique, la rétine proprement dite prend, peu après la mort, un opaline et devient plus ou moins opaque. En même temps que le gl laire s'affaisse, par suite d'un affaiblissement de la tension interne dé par l'arrêt de la circulation et surtout par suite de l'évaporation des l de l'œil, la rétine se plisse : il se forme d'abord un pli étendu de l'ins nerf optique à la fossette centrale de la rétine, et c'est ce pli qu'on a tort comme existant à l'état physiologique, sous le nom de *pli transve rétine.* Il résulte d'un commencement d'altération cadavérique et ne s point immédiatement après la mort, comme on peut s'en assurer sur pliciés.

Pli de la rétine.

Épaisseur

L'*épaisseur* de la rétine diminue d'arrière en avant; elle est de 0mm veau de la tache jaune, de 0mm distance de 2 millimètres du tique, de 0mm,15 à 2 centimèt nerf, et enfin de 0mm,09 au bo rieur de la rétine. Sa consista faible, diminue encore pro ment après la mort, de sorte les yeux altérés, la rétine est diffluente.

Fig. 469.

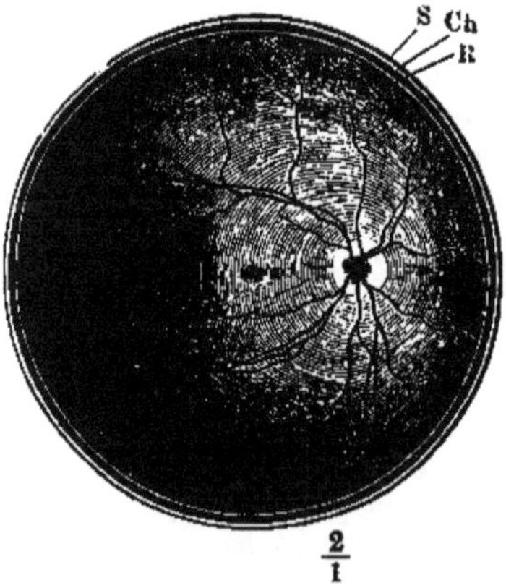

S Ch R

2/1

Segment postérieur de l'œil, vu par la face interne (*).

La *surface externe* de la réti pliquée contre le pigment cho est convexe. Sa *surface interne* recouvre le corps vitré, au n'adhère en aucune façon, si ce niveau de la zone de Zinn, en chez le fœtus, par l'artère ca qui traverse le corps vitré pour le cristallin. Cette surface inte sente à considérer la *tache j* la *fossette centrale* (fovea cent la papille du nerf optique.

Tache jaune.

La *tache jaune* est un espace ovalaire, à grand diamètre transversal pond à l'extrémité postérieure de l'axe optique et qui se fait remarque

(*) S, sclérotique. — *Ch*, choroïde. — R, rétine.

...r jaune d'or. Elle a des contours peu nets et se continue insensiblement ...s parties voisines. Son extrémité interne est située à 2 millimètres ...n du centre du nerf optique, et sa partie centrale, répondant exacte... ...u pôle postérieur de l'œil, présente une région amincie, déprimée en ... qu'on a longtemps regardée comme un orifice (trou central). La ...ion jaune de cette tache est due à une matière colorante qui imbibe ... rétine à ce niveau, excepté la couche des bâtonnets ; elle pâlit au bout ...ques jours et sous l'influence de l'eau et de l'alcool. Fossette centrale.

...pille est située au niveau de l'insertion du nerf optique, en dedans, par ...ment, et un peu au-dessous de l'extrémité postérieure de l'axe optique. ...ne petite saillie dont la forme est très-variable : quelquefois elle repré... ...n mamelon conique ; d'autres fois elle est plus ou moins aplatie, ou ...e à son sommet d'une excavation en forme de cratère, tantôt étroite et ...cielle, tantôt large et profonde, par laquelle émergent les vaisseaux ...x de la rétine (1). Papille.

...ture de la rétine. Au niveau de l'insertion du nerf optique, la rétine est ...ée uniquement par ...eaux de tubes de ce ...i se recourbent à ...roit pour se répan... ...s la membrane, et ...ellicule amorphe qui ...ouvre. Dans tout le ...e son étendue, la ré... ...sente une structure ...ment compliquée. Structure de la rétine.

...ut, avec Henle, divi... ...éléments qui consti... ...rétine en deux grou... ...des éléments spé... ...l'organe de la vision, ... très-probablement ...r l'impression de la ...et comprenant la ...des bâtonnets et des ... la couche granu... ...xterne ; 2° les élé... ...dinaires du système ... disposés comme ... circonvolutions cérébrales et cérébelleuses, c'est-à-dire formés de ...e grise ou ganglionnaire en dehors, et de substance blanche en dedans. ...s spéciales établissent la continuité entre ces deux groupes d'éléments. ...océdant de la surface externe vers la surface interne, on rencontre les ...suivantes :

Fig. 470.

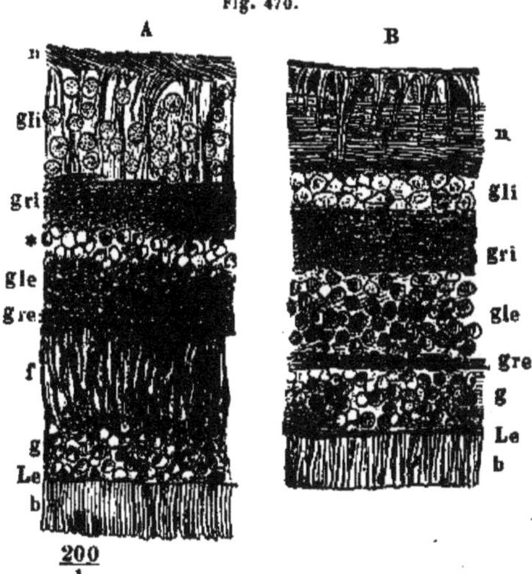

Section de la rétine du nouveau-né durcie dans l'alcool (*).

(*) ...ion périphérique de la rétine. — B, voisinage de la tache aune. ...te figure et dans toutes les suivantes, *b* représente la couche des bâtonnets. — *Le*, la mem... ...ante externe. — *g*, la couche granuleuse externe. — *f*, la couche fibreuse externe. — *gre*, la ...ment granulée externe. — *gle*, la couche ganglionnaire externe. — *gri*, la couche finement ...terne. — *gli*, la couche ganglionnaire interne. — *n*, la couche des fibres nerveuses.

(1) Sappey persiste à nier l'existence de la papille du nerf optique.

1. Couche des bâtonnets et des cônes.
2. Couche granuleuse.
3. Couche de substance grise ou ganglionnaire.
4. Couche des fibr... ques.
5. Membrane limit...

Fig. 471.

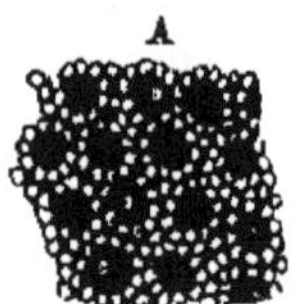

$\frac{400}{1}$

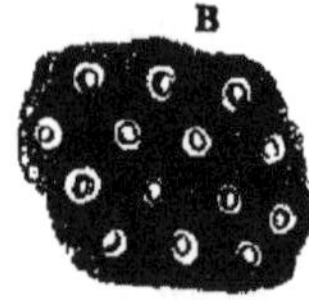

Aspect de la couche des bâtonnets vue par sa face externe (*).

A l'exception de ce... nière, qui présente la... épaisseur partout, ce... ses couches vont en s'a... sant d'arrière en avan...

Bâtonnets et cônes.

1° *Couche des bâto... des cônes.* Cette couch... *tum bacillosum*, membrane de Jacob), extrêmement remarquable, est... tuée par un nombre infini de corpuscules en forme... tonnets ou de cônes, réfractant fortement la lumière... posés les uns à côté des autres comme les pieux... palissade, de manière à constituer par leur face li... espèce de mosaïque d'une admirable régularité. Elle... épaisseur de 0mm,04 à 0mm,05 et se compose de deux... d'éléments, les *bâtonnets* et les *cônes*, disposés sur... unique et limités, en dedans, par une surface ass... (*membrane limitante externe*, M. Schulze), terminaison... substance conjonctive de la rétine.

Fig. 472.

$\frac{600}{1}$

Bâtonnets vus de profil.

Bâtonnets.

a. Les *bâtonnets* sont des corpuscules cylindriques... gés, étroits, présentant le même diamètre dans... couche, et mesurant 0mm,04 à 0mm,05 en longu... 0mm,0018 de largeur. A leur extrémité externe, ils s... pés carrément; leur extrémité interne, terminée en pointe, se trouve... séparée du reste de la membrane par une ligne transversale, et se ... en un filament très-fin (*fibre de Müller*), de 0m... 0mm,0006 de largeur, qui se dirige vers les ... internes de la rétine et relie les bâtonnets aux é... de la couche granuleuse. A l'état frais, les ba... sont transparents et présentent un aspect ... graisseux. Ils sont très-mous, flexibles et en ... temps cassants; leur altérabilité est extrême... l'influence des réactifs les plus divers, et mê... une simple addition d'eau, ils subissent les ... ments de forme les plus singuliers, se recou... s'enroulent, se gonflent, laissent échapper le... tenu et deviennent méconnaissables. On y di... un segment interne et un segment externe, séparés par une ligne trans... très-mince, au niveau de laquelle la rupture s'opère très-souvent. Ce... segments jouissent de quelques propriétés chimiques et physiques diffé...

Fig. 473.

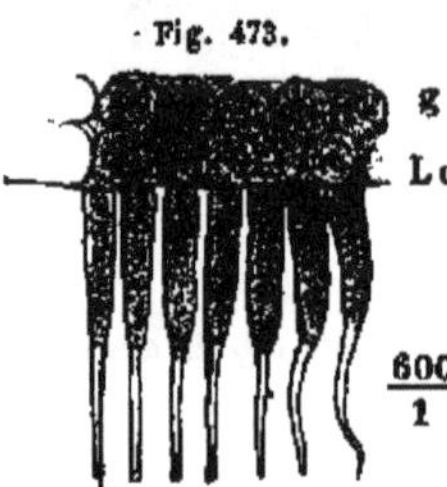

Cônes de la région de la fossette centrale (**).

Leurs deux segments.

(*) En A, le foyer du microscope est porté sur la face terminale des bâtonnets; en B, sur la ter... minale des cônes.

(**) Le, membrane limitante externe. — g, éléments de la couche granuleuse externe.

le segment externe présente la double réfraction et se colore moins for-t dans le carmin.

Cônes.

es *cônes* peuvent être considérés comme tonnets dont le segment interne est renflé ne de cône ou de poire. Ce segment interne *proprement dit* mesure de 0mm,015 à 0mm,025 ueur et de 0mm,0045 à 0mm,0067 en largeur. ormé d'une substance homogène ou fine-granulée, un peu brillante, plus claire que des bâtonnets, présentant d'ailleurs les propriétés, et en particulier la même al-té. Son extrémité interne, séparée de la granuleuse, au niveau de la limitante ex-par un léger rétrécissement, se continue n renflement oblong ou piriforme appelé *cône*, qui appartient à la couche granuleuse et qui, de même que les bâtonnets, est couches internes de la rétine par une Müller. Ce renflement, pourvu d'un noyau, 009 à 0mm,013 de longueur et 0mm,004 à de largeur.

Grains de cône.

Fig. 474.

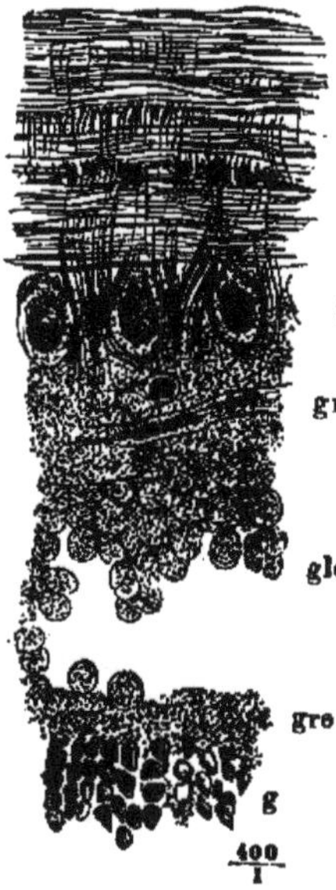

Section de la rétine du mouton conservée dans l'alcool (*).

Bâtonnets de cône.

gment externe ou *bâtonnet du cône*, séparé ent interne par une ligne de démarcation ement assez marquée, offre les mêmes es que les bâtonnets proprement dits. Il souvent jusqu'à la surface de la rétine, au niveau de la tache jaune, par exemple; d'autres fois il se termine, atteindre cette sur-une extrémité coupée ent ou aiguisée en

Fig. 475.

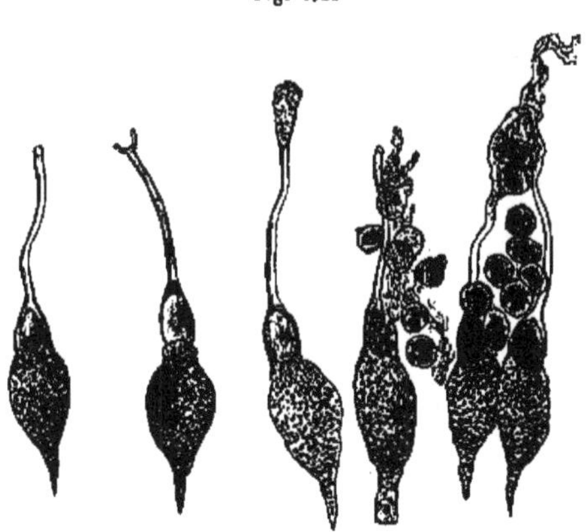

Cônes et noyaux de cône avec leurs fibres pris sur une rétine conservée dans l'alcool.

âtonnets et les cônes posés parallèlement à côté des autres, per-laireement à la surface étine. Leur extrémité touche la choroïde, lle elle est fixée assez ent; leur extrémité est tournée vers la granuleuse. Au voisi-la tache jaune, les forment une couche continue et ne sont les uns des autres que seul bâtonnet. A me-on s'éloigne de cette tache, les cônes deviennent plus rares, jusqu'à ce

he des bâtonnets et la portion superficielle de la couche granuleuse externe manquent.

que trois ou quatre séries de bâtonnets se rencontrent entre deux cônes voisins; cette dernière disposition reste la même jusqu'à l'ora serrata.

Couche granuleuse.

2° *Couche granuleuse.* On peut la diviser partout en trois couches secondaires : la *couche granuleuse externe*, la *couche intermédiaire* et la *couche granuleuse*

Couche granuleuse externe.

Fig. 476.

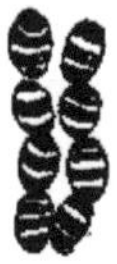

600/1

Éléments de la couche granuleuse externe, à l'état frais et sans addition de réactifs.

a. *Couche granuleuse externe.* Elle mesure, d'après ler, 0mm,025 à 0mm,065 en épaisseur et se compose, tion faite de la substance conjonctive, de deux espè léments distincts : les *grains de cône* et les *grains de* avec leurs fibres respectives. Les *grains de cône*, sit dans de la limitante externe, répondent exactement trémité interne des cônes et se terminent en poi dedans, pour se continuer avec une fibre pâle, q striée longitudinalement, de même largeur partout gèrement variqueuse; cette fibre traverse en ligne d couche granuleuse externe et la couche interméd aboutit, sur la limite de la couche granuleuse inte renflement triangulaire ou fusiforme, d'où partent dans, trois fibrilles ou plus qui se perdent dans cette dernière cou *grains de bâtonnet* sont des corpuscules transparents, fortement réfr de forme arrondie ou ovalaire, dont le diamètre varie entre 0mm,005 et

Fig. 477.

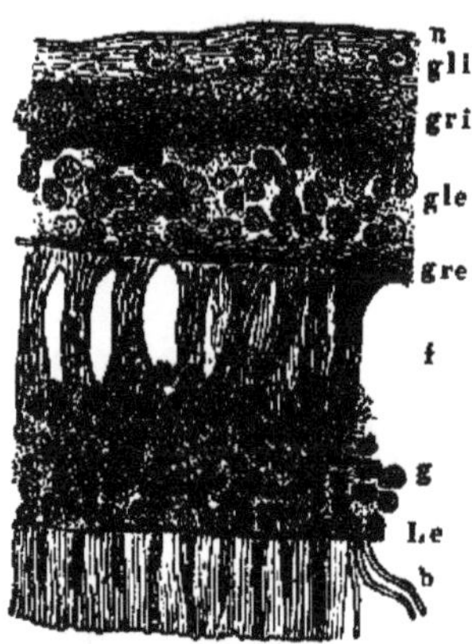

250/1

Section d'une rétine conservée dans l'alcool; région moyenne entre la papille et l'ora serrata. Couche fibreuse externe.

Ils ont quelquefois l'aspect de noyau plus fréquemment celui de petites remplies d'un gros noyau et pr chez certains mammifères, des stri versales ou zones alternativement foncées (fig. 476). Ordinairement nissent, aux deux extrémités de le diamètre, une fibre pâle très-fine, donne l'apparence d'une cellule Par la fibre externe ils s'unissent longements qui partent des bâton fibre interne pénètre dans la couche médiaire, pour passer ensuite dans che granuleuse interne. Quelques bâtonnet se continuent directeme segment interne du bâtonnet corres

Couche intermédiaire.

b. *Couche intermédiaire.* Cette dont l'épaisseur, variable entre 0 0mm,040, est le plus considérable au de la tache jaune, est formée, en de régions, de deux parties, l'une ou fibreuse, l'autre interne ou granulée. La première (*couche fibreuse externe*, H.), développée surtout de la tache jaune, se compose de fibres horizontales ou obliques dans ce nière, mais qui se redressent graduellement au pourtour de cette raccourcissent et disparaissent au niveau de l'équateur de l'œil, pour trer de nouveau un peu plus loin et acquérir un développement not de l'ora serrata. Ces fibres, à part quelques filaments qui appartien tissu conjonctif, sont formées exclusivement par les prolongements des

des cônes. La partie finement granulée (*couche finement granulée ex-*...) est formée d'une substance qui appartient au tissu conjonctif et que ...nt les prolongements horizontaux et obliques des cônes et des bâ-

Couche granuleuse interne.

...*che granuleuse interne*. Elle a 0mm,016 à 0mm,038 d'épaisseur et renferme ...*ents celluleux* et des éléments fibreux. Parmi les premiers, les uns, plus ... en général, que ceux de la couche granuleuse externe, semblent ap-...au tissu nerveux (*cellules ganglionnaires bipolaires*), tandis que les autres, ...tits, appartiennent au tissu conjonctif. Les *éléments fibreux* sont éga-...les uns nerveux, les autres conjonctifs.

Couche ganglionnaire.

...*che de substance grise ou ganglionnaire*. Nettement limitée en dehors, ...ite distincte en dedans, elle est formée, vers la superficie, d'une ...qui atteint 0mm,033 à 0mm,058 d'épaisseur (*couche finement granulée in-*...) et dans laquelle on rencontre une *substance fondamentale* finement ..., les prolongements externes des cellules nerveuses et quelques fibres ...conjonctif. A la face interne de cette couche se trouvent des *cellules ner-*...*multipolaires*, offrant la même constitution que dans le cerveau, mais ...nsparentes. Ces cellules, qui sont sphériques ou piriformes, quelque-...ngulaires ou pentagonales, ont 0mm,009 à 0mm,036 de diamètre et four-...deux à six prolongements ramifiés; un ou deux de ces prolongements se ... vers l'extérieur, pour se perdre dans la couche granuleuse interne; les ...ont horizontaux et se continuent avec les fibres optiques ou unissent ...les entre elles. Les cellules nerveuses contiennent un *noyau* volumi-...ec un nucléole distinct.

Couche des fibres optiques.

...*che des fibres optiques*. En traversant la sclérotique, les fibres du nerf ... présentent de nombreuses bifur-...et anastomoses de leurs faisceaux, ...multiplient et deviennent plus min-... même temps que les fibres elles-... diminuent de calibre, paraissent ...réfringentes et perdent leurs con-...ncés. Aussi cette portion intra-...ale du nerf va-t-elle se rétrécissant ...s en dedans et présente-t-elle la ...un cône dont le sommet mousse ... l'ouverture choroïdienne. De ce ... les fibres externes se réfléchis-...ngle droit, pour former la couche ... optiques de la rétine. Le trajet des fibres, dans cette couche, est le ... à partir de la papille, elles divergent régulièrement dans tous les sens, ...nt une sorte d'expansion membraneuse continue, qui s'étend jusqu'à ...ta et ne présente d'interruption qu'au niveau de la tache jaune. Cette ...t formée de faisceaux légèrement aplatis, parallèles entre eux ou unis ...ngu. Un petit nombre seulement de fibres optiques vont directement ... l'angle interne de la tache jaune, les autres décrivent des arcs de ...tour d'elle; toutes ces fibres se perdent au niveau de la tache jaune, ...s cellules nerveuses dont elle se compose, de sorte que la couche dont ... question n'y existe point. Au côté externe de la tache, les fibres se ...nt peu à peu, mais au commencement elles sont encore recourbées

Fig. 478.

Lh
u
gli
gri
gie

$\frac{300}{1}$

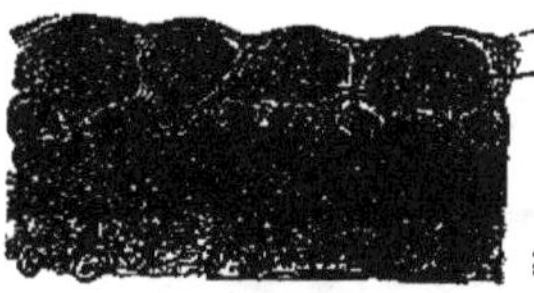

Section de la rétine durcie dans l'alcool, pratiquée perpendiculairement au trajet des fibres optiques.

les unes vers les autres et forment une espèce de raphé longitudinal qui
de l'extrémité externe de la tache jaune. Quant à la terminaison des
optiques, il est plus que probable qu'elles se continuent toutes avec les
longements des cellules nerveuses de la rétine, dont elles peuvent, par
quent, être considérées comme une dépendance.

L'épaisseur de la couche des fibres optiques va en diminuant d'arr
avant : elle est de
près de l'insertion
optique, de 0mm,06
un centimètre pl
avant, de 0mm,005
de la tache jaun
0mm,08 dans le fo
l'œil et de 0mm,00
de l'*ora serrata*. Le
dont elle se comp
pondent à de simpl
lindres d'axe.

Fig. 479.

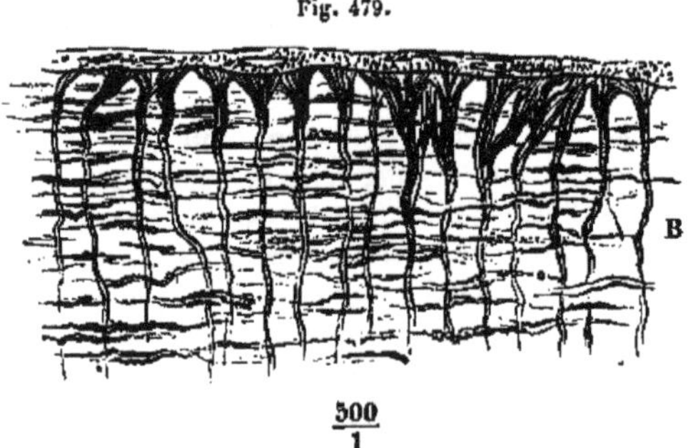

Section de la rétine dans le sens de l'épaisseur. — Insertion des fibres radiées sur la membrane limitante.

Membrane limitante.

5° *Membrane li*
C'est une lamelle
mince, de 0mm,00
paisseur, qui recou
dedans, la couche des fibres optiques; elle est unie très-intimement a
conjonctif de la rétine et reçoit l'insertion des fibres radiées de cette
brane; quelquefois, cependant, elle s'en détache en lambeaux plus ou

Fig. 480.

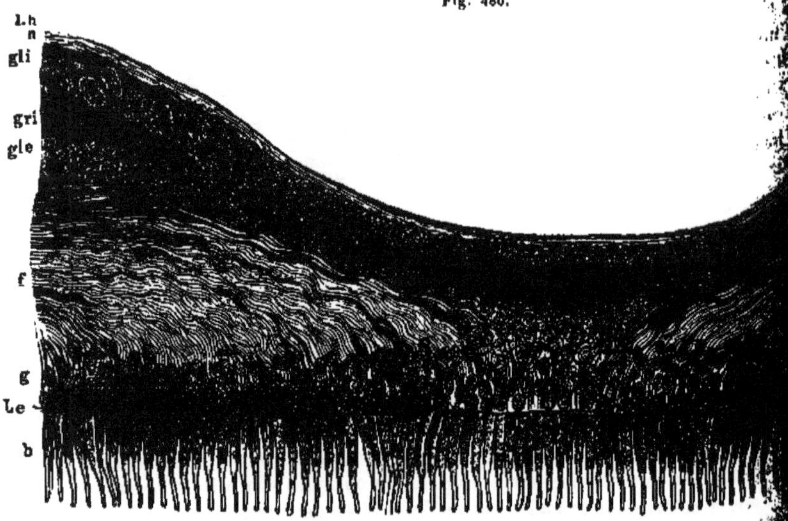

Section de la rétine durcie dans l'alcool, passant par le milieu de la fossette c

étendus. Complétement homogène, elle est réfractaire à la plupart des
et analogue aux membranes hyalines, telles que la capsule du cristallin.

Structure de la tache jaune.

tache jaune se distingue des autres régions de la rétine par des particula-de structure dignes d'être notées :

a couche des fibres optiques y fait défaut;

les cellules nerveuses, très-serrées et s'étendant jusqu'à la membrane nte, se rencontrent même dans la fossette centrale, où elles forment ment une couche plus mince. Entre ces cellules, on ne voit cheminer que res qui en proviennent. La couche de substance grise et la couche gra-a interne existent à la périphérie de la fossette centrale, mais non au e cette fossette.

a couche intermédiaire et la couche granuleuse externe existent par-sont seulement plus minces dans la fossette centrale.

s bâtonnets font complétement défaut; ils sont remplacés par des cônes ngs, plus étroits que dans les autres régions et supportant des bâton-e cône plus minces. Dans la fossette centrale, les cônes sont si grêles ressemblent à des bâtonnets; ils nt 0mm,006 de longueur totale.

les fibres de Müller se voient par-t peuvent être suivies jusqu'à la granuleuse interne ; dans la cou-rmédiaire, elles prennent une di-oblique et rayonnent dans tous s autour de la fossette centrale.

Substance conjonctive de la rétine.

ance conjonctive de la rétine. On généralement, depuis les travaux Schulze, qu'il existe dans toutes uches de la rétine, mais surtout s couches internes, une propor-sez notable de substance conjonc-qui, à la vérité, n'est pas facile à ncier d'avec les éléments nerveux rétine. D'après Kölliker, on doit érer comme appartenant très-pro-ent à ces derniers les bâtonnets ônes, avec leurs prolongements, s les éléments des couches gra-externe et interne qui sont unis e la membrane de Jacob et aux ganglionnaires, tandis que les non nerveuses comprendraient radiées et leurs prolongements dans les diverses couches de la ne portion des éléments celluleux de la couche granuleuse interne et rane limitante interne.

Fig. 481.

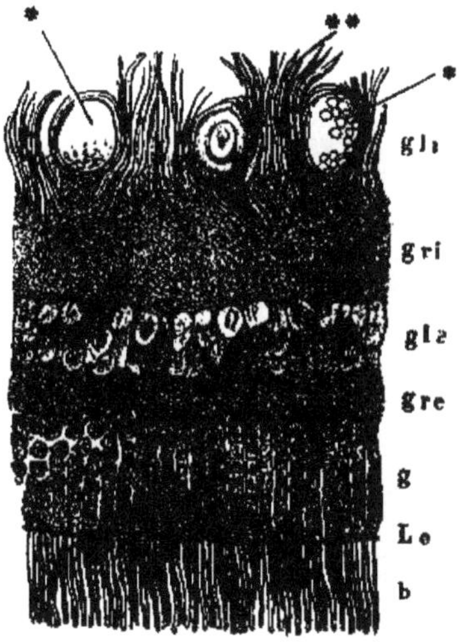

$\frac{400}{1}$

Section de la rétine du chien durcie dans l'alcool (*).

Fibres radiées ou de soutien.

es radiées ou *de soutien* sont des fibres assez fortes qui traversent per-airement toute l'épaisseur de la rétine. On les suit facilement depuis nte interne, à travers les fibres optiques et la couche de substance usqu'à la couche granuleuse interne, où elles s'unissent à une portion ents celluleux de cette couche. Mais elles sont difficiles à poursuivre

(*) ...sseaux coupés en travers. — **, fibres radiées.

au delà, bien qu'elles aillent probablement jusqu'aux bâtonnets. Dans
de l'œil, ces fibres sont réun
lames qui remplissent les fent
tre les fibres optiques.
avant, ces lames s'élargi
plus en plus et finissent pa
tuer une couche continue
rompue seulement par le
optiques et par les cellul
veuses. A leur extrémité
elles se fixent sur la limita
terne par un élargissemen
gulaire, ou en se divisant
sieurs branches.

Fig. 482.

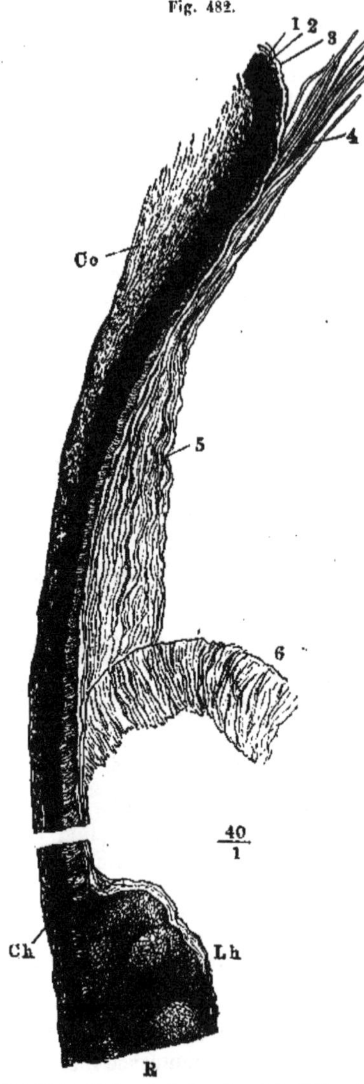

Portion antérieure de la choroïde (Ch), avec le cercle ciliaire (dont on a excisé une portion). le corps ciliaire (Cc) et la zone de Zinn (*).

Vaisseaux.

Vaisseaux de la rétine.
centrale de la rétine, née
thalmique, soit directem
par un tronc commun a
liaire postérieure externe
dans le nerf optique à u
mètre de son insertion su
rotique, chemine d'abord
deux tuniques de ce nerf
elle fournit des ramuscule
gagne la partie centrale
avoir fourni des ramifica
pillaires à ses fibres, pén
l'œil par le sommet de la p
ce niveau, elle se divise
quelquefois quatre ou cinq
divergentes, situées d'a
dessous de la limitante
puis entre les fibres optiq
branches fournissent de
ses ramifications second
tertiaires qui s'étendent
couche de substance grise
l'*ora serrata*. De ces ram
arborescentes naît un
capillaires très-fins, à mail
larges, développé surtou
couche de substance grise
couche granuleuse intern
la couche des fibres optiq

Les *veines* de la rétine commencent par un cercle incomplet au n
de l'*ora serrata* et accompagnent les artères dans leur trajet.

(*) Lh, membrane limitante. — 1, couche pigmentaire. — 2. portion ciliaire de la rétine.
brane vitrée des procès ciliaires. — 4,5, fibres de la zone de Zinn. — 6, membrane qui tapis
du cristallin.

…mann et Langenbeck ont décrit des filets *nerveux* du plexus caverneux …ompagneraient l'artère centrale de la rétine et se distribueraient dans …embrane. Huschke mentionne, en outre, des divisions des nerfs ci- …fournies à la rétine par les branches qui cheminent dans la choroïde. …nce de ces nerfs nous paraît encore problématique. Nerfs.

…rtion *ciliaire de la rétine*. Les fibres optiques, les cellules nerveuses, les …ts et les cônes ne dépassent pas l'*ora serrata*, cependant la rétine se …e en avant de ce bord par une couche d'un blanc grisâtre qui s'étend … couronne ciliaire jusqu'à la circonférence externe de la face posté- …de l'iris: c'est ce qu'on peut appeler la *portion ciliaire de la rétine*. Elle …une pellicule de 0mm,04 à 0mm,05 d'épaisseur, unie intimement aux pro- …aires et à la zone de Zinn, à laquelle elle reste toujours partiellement Portion ciliaire de la rétine.

…rtion ciliaire de la rétine se compose de longues cellules à noyaux, ré- …ment espacées et fournissant, en dedans, des prolongements qui se …ur une sorte de membrane limitante, continuation de la limitante in- … la rétine proprement dite. Elle est considérée par Kölliker comme …ant en avant la substance conjonctive ou de soutien qui entre dans la …tion de la membrane nerveuse de l'œil. Composition.

§ 4. — MILIEUX DE L'ŒIL.

…endamment de la cornée transparente, déjà décrite, on comprend … nom de milieux de l'œil le corps vitré, le cristallin et l'humeur …

I. — CORPS VITRÉ OU HYALOIDIEN.

…rps vitré ou hyaloïdien (de ὕαλος, verre), ainsi nommé à cause de sa …lance avec du verre fondu, constitue la portion la plus volumineuse … oculaire, dont il représente les deux tiers postérieurs. Sa forme est …n sphéroïde déprimé en avant, pour recevoir le cristallin. Il jouit …ansparence parfaite et offre la consistance du verre fondu. Son poids …ue est 1,005 (Chenevix). Son indice de réfraction est 1,339 (Brewster). …rps vitré est enveloppé immédiatement par la rétine, qui lui est simple- …ntiguë, et présente, en arrière, une petite dépression répondant à la … la papille du nerf optique. A l'union du quart antérieur avec les trois …ostérieurs du corps vitré, on trouve des adhérences intimes entre le …ré et la circonférence de la rétine, qui doit à cette circonstance de res- …ours parfaitement étalée. D'autre part, la zone de Zinn étant fixée elle- … cristallin et à la choroïde, il en résulte qu'à ce niveau toutes les par- …tituantes de l'œil sont unies entre elles et avec la sclérotique et la … Caractères physiques.

…Les rapports du corps vitré avec le cristallin ont été diversement inter- …ar les anatomistes : pour les uns, ces deux parties sont simplement …es l'une contre l'autre ; suivant d'autres, elles seraient unies entre … des adhérences intimes ; d'autres, enfin, admettent qu'il n'existe d'ad- …qu'au niveau de la circonférence du cristallin. En incisant circulai- …a zone de Zinn, on peut, suivant ces derniers auteurs, retirer sans … cristallin de sa fossette. Rapports entre le cristallin et le corps vitré.

Texture. *Texture.* Le corps vitré est formé par un liquide, l'*humeur vitrée*, et membrane, qu'on appelle *hyaloïde* et dont la zone de une dépendance.

Fig. 483.

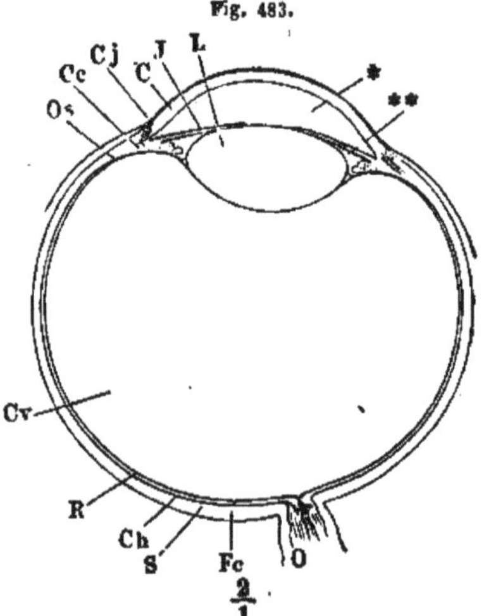

Coupe horizontale de l'œil droit, segment supérieur (*).

L'*humeur vitrée*, qui s'éc tement quand on coupe le tré, est fluide et non fila présente une réaction alcali tient de 1,7 à 2 p. 100 de solides, formés pour moitié tières inorganiques (sel ma bonate de soude, sulfate phate de chaux); le reste substance mucilagineuse, traces d'une combinaison p

Membrane hyaloïde. La *membrane hyaloïde* découverte par Fallope, ser loppe au corps vitré. Par transparente, elle est mince qu'elle a été niée par auteurs; suivant H. Müller, paissit un peu en arrière externe est lisse, tendue, et soutien à la rétine (1). De sa face interne partent des prolongements qui divisent l'humeur vitrée nombre indéterminé de loge lules. Mais la disposition de longements est encore un controverse. Pour la déterm mours se servit d'yeux con glaçons à facettes qu'il put corps vitré lui firent penser prolongements de la memb loïde forment, dans la cavité scrite par cette membrane, de lames entre-croisées, et nion fut adoptée par beauc teurs. Brücke, examinant qu'il avait plongés dans une d'acétate de plomb, arriva à clusion que la membrane forme, dans le corps vitré,

Ses prolongements internes.

Fig. 484.

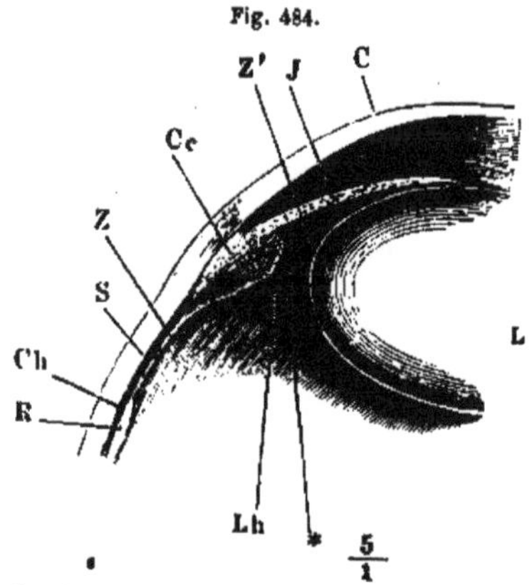

Section du globe de l'œil suivant le plan d'un méridien (**).

(*) O, nerf optique. — Fc, fossette centrale. — S, sclérotique. — *Ch*, choroïde. — R, corps vitré. — Os, ora serrata. — *Cc*, corps ciliaire. — *Cj*, conjonctive. — C, cornée. — cristallin. — *, chambre antérieure. — **, chambre postérieure de l'œil.

(**) C, cornée. — J, iris. — ZZ', zone ciliaire. — *Cc*, corps ciliaire. — S, sclérotique. — — R, rétine. — *Lh*, limitante. — L, cristallin. — *, canal de Petit.

(1) Suivant Henle, l'hyaloïde ne serait que la membrane limitante interne qui se continuerait, en avant, sur la zone de Zinn. Les fibres de cette zone prolongement de celles du corps vitré.

…es emboîtées les unes dans les autres, comme dans les couches d'un oi…mais Bowman fit voir que ces lames sont le produit du réactif qui de…rvir à les démontrer. Une objection analogue peut être opposée à l'opi…de Hannover, qui, se servant dans le même but d'une solution d'acide …ique, trouva la cavité de la membrane hyaloïde cloisonnée par de nom…s lames étendues de la superficie vers l'axe du corps vitré. Bowman, …pour résoudre le problème en question, interrogea l'histoire du déve…ment : or, chez le fœtus, le corps vitré renferme des vaisseaux sanguins …tés par une sorte de tissu conjonctif et présente une structure fibrillaire …idente ; les fibrilles y sont disposées en réseaux serrés, avec des corpus…aux points d'intersection. …s embryons de l'espèce hu…et sur ceux des animaux, …r trouva le corps vitré for…une substance muqueuse …gène, renfermant des cel…à noyaux, mais il ne vit …trace des membranes dé…par Hannover. Chez l'a…ces cellules à noyau ont …u à peu près complète…et le corps vitré est formé …ivement d'un mucus plus …ins dense.

Portion antérieure de l'hyaloïde.

…rtion antérieure de l'hya…présente une disposition …lière, sur laquelle il existe …de nombreuses dissiden…était généralement admis …niveau de l'*ora serrata* la …ane s'épaissit subitement, …ontinue à se porter en …et, arrivée à 2 millimètres …n de la circonférence du …n, se divise en deux la…une antérieure, qui passe …les procès ciliaires, pour …er à la partie antérieure …irconférence de la lentille, …postérieure, qui tapisse …ation cristallinienne et s'unit à la cristalloïde postérieure. Dans cette …e de voir, l'espace triangulaire qui règne tout autour du cristallin, et qui …écrit par F. Petit sous le nom de *canal godronné* (*), serait limité par …x lames de l'hyaloïde et par a circonférence du cristallin. Ce canal cir…se démontre, d'ailleurs, très-bien par l'insufflation : on voit alors qu'il …me étranglé par de petites brides ou replis, qu'il présente, en un mot,

Canal godronné ou de Petit.

Fig. 485.

$\frac{50}{1}$

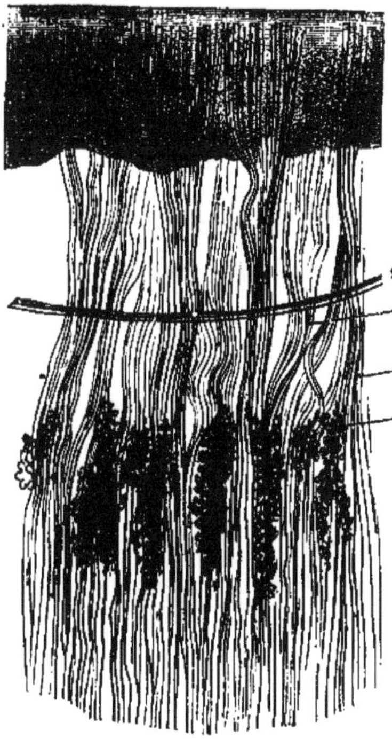

Zone de Zinn et capsule du cristallin, vues par leur face antérieure (*).

(*) …ithélium de la paroi antérieure de la capsule. — 2, bord de la capsule. — 3, fibres de la zone …sur la lame antérieure de la capsule. — 3', fibres analogues passant sur la lame postérieure …ule. — 4 restes du corps ciliaire.

l'apparence godronnée. D'autres anatomistes disent, au contraire, que la membrane hyaloïde ne se divise pas en deux lames et qu'elle se porte en arrière derrière le cristallin, pour revêtir la partie antérieure du corps vitré. Ce qu'il y a de positif, c'est qu'on voit se détacher de la partie antérieure de la membrane hyaloïde une lame circulaire, en forme de couronne rayonnante, parfaitement décrite par Petit et Camper, bien qu'elle porte le nom de *couronne ciliaire de Zinn*, et qui correspond aux procès ciliaires et au corps ciliaire de la choroïde.

Zone de Zinn. La *portion ciliaire de l'hyaloïde* ou *zone ciliaire de Zinn, procès ciliaires du vitré*, s'aperçoit à travers ce dernier lorsqu'on a enlevé la partie postérieure du globe de l'œil. On la voit directement quand on a séparé la choroïde du corps vitré : c'est elle qui forme, au-devant de celui-ci et autour du cristallin, cette belle couronne radiée qui l'entoure comme une collerette. Sa largeur est de 5 à 6 millimètres au côté externe ou temporal, de 4 à 5 millimètres au côté interne ou nasal. En même temps que l'hyaloïde s'épaissit notablement au voisinage de l'*ora serrata*, elle change de nature et se décompose en fibres d'une finesse extrême, dont le trajet est tantôt recourbé, comme celui des fibres élastiques, et tantôt onduleux, comme celui des fibres conjonctives. Appliquée sur la face interne de la portion ciliaire de la choroïde et de la rétine, à laquelle elle adhère intimement, elle est plissée comme elle ; arrivée près du sommet des procès ciliaires, elle devient libre dans une très-petite étendue et constitue, en dehors, la paroi postérieure de la chambre de l'humeur aqueuse ; elle se porte ensuite sur la face antérieure du cristallin, pour se fixer dans la capsule de cet organe. Sa portion libre, plissée comme le reste de la zone de Zinn et formant la paroi antérieure du canal de Petit, est composée de fibres rigides d'une nature particulière, unies entre elles par une substance plus molle, qui a paru manquer sur certains points, circonstance qui a conduit quelques auteurs, tels que Ribes et Dugès, à admettre que le canal de Petit communique, par un grand nombre d'ouvertures, avec la chambre de l'humeur aqueuse (1). Suivant Brücke et H. Müller, quelques fibres de cette lame vont s'insérer sur la capsule cristalline postérieure. Le canal de Petit, qui s'étend en arrière, jusqu'à 4 à 5 millimètres de l'*ora serrata* et se prolonge un peu derrière le bord du cristallin, ne renferme aucun liquide à l'état normal.

Fig. 486.

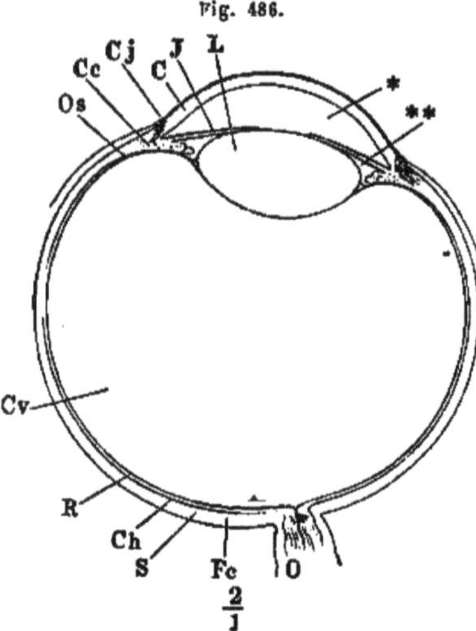

Coupe horizontale de l'œil droit, segment supérieur (*).

(*) O, nerf optique. — Fc, fossette centrale. — S, sclérotique. — Ch, choroïde. — R, rétine. — Cv, corps vitré. — Os, ora serrata. — Cc, corps ciliaire. — Cj, conjonctive. — C, cornée. — L, cristallin. — *, chambre antérieure. — **, chambre postérieure de l'œil.

(1) Nous verrons que cette opinion a été confirmée par les recherches de Schw...

...nt juxtaposées comme celles des membranes séreuses, dont elles par... probablement le rôle physiologique, en favorisant les mouvements des ...ciliaires et du cristallin.

...Cloquet a décrit, sous le nom de *canal hyaloïdien*, un canal cylindroïde, Canal hyaloïdien. ...illimètres de diamètre, résultant de la réflexion de la membrane hya... ...quelle s'enfonce en dedans d'elle-même pour conduire l'artère nourri... ...u cristallin, et, comme cette artère, traverse directement le corps vitré ...e en avant. Ce canal, qui avait été admis rationnellement par M. Clo... ...été démontré anatomiquement par Stilling, qui a indiqué les moyens ...nstater l'existence sur l'œil frais de l'adulte.

II. — DU CRISTALLIN.

...istallin (*corpus cristallinum*) est un corps lenticulaire, une lentille bi- Situation. ...(*lens cristallina*), transparente comme le cristal, située dans la portion ...ure de l'œil, entre le corps ...ui est en arrière, et l'hu... ...queuse, qui est en avant. Il ...tenu en place par la zone ... qui l'unit solidement au ...itré et indirectement à la ...e et à l'enveloppe fibreuse ... Il est distant de $2^{mm},5$ de ...postérieure de la cornée, et ...illimètres de la tache jaune. ... de la circonférence du cris... ...oupe l'axe visuel à l'union ...ux cinquièmes antérieurs ... trois cinquièmes posté... ...e cet axe. Cette circonfé... ...t régulièrement circulaire ..., ainsi que nous l'avons vu, ... interne du canal de Petit. ... du cristallin est de 20 à 25 Poids. ...mmes; son indice de ré... ...est de 1,44 (Helmholtz).

...*mètre* du cristallin est de Dimensions. ...illimètres; son épaisseur la ...idérable, dans la direction ...visuel, mesure 4, 5 à 6 milli... ... paraît devoir être la même ... âges de la vie, le cristallin ... surtout par allongement ...iamètre. Chez le fœtus, la ...cristallin est presque sphé... ...omme chez les poissons.

Fig. 437.

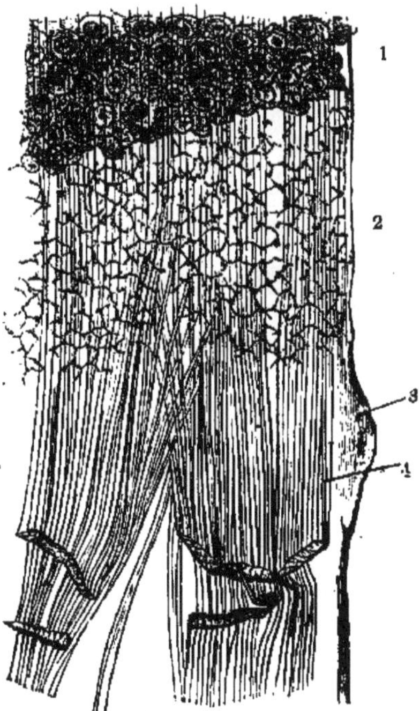

1
2
3
4

$\frac{240}{1}$

Portion périphérique de la lame antérieure de la capsule cristalline (*).

...s de sa capsule, le cristallin est extrêmement élastique ; dépouillé, au

(*) ...hélium. — 2, empreintes des limites des cellules épithéliales qui ont suivi la substance du ... 3, membrane amorphe. — 4, insertion des fibres de la zone de Zinn, dont la portion libre

contraire, de cette enveloppe, il est mou et facile à écraser. Ses [illegible] sont lisses et unies ; la face antérieure est recouverte par l'iris dans un[illegible] due plus ou moins considérable, suivant la largeur de l'orifice pupill[illegible] face postérieure, logée dans la fossette du corps vitré, est beaucou[illegible] convexe que l'antérieure ; son rayon de courbure est à celui de cette f[illegible] comme 2 : 3.

Forme et courbure. La *forme* exacte et le *degré de courbure* des deux faces du cristallin s[illegible] difficiles à déterminer. D'après Kepler, la face antérieure appartiend[illegible] segment de sphéroïde ayant en moyenne 20 millimètres de rayon [illegible] face postérieure serait une portion de surface d'une hyperbole. Sui[illegible] sat, les deux faces appartiendraient à un segment d'ellipsoïde.

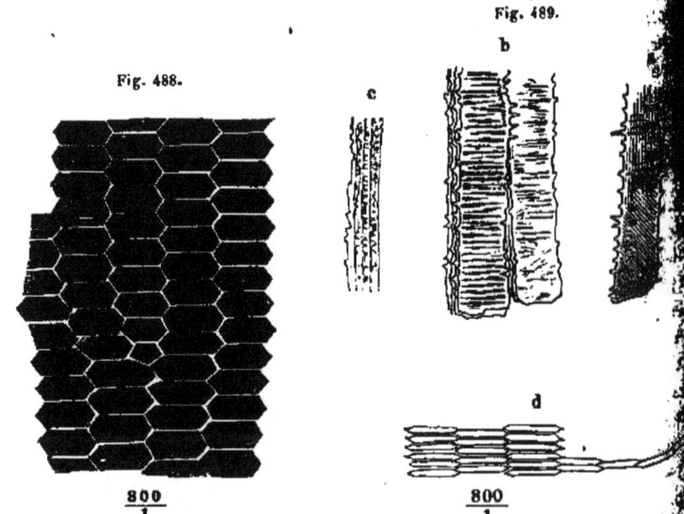

Section transversale des fibres de la portion corticale du cristallin.

Fibres du noyau du cristallin (*).

Texture. Le cristallin se compose d'une *capsule* et d'une *substance propre* qui [illegible] renfermée.

Capsule cristalline. La *capsule cristalline* ou *cristalloïde* enveloppe de toutes parts le crist[illegible] lequel elle est moulée exactement. D'une finesse extrême et d'une tra[illegible] parfaite, elle paraît un peu jaunâtre au microscope. Sa surface exte[illegible] en avant, où elle est en rapport avec l'iris et baignée par l'humeur [illegible] est intimement unie, en arrière, à la membrane hyaloïde, et, au nive[illegible] circonférence, à la zone ciliaire de Zinn. Sa surface interne, en rap[illegible]

Épithélium. la substance propre du cristallin, est recouverte, dans sa moitié a[illegible] d'une couche simple et extrêmement régulière de *cellules épithéliales* [illegible] hexagonales, de 0mm,02 de diamètre, et renfermant un noyau arrondi [illegible] nucléole. La paroi antérieure de la capsule cristalline, appelée aussi c[illegible] *antérieure*, mesure 0mm,011 à 0mm,018 d'épaisseur ; derrière l'insertio[illegible]

(*) *a*, fragment d'une fibre isolée. — *b*, dentelures engrenées vues de face. — *c*, dentelures [illegible] bord. — *d*, ces dentelures sur une section des fibres.

de Zinn, elle s'amincit brusquement, si bien que la paroi postérieure de ...e membrane présente à peine la moitié de cette épaisseur.

La capsule cristalline est très-élastique ; quand on l'incise dans une petite ...due, la plaie s'agrandit spontanément et le cristallin est expulsé de sa capsule, qui s'enroule sur elle-même de dedans en dehors. Elle est formée par ... substance complétement amorphe, qui ressemble à un verre poli ; la

Fig. 490.

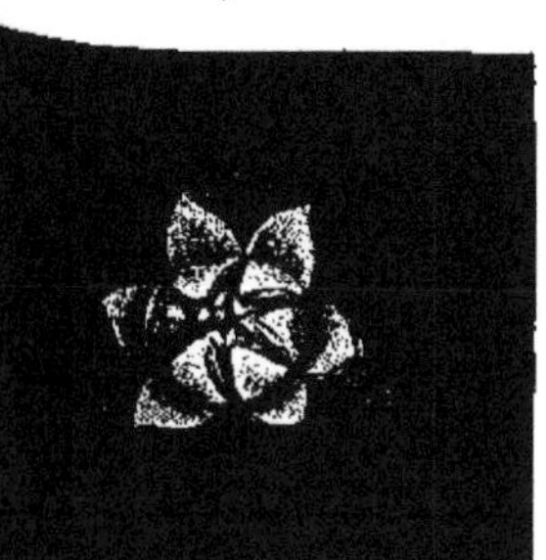

Cristallin de mouton, qui a séjourné dans l'eau et qui s'est divisé en lames.

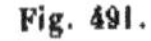

Fig. 491.

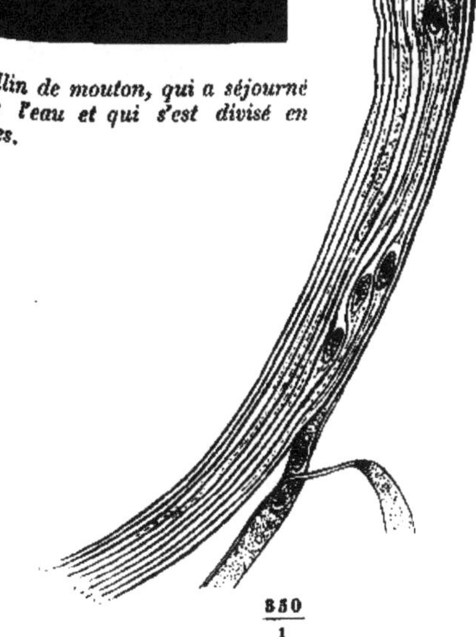

$\frac{350}{1}$

Fibres de la région équatoriale du cristallin, vues de profil (*).

Fig. 492.

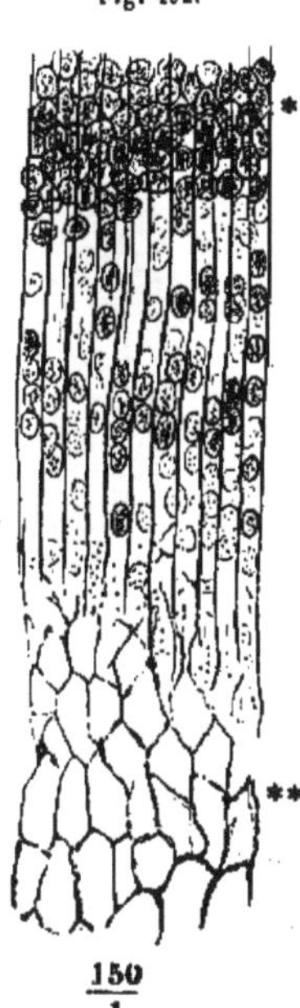

$\frac{150}{1}$

Région équatoriale du cristallin (**).

...part des réactifs, l'eau bouillante, l'alcool, les acides, n'exercent aucune ...ence sur la capsule cristalline et n'en troublent nullement la transparence.

Substance propre du cristallin. La *substance propre* du cristallin, non moins transparente chez les jeunes su...ts, prend une teinte jaunâtre et même ambrée dans un âge avancé ; elle est ...éfringente et constituée par un corps protéique particulier, la *globuline* ou ...stalline. Tous les agents qui coagulent l'albumine, tels que l'eau bouillante, ...cool, les acides minéraux, la rendent complétement opaque, en en faisant pa-

(*) Celles du bord droit et inférieur de la figure sont vues de face.

(**) *, zone des noyaux. — **, figures hexagonales de la lame postérieure de la capsule.

raître plus distinctement la structure fibreuse. La *consistance* du cristal en augmentant de la superficie vers le centre, mais il est inexact de divi substance de la lentille en trois couches distinctes, comme on le faisait fois, quand on décrivait séparément le *noyau*, la *couche corticale* et l'*hum Morgagni*. Cette dernière, qui forme au-dessous de la capsule une cou quide, plus épaisse en avant qu'en arrière, résulte d'une altération com çante des portions superficielles du cristallin et n'existe point sur le v Quant à la substance corticale et au noyau, ils ne sont séparés par aucu mite distincte et ne diffèrent entre eux que par leur degré de densité. D espèces animales, la consistance du cristallin est généralement supé celle qu'il présente chez l'homme.

Fibres du cristallin. La substance propre du cristallin est formée de *fibres* transparentes, di en couches emboîtées les unes dans les autres. Ces fibres sont des pr six pans, aplatis dans un sens perpendiculaire à la surface du cristalli

Fig. 493.

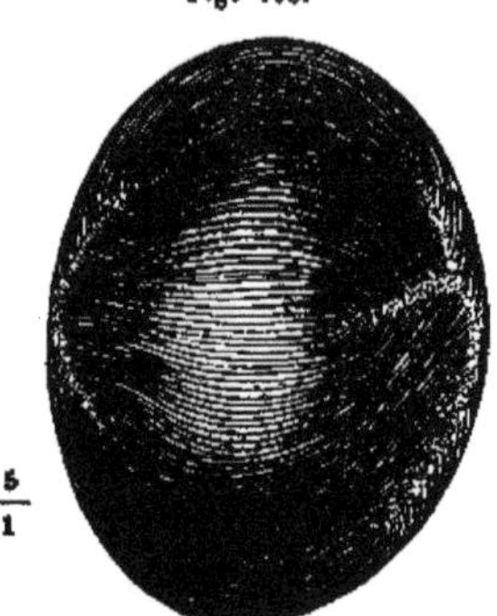

Cristallin vu de profil; arrangement de ses fibres et région où elles font défaut.

Fig. 494.

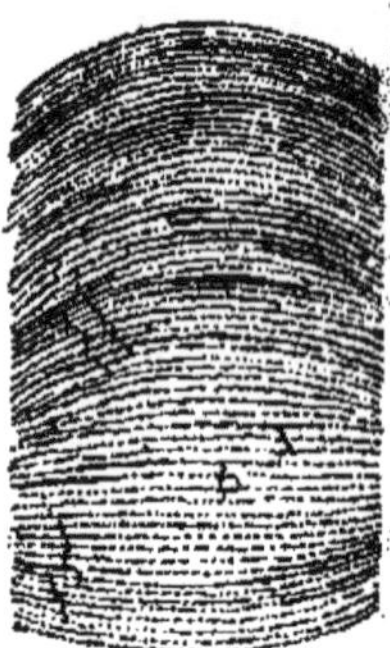

Coupe méridienne par le centre cristallin.

surant 0^{mm},006 à 0^{mm},011 en largeur et 0^{mm},002 à 0^{mm},004 en épaisseu bords amincis de ces prismes sont engagés dans les angles rentrants fo de chaque côté, par les deux prismes voisins ; ces bords sont garnis de dentelures, plus marquées dans les couches profondes du cristallin, et qu extrêmement développées chez les poissons. Les dimensions des fib cristallin vont en diminuant à mesure qu'on pénètre plus profondément ; des couches centrales présentent un peu plus de la moitié de la largeur l'épaisseur des fibres superficielles.

Leur structure. Les fibres du cristallin sont de véritables tubes à parois très-minces, con un liquide transparent, albumineux, avec un *noyau* aplati, arrondi ou elli situé ordinairement au niveau de la portion moyenne de la longueur du

Leur mode d'union. Les fibres sont plus solidement unies entre elles dans le sens transver dans le sens de leur épaisseur : d'où la séparation facile de la substa cristallin en un certain nombre de lames ou de couches emboîtées le dans les autres, comme les couches d'un oignon. Dans le noyau, les adhèrent entre elles plus solidement que dans la substance corticale. Q

Leur direction. la *direction* des fibres, celles qui occupent l'axe du noyau vont directeme pôle à l'autre du cristallin ; celles qui entourent ces fibres centrales

[t]rajet analogue, mais en décrivant, dans le plan des méridiens, un arc de [...]e d'autant plus recourbé qu'elles sont plus excentriques. Les noyaux ré-[si]dent à la région de l'équateur du cristallin, mais ne se trouvent pas tous à [mê]me hauteur; ils sont répartis dans une zone d'une certaine largeur, à la-[que]lle on a donné le nom de *zone des noyaux.* Noyaux.

[Da]ns la substance corticale, les fibres n'atteignent point les deux pôles du [crist]allin. Ainsi qu'il est facile de le constater sur un cristallin traité par l'acide [...]que, cet organe est divisé en un certain nombre de secteurs, séparés les [uns] des autres par une *substance homogène* ou *granuleuse.* Envisagée dans son [ense]mble, cette substance représente des lames antéro-postérieures qui par-[tent] de l'axe du cristallin et rayonnent vers sa circonférence; considérée dans [chaq]ue couche de fibres, elle figure une étoile à branches plus ou moins nom-[breu]ses, suivant l'âge du sujet. Chez le fœtus et le nouveau-né, ces branches [sont] au nombre de trois, mais elles n'offrent pas la même position sur l'une [et l'a]utre face du cristallin. En avant, une branche est dirigée en haut, les deux [autr]es en bas; l'inverse a lieu en arrière: c'est comme si la moitié postérieure [du c]ristallin avait exécuté une rotation de 60° autour de l'axe de l'organe. Il [en rés]ulte que les branches antérieures correspondent au milieu de l'intervalle [de]s les branches postérieures, et réciproquement. Or, les fibres cristalli-[ni]nes, qui toutes s'étendent des branches de l'étoile antérieure à celles de [l'éto]ile postérieure, sont parallèles, dans chaque secteur, au rayon qui le divise [en] deux moitiés égales: elles sont donc d'autant plus courtes, sur une même [face] d'un secteur, qu'elles sont situées plus en dehors du rayon médian. Mais, par [suit]e de la position différente des branches antérieures et postérieures, les fibres [les p]lus courtes en avant sont les plus longues en arrière, et *vice versâ,* de sorte [que] dans chaque couche, toutes les fibres ont à peu près la même longueur. [Ch]ez l'adulte, les branches des étoiles, également au nombre de trois dans [le no]yau du cristallin, se divisent, dans la substance corticale, en plusieurs [bran]ches secondaires, ce qui rend la disposition des fibres un peu plus com-[pliq]uée, quoique toujours basée sur la même règle. En outre, les fibres de deux [sect]eurs voisins s'inclinent les unes vers les autres, en arc de cercle, au voisi-[nage] de leur insertion sur une branche commune, qui figure une sorte de *raphé* [entr]e ces fibres (1). Étoiles de substance homogène.

[Le] cristallin est dépourvu de vaisseaux chez l'adulte. Il n'en est point de [mêm]e chez le fœtus; au moment de la naissance, la capsule cristalline est en-[...] entourée d'une sorte de sac vasculaire qui tapisse la fossette cristalline [du c]orps vitré et qui se réfléchit au-devant de la circonférence du cristallin, [vers] le bord pupillaire de l'iris, d'où il se continue avec la membrane pupillaire. [A]près la naissance, la membrane pupillaire disparaît, ainsi que la mem-[bran]e capsulo-pupillaire. Membrane capsulo-pupillaire.

III. — HUMEUR AQUEUSE.

[On] donne le nom d'*humeur aqueuse* à un liquide d'une limpidité parfaite, qui [rempl]it l'espace entre la face postérieure de la cornée et la face antérieure du [crista]llin; c'est aussi dans cet espace que se trouve l'iris, dont la présence a

(1) Suivant des recherches récentes, la substance homogène des étoiles serait simple-[ment] le résultat de la décomposition cadavérique des extrémités des prismes, qui, à l'état [frais,] arriveraient au contact.

fait admettre l'existence de deux chambres, situées, l'une en avant, l'au en arrière de ce diaphragme et communiquant entre elles par l'orifice pillaire. Nous avons vu, à l'occasion de l'iris, ce qu'il faut penser de manière de voir, et nous avons reconnu que, l'iris étant appliqué directe sur la face antérieure du cristallin, au moins dans sa portion interne, on rait tout au plus donner le nom

Chambre postérieure.

Fig. 495.

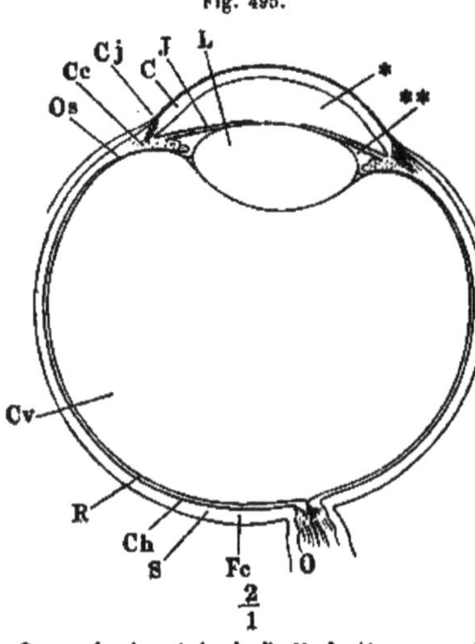

Coupe horizontale de l'œil droit, segment supérieur (*).

chambre postérieure à un espace laire répondant à la périphé cristallin et présentant la forme prisme triangulaire recourbé, dont la paroi antérieure est par l'iris, la paroi postérieur les procès ciliaires et la zone Zinn, et la paroi interne par le du cristallin ; cette dernière nit à angle aigu avec la paroi rieure, à angle obtus avec la postérieure. La *chambre* ant

Chambre antérieure.

mesure 13 millimètres en diam limitée en avant par la cornée arrière par l'iris et le cristallin a la forme d'une lentille con convexe et présente un bord laire tranchant, résultant de la contre à angle aigu de ses deux rois et constitué par le lig pectiné.

Humeur aqueuse.

L'humeur aqueuse peut être considérée comme du sérum sanguin très Son *poids spécifique* est de 1,0053 ; son indice de réfraction, 1,3366 (Bre Sa *quantité* a été évaluée à 4 ou 5 grains par Petit, à 0,40 ou 0,45 par M. S Ce qui caractérise l'humeur aqueuse au point de vue chimique, c'est qu'elle renferme que des traces d'albumine. Voici, d'ailleurs, quelle en est la com tion, d'après Berzelius :

Eau	98,10
Albumine	traces.
Chlorure de sodium	1,15
Extrait alcoolique	traces.
Matières extractives solubles dans l'eau	0,95

L'humeur aqueuse se renouvelle très-rapidement, lorsqu'elle a été par une ponction ou qu'elle s'est écoulée par une plaie de la cornée. La de cette sécrétion ne doit être cherchée ni dans des glandes spéciales, ni corps vitré et le cristallin, comme le pensaient Ribes et Dugès : elle rési demment dans les nombreux vaisseaux de l'iris et des procès ciliaires. La brane de Demours, à laquelle on a rapporté cette sécrétion et qu'on a dé sous le nom de *membrane de l'humeur aqueuse*, a été étudiée à l'occasion

(*) O, nerf optique. — Fc, fossette centrale. — S, sclérotique. — Ch, choroïde. — R, rétine corps vitré. — Os, ora serrata. — Cc, corps ciliaire. — Cj, conjonctive. — C, cornée. — J, iris cristallin. — *, chambre antérieure. — ** chambre postérieure de l'œil.

...ée ; nous avons vu également comment elle se comporte par rapport à ... sur la face postérieure duquel il est impossible de la démontrer, non plus sur la face antérieure du cristallin.

...rôle de l'humeur aqueuse paraît être simplement de maintenir la forme ... cornée et de favoriser les mouvements de l'iris et du cristallin.

...a attribué à l'humeur aqueuse une action dissolvante très-énergique sur ...bstance propre du cristallin, lorsqu'elle est mise directement en contact ... cette substance, par suite d'une plaie de la capsule cristalline ; cette action ...vante est loin d'être démontrée, et la résorption du cristallin qui a lieu ... la cataracte traumatique ou après l'opération de la discision peut aussi s'interpréter d'une autre façon. Usages.

§ 5. — LYMPHATIQUES DU GLOBE ORBITAIRE (1).

...n'y a point de vaisseaux lymphatiques dans la *sclérotique ni dans la cho-*... La lymphe qui se forme dans ces deux membranes est versée dans deux ...es ou cavités aplaties, qui sont situées, l'une, entre la choroïde et la sclé-...ue (*espace périchoroïdien*), l'autre, entre la sclérotique et l'aponévrose ...o-oculaire (espace de Ténon), et qui communiquent entre elles.

...*space périchoroïdien* existe dans toute l'étendue des deux membranes qu'il ...re, depuis l'insertion du nerf optique jusqu'au corps ciliaire. Chez les oi-..., ses parois sont lisses et d'apparence séreuse ; chez les mammifères, ...sont uniès l'une à l'autre par de nombreuses trabécules élastiques avec ...les pigmentaires formant ce qu'on a appelé la *lamina fusca*. Les trabécules ... revêtues à leur surface libre par une pellicule hyaline, dans laquelle la ...ion de nitrate d'argent fait apparaître des lignes noires, limitant des es-... polyédriques dont chacun renferme un noyau ellipsoïde et représente ... cellule endothéliale. La même disposition s'observe sur les surfaces cor-...ndantes de la sclérotique et de la cornée. Espace périchoroïdien.

...and on pratique des injections dans l'espace périchoroïdien, on reconnaît ... communique avec l'espace de Ténon en quatre points situés immédiate-...t en arrière des orifices de la sclérotique qui livrent passage aux troncs ...*vasa vorticosa*. Les canaux qui établissent cette communication enveloppent ...rd complétement les troncs veineux, puis se placent au-dessous et en ...s d'eux.

...*space de Ténon* ou *périsclérotical*, dont les parois sont revêtues également ... couche de cellules endothéliales, est interrompu aux points d'insertion ...tendons des muscles de l'œil et ne se prolonge point dans leurs gaînes. ...rière, il se continue avec un espace lymphatique qui forme une gaîne ...r du nerf optique et qui, traversant le trou optique, s'ouvre dans l'espace ...rachnoïdien de l'encéphale. Espace périsclérotical ou de Ténon.

...*lymphatiques de la rétine* entourent les vaisseaux de cette membrane et ...ment des canaux périvasculaires complets pour les veines et les capil-..., incomplets pour les artères. La lymphe de la rétine s'écoule en arrière, ... lame criblée, dans le nerf optique. Henle et Merkel ont décrit, en outre, Lymphatiques de la rétine.

(1) Ce paragraphe est extrait du travail de G. Schwalbe, inséré dans le *Traité d'histo-*... de Stricker, p. 1063.

un espace lymphatique entre la limitante interne et la couche des optiques. Enfin, il existe un espace lymphatique entre les deux névrilè nerf optique ; cet espace n'a aucune communication avec les précédent

Chambre antérieure.

La *chambre antérieure* est le réservoir de la lymphe de l'iris et des pro liaires. Cette lymphe y est versée par le canal de Petit, à travers une fentes étroites que présente la zone ciliaire, tout près du bord du crist surtout à travers le ligament pectiné, par un espace lymphatique qui circulairement entre le muscle ciliaire et la portion ciliaire de la réti trabécules de ce ligament sont entourées de gaînes endothéliales comp

La chambre antérieure est tapissée tout entière par un épithélium. Elle munique, près du bord de la membrane de Descemet, avec le canal de Sch *et par lui, avec les veines ciliaires antérieures.* Quand on injecte du b Prusse dans la chambre antérieure, toujours ces veines se remplissent, les vaisseaux lymphatiques. Le canal de Schlemm, qui communique chambre antérieure par une série de fentes, est donc un espace lymph le cercle vasculaire de Hovins est situé plus en dehors. Le mode de c nication du canal de Schlemm avec les veines est encore inconnu (1).

Les *lymphatiques de la cornée* ont été examinés à l'occasion de cette mem

Lymphatiques de la conjonctive.

Les *lymphatiques de la conjonctive* forment autour de la cornée un annulaire très-fin, de 1 millimètre de largeur, qui se continue en avec le réseau plus large de la conjonctive bulbaire. Celui-ci se comp vaisseaux plus larges, dont la direction générale est antéro-postérieure sont unis entre eux par des anastomoses transversales. Suivant Teich le réseau péricornéen fournirait aussi quelques ramuscules très-fins dirigeraient vers le centre de la cornée.

CHAPITRE IX

APPAREIL DE L'OUIE

Situation.

L'*ouie* ou l'*audition* est un sens par lequel nous percevons les vibratio l'air appelées *sons*. Ces vibrations sont communiquées à un appareil dis manière à les recueillir, à les concentrer, à les affaiblir au besoin, et à mettre à l'encéphale les impressions qu'elles produisent.

Composition.

L'appareil de l'ouïe n'est pas situé à la face comme ceux des autres sens contenu dans l'épaisseur de la base du crâne, dans le rocher, que sa si profonde abrite contre les lésions extérieures. Il est essentiellement c par des parties membraneuses et nerveuses, contenues dans une cavité o extrêmement compliquée et dont l'ensemble porte le nom de *labyrin oreille interne*. Ces parties membraneuses, auxquelles aboutit le nerf acou forment tout l'appareil auditif chez les animaux inférieurs, tels que les m

(1) Je ferai remarquer que, dans l'accommodation pour la vision des objets rapp la contraction du muscle ciliaire, qui s'insère sur la paroi interne du canal de Sc en même temps qu'elle tend à diminuer la capacité de la chambre antérieure, canal et favorise ainsi le passage de l'humeur aqueuse dans sa cavité. (M. S.)

Chez les vertébrés, le sens de l'ouïe se complique par l'addition d'or- de protection et de renforcement, qui figurent, d'une manière générale, anal destiné à conduire les vibrations vers les organes de l'audition pro- ent dits, canal ouvert par l'une de ses extrémités à la surface du corps, et autre dans la cavité du pharynx. Ce canal est divisé par une sorte de dia- me, la *membrane du tympan*, en une portion externe, appelée l'oreille ne, qui comprend le *pavillon de l'oreille* et le *conduit auditif externe*, et en portion interne, désignée sous le nom d'oreille moyenne. Celle-ci se com- d'une portion élargie, attenante à la membrane du tympan : c'est la *cavité anique* ou la *caisse du tympan*, et d'une portion étroite, s'ouvrant dans le ynx, qu'on nomme la *trompe d'Eustache*.

uit de là que l'oreille est constituée par une succession de cavités qui sont, xtérieur à l'intérieur : 1° l'oreille externe (pavillon et conduit auditif ex-); 2° l'oreille moyenne ou le tympan ; 3° l'oreille interne ou le labyrinthe. dans cet ordre que nous allons décrire l'appareil de l'audition.

§ 1. — OREILLE EXTERNE.

reille externe représente un infundibulum ou cornet acoustique, dont la évasée forme le *pavillon* et dont la partie rétrécie constitue le *conduit au- xterne* (1).

I. — PAVILLON DE L'OREILLE.

pavillon de l'oreille, vulgairement connu sous le nom d'*oreille*, *auricule* uss.), occupe la région latérale de la tête et se trouve situé derrière ar- ation de la mâchoire inférieure, au-devant de la région mastoïdienne; c'est lame élastique, ovalaire, diversement plissée sur elle-même et comme on- use. Situation du pavillon de l'oreille.

re en haut, en arrière et en bas, le pavillon de l'oreille est très-fortement n avant et en dedans, et cela d'une manière tellement solide que les es peuvent supporter le poids de tout le corps.

variétés individuelles de forme, de direction, de relief et de dimensions ricule sont généralement connues. De ces variétés, les unes sont congé- s, les autres acquises. Parmi ces dernières, on doit signaler l'habitude risonner plus ou moins étroitement dans la coiffure l'appareil entier de tion. La direction ou le relief du pavillon n'est pas sans quelque influence udition, dont la perfection, suivant Buchanan, serait en raison de l'angle orme le pavillon avec la face latérale de la tête ; cet angle, dans une conformation, doit être de 25 à 30 degrés. Variétés individuelles.

face interne ou *mastoïdienne* du pavillon présente des éminences et des en- ments qui trouvent leur explication dans la disposition des éminences et ements de la force externe. Face mastoïdienne.

ace externe est remarquable par sa disposition alternativement saillante rimée ; à sa partie centrale, plus près cependant de la partie inférieure Face externe.

(1) oreille externe n'existe, à proprement parler, que chez les mammifères ; encore défaut chez ceux des mammifères qui ne vivent pas constamment dans un mi- ien et dont, par conséquent, l'audition n'est pas aérienne.

que de la partie supérieure, se voit la *conque*, excavation infundibuliforme, forme et d'un évasement bien connus, et qui offre dans son fond et à sa antérieure l'orifice du conduit auditif externe.

Conque.

La conque est limitée en avant par le *tragus*, languette triangulaire, adh par sa base, qui est dirigée en avant et en dedans, libre par son somm est dirigé en arrière et en dehors ; le tragus s'avance, en manière d'op sur l'embouchure du conduit auditif, lequel peut être complétement obtu la dépression de cet opercule. Celle des faces du tragus qui fait partie conque, est hérissée de poils roides, surtout chez les vieillards : d'où l peut-être venu son nom (*tragus*, de τράγος, *bouc*). Ces poils ont pour usage rêter les corpuscules qui voltigent dans l'air.

Le tragus est l'opercule du conduit auditif externe.

Antitragus.

En arrière et en bas, à l'opposite du tragus, la conque est limitée par *tragus*, languette triangulaire plus petite que le tragus, dont elle est sépa une échancrure die, large et pr l'*échancrure de la c*

Fig. 496.

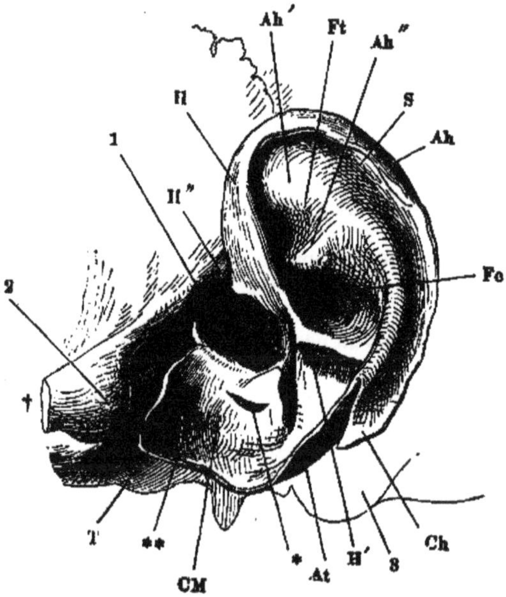

Face latérale du crâne et cartilage de l'oreille (*).

Anthélix.

En arrière et en la conque est li par l'*anthélix*, rep viligne qui com au-dessus de l'a gus, dont il est par une dépr légère, se porte e et en avant et se que, pour se te dans la rainure d lix. Les deux br de bifurcation de thélix, dont la rieure est lar mousse, et l'inf comme tranchan terceptent un e ment superficiel, *fosse scaphoïde* *viculaire* et qui mieux nommé *de l'anthélix*.

Hélix.

On appelle *hélix* (ἕλιξ, limaçon, de ἑλίσσειν, enrouler) un repli curvili constitue la limite du pavillon, dont il forme la bordure extérieure. Il mence dans la cavité de la conque, qu'il divise en deux parties inégale supérieure, plus étroite, l'autre inférieure, plus large, se porte en gr d'une manière insensible en haut et en avant, au-dessus du conduit

(*) Le cartilage en gouttière du conduit auditif externe (CM) est étalé et tiré en bas. — 1, m externe. — 2, tubercule articulaire du temporal. — 3, apophyse mastoïde. — †, section de l'ar — H, hélix. — H', son origine. — H", apophyse de l'hélix. — Ah, anthélix. — Ah', bran rieure de l'anthélix. — Ah", branche inférieure. — Ft, fosse triangulaire ou scaphoïde. — S, ra l'hélix. — Fc, conque. — Ch, extrémité caudale de l'hélix et de l'anthélix. — At, antitragus tragus. — *,**, incisures du cartilage du conduit auditif externe.

...-dessus du tragus, dont il est séparé par un sillon très-prononcé, puis ...ment en haut ; se recourbe en arrière, descend pour former le bord ...ieur de l'oreille, et se termine en se continuant, en avant, avec l'an... ...en arrière, avec le *lobule*.

...appelle *rainure* ou *sillon de l'hélix* une gouttière concentrique à l'hélix, ...circonscrit et qu'elle sépare de l'anthélix. Rainure de l'hélix.

...*lobule* occupe la partie inférieure ou petite extrémité du pavillon, dont il ...tinct par sa mollesse ; il est surmonté, en avant, par le tragus, en arrière, ...ntitragus, et au milieu, par l'échancrure de la conque. C'est au lobule de ...e, dont les dimensions sont d'ailleurs extrêmement variables, suivant ...jets, que la plu... ...es peuples sont ...habitude de sus... ...des anneaux. Lobule.

...*ure*. Le pavillon ...rmé par une ...fibro-cartilagi... ...complétée en ...s points par des ... fibreuses et ...t insertion à ...rs muscles ; ...ame est recou... ...d'une enveloppe ...e, qui reçoit ...isseaux et des ... Texture.

Fig. 497.

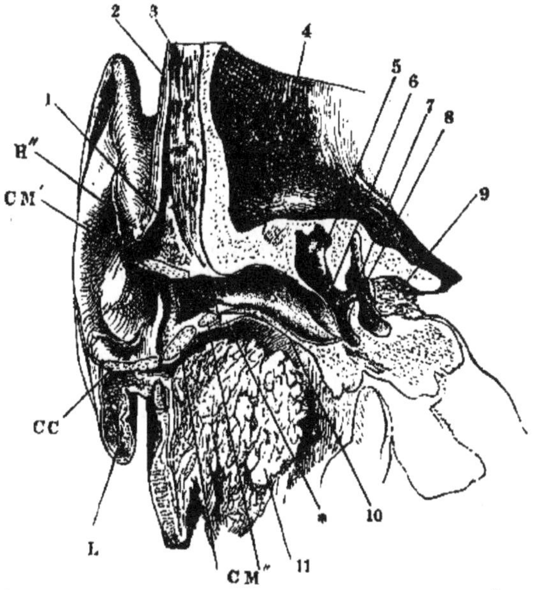

Section verticale et transversale de la tête, passant par le conduit auditif externe et par l'oreille, à l'union du cartilage du pavillon (CC) *avec celui du conduit auditif* (*).

...*artilage auricu*... ...Il constitue la ...nte du pavillon, ... détermine en ...partie la forme ...ui doit égale... ...a souplesse et ...sticité. Cartilage auriculaire.

...uillé de la peau, ...*age auriculaire*, dont l'épaisseur varie entre 1 et 2 millimètres, présente ...es éminences et dépressions signalées à l'occasion de la conformation ...ure du pavillon, avec quelques modifications cependant : ainsi, le car... ...offre rien qui réponde au lobule ; le repli cartilagineux qui constitue ...cesse au niveau du milieu de la conque, où il est continué par un repli ...eau qui, d'ailleurs, le déborde dans presque toute son étendue et en ...e le relief. Le cartilage du pavillon offre, en outre : Sa forme.

...e éminence apophysaire, en forme de mamelon, *apophyse de l'hélix*, très- Apophyse de l'hélix.

...roi supérieure de ce conduit est réduite à une lanière étroite (CM') — CM", paroi inférieure du ...itif externe cartilagineux. — H", apophyse de l'hélix. — L, lobule. — *, tissu fibreux garnis... ...é du conduit auditif osseux. — 1, muscle auriculaire antérieur. — 2, muscle auriculaire su... ...3, muscle temporal. — 4, paroi supérieure du conduit auditif osseux. — 5, cavité tympa... ...6, membrane du tympan. — 7, étrier. — 8, vestibule. — 9, conduit auditif interne et nerf ... ...10, paroi inférieure du conduit auditif osseux. — 11, parotide.

considérable, d'une grande densité, qui naît du bord antérieur de immédiatement au-dessus du tragus. Cette apophyse donne attache à muscles du pavillon.

Extrémité caudale de l'hélix et de l'anthélix.

2° Une languette en forme de queue, séparée de l'antitragus et de la par une fente très-allongée, que remplissent des fibres ligamenteuses languette, qui est formée par les extrémités réunies de l'hélix et de l' est très-épaisse, très-dense; on peut l'appeler *extrémité caudale de l'hé* *l'anthélix* ; elle soutient la base du lobule.

Épaississement linéaire de la conque.

3° Un épaississement extrêmement prononcé, *épaississement de la conq* modification dans la couleur, qui est d'un blanc mat. Cet épaississem disposé suivant une ligne verticale et règne sur la face mastoïdienn conque, pour se terminer à la partie inférieure du cartilage; il semble à maintenir la forme de la conque, qu'il est impossible de déplisser section de cette portion épaissie du cartilage.

Ses incisures.

On trouve, en outre, sur le cartilage auriculaire plusieurs *fentes* ou qui le divisent incomplétement en pièces mobiles les unes sur les unies entre elles par des ligaments. Les incisures principales sont, damment de la fente que j'ai indiquée entre l'antitragus et l'extrém dale de l'hélix et de l'anthélix : 1° une petite incisure verticale sur l' niveau de son bord antérieur; 2° une autre, également verticale, sur gus; 3° plusieurs échancrures peu régulières de l'hélix; 4° une fente, portante encore, située entre l'hélix et le tragus, qui se prolonge sur la externe de l'orifice du conduit auditif et sur laquelle je reviendrai à l' du conduit auditif.

Structure.

Le cartilage du *pavillon*, flexible, mais fragile, se rapproche, par sa s du *cartilage jaune* ou *réticulé*; ses cellules, extrêmement nombreuses, moyenne, $0^{mm},02$ de diamètre. Un périchondre serré en recouvre la su

b. Ligaments. On les divise en extrinsèques et en intrinsèques.

Ligaments extrinsèques.

Les *ligaments extrinsèques*, qui unissent le pavillon au temporal, son *ligament postérieur*, couche fibreuse épaisse, étendue de la convexi conque à la base de l'apophyse mastoïde; 2° le *ligament antérieur*, laire, très-large et très-résistant, qui naît de l'apophyse de l'hélix portion voisine du pourtour de l'hélix et vient se terminer à l'arcade tique, en se confondant avec l'aponévrose temporale superficielle; 3° *ment* du *tragus*, très-fort, étendu du tragus à la portion voisine de zygomatique.

Intrinsèques.

Les *ligaments intrinsèques* ont pour objet de maintenir le cartilage du plissé sur lui-même ; ce sont : 1° le ligament qui maintient la queue de appliquée contre la conque ; 2° le ligament très-fort qui va du tragus et qui unit la moitié externe du pourtour du conduit auditif au carti pavillon; 3° les trousseaux très-forts qui se trouvent à la face dienne du pavillon et qui en maintiennent les replis : leur section p déplisser le pavillon; 4° les trousseaux ligamenteux remarquables l'épaisseur du repli que présente la branche de bifurcation inférieure thélix.

Muscles extrinsèques.

c. Muscles. Les trois muscles *extrinsèques*, qui sont à l'état de ves l'homme et qui sont si développés chez les animaux timides, sont d mouvoir le pavillon en totalité. (*Voyez* MYOLOGIE.)

Intrinsèques.

Les muscles *intrinsèques* meuvent les diverses parties du cartilage auri

...mentaires comme les extrinsèques, ils ne sont ni plus ni moins dévelop-...chez les peuples sauvages que chez les nations policées. Ils sont au nom-...de cinq, dont quatre occupent la face externe et un seul la face interne du ...llon.

Grand muscle de l'hélix.

Le *grand muscle de l'hélix* (Hmj, *fig.* 498) est verticalement placé sur la ...e antérieure de l'hélix, au-dessus du tragus : c'est une languette étroite, ...gue, charnue à sa partie moyenne et tendineuse à ses extrémités. Il s'in-...en bas, à l'apophyse de l'hélix, en haut, à la peau qui recouvre le carti-...

Petit muscle de l'hélix.

Le *petit muscle de l'hélix* (Hm), le plus petit des muscles intrinsèques, est ...é sur cette portion ...hélix qui divise la ...ue en deux parties. ...fixe à la peau par ses ...extrémités.

Muscle du tragus ;

Le *muscle du tragus* ...quadrilatère, est cou-...sur la face externe ...agus ; ses fibres sont ...alement dirigées. Il ...che, en haut, au ...supérieur du tragus, ...bas, à la face anté-...e de ce cartilage. ...bord externe de ce ...le, suivant Henle, ...urs faisceaux dé-...nt quelquefois le ...s en haut et vont se ...à l'apophyse de l'hé-...(fig. 497, T*).

De l'antitragus.

Le *muscle de l'anti-...* (At) est une lan-...e qui couvre la face ...e de l'antitragus et ...e là, va se fixer par ...ndon à la partie su-...re de l'extrémité caudale de l'hélix. Il pourrait avoir pour usage de ...ir cette extrémité caudale sur l'antitragus.

Fig. 498.

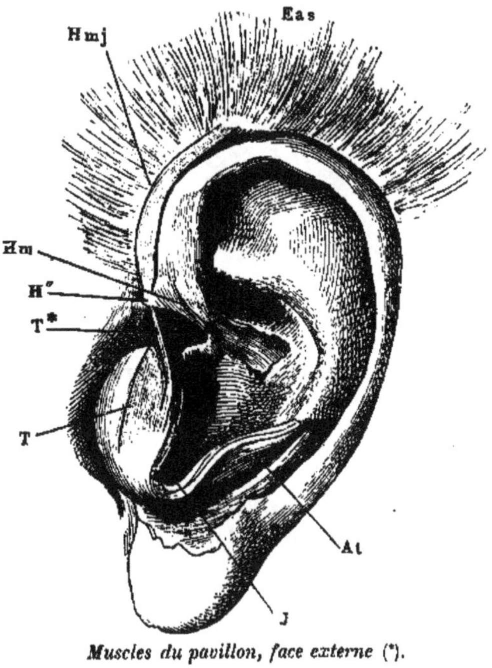

Muscles du pavillon, face externe (*).

Muscle transverse.

Le *muscle transverse* (Ta, *fig.* 499) occupe la face mastoïdienne du pavil-...est, d'après Sœmmerring, une couche transversale de fibres d'inégale ...ur, étendue en demi-cercle de la convexité de la conque à la saillie qui ...pond à la rainure de l'hélix. Le faisceau le plus élevé, séparé du reste ...scle par un intervalle plus ou moins considérable, est désigné par quel-...auteurs sous le nom de *muscle oblique* (O, *fig.* 499). Entremêlé de fibres ...nteuses, le muscle transverse constitue une sorte de ligament intrin-

(*) ...chancrure de la conque. — H", apophyse de l'hélix. — *Eas*, muscle auriculaire supérieur. — ...d muscle de l'hélix. — *Hm*, petit muscle de l'hélix. — T, muscle du tragus. — T*, faisceaux du ...tragus qui vont se fixer à l'apophyse de l'hélix. — *At*, muscle de l'antitragus.

sèque, destiné à maintenir le repli de la portion d'anthélix qui limite la co[...] en arrière et en haut.

Action des muscles du pavillon. Les muscles intrinsèques du pavillon [...] raissent point, vu leur faib[...] veloppement, en état de mo[...] sensiblement la forme de [...] gane ; peut-être ont-ils une [...] taine influence sur la manière [...] vibrer de la lame cartilagin[...] en la rendant plus rigide. S[...] M. Duchenne, ils modifient [...] flexion des sons ; ceux du co[...] auditif rétrécissent l'entrée [...] canal et modèrent les sons [...] grand et le petit muscle de l'[...] et notamment ce dernier, [...] tent l'accès des ondes sonor[...]

Fig. 499.

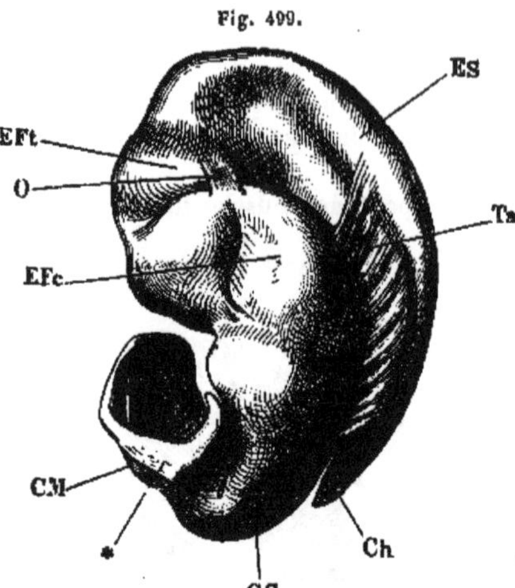

Cartilage de l'oreille, avec ses muscles, vu par sa face interne (*).

Peau du pavillon. *d. Peau du pavillon.* Re[...] quable par sa finesse, qui p[...] de voir, par transparence e[...] dissection préalable, le [...] vasculaire sous-cutané, elle [...] l'est pas moins par sa ten[...] par son adhérence au car[...] sur lequel elle se moule et dont elle traduit les formes à l'extérieur. Je [...] lerai plus particulièrement, sous le rapport de la ténuité et de l'adhérence [...] peau qui tapisse la conque. Celle qui recouvre la face interne est plus [...] et plus mobile. La peau qui répond à la circonférence de l'oreille e[...] adhérente à l'hélix, qu'elle déborde ; repliée sur elle-même, elle contin[...] rieurement l'hélix et forme à elle seule le lobule. Ce dernier et la partie [...] de la circonférence de l'oreille ne sont autre chose qu'un repli de la [...] dans l'épaisseur duquel est contenue une graisse molle. On trouve aussi [...] de graisse sur toute la circonférence de l'oreille, jamais ailleurs.

Le lobule est un repli de la peau. **Follicules sébacés.** **Glandes sudoripares** La peau du pavillon de l'oreille est garnie de *poils* follets extrêm[...] nombreux ; elle est pourvue de *glandes sébacées* nombreuses et très-dével[...] qu'on observe surtout dans la conque et dans la fossette de l'anthélix, [...] orifices sont visibles à l'œil nu. Enfin, de petites *glandes sudoripares*, de [...] de diamètre, se rencontrent sous le derme de la face interne du pavill[...]

Vaisseaux du pavillon. *e. Vaisseaux et nerfs.* Les *artères* du pavillon sont : 1° l'*auriculaire pos*[...] dont une branche remarquable traverse le cartilage entre l'extrémité [...] de l'hélix et la conque, pour venir se répandre dans la cavité de la co[...]

Artères. Toutes les autres branches auriculaires postérieures se distribuent à la [...] mastoïdienne du pavillon ; parvenues à la grande circonférence de l'hélix [...] se recourbent sur cette circonférence pour gagner la face externe du pa[...] 2° les *auriculaires antérieures*, qui émanent de la carotide externe et de la [...] rale superficielle ; elles se divisent en branches inférieures ou artères du [...]

(*) CM, cartilage du conduit auditif externe. — *, son insertion sur le bord du conduit audit[...] — CC, cartilage du pavillon. — Ch, queue de l'hélix. — EFt, saillie de la fosse scaphoïde. — [...] de la rainure de l'hélix. — EFc, saillie de la conque. — Ta, muscle transverse. — O, muscle o[...]

branches ascendantes, qui vont au tragus et à la partie antérieure de l'hélix. ..s *veines*, qui portent le même nom, ne suivent pas toujours exactement le ..t des artères. Les antérieures se jettent dans la jugulaire externe, les ..rieures, plus nombreuses, aboutissent au tronc veineux qui traverse la ..on mastoïdienne du temporal pour se rendre au sinus latéral. Veines.

..s *lymphatiques* couvrent d'un réseau extrêmement serré toute la surface du ..lon : de ce réseau partent des troncs antérieurs, qui convergent vers ..ancrure de l'oreille et aboutissent à un ganglion lymphatique situé en avant ..agus, et des troncs postérieurs, plus nombreux, qui se dirigent vers la ..nférence du pavillon, gagnent la face interne et se jettent dans les gan..s sous-occipitaux. Lymphatiques.

..s *nerfs* viennent soit du nerf auriculaire, branche du plexus cervical, soit ..erf auriculo-temporal, division du maxillaire inférieur ; trois ou quatre ..eaux nerveux s'épanouissent sur la face interne de l'auricule. Un ra..u remarquable traverse le cartilage du pavillon entre l'antitragus et ..émité caudale de l'hélix, pour aller se distribuer à la peau qui revêt la ..ue. Outre ces nerfs sensitifs, le pavillon doit recevoir, probablement du ..l, des nerfs moteurs, destinés aux muscles qui le couvrent. Nerfs du pavillon.

Tissu cellulaire sous-cutané. Assez abondant dans le lobule et au bord con.. de l'hélix, il existe à peine au niveau de la conque et de l'anthélix. Il con.. de nombreuses fibres élastiques. Tissu cellulaire.

II. — CONDUIT AUDITIF EXTERNE.

.. *conduit auditif externe* est un canal en partie cartilagineux, en partie ..ux, étendu de la conque à la membrane du tympan : c'est la portion rétré..u cornet acoustique que représente l'oreille externe.

.. *longueur* est de 25 millimètres environ. Sa coupe est une ellipse dont le ..d diamètre, dirigé verticalement, mesure 11 millimètres dans la portion ..ne du conduit et 7 à 8 millimètres dans sa portion interne, dont le diamètre ..o-postérieur est de 6 millimètres en dehors, de 9 millimètres en dedans. Dimensions du conduit auditif externe.

.. *direction* générale est transversale, mais son trajet n'est point rectiligne. .. en prendre une bonne idée, il faut pratiquer des coupes de ce canal dans ..s sens : sur une section horizontale (*fig.* 500), on le voit se porter d'abord ..eu en avant, puis se réfléchir brusquement en arrière, en formant un .. très-marqué, et se reporter ensuite un peu en avant. Sur une section ..cale et transversale (*fig.* 501), le canal présente une courbe à convexité ..ieure dans toute sa portion interne ou osseuse, une direction simplement ..dante dans sa portion externe ou cartilagineuse. C'est en partie pour ..r ces courbures qu'on porte le pavillon de l'oreille en haut et en arrière, ..'on veut examiner le fond du conduit auditif externe. Direction.

.. *orifice externe*, elliptique à grand diamètre vertical, plus ou moins évasé, ..nt les sujets, garni de poils dans la vieillesse, est situé à la partie anté.. et inférieure de la conque, derrière le tragus, qui lui sert d'opercule. Son orifice externe.

.. limité, en arrière, par une sorte de *crête semi-lunaire*, qui est plus ou .. déjetée en avant, suivant les sujets, de manière à rétrécir plus ou moins ..ifice. En avant, le conduit auditif est précédé par une excavation que .. le tragus, *excavation tragienne de la conque*, qui forme comme le vesti..de ce conduit. Crête semi-lunaire de l'orifice externe. Excavation tragienne de la conque.

Obliquité de l'orifice interne du conduit auditif.

L'*orifice interne* du conduit auditif est circulaire, très-obliquement co
haut en bas et de dehors en dedans, et terminé par la membrane du ty

Fig. 500.

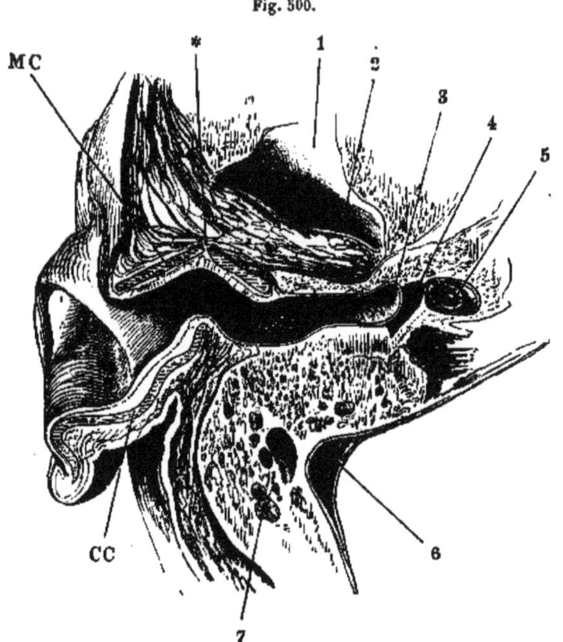

Section horizontale de la tête, passant par le conduit auditif externe (*).

Son plan forme, avec la paroi inférieure, un angle très-aigu, mesurant d
25 degrés.

Ses rapports.

Le conduit auriculaire est en *rapport*, en avant, avec l'articulation te
maxillaire : le condyle de la mâchoire refoule la partie antérieure du
quand la bouche est fermée, d'où, sans doute, le mouvement instinc
consiste à ouvrir la bouche pour mieux entendre. Le conduit auditif e
est en rapport, en arrière, avec l'apophyse mastoïde ; en bas, avec la
parotide.

Texture.

Texture. Le conduit auditif externe présente : 1° une charpente form
une *portion osseuse* et par une *portion cartilagineuse et fibreuse*, et 2° u
tement cutané, pourvu de *glandes*; il reçoit des vaisseaux et des nerfs.

Portion osseuse du conduit auditif externe. Elle est remplacée chez le fœtus par le cercle tympanal.

1° *Charpente du conduit auditif externe.* — *a.* La *portion osseuse* de ce con
été décrite à l'occasion de l'os temporal. Elle manque chez le fœtus et che
fant nouveau-né, où elle est remplacée par l'*anneau* ou *cercle tympanal*
avons vu cet anneau former, chez l'adulte, une lame osseuse bien distin
reste du temporal, s'appuyant en arrière sur l'apophyse mastoïde e
l'apophyse styloïde, dont elle constitue l'apophyse engaînante, et sépar

(*) MC, cartilage de ce conduit. — *, incisure qu'il présente. — CC, cartilage du pavillon. —
transverse de l'apophyse zygomatique. — 2, cavité glénoïde. — 3, membrane du tympan. —
du tympan. — 5, vestibule. — 6, sinus transverse de la dure-mère. — 7, cellules mastoïdienne

de la portion articulaire de la cavité glénoïde par la scissure de Glaser: lame forme les parois inférieure et antérieure du conduit auditif et de la e du tympan.

Portion cartilagineuse.

La *portion cartilagineuse et fibreuse* constitue le tiers externe du conduit itif et peut être sé- e du cartilage du illon par une dissec- attentive. Si l'on e sur la crête se- naire qui limite, dehors, l'orifice du uit auditif, on voit cette crête résulte juxtaposition de bords cartilagi-, dont l'un appar- au conduit auditif utre au pavillon, ui sont réunis par su fibreux. Si l'on onge la dissection le tragus et la ie correspondante hélix, on arrive à er le pavillon ec le conduit audi- cepté en bas, où ontinuité, comme lage, est établie à d'une languette hme.

Fig. 501.

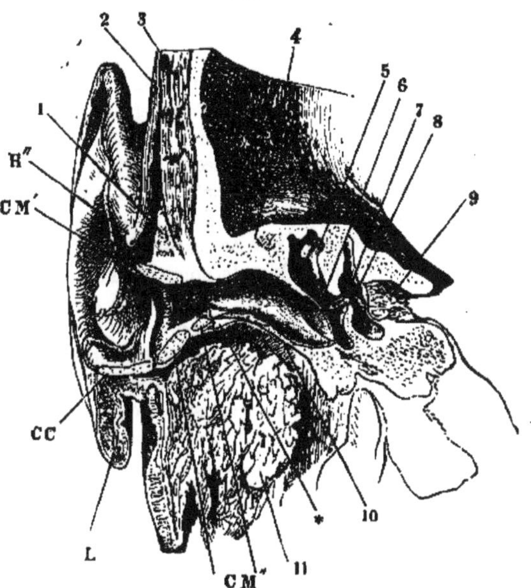

Section verticale et transversale de la tête, passant par le conduit auditif externe et par l'oreille à l'union du cartilage du pavillon (CC) *avec celui du conduit.* (*)

Mode d'union du pavillon et du conduit auditif cartilagineux.

Le tragus appartient au conduit auditif externe.

tragus appartient tiellement au conduit auditif; on peut même dire que le cartilage de ce uit n'est autre chose que le prolongement du tragus replié sur lui-même, anière à former les deux tiers ou les trois quarts inférieurs d'un cylindre, ne gouttière transversale ouverte en haut. — La face inférieure ou con- de cette gouttière répond, en bas et en avant, à la parotide, en arrière, à se de l'apophyse mastoïde; son bord antérieur, rectiligne, est plus élevé le postérieur, qui est sinueux. Par sa circonférence interne, coupée ement, le cartilage du conduit auditif est attaché à la circonférence ex- et rugueuse du conduit osseux, à l'aide d'un tissu fibreux plus étendu en t en arrière qu'en bas et en avant, tissu fibreux qui donne à ce cartilage rande mobilité : un prolongement, sorte d'apophyse cartilagineuse épaisse, e la partie inférieure et antérieure de cette circonférence du cartilage.

paroi supérieure du cartilage du conduit auditif externe est réduite à une lanière étroite (CM′). paroi inférieure du conduit auditif externe cartilagineux. — H″, apophyse de l'hélix. — — *, bourrelet fibreux du bord du conduit auditif osseux. — 1 et 2, muscle auriculaire su- — 3, muscle temporal. — 4, paroi supérieure du conduit auditif osseux. — 5, cavité tympani- 6, membrane du tympan. — 7, étrier. — 8, vestibule. — 9, conduit auditif interne et nerf au- 10, paroi inférieure du conduit auditif osseux. — 11, parotide.

Portion fibreuse du conduit auditif.

La *portion fibreuse* du conduit auditif externe forme le tiers ou le quart rieur de ce conduit ; elle remplit, en outre, une échancrure considérabl présente la circonférence interne du cartilage.

Incisures de ce conduit.

Le cartilage du conduit auditif présente, au voisinage du tragus, d trois fentes ou divisions, avec perte de substance, qu'on appelle *incisures torini* et qui lui donnent quelque ressemblance avec les cerceaux de la chée. Ces incisures, légèrement obliques relativement à l'axe du condui remplies par un tissu fibreux, que quelques anatomistes ont, à tort, con comme entremêlé ou même formé exclusivement de fibres musculair incisures sont ordinairement au nombre de deux et présentent de grand riétés : généralement l'une est antérieure et externe, *c'est la grande* de Valsalva, inclinée en arrière et en dehors ; l'autre, interne et un peu rieure, est appelée *petite incisure* et se dirige en arrière et en dedans.

Peau du conduit auditif externe.

2° *Peau du conduit auditif externe.* La surface interne du conduit aud tapissée par un prolongement de la peau, remarquable, dans la portion ca gineuse de ce conduit, par sa texture serrée et ses adhérences intim parties sous-jacentes. Dans la portion osseuse du conduit auditif, au co la peau est d'une finesse qui augmente à mesure qu'on approche de la brane du tympan, et ses adhérences sont bien plus lâches. Le *duvet* lég elle est revêtue dans toute son étendue établit son caractère de tissu Chez les vieillards, des *poils* assez longs hérissent l'entrée du conduit comme la face interne du tragus et préviennent l'introduction des corp et des insectes, qu'engluerait, d'ailleurs, la matière cérumineuse. Aux fol de ces poils sont annexées de petites *glandes sébacées.* De petites *papill* posées en séries longitudinales, garnissent la surface du derme, qui es en fibres élastiques.

Glandes cérumineuses.

La peau du conduit auditif est encore remarquable par la présence d breux orifices appartenant aux glandes appelées *glandes cérumineus* orifices, visibles à l'œil nu, donnent à la peau un aspect aréolaire. Les g cérumineuses occupent tout le pourtour de la portion cartilagineuse et fi du conduit auditif, où elles forment une couche continue ; leur couleur brun permet facilement de les découvrir dans les coupes obliques qu fait à la peau. La constitution des glandes cérumineuses est très-an à celle des glandes sudoripares ; leurs glomérules ont un diamè 0mm,2 à 1 millimètre ; leurs conduits excréteurs, très-courts, ont 0 largeur.

Caractères du cérumen.

Le produit de sécrétion de ces glandes tubuleuses est une humeur onc assez épaisse, analogue à de la cire, d'où le nom de *cérumen* (*cera*, cire humeur est très-amère, soluble en partie seulement dans l'eau, où elle une émulsion susceptible de tacher le papier à la manière des corps pouvant acquérir une dureté pierreuse par son séjour prolongé dans le auditif et devenant alors une cause mécanique de surdité. L'analyse ch de cette substance donne, d'après Berzélius, une huile grasse, une su albumineuse, une matière colorante et, suivant Rudolphi, un princip qui serait le même que celui de la bile.

Vaisseaux.

3° *Vaisseaux.* Les *artères* du conduit auditif externe sont fournies pa culaire postérieure en arrière, et par les artères parotidiennes en avant.

Les *veines* qui en viennent s'unissent à celles de la parotide pour se re la jugulaire externe.

...s *lymphatiques*, qui ne s'observent que dans la moitié externe et glandulaire ...conduit, se comportent comme ceux du pavillon.

Nerfs. Le conduit auditif externe jouit d'une grande sensibilité, due aux ...breux filets que lui fournissent la branche auriculaire du plexus cervi... l'auriculo-temporal du maxillaire inférieur et le rameau auriculaire du ...mogastrique. Nerfs.

§ 2. — OREILLE MOYENNE.

...ous avons vu que l'oreille moyenne se compose de deux parties, d'une cavité ...lée *tympan*, qui est située en dedans du conduit auditif externe, et d'un ...l désigné sous le nom de *trompe d'Eustache*, qui fait communiquer le tym... avec le pharynx. Composition.

1. — TYMPAN OU CAISSE DU TYMPAN.

...paration. On arrive dans la caisse du tympan : 1° par sa paroi externe, en enlevant ...membrane du tympan ; 2° par sa paroi supérieure, en enlevant avec un fort scalpel la ... antérieure de la base du rocher : une scissure, ou plutôt une espèce de suture oc... le lieu précis où le rocher est appuyé sur la portion écailleuse, décèle le point où ... être faite cette ablation ; 3° par sa partie inférieure, en brisant la lame du conduit ...tif. Préparation de la caisse du tympan.

...ur bien voir la caisse du tympan, il faut avoir plusieurs pièces préparées de diffé...s manières. Il importe, par suite, d'étudier l'oreille moyenne sur des temporaux ...lte et de fœtus, sur des pièces macérées, sur des pièces fraîches et sur des pièces ...chées sans macérations préalable.

...e *tympan, caisse du tympan* (*tympanum*, tambour), est une cavité creusée ... la base du rocher, entre le conduit auditif externe et le labyrinthe, com...iquant avec l'arrière-cavité des fosses nasales et, par conséquent, avec ...voies aériennes, par la trompe d'Eustache, se prolongeant dans l'épaisseur ...apophyse mastoïde par des arrière-cavités ou sinus et traversée par une ...ne d'osselets, les *osselets de l'ouïe*. Idée générale du tympan.

... caisse du tympan est située dans la portion antérieure de la base du ro... au-dessus de la lame du conduit auditif externe, au-devant de l'apophyse ...toïde, et fait suite à la portion osseuse de la trompe d'Eustache, dont elle ...ble n'être qu'une dilatation. Sa situation.

...*forme*, d'ailleurs irrégulière, ou plutôt les deux membranes qu'elle pré... l'ont fait comparer à une caisse militaire ; le tympan est aplati de dehors ...dans, de sorte que son diamètre transversal est plus petit que tous les ...s ; ce diamètre mesure 2 à 3 millimètres à la partie moyenne de la caisse. Sa forme.

...n considère à la caisse du tympan une paroi *externe*, une paroi *interne*, ... deux convexes du côté de la caisse, et une *circonférence*.

A. — Paroi externe de la caisse du tympan.

... partie membraneuse, en partie osseuse, elle est formée par la *membrane ...pan* et par la portion de l'os temporal dans laquelle cette membrane est ...assée. Paroi externe.

La *portion du temporal* qui concourt à former la paroi externe du tympan ...ne sorte de croissant osseux situé au-dessous et en avant de la portion ...braneuse, croissant dont les extrémités sont dirigées en haut et dont le Portion osseuse.

bord concave est creusé d'une rainure très-fine, dans laquelle est reçue la cir-conférence de la membrane du tympan. Elle forme une lame compacte, plane chez l'homme, extrêmement bombée chez quelques animaux.

Membrane du tympan.

2° La *membrane du tympan* est une cloison membraneuse presque circulaire, demi-transparente, rougeâtre, mince, élastique, tendue entre le conduit au-ditif externe, au fond duquel on peut la voir chez le vivant, et la caisse du tympan.

Sa direction.

Sa *direction* générale (*fig.* 500 et 501) est très-oblique de haut en bas, de hors en dedans et d'avant en arrière, de telle sorte que, au lieu de terminer le conduit auditif en le coupant perpendiculairement à sa longueur, elle se conti-nue sous un angle à peine marqué avec la paroi supérieure de ce conduit.

Fig. 502.

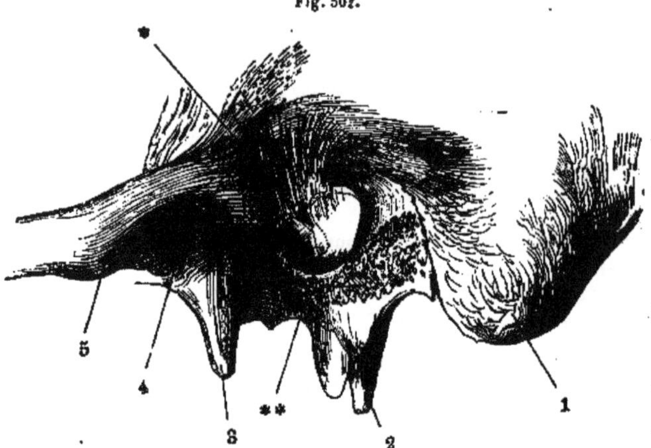

Membrane du tympan du côté gauche, vue par sa face externe (*).

résulte de cette obliquité que la membrane du tympan s'unit sous un angle de 45° environ avec la paroi inférieure du conduit auditif, et que ce conduit, se ter-minant en bec de flûte, présente plus de longueur en bas qu'en haut.

Ses diamètres.

Son *diamètre* vertical est de 10 à 11 millimètres ; son diamètre antéro-posté-rieur, de 10 millimètres.

Ses faces interne et externe.

Mais la membrane du tympan n'est point plane : attirée vers la cavité tympa-nique, à sa partie centrale, par l'extrémité du manche du marteau, elle pré-sente une *face externe* concave, regardant en bas et en avant, et une *face in*-terne convexe, dirigée en haut et en arrière, adhérant très-fortement au manche du marteau, qui l'attire de son côté, et présentant à son centre une petite saillie co-nique qu'on a comparée à l'*ombilic* et qui correspond au *promontoire*. Cette der-nière face est en rapport avec la corde du tympan, qui la traverse à l'union de son quart supérieur avec ses trois quarts inférieurs, et avec le *marteau*, dont les rapports avec la membrane du tympan sont très-intimes. La *circonférence*

Sa circonférence.

de cette membrane, épaissie, est encadrée, à la manière d'un verre de montre, dans une fine rainure circulaire que présente l'extrémité interne du conduit

(*) On a enlevé la paroi antérieure du conduit auditif osseux. — 1, apophyse mastoïde. — 2, apophyse styloïde. — 3, épine du sphénoïde. — 4, cavité glénoïde. — 5, racine transverse de l'apophyse zygoma-tique. — *, saillie qui répond à la courte apophyse du marteau. — **, ombilic de la membrane du tympan.

...if chez l'adulte, ou le cercle tympanique chez le fœtus. Cette rainure s'efface ...nt, où la membrane est moins tendue et semble se continuer directement ...la peau du conduit auditif externe. En haut et en arrière, près de l'enca...ent, la membrane du tympan est soulevée par une petite apophyse du ...eau. C'est immédiatement en dedans de l'encadrement de la membrane ...mpan, au niveau de l'extrémité postérieure du diamètre horizontal de ...membrane, que se voit un petit trou, qui est l'orifice du canal à travers ...passe le nerf appelé *corde du tympan*.

Trou par lequel passe la corde du tympan.

...membrane du tympan est-elle perforée? Quelques anatomistes ont pré... qu'il existait une lacune entre la membrane et l'os, sur l'un des points ...circonférence de cette membrane; d'autres ont admis une fente traver...obliquement son épaisseur. Mais aucun de ces modes de perforation ne ...paraît exister dans l'état naturel, en sorte que la membrane du tympan ...complétement la caisse du conduit auditif externe. Cependant, tout ré...ment encore, la perforation de cette membrane a été affirmée de nouveau ...des observateurs recommandables, mais il est prouvé qu'elle n'existe qu'à ...pathologique.

La membrane du tympan ne paraît pas perforée.

...gré son épaisseur peu considérable, qui n'est que de $0^{mm},1$, et malgré sa ...parence, la membrane du tympan est formée de trois feuillets bien ...cts :

Des trois feuillets ou couches de la membrane du tympan.

D'un *feuillet externe* ou cutané, prolongement de la peau qui revêt le ...it auditif; ce feuillet se compose d'une couche mince de *tissu conjonctif*, ...ement unie à la fibreuse propre et renfermant un riche réseau vascu... à mailles allongées dans la direction des rayons, et d'un *épiderme* assez ... qui recouvre ce derme rudimentaire. Par l'effet d'un commencement de ...faction, l'épiderme peut s'enlever en lame continue ...celui du conduit auditif externe.

D'un *feuillet interne* ou muqueux, prolongement de ...queuse, extrêmement amincie, qui tapisse la caisse ...mpan, moins vasculaire que le feuillet cutané et ... d'un *épithélium pavimenteux* dont les cellules, de ...es grandeurs, laissent entre elles des espaces an...x ou arrondis ayant l'apparence d'orifices (J. Kes... On trouve dans sa portion périphérique des papilles ...laires de forme hémisphérique ou ovoïde.

D'un *feuillet intermédiaire* ou fibreux, le plus épais ...ois et qui donne à la membrane du tympan sa ré...ce et son inextensibilité. Ce feuillet est formé de ...es superposées, composées chacune de *fibres plates* ...croisées, qui laissent entre elles des fentes de ...de longueur et qui ressemblent aux fibres ten...es. On n'y trouve point de fibres élastiques, mais ...ent des noyaux très-étroits.

Fig. 503.

300/1

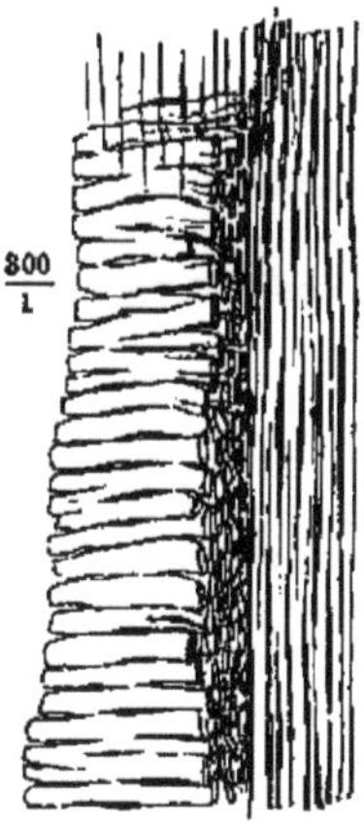

Section verticale du feuillet fibreux de la membrane du tympan.

...uillet fibreux se divise facilement en deux cou... l'une extérieure, à fibres rayonnantes; l'autre in...e, à fibres concentriques : la première est très- ... à la périphérie et augmente d'épaisseur vers le ...; la seconde est surtout développée à la périphérie et s'amincit vers la ...centrale, où il n'en existe que des traces. Les *fibres radiées* naissent principalement du tissu conjonctif qui remplit la rainure tympanique, quelq aussi du périoste qui tapisse le conduit auditif externe, et s'insèrent su vement aux côtés et à la pointe du manche du marteau. Elles ne vont p rectement d'un côté à l'autre de la membrane du tympan, si ce n'est a sus de la petite apophyse du marteau, où elles sont disposées en arc de Le feuillet fibreux de la membrane tympanique est dépourvu de vaiss de nerfs (1).

Vaisseaux.

Vaisseaux et nerfs. Les *artères* de la membrane du tympan provienn plusieurs sources : les principales sont fournies par un rameau de l *stylo-mastoïdienne*, qui accompagne la corde du tympan jusqu'au man marteau, où il se divise en ramuscules divergents servant à alime réseau capillaire du feuillet cutané et du feuillet muqueux ; d'autres, p tites, naissent du rameau tympanique de la maxillaire interne.

Les *veines* qui naissent des réseaux capillaires de la membrane tymp suivent le même trajet que les artères et vont se jeter, les unes dans les de la caisse, les autres dans celles du conduit auditif externe.

Les *lymphatiques* forment un réseau très-serré sous l'épiderme cuta autre, plus lâche, sous la portion périphérique de l'épithélium de la mu ces deux réseaux communiquent ensemble par de larges cavités irré situées entre les trabécules du feuillet moyen. Les vaisseaux qui en p vont se jeter dans ceux du conduit auditif.

Nerfs.

Les *nerfs* sont fournis par le rameau auriculaire du pneumogastri peut-être par le rameau de Jacobson. Ils forment, entre le feuillet cuta feuillet moyen, un plexus d'où partent des ramifications sans myéli constituent des réseaux très-fins sous l'épiderme et sous l'épithélium.

Usages de la membrane du tympan.

Les *usages* de la membrane du tympan sont de transmettre à l'air dans la caisse du tympan et surtout à la chaîne des osselets les vibra nores qu'elle reçoit par le conduit auditif externe. Son inclinaison qu'elle augmente les dimensions de cette membrane vibrante, a certa des usages relatifs à la réflexion des ondes sonores. En raison de so rence au manche du marteau, la membrane du tympan participe aux ments des osselets, et ces mouvements ont pour effet de produire sa ou son relâchement.

B. — Paroi interne de la caisse du tympan.

Paroi interne de la caisse.

La *paroi interne*, qui se voit parfaitement lorsqu'on a ouvert la caiss paroi externe, c'est-à-dire lorsqu'on a enlevé la membrane du tympan, seuse dans toute son étendue et présente un grand nombre d'objets à rer : 1° en haut, la *fenêtre ovale*, *vestibulaire*, ouverture ovalaire, dont

Fenêtre ovale.

diamètre, dirigé horizontalement ou avec une obliquité légère en h avant, mesure 2^{mm},5 à 3 millimètres, tandis que le diamètre vertical n'e supérieur à 1 millimètre. La moitié supérieure de sa circonférence tique ; la moitié inférieure est droite ou légèrement convexe en haut, déjetée en dedans. La fenêtre ovale, appelée aussi *ouverture vestib tympan*, établirait une large communication entre la caisse du tymp

(1) Suivant J. Kessel (V. Stricker, t. I, p. 850), un réseau capillaire, comm avec celui de la muqueuse et celui de la couche cutanée, s'étendrait entre l lambes dont se compose ce feuillet.

ale, si elle n'était pas remplie par la base de l'étrier, sur la forme semi-que de laquelle elle est exactement moulée.

enêtre ovale est précédée par une fossette dont la profondeur est déter-, en haut, par le relief de l'aqueduc de Fallope, qui la circonscrit dans ce en bas, par la saillie du promontoire; en arrière, par une languette e qui va à la pyramide. *Fossette de la fenêtre ovale.*

u-dessous de la fenêtre ovale est le *promontoire*, éminence à large base, pond au premier tour de spirale du limaçon et qui est sillonnée par plu-demi-canaux divergents en haut, convergents en bas, où ils aboutissent canal commun. Ce dernier va s'ouvrir sur la face inférieure du rocher, le canal carotidien et la gouttière destinée à la veine jugulaire interne; on appeler *canal de Jacobson*, parce qu'il contient le nerf de Jacobson, filet ux du glosso-pharyngien, qui est destiné à la muqueuse de l'oreille moyenne établit une anastomose fort remarquable entre le glosso-pharyngien et ets nerveux provenant du nerf vidien et du grand sympathique. C'est pour visions de ce filet qu'existent les sillons creusés sur le promontoire et qui ot sont de petits canaux complets. *Promontoire. Sillons nerveux. Canal de Jacobson*

mmédiatement en arrière de la fenêtre ovale et sur le prolongement de son inférieur est une petite saillie, plus ou moins proéminente suivant les , appelée *pyramide*. On la reconnaît à un pertuis arrondi, visible à l'œil qui donne à la pyramide un aspect tubulé. Souvent une trabécule osseuse e sommet de la pyramide à la surface du promontoire. Le pertuis de la aide est l'entrée d'un petit canal qui loge un cordon d'apparence fibreuse, o sous le nom de *muscle de l'étrier*. Le *canal de la pyramide* ne va pas se ner par un cul-de-sac, comme on le dit généralement : Huguier a tement démontré, dans une série de pièces, que le canal de la pyramide te en un long conduit qui se porte en arrière et en bas, au-dessous du de Fallope, devient vertical comme ce dernier, dont il n'est séparé que ne lame mince, communique avec lui par un ou deux pertuis, et s'en e inférieurement, pour venir s'ouvrir à la face inférieure du rocher, en s du trou stylo-mastoïdien, dont il est plus ou moins rapproché, suivant ujets. *Pyramide. Canal de la pyramide. Sa communication avec le canal de Fallope.*

elquefois le canal de la pyramide se bifurque inférieurement, en sorte que soies introduites dans les petits trous qui avoisinent le trou stylo-mastoï-pénètrent dans son intérieur. On peut considérer comme un diverticulum canal un petit conduit très-court, horizontal, qui va se perdre dans le di-'ai déjà dit que le conduit de la pyramide loge le muscle de l'étrier. Ses unications avec l'aqueduc de Fallope donnent passage aux vaisseaux et erfs de ce muscle. *Sa bifurcation.*

la pyramide, en arrière de la fenêtre ronde, se voit une fossette profonde, *sous-pyramidale*, remarquable par son existence constante, et qui est , dans son fond, de quelques trous vasculaires. *Fossette sous-pyramidale.*

u-dessous et en arrière du promontoire se voit la *fenêtre ronde*, qui e le fond d'une fossette infundibuliforme, bien décrite par Ribes sous le e *fossette de la fenêtre ronde*. Le fond de cette même fossette présente une le, partie osseuse, partie membraneuse, qui n'est autre chose que le com-ment de la cloison spirale du limaçon. Sur un os sec qui a macéré, la membraneuse étant détruite, la fossette de la fenêtre ronde communique le vestibule. C'est au-dessous de cette lamelle, c'est-à-dire à la partie infé- *Fenêtre ronde. Sa fossette. La fenêtre* ronde conduit dans la rampe tympanique du limaçon.

rieure de la fossette de la fenêtre ronde, que se voit la fenêtre ronde proprement dite, qui conduit dans la rampe tympanique du limaçon : d'où le nom d'*ouverture cochléaire du tympan*, donné à la fenêtre ronde, par opposition au nom d'*ouverture vestibulaire*, donné à la fenêtre ovale.

Tympan secondaire.

La fenêtre ronde, qui regarde en dehors et en arrière, a près d'un millimètre de diamètre; elle est fermée, dans l'état frais, par une membrane mince, transparente, appelée *tympan secondaire* et qui n'est autre chose qu'une partie non ossifiée de la capsule osseuse du labyrinthe membraneux. Sur des pièces dépouillées de leurs sels calcaires par la macération dans un acide, la membrane de la fenêtre ronde, recouverte par la muqueuse tympanique des parties voisines, n'est séparée par aucune limite distincte.

Orifice du conduit du muscle interne du marteau.

5° C'est sur la paroi interne du tympan, devant la fenêtre ovale, un peu au-dessus de son diamètre transverse, sous la saillie du canal de Fallope, que se voit l'*orifice interne du conduit qui loge le muscle interne du marteau.* Cet orifice, caliciforme, est supporté par une saillie tubulée, soutenue elle-même par plusieurs arêtes; en sorte qu'il existe la plus grande analogie entre la saillie tubulée qui constitue la pyramide et qui loge le muscle de l'étrier, et la saillie tubulée qui renferme le muscle interne du marteau : toutes deux donnent passage à un tendon; l'une est située au-devant, l'autre en arrière de la fenêtre ronde.

Le canal qui loge le muscle interne du marteau commence dans l'angle rentrant du temporal; situé immédiatement au-dessus de la portion osseuse de la trompe d'Eustache, il se dirige d'abord obliquement en arrière, en dehors et en haut. Il gagne ainsi l'extrémité antérieure de la fenêtre ovale, où il se coude pour se porter transversalement en dehors et se terminer sur la saillie tubulée antérieure. Huguier, qui a bien fait connaître cette disposition, a montré que

Ce que c'est que le bec de cuiller.

le *bec de cuiller* des auteurs n'était autre chose qu'un débris de la saillie tubulée, dont une moitié, très-fragile et très-mince, se détruit quelquefois par la macération prolongée. Le prétendu bec de cuiller fait donc partie du conduit osseux chi du muscle interne du marteau.

C. — Circonférence de la caisse du tympan.

La circonférence de la caisse du tympan est irrégulière : nous l'examinerons en haut, en bas, en arrière et en avant.

1° *En haut*, le tympan répond à une bosselure très-remarquable qui occupe la partie antérieure de la base du rocher. La paroi osseuse qui l'isole de la

Suture persistante de la base du rocher.

cavité crânienne est mince, spongieuse et séparée de la portion écailleuse par une espèce de suture, qui persiste jusque dans la vieillesse la plus reculée. Cette suture est traversée par un grand nombre de conduits vasculaires qui établissent une communication entre les vaisseaux de la dure-mère et ceux de la caisse. Une *arrière-cavité*, destinée à loger la tête du marteau, le corps et la

Arrière-cavité de la caisse du tympan.

branche supérieure de l'enclume, se trouve à la partie supérieure de la circonférence de la caisse.

Rigole de la caisse.

2° *En bas*, la caisse, très-étroite, forme une espèce de rigole irrégulière, anfractueuse, dont la paroi constitue une cloison plus ou moins mince entre l'oreille moyenne et le golfe de la veine jugulaire interne. Cette disposition est d'un grand intérêt au point de vue chirurgical. De même que la paroi supérieure, cette paroi est quelquefois réduite au périoste.

En arrière et *en haut*, la circonférence de la caisse du tympan présente : orifice ovalaire, par lequel passe la corde du tympan ; cet orifice est situé édiatement en dedans de la rainure du cadre tympanique, à 2 millimètres ehors de la pyramide; 2° une large ouverture, qui conduit dans les *cellules ïdiennes*.

Cellules mastoïdiennes.

cellules, extrêmement multipliées, d'une capacité très-inégale, occu-toute l'épaisseur de la portion mastoïdienne du temporal, toute la par-u rocher qui avoisine cette portion mastoïdienne, quelquefois même rtion condylienne de l'occipital (Hyrtl), et se prolongent parfois au-des-u conduit auditif interne. On doit donc considérer la portion mastoï-ne du temporal comme une dépendance de la caisse du tympan. Par-ment régulières chez le bœuf et chez le cheval, où elles sont disposées séries qui rayonnent de la circonférence de l'apophyse mastoïde vers ité du tympan, les cellules mastoïdiennes sont irrégulières chez l'homme. capacité augmente avec l'âge. On trouve presque toujours, chez les âgés, deux grandes cellules : l'une, qui avoisine le sommet, l'autre, occupe le bord postérieur de l'apophyse mastoïde. J'ai rencontré un dans lequel l'apophyse mastoïde formait une vaste cellule, à parois très-es.

Leur disposition est irrégulière chez l'homme.

cellules mastoïdiennes sont tapissées par une membrane muqueuse extrê-ent fine, qui se continue avec la muqueuse de la cavité tympanique et nte la même structure. Elles sont remplies d'air; ce n'est que dans cer-cas pathologiques qu'elles contiennent des mucosités.

Membrane fibro-muqueuse des cellules mastoïdiennes.

cellules mastoïdiennes représentent, dans l'organe de l'ouïe, les cellules us des fosses nasales. On se figure aisément combien peut être renforcé n qui est réfléchi par une surface aussi considérable.

Elles servent au renforcement du son.

ez le fœtus, qui n'a pas encore de cellules mastoïdiennes, il existe dans sseur de la base du rocher une cavité qui en tient lieu et qui prolonge ère-cavité destinée aux osselets de l'ouïe.

En avant, la caisse se rétrécit à la manière d'un entonnoir, pour se nuer avec la *trompe d'Eustache :* on pourrait même dire, à la rigueur, la caisse et la trompe représentent une cavité infundibuliforme, dont artie évasée serait constituée par la caisse, et la partie rétrécie par la pe.

La trompe d'Eustache est un prolongement rétréci de la caisse.

épendamment de l'orifice de la trompe d'Eustache, l'extrémité antérieure, dibuliforme, de la caisse du tympan, présente deux ouvertures superpo-dont l'une, supérieure, est l'orifice interne du canal de sortie de la corde mpan, tandis que l'autre, inférieure, est une fissure oblique, qui donne ge au cordon fibreux appelé *muscle antérieur du marteau*. Il est bien ntré, par les nombreuses pièces de Huguier, que la corde du tympan sse point par la scissure glénoïdale ; qu'elle est pourvue d'un canal parti-, extrêmement étroit, long de 10 à 12 millimètres, côtoyant la fissure de , et que son orifice externe est situé dans l'angle rentrant formé par la n écailleuse et par la portion pierreuse du temporal, en dehors de l'ori-de la portion osseuse de la trompe d'Eustache, derrière l'épine du sphé-, et quelquefois sur le sphénoïde lui-même. La fissure de Glaser donne seulement passage au faisceau fibreux appelé muscle antérieur du mar-t à des vaisseaux artériels et veineux.

Orifice interne du canal de sortie de la corde du tympan.

Son orifice externe.

us sommes maintenant en mesure de décrire le trajet de la corde du tym-

Canaux

qui servent au trajet de la corde du tympan.

pan. Pour ce trajet, il existe un canal d'entrée et un canal de sortie. Le *d'entrée* commence dans la portion verticale de l'aqueduc de Fallope, se en haut et en avant, et se termine immédiatement derrière l'encadrem dirait presque sur l'encadrement de la membrane du tympan. Parvenu d caisse du tympan, le nerf décrit un trajet curviligne, à concavité inférie place entre le manche du marteau et la branche verticale de l'enclume s'engage dans le canal propre qui lui est pratiqué le long de la sciss Glaser, et sort de la manière indiquée.

D. — Chaîne des osselets.

Chaînette formée par les osselets de l'ouïe.

La caisse du tympan est traversée, de dehors en dedans, par une *chaîn seuse*, disposée d'une manière anguleuse et constituée par quatre ossel ticulés entre eux, qui s'étendent de la membrane du tympan à la fenêtre Ces osselets forment comme autant de chaînons, qui ont été désignés, à de leur forme, sous les noms de *marteau, enclume, os lenticulaire* et *étrie* l'os lenticulaire paraît n'être rien autre chose qu'un tubercule appart l'enclume. Ils sont unis entre eux par des ligaments et constituent des a tions mues par des muscles.

1° Osselets.

Marteau.

a. Le *marteau* (*malleus*) est le plus externe et le plus long des osse l'ouïe. Il est situé sur la paroi exte la caisse, au-devant de l'enclume, a quelle il s'articule. Sa *forme* est celle tige renflée à son extrémité supérie comme brisée au-dessous de ce renfle On le divise en *tête*, *col* et *manche*; il sente, en outre, deux *apophyses*.

Fig. 504.

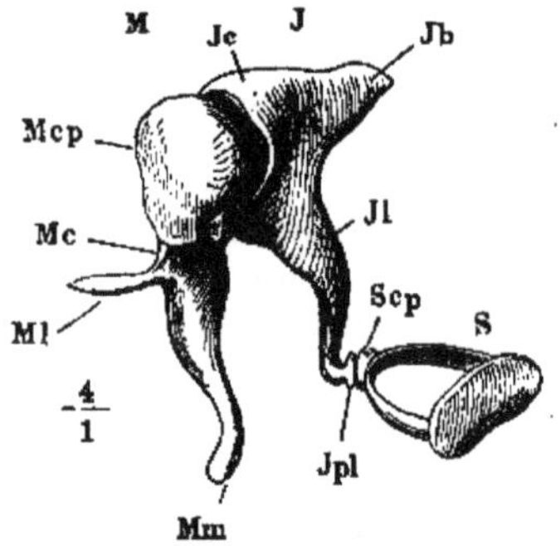

Osselets de l'oreille du côté droit, vus dans leurs rapports réciproques et par la face antérieure (*).

Tête du marteau.

La *tête* est située dans l'arrière tympanique, au-devant de l'enclum dessus de la membrane du tympa est ovoïde, lisse, convexe, excepté e rière et en bas, où elle est concave s'articuler avec l'enclume. Cette articulaire est elliptique, à grand dia oblique en bas, en dedans et en Sœmmering a figuré un petit cor breux, qu'il appelle *ligament pr marteau* et qui est étendu de la tête os à la partie la plus élevée de l'arrière-cavité tympanique.

Son col.

La tête est supportée par un *col* étranglé, légèrement contourné et a dehors en dedans, qui sert de support aux deux apophyses. Le *col* r en dehors, à la circonférence de la membrane du tympan, en dedans corde du tympan, qui le croise à angle droit.

(*) M, marteau. — J, enclume. — S, étrier. — *Mcp*, tête du marteau. — *Mc*, son col. — *Ml*, sa apophyse. — *Mm*, manche du marteau. — *Jc*, corps de l'enclume. — *Jb*, sa branche supérieure branche verticale. — *Jpl*, apophyse lenticulaire de l'enclume. — *Scp*, tête de l'étrier.

Ses deux apophyses.

s *deux apophyses*, l'une, *courte* et *grosse* (*processus brevis seu obtusus*), se he de la partie inférieure et externe du col; dirigée un peu en dehors, soulève la partie supé- e de la membrane du an, au voisinage de sa nférence; l'autre, longue, grêle, *apophyse grêle de* , en forme d'épine (*pro- s spinosus* vel *gracilis*), naît la partie antérieure et nne du col, pénètre dans ssure de Glaser, se porte s et en avant, parallèle- à cette scissure, et donne he au tendon du muscle ne du marteau. J'ai rencontré plusieurs fois, au lieu de l'apophyse grêle, mple cordon fibreux.

Fig. 505.

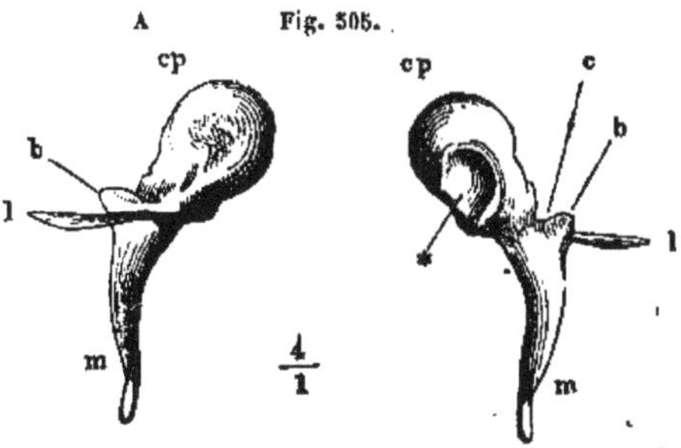

Marteau du côté droit (*).

Manche du marteau.

manche (*manubrium*), qui est vertical et aplati d'avant en arrière, forme la tête et le col un angle très-obtus, rentrant en dedans; appliqué contre e interne de la membrane du tympan, à laquelle il adhère fortement, ou t situé dans son épaisseur, il se termine par une extrémité arrondie, ne ssant pas le centre de cette membrane, et représente le rayon vertical du e que figure la membrane du tympan. Le manche du marteau présente à rtie inférieure une courbe très-prononcée dont la concavité est dirigée hors, disposition qui explique la dépression infundibuliforme qu'offre, en s, le centre de la membrane du tympan.

Sa courbure

marteau, compacte à sa surface, est spongieux à son centre.

Enclume.

L'*enclume* (*incus*) a été comparée avec beaucoup de justesse à une petite re ou dent bicuspide, dont la cou- serait représentée par le *corps* nclume, et les *racines* par les deux hes.

Fig. 506.

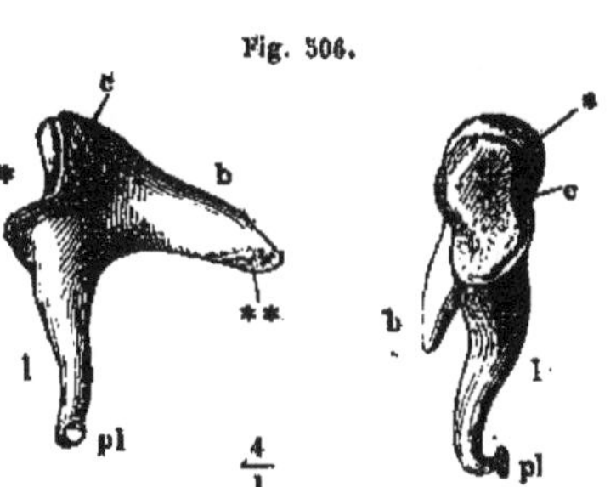

Enclume droite (**).

Corps de l'enclume.

orps, situé au-dessus de la mem- tympanique, derrière le mar- avec lequel il s'articule, est aplati hors en dedans et irrégulière- quadrilatère; la facette articu- qu'il présente en avant est forte- concave et dirigée en avant et en haut; il y a emboîtement oque entre la tête du marteau et s de l'enclume.

Ses deux branches.

s *deux branches*, la *supérieure* (*processus brevis*), courte, épaisse, conoïde, izontale, située sur le même plan que le corps et comme lui logée dans

ace antérieure. — B, face postérieure. — *cp*, tête. — *c*, col. — *b*, courte apophyse. — *l*, longue — *m*, manche. — *, surface articulaire.

face interne. — B, face antérieure. — *c*, corps. — *b*, branche supérieure. — *l*, branche verticale. ophyse lenticulaire. — *, surface articulaire répondant à la tête du marteau. — ** surface qui coutre la paroi de la caisse du tympan.

l'arrière-cavité tympanique, où elle se termine par une pointe mousse, culée par une petite facette avec une saillie de la paroi postérieure de la tympanique.

La *branche inférieure*, plus longue (*processus longus*), plus grêle que la rieure, se porte verticalement en bas, parallèlement au manche du mar se trouve sur un plan plus interne que ce manche, qui lui est un peu rieur. Son extrémité inférieure, qui descend moins bas que le manche du teau, est recourbée en crochet à concavité interne. Son sommet présente

De l'os lenticulaire.

espèce de *tubercule lenticulaire*, bien circonscrit, que l'on a considéré com os particulier, sous le nom d'*os lenticulaire* (*ossiculum lenticulare*), mais qui paraît une dépendance de l'enclume, avec laquelle je l'ai toujours vu même chez le fœtus.

L'enclume, comme le marteau, est compacte à sa circonférence et spon à son centre.

Étrier.

c. L'*étrier*, horizontalement placé au niveau du sommet de la branche rieure de l'enclume, étendu de cette branche à la fenêtre ovale (*stapes*), un plan inférieur à celui des autres osselets de l'ouïe. Sa *tête* présente

Tête de l'étrier.

tite facette ou cavité articulaire couverte de cartilage, pour recevoir le cule lenticulaire de l'enclume. En arrière, on trouve une petite saillie rug

Sa base.

qui donne insertion au tendon du muscle de l'étrier. La *base de l'étrier*,

Fig. 507.

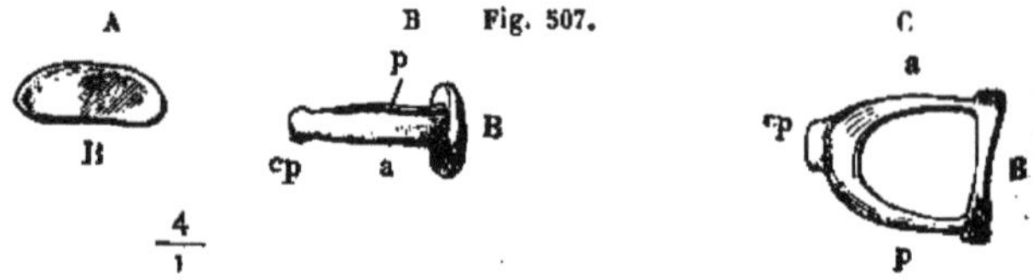

Étrier du côté droit (*).

en dedans, est une plaque mince, demi-elliptique, dont la configurat exactement adaptée à celle de la fenêtre ovale, qu'elle remplit parfaitem dont on ne la retire qu'avec un léger effort, en sorte que l'étrier a tendance à tomber dans le vestibule que dans la caisse du tympan. L'ob légère du grand diamètre de là fenêtre ovale détermine une inclinaison trier dans le même sens. La face interne de la base de l'étrier fait pa la paroi du vestibule ; sa face externe, tournée vers la cavité du tymp

Ses branches.

bordée d'une crête circulaire, qui la convertit en cupule. Des deux l'antérieure est plus courte et moins courbe que la postérieure. On re sur la face par laquelle ces deux branches se correspondent, une rain suppose une membrane tendue entre ces deux branches (*membrane ob* Henle).

2° Articulations et ligaments des osselets.

Les ligaments des osselets doivent être distingués en *extrinsèques*, ou u ces osselets aux parois de la caisse du tympan, et en *intrinsèques*, ou entre les osselets.

a. Les *ligaments extrinsèques* sont au nombre de trois, dont deux pour le teau et un pour l'enclume. En outre, la base de l'étrier, entourée d'une

(*) A, face interne. — B, face antérieure. — C, face inférieure. — B, base. — *cp*, tête. — antérieure. — *p*, branche postérieure.

urrelet cartilagineux, tient à la fenêtre ovale, revêtue également de cartilage

Fig. 508.

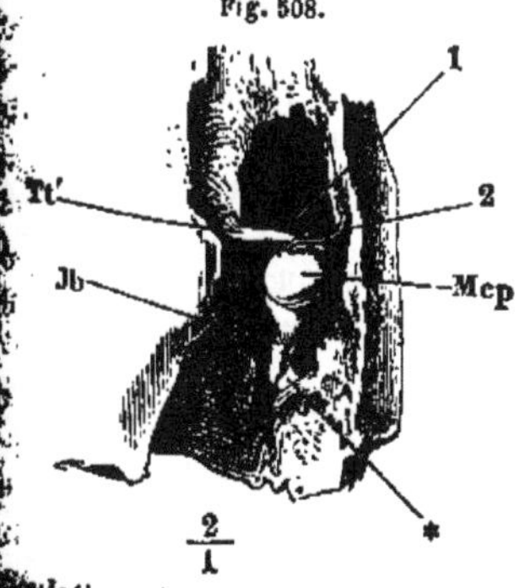

ulations du marteau avec l'enclume et l'enclume avec la paroi du tympan (*).

Fig. 509.

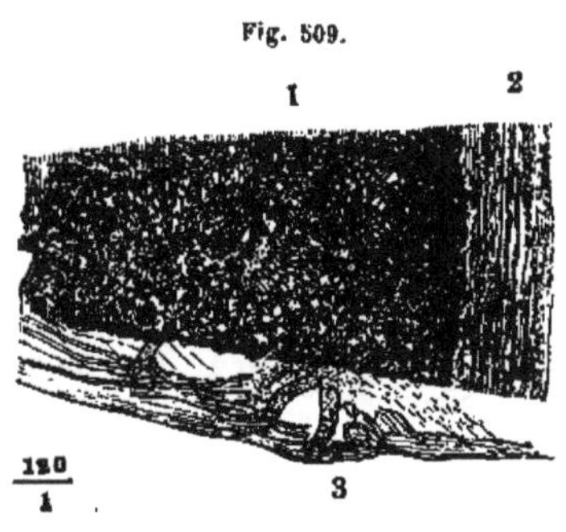

Segment de la base de l'étrier, vu par la surface de section (**).

lin, par une couche épaisse de fibres élastiques, formant une sorte de cap-e sur les deux faces.

Ligaments du marteau.

es *ligaments du marteau* sont : 1° un *ligament supérieur* (ligament suspenseur), ndu de la portion la plus élevée de la caisse à la tête du marteau. Dirigé rticalement, court, cylindrique, il tient le marteau suspendu comme le battant

Fig. 510.

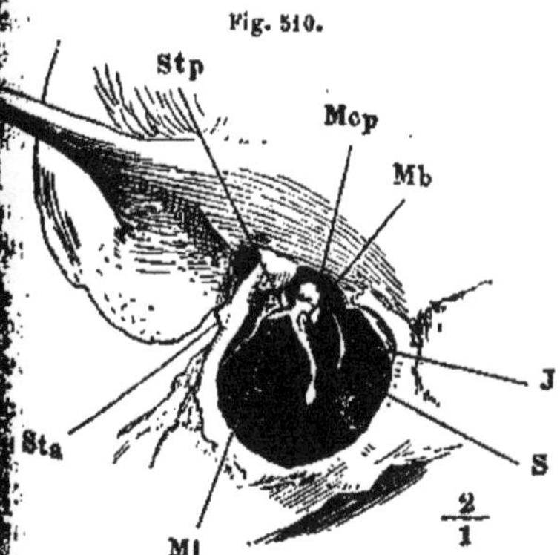

iétal gauche d'un nouveau-né, avec les osselets en place (***).

Fig. 511.

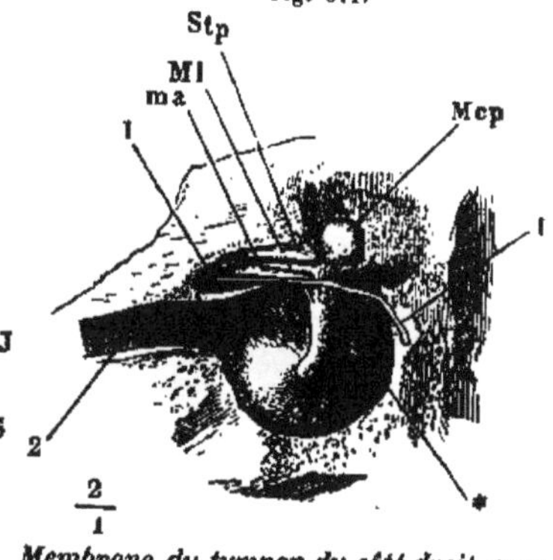

Membrane du tympan du côté droit, avec le marteau, vue par sa face interne (****).

e cloche ; 2° un *ligament antérieur* (Arnold), qui de l'épine du sphénoïde rige en dehors et en arrière, traverse la fissure de Glaser, pour s'insérer a face externe de la tête du marteau. Enfin on a décrit un *ligament externe*,

a cavité tympanique du côté droit a été ouverte par en haut. — *Mcp*, tête du marteau. — *Jb*, an-périeure de l'enclume. — *Tt'*, tendon du muscle interne du marteau. — *, capsule de l'articula-e l'enclume avec la paroi tympanique. — 1, ligament antérieur du marteau. — 2, corde du tympan.

1, os. — 2, bourrelet cartilagineux. — 3, périoste.

) *Mcp*, tête du marteau. — *Mb*, courte apophyse du marteau. — *Ml*, longue apophyse de cet os. — lume. — S, étrier. — *Sta*, épine tympanique antérieure, et *Stp*, épine tympanique postérieure de désignant deux saillies que présentent les bords de la branche antérieure du cercle tympanique.

) Le feuillet interne du pli muqueux du marteau a été enlevé. — *Stp*, épine tympanique postérieure. tête du marteau. — *Ml*, longue apophyse de cet osselet. — *ma*, ligament antérieur du marteau. orde du tympan. — 2, trompe d'Eustache. — *, tendon du muscle interne du marteau, coupé près a insertion.

ui de la partie supérieure et postérieure du cadre tympanique se porte partie supérieure du manche du marteau; ce ligament, s'il existe, est très-fa

Ligament de l'enclume. Le *ligament de l'enclume* est une capsule serrée qui entoure l'articulation branche supérieure de cet os avec la paroi du tympan. Cette articulati une amphiarthrose, dont les surfaces ar laires sont recouvertes d'une couche min fibro-cartilage.

Fig. 512.

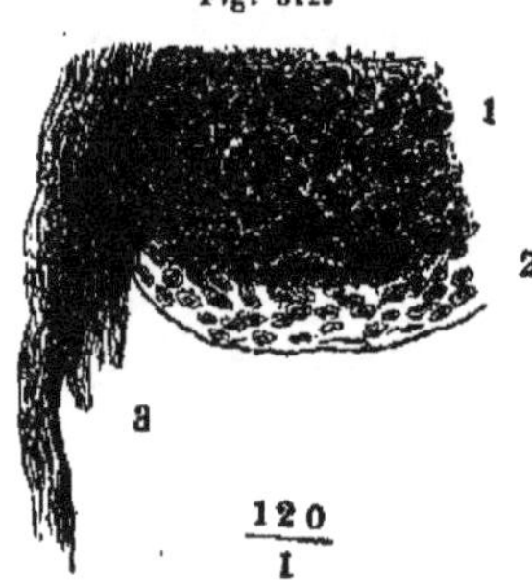

Section de l'apophyse lenticulaire de l'enclume (*).

Ligaments intrinsèques. b. Les *ligaments intrinsèques* sont des cap fibreuses qui entourent les articulatio osselets entre eux.

L'*articulation du marteau avec l'enclume* es articulation par emboîtement réciproque surface articulaire du marteau est co transversalement, celle de l'enclume, co dans le même sens; une couche de car hyalin couvre ces deux surfaces, qu'enve une capsule serrée, permettant seuleme mouvements très-limités.

L'*articulation de l'enclume avec l'os lent et l'étrier* est une énarthrose, dont la tête est constituée par l'os lenticul dont la cavité appartient à la tête de l'étrier. La capsule fibreuse est pe veloppée et renf beaucoup de élastiques (Henle).

Fig. 513.

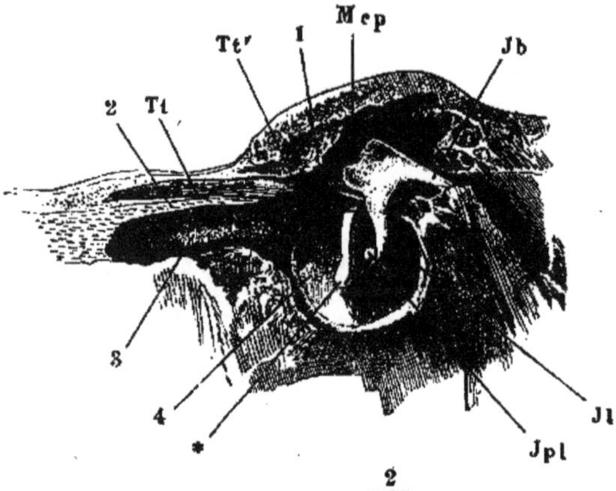

2
―
1

Paroi externe de la caisse du tympan du côté droit, vue par sa face interne (**).

3° Muscles des de l'ouïe.

La plupart des mistes moderne mettaient, avec mering, quatre cles pour les os de l'ouïe, savoir pour le martea pour l'étrier. L me n'a pas de m qui lui soient p cet os n'étant intermédiaire e marteau et l' Trois muscles so

Trois muscles seuls sont démontrés. montrés d'une manière rigoureuse : le *muscle interne du marteau*, le *externe du même os* et le *muscle de l'étrier*.

(*) 1, os. — 2, cartilage articulaire. — 3, capsule fibreuse.

(**) Marteau et enclume ; trompe et canal du muscle interne du marteau ouverts. — *Tt*, muscle du marteau. — *Mcp*, tête du marteau. — *, extrémité du manche du marteau. — *Tt'*, tendon du interne du marteau. — *Jb*, *Jl*, courte et longue apophyses du marteau. — *Jpl*, apophyse lenti l'enclume. — 1, corde du tympan. — 2, paroi supérieure de la trompe. — 3, trompe d'Eus 4, membrane du tympan.

Muscle interne du marteau (tenseur du tympan, Sœmmering). Allongé, fusi-ne, ce muscle, le plus considérable des trois, est contenu dans le canal eux creusé dans l'angle rentrant du temporal, au-dessus de la trompe stache, dont il suit exactement la direction. Il naît de la portion cartilagi-se de la trompe, de la partie voisine du sphénoïde, derrière le trou sphéno-eux, et du canal osseux qui lui sert de gaîne. Les fibres charnues convergent our d'un tendon qui s'en dégage avant de sortir du conduit osseux, se échit à angle droit au-devant de la fenêtre ovale, comme le conduit qui lui destiné, et se porte directement en dehors, pour venir s'insérer à la partie rieure et interne du col du marteau, sur une petite saillie qui s'observe n millimètre au-dessous de l'apophyse grêle de Raw. — **Muscle interne du marteau.**

e muscle interne du marteau reçoit du ganglion optique un filet moteur, qui ient de la racine motrice du trijumeau. — **Son nerf.**

action de ce muscle consiste dans un mouvement de bascule imprimé au teau, dont la tête se porte en dehors, le manche en dedans. Ce mouvement ur effet de tendre la membrane du tympan et de refouler la base de l'étrier la fenêtre ovale. — **Son action.**

Muscle externe du marteau. Cordon cylindroïde, d'apparence fibreuse, s'attache par son extrémité fixe à l'épine du sphénoïde et au cartilage de la pe, et de là se porte obliquement en dehors et en arrière, parallèlement à issure de Glaser, au-dessous de laquelle il est situé, s'engage ensuite dans rou de cette scissure et s'attache à l'apophyse courte du marteau. Ce petit cle, en attirant le marteau en avant et en dehors, relâcherait la membrane ympan (*laxator membranæ tympani*, Sœmmering). — **Muscle externe du marteau.**

Muscle de l'étrier (stapedius). Ce petit muscle, le plus petit du corps, a été, is Varoli, qui l'a découvert, rdé comme un ligament par ques anatomistes. Cet aspect cordon fibreux vient de ce que uscle est pourvu d'une gaîne use d'enveloppe très-épaisse, oile les fibres musculaires. — **Muscle de l'étrier.**

Fig. 514.

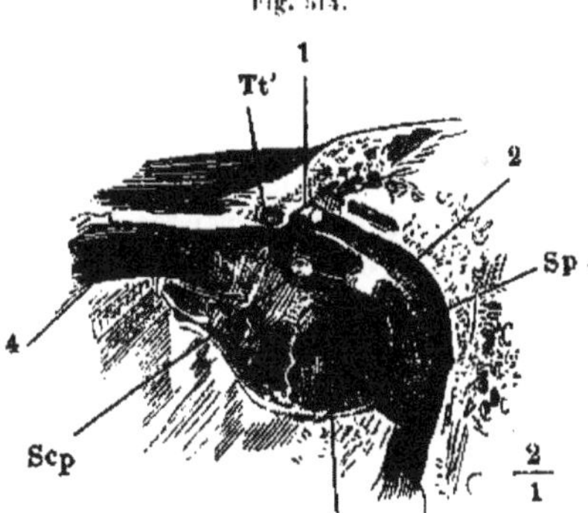

Paroi interne de la caisse du tympan du côté gauche, avec l'étrier.

muscle de l'étrier présente un charnu vertical, logé dans un osseux qui lui est propre, au duquel il s'insère. Il donne ance à un tendon très-fin, qui fléchit sous un angle obtus ou-en bas, au voisinage de l'orifice est percée la pyramide, se en avant et vient se terminer rière du col de l'étrier, immé-ment au-dessous de l'articulation de cet os avec l'enclume. Sœmmering représenter non-seulement le corps charnu et son tendon, mais encore le erveux, émané du nerf facial, qui va se perdre dans son épaisseur. — **Filet du facial se portant ce petit muscle.**

aqueduc de Fallope et le canal du muscle de l'étrier ouverts. — *Scp*, tête de l'étrier. — *Sp*, mus-l'étrier. — *Tt'*, tendon du muscle interne du marteau, coupé au niveau de la saillie tubulée qui passage. — 1, nerf facial coupé. — 2, aqueduc de Fallope. — 3, promontoire. — 4, trompe ache.

Ce petit muscle imprime à l'étrier un mouvement de bascule en vertu quel l'extrémité postérieure de la base de l'étrier serait enfoncée dans la fe ovale, et son extrémité antérieure portée en dehors. Suivant M. Sappey, il duirait, en se contractant, un mouvement de bascule de la base de l'enc d'où résulterait le relâchement de la membrane du tympan. Henle cons ce muscle comme destiné surtout à fixer l'étrier dans les cas où un mo ment imprimé au marteau menace de s'étendre au premier de ces os, l'intermédiaire de l'enclume.

Mouvements des osselets. *Mouvements des osselets.* La chaîne des osselets de l'ouïe est tellement disp qu'une impulsion imprimée à une de ses extrémités est communiquée, pa mouvement de bascule, à toute la chaîne. C'est un véritable mouvement de nette. Huguier croit que l'apophyse grêle de Raw sert de point d'appui au teau, qui exécuterait autour de cette apophyse un mouvement de rot dont les effets seraient transmis à l'étrier par l'enclume. La contractio muscle interne du marteau a très-certainement pour résultat un mouve de bascule, en vertu duquel le manche du marteau est porté en dedans, tête en dehors; l'enclume suit le marteau à cause de la solidité de son culation avec la tête de cet os, et bascule sur sa branche horizontale, que sa branche verticale est portée en dedans, et, par conséquent, tend foncer l'étrier dans la fenêtre ovale.

E. — Muqueuse tympanique.

Muqueuse tympanique. La caisse du tympan est tapissée par une membrane très-mince, qui non-seulement les parois de la caisse, mais encore les osselets, auxque forme une enveloppe facile à démontrer. La muqueuse tympanique se pr dans les cellules mastoïdiennes, qu'elle tapisse dans toute leur étendue, mant de petits replis autour des vaisseaux qui traversent quelques-unes cellules; elle se continue avec la muqueuse de la trompe d'Eustache et, p intermédiaire, avec la muqueuse du pharynx.

Cette membrane, qui sert à la fois et de tégument interne et de périos os de la caisse, doit être rangée dans la classe des fibro-muqueuses; in ment unie aux os qui constituent les parois de la caisse, elle forme, auto parties contenues dans cette cavité, des replis dont quelques-uns, sembl de véritables mésentères, servent à unir ces parties aux parois : tels sont plis qui appartiennent au marteau, à l'enclume et à l'étrier. Elle co

Épithélium. suivant Trœltsch, des glandes muqueuses dans son épaisseur. L'*épithé* la muqueuse tympanique est un épithélium pavimenteux simple sur le montoire, la membrane du tympan, les osselets et la partie supérieure circonférence de la cavité ; il est composé principalement de *cellules c ques vibratiles* sur les parties inférieures de la caisse. (V. Trœltsch.)

Sur le trajet des trabécules fibreuses de la muqueuse se trouvent de *puscules spéciaux*, fort analogues d'aspect aux corpuscules de Pacini et c eux composés d'une partie centrale, en forme d'anse, et de couches con ques emboîtées les unes dans les autres. La couche la plus superficie recouverte d'un épithélium pavimenteux, et l'axe central est formé substance fibrillaire (J. Kessel).

F. — Vaisseaux et nerfs de la caisse du tympan.

...s *artères* de la caisse du tympan viennent : 1° du rameau stylo-mastoïdien, ...che de l'artère auriculaire postérieure. Ce rameau stylo-mastoïdien se sub...se en ramifications tympaniques proprement dites, destinées principalement ... membrane du tympan, et en ramifications destinées aux cellules mastoï...nes ; 2° d'un rameau tympanique qui émane directement de l'artère maxil... interne et pénètre dans la caisse par la scissure de Glaser ; 3° d'un rameau ...'artère pharyngienne inférieure ; 4° d'une branche de la carotide interne, ...se détache du coude formé par la portion verticale avec la portion horizon...de cette artère. — Artères, vaisseaux et nerfs de la caisse.

...s *veines* portent le même nom et suivent à peu près la même direction ; la ...cipale, qui correspond à la branche fournie par la carotide interne, se ...e en bas et en dedans et se jette dans le golfe de la veine jugulaire interne. — Veines.

...s *vaisseaux lymphatiques* de l'oreille moyenne, de même que ceux de la ...brane du tympan, forment des réseaux offrant d'espace en espace de ...s dilatations. — Vaisseaux lymphatiques.

...s *nerfs* propres à la caisse du tympan sont ceux de la muqueuse ou nerfs ...itifs et ceux des muscles des osselets ou nerfs moteurs. Les *nerfs sensitifs* ... : 1° un filet du rameau auriculaire du pneumogastrique, destiné à la ...brane du tympan ; 2° les filets postérieurs du rameau de Jacobson, qui se ...ndent dans la muqueuse de la caisse ; 3° le *filet tympanique du plexus caroti*... qui s'anastomose avec le précédent sur la paroi interne de la caisse du ...n. Les troncs cheminent dans le périoste de la paroi interne ; les bran... qui en émanent forment des réseaux ténus dans la couche sous-épithé... Des cellules ganglionnaires isolées ou réunies en groupes se voient sur ...trajet et aux points de division des ramifications. — Les *nerfs moteurs* sont : ... *filet du muscle interne du marteau*, émané du ganglion otique, et considéré ...me provenant soit du facial, soit, d'après des recherches récentes, de la ...on motrice du nerf maxillaire inférieur. Longet regarde ce filet comme la ...uation du nerf de Wrisberg, auquel il donne le nom de *nerf moteur du* ...n ; 2° le nerf du muscle de l'étrier, nerf figuré par Sœmmering, et dont ...tence a été démontrée, par une belle préparation de M. Richet, comme une ...ation du nerf facial, ainsi que l'avait dit Sœmmering. — Nerfs. Nerfs sensitifs.

III. — TROMPE D'EUSTACHE.

...*trompe d'Eustache* (*tuba Eustachia*), *conduit guttural de l'oreille*, est un canal ... près rectiligne, infundibuliforme, aplati de dehors en dedans, étendu de ...rtie antérieure de la caisse du tympan à la paroi externe de l'arrière-cavité ...sses nasales, où il se termine par une extrémité libre évasée, dirigée en ...s et en bas, *orifice guttural* ou *pharyngien*, *pavillon de la trompe*.

...*direction* est oblique de dehors en dedans, d'arrière en avant et de haut en ..., d'où la facilité de l'écoulement des mucosités tympaniques dans l'arrière-...e. Elle forme avec l'axe du conduit auditif un angle de 135 degrés, ouvert ...ant. — Direction.

... même que le conduit auditif externe, la trompe d'Eustache est en partie ...e, en partie cartilagineuse et fibreuse. Large et éminemment dilatable à son orifice guttural (*ostium pharyngeum*), qui a la forme d'un ovale à gros extrémité dirigée en haut, elle se rétrécit graduellement et peut à peine donn passage, au voisinage de la caisse du tympan, au stylet d'une trousse ordinai

Fig. 515.

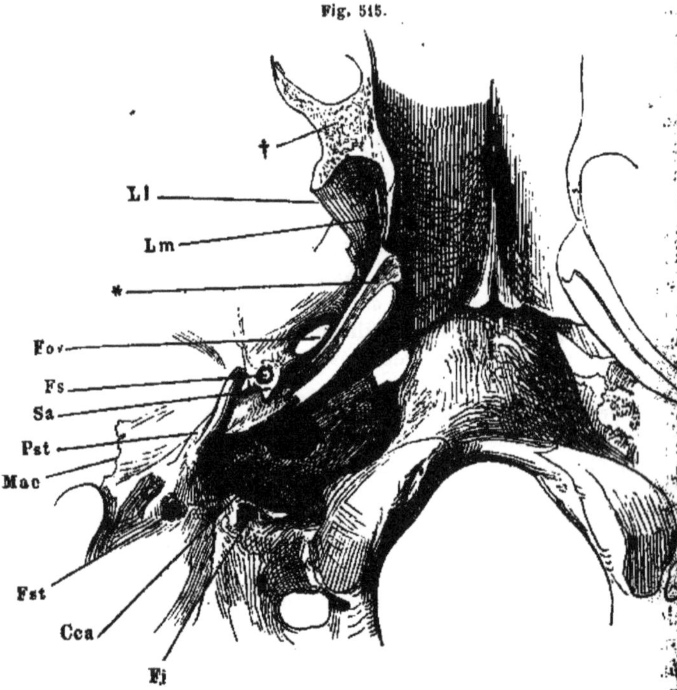

Base du crâne, avec le cartilage de la trompe d'Eustache (*).

Elle conserve cette étroitesse jusqu'à son orifice tympanique (*ostium ty nicum*), où elle se dilate d'une manière sensible. Valsalva la comparait à cônes réunis par leur sommet. Ces deux cônes sont aplatis d'avant en ar de telle façon que leur section représente une ellipse; ils sont légèrem inclinés l'un sur l'autre et forment un angle ouvert en bas.

Ses diamètres. La *longueur* de la trompe d'Eustache est de 35 à 40 millimètres. Son présente les dimensions suivantes (Sappey) :

	Diamètre vertic.	Diam. transv.
Orifice tympanique....................	5 millim.	3 millim.
Jonction des deux cônes......	3 —	7 à 2 —
Portion moyenne du cône interne.......	4 à 5 —	3 —
Extrémité interne.....................	6 à 8 —	5 à 6 —

Rapports. *Rapports*. En raison de sa forme aplatie, la trompe d'Eustache présente sidérer deux faces, l'une antérieure et externe, l'autre postérieure et in et deux bords, l'un supérieur, l'autre inférieur.

(*) †, section horizontale de l'apophyse ptérygoïde. — *Ll*, aile externe. — *Lm*, aile interne apophyse. — *Fov*, trou ovale. — *Fs*, trou sphéno-épineux. — *Sa*, épine du sphénoïde. — *Pst*, apo styloïde. — *Mac*, conduit auditif externe. — *Fst*, trou stylo-mastoïdien. — *Cca*, entrée du canal dien. — *Fj*, fosse jugulaire.

...*face antérieure* et *externe* répond successivement, de dehors en dedans, à la ...ure de Glaser, au muscle péristaphylin externe, qui la sépare du muscle ...ygoïdien interne, et au bord postérieur de l'aile interne de l'apophyse ...ygoïde, bord qui présente ordinairement, à sa partie supérieure, une légère ...ncrure pour recevoir la trompe. La *face postérieure et interne* est en rapport, ...dehors, avec la portion horizontale du canal carotidien, qu'elle croise à ...le aigu; plus en dedans, avec le muscle péristaphylin interne, puis avec la ...queuse pharyngienne. Faces.

...e *bord supérieur* répond au conduit du muscle interne du marteau, à la gout... formée par la juxtaposition du bord postérieur du sphénoïde et du sommet ...rocher et à la base de l'apophyse ptérygoïde. Le *bord inférieur* occupe ...erstice des muscles péristaphylins interne et externe. Bords.

...*orifice tympanique* ou externe, un peu élargi, s'ouvre dans la partie antérieure ...périeure de la circonférence de la cavité tympanique. Orifices.

...*orifice guttural* ou interne est dilaté en entonnoir, d'où le nom de *pavillon* ...a trompe; il a une forme oblongue et mesure environ 6,5 millimètres en ...ueur et 4mm,75 d'avant en arrière. Son bord forme un léger relief à la sur... de la muqueuse pharyngienne. Pavillon de la trompe d'Eustache.

...e cathétérisme et l'injection de la trompe d'Eustache étant devenus une ...ration fort usitée pour les maladies de l'oreille, il importe d'assigner d'une ...ière exacte les rapports de son pavillon, qui est situé sur la paroi latérale ...pharynx, au niveau du bord supérieur du cornet inférieur, à 65 millimètres ...entrée des narines, à 3 millimètres derrière le sillon qui limite en arrière ...aroi externe des fosses nasales, à 12 millimètres environ de la paroi posté...re, ainsi que de la voûte du pharynx. L'orifice du côté droit est séparé de ... du côté gauche par l'ouverture postérieure des fosses nasales, c'est-à-dire ...un intervalle de 25 à 30 millimètres. Rapports exacts du pavillon de la trompe.

...*xture*. La trompe d'Eustache présente un *portion osseuse* et une *portion* ...use et *cartilagineuse*; elle est tapissée intérieurement d'une *muqueuse* et ...it des *vaisseaux* et des *nerfs*. Texture.

La *portion osseuse*, qui répond au cône externe, a de 14 à 16 millimètres ...ongueur et occupe l'angle rentrant que forme la portion écailleuse avec ...ortion pierreuse du temporal. Sa cavité est triangulaire, à base supé...re. Son extrémité interne et antérieure, rugueuse et coupée obliquement ...dépens de la paroi supérieure latérale du canal, donne attache à la portion ...lagineuse. Portion osseuse.

...est dans l'épaisseur de la paroi supérieure de la trompe d'Eustache qu'est ...sé le *conduit du muscle interne du marteau*, conduit tubuleux, qui n'est ...ré de la cavité de la trompe d'Eustache que par une lame très-mince, ...orte qu'on peut comparer les deux conduits superposés aux canons d'un ...double. Conduit du muscle interne du marteau.

...*Portion fibreuse* et *cartilagineuse*. Une lame cartilagineuse triangulaire, re...en une gouttière ouverte en bas et en dehors et complétée par une lame ...use, constitue la moitié interne de la trompe. Le bord antérieur épaissi de la ...ière descend bien moins bas que le bord postérieur. La base du triangle carti...eux, qui forme le pavillon, est échancrée à sa partie moyenne et terminée ...eux angles épais et allongés, surtout le postérieur, qui est mobile et peut ...repoussé en haut et en arrière; l'angle antérieur est appliqué sur le bord ...érieur de l'aile interne de l'apophyse ptérygoïde, contre lequel il est soli... Portion fibreuse et cartilagineuse. Forme de la gouttière cartilagineuse.

dement fixé. Le sommet du triangle cartilagineux est fixé à l'extrémité in[...] de la portion osseuse de la trompe. Au voisinage du pavillon, le cartilage [...] trompe présente deux ou trois *incisures* plus ou moins complètes, traversées

Fig. 516.

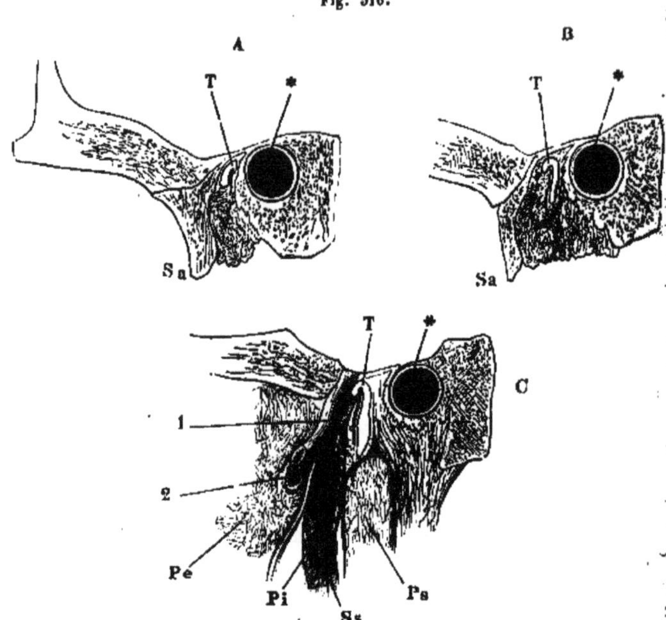

Sections de la portion cartilagineuse de la trompe d'Eustache (*).

les conduits excréteurs des glandes qui, situées à la face externe de la tr[...] versent leur produit dans son intérieur.

Le bord supérieur ou convexe de la gouttière cartilagineuse, élargi p[...] prolongements latéraux, est fixé à la base du crâne, le long de la suture sp[...] pétreuse, puis à la base de l'apophyse ptérygoïde, et enfin au bord postéri[...] l'aile interne de cette apophyse.

Épaisseur du cartilage de la trompe. Le cartilage de la trompe a à peine un millimètre d'*épaisseur* à son [...] tion sur la portion osseuse, mais il s'épaissit peu à peu vers l'orifice phar[...] et atteint jusqu'à 3 millimètres. Le bord libre du pavillon a 7 millimètr[...] paisseur.

Sa structure. Ce cartilage est *hyalin* d'une manière générale et renferme des group[...] cellules arrondies ou ovalaires de diverses grosseurs ; dans quelques p[...] cependant, principalement au voisinage des bords, il présente une sub[...] fondamentale fibreuse. Il est recouvert d'une couche de tissu conjonct[...] présentant le périchondre et parcouru par des vaisseaux.

Portion fibreuse. La *lame fibreuse*, qui forme la plus grande partie de la paroi antéri[...]

(*) A, très-près de l'union de la portion cartilagineuse avec la portion osseuse. — B, au bord [...] rieur de l'épine du sphénoïde. — C, dans la région du trou ovale. — *, section de la carotide in[...] T, cartilage de la trompe. — *Sa*, épine du sphénoïde. — 1, nerf maxillaire inférieur. — 2, artère [...] ningée moyenne. — *Pe*, *Pi*, section des muscles ptérygoïdiens externe et interne. — *Ss*, muscle [...] phylin externe. — *Ps*, section du muscle péristaphylin interne.

...ne de la trompe d'Eustache, est composée de faisceaux serrés de tissu con-...if dans sa moitié supérieure, de faisceaux lâches, entremêlés de tissu adi-..., dans sa portion inférieure. Elle est fortifiée par des fibres provenant du ...on d'insertion du muscle péristaphylin externe, lesquelles vont se fixer sur ...ord inférieur de la paroi antérieure de la gouttière cartilagineuse. Cette ...osition explique comment ce muscle, en se contractant, écarte la paroi ...rne de la trompe de sa paroi interne et rend ce conduit perméable dans ...te sa longueur. En haut le débitateur de la trompe se continue directement ...e le muscle tenseur de la membrane du tympan.

La *muqueuse* qui tapisse la trompe d'Eustache est fort mince, excepté sur ...villon, où elle conserve les caractères, soit de la muqueuse pharyngienne, ...de la pituitaire, avec lesquelles elle se continue. D'autre part, elle se con-... avec la muqueuse de la caisse du tympan : d'où les rapports intimes qui Muqueuse de la trompe

Fig. 517.

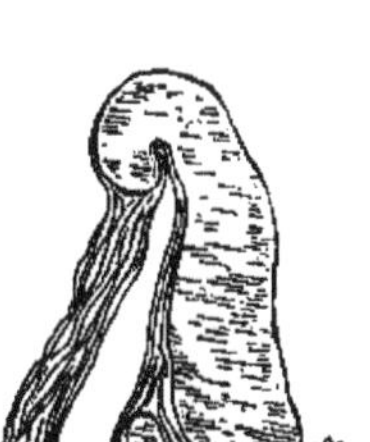

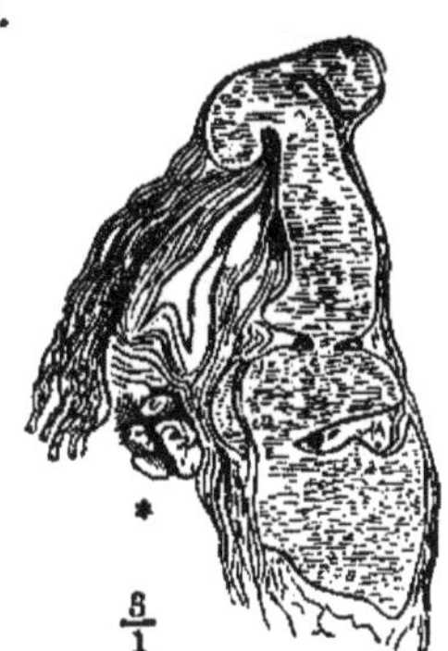

Sections de l'extrémité interne de la trompe d'Eustache (*).

...la muqueuse tympanique et tubaire avec les muqueuses pharyngienne et ...aire. Dans la portion osseuse de la trompe, le derme muqueux, qui ...lit en même temps le rôle de périoste, est séparé, en certains points, de ...hélium par une couche de ce tissu particulier qu'on a désigné sous le ...e tissu lymphoïde ou conglobé. Dans la portion cartilagineuse, la mu-...e est très-adhérente dans le fond de la gouttière, qui reste toujours ... tandis qu'elle est lâchement unie au cartilage et plissée dans la portion ...eure de la gouttière, dont les bords s'appliquent l'un contre l'autre en ...nce de la contraction musculaire.

...muqueuse tubaire présente de nombreuses *glandes acineuses*, de forme ...laire, analogues à celles du pharynx ; elles ne s'étendent jamais jusqu'au ...e la gouttière, mais constituent sur le pavillon et dans son voisinage une ...e assez épaisse, dont les orifices sont visibles à l'œil nu ; cette couche ...t de plus en plus mince vers la portion osseuse, où elle disparaît com-...ent. Cependant Trœltsch dit avoir rencontré quelques glandules isolées ...au niveau de l'orifice tympanique de la trompe. Il existe, en outre, à la ... périphérique, près de l'orifice pharyngien, des glandes assez volumi-..., dont il a déjà été question plus haut. Glandes.

...ithélium vibratile* stratifié, de 0^{mm},028 d'épaisseur, couvre toute la mu- Épithélium.

...ande muqueuse. — **, section transversale des faisceaux du muscle péristaphylin externe.

queuse tubaire; le mouvement provoqué par les cils est dirigé vers le ph

Vaisseaux et nerfs.

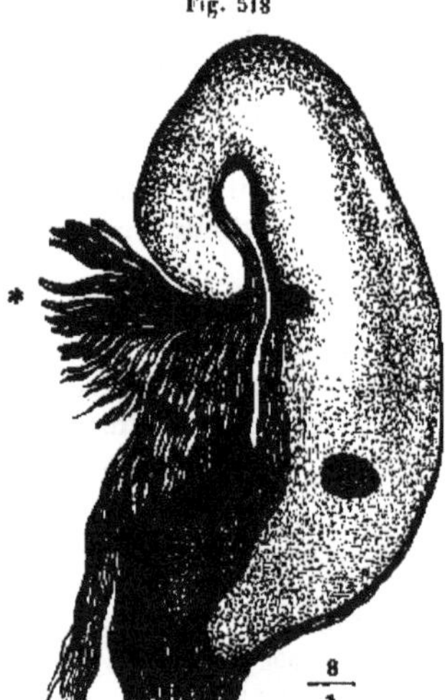

Fig. 518

Section transversale de la portion externe de la trompe cartilagineuse (*).

4° *Vaisseaux*. Les *artères* de la proviennent, en grande partie, de ryngienne ascendante, branche de la tide externe, et de l'artère vidienne, br de la maxillaire interne. Ses *veines* le même trajet que les artères.

Le *réseau lymphatique* est très-dév dans toute la portion cartilagineuse trompe; il se continue, sur la péri du pavillon, avec celui du pharynx, du palais et des amygdales.

Les *nerfs* de la trompe d'Eustache, nés à donner la sensibilité à la mu qui la tapisse, proviennent du plexus ryngien et du rameau de Jacobson cellules ganglionnaires s'observent sur trajet.

Usages de la trompe.

Usages. La trompe d'Eustache a usage d'établir une communication la caisse du tympan et les voies aéri communication grâce à laquelle les cosités de cette cavité peuvent s'é dans le pharynx et l'équilibre de pr s'établir constamment sur les deux faces de la membrane du tympa parois sont en grande au contact dans tou portion cartilagineuse, dans une petite éten voisinage de la portion et au niveau du pavillon cet état d'occlusion, est figurée par une fente verticale sur d'un conduit circulaire béant. C'est au mome déglutition et sous l'in de la contraction du péristaphylin externe trompe devient perméable dans toute son étendue.

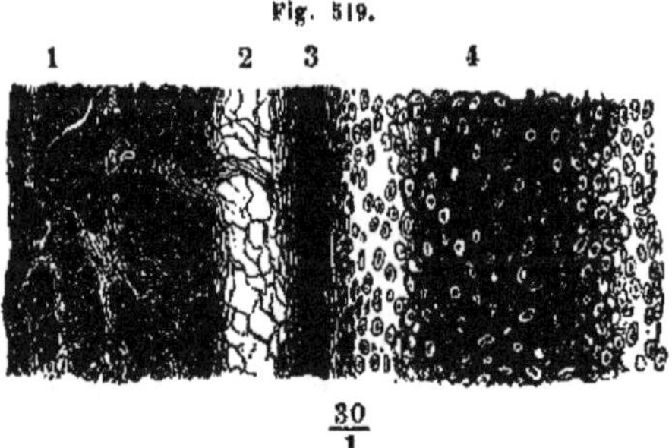

Fig. 519.

Section de la paroi de la portion cartilagineuse de la trompe (**).

§ 3. — OREILLE INTERNE OU LABYRINTHE.

Idée générale de l'oreille interne.

La portion essentielle de l'oreille, avons-nous dit, consiste en une séri ganes membraneux auxquels aboutissent les divisions du nerf acoustiq organes sont l'*utricule* avec les *canaux demi-circulaires*, le *saccule* avec le li

(*) *, faisceaux du muscle péristaphylin externe.

(**) 1, muqueuse. — 2, tissu conjonctif sous-muqueux. — 3, périoste. — 4, cartilage, hyalin face, fibreux dans l'intérieur.

leur ensemble, ils constituent le *labyrinthe membraneux*. D'une délicatesse ême, ils sont logés dans l'épaisseur du rocher et entourés de toutes parts, conséquent, par de la substance osseuse destinée à les protéger. Au voisi- du labyrinthe membraneux, cette substance forme une sorte d'enveloppe pacte très-mince, indépendante, dans le jeune âge du moins, du reste du her, dont elle est séparée par du tissu osseux spongieux, et reproduisant, qu'à un certain point, la forme du labyrinthe membraneux : cette enveloppe use porte le nom de *labyrinthe osseux*. Elle réunit l'utricule et le saccule un compartiment commun appelé *vestibule*, auquel se joignent, en arrière, canaux *demi-circulaires osseux*, en avant, le *limaçon osseux*.

Labyrinthe osseux et membraneux.

u labyrinthe osseux aboutissent, d'une part, deux canaux osseux appelés ropremeut *aqueducs*, destinés à conduire quelques vaisseaux du périoste rne du rocher à celui du labyrinthe, et dont l'un appartient au vestibule, re au limaçon; d'autre part, le *conduit auditif interne*, qui loge les troncs nerf auditif et du nerf facial. Ce sont ces parties osseuses que nous allons dier d'abord.

I. — LABYRINTHE OSSEUX.

Préparation du labyrinthe osseux.

éparation. Considérée, à juste titre, comme une des plus difficiles de l'anatomie et posant la connaissance préalable de la disposition des parties, la préparation du la- the osseux doit être faite sur des sujets de divers âges et sur des temporaux dont les uront macéré, dont les autres seront desséchés sans macération, dont les autres, seront à l'état frais. Il importe de commencer par des temporaux de fœtus, sur els il est extrêmement facile d'isoler le labyrinthe, qui n'est encore entouré que u tissu spongieux très-mou. Chez l'adulte, comme le labyrinthe, proportionnelle- beaucoup moins développé que chez le fœtus, est entouré partout de tissu com- on est obligé d'avoir recours au ciseau ou à la lime, ou bien à un fort scalpel. Il écessaire d'avoir à sa disposition un grand nombre de temporaux, pour pouvoir les ettre à des coupes très-diverses.

Vestibule.

r étudier le *vestibule*, il faut l'ouvrir par sa paroi supérieure, qui répond à la face ieure du rocher, au niveau de la fenêtre ovale, entre le canal demi-circulaire ver- upérieur et le conduit auditif interne.

Canaux demi-circulaires.

z le fœtus, l'un des *canaux demi-circulaires* est saillant sur la base du rocher ; on aisément, ainsi que les deux autres canaux demi-circulaires, en enlevant, à l'aide fort scalpel, le tissu spongieux dans lequel ces canaux compactes sont plongés. utile d'avoir au moins deux pièces ; sur l'une les canaux demi-circulaires seront , sur l'autre ils seront ouverts.

Limaçon.

r découvrir le *limaçon*, enlevez couche par couche la portion du rocher qui corres- u fond du conduit auditif interne : une couche de tissu spongieux très-rare an- chez le fœtus, qu'on arrive au limaçon ; enlevez avec précaution ce tissu spon- découvrez le limaçon et par sa face supérieure et par sa face inférieure. Sur une vous isolerez le limaçon sans l'ouvrir ; sur une autre pièce, vous l'ouvrirez avec tion, et pour cela il suffit de faire une simple incision à chaque tour de spire de la le ; il importe de ne pas enlever le sommet de la coquille. La macération du rocher l'acide nitrique étendu d'eau facilite singulièrement cette préparation, en permet- diviser les os à la manière d'un cartilage.

Peut prendre une bonne idée des cavités du labyrinthe en les remplissant d'une e solidifiable, telle que le métal de Darcet, et en détruisant ensuite leurs parois au d'un acide.

A. — Vestibule.

l'on enfonce un stylet dans le trou ovale, il pénètre dans une cavité ovoïde n appelle *vestibule*.

Centre de l'oreille interne, espèce de carrefour (*forum metallicum*, Vésal
Situation. termédiaire aux canaux demi-circulaires, qui sont en arrière, au-dessus
dehors, et au limaçon, qui est en avant, en dessous et en dedans, le vest
se trouve dans la direction de l'axe prolongé du conduit auditif interne,
sépare de la caisse du tympan.

Forme. Dimensions. Le vestibule circonscrit une cavité irrégulièrement ovoïde, qui renferm deux vésicules membraneuses de l'oreille interne. Il est aplati de dehors e dans et se rétrécit en pointe en avant ; son diamètre transversal est de 3 à 4 limètres, son diamètre vertical de 4 à 5 millimètres et son diamètre an postérieur de 5 à 6 millimètres.

Ouvertures. Ses *parois* sont surtout remarquables par un grand nombre d'ouvertures le font communiquer avec la caisse du tympan, les canaux demi-circulai le limaçon, ou qui servent au passage des vaisseaux et des nerfs. On divis ouvertures en grandes et en petites.

Grandes ouvertures. Les grandes ouvertures du vestibule sont au nombre de sept, dont cinq partiennent aux canaux demi-circulaires ; la sixième, ou *fenêtre ovale*, é rait une large communication entre le vestibule et la caisse du tympan, si el n'était obstruée par la base de l'étrier, qui la bouche hermétiquement ; la s tième est l'orifice de la rampe vestibulaire du limaçon.

Paroi externe. La *paroi externe* du vestibule, qui répond à la caisse du tympan, regard dedans et un peu en avant ; elle présente l'*orifice de la fenêtre ovale*, mais orifice est si parfaitement comblé par la base de l'étrier, que cette circonst ne trouble nullement l'aspect lisse et égal de cette paroi.

Paroi interne. La *paroi interne*, répondant au fond du conduit auditif interne, regarde e hors et un peu en arrière ; exactement moulée sur les deux vésicules mem neuses, elle présente (*fig.* 520, p. 719) une *crête demi-circulaire*, ou *crête du bule* Cv, qui occupe l'intervalle entre ces vésicules et sépare deux dépressio perficielles, destinées à les loger. De ces dépressions, l'une, inférieure, app *fossette hémisphérique* (*fovea* seu *recessus hemisphæricus*, Rs) répond au sac elle est mieux limitée et plus profonde que l'autre, placée au-dessus, qui po nom de *fossette elliptique* (*fovea* seu *recessus hemiellipticus*, Re) et loge l'ut La crête du vestibule se bifurque en bas, et entre ses deux branches se voi dépression triangulaire, appelée par Reichert *fossette cochléaire* (*recess chlearis*, Rc). Vers sa partie supérieure, cette crête contourne le bord supé de la fossette hémisphérique, s'élargit et devient graduellement plus sailla pour se terminer, au-dessus de la fenêtre ovale, par une pointe plus ou aiguë, appelée *pyramide du vestibule*. Enfin Morgagni décrit une autre fo en forme de gouttière (*recessus* seu *fovea sulciformis*, Ss), située au-dessou fossette elliptique, en arrière de la fossette hémisphérique, en avant de bouchure commune des deux canaux demi-circulaires verticaux ; cette fo conduit dans l'aqueduc du vestibule.

Paroi supérieure. *Sur la paroi supérieure*, qui est concave, immédiatement au-dessus de la sette elliptique, dont il est séparé par une crête, se voit l'*orifice ampulla canal vertical antérieur*, *vaa*.

Paroi postérieure. La *paroi postérieure* présente, au niveau du sinus sulciforme, l'*orifice pos* du *canal demi-circulaire horizontal*, *hp*. Dans l'angle qui sépare cette paroi paroi interne, et à la même hauteur, se trouve l'*orifice de la branche commu* deux canaux verticaux. Dans l'angle que forme la paroi postérieure av parois inférieure et interne on rencontre l'*orifice ampullaire* du *canal vertical*

…, *vpa*. Près de la paroi externe du vestibule, entre la fenêtre ovale et …ce ampullaire du canal vertical antérieur, se voit l'*orifice ampullaire du* … *demi-circulaire horizontal.*

…la partie antérieure du vestibule, enfin, au-dessous de la fossette hémi…rique et du bord antérieur de la fenêtre ovale, on aperçoit l'*orifice elliptique* …onduit dans la *rampe vestibulaire du limaçon.*

Petites ouvertures ou taches criblées.

…tre ces grandes ouvertures, les parois du vestibule en présentent une …titude de petites, réunies en groupes auxquels on donne le nom de *taches* …*ées* : ce sont des régions blanches des parois vestibulaires, percées d'un …d nombre de trous qui, visibles à l'œil nu chez le nouveau-né, deviennent …oscopiques chez l'adulte, et qui laissent passer les ramifications du nerf au-

Fig. 520.

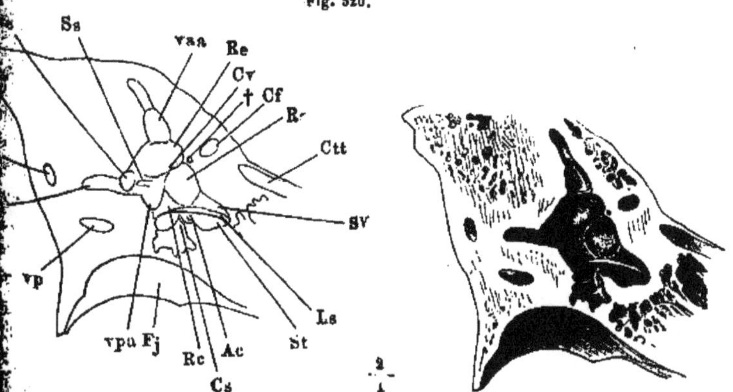

… du rocher droit, passant par le vestibule et parallèle à la paroi externe de cette cavité ; surface de section interne (*).*

Tache criblée supérieure.

…La plus considérable de ces taches (*tache criblée supérieure* de Morgagni) oc… la pyramide et son voisinage ; elle est creusée d'une vingtaine de trous et …sée par les filets des nerfs de l'utricule et des ampoules des canaux demi…aires supérieur et horizontal. Une autre tache (*tache criblée moyenne*),

Tache criblée moyenne.

…e de 13 à 16 ouvertures, occupe la portion inférieure et externe de la fos…hémisphérique ; elle livre passage aux filets du nerf sacculaire. Une troi…

Tache criblée inférieure.

…(*tache criblée inférieure*), très-petite et perforée de 8 trous, se voit à l'ori…pullaire du canal vertical postérieur ; elle est destinée au nerf ampullaire …canal. Une quatrième, enfin, formée d'un petit nombre d'orifices, se voit

Quatrième tache criblée.

…la fossette cochléaire, près de l'origine de la lame spirale ; elle livre pas…au rameau du nerf cochléen destiné à la paroi commune des deux vésicules …raneuses du vestibule.

Aqueduc du vestibule.

…*queduc du vestibule* (Av, *fig.* 520, B) est un canal osseux qui établit une com-

(*) … orifice de la branche commune des canaux demi-circulaires verticaux. — *Ss*, fossette sulciforme. … orifice ampullaire du canal vertical antérieur. — *Re*, fossette elliptique. — *Cv*, crête du vestibule. …tion du canal qui conduit la branche du nerf vestibulaire à la pyramide du vestibule. — *Cf*, sec… aqueduc de Fallope. — *Rs*, fossette hémisphérique. — *Ctt*, canal du tenseur du tympan. — *Sv*, …stibulaire. — *Ls*, lame spirale. — *St*, rampe tympanique. — *Ac*, orifice interne de l'aqueduc du … — *Cs*, crête semi-lunaire. — *Rc*, fossette cochléaire. — *Fj*, fosse jugulaire. — *vpa*, orifice ampul… canal vertical postérieur. — *vp*,*vp*, sections de ce canal. — *hp*, orifice postérieur du canal demi… horizontal.

munication entre la surface du rocher et la cavité du vestibule. Son or extérieur (V. *Ostéologie*, *fig.* 77, Aev), en forme de fente, se trouve à la p moyenne de la face postérieure du rocher, au-dessous d'une lame osseuse gulièrement dentelée. Son orifice interne est situé sur la paroi interne du tibule, en arrière de la fossette sulciforme. Son trajet est curviligne, son ca très-faible. Tapissé par un prolongement de la dure-mère, l'aqueduc du bule loge plusieurs vaisseaux et un canal spécial qui établit une communic entre les deux vésicules du vestibule.

B. — Canaux demi-circulaires.

Les canaux demi-circulaires, au nombre de trois, représentent des assez régulièrement recourbés en arc de cercle, logés dans l'épaisseur base du rocher et s'ouvrant dans le vestibule, à la partie externe et postér duquel ils sont situés.

Désignation

On a distingué les canaux demi-circulaires en *grand*, *moyen* et *petit*, ex

Fig. 521.

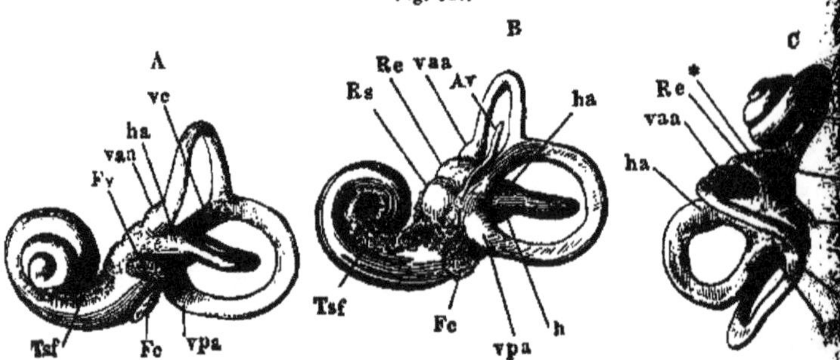

Moules du labyrinthe osseux (*).

sions qui introduisent une grande confusion dans le langage, parce qu'il n'y pas entre eux des différences assez notables, sous le rapport de la long pour qu'on puisse les reconnaître à ce seul caractère. Leur *direction* entre eux des différences plus tranchées : deux sont *verticaux*, le troisièm *horizontal*. Les plans des deux canaux verticaux se réunissent à angle l'un est *antérieur* et *supérieur*, l'autre *postérieur* et *inférieur*. Le canal hor est *externe* et reçu dans l'angle formé par les deux premiers.

Direction.

Le canal vertical postérieur est situé dans un plan parallèle à l'axe du ro sa convexité est dirigée en arrière. Le canal vertical antérieur se trouve un plan perpendiculaire à l'axe du rocher, à la surface duquel sa conv dirigée en haut, forme un relief assez marqué. Le canal horizontal a son convexe et tourné en dehors.

Les canaux demi-circulaires sont cylindriques, avec un léger aplatissem téral, et se renflent en ampoule à une de leurs extrémités (*extrémité ampu* qui toutes s'ouvrent dans le vestibule par autant d'orifices distincts, à l'e

(*) A, labyrinthe gauche, vu par sa face externe. — B, labyrinthe droit, vu par sa face interne byrinthe gauche, vu par en haut. — Fc (A), fenêtre cochléenne. — *Fv*, fenêtre ovale. — *Re*, fosse tique. — Rs, fossette hémisphérique. — *h*, canal demi-circulaire horizontal. — *ha*, ampoule du — *vaa*, ampoule du canal vertical antérieur. — *vpa*. ampoule du canal vertical postérieur. — vc commune des deux canaux verticaux. — Av, moule de l'aqueduc du vestibule. — Fc(B), fossette coc — Tsf, lame criblée spiroïde. — *, moule des canalicules qui aboutissent à la pyramide du

des extrémités non ampullaires des canaux verticaux, qui se réunissent en canal unique avant d'atteindre le vestibule.

Canal vertical antérieur.

Le *canal vertical antérieur* (*vaa*) et supérieur (petit) décrit les deux tiers environ de circonférence. Sa branche ampullaire est située en avant et en dehors, s'ouvre à la partie supérieure et externe du vestibule ; sa branche non ampullaire, postérieure et interne, s'unit à celle du canal vertical postérieur, pour former un canal commun, de 4 à 5 millimètres de longueur, qui s'ouvre à la partie supérieure et interne du vestibule.

Canal vertical postérieur.

Le *canal vertical postérieur* (*vpa*) et inférieur (grand), parallèle à la face postérieure du rocher, décrit un cercle presque complet. A partir du canal qui lui est commun avec le canal vertical antérieur, il se porte d'abord en dehors et en arrière, se recourbe de haut en bas, pour se diriger ensuite successivement en dedans, en avant et en haut, et se terminer par une ampoule arrondie dans la partie inférieure, postérieure et externe du vestibule, à 2 millimètres environ de l'origine du canal commun.

Canal horizontal.

Le *canal horizontal* (*h*) (moyen) décrit un peu plus d'une demi-circonférence ; sa branche ampullaire est antérieure. Il commence dans le vestibule entre la fenêtre ovale, qui est au-dessous, et l'orifice ampullaire du canal vertical antérieur, qui est au-dessus, décrit un cercle horizontal dont la convexité est en arrière, et s'ouvre sur la paroi postérieure du vestibule, entre l'orifice commun des deux canaux verticaux et l'orifice ampullaire du canal vertical postérieur.

Ainsi, les ampoules du canal vertical antérieur et du canal horizontal s'ouvrent très-près l'une de l'autre, dans la portion antérieure ou supérieure du vestibule, tandis que l'ampoule du canal vertical postérieur s'ouvre isolément à l'angle postérieur et inférieur de cette cavité.

Dimensions.

Les *dimensions* des canaux demi-circulaires sont les suivantes.

1° Longueur, mesurée au bord convexe :		
Canal vertical antérieur	20	millimètres
— — postérieur	22	—
— horizontal	15	—
Branche commune des canaux verticaux	2 à 3	—
2° Grand diamètre d'une section perpendiculaire	1,7	
Petit diamètre — —	1,3	

Le calibre des canaux augmente un peu vers l'orifice ampullaire.

Ampoules.

L'*ampoule*, séparée du vestibule et du reste du canal par un angle tranchant dans les canaux verticaux, se continue graduellement avec la partie cylindrique du canal horizontal ; sa longueur est de 2mm,5 en moyenne, sa largeur est un peu moindre.

La *surface interne* des canaux circulaires est lisse et tapissée d'un périoste mince.

C. — Limaçon.

Le limaçon (*cochlea*), ainsi nommé à cause de sa ressemblance avec la coquille du mollusque dont il porte le nom, est un organe conoïde, qui est formé d'un tube enroulé en spirale (*canalis spiralis cochleæ*) autour d'un axe central (*columelle*) et dont la cavité est divisée en deux demi-cavités ou *rampes* par une cloison étendue de la base au sommet du tube; cette cloison p[illegible] nom de *lame spirale*.

Situation. Le limaçon est la partie la plus antérieure de l'oreille interne; il est sit[illegible] dedans et en avant de la caisse du tymp[illegible] avant du vestibule; sa base est appuyée [illegible] fond du conduit auditif interne.

Fig. 522.

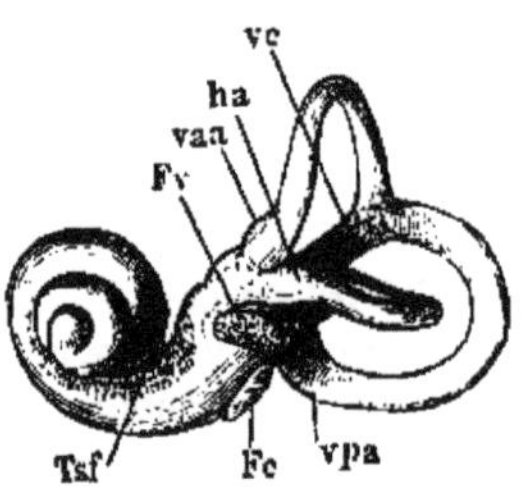

Labyrinthe gauche, vu par sa face externe (*).

Surface extérieure. Sa *surface extérieure* est confondue, chez l'a[illegible] avec le tissu propre du rocher; en sorte qu'il [illegible] beaucoup d'art pour sculpter le limaçon, [illegible] âge de la vie, sans pénétrer dans sa cavité. Ch[illegible] fœtus, au contraire, rien de plus facile, à r[illegible] de la couche mince du tissu spongieux qui [illegible]

Rapports. le limaçon du reste du rocher. La surfa[illegible] limaçon est en rapport, en haut, avec l'aq[illegible] de Fallope; elle répond, en bas, à la paroi in[illegible] de la caisse du tympan, en avant et en de[illegible] au conduit du muscle interne du marteau[illegible] avant et en dedans, au canal carotidien.

Idée générale de la lame des contours. 1° *Lame des contours*. On appelle *lame des contours* la lame compac[illegible] forme les parois ou la coquille du limaçon. Qu'on se figure un tube creux [illegible] à une de ses extrémités et enroulé en spirale autour d'un axe conique [illegible] *circa fulcrum convolvulus*, Haller), de telle manière que le tour de spir[illegible] avoisine la base, embrasse le tour de spire qui est plus élevé et que [illegible] parois adossées de ces tours de spire se confondent en une *cloison* simple [illegible]

Dimensions. aura une idée assez exacte de la lame des contours. — Ce canal spiral [illegible] 28 à 30 millimètres de *longueur*; son *diamètre* est d'environ 2 millim[illegible] mais il diminue graduellement de bas en haut. La base répond au so[illegible] du promontoire; d'abord aplati transversalement, il se porte en avant [illegible] peu en bas, puis successivement en haut, en arrière, en bas, etc., de ma[illegible] à décrire une spirale formée de deux tours et trois quarts.

La portion initiale de la lame des contours est détachée du reste du li[illegible] dans une étendue de 4 à 5 millimètres et légèrement évasée, comme le p[illegible] d'un cor (*fig*. 522); à son sommet, le canal spiral se termine en coupo[illegible] dôme.

La *surface interne* de la lame des contours présente une paroi exte[illegible] concave, et une paroi interne ou convexe, en rapport avec l'axe, auqu[illegible] adhère intimement. Cette dernière ne s'élève que jusqu'au sommet de [illegible] de sorte que, dans le tour supérieur, le canal spiral est incomplet, et [illegible] coupole n'est formée que par la paroi externe et supérieure.

Idée générale de l'axe du limaçon ou columelle. 2° *Axe* ou *columelle*. Du fond ou plutôt de la partie antérieure du fo[illegible] conduit auditif interne s'élève un *noyau* osseux, dirigé horizontalem[illegible] dehors et en avant, qui occupe le centre ou l'axe du limaçon et autour d[illegible] s'enroulent la lame des contours et la lame spirale. Ce noyau osseux p[illegible] nom d'*axe du limaçon* ou de *columelle* (*modiolus, nucleus*). L'axe part de la b[illegible] limaçon, mais n'atteint point la voûte de cet organe; sa *longueur* est de [illegible] Extrêmement épais au niveau du premier tour de spire, où son diamètre [illegible]

(*) *Tsf*, lame criblée spiroïde. — *Fv*, fenêtre vestibulaire. — *Fc*, fenêtre cochléenne. — *vaa*, [illegible] du canal vertical antérieur. — *ha*, ampoule du canal horizontal. — *vc*, branche commune [illegible] canaux verticaux. — *vpa*, ampoule du canal vertical postérieur.

millimètres, il est déjà beaucoup plus mince au niveau de la première moitié deuxième tour, et se trouve remplacé, à la hauteur de la seconde moitié du ième tour et du troisième demi-tour de spire, par une lamelle appelée

Fig. 523.

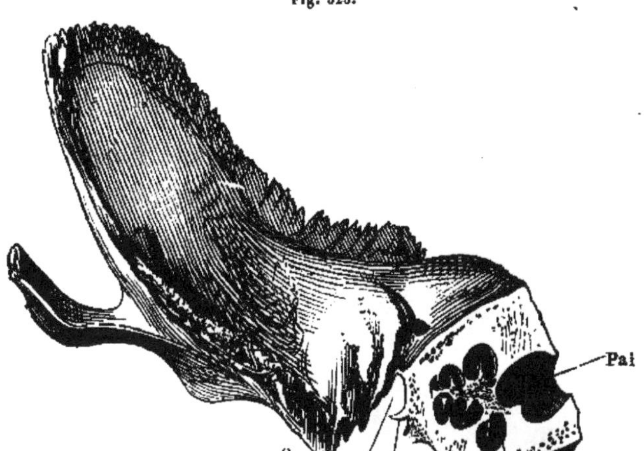

tion du rocher, pratiquée perpendiculairement à son axe longitudinal; surface de section postérieure (*).

dibulum (scyphus, Vieussens), lamelle caliciforme, dont l'évasement ré- à la coupole du limaçon.

base de la columelle, qui se voit au fond du conduit auditif, est creusée en tte et présente une disposition en pas de vis très-prononcée; elle est e d'une multitude de petits trous, rangés sur une double ligne spirale s *spiralis foraminosus*, Cotugno; *lame criblée de la base* du limaçon) et esquels s'exprime, pour ainsi dire, le nerf auditif. Ces trous sont répartis ne double série de *fossettes*, séparées par des crêtes. Il y a généralement trous par fossette, et chacun d'eux est l'origine d'un petit *canal* qui se d'abord parallèlement à l'axe du limaçon et se réfléchit ensuite en de- sur la lame spirale, pour s'ouvrir au bord convexe de celle-ci. Cette série de fossettes criblées décrit deux tours de spire et se termine par ifice plus considérable, qui occupe le centre de la base du limaçon et qui t dans un canal occupant l'axe de la columelle (*canal central*). Sa base.

sommet de la columelle (*apex*) répond à la fin du deuxième tour du lima- se trouve à un millimètre de distance de la voûte. Il présente un orifice, aison du canal central de l'axe. Aspect du sommet de la columelle.

urface de la columelle est unie à la paroi interne de la lame des contours sente une double rainure, qui correspond aux deux lamelles osseuses de Double rainure de la columelle.

conduit auditif interne. — *Ctt*, canal du muscle interne du marteau. — *Stu*, section de la cloi- sépare ce canal de la trompe d'Eustache. — *sM*, canal spiral de l'axe.

la cloison spirale; cette surface est criblée de trous (*foramina modioli*), **le passage des filets du nerf auditif.**

Lorsqu'on divise la columelle suivant son axe, on voit qu'à son centre e percée d'une foule de conduits, destinés au passage du nerf auditif. Ces duits aboutissent aux trous dont est criblée la surface de la columelle, et lesquels il en est un principal (*tubulus centralis modioli*) pour la branche nale du nerf auditif.

Lame spirale du limaçon.

Rampes du limaçon.

3° *Lame spirale.* Le canal spiral qui constitue le limaçon est divisé sa longueur en deux c secondaires, désignées s nom de *rampes* (*scalæ*), p cloison qu'on appelle *la rale.* Née de la partie infé et antérieure du vestibule médiatement au-dessus fenêtre ronde, où on l'ap très-facilement, la lame s se contourne suivant ses autour de la columelle et mine en pointe un peu a sous de la voûte du limaço lame spirale présente sa grande largeur dans le p tour; elle diminue grad ment dans le second to cesse au commencemen troisième, où elle se ter par une espèce de *croc bec* (*hamulus, rostrum laminæ spiralis*), dont le bord concave concourt à f l'orifice de communication entre les deux rampes. Par son *bord inter* appuie sur l'axe du limaçon, auqu adhère intimement; au-dessus de la melle, ce bord est libre dans une étendue, pour permettre une comm tion entre les deux rampes. Son *b terne*, convexe, finement dentelé, plus ou moins dans le canal spiral, n'atteint point la paroi externe de la des contours : la cloison qui sépa deux rampes est complétée par le *cochléaire*, dont il sera question pl (portion membraneuse de la lame sp

Fig. 524.

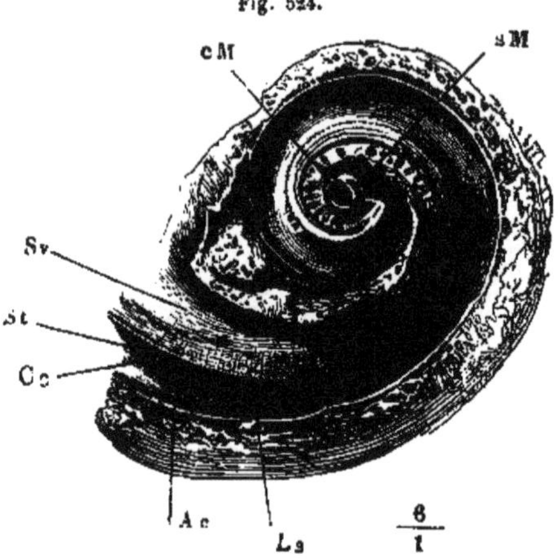

Limaçon osseux du nouveau-né (côté droit), ouvert par la face externe (*)

Fig. 525.

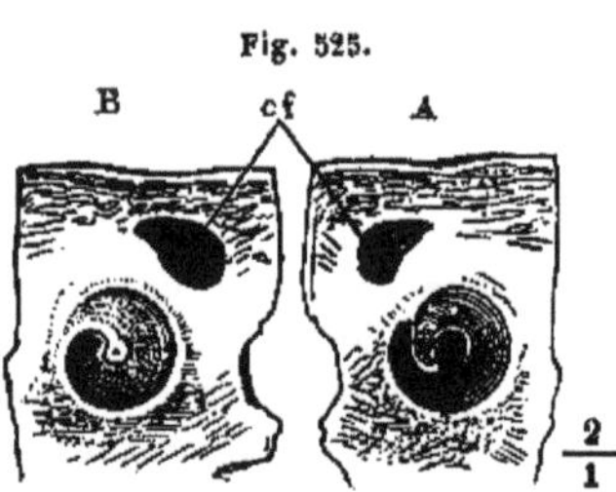

Section du sommet du limaçon osseux droit, pratiquée parallèlement à la base (**).

Il suit de la forme conique du li que, si la lame spirale était déployée, elle représenterait un triangle is dont la base répondrait à la fenêtre ronde et le sommet à la voûte du lim Les *deux faces* de la lame spirale, perpendiculaires à l'axe dans le p

(*) Sv, rampe vestibulaire. — St, rampe tympanique. — Ls, lame spirale. — Cs, crête s — Ac, orifice interne de l'aqueduc du limaçon. — cM, canal central. — sM, canal spiral de l'a

(**) A, surface de section inférieure. — B, surface de section supérieure. — cf, aqueduc de F

…r, se redressent graduellement vers lui dans les tours suivants; l'une …artient à la rampe vestibulaire, l'autre à la rampe tympanique. Toutes …x, mais particulièrement l'inférieure, sont souvent creusées de sillons pa…lèles, allant du bord interne vers le …d externe de la lame spirale, mais ne …assant pas le milieu de sa largeur.

…ette cloison osseuse est assez épaisse …niveau de son insertion sur la colu…lle, mais s'amincit vers son bord …; elle est partout composée de deux …elles unies par de la substance …gieuse et entre lesquelles se voient …canaux anastomosés extrêmement …és et très-nombreux, destinés aux …s du limaçon. Ces deux lamelles …iment sur l'axe du limaçon deux …ures bien distinctes.

Fig. 526.

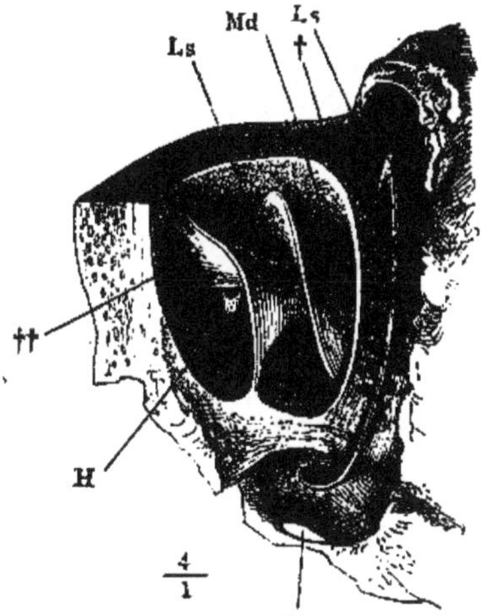

Limaçon osseux droit, ouvert par la face antérieure (*).

Rampes du limaçon.

… *Rampes du limaçon.* Les deux cavi… secondaires appelées *rampes du li…on, scalæ*, dans lesquelles la cloison …ale osseuse, complétée par les par… molles de cet organe, divise la cavité … limaçon, sont distinguées en *rampe …rne* et un peu *antérieure*, ou *vestibu…* (*scala vestibuli*), et en *rampe interne* …un peu *postérieure*, ou *tympanique* (*…la tympani*). Elles commencent au niveau du promontoire, où elles sont …aitement séparées l'une de l'autre, pour se terminer au sommet du lima… où elles communiquent entre elles par un …ce appelé *hélicotrême* par Breschet (*hiatus* …*carpa*). La première s'ouvre directement, à …ase, dans le vestibule, par un orifice ellip… situé à la partie antérieure, inférieure et …rne du vestibule, au-dessous de la fossette …isphérique ; la seconde, qui aboutit à la …tre ronde, communiquerait avec le tympan, … la membrane qui obture cette fenêtre (*scala* …*i*). A son origine, immédiatement au-dessus … fenêtre ronde, la rampe tympanique pré… une petite ouverture, *orifice interne de …educ du limaçon*, précédée d'une petite *crête …imaire* qui, du bord adhérent de la lame …le, s'étend vers la fenêtre ronde. La rampe …bulaire, d'abord plus étroite que la tympa…, lui devient égale après le premier tour, …l'emporte notablement en ampleur sur cette dernière. Une coupe de chacune … rampes, faite perpendiculairement à leur axe, représente un demi-cercle.

Fig. 527.

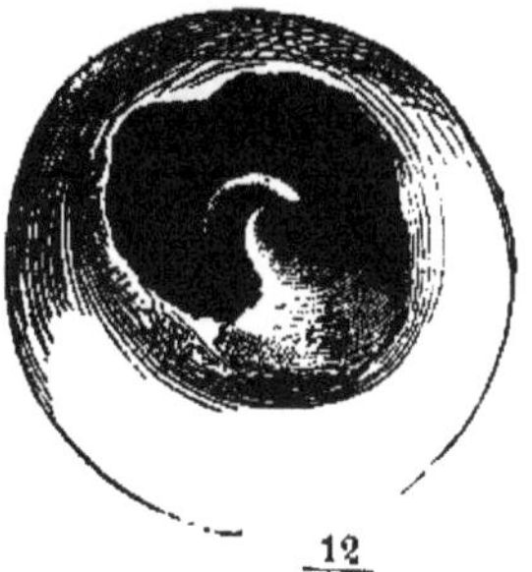

Sommet du limaçon osseux gauche, ouvert pour montrer l'extrémité de la lame spirale.

Orifice interne de l'aqueduc du limaçon

(*) …d, axe. — Ls, lame spirale. — H, crochet de cette lame. — Fec, fenêtre cochléenne. — †, section …cloison entre les tours du limaçon. — ††, extrémité supérieure de cette cloison.

Aquedue du maçon.

5° *Aqueduc du limaçon.* On appelle ainsi un conduit de forme pyramid triangulaire, ouvert, d'une part, dans la rampe tympanique du limaçon (*fig.* Ac), près de la fenêtre ronde, d'autre p au bord postérieur et inférieur du roc à côté de la fosse jugulaire (Voy. *Ostéol fig.* 75, Aec), par une extrémité évasé n'a nullement l'usage que lui avait assi Cotugno, et, de même que l'acqueduc vestibule, il n'est autre chose qu'un c veineux, tapissé par un prolongemen la dure-mère. Le liquide de Cotugn saurait donc, en aucune manière, tro d'écoulement par ce canal, qui est plétement obturé.

Fig. 528.

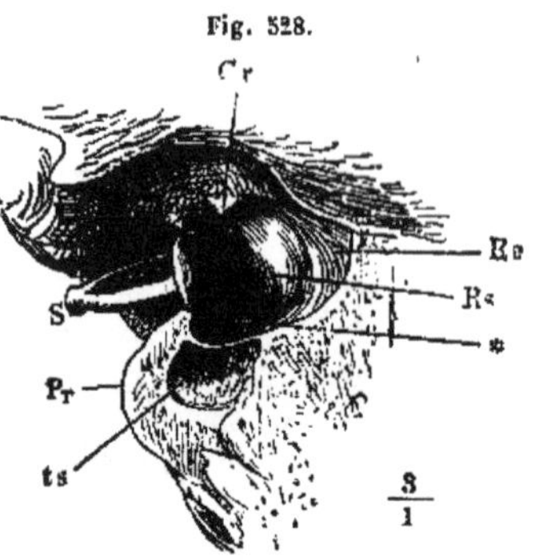

Section verticale et transversale du temporal gauche, passant derrière la fenêtre ronde. Surface de section antérieure (*).

Conduit auditif interne.

6° *Conduit auditif interne.* Le co auditif interne est un canal qui, de la postérieure du rocher, s'étend à l'or interne. Obliquement dirigé en ava en dehors, il a environ 9 millimètre longueur et 4 millimètres de diam Son *extrémité interne* est un orifice elliptique à grand axe horizontal; *extrémité externe* est close par une lame osseuse déprimée en fossette et sée par une crête transversal deux fossettes secondaires, supérieure, l'autre inférieure

Fig. 529.

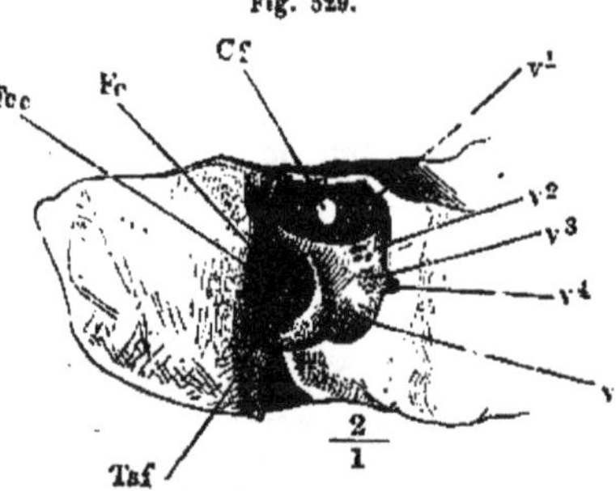

Fond du conduit auditif interne droit, mis à nu par l'ablation de l'os sur ses deux faces (**).

Fossette supérieure.

Entrée de l'aqueduc de Fallope.

fossette supérieure, moins large, plus profonde que l'inférieure, sente, en avant, l'*entrée de l'aq de Fallope* (Cf), qui donne pa au nerf facial; en arrière et sé par une crête verticale tranch une excavation profonde, (v^4), dont les parois sont percé petits orifices irréguliers à tr lesquels la branche supérieu nerf vestibulaire s'exprime, en que sorte, pour gagner la tach blée supérieure. La *fossette inférieure* est divisée par une crête peu sail en deux parties, l'une antérieure, l'autre postérieure. La première, ou

Fossette inférieure.

sette cochléenne (Fc), représente une surface circulaire percée de trous répond à la base du limaçon. Nous avons vu que ces trous sont dispo spirale (Tsf, *lame criblée spiroïde*) et qu'au milieu se trouve le trou centra La seconde, ou *fosssette vestibulaire*, également déprimée, arrondie et p d'orifices (v^5), répond, du côté du vestibule, à la tache criblée moyenn

(*) L'étrier (S) est en place. Le sommet du rocher est incliné en bas. — Re, fossette ellip Rs, fossette hémisphérique. — Cv, crête du vestibule. — Pr, promontoire. — ts, membrane de la ronde. — *, entrée de la rampe vestibulaire du limaçon.

(**) Cf, coupe de l'aqueduc de Fallope. — Fc, fossette cochléenne. — Fcc, trou central de la cochléenne. — Tsf, lame criblée spiroïde. — v^1 à v^5, ouvertures pour l'entrée des branches vestibulaire dans le labyrinthe.

...re de cette fossette se voit l'orifice (*foramen singulare*, Morgagni) d'un ...al étroit (v^4) par lequel passe le nerf ampullaire du canal vertical posté...r. Au-dessus de cet orifice, enfin, sont deux groupes d'orifices (v^3, v^2) ...ant l'entrée d'autant de canalicules par lesquels les divisions du nerf ...ulaire sont conduites à la tache criblée moyenne.

PÉRIOSTE DU LABYRINTHE.

...oute la surface interne du labyrinthe osseux est tapissée d'un périoste fort ...ce, excepté la portion de la lame des contours qui concourt à former la ...oi externe du canal cochléaire, où cette membrane prend une certaine ...sseur. Du vestibule, où il recouvre la fenêtre ovale et la base de l'étrier, ...érioste passe dans les canaux demi-circulaires et dans la rampe vesti...aire du limaçon, d'où il s'étend, à travers l'hélicotrème, dans la rampe tym...ique et sur la fenêtre ronde; il envoie également des diverticules dans les ...x aqueducs. Très-adhérent par sa face externe, le périoste du labyrinthe ...lisse et brillant à sa face interne, qui est recouverte, dans le limaçon, d'un

Fig. 530.

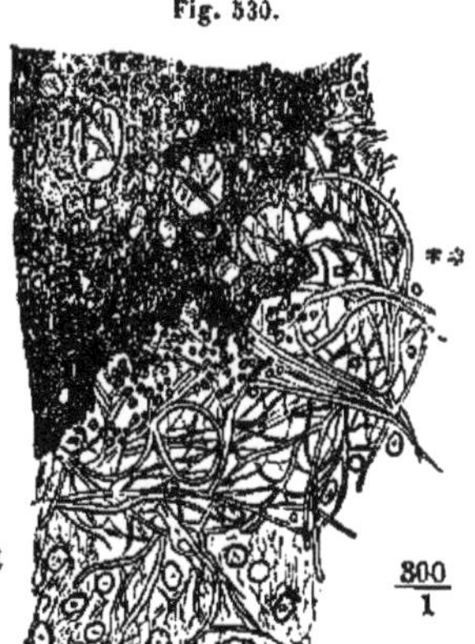

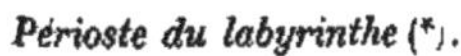

Périoste du labyrinthe (*).

Fig. 531.

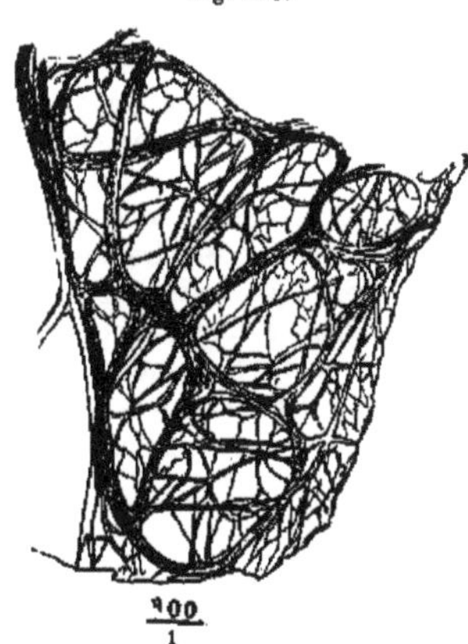

Périoste de la paroi externe du limaçon, très-près de l'insertion du canal cochléaire.

...hélium pavimenteux à larges cellules nucléées analogue à celui des mem...es séreuses. Dans le vestibule et les canaux demi-circulaires, il se déta...de sa face interne, de nombreux filaments qui se fixent, d'autre part, à la ...ce des parties membraneuses correspondantes et les maintiennent en ... Le périoste est très-mince dans les points où les parties du labyrinthe ...braneux sont directement en contact avec lui.

...périoste du labyrinthe est formé de *fibres* conjonctives rigides, anastomo... entre elles, avec de nombreux *noyaux* aplatis, arrondis ou elliptiques, dis... quelquefois très-régulièrement. On y trouve, en outre, des *cellules pig...aires* étoilées, analogues à celles de la choroïde, ainsi que des corpuscules

(*) 1, périoste. — 2, substance osseuse. — *, noyaux. — **, corpuscules calcaires.

sphériques ou piriformes (**, *fig.* 530) de nature calcaire. Ce périoste est très vasculaire, surtout au niveau de la paroi externe du canal cochléaire.

II. — LABYRINTHE MEMBRANEUX.

Les parties molles du labyrinthe se composent :

1° Du *labyrinthe membraneux* proprement dit ou des *organes essentiels de l'ouïe*, comprenant : *a*) deux vésicules qui occupent le vestibule, l'*utricule* et le *saccule*; *b*) les *canaux demi-circulaires membraneux*, qui s'ouvrent dans la cavité de l'utricule, et *c*) le *canal cochléaire*, situé dans le limaçon osseux et communiquant avec le saccule. Les cavités du labyrinthe membraneux sont distendues par un liquide appelé *endolymphe ;* un autre liquide, appelé *périlymphe*, le sépare du labyrinthe membraneux ;

2° Du *nerf acoustique*, dont les ramifications se distribuent aux diverses parties du labyrinthe membraneux ;

3° Des *vaisseaux* de l'oreille interne.

A. — Utricule et canaux demi-circulaires membraneux.

Vainement chercherait-on à étudier le labyrinthe membraneux sans préparation, chez l'homme. On ouvre le labyrinthe : il est plein de liquide ; l'œil ne peut y démêler rien autre chose. L'acide nitrique étendu d'eau a le double avantage de rendre les os sécables, à la manière des parties molles, et de durcir les parties nerveuses, en même temps qu'il les rend opaques. En faisant macérer pendant un ou deux jours les préparations, aussi fraîches que possible, dans l'acide chlorhydrique dilué, on donne aux os la mollesse nécessaire pour rendre possibles des coupes dans les divers sens. Il convient ensuite de placer la pièce ramollie dans l'alcool absolu, pour donner aux parties molles du labyrinthe plus de consistance. Quelques anatomistes se servent dans le même but d'une solution d'acide chromique ou de chromate de potasse.

On devra, avant d'étudier le labyrinthe membraneux chez l'homme, l'étudier d'abord chez les grands poissons cartilagineux, tels que la raie et le turbot, qui l'offrent à son maximum de développement. On voit alors que les canaux demi-circulaires et le vestibule contiennent, indépendamment d'un liquide, des *tubes* et *sacs membraneux* demi-transparents, dont l'aspect a beaucoup d'analogie avec celui de la rétine. Mais c'est surtout dans l'étude du limaçon membraneux qu'on se heurte à de grandes difficultés, qui, malheureusement, n'ont pas encore été vaincues d'une manière complète.

Fig. 253.

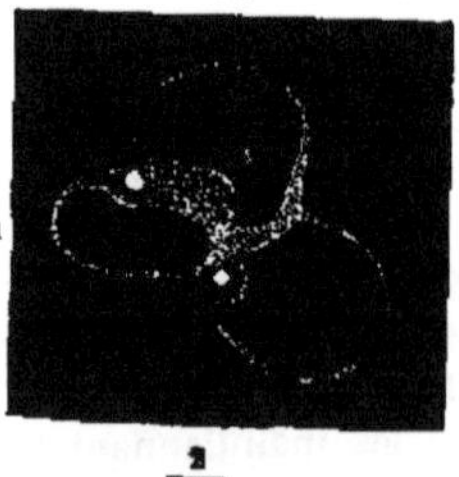

va h vp $\frac{2}{1}$

Utricule et canaux demi-circulaires membraneux (côté gauche) vus par la face externe (*).

Utricule.

L'utricule et les canaux semi-circulaires, de même que le saccule, sont en contact direct par une portion de leur périphérie, avec leur gaine osseuse, ou plutôt avec le périoste qui la tapisse : ils ne sont donc point entourés de toutes parts par la périlymphe, comme on a l'habitude de le dire. Les deux vésicules occupent environ un tiers de la capacité du vestibule ; elles sont l'une et l'autre écartées de la paroi externe de cette cavité, et conséquemment de la base de l'étrier.

(*) *va*, canal vertical antérieur. — *vp*, canal vertical postérieur. — *h*, canal horizontal.

1° *L'utricule* est une vésicule elliptique, aplatie de dehors en dedans, qui ecupe la partie supérieure et postérieure du vestibule. Son grand diamètre esure 3mm,5. Son extrémité supéieure correspond à la pyramide du stibule; à son extrémité inférieure trouve l'orifice ampullaire du canal rtical postérieur. La paroi supéure et interne est unie assez intiment à la fossette elliptique par du au conjonctif, ainsi que par des vaisaux et des nerfs. Sa paroi externe est re et séparée du vestibule osseux et la base de l'étrier par un espace ez considérable, rempli de *périmphe*. Sa paroi inférieure est en raport avec la paroi supérieure du sacle. Les canaux demi-circulaires embraneux s'ouvrent dans cette ca par cinq orifices distincts.

Fig. 533.

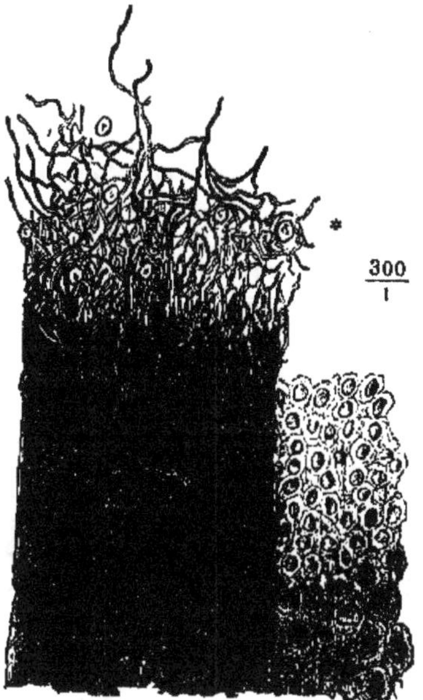

300/1

1 2

Paroi des canaux demi circulaires membraneux (*).

Canaux demi-circulaires membraneux.

2° Considérés comme des cordons rveux par Scarpa, qui, le premier, a décrits, les *canaux demi-circures membraneux* sont unis par des ceaux conjonctifs assez résistants à aroi convexe des canaux osseux corpondants, libres, d'ailleurs, au mide la périlymphe qui remplit ces niers, auxquels ils ne sont unis que quelques filaments déliés servant support à des vaisseaux. Bien qu'ils ne remplissent les canaux osseux que e manière incomplète, ils ont absolument la même figuration, si ce n'est qu'ils sont ovalaires sur une tion transversale : chaque canal membraneux a son poule (*ampulla membranacea*) ou sa *vésicule ovoide*. Les x canaux membraneux verticaux se réunissent en canal commun; il suit de là que les canaux demiculaires membraneux, de même que les canaux mi-circulaires osseux, s'ouvrent dans le vestibule mbraneux par cinq ouvertures bien distinctes, dont appartiennent aux extrémités ampullaires et deux extrémités non ampullaires.

Leur configuration. Leurs ampoules.

Leurs cinq ouvertures.

Fig. 534.

100/1

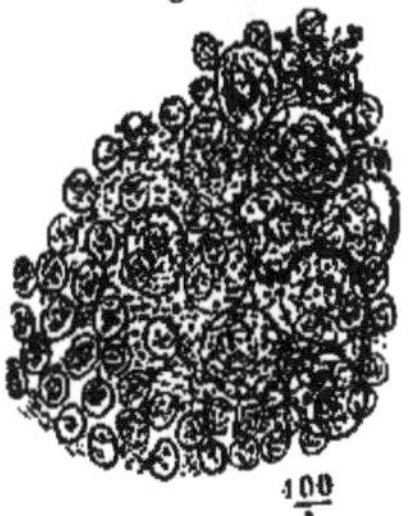

Surface interne de la tache auditive de l'utricule, traitée par la soude.

es ampoules membraneuses remplissent presque plètement les parties osseuses correspondantes; se distinguent plus nettement du reste du canal mbraneux, plus délié proportionnellement.

Ampoules membraneuses.

r la *face interne de l'utricule* on distingue la *tache auditive*, qui répond à portion plus épaisse et plus résistante de la paroi utriculaire. Presque cir-

Tache auditive.

(*) 1, membrane propre. — *, bord de cette membrane dilacéré artificiellement. — 2, épithélium.

culaire, elle a un diamètre de 2 millimètres et reçoit les ramifications d'
des branches du nerf acoustique.

Crête auditive des ampoules.

A la *face interne des ampoules* on trouve la *crête auditive*, qui porte les ter naisons du nerf ampullaire : c'est une saillie transversale, blanc jaunâtre, proémine dans la cavité de l'ampoule. Sa forme est semi-lunaire, avec des trémités arrondies et une portion moyenne un peu étranglée (*fig.* 535). La cr auditive est située près de l'orifice utriculaire de l'ampoule, sur le prolo ment du bord convexe du canal membraneux. C'est à elle qu'aboutissent vaisseaux et nerfs ampullaires.

Parois de l'utricule et des canaux membraneux. Leur texture.

Les *parois de l'utricule et des canaux membraneux* sont transparentes, h lines, très-minces ; après l'écoulement du liquide qui les distend (*endolym* elles s'affaissent et se plissent.

Quant à leur *texture*, elles se composent d'une couche externe ou *fibreuse*, mée de tissu conjonctif avec de nombreux *noyaux* arrondis ; cette couche,

Fig. 535.

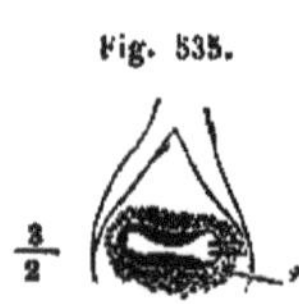

*Ampoule ouverte. — *, crête auditive.*

Fig. 536.

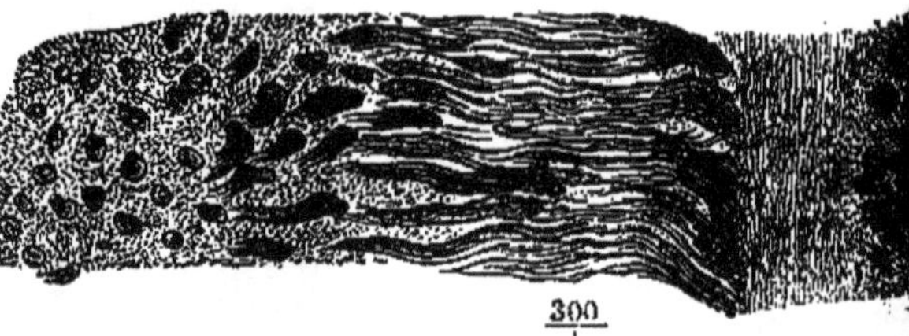

Portion de la figure 535 *comprise entre les deux lignes horizont avec la terminaison des nerfs vus de face.*

Fig. 537.

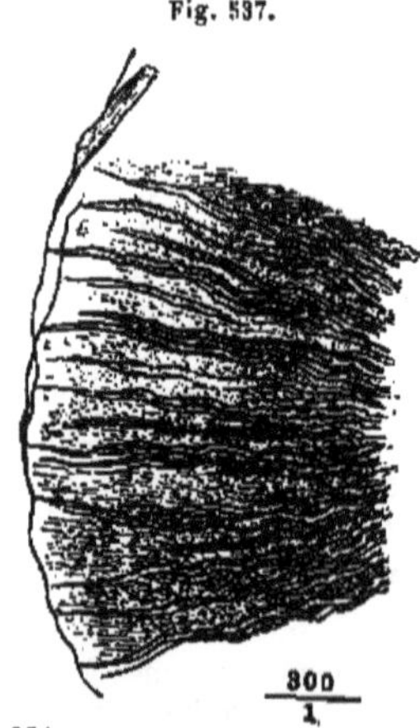

Même portion de la fig. 535 *vue sur une coupe transversale.*

vasculaire, est revêtue intérieurement d'une la hyaline très-mince, portant à sa face interne saillies en forme de *papilles* irrégulières et tapisse un *épithélium pavimenteux* simple à no ovulaires. Les cellules de cet épithélium son forme polyédrique et de grosseur variable niveau de la tache auditive, elles sont très- mineuses et mesurent 0^{mm},016 en diamètre les crêtes auditives des ampoules on trouve *épithélium cylindrique stratifié.*

Épithélium.

D'après les nouvelles recherches d'Odenius, pithélium de la tache auditive de l'utricule e saccule, ainsi que des crêtes auditives, beau plus épais que celui du reste de la paroi de vésicules, se compose de deux éléments : *cellules cylindriques*, renfermant un contenu g leux jaunâtre ; 2° d'*éléments fusiformes*, sans no distinct, auxquels Kœlliker propose de donn nom de *cellules auditives*. Ces éléments, remar bles par leur aspect brillant, ont une de leurs extrémités est garnie de *auditifs*, analogues à ceux qu'on a observés chez les animaux, tandis que extrémité opposée semble se continuer avec une fibre nerveuse ; ils sont

...ement distribués sur toute l'étendue de la tache auditive, entourés de ...ules cylindriques, qui, sur la périphérie de la tache, se transforment gra...ellement en cellules d'épi...élium pavimenteux. Ces ob...rvations concordent avec ...les de Kœlliker sur le bœuf.

...cils auditifs sont des fila...nts allongés, rigides, qui ...posent par une large base ... les cellules épithéliales et ... se terminent par une ...nte fine plongée dans l'en...lymphe. Ils mesurent 0mm,08 ... longueur, chez la raie ...Schultze). La substance qui ...compose est très-altérable. Cils auditifs.

Fig. 538.

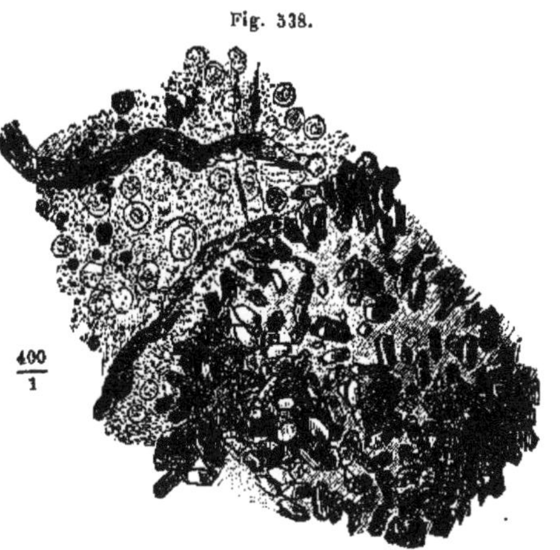

Portion de la paroi de l'utricule, garnie d'otolithes.

...ans la région où se distri...nt les nerfs, on observe, ...me à l'œil nu, à la face in...e de l'utricule, une tache ...che, nettement délimitée; ...e tache est constituée par une multitude de corpuscules microscopiques ar...dis ou allongés, dont quelques-uns représentent de véritables prismes à six ...s terminés en pointe à leurs extrémités (*fig.* 538). Ces corpuscules, désignés ...s le nom d'*otolithes*, *otoconie*, sable auditif Breschet, sont unis entre eux par ...e substance comme muqueuse et sont formés de carbonate de chaux, peut-...e avec un peu de substance organique. Leurs connexions avec la paroi de ...ricule ne sont pas encore nettement établies. On en rencontre également ...s les canaux demi-circulaires membraneux, principalement dans le canal ...izontal. Otoconie.

... Saccule et portion membraneuse du limaçon ou canal cochléaire.

... Le *saccule* (*sacculus proprius, sphæricus*, Sœmmering), beaucoup plus petit ...l'utricule, est une vésicule sphérique, de 1mm,6 de diamètre, supportée par ...col étroit. Logé dans la fossette hémisphérique du vestibule, à laquelle il ...plus lâchement uni que l'utricule ne l'est à la fossette elliptique, il a son ... tourné en haut et en avant, vers l'utricule. Les parois adossées des deux ...cules sont partiellement unies entre elles, mais leurs cavités sont indé...dantes l'une de l'autre. Saccule. Son col.

...e *col* (*ductus reuniens*) naît de la paroi inférieure du saccule et se dirige, en ...et en arrière, vers la paroi supérieure de l'extrémité vestibulaire du canal ...léaire, dans lequel il s'ouvre à angle droit, en laissant à son côté externe ...ul-de-sac de ce canal qui rappelle le grand cul-de-sac de l'estomac. Sa ...ueur est de 0mm,7.

...a *texture* du saccule, le mode de terminaison des nerfs qu'il reçoit et son ...enu rappellent de tous points ce qui s'observe dans l'utricule. Texture.

La *portion membraneuse du limaçon* (1) est constituée par un canal membra-

(1) Les détails relatifs à cette partie de l'oreille interne sont extraits en grande partie ...raité *d'anatomie systématique* de Henle.

Canal cochléaire. neux appelé *canal cochléaire* (*portion molle de la lame spirale* des auteurs) et s'étend dans toute la longueur du bord externe ou convexe de la lame spi Ce canal naît par un cul-de-sac logé dans la fossette cochléaire du vestibu

Fig. 539.

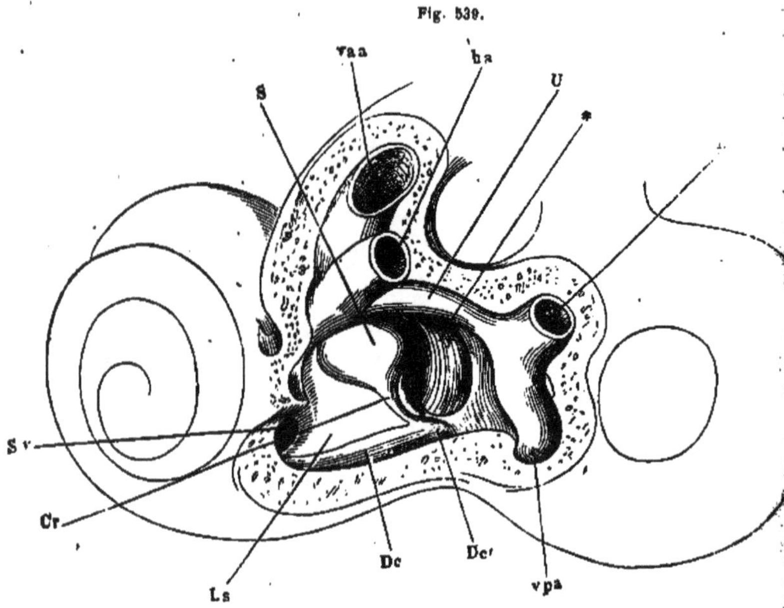

Labyrinthe osseux gauche, dont le vestibule est ouvert par la face externe, pour m les parties du labyrinthe membraneux qu'il renferme (*).

dépassant un peu le col du saccule, parcourt toute la longueur du cana limaçon, en diminuant peu à peu de calibre, et se termine par un autre de-sac, plus étroit que le premier, au sommet du limaçon. Sa longueu d'environ 30 millimètres (Waldeyer). Fixé, d'une part, à la lame spirale, d'a

Sa forme. part, à la paroi externe de la lame des contours, le canal cochléaire a la f

Ses parois. d'un prisme triangulaire recourbé. De ses trois *parois*, deux (*v* et *b*, *fig.* qui lui appartiennent en propre, sont planes et se détachent du bord ext de la lame spirale; la troisième (*e*), concave en dedans, est confondue ave périoste qui tapisse la portion de la lame des contours comprise entre les b externes des deux premières. Des deux parois propres, l'une (*b*), inférieure tournée vers la rampe tympanique : elle porte le nom de *membrane basila* présente la même direction que la lame spirale, qu'elle semble prolonge dehors; l'autre, supérieure (*v*), porte le nom de *membrane de Reissner*; el mite la rampe vestibulaire et forme avec la membrane basilaire un a

(*) U, utricule. — S, saccule. — *Cr*, col du saccule. — *Dc*, canal cochléaire. — *Dc'*, cul-de ce canal qui déborde le col du saccule. — *Ls*, lame spirale. — *Sv*, rampe vestibulaire. — *vaa*, mité ampullaire du canal demi-circulaire vertical antérieur. — *ha*, extrémité ampullaire du canal zontal. — *h*, extrémité non ampullaire de ce canal. — *vpa*, extrémité ampullaire du canal vertic térieur. — *, rameau du nerf cochléaire, qui pénètre dans le vestibule par la quatrième tache crib

...u, qui va en diminuant à mesure qu'on se rapprohe du sommet du lima-...n. A l'union de la membrane basilaire avec la paroi externe de la lame des ...tours, tapissée d'un périoste épais et vasculaire, se voit une saillie considé-...ble qui a été nommée *ligament* ...*ral* (Lsp).

Bordure de la lame spirale.

Sur le bord externe de la lame ...rale osseuse, en dehors de la ...ne d'origine de la paroi vesti-...laire du canal cochléaire, fai-...t saillie, par conséquent, dans ...canal, se fixe une bandelette ...olle, appelée *bordure de la lame* ...*rale*, *limbus* (L*ls*) (*zone moyenne* ...Breschet, *zone cartilagineuse* ...Huschke, *crista spiralis* de ...ldeyer); on peut la considérer ...quelque sorte comme un ...aississement du périoste qui ...isse la face supérieure de ...te lame, épaississement qui va ...augmentant vers le bord libre de la bandelette, creusé en gouttière (*gouttière* ...*rale*, Ssp, *fig.* 541) et présentant deux *lèvres*, l'une supérieure ou *vestibulaire* ..., *fig.* 541), l'autre ...érieure ou *tympani-*...e (L*t*), la première ...re, extrêmement ...nchante et divisée ...dents allongées et ...drilatères, de la ...me des incisives; ...seconde, plus sail-...e dans le canal ...léaire et se conti-...t avec la mem-...e basilaire. Les ...ensions de la bordure de la lame spirale vont en diminuant vers le sommet ...limaçon; sa largeur est de $0^{mm},25$ dans le premier tour et se réduit à ...12 vers la fin du troisième.

Fig. 540.

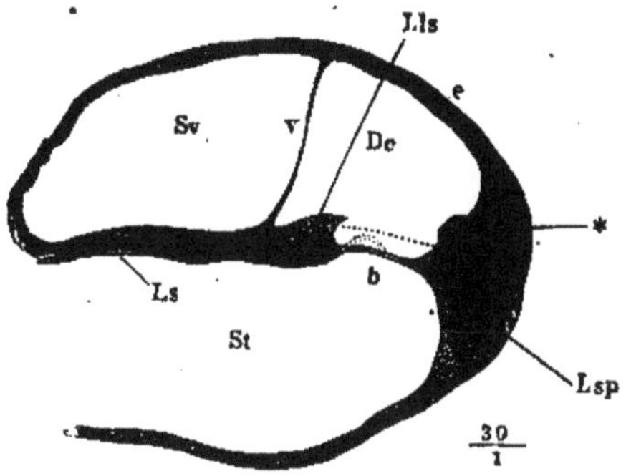

Section transversale d'un tour de spire d'un limaçon ramolli dans l'acide chlorhydrique (*).

Fig. 541.

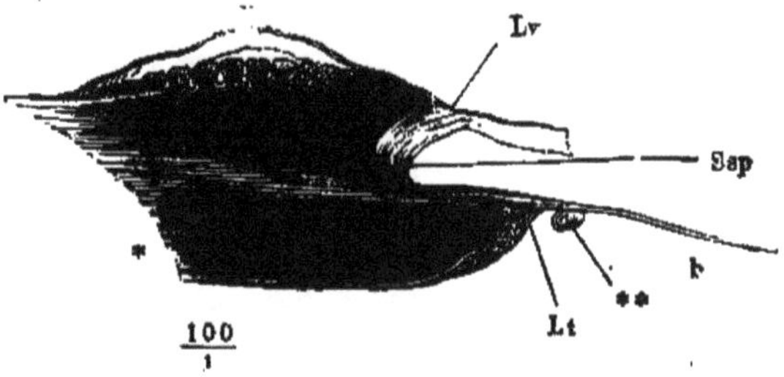

Section du bord de la lame spirale (**).

Lèvre vestibulaire.

...a *lèvre vestibulaire* de la bordure, ainsi que sa face supérieure, est garnie ...saillies allongées, en forme de papilles (*fig.* 542,1), plus larges à leur extré-...libre, qui est arrondie et mesure $0^{mm},01$ en diamètre, qu'à leur base d'im-...tation. Ces papilles augmentent de hauteur vers le bord libre de la bordure, ...les ont $0^{mm},02$; en même temps elles s'inclinent graduellement vers la ...supérieure de la bordure et finissent par lui devenir parallèles, de sorte

(*) Ls, lame spirale. — *b*, membrane basilaire. — *Lls*, bordure de la lame spirale. — *Sv*, rampe ves-...re. — *St*, rampe tympanique. — *Dc*, canal cochléaire. — *Lsp*, ligament spiral. — *v*, membrane ...ulaire. — *e*, paroi externe du canal cochléaire. — *, bourrelet de cette paroi. Les lignes ponctuées ...t des sections de la membrane de revêtement et des bâtonnets auditifs.

(**) Lv, lèvre vestibulaire. — *Lt*, lèvre tympanique. — *Ssp*, gouttière spirale. — *v*, membrane vestibu-... — *b*, membrane basilaire. — *, fibres nerveuses. — **, vaisseau spiral.

que c'est leur extrémité libre qui constitue le bord de la lèvre vestibul Enfin elles s'aplatissent peu à peu de haut en bas et prennent la form

Dents auditives.

Fig. 542.

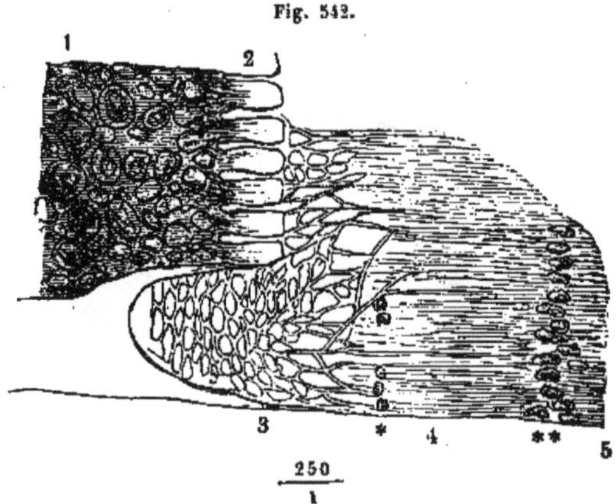

Aspect de la gouttière spirale vue par la face supérieure (*).

bandelettes quadr laires ou de dents, le nom de *dents tives* (*fig.* 542, 2; *fig* 1), qui leur a été d par Huschke (*dent la première série,* C Coupées carrémen leur bord libre, dents auditives très-régulièremen posées sur toute l gueur de la bord excepté à son extr supérieure, où ell raccourcissent gra lement et disparais Leur longueur es 0mm,03, leur largeur, de 0mm,012. Leur nombre total, calculé pour une gueur de 30 millimètres, à laquelle on estime la bordure, serait de

Fig. 543.

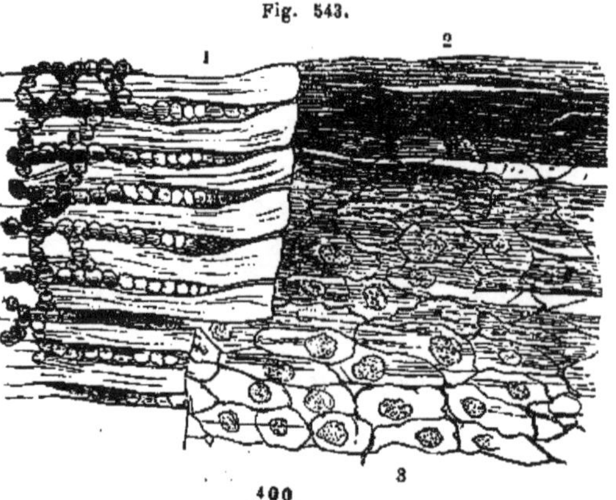

Bordure de la lame spirale et fond de la gouttière spirale, vus par la face supérieure (**).

Les fentes qui sép les bords latéraux dents auditives, larges près de la d'implantation de dernières, et les i valles des papilles, remplis de petites lules polyédriques lantes, très-se (*fig.* 543), apparten l'épithélium du cochléaire, d'apr recherches de deyer. Un *épith pavimenteux* à cellules (*fig.* 543, 3 se continue avec l vêtement interne nal cochléaire, couvre la face supérieure de la lèvre vestibulaire. Les des dents auditives sont encore complétement inconnus.

Lèvre tympanique.

La *lèvre tympanique* (*fig.* 540, *Lt*) est formée de deux feuillets membr très-minces, entre lesquels cheminent les faisceaux nerveux qui émergent

(*) 1, papilles. — 2, dents de la lèvre vestibulaire. — 3, bord de la lèvre tympanique. — 4, zone de la membrane basilaire. — 5, zone externe — ***, —, restes de l'insertion externe et inter bâtonnets auditifs.

(**) 1, dents de la lèvre vestibulaire. — 2, faisceaux nerveux. — 3, épithélium qui les recouvre.

me spirale et qui se réunissent en dehors pour former un bord tranchant, où part la membrane basilaire. Le feuillet supérieur est perforé, dans sa por-n périphérique, d'une série régulière d'ouvertures ou plutôt de canaux obli-es (*fig.* 544, 2′), que traversent ces sceaux nerveux pour pénétrer dans canal cochléaire, où nous les suivrons us tard.

Fig. 544.

Préparation prise dans le premier tour de spire du limaçon du chat (*).

Membrane vestibulaire ou de Reissner.

La *paroi vestibulaire* du canal co-hléaire, *membrane de Reissner* (*fig.* 540,), extrêmement mince et délicate chez adulte (0mm,005 d'épaisseur), se voit rement, sur les préparations, autre-ent que par lambeaux (541, *v*). Elle est point formée de fibres, mais on y uve quelques noyaux elliptiques, atis, ainsi que des réseaux de capil-res sanguins à larges mailles, établis-nt une communication entre les vais-aux de la lame spirale et ceux de la roi externe de la lame des contours. sa face interne, on rencontre un *épithélium* simple, à petites cellules cu-ues.

Membrane basilaire.

La *membrane basilaire* (*fig.* 540, 541, *b*), continuation de la lèvre tympanique, oît en largeur de la base sommet du limaçon. Sa geur est donc en raison erse de celle de la lame rale et de la bordure; elle , chez le nouveau-né, de ,17 au milieu du premier r de spire du limaçon, de ,3 à la fin de ce tour, de ,45 à la fin du deuxième r, et de 0mm,5 au niveau crochet de la lame spirale nsen).

Fig. 545.

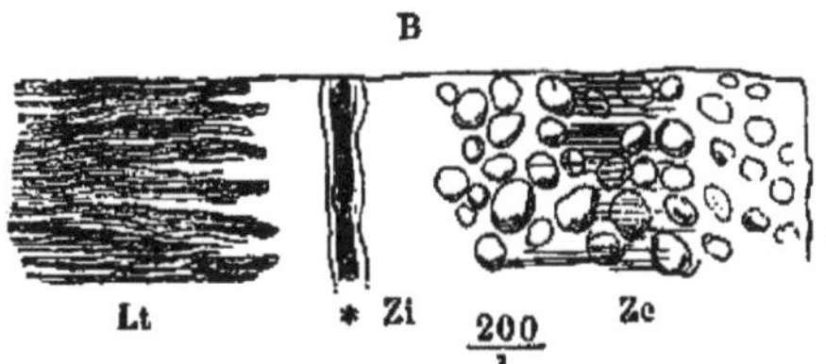

Membrane basilaire du mouton (**).

a membrane basilaire ut se diviser en deux zones ; la *zone interne* (*fig.* 544, 545, B, *Zi*; 552, B, *b*) repo-t, par leurs deux extrémi-une série simple de petits ps allongés, arqués, *bâtonnets auditifs*, dont la portion moyenne s'élève en me de voûte ou de toit au-dessus de cette membrane. La largeur de cette e, mesurée par la corde qui sous-tend l'arc décrit par les bâtonnets, est la

Bâtonnets auditifs.

(*) 1, dents auditives. — 2, feuillet supérieur de la lèvre tympanique, auquel adhèrent encore quelques eaux nerveux. — 2′, trous de ce feuillet. — 3, région des bâtonnets internes, recouverts d'une sub-e grenue. — 4, extrémités articulaires. — 5, bâtonnets externes.

(**) A, sur une section transversale. — B, de face. — *Lsp*, ligament spiral. — *Lt*, lèvre tympanique, ses faisceaux nerveux terminaux. — *Zi*, *Ze*, zones interne et externe. — *, vaisseau spiral.

même dans tout le limaçon (0mm,015). La *zone externe* (*fig.* 541, 5 ; 544, Ze), ses variations de largeur, détermine donc seule celles de la membrane b laire ; elle peut atteindre 0mm,3 et plus.

Sa structure.

Outre l'*épithélium* qui garnit sa surface et qui est le même que dans le

Fig. 546.

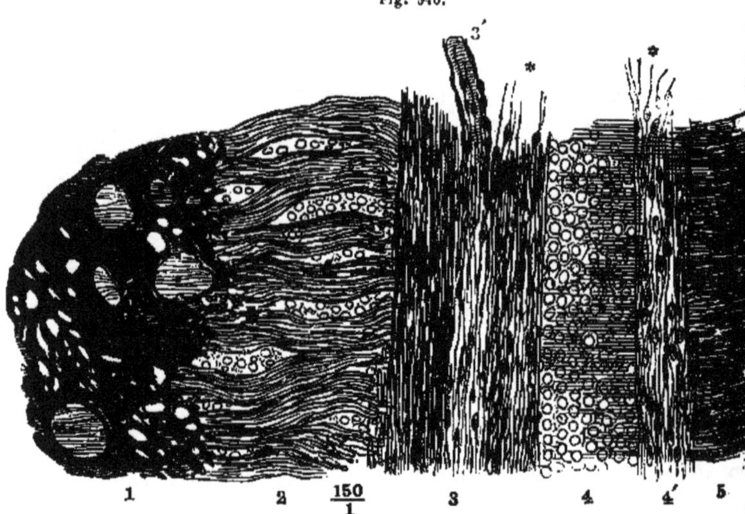

Paroi inférieure du canal cochléaire d'un limaçon d'enfant conservé dans l'acide mique. Face inférieure (*).

du canal cochléaire, la membrane basilaire se compose de deux couch 1° d'une *membrane amorphe*, continuation du feuillet supérieur de la lèvre panique, plus épaisse en dehors qu'en dedans et couverte à sa surface ty nique, chez les animaux adultes, de petites verrues hémisphériques, analo à celles qui, dans l'œil, garnissent la périphérie de la membrane de Demo 2° d'une *couche simple de fibres serrées*, rectilignes, à direction radiée, qui vrent la face vestibulaire de la membrane amorphe (*fig.* 542).

Vaisseau spiral.

Sur la face tympanique de la membrane basilaire, on observe, au nive la zone interne, un vaisseau (*vas spirale* de Huschke (*fig.* 545, B, * ; 546, 3 touré d'une gaîne de tissu conjonctif; un autre faisceau du même tiss trouve près du ligament spiral (4'), de sorte que la zone externe de la brane amorphe est seule à nu sur cette face. Le *vas spirale*, parfois doubl une petite veine creusée, à la manière d'un sinus, dans la substance gène de la membrane basilaire; il est en communication, par des vaiss radiés qui s'en détachent à intervalles égaux, avec les vaisseaux de la spirale osseuse.

La membrane basilaire, lisse et toujours tendue, ne paraît point élast détachée de ses insertions, elle a peu de tendance à s'enrouler sur elle-m

Ligament spiral.

Le *ligament spiral* (Lsp, *fig.* 540, 545, A), qui unit la membrane basilaire

(*) 1, Lamelle osseuse de la lame spirale. — 2, lèvre tympanique et faisceaux nerveux terminaux. — ceaux spiraux de tissu conjonctif sous-jacents à la zone interne de la membrane basilaire. — 3', spiral. — 4, zone externe de la membrane basilaire. — 4', faisceau spiral de tissu conjonctif. — ment spiral.

…externe de la lame des contours, est une sorte de bourrelet triangulaire, formé …issu fibreux, sur la face supérieure duquel se prolonge un peu le feuillet amor… de la membrane …ilaire. Les fibres …t il se compose …analogues à celles …périoste et entre…ées de noyaux; …s convergent tou… vers l'angle in… …s du ligament. …0mm,2 au-dessus …l'insertion de la …mbrane basilaire, …aroi externe du …l cochléaire pré… …un autre bour… (*fig.* 547, *), de …08 de hauteur, …s'étend dans toute …ngueur de cette …i. A ce niveau, …ans toute la por… de la lame des …ours qui con… …t à former le …l cochléaire, le …oste constitue …couche spéciale, …se distingue du …par son épais… …et par sa couleur …e rougeâtre ou …âtre. Cette cou… …est due aux nom… …x vaisseaux de …région (d'où le …de *strie vasculaire* …que lui a donné …, et à de petites …es polygonales, …lies de *granulations pigmentaires* jaunes, qui entrent dans sa constitution.

Strie vasculaire.

Fig. 547.

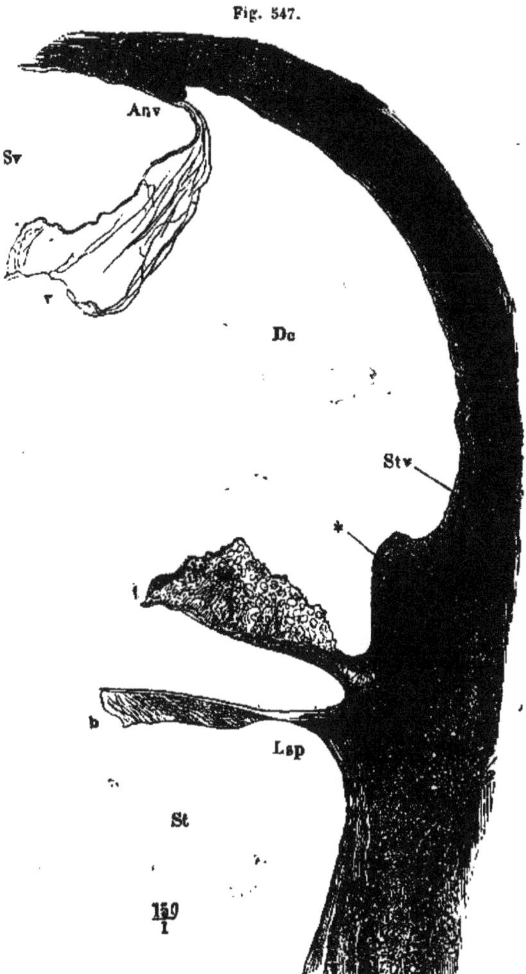

Section de la paroi externe du canal cochléaire (*).

…re le ligament spiral et le bourrelet dont il vient d'être question, se voit …rtion de la *membrane de revêtement* (membrana tectoria, *t*, Claudius), qui s'étend à la lèvre vestibulaire de la bordure de la lame spirale, immé-

Membrane de revêtement.

…préparation provient d'un limaçon de chat ramolli dans l'acide chlorhydrique. — Dc, canal co… — Sv, rampe vestibulaire. — St, rampe tympanique. — Lsp, ligament spiral. — Stv, strie …ire. — Anv, angle vestibulaire. — v, membrane vestibulaire. — t, membrane de revêtement. …mbrane basilaire. — *, bourrelet de la paroi externe du canal cochléaire.

diatement en dehors de l'origine de la paroi vestibulaire du canal cochl... Parallèle à la membrane basilaire, elle divise le canal cochléaire en deux ... bres, l'une supérieure, remplie d'endolymphe, l'autre inférieure, qui con... un organe extrêmement compliqué, *organe de Corti*, auquel Henle a don... nom d'*appareil auditif* ... *nal*. La membrane de re... ment est très-mince, mais ... moins assez résistante, ... et élastique (1). Au nive... son bord externe, elle se ... double pour loger un ... très-étroit, renfermant ... être un vaisseau sanguin...

Fig. 548.

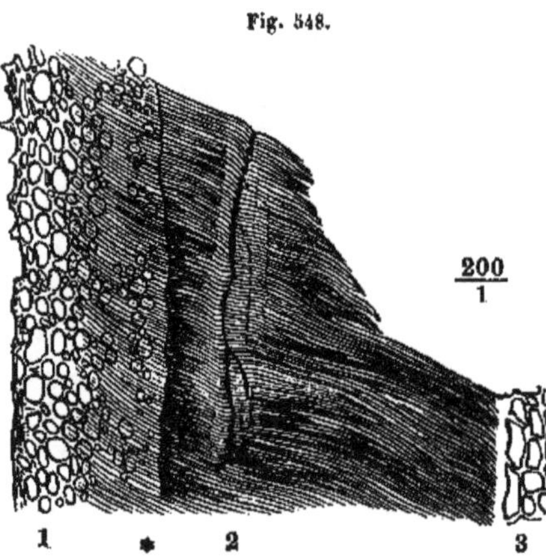

Portion de la membrane de revêtement, vue de face (*).

La membrane de revête... peut être divisée en trois ... (*fig.* 548) : la plus *interne* ... qui couvre la lèvre vestibul... est une membrane amor... percée de nombreux trous ... ou moins larges, mais do... diamètre répond assez bie... saillies verruqueuses de ... lèvre, qui semblent y pr... ner; cette zone se continue insensiblement avec la *zone moyenne*. Celle-ci ... la plus considérable et la plus épaisse, est formée de plusieurs couches de ... onduleuses, parallèles entre elles dans chaque couche, mais entre-crois... angle aigu dans les diverses couches et toutes étendues obliquement de de... en dehors. La *zone externe* (3), enfin, nettement séparée de la zone moy... est constituée par un réseau très-fin et très-délicat, à mailles allongées da... sens de l'axe du canal cochléaire.

L'*appareil auditif terminal* ou *organe de Corti* se compose des parties suiva...

Appareil auditif terminal.

1° Des *bâtonnets auditifs* ou *piliers de Corti;*

2° D'une *membrane fenêtrée* ou *réticulée;*

3° De *cellules à noyau*, de formes variées;

4° De *fibres*, dont la nature est encore incertaine.

Bâtonnets auditifs.

1° Les *bâtonnets auditifs* (*bacilli acustici; dents de la deuxième rangée*, C... *fibres de Corti*, Kœlliker, *piliers de Corti*) forment la portion la plus remarq... sinon la plus importante au point de vue physiologique, de l'appareil audi... minal. Ce sont des petits corps allongés qui, par leur disposition régulière ... toute la longueur du canal cochléaire et par leurs connexions intimes av... extrémités terminales du nerf acoustique, rappellent de prime abord les ... les marteaux ou les touches d'un piano et portent à croire que ce sont ... vibrations qui, transmises à l'encéphale, nous donnent les notions de son...

Les bâtonnets auditifs forment deux séries, l'une interne, l'autr...

(1) Suivant Waldeyer, au contraire, la membrane de revêtement est molle, ... tique, presque gélatineuse, appliquée partout sur la membrane réticulée et termi... un bord libre extrêmement mince, dans la région des cellules ciliées les plus ext...

(*) 1, zone interne. — 2, zone moyenne. — 3, zone externe. — *, limite entre la zone interne et la zone ...

...rne, qui ne concordent pas entre elles, soit pour le nombre, soit pour la ...rme des éléments dont elles se composent. Articulés ensemble par une ...leurs extrémités, appelée ...e, qui s'élève au-dessus de ...membrane basilaire, les ...tonnets internes et les ...tonnets externes sont fixés ...r cette membrane par ...utre extrémité, qu'on peut ...peler l'extrémité inférieu... ou le *pied* des bâtonnets.

Fig. 549.

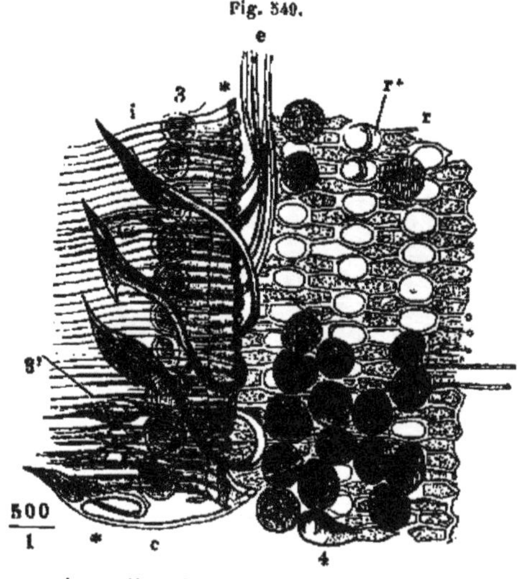

Appareil auditif terminal du mouton (*).

Bâtonnets internes.

...Les *bâtonnets* ou *piliers in...rnes* présentent deux va...étés de forme : les uns sont ...latis perpendiculairement ...la surface de la membrane ...silaire ; leur section trans...rsale est elliptique : ils se ...uchent par leurs bords et ...rment par leur réunion ...e paroi plane. Les autres ...nt cylindriques et ne s'é...rgissent qu'à leurs deux ...rémités ; en se juxtaposant, ils laissent entre eux des intervalles plus ou ...ins larges. Les bâtonnets internes sont recourbés en S ; la courbure in...ne est à concavité ...périeure, la courbure ...erne à concavité in...rieure. Leur *tête* se ...olonge, en dehors, en ...me de triangle à ...inte mousse ; elle pré...nte deux prolonge...ents ou lames, l'une ...erne, petite, figurant ...crochet ; l'autre ex...ne, plus grande, re...rbée diversement et ...rmant la continuation ...cte de la tête, qu'elle ...uvre comme un bonnet.

Fig. 550.

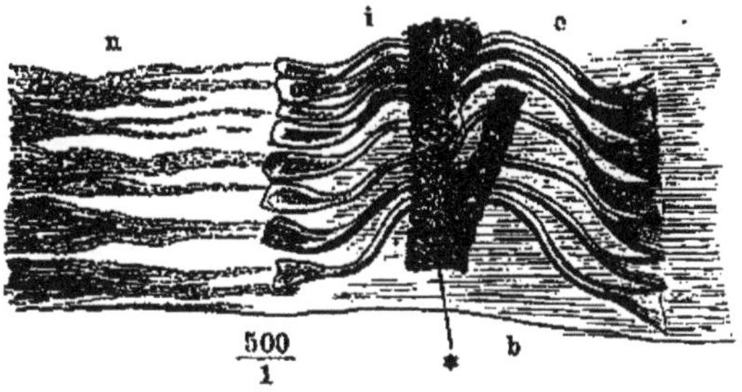

Membrane basilaire et bâtonnets auditifs du mouton traités par l'acide chromique (**).

Bâtonnets externes.

...es *bâtonnets* ou *piliers externes* ont une forme beaucoup plus constante que ...bâtonnets internes et sont toujours cylindriques. Moins nombreux que ces ...liers (il y a généralement 12 bâtonnets internes pour 7 à 8 externes), ils

(*) La préparation provient du premier tour de spire d'un limaçon ramolli dans l'acide chlorhydrique ...par la face inférieure. — *i*, bâtonnets internes. — *, leurs surfaces terminales. — *e*, bâtonnets ...es, détachés de la membrane basilaire et renversés. — *r*, membrane réticulée. — 3, cellules in... de la voûte. — 4, cellules externes de la voûte.

(**) *n*, faisceaux nerveux terminaux. — *i*, bâtonnets internes. — *e*, bâtonnets externes. — *b*, membrane ...laire. — *, articulations des bâtonnets.

sont plus sveltes et séparés les uns des autres par des espaces plus lar[illegible]
Leur trajet est onduleux : tantôt ils sont simplement recourbés en S (*fig.* 55[illegible]
et tantôt ils présentent plusieurs courbures alternatives, ou même ils sont [illegible]
roulés en anneau (*fig.* 551, 553, [illegible]
Leur *tête* s'incline en dedans et re[illegible]
sente une portion de sphère, qui r[illegible]
pelle la tête de l'astragale. Du mili[illegible]
de son bord supérieur et externe n[illegible]
par un long pédicule, un prolon[illegible]
ment qui s'élargit en forme de r[illegible]
(††, *fig.* 553).

Fig. 551.

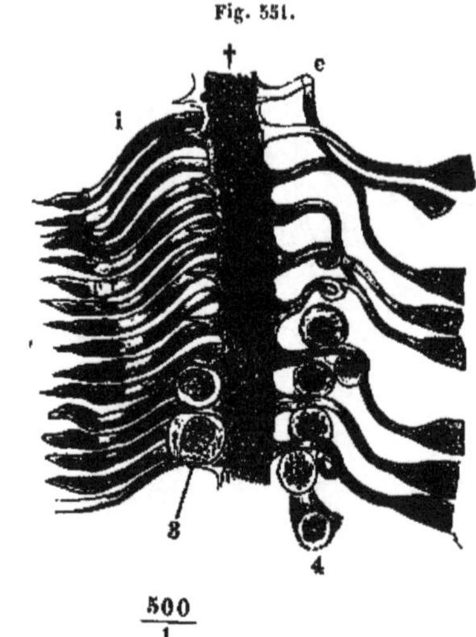

Appareil auditif terminal du mouton (*).

Longueur inégale des bâtonnets.

La *longueur* des bâtonnets des d[illegible]
séries n'est pas la même; toujours [illegible]
internes sont plus courts que les [illegible]
ternes : ces derniers, complétem[illegible]
redressés, atteignent jusqu'à 0mm[illegible]
chez le mouton.

Composition des bâtonnets.

Les bâtonnets sont formés d'[illegible]
substance ferme, élastique, d'[illegible]
consistance voisine de celle du ca[illegible]
lage; ils sont difficiles à aplatir [illegible]
redresser, et sont réfractaires [illegible]
réactifs : aussi les trouve-t-on par[illegible]
tement intacts sur des préparatio[illegible]
qui ont séjourné un ou deux jo[illegible]
dans l'acide chlorhydrique dilué. Mais ils se dissolvent rapidement dans [illegible]
solution alcaline et se ratatinent un peu dans les acides.

En s'unissant entre eux par leur extrémité supérieure, les bâtonnets exte[illegible]
et internes forment une espèce de voûte ou de toit, qui couvre la zone int[illegible]
de la membrane basilaire ; la crête de ce toit, qui répond à l'articulation des [illegible]
tonnets des deux séries, est à 0mm,015 au-dessus de la membrane basilaire, [illegible]
est plus rapprochée du bord interne que du bord externe de cette zone (*fig.* [illegible]
L'écartement entre les pieds des piliers est de 0mm,066 à 0mm,070 (Walde[illegible]

Extrémités inférieures des bâtonnets.

L'*extrémité inférieure des bâtonnets internes* se trouve immédiatement en [illegible]
hors des trous de la lèvre tympanique et des plus fines ramifications des [illegible]
ceaux nerveux (*fig.* 550); elle est simplement arrondie pour les bâtonnets [illegible]
plus large et plus volumineuse que le corps du bâtonnet pour les bâton[illegible]
cylindriques. Le bord tourné vers la columelle est coupé carrément (*fig.* [illegible]
quelquefois cependant il est allongé en pointe (*fig.* 551). Dans le premier ca[illegible]
portion fixée sur la membrane basilaire a la forme d'une lame triang[illegible]
qui se continue, en dehors, avec le corps du bâtonnet. La surface de cette [illegible]
est inégale, quelquefois striée.

L'*extrémité inférieure des bâtonnets externes* a la forme d'un cône aplati [illegible]
ralement et se réunit à angle avec le corps du bâtonnet. En se détachant [illegible]
membrane basilaire, sur laquelle cette extrémité est fixée, elle semble ob[illegible]
une force de ressort. Deiters veut qu'elle soit creuse ; cette opinion dem[illegible]

(*) Extrait d'un limaçon ramolli dans l'acide chlorhydrique. — *i*, bâtonnets internes. — *e*, bât[illegible] externes. — 3, cellules internes de la voûte. — 4, cellules externes de la voûte. — †, lames [illegible]liques des bâtonnets internes.

confirmation. Souvent l'extrémité inférieure des bâtonnets externes renferme un *noyau* distinct (*fig.* 549) ; son bord externe est large, coupé carrément; sa surface est gaufrée ou striée parallèlement aux bords, et comme divisée en fibres qui semblent se continuer avec la couche fibreuse de la membrane basilaire.

Fig. 552.

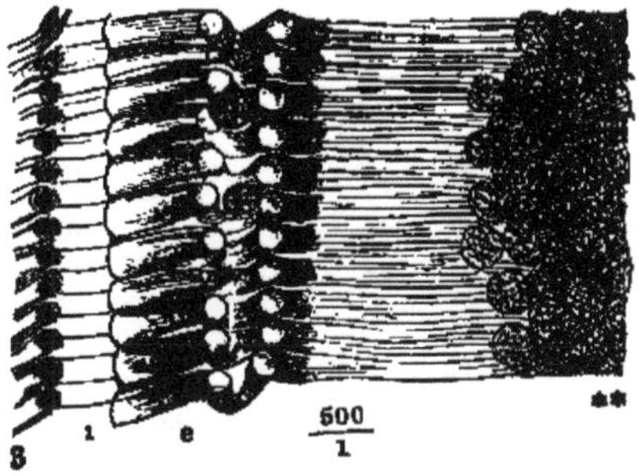

Fragment de l'appareil auditif terminal du chat (*).

Extrémités supérieures des bâtonnets.

Les *extrémités supérieures des bâtonnets* s'unissent à celles de la série opposée. Dans la série interne, ce sont des parallélipipèdes recourbés, dont la face interne est convexe, les faces supérieure, externe et inférieure, concaves (*fig.* 553, A). — Celles des bâtonnets externes ont été comparées par Lœwenberg à une tête d'oiseau dont le bec serait figuré par la lame céphalique.

Leur mode d'union.

Quant au *mode d'union* des bâtonnets, l'interne présente une sorte de cavité cotyloïde, constituée par l'union de la tête avec la lame supérieure et qui reçoit la tête formée par l'extrémité articulaire du bâtonnet externe. Les piliers internes étant plus nombreux et conséquemment plus étroits que les piliers externes, chacune des têtes de ces der-

Fig. 553.

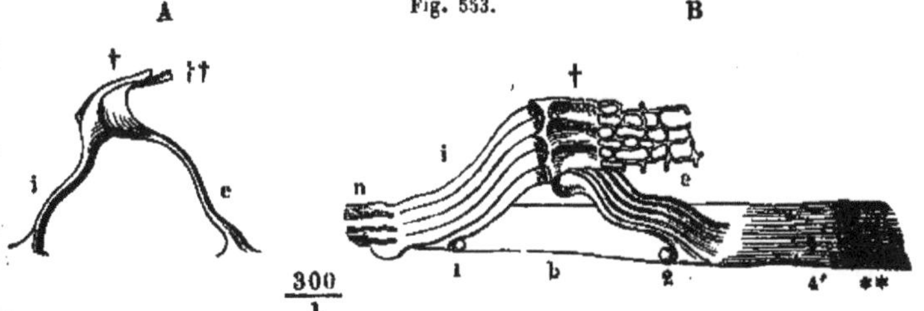

Bâtonnets auditifs; leurs rapports avec la membrane basilaire (**).

niers répond au moins à deux têtes internes, d'où résultent et des différences notables dans la forme de celles-ci et une solidité plus grande des articulations. Les surfaces articulaires correspondantes sont lisses et régulières, ce qui a fait penser que les têtes des piliers externes pouvaient exécuter des mouvements de rotation dans leurs cavités de réception. Mais comme les pieds des piliers sont solidement fixés sur la membrane basilaire, ces mouvements ne sont possibles qu'autant qu'ils répondent à une flexion du corps des piliers. Les articulations sont recouvertes par les lames céphalique quadrangulaires (*fig.* 553, A, B, †) qui se continuent avec les extrémités articulaires internes. Chacune de ces lames présente, à

(*) *i*, extrémités externes des bâtonnets internes. — *e*, bâtonnets externes. — 3, cellules internes de voûte. — **, cellules épithéliales.

(**) A, articulation d'un bâtonnet interne *i* et d'un bâtonnet externe *e* vus de profil. — B, membrane basilaire *b* avec les faisceaux nerveux terminaux (*n*) et les bâtonnets internes et externes (*i*, *e*). — 1, cellule interne du plancher. — 2, cellule externe du plancher. — 4', insertions des cellules de la voûte. — **, épithélium. — †, lame céphalique des bâtonnets internes. — ††, lame céphalique des bâtonnets externes.

l'une des extrémités de son bord interne, un prolongement en pointe, qui, av un prolongement semblable appartenant à la lame voisine, limite une écha

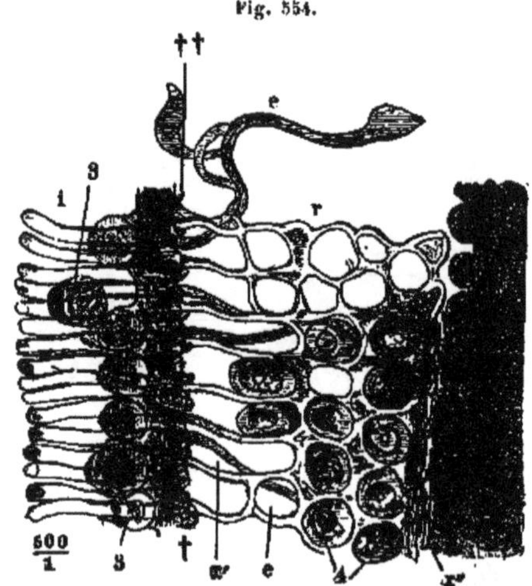

Appareil auditif terminal du mouton (*).

crure servant à loger une cell sphérique (554, 3); le bord terne de ces lames est uni à *membrane réticulée.*

Membrane réticulée. 2° Cette membrane (*lamina ticularis cochleæ*, Kœlliker) de l'articulation des bâtonn ou plutôt des extrémités exte des prolongements céphaliq des piliers externes, et s'éte parallèlement à la membra basilaire, pour se fixer à la pa externe de la lame des contou elle semble jouer le rôle d ligament destiné à maintenir bâtonnets dans leur position.

Sa composition. La membrane réticulée compose d'un réseau de fib hyalines très-fines, circonsc vant de larges mailles rectan laires ou arrondies, très-régulières, disposées en trois séries alternes. fibres sont unies, en dedans, aux lames des extrémités articulaires des bât nets externes, qu'elles égalent en nombre et avec le bord externe desquel elles forment des mailles quadrangulaires, qui parfois se confondent avec mailles de la première série appartenant à la membrane réticulée, par su de la disparition de la trabécule transversale intermédiaire (*fig.* 553, *r'*). Le b externe des mailles de la troisième série est situé directement au-dessus pied des bâtonnets externes. Des points d'union des fibres qui forment mailles partent des trabécules que presque toujours on trouve arrachées les préparations et renversées en haut (*r''*) ; il y a là un tissu fibreux qui de soutien aux cellules de cette région.

D'autres fois les fibres de la membrane réticulée sont plus fines et les mai qu'elles circonscrivent plus étroites et comblées par des pellicules très-min à l'exception, toutefois, des trois séries de mailles indiquées ci-dessus, et présentent leur disposition habituelle (*fig.* 549, *r*). Suivant Deiters, ces mai rondes sont elles-mêmes divisées quelquefois par une trabécule transver (*fig.* 549, *r* *).

Les mailles arrondies de la membrane réticulée sont remplies par les bo relets basilaires des cellules ciliées externes; les mailles rectangulaires comblées par une fine membrane étendue entre leurs bords : cette membra toutefois, fait souvent défaut.

Les fibres de la lame réticulée sont réfractaires aux réactifs chimiques, com les bâtonnets.

(*) Préparation provenant du premier tour de spire d'un limaçon ramolli dans l'acide chlorhydriq vu par la face supérieure. — *i*, bâtonnets internes. — *e*, bâtonnets externes. — 3, cellules interne voûte. — 4, cellules externes de la voûte. — *r*, membrane réticulée. — †, lames céphaliques des b nets internes. — ††, lames céphaliques des bâtonnets externes.

Cellules.

3° Les *éléments celluleux* de l'organe terminal de l'ouïe présentent de grandes ressemblances et sont difficiles à caractériser d'une manière bien nette. Tous renferment un noyau. Les uns ont la forme et la disposition des *cellules épithéliales*; les autres, qu'on pourrait être porté à ranger parmi les cellules ganglionnaires, se distinguent cependant de ces dernières par leur contenu limpide, non granuleux, par leur inaltérabilité sous l'influence des acides, quelquefois aussi par leur forme allongée et par les cils qui garnissent leur surface.

Cellules épithéliales.

a) *Cellules épithéliales.* On peut comprendre sous cette dénomination toutes les cellules qui sont disposées en couche simple ou multiple sur les parois de la chambre inférieure du canal cochléaire. Elles sont polygonales et renferment un noyau aplati, arrondi, nettement délimité. On rencontre cet épithélium, simple chez l'adulte, à la surface des faisceaux nerveux étendus sur la lèvre tympanique; les cellules y sont aplaties, hexagonales et allongées dans la direction des rayons (*fig.* 543, 3); on ne peut pas le suivre au delà des extrémités internes des bâtonnets internes. — La surface interne de la membrane basilaire est recouverte, chez le nouveau-né, d'un épithélium continu, qui se compose, dans la zone interne, d'une simple couche de petites cellules hexagonales régulières (*fig.* 545, 4), dans la zone externe, de plusieurs couches de grosses cellules. Ces dernières se conservent normalement chez l'adulte; elles augmentent de volume de dedans en dehors et atteignent, près de la paroi du limaçon, un diamètre de 0mm,25 (*fig.* 552 et 555, **).

Cellules non épithéliales.

b) *Cellules non épithéliales.* Il y a lieu de distinguer, d'après leur siége : 1° *celles du plancher*, reposant sur la zone de la membrane basilaire que circonscrivent les bâtonnets ; les unes sont internes, les autres externes. Ce sont des corpuscules sphériques très-petits, occupant l'angle aigu que forme le pied des bâtonnets avec la membrane basilaire (*fig.* 553, B, 1, 2). Kœlliker les considère comme des noyaux appartenant aux bâtonnets eux-mêmes. Waldeyer y voit des restes du protoplasme des cellules qui, en se métamorphosant, ont donné naissance aux piliers ; 2° *celles de la voûte*, situées sur la face convexe de la voûte que représentent les bâtonnets. Elles doivent être distinguées en *internes* et en *externes*, suivant qu'elles reposent sur l'une ou sur l'autre série de bâtonnets.

Cellules de la voûte.

Internes.

Les *cellules internes de la voûte* (*cellules ciliées internes*, Kœlliker) forment une série simple qui se trouve au bord interne des extrémités articulaires internes, et remplissent les échancrures de ce bord limitées par les prolongements en pointe dont il a été question. Elles ont 0mm,012 de diamètre et une forme conique (*fig.* 557, *m*); leur face terminale, ou la base du cône, tournée en haut (*fig.* 549, 554, 3), porte sur un épaississement cuticulaire *un pinceau de poils* rigides, immobiles, de 0mm,007 de longueur, qui, vus par la face supérieure, donnent à la cellule une apparence finement granulée (*fig.* 552, 3). Le sommet du cône, ou l'extrémité pointue de la cellule, se prolonge en un long filament qui se perd dans une couche de petites cellules (couche granuleuse) qui couvre la lèvre tympanique. — Outre ces cellules, Deiters en décrit d'autres plus petites, qui sont arrondies ou fusiformes et qui s'anastomosent entre elles pour former un réseau plus ou moins serré sur les bâtonnets internes. — Henle a rencontré également de ces cellules au-dessous des cellules cylindriques (*fig.* 549, 3').

Cellules externes de la voûte.

Les *cellules externes de la voûte* correspondent en partie aux cellules internes; mais au lieu de former une série simple, elles sont disposées en triples séries. Les *séries supérieures* (*cellules ciliées externes* de Kœlliker, *cellules de Corti*) sont,

Supérieures. comme les internes, cylindriques ou coniques, à pointe dirigée en bas, et p vues de *cils* à leur face libre; mais elles ont des dimensions un peu moi

Fig. 555.

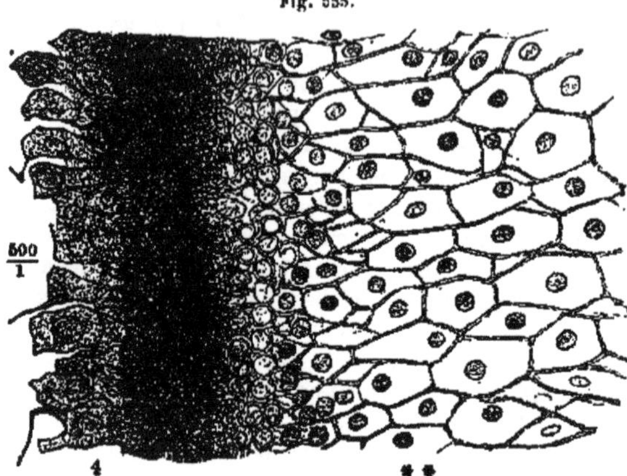

Cellules de la voûte (*).

(*fig.* 556, 4). Les trois séries de cellules se recouvrent comme les tuiles toit; en nombre égal à celui des piliers externes, elles occupent les trois de trous ronds de la membrane réticulée (*fig.* 554, 4) et sont si bien fixé pourtour de ces trous leur paroi supérieure y souvent adhérente qua cherche à les en ext Vues d'en haut, elles p sent sphériques; leur n est double : l'un occupe partie supérieure, l' leur extrémité inféri celle-ci fournit deux longements, dont l'un et long, se fixe sur la brane basilaire, tand l'autre, plus mince courbé, se confond a

Fig. 556.

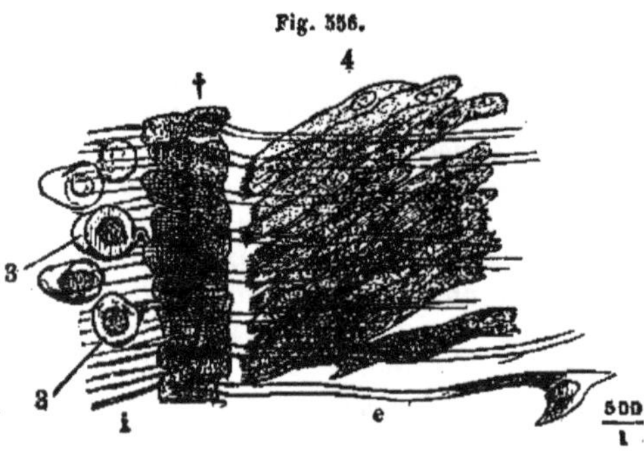

Cellules de la voûte (**).

membrane réticulée. En outre, on trouve parfois, sur les parties latéral cellules, des filaments qui y adhèrent et qui peut-être sont des termi nerveuses (Waldeyer).

Inférieures. Une *deuxième série triple de cellules externes de la voûte*, qu'on peut appeler *inférieure* (*cellules de Deiters*, Kœlliker), est composée d'éléments fusiformes

(*) Préparation prise sur le premier tour de spire d'un limaçon de mouton traité par l'acide drique. — 4, cellules externes de la voûte. — **, épithélium de la zone externe de la membr silaire.

(**) Préparation tirée d'un limaçon de mouton traité par l'acide chlorhydrique. — *i*, bâtonnets — *e*, bâtonnets externes. — 3, cellules internes de la voûte. — 4, cellules externes de la voûte. — mités articulaires des bâtonnets.

and diamètre est parallèle à l'axe des bâtonnets; leur diamètre transversal, niveau de la portion renflée, est supérieur à celui des cellules de la preière série, mais il diminue irrégulièrement vers leurs deux pointes (*fig.* 557, *y*), i se prolongent chacune en un long filament très-mince. Le filament supéeur va se fixer à la lame réticulée, l'inférieur s'unit à un filament semblable ui provient de l'extrémité inférieure de la cellule externe supérieure placée -dessus, et de cette union résulte une sorte de *pédicule commun* (Deiters); lui-ci descend graduellement vers la membrane basilaire et se termine par n renflement triangulaire qui se fixe sur cette membrane. Aux trois séries e pédicules communs répondent autant de séries d'insertions sur la memane basilaire, et ces insertions, qui sont alternes comme les trous de la embrane réticulée, se font en dehors des insertions des bâtonnets externes; près l'arrachement des pédicules, elles sont marquées par des taches foncées g. 553, B, 4').

Les filaments et pédicules communs des cellules présentent l'apparence et s caractères chimiques des fibres de la membrane réticulée et n'ont aucune ndance à devenir variqueux. Deiters compare leurs insertions triangulaires celles des fibres radiées de la rétine sur la membrane limitante.

Fibres.

4° *Fibres.* Nous avons suivi les fibres nerveuses émergeant du bord de la lame pirale jusqu'aux canaux de la lèvre tympanique, qu'elles traversent. Mais que eviennent-elles ensuite? C'est ce qu'il est impossible de dire. Kœlliker et œttcher avaient pensé un instant que chaque fibre nerveuse va se rendre à un u plusieurs bâtonnets; mais ils ont reconnu eux-mêmes qu'il n'en est point insi. Ce qui est certain, c'est que, si ces fibres s'avancent plus loin dans le caal cochléaire, ce n'est que sous la forme de filaments plus fins et plus pâles ue ceux qui occupent les canaux de la lèvre tympanique. C'est sous cette rme, en effet, que M. Schultze et Deiters ont décrit les terminaisons du nerf uditif, qu'ils ont trouvées parfois variqueuses. Suivant Deiters, au sortir des caaux de la lèvre tympanique, les fibres nerveuses prennent deux directions ifférentes : 1° un certain nombre d'entre elles conservent leur direction perendiculaire à l'axe du limaçon, les autres deviennent parallèles à l'axe du canal ochléaire, c'est-à-dire prennent une direction spirale. Dans le premier groupe, s unes s'engagent sous la voûte formée par les bâtonnets, s'appliquant soit à leur rface inférieure, soit sur la membrane basilaire (*fig.* 557, *p*) et passent généraement dans le système des fibres spirales; les autres cheminent d'abord sur la ce *supérieure* des bâtonnets externes (*fig.* 557, *q*) et finissent probablement par sser également au-dessous d'eux. Les fibres spirales cheminent en faisceaux stincts au-dessous des bâtonnets; un premier faisceau (*g*) se voit sous la partie oyenne des bâtonnets externes; un deuxième (*h*) correspond aux articulations s bâtonnets; un troisième (*i*), moins constant, à la face interne des bâtonnets ternes, un peu au-dessus de leur pied; un quatrième (*k*), à la face interne s pédicules communs. Les fibres spirales semblent diminuer graduellement rs le sommet du limaçon. Elles ne sont pas appliquées directement sur la embrane basilaire; elles se trouvent un peu au-dessus d'elle et sont fixées x bâtonnets et fibres de l'appareil auditif terminal, auxquels elles restent géralement accolées.

Deiters présume que les fibres nerveuses entrent en connexion, au pied des onnets, avec les cellules du plancher qui s'y rencontrent, et Kœlliker père que des recherches ultérieures établiront l'existence de connexions entre les fibres nerveuses et les extrémités inférieures des cellules exte

Fig. 557.

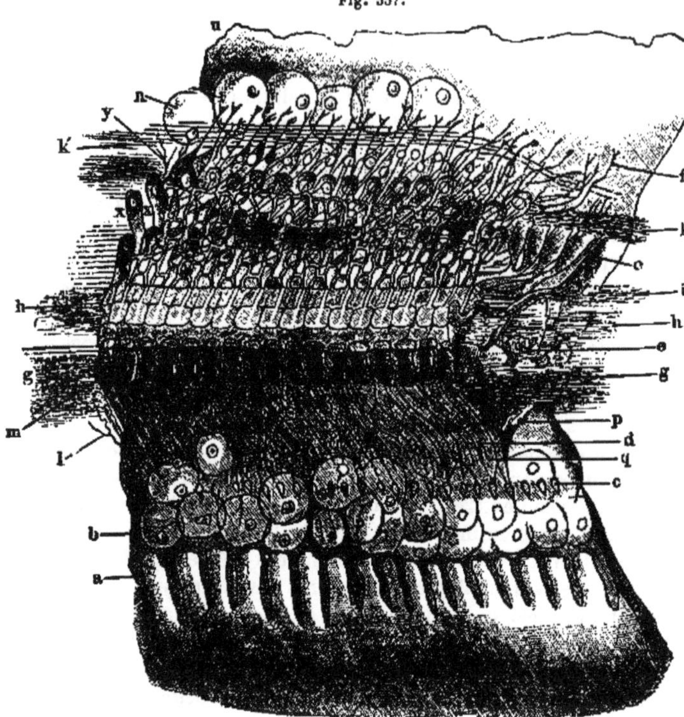

Ensemble schématique de l'appareil auditif terminal (*).

supérieures de la voûte. Ces connexions sont regardées comme très-probab par M. Schultze.

NERF AUDITIF.

Division en deux branches du nerf auditif.

Nerf spécial de l'organe de l'ouïe, remarquable par sa mollesse, qui lui fait donner le nom de *portion molle* de la septième paire, le *nerf auditif* na par des fibres ténues, de la paroi antérieure du quatrième ventricule et, su vant les recherches de Stieda, par des fibres très-larges, d'un autre noyau g situé dans les corps restiformes. Cette dernière racine porte un petit g glion (V. *Névrologie*).

(*) *a*, dents de la lèvre vestibulaire. — *b*, épithélium de la lèvre tympanique. — *c*, trous de cette l — *d*, bâtonnets internes. — *e*, bâtonnets externes. — *f*, pédicules communs détachés de leur inser — *g*, *h*, *i*, *k*, *k'*, les quatre faisceaux de fibres nerveuses spirales. — *l*, faisceaux radiés ascendants se continuent avec le premier faisceau de fibres spirales. — *m*, cellules internes supérieures de la v — *n*, cellules épithéliales de la membrane basilaire (d'après Deiters, cellules des pédicules comm — *o*, système des fibres de soutien des bâtonnets, d'après Deiters. — *p*, fibre nerveuse à direction r cheminant sur la membrane basilaire. — *q*, fibre nerveuse cheminant sur la face supérieure des bâton — *u*, membrane basilaire. — *x*, cellules externes supérieures de la voûte. — *y*, cellules externes rieures de la voûte.

Parvenu au fond du conduit auditif interne, le nerf auditif se divise en deux anches : l'une *antérieure, branche cochléenne*, plus considérable, qui est destinée limaçon et à son appendice vestibulaire, l'autre *postérieure, branche vestibu*ire, qui se rend au vestibule et aux ampoules des canaux demi-circulaires.

Branche limacienne.

1° La *branche antérieure, cochléenne* ou *limacienne* (*nervus cochleæ*), se conurne en pas de vis, comme la portion du conduit auditif qui lui est destinée ; rès avoir fourni un filet pour la fossette cochléenne (extrémité vestibulaire canal cochléaire) et pour la 4e tache criblée (cloison entre les vésicules du stibule[1], elle émet une série de filets nerveux qui s'accolent à la surface de la lumelle, s'étalent sur le premier tour de la cloison spirale, en rayonnant la manière la plus régulière, et, parvenus au voisinage du bord externe de lame spirale, se divisent en deux ou trois ramuscules, qui s'anastomosent

Partie de ses filets s'étale sur le premier tour de la lame spirale.

Fig. 558.

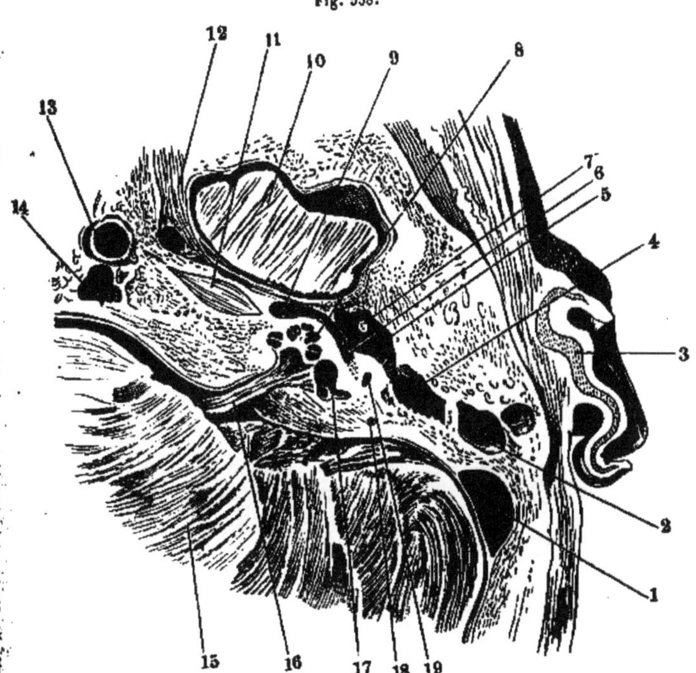

tion *horizontale de la tête, passant par le labyrinthe ; surface de section inférieure* (*).

tre eux et forment, entre les deux feuillets de la lame spirale, la portion mbraneuse de cette lame.

Le tronc du nerf pénètre dans la columelle, à travers les orifices dont est

(*) 1, section du sinus transverse. — 2, cellules mastoïdiennes. — 3, cartilage du pavillon de l'oreille. — sinus mastoïdien ouvert par en haut. — 5, cavité tympanique. — 6, aqueduc de Fallope. — ction de la tête du marteau ; en dedans d'elle chemine la corde du tympan. — 8, limaçon. — uscle interne du marteau, coupé obliquement. — 10, sommet du lobe inférieur du cerveau. — canal carotidien entamé. — 12, dure-mère. — 13, section transversale de la carotide interne. — veine osseuse. — 15, section du cervelet. — 16, nerf auditif. — 17, vestibule. — 18, section du al vertical antérieur. — 19, section du canal horizontal.

percée sa base, et s'élève vers le sommet du limaçon, tandis que ses faisce externes se réfléchissent successivement en dehors pour s'engager égalem dans la lame spirale.

Rameaux du second tour.

Les rameaux nerveux qui ne se sont pas étalés sur le premier tour de la l spirale, s'expriment à travers les trous de la columelle et s'étalent sur le cond tour, de la même manière que du premier. Enfin les rameaux les élevés sortent par l'ouverture du som de la columelle et se terminent de m

Fig. 559.

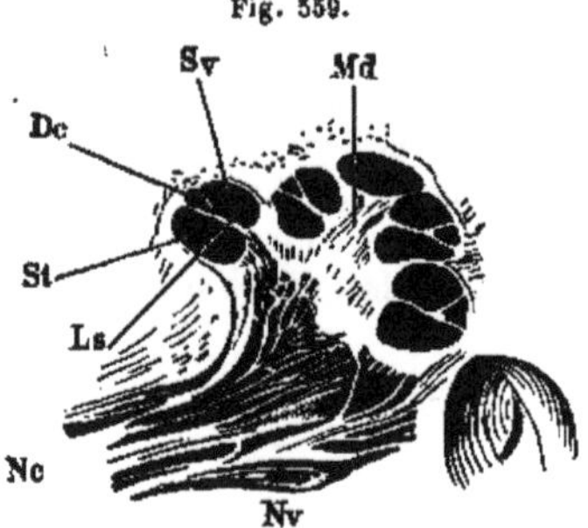

Section du nerf acoustique et du limaçon, à un grossissement de 3 diamètres (*).

Ganglion de Corti.

Au niveau du bord adhérent de la l spirale, les fibres nerveuses sont inter pues dans leur trajet par des cellules veuses bipolaires, de 0mm,03 de long sur 0mm,02 de largeur, avec des noya 0mm,01. Ces cellules constituent, par réunion, une bandelette ganglionna laquelle on peut, avec Kœlliker, donn nom de *ganglion de Corti* ou celui de *glion spiral*. Dans l'épaisseur de la spirale, les faisceaux nerveux sont ap anastomosés entre eux et présentent une direction générale rayonnée plexus ainsi formés, d'abord à gros faisceaux et à larges mailles, deviennent

Fig. 560.

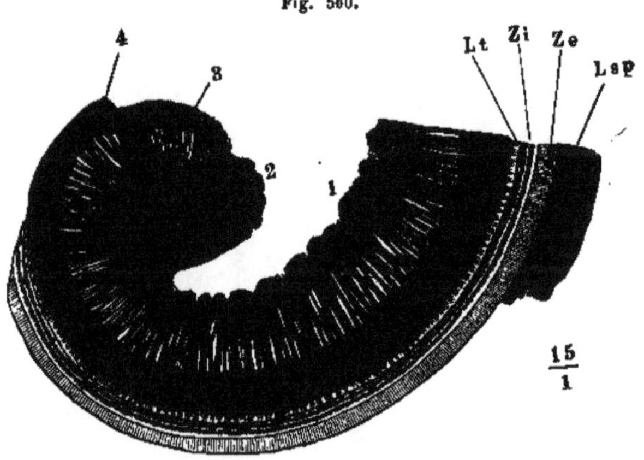

Distribution du nerf cochléen droit, vu de la base du limaçon (**).

serrés et plus fins dans la portion externe de la lame spirale, d'où ils s'eng entre les deux feuillets de la lèvre tympanique. Là ils se divisent en fais distincts, séparés par des intervalles larges de 0mm,04 à 0mm,06 ; ces faisc

(*) *Nc*, nerf cochléen. — *Nv*, nerf vestibulaire. — *Sv*, *St*, rampe vestibulaire et rampe tymp du limaçon. — *Md*, columelle. — *Dc*, canal cochléaire. — *Ls*, lame spirale.

(**) La préparation provient d'un labyrinthe ramolli dans l'acide chlorhydrique. — 1, rameau trant par la lame criblée spirale. — 2, petit tronc pénétrant dans l'axe. — 3, plexus nerveux à mailles contenu dans la lame spirale osseuse. — 4, plexus à mailles serrées du bord de ce — *Lt*, lèvre tympanique de la bordure spirale. — *Zi*, zone interne de la membrane basilaire. — Ze externe. — *Lsp*, ligament spiral.

ieur tour, finissent par se subdiviser en trois ou quatre rameaux, dont la rgeur répond à l'intervalle de deux trous de la lèvre tympanique et dont le mbre total est exactement celui de s trous et aussi, jusqu'à certain point, lui des dents de la lèvre vestibulaire. s rameaux, composés de fibres nerses très-fines, mais ayant encore les ractères des tubes à double contour, versent les trous de la membrane silaire (*fig.* 562) pour pénétrer dans le nal cochléaire, où, perdant leur myéie, ils prennent le caractère de fibres les et continuent leur trajet vers les ganes terminaux du nerf auditif (celles ciliées). Les fibres les plus internes versent d'abord la couche granuse et gagnent l'extrémité inférieure s cellules ciliées internes. Les fibres ternes s'engagent entre les piliers innes, traversent l'espace angulaire cirnscrit par l'organe de Corti, et passent fin entre les piliers externes pour se ntinuer, suivant Waldeyer, avec les llules ciliées externes. Ces fibres, bien s fines que les premières, ressemnt, à l'état frais, aux fines fibres riqueuses de la rétine décrites par M. Schultze.

Trajet des fibres nerveuses.

Leur terminaison.

Fig. 561.

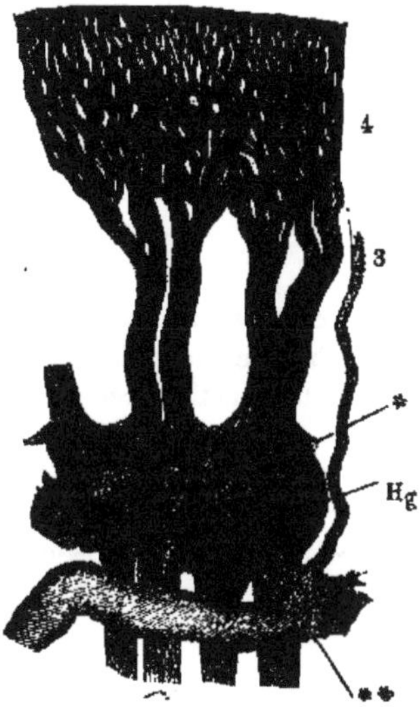

$\frac{25}{1}$

Ramifications du nerf cochléen dans le canal spiral de l'axe et dans la lame spirale; face supérieure (*).

2° La branche *postérieure* ou *vestibulaire* (*nervus vestibuli*) du nerf acoustique ésente, sur son trajet, un petit *renflement nglionnaire* et se divise en trois rameaux, nt le plus considérable se porte, avec le facial, ns la portion supérieure du conduit auditif terne, se dirige vers la fossette postérieure et périeure, pour se rendre à la tache criblée périeure et de là à l'utricule et aux ampoules s canaux membraneux vertical supérieur et rizontal; le rameau moyen ou *nerf sacculaire* gage dans le petit groupe d'ouvertures situé dessous de l'extrémité postérieure de la crête rizontale, passe par la tache criblée moyenne r se rendre au saccule; le plus petit ou érieur s'engage dans le *foramen singulare* de rgagni, parcourt le canal qui lui fait suite, ive ainsi à la tache criblée inférieure et se mine à l'ampoule du canal vertical postérieur. Nous avons dit un mot, plus

Branche vestibulaire.

Nerf utriculaire.

Nerfs ampullaires supérieur et externe.

Nerf sacculaire.

Nerf ampullaire postérieur.

Fig. 562.

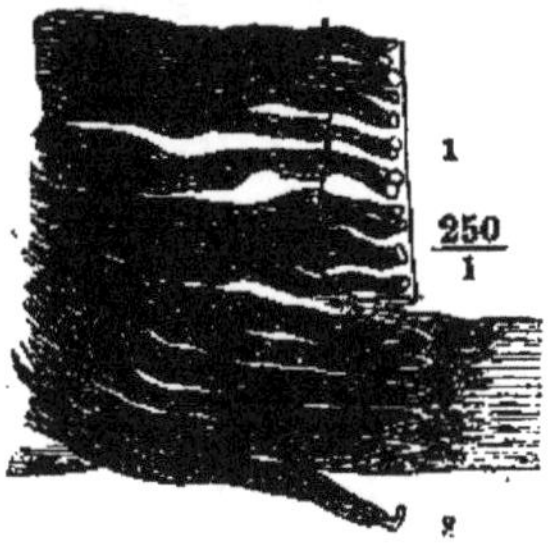

$\frac{250}{1}$

Faisceaux nerveux terminaux avec le feuillet supérieur de la lèvre tympanique et la membrane basilaire (2) (**).

(*) Hg, bandelette ganglionnaire. — *, fibres nerveuses à trajet spiral. — **, veine de la portion ieure du canal spiral. — 3, 4, plexus nerveux comme dans la figure précédente.

(**) Provenant d'un limaçon de veau ramolli dans l'acide chlorhydrique. — En 1, la membrane basi- est renversée en haut. — 3, faisceau nerveux détaché, vu de profil.

haut, du mode de terminaison de ces nerfs (voy. p. 730 et 731). Les nerfs l'utricule et du saccule se rendent exclusivement aux taches auditives. nerfs ampullaires se distribuent aux crêtes auditives des ampoules ; avant pénétrer dans l'épaisseur de ces crêtes, ils se bifurquent, et des branches bifurcation part un pinceau de fibres divergentes qui traversent la pour aboutir à la lamelle hyaline sous-épithéliale. Quelques observateurs même constaté que les tubes nerveux, réduits à l'état de simples cylind d'axe, perforent cette lamelle, s'engagent *dans l'épithélium* et se terminent des cellules ciliées spéciales.

AQUEDUC DU VESTIBULE.

Dans ce conduit osseux, que tapisse le périoste crânien, Böttcher a déc vert, outre quelques veinules, un canal membraneux dont la paroi, formée du tissu conjonctif parsemé de noyaux, est tapissée par un épithélium p menteux. Ce canal se termine en cul-de-sac sur la face postérieure du rocher au voisinage du vestibule, il se divise en deux branches, dont l'une s'ouvre d l'utricule, l'autre dans le saccule, et qui constituent la seule communicat entre les deux vésicules vestibulaires.

VAISSEAUX DU LABYRINTHE.

Artères.

1° *Artères.* — Outre l'artère principale du labyrinthe, satellite du nerf ditif et à laquelle on peut donner le nom d'*artère auditive interne*, l'or interne reçoit plusieurs petites artères qui viennent de l'extérieur, à travers petits canaux creusés dans l'épaisseur du rocher (1).

Artère auditive interne.

a. L'*artère auditive interne* (2), branche de la basilaire ou de la cérébelleuse antérieure et inférieure, pénètre dans l'oreille interne par le conduit audi interne et se divise en *branches vestibulaires*, plus petites, et en bran *limaciennes*, beaucoup plus considérables.

Branches vestibulaires.

Les *branches vestibulaires* accompagnent les branches nerveuses corresp dantes pour se rendre au saccule, à l'utricule et aux ampoules des canaux ve ticaux, où elles donnent naissance à des réseaux capillaires, développés surt au voisinage des expansions nerveuses. Suivant Huschke, chaque canal dem circulaire reçoit deux branches, qui s'élèvent, l'une, le long de l'extrémité a pullaire, l'autre, le long de l'extrémité non ampullaire, et qui s'anastomos au niveau de la portion culminante du canal.

Branches limaciennes.

Les *branches limaciennes* traversent les trous de la lame criblée spiroïde, ch minent d'abord parallèlement à l'axe de la columelle, puis se réfléchissent s cessivement en dehors, pour s'engager entre les deux feuillets de la la spirale et gagner le canal cochléaire. Des nombreuses ramifications qu' fournissent dans ce trajet, les unes se répandent dans le périoste du lim

(1) Ces vaisseaux ne peuvent être injectés avec succès que sur les enfants nouvea Pour voir les artères, il faut une injection très-déliée. Les veines peuvent être par ment étudiées, sans injection préalable, sur un enfant nouveau-né mort dans un d'asphyxie.

(2) Cette petite artère a été parfaitement figurée par Arnold, fascic. 2, tab. VII, et 11.

et y forment un réseau capillaire, qui devient très-serré au niveau de la strie vasculaire ; d'autres se distribuent à la lame spirale : le réseau qu'elles fournissent a de nombreuses communications avec le *vaisseau spiral*, situé, comme nous l'avons vu, au-dessous de la région de l'appareil auditif terminal. Ce vaisseau, probablement une veine, parcourt toute la longueur du canal cochléaire et augmente de volume du sommet vers la base du limaçon. Une des branches limaciennes parcourt le canal central de la columelle, émerge par l'orifice supérieur de ce canal et se distribue au périoste de la coupole du limaçon. En dehors du vaisseau spiral, le réseau formé par les branches limaciennes s'étend sur la membrane basilaire et communique avec celui du périoste du limaçon.

Vaisseau spiral.

b. Une petite artériole qui occupe l'aqueduc du vestibule se divise, au niveau de l'orifice interne de ce canal, en ramifications multiples, dont les unes sont destinées au périoste du vestibule, les autres au saccule, à l'utricule et à l'ampoule du canal membraneux horizontal.

Artériole de l'aqueduc du vestibule.

c. Une autre artériole, logée dans l'aqueduc du limaçon, se distribue à la membrane de la fenêtre ronde, au périoste du limaçon, à la lame spirale, et communique avec le vaisseau spiral.

Artériole de l'aqueduc du limaçon.

d. Enfin une petite artère cheminant dans un canal qui, du bord supérieur du rocher, se dirige vers les canaux demi-circulaires, se ramifie dans le périoste de ces canaux, dans les canaux membraneux et dans le tissu osseux qui les entoure.

2° *Veines.* — Les *veines* du labyrinthe correspondent généralement aux artères du même nom et se jettent, les unes, dans le sinus pétreux supérieur, les autres, dans le sinus pétreux inférieur.

Nous ne savons rien des *lymphatiques* de l'oreille interne.

FIN DE LA SPLANCHNOLOGIE.

TABLE DU DEUXIÈME VOLUME

CHAPITRE PREMIER

CHAPITRE II. — APPAREIL DE LA DIGESTION

CHAPITRE III. — APPAREIL DE LA RESPIRATION.

CHAPITRE IV. — APPAREIL GÉNITO-URINAIRE.

CHAPITRE V. — PÉRITOINE

CHAPITRE V^bis. — APPAREIL DES SENS

CHAPITRE VI. — DE LA LANGUE

CHAPITRE VII. — ORGANE DE L'ODORAT OU DE L'OLFACTION

CHAPITRE VIII. — APPAREIL OU ORGANES DE LA VISION

CHAPITRE IX. — APPAREIL DE L'OUIE

FIN DE LA TABLE DES MATIÈRES DU DEUXIÈME VOLUME.

Corbeil. Imp. et stér. de Crété fils.

TRAITÉ ÉLÉMENTAIRE

DE

PATHOLOGIE INTERNE

PAR

MM. BÉHIER ET HARDY

Professeurs à la Faculté de Médecine de Paris, etc.

L'ouvrage formera 5 forts volumes in-8. Les trois premiers ont paru :

TOME I. **Pathologie générale et Séméiologie.** 3e édition, revue et corrigée, 1876. Prix : 12 francs.

Tome II. **Inflammations du tube digestif et de l'appareil respiratoire, circulatoire et nerveux.** 2e édition, considérablement augmentée. 1 très-fort volume in-8 de 1,200 pages en deux parties. 1864. — Prix : 12 fr.

TOME III. **Inflammation de l'appareil génito-urinaire ; — De la Peau et de l'appareil locomoteur ; — Des Gangrènes ; — Des Hémorrhagies ; — Des Congestions ; — Des Hydropisies ; — Des Névroses.** 2e édition, revue et augmentée. 1869-1875. — Prix : 12 fr.

Chaque volume se vend séparément.

L'ouvrage de MM. Béhier et Hardy se distingue par l'esprit philosophique et éminemment *médical* qui a présidé à sa rédaction. Après avoir exposé d'une manière complète, quoique précise, dans le premier volume, les principes si importants et si négligés de nos jours de la pathologie générale et de la séméiologie, les auteurs abordent, dans les volumes suivants, la classification et l'histoire particulière des maladies. Évitant avec soin les excès et les erreurs de l'école anatomo-physico-chimique, tout en profitant des progrès réels que cette école a imprimés à la science, MM. Béhier et Hardy envisagent la maladie dans son ensemble, c'est-à-dire sous le seul point de vue qui permette de s'en faire une idée juste, complète, et d'instituer le traitement sur des bases rationnelles. Cet ouvrage n'est donc pas moins indispensable aux élèves, pour lesquels il sera un guide et un sujet de méditations fécondes, qu'aux praticiens, qui doivent trouver dans une étude solide de la pathologie la source la plus précieuse des indications thérapeutiques.

TRAITÉ

DE

THÉRAPEUTIQUE ET DE MATIÈRE MÉDICALE

PAR

MM. A. TROUSSEAU ET H. PIDOUX

Neuvième édition, revue, corrigée et augmentée, avec la collaboration de

M. Constantin PAUL

Professeur agrégé à la Faculté de médecine de Paris, médecin de l'hôpital St-Antoine, secrétaire général de la Société de thérapeutique.

2 FORTS VOLUMES GRAND IN-8 DE 1,100 PAGES CHACUN, CARTONNÉS A L'ANGLAISE, 1875.

Prix.... 27 fr.

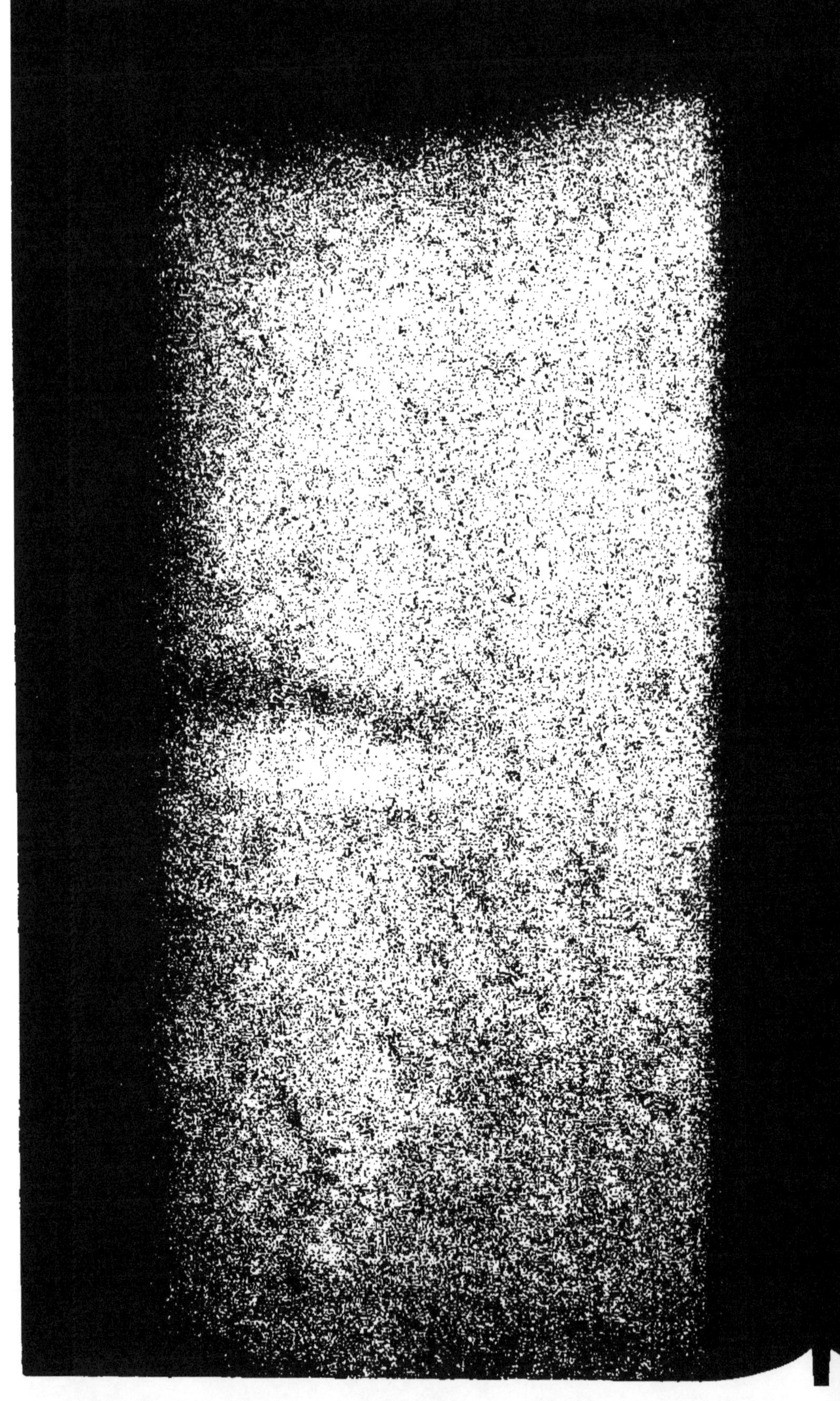

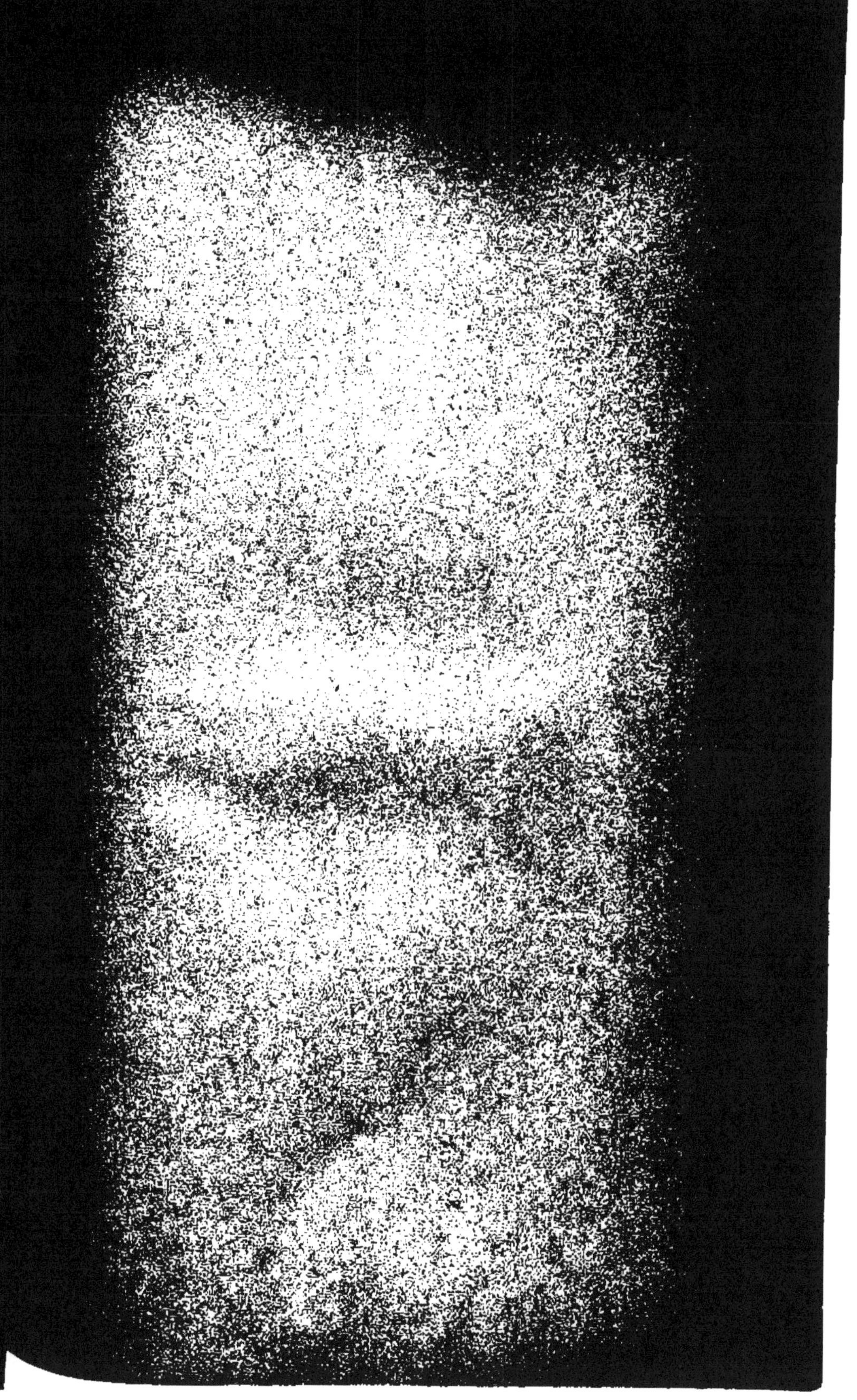

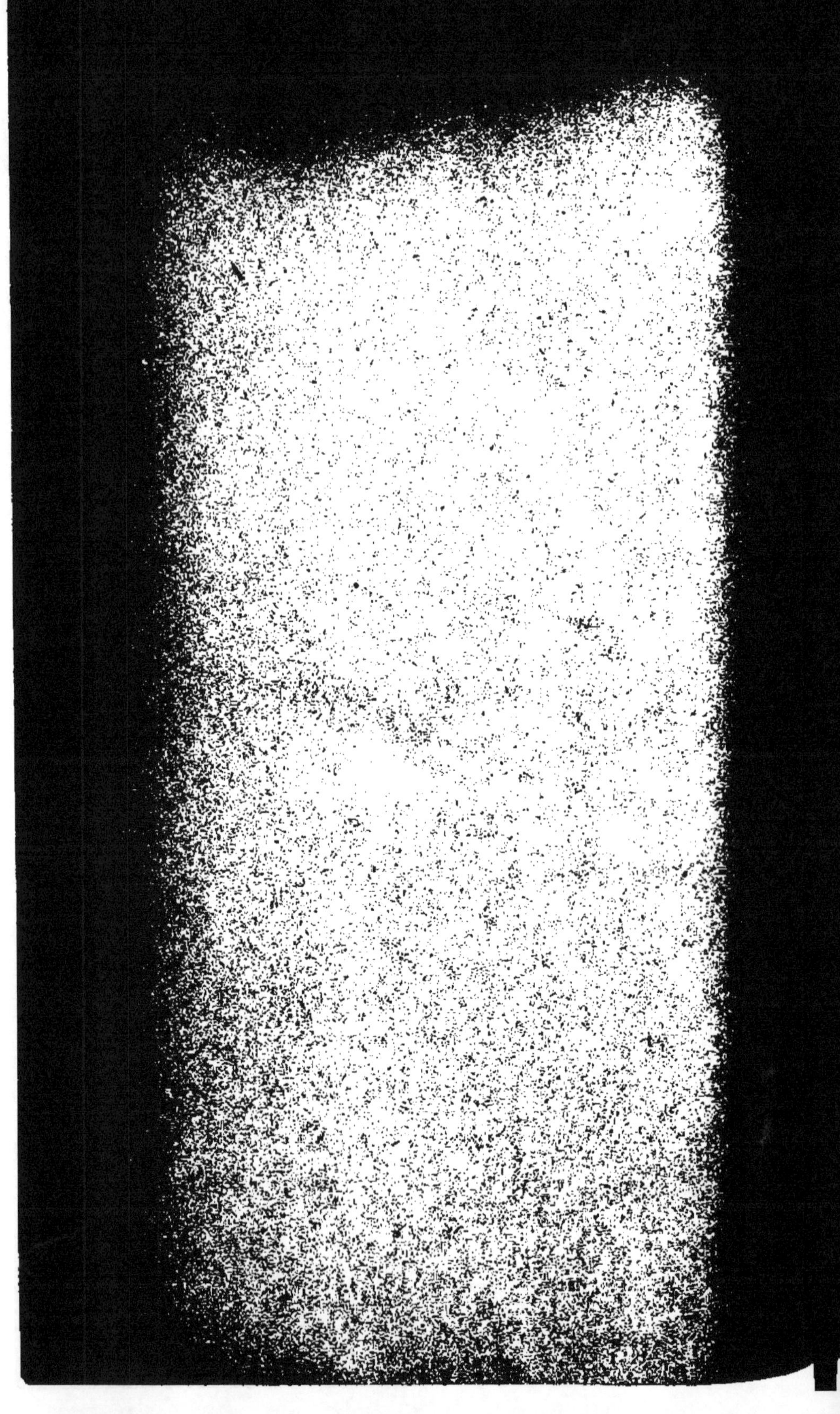

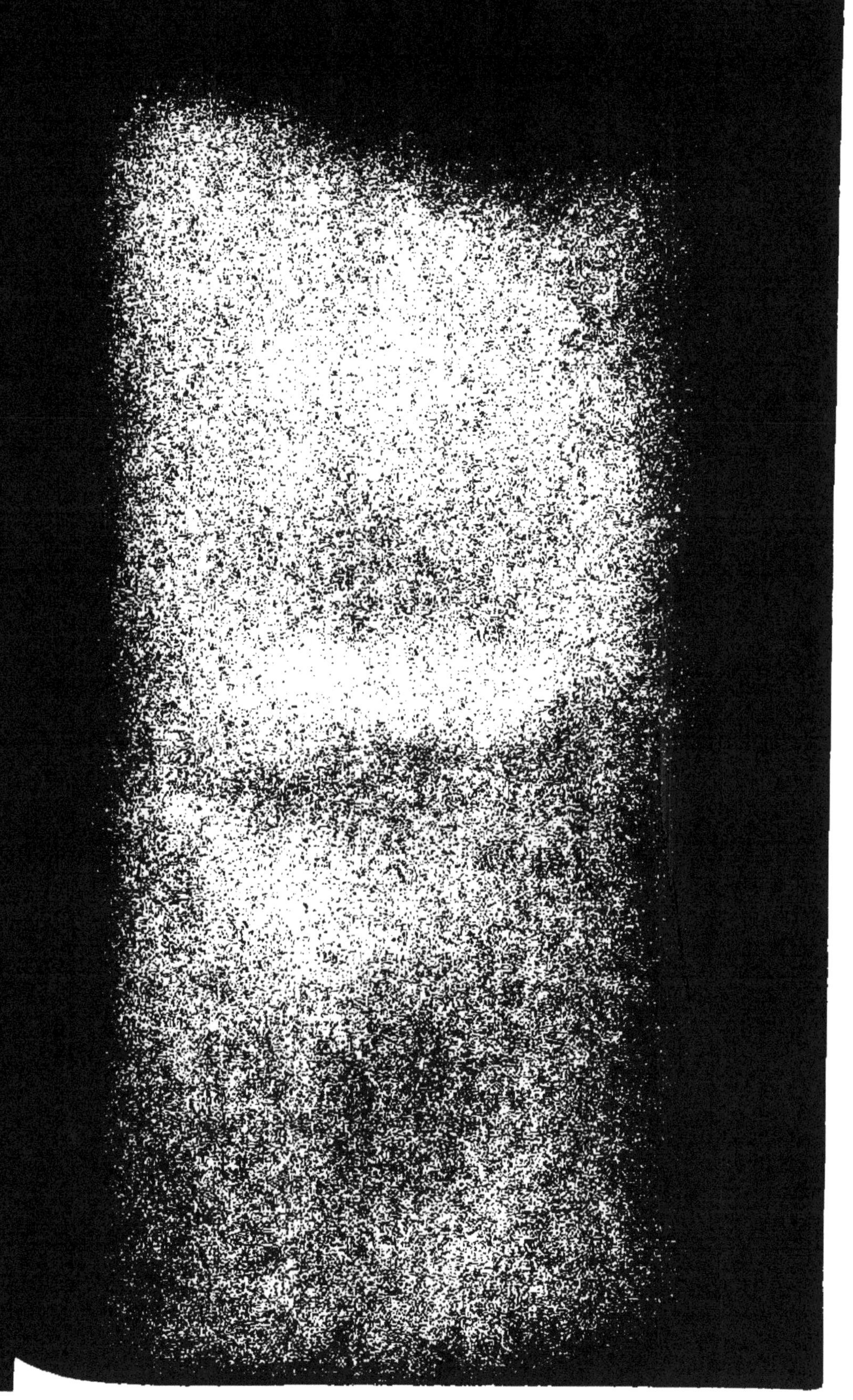

BIBLIOTHEQUE NATIONALE DE FRANCE
3 7511 00178365 8

www.ingramcontent.com/pod-product-compliance
Ingram Content Group UK Ltd.
Pitfield, Milton Keynes, MK11 3LW, UK
UKHW021618260726
13965UKWH00007B/33

9 782012 986268